本草纲目

影响世界的东方药学巨典

〔明〕李时珍 ◎ 原著

《图解经典》编辑部 ◎ 编著

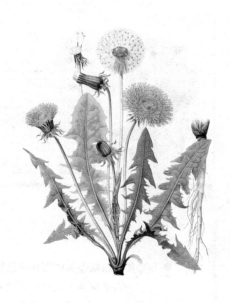

吉林科学技术出版社

本书阅读导航

- 本书根据《本草纲目》权威古本金陵本编译，在编译过程中，对古本《本草纲目》进行了符合现代人生活和阅读方式的改编，除将语言变得更生动、更易懂外，还剔除了原著中许多被当代科学证明的有毒药品、失传药物等。在体例方面，全书与权威古本金陵本《本草纲目》保持一致。
- 全书分 18 卷，共收入动物、植物、矿石等各类药物 1200 种，易行的附方 2000 余条。
- 以现代百科全书的图解方式进行编辑加工，使阅读显得更为轻松快捷。
- 附汉字拼音索引，查找更为方便快捷。

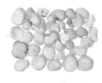

300多种成药照片

经实物照片展示 300 多种重要的制成药的形态，为读者呈现中药入药时的形态。更方便专业读者在药店、药材市场赏析鉴别。

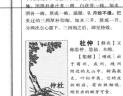

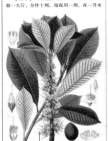
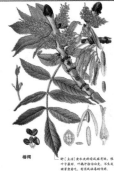

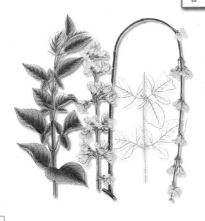

500多幅精细逼真的彩色手绘图

500 多幅高度精细、逼真的彩色手绘药材图谱，生动、精致地描绘出动植物的野外原生形态，极具实用价值和审美价值。极大地满足了自然爱好者在野外看图识药的要求。

2066条易行的附方

在附方中，读者可以更多地运用每款药品的优势来解决生活中的问题。需要读者注意的是：本书中的一些方法和用量单位为旧式的，与现代的不同，因此在使用这类古方时要谨慎，最好先咨询医生等专业人士的意见。

精练的白话译文

对生涩难懂的语言进行白话翻译，简洁明了，保持了原文简练优美的特点。

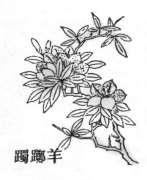

蹢躅羊

1031幅金陵本珍贵古图

全书收录《本草纲目》权威古本金陵本的线描古图。金陵本古图异于后来流行的江西本插图，更加拙朴大气、简洁生动，堪称古刻本中的罕见珍品。

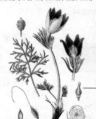

白头翁

精微的细部描绘

对药用植物的花、芯、果、茎或根都有纤毫毕现、细致入微的描绘，能满足专业级植物爱好者的需求。

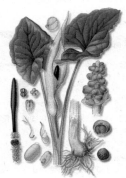

中医药的起源和历代成就

几千年来，中医为中华民族的繁衍生息做出了巨大贡献。中国历史上曾遭遇无数次疫病侵袭，但从未像欧洲那样一死就死几百万人、上千万人，彰显了中医药在防病治病上具有的独特优势。当然，我们也必须承认，中医药在经历了几千年的辉煌之后，如今日益萎缩，举步维艰。中医面临的一个最大危机就是缺乏创新。中医既然作为一门科学存在，就不应是静止的、不变的，而应是发展的、变化的。在继承中创新，在保持整体特色和优势的前提下，吸取现代科学之长，使伟大的中医药重新焕发生机。

● 医药起源

中医药的起源是一个极其漫长的过程，受很多因素影响。对此，医史学家们提出诸如医源于神、医源于圣、医源于巫、医源于动物本能、医源于劳动等多种观点。其中以医源于圣在民间流传最广。中国历史学家范文澜先生曾指出："古书凡记载大发明，都称为圣人。所谓某氏某人，实际上是说某些发明，正表示人类进化的某些阶段。"医源于圣，实际上反映了上古不同氏族群体在和疾病斗争的实践中对医药经验的积累和贡献。医源于圣，也肯定了杰出人物对医药发展的重大贡献。

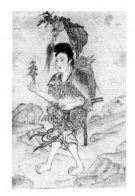

神农采药图

〔辽〕发现于山西应县佛宫寺木塔内

● 张仲景对中医医疗体系的重大贡献

张仲景，名机，东汉杰出医学家，南阳郡（今河南南阳人）。所著《伤寒杂病论》，以六经辨伤寒，以肝脏辨杂病，确立了中医学辨证施治的理论体系与治疗原则，为临床医学的发展奠定了基础。该书收方269个，基本概括了临床各科的常用方剂，被誉为"方书之祖"。这一成就推动了中国医学史上的第一次高峰。

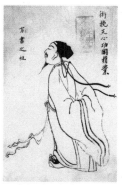

● 秦汉时期，第一次高峰

以伤寒、杂病和外科为最突出的临床医学达到了前所未有的水平。这是中国医学史上的第一次高峰。这一时期，内外交通日渐发达，人们的药材知识得到了丰富。《神农本草经》就是这一时期流传下来的。

> 上古　　春秋战国　　秦汉　　三国两晋南北朝　　隋唐时期

● 医巫分离

春秋战国时期，是中国整个学术界百家争鸣、百花齐放的时期，医巫分离，医学具有更鲜明的科学性、实用性和理论性，占据了医疗卫生事业的主导地位。临床医学的分科已现端倪，趋于专业化。

砭针　战国时期

砭针一端为针尖，腰呈三棱形，一端为半圆状刃。尖端用以刺痈，刃端用以放血。

● 全面发展

三国两晋南北朝时期，中国社会长期处于动乱割据的状态，医药学在脉学、针灸学、药物方剂、伤科、养生保健、中外交流等各方面取得了成绩，为医学的全面发展积累了经验。西晋医家皇甫谧的《针灸甲乙经》为中国现存最早的一部针灸专著，书中论述了各部穴位的适应证与禁忌证，便于操作手法等，对世界针灸医学影响很大。

公元610年，巢元方等人集体编写的《诸病源候论》是中国现存最早的病因病机证候学专著。分别论述了内、外、妇、儿、五官等各疾病的病因病理和症状。其中对一些疾病的病因及发病原理已描述得比较详尽、科学。例如：对某些与寄生虫感染相关的疾病，已明确指出与饮食有关，书中还记载了肠吻合术、人工流产、拔牙等手术，说明当时的外科手术已达到较高水平。

● 第二次高峰

国家重归统一，国力强盛，文化繁荣，形成了一种空前的恢宏气势，中国医学在这一时期得到了全面的发展，是自秦汉以后，中国医学发展史上的第二次高峰。

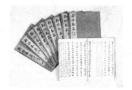

●《新修本草》日本森氏旧藏抄本

这一时期最突出的成就为出现《新修本草》（也称《唐本草》）。这是中国古代由朝廷颁行的第一部药典，也是世界上最早出现的国家药典。它比《纽伦堡药典》早出现883年。公元713年，日本官方就将此书的传抄本规定为学医的必读课本。

● 唐代的营养学思想

〔明〕鎏金孙思邈坐像

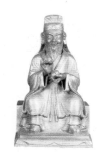

唐代医家孙思邈（581－682）集毕生之精力，著成《千金要方》《千金翼方》。两部书对临床各科、针灸、食疗、预防、养生等均有论述。尤其在营养缺乏性疾病防治方面，成就突出。如他认为瘿病（指甲状腺肿类疾病）是因人们久居山区，长期饮用一种不好的水所致，劝告人们不要在这些地方久居；对夜盲症患者，用动物肝脏治疗等。

● 医学教育、传播得到官方的重视和支持

　　两宋是中医药学发展的重要时期。朝廷的重视在医药发展上发挥着更加重要的作用。北宋朝廷组织人员编纂方书和本草，设立校正医书局，铸造针灸铜人，改革医学教育，设立惠民局、和剂局、安剂坊、养济院、福田院等，有力地促进了医药卫生的进步。

● 宋代医学教育

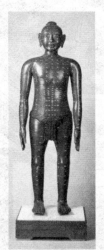

　　宋代对中医教育比较重视。朝廷设立"太医局"，作为培养中医人才的最高机构。学生所学课程包括《素问》《难经》《伤寒论》和《诸病源候论》等。教学方法也有很大改进，如针灸医官王惟一曾设计铸造铜人三座（1026），精细刻制了十二经脉和354个穴位，作为针灸教学和考试医师之用。考试时，试官将铜人穴位注水，外用蜡封。受试者如知穴正确，可针进水出，这是中国医学教育事业的创举。

● 温病学派

　　自宋代起，中医即开始应用"人痘接种法"预防天花，成为世界医学免疫学的先驱。公元17至19世纪，由于传染病的不断流行，人们在同传染病做斗争的过程中，形成并发展了温病学派，其代表人物为明代吴有性等人。温病学派的形成，解释了为什么几千年来，中国历史上曾遭遇无数次疫病侵袭时，从未像欧洲那样动辄成百、上千万人死亡的原因。

● 校正医书局的成果

　　公元1057年，朝廷专设"校正医书局"，有计划地对历代重要医籍进行了搜集、整理、考证和校勘，历时十余年，在1068－1077年陆续进行。目前我们所能读到的《素问》《伤寒论》《金匮要略方论》《甲乙经》《诸病源候论》《千金要方》《千金翼方》和《外台秘要》等，都是经过此次校订、刊行后流传下来的。

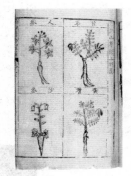

〔明〕《本草纲目》金陵初刊本书影

● 医学革新，传播海外

　　明代，医药学发展出现革新趋势。在探究传染病病因、创造人痘接种预防天花、中药学研究等方面进入新的层次。中外医药的交流范围已达亚州、欧洲、非洲的许多国家与地区，中学的输出、西学的东渐，使中外医学文化在交流接触中互惠受益。明代医学最杰出的贡献之一，是李时珍所著的《本草纲目》。

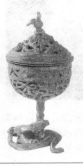

两宋时期　辽夏金元时期　明代　清代

● 融合少数民族医学精华

　　辽、夏、金、元与两宋王朝并立，至元灭宋统一全国，是北方少数民族与汉族文化大融合的时期。这一时期，是中国医学史上学派争鸣的辉煌时期。多源一体化的中国传统医学被注入了新的活力，呈现了蓬勃的生机。

● 点眼图 元代 山西永乐宫

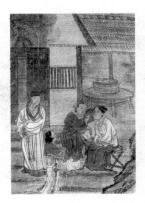

　　四大派：也称四大家，是金元时代涌现出的很多流派中最有代表性的流派。

　　1. 寒凉派：刘完素（1120–1200），认为伤寒（泛指发热性疾病）的各种症状多与"火热"有关，因而在治疗上多用寒凉药物，故被后世称为"寒凉派"；

　　2. 攻下派：张从正（约1156–1228），认为病由外邪侵入人体所生，一经致病，就应祛邪，故治疗多用汗、吐、下三法以攻邪；

　　3. 补土派：李东垣（1180–1251），提出"内伤脾胃，百病由生"，治疗时重在温补脾胃，因脾在五行学说中属"土"，故被后世称为"补土派"；

　　4. 养阴派：此派代表人物朱震亨（1281–1358），认为人体"阳常有余，阴常不足"（即认为人体常常阳气过盛，阴气不足），治疗疾病应以养阴降火为主。

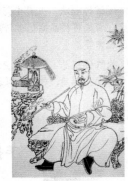

〔清〕王清任木刻像

王清任（1768–1831），字勋臣，河北玉田人，清代医学家

● 借鉴西医，革新发展

　　清代前、中期，医学趋于普及与升华。清代医家王清任（1768–1831）根据尸体解剖和临床经验写成《医林改错》，纠正了古代医书在人体解剖方面的一些错误，强调了解剖知识对医生的重要性，并发展了瘀血致病理论与治疗方法。

如何鉴别中药材

中药饮片的鉴别方法，其特点是简单易行、快捷准确。基层中药饮片的鉴别方法，主要是以经验（性状鉴别）鉴别，即通过"眼看""口尝""鼻闻""手摸"及简易可靠的试验（水试、火试），对中药饮片的形状、大小、表面、切面（断面）的色泽、质地、气味等特征以及试验现象观察分析，从而快捷有效地判别饮片质量的优劣及真伪。

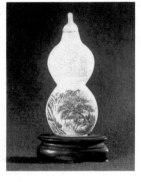

清代象牙微刻葫芦药瓶

高 7.7 厘米，宽 3 厘米。扁形，盖内连接一小匙。

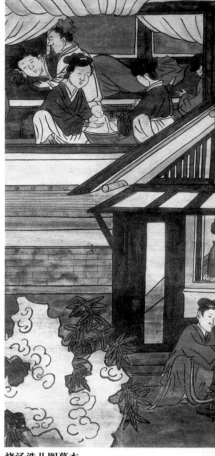

烧汤洗儿图摹本

〔元〕山西永乐宫壁画，出自纯阳殿

鼻闻

鼻闻是指用嗅觉器官对中药饮片样品特有的气味进行辨别。因为中药饮片都有自己的气味，有的饮片气味还十分特殊，一闻即可得出判断，往往其他方法所不能及。

此法包括以下三种：

1. **直接鼻嗅法**　直接嗅闻中药饮片样品散发的气味。例如鉴别麝香的香窜气、白鲜皮的羊膻气、黄耆的豆腥气等。

2. **揉搓鼻嗅法**　某些中药饮片样品由于散发的气微弱，不能直接嗅到气味，可先将样品揉搓破碎后再嗅。例如鉴别鱼腥草的鱼腥气味、细辛的清香味等。

3. **蒸气鼻嗅法**　用热水浸泡中药饮片样品，然后嗅闻浸泡液的水蒸气。例如鉴别犀角，将犀角置沸水中蒸浸，有清香气而不腥，水牛角略有腥气。

手摸

用手触感中药饮片样品的软硬、轻重、光滑与粗糙及干湿，以判别其优劣真伪。

常用以下几种方法：

1. **手摸法**　即用手捻试中药饮片样品的硬度、柔韧程度、疏松程度及黏性。例如黄耆软而绵韧，当归软而柔，紫草染手，鹿茸毛光滑舒适，土茯苓折之有弹性等。

2. **手捏法**　用手指捏压中药饮片样品，感觉干湿、黏附程度等。例如天仙子用手捏有黏性，草薢手捏有弹性等。

3. **手衡法**　手持中药饮片样品上下移动以感觉其轻重。矿物类中药饮片质轻与质重就更明显。

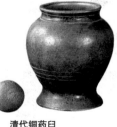

清代铜药臼

高 15 厘米，底径 6 厘米，腹径 23 厘米。

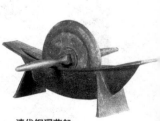

清代铜碾药船

高 8 厘米，长 32 厘米，槽深 4.8 厘米。船形，暗黑色。

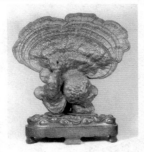

清代灵芝标本

紫芝，黑褐色，有细孔，质地坚硬光滑。宽34厘米，高20厘米。

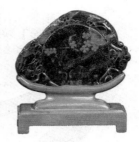

清代琥珀摆件

琥珀为名贵中药材，为红褐色，质地坚硬光滑。

眼看

是用鉴定者的眼睛直接观察，必要时可借用放大镜观察，或对饮片样品进行处理后观察，主要观察饮片外表面、切面的特征及颜色。

主要有以下几种方法：

1. **直接观察法** 用于观察中药饮片样品外表面、切面的特征。
- 看外皮表面特征
- 看切（断）面特征

是指看中药饮片样品切面及折断后的组织排列特征及颜色。
- 看质地

是指看中药饮片样品的软硬、坚韧、疏松、黏性或粉性等。

2. **放大观察法** 一些中药饮片样品的特征细微而不能被直接观察到，可用放大镜观察种子的纹理等，例如紫苏子表面隆起的网纹。

3. **水浸观察法** 一些皱缩、质脆易碎的花、叶类中药饮片样品，先用清水（一般用温热水）将样品浸软，取出摊开展平后进行观察，鉴别细辛叶可用此法观察其叶片形状及脉纹。

煎药图

〔明〕《本草品汇精要》书影

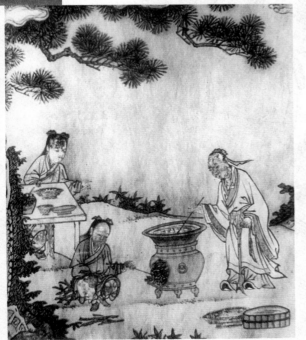

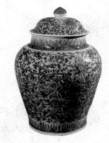

清代青花加彩大药坛

高57厘米，口径23厘米，底径27厘米。

口尝

尝是指直接用口尝或取少许咀嚼，或加开水浸泡后尝浸出液。但需在口中咀嚼或品尝一至两分钟，使舌头的各部分都接触到药液，才能尝出准确的味道。

尝法主要有两种：

1. **舌感法** 用舌尖接触中药饮片样品，体验味道和接触时的感觉。例如鉴别熊胆，可尝到先苦后甜的味道；鉴别龙骨，当其与舌尖接触时有吸舌感等。

2. **咀嚼法** 是将中药饮片样品放入口中，用牙齿嚼一分钟体验嚼时的感觉和药味。例如鉴别大黄，咀嚼有砂砾感，粘牙，味苦而微涩；石斛味淡而黏滑，有渣；秦皮味苦而入喉；细辛辛辣而麻舌等。另外，口尝时应特别注意安全，对有毒中药饮片样品尝味时，应尝后吐掉以免中毒。

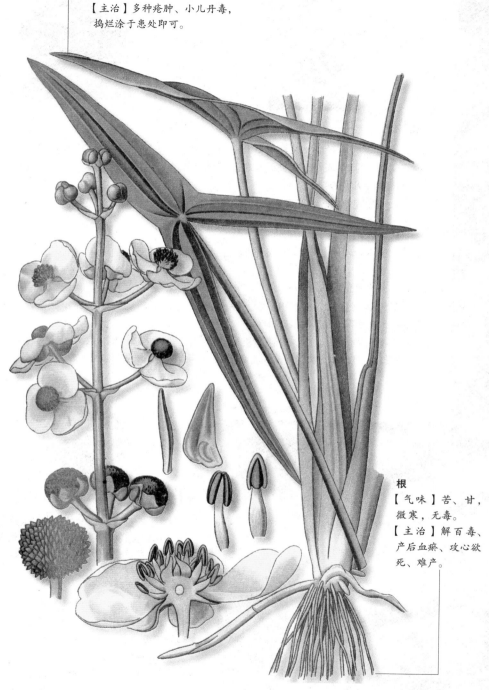

叶
【主治】多种疮肿、小儿丹毒，
捣烂涂于患处即可。

根
【气味】苦、甘，
微寒，无毒。
【主治】解百毒、
产后血瘀、攻心欲
死、难产。

慈姑
【释名】亦称借姑、水萍、白地栗。苗名剪刀草、箭搭草、燕尾草。
【时珍说】一根生十二子，如慈姑之乳诸子，因此得名。
【集解】[时珍说] 慈姑生长在浅水中，人工种植亦可，三月生苗，青茎中空，茎上有棱，叶如燕尾，霜后枯
萎，根硬结，冬末春初掘来做果食。但必须在灰汤内煮熟，去皮食用，才不致麻涩戟人咽喉。嫩茎可食。

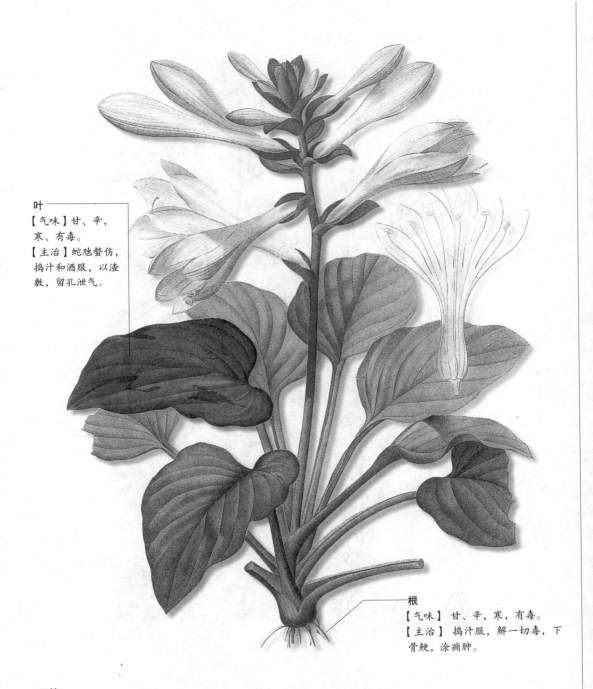

叶
【气味】甘、辛，
寒、有毒。
【主治】蛇虺螫伤，
捣汁和酒服，以渣
敷，留孔泄气。

根
【气味】甘、辛，寒，有毒。
【主治】捣汁服，解一切毒，下
骨鲠，涂痈肿。

玉簪
【释名】也称白鹤仙。
【集解】[时珍说] 玉簪处处人家栽为花草。二月生苗成丛，高尺许，柔茎如白菘。叶大如掌，团而有尖，叶上纹如
车前叶，青白色，十分娇莹。六七月抽茎，茎上有细叶。中出花朵十数枚，长二三寸，本小末大。未开时，正如白
玉搔头簪形，又如羊肚、蘑菇状；开时微绽四出，中吐黄蕊，很香，不结子。其根连生，如鬼臼、射干、生姜，有
须毛。

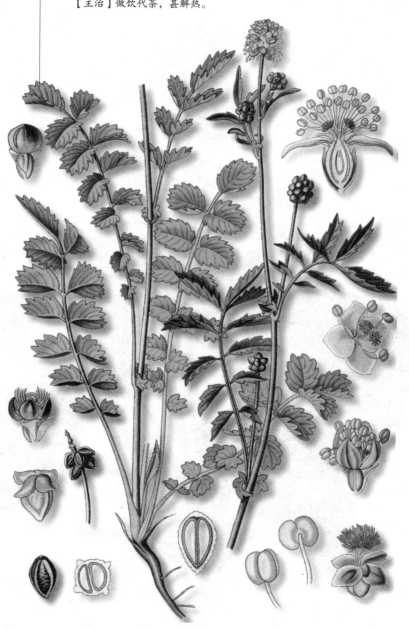

叶
【主治】做饮代茶，甚解热。

根
【气味】苦，微寒，无毒。
【主治】妇人乳产，痉痛七伤，带下五漏，
止痛，止汗，除恶肉，疗金疮。

地榆
【释名】也称玉豉、酸赭。
【集解】[弘景说]地榆可用来酿酒。山野人在缺乏茶叶时，便采它的叶泡水喝，叶还可以做成食物。把它的根
烧成灰，能够烂石，故煮石方里古人经常使用它。

花
【气味】甘，温，无毒。
【主治】四肢拘急，行履不得，经脉虚羸，骨节间痛，心腹痛。

叶
【气味】甘，温，无毒。
【主治】中风热汗出。

子
【气味】甘，温，无毒。
【主治】疗风更优，调食之。

根
【气味】甘，温，无毒。
【主治】大风，风眩痛，能除恶风风邪，目盲不能看物，风行周身，骨节疼痛，久服身轻。

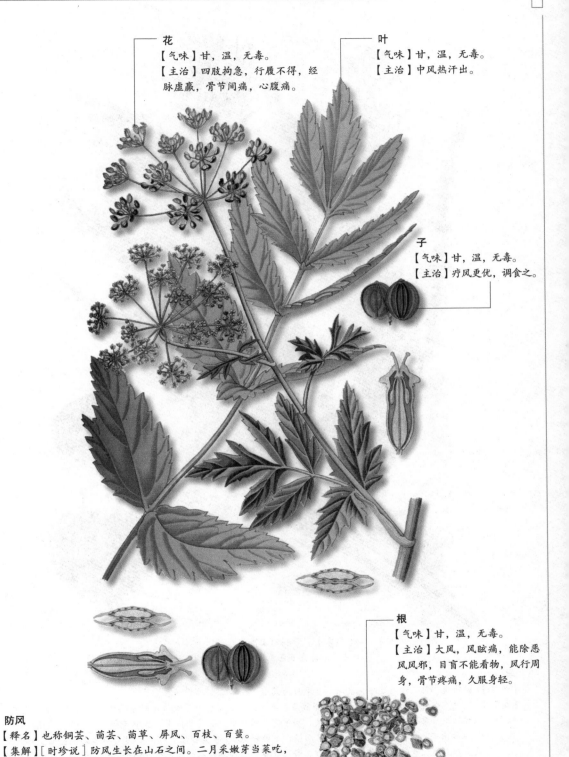

防风
【释名】也称铜芸、茴芸、茴草、屏风、百枝、百蜚。
【集解】［时珍说］防风生长在山石之间。二月采嫩芽当菜吃，味道辛甘芳香也叫作珊瑚菜。二月和十月采根晒干，可入药。

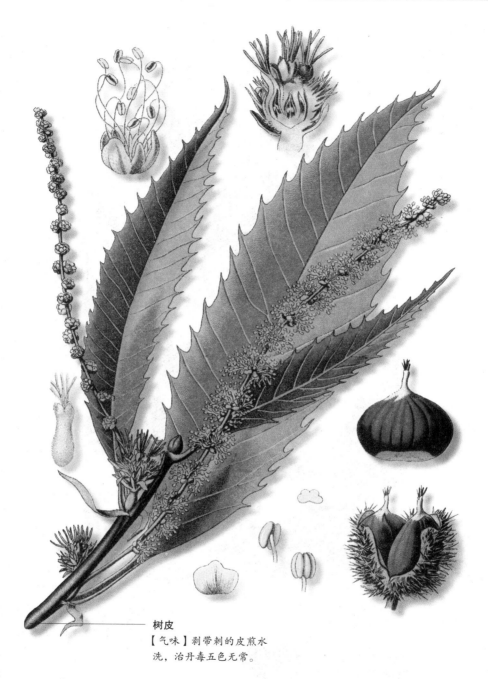

树皮

【气味】剥带刺的皮煎水
洗，治丹毒五色无常。

栗

【释名】［时珍说］栗，像花实下垂之状。梵书称为笃迦。

【集解】［颂说］栗处处都有，而兖州、宣州最多。栗树高二三丈，叶子和栎树叶子很像。四月开青黄色的花，长条，似胡桃花。果果有房猬，大的如拳头，房中有三四个子，小的如桃李，房中只有一二个子。栗熟后房会裂开，子即掉出来。［时珍说］它只能播种而植，不能移栽。《事类合璧》载，栗树高二三丈，苞上多刺如猬毛，每枝有四五个，苞的颜色有青、黄、红三种。苞中的子或单或双，或三个或四个。子生时壳黄，熟时壳变紫，壳内有膜裹住，到九月降霜时方熟。只有自己掉出来的子才能久藏，否则容易腐坏。

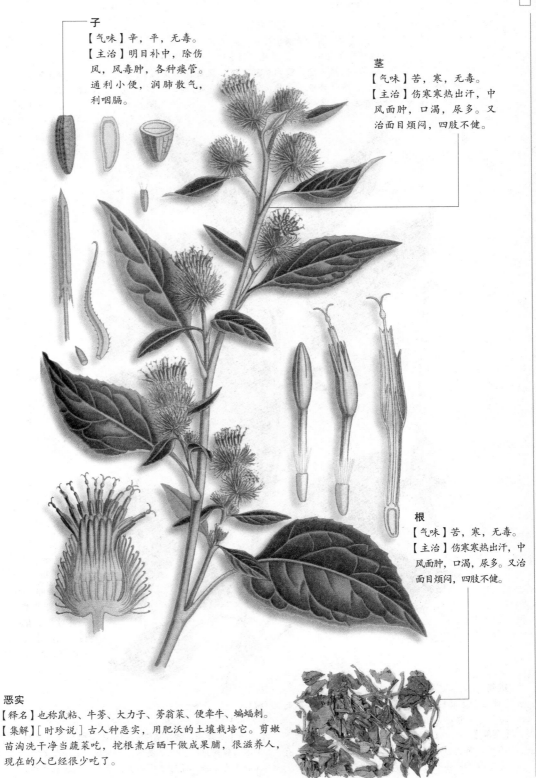

子

【气味】辛，平，无毒。

【主治】明目补中，除伤风，风毒肿，各种瘘管。通利小便，润肺散气，利咽膈。

茎

【气味】苦，寒，无毒。

【主治】伤寒寒热出汗，中风面肿，口渴，尿多。又治面目烦闷，四肢不健。

根

【气味】苦，寒，无毒。

【主治】伤寒寒热出汗，中风面肿，口渴，尿多。又治面目烦闷，四肢不健。

恶实

【释名】也称鼠粘、牛蒡、大力子、蒡翁菜、便牵牛、蝙蝠刺。

【集解】[时珍说]古人种恶实，用肥沃的土壤栽培它。剪嫩苗淘洗干净当蔬菜吃，挖根煮后晒干做成果脯，很滋养人，现在的人已经很少吃了。

叶

【气味】苦，寒，无毒。

【主治】热烦闷，定志益气，利水道。治慢性传染病、高热不退、腹内热结、眼仁发黄、无食欲、大小便带涩、骨热、周身无力贪睡。还可杀寄生虫，催产，去各种虫毒。

茎

【气味】苦，寒，无毒。

【主治】热烦闷，定志益气，利水道。治慢性传染病、高热不退、腹内热结、眼仁发黄、无食欲、大小便带涩、骨热、周身无力贪睡。还可杀寄生虫，催产，去各种虫毒。

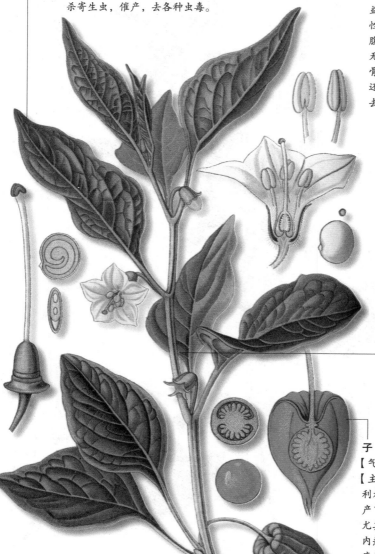

子

【气味】酸，平，无毒。

【主治】烦热，定志益气，利水道。难产时服，即刻产下。可除热，治黄病，尤其对儿童有益。治阴虚内热及虚劳发热，身体消瘦如柴，肋痛热结。

酸浆

【释名】也称醋浆、苦葴、灯笼草、皮弁草、天泡草、王母珠、洛神珠。

【集解】［时珍说］酸浆与龙葵是同一类型的两个品种，苗、叶子都相似。只不过酸浆的茎上有毛，而与龙葵不同罢了。叶子嫩时可以食用。

根

【气味】苦，寒，无毒。

【主治】热烦闷，定志益气，利水道。治慢性传染病、高热不退、腹内热结、眼仁发黄、无食欲、大小便带涩、骨热、周身无力贪睡。还可杀寄生虫，催产，去各种虫毒。

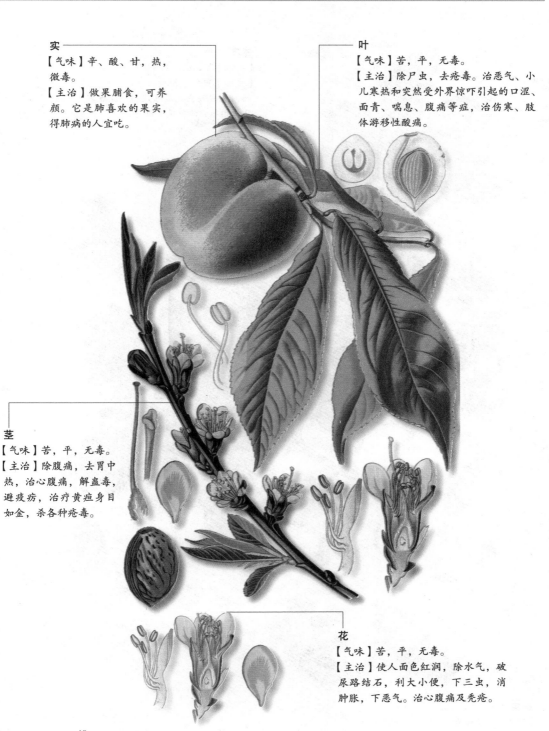

实

【气味】辛、酸、甘，热，微毒。

【主治】做果脯食，可养颜。它是肺喜欢的果实，得肺病的人宜吃。

叶

【气味】苦，平，无毒。

【主治】除尸虫，去疮毒。治恶气、小儿寒热和突然受外界惊吓引起的口涩、面青、喘息、腹痛等症，治伤寒、肢体游移性酸痛。

茎

【气味】苦，平，无毒。

【主治】除腹痛，去胃中热，治心腹痛，解蛊毒，避疫疠，治疗黄疸身目如金，杀各种疮毒。

花

【气味】苦，平，无毒。

【主治】使人面色红润，除水气，破尿路结石，利大小便，下三虫，消肿胀，下恶气。治心腹痛及秃疮。

桃

【释名】[时珍说]桃性早花，容易种植并且果实多，故字从木、兆。

【集解】[时珍说]桃的品种有很多，易于栽种，而且栽种不久即结实。桃树栽种五年后应当用刀割其皮，以流出脂液，则可多活数年。

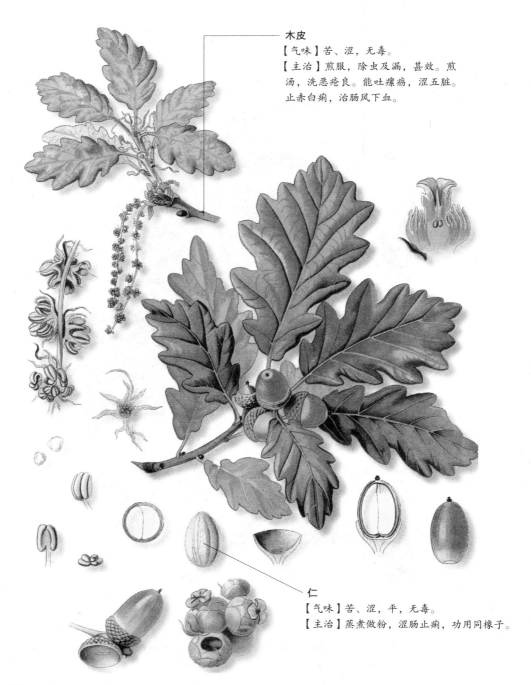

木皮

【气味】苦、涩，无毒。

【主治】煎服，除虫及漏，甚效。煎
汤，洗恶疮良。能吐瘰疬，涩五脏。
止赤白痢，治肠风下血。

仁

【气味】苦、涩，平，无毒。

【主治】蒸煮做粉，涩肠止痢，功用同橡子。

槲实

【释名】又名槲樕、朴樕、大叶栎等。

【集解】［时珍说］槲有二种：一种丛生小者名枹，音孚，见《尔雅》。一种高者名大叶栎。树、叶俱似
栗，长大粗厚，冬月凋落。三四月开花亦如栗，八九月结实似橡子而稍短小，其蒂亦有斗。其实僵涩味
恶，荒岁人亦食之。其木理粗不及橡木，所谓樗栎之材者指此。

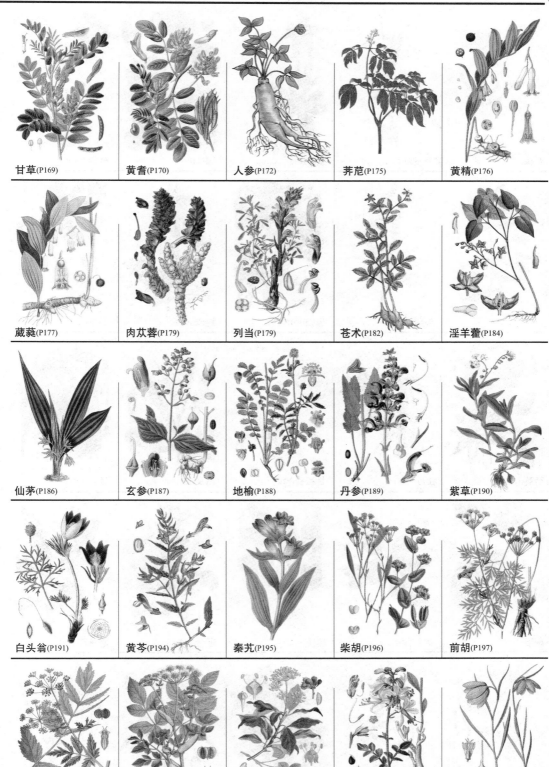

甘草(P169)　黄耆(P170)　人参(P172)　荠苨(P175)　黄精(P176)

葳蕤(P177)　肉苁蓉(P179)　列当(P179)　苍术(P182)　淫羊藿(P184)

仙茅(P186)　玄参(P187)　地榆(P188)　丹参(P189)　紫草(P190)

白头翁(P191)　黄芩(P194)　秦艽(P195)　柴胡(P196)　前胡(P197)

防风(P198)　独活(P199)　土当归(P200)　白鲜(P202)　贝母(P203)

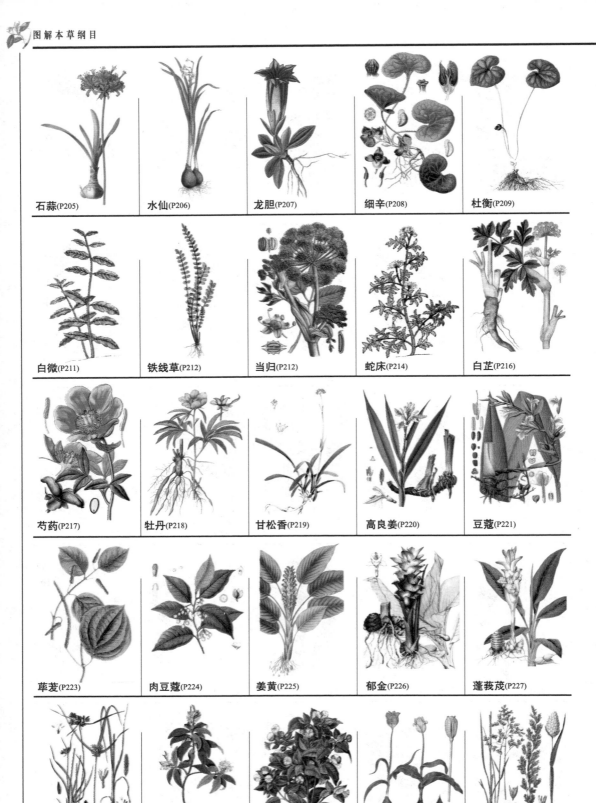

图解本草纲目

石蒜(P205) 水仙(P206) 龙胆(P207) 细辛(P208) 杜衡(P209)

白微(P211) 铁线草(P212) 当归(P212) 蛇床(P214) 白芷(P216)

芍药(P217) 牡丹(P218) 甘松香(P219) 高良姜(P220) 豆蔻(P221)

荜茇(P223) 肉豆蔻(P224) 姜黄(P225) 郁金(P226) 蓬莪茂(P227)

香附子（莎草）(P228) 瑞香(P231) 茉莉(P232) 郁金香(P233) 茅香(P234)

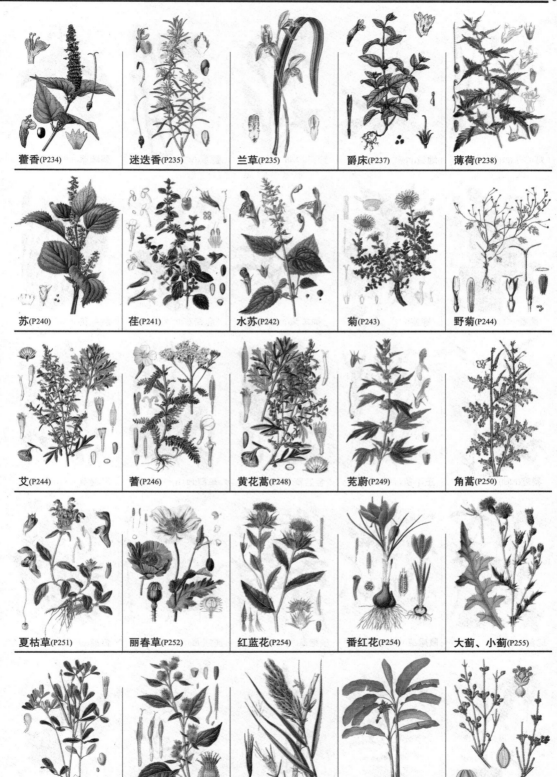

藿香(P234)　　迷迭香(P235)　　兰草(P235)　　爵床(P237)　　薄荷(P238)

苏(P240)　　荏(P241)　　水苏(P242)　　菊(P243)　　野菊(P244)

艾(P244)　　蓍(P246)　　黄花蒿(P248)　　茺蔚(P249)　　角蒿(P250)

夏枯草(P251)　　丽春草(P252)　　红蓝花(P254)　　番红花(P254)　　大蓟、小蓟(P255)

胡卢巴(P258)　　恶实(P260)　　芦(P263)　　甘蕉(P264)　　麻黄(P265)

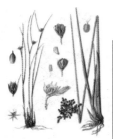
灯心草(P266)

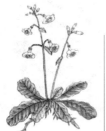
地黄(P268)

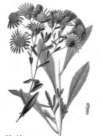
紫菀(P270)

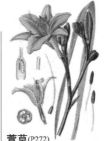
萱草(P272)

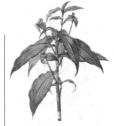
鸭跖草(P273)

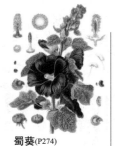
蜀葵(P274)

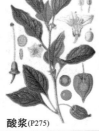
酸浆(P275)

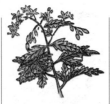
蜀羊泉(P276)

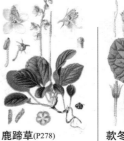
鹿蹄草(P278)

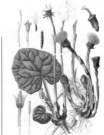
款冬花(P278)

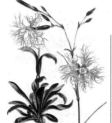
瞿麦(P280)

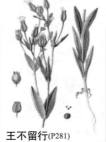
王不留行(P281)

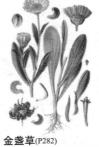
金盏草(P282)

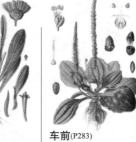
车前(P283)

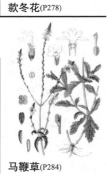
马鞭草(P284)

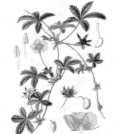
蛇含(P285)

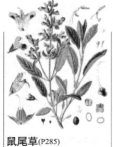
鼠尾草(P285)

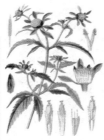
狼把草(P286)

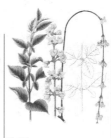
连翘(P287)

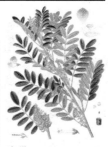
青黛(P289)

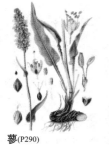
蓼(P290)

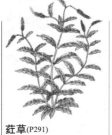
荭草(P291)

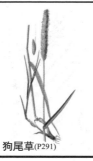
狗尾草(P291)

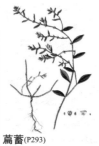
萹蓄(P293)

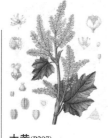
大黄(P297)

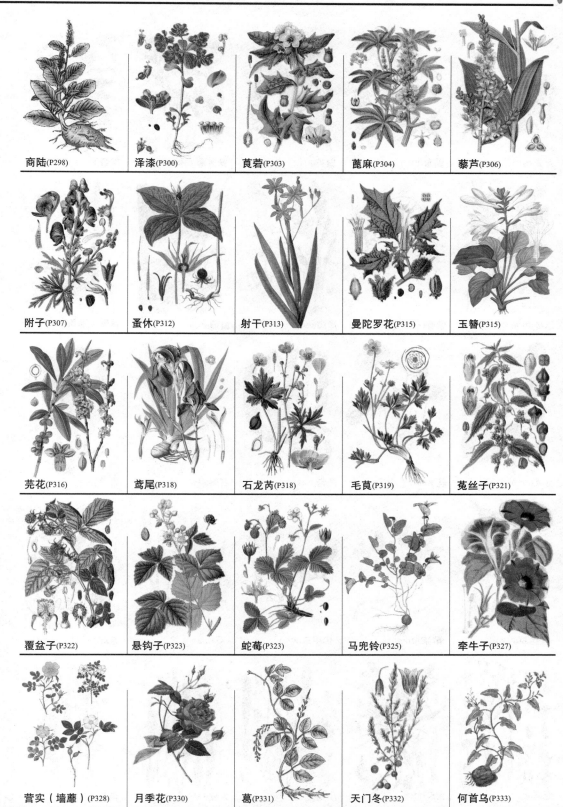

商陆(P298) 　泽漆(P300) 　莨菪(P303) 　蓖麻(P304) 　藜芦(P306)

附子(P307) 　蚤休(P312) 　射干(P313) 　曼陀罗花(P315) 　玉簪(P315)

芫花(P316) 　鸢尾(P318) 　石龙芮(P318) 　毛茛(P319) 　菟丝子(P321)

覆盆子(P322) 　悬钩子(P323) 　蛇莓(P323) 　马兜铃(P325) 　牵牛子(P327)

营实（墙蘼）(P328) 　月季花(P330) 　葛(P331) 　天门冬(P332) 　何首乌(P333)

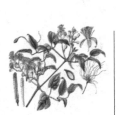

女萎(P337)

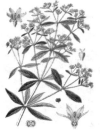

茜草(P340)

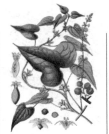

白英(P342)

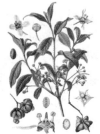

扶芳藤(P345)

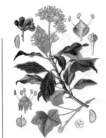

常春藤(P345)

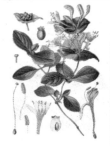

忍冬(P346)

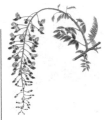

紫藤(P348)

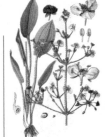

泽泻(P349)

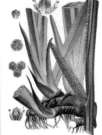

菖蒲(P350)

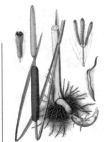

香蒲（蒲黄）(P354)

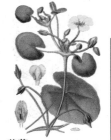

莕菜(P355)

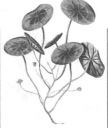

莼(P355)

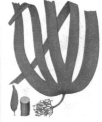

海带(P357)

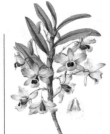

石斛(P357)

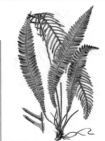

骨碎补(P358)

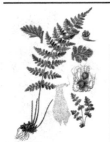

金星草(P359)

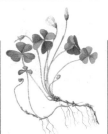

酢浆草(P361)

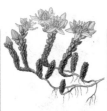

佛甲草(P363)

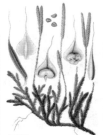

石松(P365)

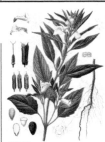

芝麻(P366)

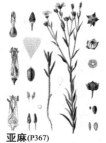

亚麻(P367)

大麻(P368)

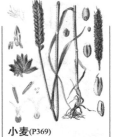

小麦(P369)

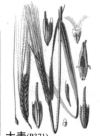

大麦(P371)

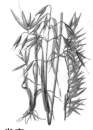

雀麦(P372)

22

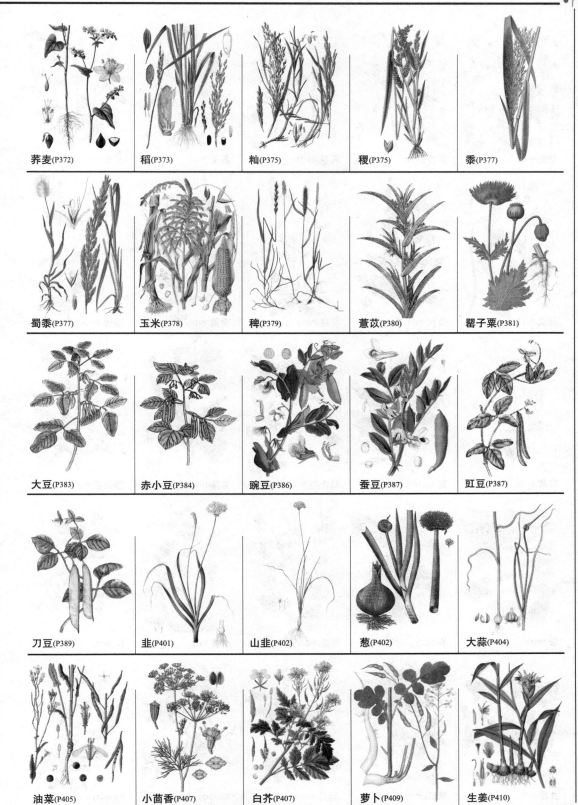

荞麦(P372)　稻(P373)　籼(P375)　稷(P375)　黍(P377)

蜀黍(P377)　玉米(P378)　稗(P379)　薏苡(P380)　罂子粟(P381)

大豆(P383)　赤小豆(P384)　豌豆(P386)　蚕豆(P387)　豇豆(P387)

刀豆(P389)　韭(P401)　山韭(P402)　葱(P402)　大蒜(P404)

油菜(P405)　小茴香(P407)　白芥(P407)　萝卜(P409)　生姜(P410)

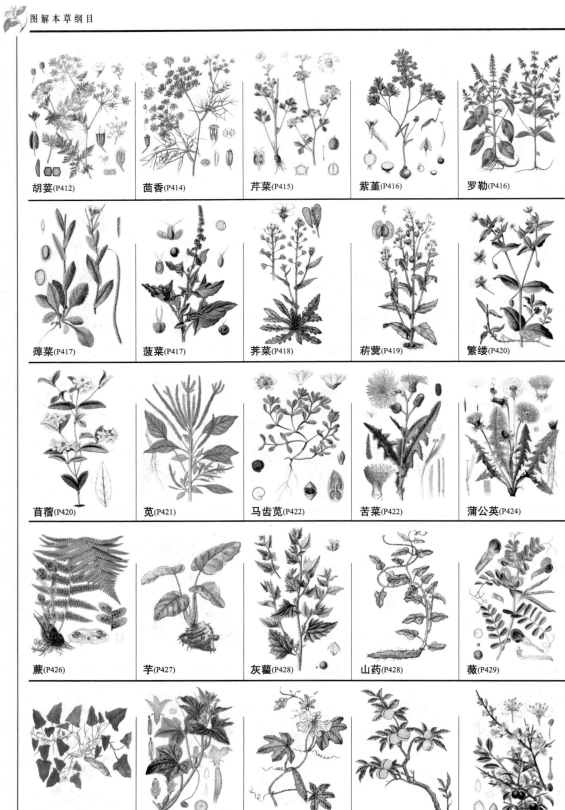

胡荽(P412)　茴香(P414)　芹菜(P415)　紫堇(P416)　罗勒(P416)

葷菜(P417)　菠菜(P417)　荠菜(P418)　蒳蓂(P419)　繁缕(P420)

苜蓿(P420)　苋(P421)　马齿苋(P422)　苦菜(P422)　蒲公英(P424)

蕨(P426)　芋(P427)　灰藋(P428)　山药(P428)　薇(P429)

甘薯(P430)　黄瓜(P432)　丝瓜(P433)　李(P441)　梅(P443)

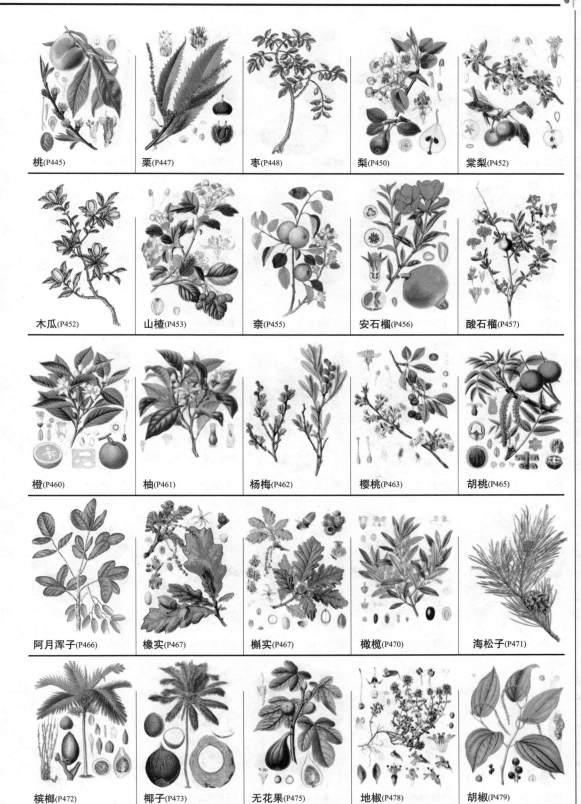

桃(P445)　　栗(P447)　　枣(P448)　　梨(P450)　　棠梨(P452)

木瓜(P452)　　山楂(P453)　　奈(P455)　　安石榴(P456)　　酸石榴(P457)

橙(P460)　　柚(P461)　　杨梅(P462)　　樱桃(P463)　　胡桃(P465)

阿月浑子(P466)　　橡实(P467)　　榭实(P467)　　橄榄(P470)　　海松子(P471)

槟榔(P472)　　椰子(P473)　　无花果(P475)　　地椒(P478)　　胡椒(P479)

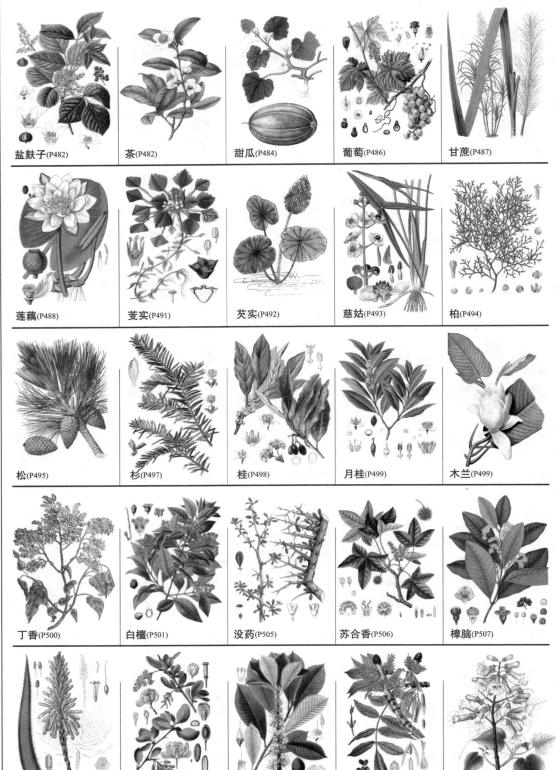

盐麸子(P482)　茶(P482)　甜瓜(P484)　葡萄(P486)　甘蔗(P487)

莲藕(P488)　芰实(P491)　芡实(P492)　慈姑(P493)　柏(P494)

松(P495)　杉(P497)　桂(P498)　月桂(P499)　木兰(P499)

丁香(P500)　白檀(P501)　没药(P505)　苏合香(P506)　樟脑(P507)

芦荟(P508)　小檗(P509)　杜仲(P512)　椿樗(P512)　桐(P514)

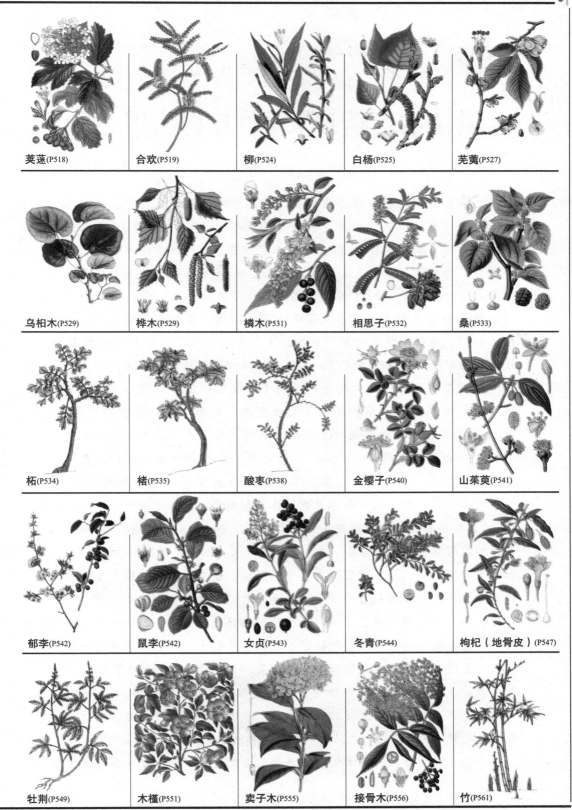

英蒾(P518)　合欢(P519)　柳(P524)　白杨(P525)　芜荑(P527)

乌桕木(P529)　桦木(P529)　檖木(P531)　相思子(P532)　桑(P533)

柘(P534)　楮(P535)　酸枣(P538)　金樱子(P540)　山茱萸(P541)

郁李(P542)　鼠李(P542)　女贞(P543)　冬青(P544)　枸杞（地骨皮）(P547)

牡荆(P549)　木槿(P551)　卖子木(P555)　接骨木(P556)　竹(P561)

编者序

再识《本草纲目》，知万物药用之妙

国人自古以来就注重养生保健，在几千年的历史文化中，更是积累了独到而卓有成效的医学智慧。从《黄帝内经》《伤寒论》《金匮要略方论》到《本草纲目》，每一部著作都为那个时代医学的发展做出了不可磨灭的贡献。在历代诸家本草著作之中，《本草纲目》有着史无前例的地位和影响。它的难得之处在于，这是一部分类科学、内容翔实的药典。书中厘清了当时许多错误的药学知识，并补充了确切、实用的新知识，总共收录品物近两千种，不但详细说明了每种品物的药性，还详细注明了产地及采集方法，为后世有志学医之士打开了方便之门。

该书是中国明代伟大的医药学家李时珍以其毕生的精力，亲历实践，广收博采，对本草学进行了全面整理。这部约190万字的巨著，对16世纪以前的中医药进行了系统的总结，被誉为"东方药物巨典"，不仅是一部药物学著作，还是一部具有举世影响的博物学著作，在生物、化学、天文、地理、地质、采矿以及历史方面都有一定的贡献，是中国古代对人类近代科学以及医学方面影响最大的医学著作。

《本草纲目》的内容是按从无机到有机，先植物后动物进行分类的。在植物类药物中，是先写草、谷、菜，后写果、木；在动物类的药物中，则是先写虫、鳞、介，而后写禽、兽，最后叙述人类药。结构上是以单体元素为纲，对各种化合物做了比较全面的论述和分类，大体上对先前这方面所存在的混乱做了澄清。在生物药的分类方面，可以说是独具匠心的，虽不能与现代所应用的拉丁系统双名法相比，但这在明代是世界上最为先进的。在关于动物药的分类方面，包含着从单细胞生物到多细胞生物，从单一到繁杂，从低等生物到高等生物的发展过程。《本草纲目》的分类方法代表了当时的先进水平，近代中外学者赞其有着生物进化论的思想，为把人为分类法推向自然分类法做出了重要贡献。

当然，对于普通的读者而言，该书的益处可能更多地体现在日常生活中。我们常说"病来如山倒，病去如抽丝"。人生在世，难免生病。但是有的人得大病，有的人得小病，也有人几乎不生病，想要拥有健康的体魄，就要从日常生活的点滴做起，尤其是饮食，五谷杂粮、肉蛋果蔬。

"药食同源"是传统中医的一大特色，许多物品既可以作为食物也可作为药材。药王孙思邈说："安生之本，比资于食。"中医在饮食中养生的这一特点，让养生变得更为自然和容易，只要我们能够认识各种食材、药材的特性，然后再根据自身的特质，就能够在日常饮食中实现保健养生的目的。

健康养生是我们说也说不完的话题，无论你的健康状况如何，变得更加健康总是令人欣喜的。知己知彼，方能百战不殆。每天多认识一种品类的药物，每天多学一个药膳食谱，虽是举手之劳，但是收获的却是一生的健康和幸福。

为使读者能够更全面地了解《本草纲目》这本著作，本书还配有丰富、珍贵的插图。序例部分精选百科式图录类书《三才图会》中医药历史人物、人体脏器、经络运行、导引等医药基础的经典绘图，让读者对传统中医有入门级了解，以便更好地理解中药对人体起效的原理；正文部分对每一种药物都配以精美的手绘图、实拍图，尤其对药用植物的花、芯、茎、根都有纤毫毕现、细致入微的展现。文字透彻易懂，尤其对部分品类的生僻字做了拼音标注。图文的完美结合，使读者不仅可以对中医有更系统地了解，更可以准确识别本草品类的品相，知晓其庐山真面目，读者完全可以一次读懂这部国医经典。此外，书中还剔除了原著中许多被当代科学证明的有毒害的药品和失传药物，使得该书更加贴合现代人的实际生活。需要注意的是，书中附方的用量单位均为旧式单位，与现代的不同，因此读者在使用时要谨慎对比，最好先咨询医生等专业人士。

《图解本草纲目》自出版以来深受读者喜爱，本次修订结合读者反馈以及市场需要，并综合了之前版本的精华。在保留原文的基础上进一步完善了内容，使图书更加精准和实用。同时欢迎广大读者对本书提出宝贵的意见和建议，我们力求打造最为精准、实用、美观的图解国医作品。本版图书内容扎实、丰富，若读者朋友耐心品读，定会受益匪浅。

目录
contents

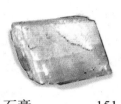

第八卷
草部

草之一 山草类

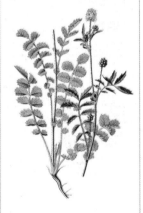

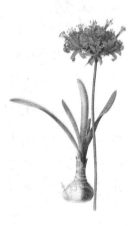

草之二 山草类

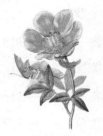

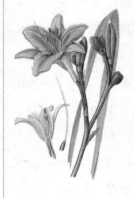

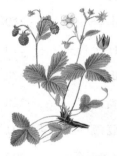

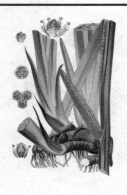

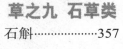

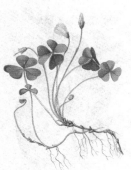

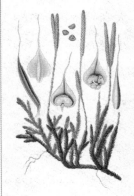

第九卷
谷部

谷之一 麻麦稻类

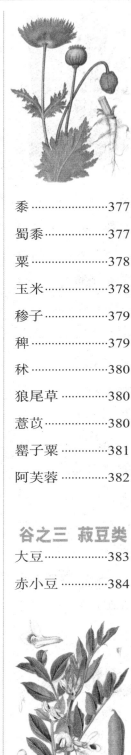

谷之二 稷粟类

谷之三 菽豆类

谷之四 造酿类

第十卷
菜部

菜之一 荤菜类

果之三 夷果类

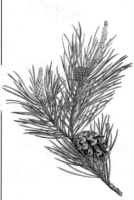

果之四 味类

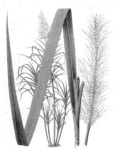

果之五 瓜类

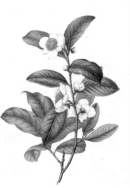

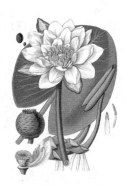

果之六 水果类

第十二卷 木部

木之一 香木类

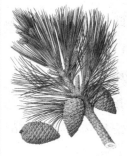

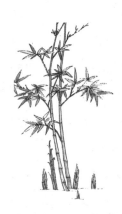

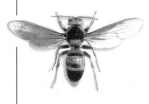

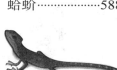

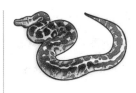

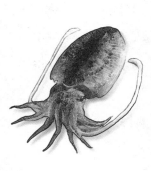

第十五卷
介部

介之一 龟鳖类

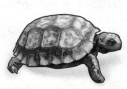

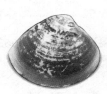

介之二 蚌蛤

第十六卷
禽部

禽之一 水禽类

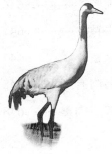

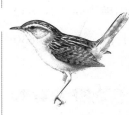

禽之二 原禽类

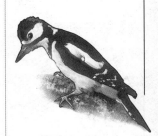

禽之三 林禽类

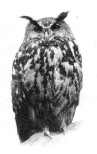
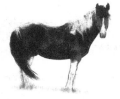
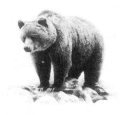
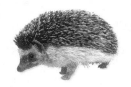
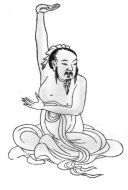

第一卷 序例

神农本经名例

上药一百二十种为君，主养命以应天，无毒，多服久服不伤人。欲轻身益气、不老延年者，以上经为本。

中药一百二十种为臣，主养性以应人，无毒有毒，斟酌其宜。欲遏病、补羸者，以中经为本。

下药一百二十五种为佐使，主治病以应地，多毒，不可久服。欲除寒热邪气、攻积破聚，治愈病患者，以下经为本。

上称三品药共三百六十五种，取法三百六十五度，一度应一日，以成一岁。其数翻倍，成七百三十种。

药中有君、臣、佐、使，以便相互配合、制约。配合成方剂宜用一君、二臣、三佐、五使，又可一君、三臣、九佐使。

药有阴阳的配合，子母兄弟，根茎花实，苗皮骨肉。

不同药物之间，药性不同，有单行者，有相须者，有相使者，有相畏者，有相恶者，有相反者，有相杀者。此七种情况，须结合起来看。应当用相须、相使者，勿用相恶、相反者。若需制约药物毒性，方可采用相畏、相杀者。不如此，不宜采用。[时珍说] 药有七种情况：独行者，单方不用辅药。相须者，指同类药，不可分开使用，如人参、甘草、黄檗、知母之类。相使者，指可辅助主药的辅药。相恶者，指药物互相夺取药效。相畏者，药性受到彼此制约。相反者，两药性不相合。相杀者，制约彼此的毒性。古方多有用相恶、相反者，盖相须、相使同用者，为用药中的帝道。相畏、相杀同用者，为用药中的王道。相恶、相反同用者，为用药中的霸道。

药有酸、咸、甘、苦、辛五味，又有寒、热、温、凉四气。药物有毒、无毒，阴干、曝干，采造时月，生熟，出产土地，真伪及新旧，都有各自的制作及服用方法。药性有宜于制丸者，宜于入散药者，宜用水煮者，宜用酒渍者，宜膏煎者，亦有宜于各种制剂方法者，亦有不可入汤酒者，皆须顺随药性，不得违反逾越。

欲疗病先察病源，等候病变机转。如五脏未虚，六腑未竭，血脉未乱，精神未散，则服药必活。若病已成势，可得一半治愈机会。病势已过，则性命难保全。

疗寒用热药，疗热用寒药，饮食不消化以吐下药，鬼疰、蛊毒用毒药，痈肿疮瘤用疮药，风湿用风湿药，各随其所宜。

病在胸膈以上者，应饭后服药。病在心腹以下者，应饭前服药。病在四肢血脉者，宜空腹早晨服药。病在骨髓者，宜饱食后夜晚服药。

夫大病之主，有中风、伤寒，寒热、温疟、中恶、霍乱，大腹水肿，肠澼下痢，大小

赤松子 赤松子为中国神话传说中的人物，相传为神农时雨师，善识药炼神，能入水不濡，入火不焚，后成仙。由此知中国历来对草药的重视与推崇。

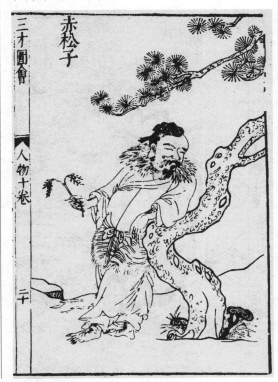

便不通，奔豚上气，咳逆、呕吐，黄疸、消渴，留饮癖食、坚积、癥瘕、惊悸、癫痫、鬼疰，喉痹、齿痛，耳聋、目盲，痈肿恶疮，痔瘘瘿瘤。男子五劳七伤，虚乏羸瘦。女子带下崩中，血闭阴蚀。虫蛇蛊毒所伤。此为病症的大略，其间的细微变化，各宜依端绪以采用。

七方

岐伯说：气有多少，形有盛衰，治有缓急，方有大小。又说：病变部位有远近，证候有中外，治疗有轻重。近者用奇方，远者用偶方。发汗不用奇方，攻下不用偶方。奇方不能去病则用偶方，谓之重方。偶之不去则反佐以取之，所谓寒热温凉，也可能是和病相反的证候。［王冰说］脏位有高下，腑气有远近，病证有表里，药用有轻重。单方为奇，复方为偶。心肺为近，肝肾为远，脾胃居中。肠膀胞胆，亦有远近。识见高远者，能够权衡利弊对症下药。药

安期生 秦时人，今安徽人，卖药于海边，时人皆呼其千岁公。传始皇帝曾向其求问长生之方。

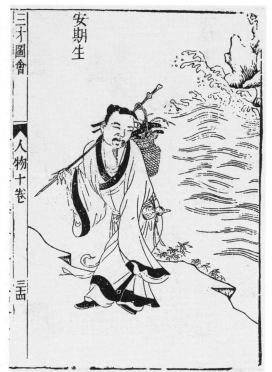

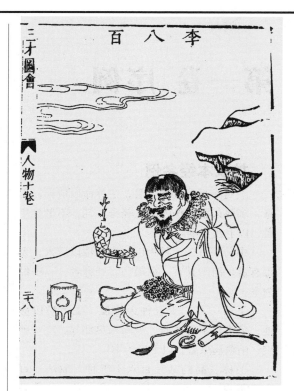

李八百 号紫阳真君，为中国神话传说中人，善制药炼丹，为蜀人，历时八百岁，经夏商周三朝。

方与其重不如轻，与其毒不如善，与其大不如小。［时珍说］逆者正治，从者反治。反佐，即从治之法。比如热在下而上有寒邪，则在寒药中加入热药为佐，药物下膈之后，热气既散，寒性也随着散发出来。寒在下而上有浮火，则热药中入寒药为佐，下膈之后，寒气既消，热性随发也。［完素说］邪气流变在于发病，治病在于药方，制方在于人对药物的反应。方有七类：大、小、缓、急、奇、偶、复。制方的体用在于气味。寒、热、温、凉，四气生于天。酸、苦、辛、咸、甘、淡，六味成于地。所以有形为味，无形为气。气为阳，味为阴。辛甘发散为阳，酸苦涌泄为阴。咸味涌泄为阴，淡味渗泄为阳。或收或散，或缓或急，或燥或润，或软或坚，各随脏腑病证的不同而施药，因此，有七分方制的规定。奇方、偶方、复方，为三分制之方。大、小、缓、急者，为四分制之方。所以说：治病有缓急，制方有大小。

大方　［完素说］病在身表为远，里为近。大小者，是指方制的奇偶组成法。如小承气汤、调胃承气汤，为奇之小方也。大承气汤、抵当汤，奇之大方也。之所以这么叫，是因其攻里而用之也。［张从正说］病有兼证而邪不一，不可以一二味治者宜之。有分两大而顿服之大方，肝肾及下部之病道远者宜之。王太仆以心肺为近，肾肝为远，脾胃为中。刘河间以身表为远，身里为近。以予观之，身半以上其气三，天之分也。身半以下其气三，地之分也。中脘，人之分也。

小方　［从正说］小方有二：一种主药、两种辅药的小方，病无兼证，邪气专一，可一二味治者宜之；量少要多次服用的小方，心肺及在上之病者宜之，徐徐细呷是也。［完素说］肝肾位远，数多则其气缓，不能速达于下。必大剂而数少，取其迅急下走也。心肺位近，必小剂而数多，取其易散而上行也。所谓肺服九、心服七、脾服五、肝服三、肾服一，乃五脏生成之数也。

缓方　［王冰说］假如病在肾而心气不足，服药宜急过之，不以气味饲心，以免肾药凌心，心复益衰矣。上下远近之病与之相同。［完素说］圣人治上不犯下，治下不犯上，治中上下俱无犯。［好古说］治上必妨下，治表必连里。用黄芩以治肺必妨脾，用苁蓉以治肾必妨心，服干姜以治中必僭上，服附子以补火必涸水。［从正说］缓方有五：有以甘甜为缓剂之方，甘草、糖、蜜之属是也，病在胸膈，取其留恋也；有丸剂缓之之方，比之汤散，其行迟慢也；有品味众多之缓方，药众则递相拘制，不得各骋其性也；有无毒治病之缓方，无毒则性纯功缓也；有气味俱薄之缓方，气味薄则长于补上治上，比至其下，药力已衰矣。

急方　［完素说］味厚者为阴，味薄者为阴中之阳，故味厚则下泻，味薄则通气。气厚者为阳，气薄为阳中之阴，故气厚则发热，气薄则发汗是也。［好古说］治主宜缓，缓则治其本也。治客宜急，急则治其标也。表里汗下，皆有所当缓、所当急。［从正说］急方有四：有急病急攻之急方，如中风之类的疾病；有汤散荡

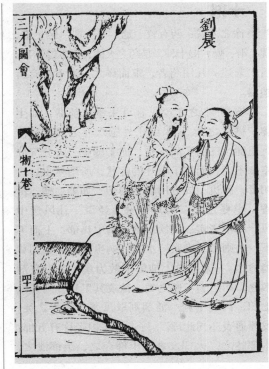

刘晨　神话中人物，传为汉时剡县人，与阮肇入山中采药迷途，得遇神人获灵药异草。此种神话传说，体现了中药发展进程中虚有神创的观点。

涤之急方，下咽易散而行速也；有毒药之急方，毒性能上涌下泄以夺病势也；有气味俱厚之急方，气味俱厚，直趋于下而力不衰也。

奇方　［王冰说］单方也。［从正说］奇方有二：有独用一物之奇方，病在上而近者宜之；有药合阳数一、三、五、七、九之奇方，宜下泻不宜发汗。

偶方　［从正说］偶方有三：有两味相配之偶方，有古之二方相合之偶方，有药合阴数二、四、六、八、十之偶方，宜发汗不宜下泻。

复方　［好古说］复者，再也，重也。所谓十补一泄，数泄一补也。又伤寒见风脉，伤风得寒脉，为脉证不相应，宜以复方主之。［从正说］复方有三：有二方、三方及数方相合之复方，如桂枝二越婢一汤、五积散之类；有本方之外再加别药，如调胃承气加连翘、薄荷、黄芩、栀子为凉膈散之属是也；有分两均齐之复方，如胃风汤各等分之类。

十剂

徐之才说：药有宣、通、补、泄、轻、重、涩、滑、燥、湿十种，是药之大体，而本经不言，后人未述。凡用药者，审而详之，方不会有所遗漏。

宣剂 ［之才说］宣可去壅塞郁滞，如生姜、橘皮之类。［杲说］外感六淫之邪，欲传到里面，三阴实而不受，逆于胸中，天分气分窒塞不通，而有了呕吐的症状，所谓壅也。三阴者，脾也。故必用破气的药，如姜、橘、藿香、半夏之类，泻其壅塞。经说：凡风痫中风，胸中诸实，痰饮寒结，胸中热郁，上而不下，久则嗽喘满胀，水肿之病生焉，非宣剂莫能愈也。［完素说］抑郁不散为壅，必以宣剂散之，如痞满不通之类。欲攻其里积，则宣除上积，泻通下利。涌剂则取瓜蒂、栀子之类。发汗通表亦同此理。［好古说］内经称有五郁：木郁达之，火郁发之，土郁夺之，金郁泄之，水郁折之，皆宣也。［时珍说］壅者，塞也。宣者，布也，散也。郁塞之病，不升不降，致传化失常。或郁久生病，或病久生郁。必药宣布敷散之。

通剂 ［之才说］通可去滞，通草、防己之类即是。［从正说］通者，流通也。大小便不通，宜用木通、海金沙、琥珀、大黄之类通之。［时珍说］滞，留滞也。湿热之邪滞留于气分，致痛痹、小便癃闭不通症，宜淡味之药上助肺气下降，通其小便，而泄气中之滞，用木通、猪苓之类。湿热之邪留于血分，致痹痛、肿胀、流注、二便不通等症，宜苦寒之药下引，通其前后，而泄血中之滞，防己之类是也。经说：味薄者通，所以淡味的药为通剂。

补剂 ［之才说］补可去弱，人参、羊肉之类是也。［杲说］人参甘温，能补气虚。羊肉甘热，能补血虚。羊肉补形，人参补气，凡气味与二药同者皆是也。［从正说］五脏各有补泻，五味各补其脏，有表虚、里虚、上虚、下虚、阴虚、阳虚、气虚、血虚。经说：精不足者补之以味，形不足者补之以气。五谷、五菜、五果、五肉，皆补养之物也。［时珍说］虚则补其根本。生姜之辛补肝，炒盐之咸补心，甘草之甘补脾，五味子之酸补肺，黄檗之苦补肾。又如茯神之补心气，生地黄之补心血。人参之补脾气，白芍药之补脾血。黄芪之补肺气，阿胶之补肺血。杜仲之补肾气，熟地黄之补肾血。芎䓖之补肝气，当归之补肝血之类，皆补剂。

泄剂 ［之才说］泄可去闭，葶苈、大黄之类是也。［杲说］葶苈苦寒，气味俱厚，不减大黄，能泄肺中之闭，又泄大肠。大黄走而不守，能泄血闭时肠胃中的渣秽之物。一泄气闭利小便，一泄血闭利大便。凡与二药同者皆为泄剂。［从正说］实则泻之。芒硝、大黄、牵牛、甘遂、巴豆之属，皆泻剂也。［时珍说］去闭就是去实。肝实以芍药之酸泻之，心实以甘草之甘泻之，脾实以黄连之苦泻之，肺实以石膏之辛泻之，肾实以泽泻之咸泻之。

轻剂 ［之才说］轻可去实，麻黄、葛根

轩辕集 为神话传说中人物，传数百岁颜色不老。善识草药，因常救治毒龙猛兽，故其于岩谷中采药时，常追随之为其护卫。

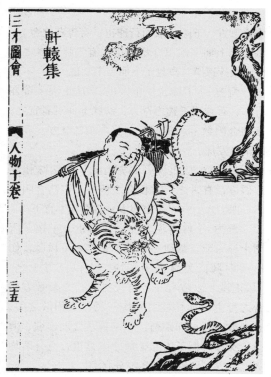

之类即是。[从正说]风寒之邪，始侵皮肤，致头痛身热，宜解体表之邪，内经所谓轻而扬之也。痛、疮、疥、痤，皆宜取解表之法，发汗泄除，以毒烟熏，皆为轻剂。凡熏洗蒸灸，熨烙刺砭，导引按摩，皆为表汗之法。[时珍说]轻剂可去闭。闭有表闭里闭，上闭下闭。表闭者，风寒伤体表，致腠理闭密，阳气郁积，不能外出，而为发热、恶寒、头痛、脊强诸病，宜轻扬之剂发其汗，而表症自解。里闭者，火热之邪郁抑于内，津液不行，皮肤干闭，而为肌热、烦热、头痛、目肿、昏瞀、疮疡诸病，宜轻扬之剂以解其肌，而火自散也。上闭有二：一为外寒内热，致上焦气闭，发为咽喉肿痛之证，宜辛凉之剂以扬散，则闭自开。一为饮食寒冷抑遏阳气在下，发为胸膈痞满闭塞之证，宜扬其清而抑其浊，则痞自泰也。下闭亦有二：有阳气陷下，发为里急后重，数至厕而不行之证，但升其阳而大便自顺，所谓下者举之也。有燥热伤肺，金气积郁，窍闭于上，而膀胱闭于下，为小便不利之证，以升麻之类探而吐之，上窍通而小便自利矣，所谓病在下取之上也。

重剂 [之才说]重可去怯弱症。磁石、铁粉之类即是。[从正说]重者，有下坠之意。怯则气浮，如丧神守，而惊悸气上，朱砂、水银、沉香、黄丹、寒水石之伦，皆体重也。久病咳嗽，痰涎上涌于口，形羸不可攻下者，镇以重剂。[时珍说]重剂凡四：有惊则气乱，而魂气飞扬，如丧神守者。有怒则气逆，而肝火激烈，病狂善怒者，并铁粉、雄黄之类以平其肝。有神不守舍，而多惊健忘，迷惑不宁者，宜朱砂、紫石英之类以镇其心。有恐则气下，精志失守而畏，如人将捕者，宜磁石、沉香之类以安其肾。大抵重剂压浮火而坠痰涎，不独治怯症。故诸风掉眩及惊痫痰喘之病，吐逆不止及反胃之病，皆浮火痰涎为害，皆宜重剂以坠之。

滑剂 [完素说]涩使气满滞而不行，必滑剂以利之。滑能养窍，故可滑润通利。[从正说]大便燥结，宜用麻仁、郁李之类。小便淋沥，宜用葵子、滑石之类。[时珍说]着者，为留着于经络脏腑之间的有形之邪，如便尿浊带、痰涎、胞胎、痈肿之类皆是。皆宜滑药以引去其留着之物。大便涩者，用菠菜、牵牛之类。小便涩者，用车前、榆皮之类。精窍涩者，用黄檗、葵花之类。胞胎涩者，用黄葵子、王不留行之类。引痰涎自小便去者，则半夏、茯苓之类。引疮毒自小便去者，则五叶藤、萱草根之类，皆为滑剂。

涩剂 [完素说]滑则气脱，如开肠洞泄、便溺遗失之类，必涩剂以收敛之。[从正说]寝汗不禁，麻黄根、防风涩之。滑泄不已，以豆蔻、枯矾、木贼、罂粟壳涩之。喘嗽上奔，以乌梅、诃子涩之。凡酸味同乎涩者，收敛之义也。[时珍说]脱者，气脱也，血脱也，精脱也，神脱也。脱则散而不收，故用酸涩温平之药，以敛其耗散。汗出亡阳，精滑不禁，泄痢不止，大便不固，小便自遗，久嗽亡津，皆气脱也。下血不已，崩中暴下，诸种大出血，皆血脱也。牡蛎、龙骨、海螵蛸、五倍子、五味子、乌梅、榴皮、诃黎勒、罂粟壳、莲房、棕灰、赤石脂、麻黄根之类，皆涩药也。气脱兼以气药，血脱兼以血药及兼气药，气者血之帅也。脱阳者见鬼，脱阴者目盲，此神脱也，非涩药所能收也。

燥剂 [从正说]寒冷证积久不愈，上呕下利腥秽，上下所出水液澄彻清冷，此大寒之病，宜以姜、附子、胡椒等燥之。若因湿而病，则白术、陈皮、木香、苍术之类除之，此等亦为燥剂。[时珍说]湿有外感、内伤两种。外感之湿，雨露岚雾地气水湿，袭于皮肉筋骨经络之间。内伤之湿，生于水饮酒食及脾弱肾强，固不可一例言也。故风药可以胜湿，燥药可以除湿，淡药可以渗湿，泄小便可以引湿，利大便可以逐湿，吐痰涎可以祛湿。湿而有热，以苦寒之剂燥之。湿而有寒，以辛热之剂燥之，不只桑皮、小豆为燥剂。湿去则燥，故谓之燥。

润剂 [完素说]津耗为枯。五脏痿弱，荣卫涸流，必湿剂以润之。[时珍说]湿剂当作润剂。枯者燥也。秋令也，风热怫甚，则血液枯涸而为燥病。上燥则渴，下燥则结，筋燥则强，皮燥则揭，肉燥则裂，骨燥则枯，肺燥则痿，肾燥则消。凡麻仁、阿胶膏之类，皆润剂也。养血则当归、地黄之类，生津则麦门冬、栝楼根之类，益精则苁蓉、枸杞之类。

气味阴阳

《阴阳应象论》说：阳气积累为天，阴气积累为地。阴静阳躁，阳生阴长，阳气肃杀而阴气收藏。阳化为气，阴能成形。阳为气，阴为味。味归形，形归气，气归精，精归化。精食气，形食味，化生精，气生形。味伤形，气伤精，精化为气，气伤于味。阴味出下窍，阳气出上窍。清阳发腠理，浊阴走五脏。清阳实四肢，浊阴归六腑。味厚者为阴，薄者为阴中之阳。气厚者为阳，薄者为阳中之阴。味厚则泄，薄则通。气薄则发泄，厚则发热。辛甘发散为阳，酸苦涌泄为阴。咸味涌泄为阴，淡味渗泄为阳。六者或收或散，或缓或急，或润或燥，或软或坚，以所利而行之，调其气，使之平也。

［李杲说］：药有温、凉、寒、热之气，辛、甘、淡、酸、苦、咸之味。有升、降、浮、沉之相互，厚、薄、阴、阳之不同。一物之内，气味兼有。一药之中，理性皆备。或气同而味殊，或味同而气异。气如同天，温热者天之阳，凉寒者天之阴。天有阴、阳，风、寒、暑、湿、燥、火，三阴、三阳上奉之也。味如同地，辛、甘、淡者地之阳，酸、苦、咸者地之阴。地有阴、阳，金、木、水、火、土，生、长、化、收、藏下应之也。气味薄者，轻清成象，本乎天者亲上也。气味厚者，重浊成形，本乎地者亲下也。

《六节藏象论》中说：天食人以五气，地食人以五味。五气入鼻，藏于心肺，上使五色修明，音声能彰。五味入口，藏于肠胃，味有所藏，以养五气。气和而生，津液相成，神乃自生。

五味宜忌

岐伯说：木生酸，火生苦，土生甘，金生辛，水生咸。辛散，酸收，甘缓，苦坚，咸软。毒药攻邪，五谷为养，五果为助，五畜为益，五菜为充，气味合而服之，以补精益气。又说：阴之所生，本在五味。阴之五宫，伤在

五味。骨正筋柔，气血以流，腠理以密，骨气以精，长有天命。又说：圣人春夏养阳，秋冬养阴，以从其根，二气常存。

五欲 肝欲酸，心欲苦，脾欲甘，肺欲辛，肾欲咸，此五味合五脏之气也。

五宜 青色宜酸，肝病宜食麻、犬、李、韭。赤色宜苦，心病宜食麦、羊、杏、薤。黄色宜甘，脾病宜食粳、牛、枣、葵。白色宜辛，肺病宜食黄黍、鸡、桃、葱。黑色宜咸，肾病宜食大豆黄卷、猪、栗、藿。

五禁 肝病禁辛，宜食甘，粳、牛、枣、葵。心病禁咸，宜食酸，麻、犬、李、韭。脾病禁酸，宜食咸，大豆、猪、栗、藿。肺病禁苦，宜食麦、羊、杏、薤。肾病禁甘，宜食辛，黄黍、鸡、桃、葱。［思邈说］春宜省酸增甘以养脾，夏宜省苦增辛以养肺，秋宜省辛增酸以养肝，冬宜省咸增苦以养心，四季宜省甘增咸以养肾。

五走 酸走筋，筋病毋多食酸，多食令人癃。酸气涩收，胞得酸而缩卷，故水道不通也。苦走骨，骨病毋多食苦，多食令人变呕。苦入下脘，三焦皆闭，故变呕也。甘走肉，肉病毋多食甘，多食令人悗心。甘气柔润，胃柔则缓，缓则虫动，故悗心也。辛走气，气病毋多食辛，多食令人洞心。辛走上焦，与气俱行，久留心下，故洞心也。咸走血，血病毋多食咸，多食令人渴。血与咸相得则凝，凝则胃汁注之，故咽路焦而舌本干。

五伤 酸伤筋，辛胜酸。苦伤气，咸胜苦。甘伤肉，酸胜甘。辛伤皮毛，苦胜辛。咸伤血，甘胜咸。

五过 味过于酸，肝气以津，脾气乃绝，肉胝伤胎而唇揭。味过于苦，脾气不濡，胃气乃厚，皮槁而毛拔。味过于甘，心气喘满，色黑，肾气不平，骨痛而发落。味过于辛，筋脉沮绝，精神乃失，筋急而爪枯。味过于咸，大骨气劳，短肌，心气抑，脉凝涩而变色。

五味偏胜

岐伯说：五味入胃，各归所喜。酸先入肝，苦先入心，甘先入脾，辛先入肺，咸先入

肾。久而增气，物化之常。气增而久，夭之由也。［王冰说］入肝为温，入心为热，入肺为清，入肾为寒，入脾为至阴而四气兼之，皆为增其味而益其气。故各从本脏之气，久则从化。故久服黄连、苦参反热，从苦化也。余味仿此。气增不已，则脏气偏胜，必有偏绝。脏有偏绝，必有暴夭。是以药不具五味，不备四气，而久服之，虽暂获胜，久必致夭。故绝粒服饵者不暴亡，无五味资助也。［杲说］一阴一阳之谓道，偏阴偏阳之谓疾。阳剂刚胜，积若燎原，为消狂痈疽之属，则天癸竭而荣涸。阴剂柔胜，积若凝水，为洞泄寒中之病，则真火微而卫散。有所偏助，令人脏气不平，夭之由也。

四时用药例

李时珍说：经云：必先岁气，毋伐天和。又说：升降浮沉则顺之，寒热温凉则逆之。故春月宜加辛温之药，薄荷、荆芥之类，以顺春升之气。夏月宜加辛热之药，香薷、生姜之类，以顺夏浮之气。长夏宜加甘苦辛温之药，人参、白术、苍术、黄檗之类，以顺化成之气。秋月宜加酸温之药，芍药、乌梅之类，以顺秋降之气。冬月宜加苦寒之药，黄芩、知母之类，以顺冬沉之气，所谓顺时气而养天和也。经又云：春省酸增甘以养脾气，夏省苦增辛以养肺气，长夏省甘增咸以养肾气，秋省辛增酸以养肝气，冬省咸增苦以养心气。此则既不伐天和，而又防其太过，所以体天地之大德也。昧者舍本从标，春用辛凉以伐木，夏用咸寒以抑火，秋用苦温以泄金，冬用辛热以涸水，谓之时药，殊背《素问》逆顺之理。以夏月伏阴，冬月伏阳，推之可知矣。虽然月有四时，日有四时，或春得秋病，夏得冬病，神而明之，机而行之，变通权宜，又不可泥一也。王好古说：四时总以芍药为脾剂，苍术为胃剂，柴胡为时剂，十一脏皆取决于少阳，为发生之始故也。凡用纯寒纯热之药，及寒热相杂，并宜用甘草以调和之，唯中满者禁用甘尔。

标本阴阳

李杲说：治病的医者，当知标本。以身体

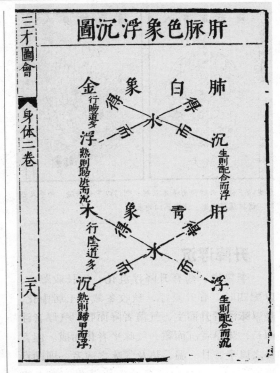

肝脉色象浮沉图

而论，外为标，内为本；阳为标，阴为本。故六腑属阳为标，五脏属阴为本；脏腑在内为本，十二经络在外为标。而脏腑、阴阳、气血、经络又各有标本之分。以病而论，先受为本，后传为标。故百病必先治其本，后治其标。否则邪气滋甚，其病益蓄。纵先生轻病，后生重病，亦先治其轻，后治其重，则邪气乃伏。有中满及病大小便不利，则无问先后标本，必先治满及大小便，为其急也。故曰缓则治其本，急则治其标。又从前来者为实邪，后来者为虚邪。实则泻其子，虚则补其母。假如肝受心火，为前来实邪，当于肝经刺荥穴以泻心火，为先治其本；于心经刺荥穴以泻心火，为后治其标。用药则入肝之药为引，泻心之药为君。经云本而标之，先治其本，后治其标是也。又如肝受肾水为虚邪，当于肾经刺井穴以补肝木，为先治其标；后于肝经刺合穴以泻肾水，为后治其本。用药则入肾之药为引，补肝之药为君。经云标而本之，先治其标，后治其本是也。

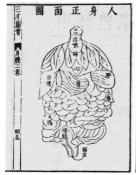
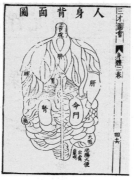

喉咙以下称为六脏，为手足三阴；咽门以下称为六腑，为手足三阳。诸脏属阴为里，诸腑属阳为表。

升降浮沉

李杲说：药有升降浮沉化，生长收藏成，以配四时，春升夏浮，秋收冬藏，土居中化。是以味薄者升而生，气薄者降而收，气厚者浮而长，味厚者沉而藏，气味平者化而成。但言补之以辛、甘、温、热及气味之薄者，即助春夏之升浮，便是泻秋冬收藏之药也。在人之身，肝心是矣。但言补之以酸、苦、咸、寒及气味之厚者，即助秋冬之降沉，便是泻春夏生长之药也。在人之身，肺肾是矣。淡味之药，渗即为升，泄即为降，佐使诸药者也。用药者，循此则生，逆此则死，纵令不死，亦危困矣。王好古曰：升而使之降，须知抑也；沉而使之浮，须知载也。辛散也，而行之也横；甘缓也，而行之也上；苦泄也，而行之也下；酸收也，其性缩；咸软也，其性舒，其不同如此。鼓掌成声，沃火成沸，二物相合，象在其间矣。五味相制，四气相和，其变可轻用哉。本草不言淡味、凉气，亦缺文也。

味薄者升：甘平、辛平、辛微温、微苦平之药是也。

气薄者降：甘寒、甘凉、甘淡寒凉、酸温、酸平、咸平之药是也。

气厚者浮：甘热、辛热之药是也。

味厚者沉：苦寒、咸寒之药是也。

气味平者，兼四气四味：甘平、甘温、甘凉、甘辛平、甘微苦平之药是也。

李时珍说：酸咸无升，甘辛无降，寒无浮，热无沉，其性然也。而升者引之以咸寒，则沉而直达下焦；沉者引之以酒，则浮而上至颠顶。此非窥天地之奥而达造化之权者，不能至此。一物之中，有根升梢降，生升熟降，是升降在物亦在人也。

六腑六脏用药气味补泻

肝胆 温补凉泻。辛补酸泻。

心、小肠 热补寒泻。咸补甘泻。

肺、大肠 凉补温泻。酸补辛泻。

肾、膀胱 寒补热泻。苦补咸泻。

脾、胃 温热补，寒凉泻，各从其宜。甘补苦泻。

三焦、命门 同心。

张元素说：五脏更相平也。一脏不平，所胜平之。故云：安谷则昌，绝谷则亡。水去则营散，谷消则卫亡，神无所居。故血不可不养，卫不可不温。血温气和，营卫乃行，常有天命。

五脏五味补泻

肝 苦急，急食甘以缓之，甘草。以酸泻之，赤芍药。实则泻子，甘草。肝欲散，急食辛以散之，川芎。以辛补之，细辛。虚则补母，地黄、黄檗。

心 苦缓，急食酸以收之，五味子。以甘泻之，甘草、参、芪。实则泻子，甘草。心欲软，急食咸以软之，芒硝。以咸补之，泽泻。虚则补母，生姜。

脾 苦湿，急食苦以燥之，白术。以苦泻之，黄连。实则泻子，桑白皮。脾欲缓，急食甘以缓之，炙甘草。以甘补之，人参。虚则补母，炒盐。

肺 苦气逆，急食苦以泄之，诃子。以辛泻之，桑白皮。实则泻子，泽泻。肺欲收，急食酸以收之，白芍药。以酸补之，五味子。虚则补母，五味子。

肾 苦燥，急食辛以润之，黄檗、知母。以咸泻之，泽泻。实则泻子，芍药。肾欲坚，急食苦以坚之，知母。以苦补之，黄檗。虚则补母，五味子。

张元素说：凡药之五味，随五脏所入而为补泻，亦不过因其性而调之。酸入肝，苦入心，甘入脾，辛入肺，咸入肾。辛主散，酸主收，甘主缓，苦主坚，咸主软。辛能散结润燥，致津液，通气。酸能收缓敛散。甘能缓急调中。苦能燥湿坚软。咸能软坚。淡能利窍。

李时珍说：甘缓、酸收、苦燥、辛散、咸软、淡渗，五味之本性，一定而不变者也。其或补或泻，则因五脏四时而迭相施用者也。温、凉、寒、热，四气之本性也，其于五脏补泻，亦迭相施用也。

脏腑虚实标本用药式

肝 藏血，属木，胆火寄于中，主血，主目，主筋，主呼，主怒。

本病：诸风眩晕，僵仆、强直、惊痫，两胁肿痛，胸肋满痛，呕血，小腹疝痛、疝瘕，女人经病。

肝图 《难经》说，肝重四斤四两，左三叶，右四叶，共七叶，附着于脊之第九椎下。《素问·灵兰秘典论》喻之为将军之官，谋虑出于此。

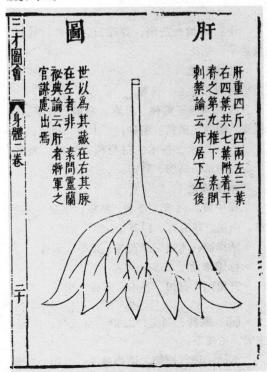

标病：寒热疟，头痛吐涎，目赤面青、多怒，耳闭颊肿，筋挛卵缩，丈夫癞疝，女人小腹肿痛、阴病。

有余泻之

泻子：甘草。

行气：香附、芎蒡、瞿麦、牵牛、青橘皮。

行血：红花、鳖甲、桃仁、莪茂、京三棱、穿山甲、大黄、水蛭、虻虫、苏木、牡丹皮。

镇惊：雄黄、金薄、铁落、真珠、代赭石、夜明砂、胡粉、银薄、铅丹、龙骨、石决明。

搜风：羌活、荆芥、薄荷、槐子、蔓荆子、白花蛇、独活、防风、皂荚、乌头、白附子、僵蚕、蝉蜕。

不足补之

补母：枸杞、杜仲、狗脊、熟地黄、苦参、萆薢、阿胶、菟丝子。

补血：当归、牛膝、续断、白芍药、血竭、没药、芎蒡。

补气：天麻、柏子仁、白术、菊花、细辛、密蒙花、决明、谷精草、生姜。

本热寒之

泻木：芍药、乌梅、泽泻。

泻火：黄连、龙胆草、黄芩、苦茶、猪胆。

攻里：大黄。

标热发之

和解：柴胡、半夏。

解肌：桂枝、麻黄。

心 藏神，为君火，包络为相火，代君行令，主血，主言，主汗，主笑。

本病：诸热瞀瘛，惊惑、谵妄、烦乱，啼笑骂詈，怔忡健忘，自汗，诸痛、痒、疮、疡。

标病：肌热畏寒战栗，舌不能言，面赤目黄，手心烦热，胸胁满痛，引腰背、肩胛、肘臂。

火实泻之

泻子：黄连、大黄。

气：甘草、人参、赤茯苓、木通、黄檗。

血：丹参、牡丹、生地黄、玄参。

镇惊：朱砂、牛黄、紫石英。

神虚补之

补母：细辛、乌梅、酸枣仁、生姜、陈皮。

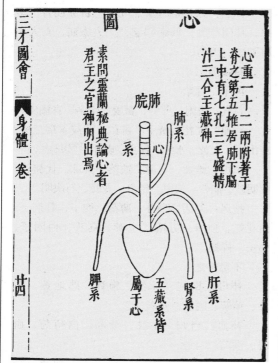

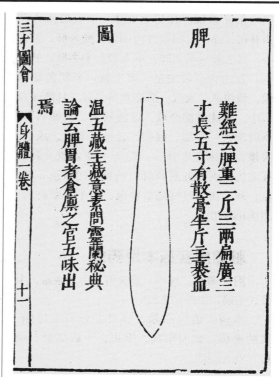

心图 《难经》说，心重十二两，附着于脊之第五椎，居肺下膈上，中有七孔。《素问·灵兰秘典论》喻心为君主之官，神明出于此。

脾图 《难经》说，脾重二斤三两，宽三寸，长五寸，有散膏半斤，有裹血温五脏之功，主收藏。《素问·灵兰秘典论》云：脾胃为仓廪之官，五味出于此。

气：桂心、泽泻、白茯苓、茯神、远志、石菖蒲。

血：当归、乳香、熟地黄、没药。

本热寒之

泻火：黄芩、竹叶、麦门冬、芒硝、炒盐。

凉血：地黄、栀子、天竺黄。

标热发之

散火：甘草、独活、麻黄、柴胡、龙脑。

脾 藏意，属土，为万物之母，主营卫，主味，主肌肉，主四肢。

本病：诸湿肿胀，痞满噫气，大小便闭，黄疸痰饮，吐泻霍乱，心腹痛，饮食不化。

标病：身体胕肿，重困嗜卧，四肢不举，舌本强痛，足大趾不用，九窍不通，诸痉项强。

土实泻之

泻子：诃子、防风、桑白皮、葶苈。

吐：豆豉、栀子、萝卜子、常山、瓜蒂、郁金、薤汁、藜芦、苦参、赤小豆、盐汤、苦茶。

下：大黄、芒硝、青礞石、大戟、甘遂、续随子、芫花。

土虚补之

补母：桂心、茯苓。

气：人参、黄芪、升麻、葛根、甘草、陈橘皮、藿香、葳蕤、缩砂仁、木香、扁豆。

血：白术、苍术、白芍药、胶饴、大枣、干姜、木瓜、乌梅、蜂蜜。

本湿除之

燥中宫：白术、苍术、橘皮、半夏、吴茱萸、南星、草豆蔻、白芥子。

洁净府：木通、赤茯苓、猪苓、藿香。

标湿渗之

开鬼门：葛根、苍术、麻黄、独活。

肺 藏魄，属金，总摄一身元气，主闻，主哭，主皮毛。

本病：诸气愤郁，诸痿喘呕，气短，咳嗽

上逆，咳唾脓血，不得卧，小便频而欠，遗失不禁。

标病：洒淅寒热，伤风自汗，肩背痛冷。

气实泻之

泻子：泽泻、葶苈、桑白皮、地骨皮。

除湿：半夏、白矾、白茯苓、薏苡仁、木瓜、橘皮。

泻火：粳米、石膏、寒水石、知母、诃子。

通滞：枳壳、薄荷、干生姜、木香、厚朴、杏仁、皂荚、桔梗、紫苏梗。

气虚补之

补母：甘草、人参、升麻、黄芪、山药。

润燥：蛤蚧、阿胶、麦门冬、贝母、百合、天花粉、天门冬。

敛肺：乌梅、粟壳、五味子、芍药、五倍子。

本热清之

清金：黄芩、知母、麦门冬、栀子、沙参、紫苑、天门冬。

本寒温之

温肺：丁香、藿香、款冬花、檀香、白豆蔻、益智、缩砂、糯米、百部。

标寒散之

解表：麻黄、葱白、紫苏。

肾 藏志，属水，为天一之源，主听，主骨，主二阴。

本病：诸寒厥逆，骨痿腰痛，腰冷如冰，足胻肿寒，少腹满急疝瘕，大便闭泄，吐利腥秽，小便澄彻清冷不禁，消渴引饮。

标病：发热不恶热，头眩头痛，咽痛舌燥，脊股后廉痛。

水强泻之

泻子：大戟、牵牛。

泻腑：泽泻、猪苓、车前子、防己、茯苓。

水弱补之

补母：人参、山药。

气：知母、玄参、补骨脂、砂仁、苦参。

血：黄檗、枸杞、熟地黄、锁阳、肉苁蓉、山茱萸、阿胶、五味子。

肾图《难经》中说，肾有两枚，重一斤二两，状如石卯。附着于脊之十四椎下，各开一寸半。《素问·灵兰秘典论》喻之为作强之官，伎巧出于此。

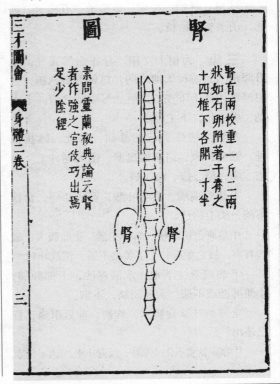

肺图《难经》说肺重三斤三两，六叶两耳，共八叶。

本热攻之

下：伤寒少阴证，口燥咽干，大承气汤。

本寒温之

温里：附子、干姜、官桂、蜀椒、白术。

标寒解之

解表：麻黄、细辛、独活、桂枝。

标热凉之

清热：玄参、连翘、甘草、猪肤。

命门　为相火之原，天地之始，藏精生血，降则为漏，升则为铅，主三焦元气。

本病：前后癃闭，气逆里急，疝痛奔豚，消渴膏淋，精漏精寒，赤白浊，溺血，崩中带漏。

火强泻之

泻相火：黄檗、知母、牡丹皮、地骨皮、生地黄、茯苓、玄参、寒水石。

火弱补之

益阳：附子、肉桂、益智子、破故纸、沉香、川乌头、硫黄、天雄、乌药、阳起石、舶茴香、胡桃、巴戟天、丹砂、当归、蛤蚧、覆盆。

精脱固之

涩滑：牡蛎、芡实、金樱子、五味子、远志、山茱萸、蛤粉。

三焦　为相火之用，分布命门元气，主升降出入，游行天地之间，总领五脏六腑、营卫经络内外上下左右之气，号中清之府。上主纳，中主化，下主出。

本病：诸热引起的暴病、暴死、躁扰狂越、谵妄惊骇，诸血溢血泄，诸气逆冲上，诸疮、疡、痘、疹、瘤、核。

上热则喘满，诸呕吐酸，胸痞胁痛，食饮不消，头上出汗。

中热则善饥而瘦，解㑊中满，诸胀腹大，诸病有声，鼓之如鼓，上下关格不通，霍乱吐利。

下热则暴注下迫，水液浑浊，下部肿满，小便淋沥或不通，大便闭结，下痢。

上寒则吐饮食痰水，胸痹，前后引痛，食已还出。

中寒则饮食不化，寒胀，反胃吐水，湿泻不渴。

下寒则二便不禁，脐腹冷，疝痛。

标病：恶寒战栗，如丧神守，耳鸣耳聋，嗌肿喉痹，诸病胕肿，疼酸惊骇，手小指、次指不用。

实火泻之

汗：麻黄、柴胡、葛根、荆芥、升麻、薄荷、羌活、石膏。

吐：瓜蒂、沧盐、齑汁。

下：大黄、芒硝。

虚火补之

上：人参、天雄、桂心。

中：人参、黄芪、丁香、木香、草果。

下：附子、桂心、硫黄、人参、沉香、乌药、破故纸。

本热寒之

上：黄芩、连翘、栀子、知母、玄参、石膏、生地黄。

中：黄连、连翘、生苄、石膏。

下：黄檗、知母、生苄、石膏、牡丹、地骨皮。

标热散之

解表：柴胡、细辛、荆芥、羌活、葛根、石膏。

胆　属木，为少阳相火，发生万物，为决断之官，十一脏之主。主同肝。

本病：口苦，呕苦汁，善太息，澹澹如人将捕状，目昏不眠。

标病：寒热往来，痁疟，胸胁痛，头额痛，耳痛鸣聋，结核，足小指、次指不用。

实火泻之

泻胆：龙胆、牛胆、猪胆、生蕤仁、生酸枣仁、黄连、苦茶。

虚火补之

温胆：人参、细辛、半夏、炒蕤仁、炒酸枣仁、当归、地黄。

本热平之

降火：黄芩、黄连、芍药、连翘、甘草。

镇惊：黑铅、水银。

标热和之

和解：柴胡、芍药、黄芩、半夏、甘草。

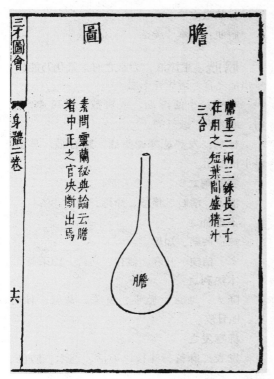

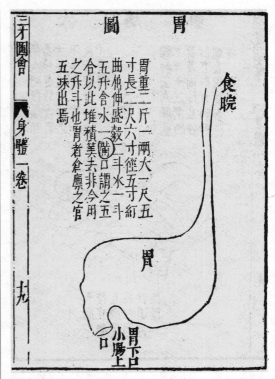

胆图　胆重三两三铢，长三寸，在肝之短叶间，盛精汁。《素问·灵兰秘典论》喻之为中正之官，决断出于此。

胃图　胃重二斤一两，大一尺五寸，长二尺六寸，完全张开可盛两斗水。胃为仓廪之官，五味出之。

胃　属土，主容受，为水谷之海。主同脾。

本病：噎膈反胃，中满肿胀，呕吐泻痢，霍乱腹痛，消中善饥，不消食，伤饮食，胃管当心痛，支两胁。

标病：发热蒸蒸，身前热，身后寒，发狂谵语，咽痹，上齿痛，口眼㖞斜，鼻头暗红。

胃实泻之

湿热：大黄、芒硝。

饮食：巴豆、神曲、山楂、阿魏、硇砂、郁金、三棱、轻粉。

胃虚补之

湿热：苍术、白术、半夏、茯苓、橘皮、生姜。

寒湿：干姜、附子、草果、官桂、丁香、肉豆蔻、人参、黄芪。

本热寒之

降火：石膏、地黄、犀角、黄连。

标热解之

解肌：升麻、葛根、豆豉。

大肠　属金，主变化，为传送之官。

本病：大便闭结，泄痢下血，里急后重，痔痔脱肛，肠鸣而痛。

标病：齿痛喉痹，颈肿口干，咽中如核，目黄，手拇指、无名指痛，宿食发热寒栗。

肠实泻之

热：大黄、芒硝、桃花、牵牛、巴豆、郁李仁、石膏。

气：枳壳、木香、橘皮、槟榔。

肠虚补之

气：皂荚。

燥：桃仁、麻仁、杏仁、地黄、乳香、松子、当归、肉苁蓉。

湿：白术、苍术、半夏、硫黄。

陷：升麻、葛根。

脱：龙骨、白垩、诃子、粟壳、乌梅、白

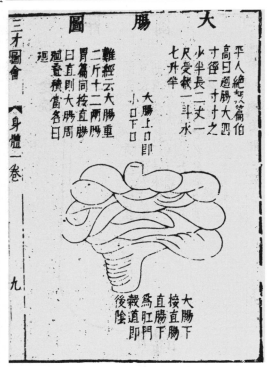

大肠图 《难经》说，大肠重二斤十二两。大肠下接直肠，直肠下为肛门。

矾、赤石脂、禹余粮、石榴皮。

本热寒之

清热：秦艽、槐角、地黄、黄芩。

本寒温之

温里：干姜、附子、肉豆蔻。

标热散之

解肌：石膏、白芷、升麻、葛根。

小肠 主分泌水谷，为受盛之官。

本病：大便水谷利，小便短、闭、血、自利，大便后血，小肠气痛，宿食夜热旦止。

标病：身热恶寒，嗌痛颔肿，口糜耳聋。

实热泻之

气：木通、猪苓、滑石、瞿麦、泽泻、灯草。

血：地黄、蒲黄、赤茯苓、栀子、牡丹皮。

虚寒补之

气：白术、楝实、茴香、砂仁、神曲、扁豆。

血：桂心、玄胡索。

本热寒之

降火：黄檗、黄芩、黄连、连翘、栀子。

标热散之

解肌：藁本、羌活、防风、蔓荆。

膀胱 主津液，为胞之府，气化乃能出，号州都之官，诸病皆干之。

本病：小便淋沥，或短数，或黄赤，或白，或遗失，或气痛。

标病：发热恶寒，头痛，腰脊强，鼻窒，足小指不用。

实热泻之

泄火：滑石、猪苓、泽泻、茯苓。

下虚补之

热：黄檗、知母。

寒：桔梗、升麻、益智、乌药、山茱萸。

本热利之

降火：地黄、栀子、茵陈、黄檗、牡丹皮、地骨皮。

标寒发之

发表：麻黄、桂枝、羌活、苍术、防己、黄芪、木贼。

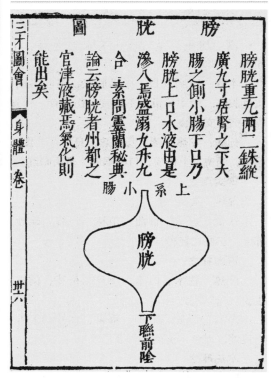

膀胱图 膀胱重九两二铢，长宽各九寸，居肾之下，大肠之侧。《素问·灵兰秘典论》云之为州都之官，津液藏于此。

第二卷 序例

相须相使相畏相恶诸药

甘草 术、苦参、干漆为之使。恶远志。忌猪肉。

黄芪 茯苓为之使。恶白鲜、龟甲。

人参 茯苓、马蔺为之使。恶卤咸、溲疏。畏五灵脂。

沙参 恶防己。

桔梗 节皮为之使。畏白及、龙胆、龙眼。忌猪肉、伏砒。

黄精 忌梅实。

葳蕤 畏卤咸。

知母 得黄檗及酒良。伏蓬砂、盐。

术 防风、地榆为之使。忌桃、李、雀肉、菘菜、青鱼。

狗脊 萆薢为之使。恶莎草、败酱。

贯众 蘁菌、赤小豆为之使。伏石钟乳。

巴戟天 覆盆子为之使。恶雷丸、丹参、朝生。

远志 得茯苓、龙骨、冬葵子良。畏真珠、飞廉、藜芦、齐蛤。

淫羊霍 薯蓣、紫芝为之使。得酒良。

玄参 恶黄芪、干姜、大枣、山茱萸。

地榆 得发良。恶麦门冬。伏丹砂、雄黄、硫黄。

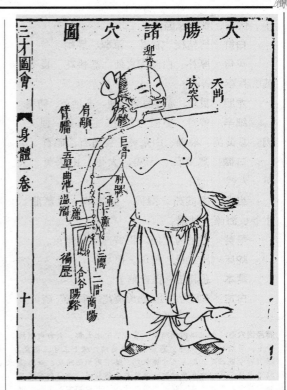

大肠诸穴歌 商阳食指内侧边，二间来寻本节前，三间节后陷中取，合谷虎口歧骨间，阳溪上侧腕中是，偏历腕后三寸安，温溜腕后去五寸，池前五寸下廉看，池前三寸上廉中，池前二寸三里逢，曲池曲骨纹头尽，肘髎大骨外廉近，大筋中央寻五里，肘上三寸行向里，臂臑肘上七寸量，肩髃肩尖举臂取，巨骨肩尖端上行，天鼎喉旁四寸直，扶突天鼎旁三寸，禾髎水沟旁五分，迎春禾髎上一寸，大肠经穴自分明。

丹参 畏咸水。

紫参 畏辛夷。

白头翁 蠡实为之使。得酒良。

白及 紫石英为之使。恶理石。畏杏仁、李核仁。

黄连 黄芩、龙骨、理石为之使。忌猪肉。畏牛膝、款冬。恶冷水、菊花、玄参、白僵蚕、白鲜、芫花。

胡黄连 忌猪肉。恶菊花、玄参、白鲜。

黄芩 龙骨、山茱萸为之使。恶葱实。畏丹砂、牡丹、藜芦。

秦艽 菖蒲为之使。畏牛乳。

柴胡 半夏为之使。恶皂荚。畏女菀、藜芦。

羌独活 蠡实为之使。

苦参 玄参为之使。恶贝母、漏芦、菟丝

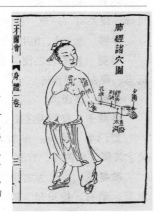

肺经诸穴歌 太阴肺兮出中府，云门璇玑旁六寸，巨骨之下二骨数，天府腋下三寸求，侠白腑上五寸主，尺泽腑中约纹论，孔最腕上七寸取，列缺腕上一寸半，经渠寸口陷中主，太渊掌后横纹头，鱼际节后散脉举，少商大指端内侧，此穴若铁疾减愈。

子、伏汞、雌黄、焰消。

白鲜 恶桔梗、茯苓、萆薢、螵蛸。

贝母 厚朴、白微为之使。恶桃花。畏秦艽、莽草、礜石。

龙胆 贯众、赤小豆为之使。恶地黄、防葵。

细辛 曾青、枣根为之使。忌生菜、狸肉。恶黄芪、狼毒、山茱萸。畏滑石、硝石。

白微 恶黄芪、干姜、大枣、山茱萸、大黄、大戟、干漆。

当归 恶蔄茹、湿面。制雄黄。畏菖蒲、生姜、海藻、牡蒙。

芎䓖 白芷为之使。畏黄连。伏雌黄。

蛇床 恶牡丹、贝母、巴豆。

蒿本 恶蔄茹。畏青葙子。

白芷 当归为之使。恶旋覆花。制雄黄、硫黄。

脾经诸穴歌 大趾端内侧隐白，节后陷中求大都，太白内侧核骨下，节后一寸公孙呼，商丘内踝微前陷，踝上三寸三阴交，踝上六寸漏谷是，踝上五寸地机朝，膝下内侧阴陵泉，血海膝膑上内廉，箕门穴在鱼腹取，动脉应手越筋间，冲门期下尺五分，府舍期下九寸看，腹结期下六寸八，大横期下五寸半，腹哀期下方二寸，期门肝经穴道现，巨阙之旁四寸五，却连脾穴休胡乱，自此以上食窦穴，天隙胸乡周荣贯，相去寸六无多寡，又上六寸中府换，大包腋下有六寸，渊腋之下三寸半。

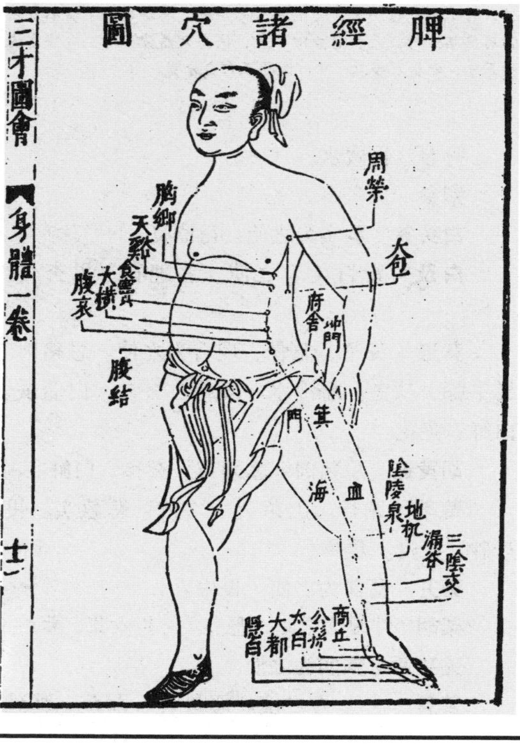

牡丹 忌蒜、胡荽。伏砒。畏菟丝子、贝母、大黄。

芍药 须丸、乌药、没药为之使。恶石斛、芒硝。畏硝石、鳖甲、小蓟。

杜若 得辛夷、细辛良。恶柴胡、前胡。

补骨脂 得胡桃、胡麻良。恶甘草。忌诸血、芸苔。

缩砂蜜 白檀香、豆蔻、人参、益智、黄檗、茯苓、赤白石脂为之使。得诃子、鳖甲、白芜荑良。

蓬莪茂 得酒、醋良。

香附子 得川芎、苍术、醋、童子小便良。

零陵香 伏三黄、朱砂。

泽兰 防己为之使。

积雪草 伏硫黄。

香薷 忌山白桃。

菊花 术、枸杞根、桑根白皮、青蘘叶为之使。

庵蔄 荆子、薏苡为之使。

艾叶 苦酒、香附为之使。

茺蔚 制三黄、砒石。

薇衔 得秦皮良。

夏枯草 土瓜为之使。伏汞、砂。

红蓝花 得酒良。

续断 地黄为之使。恶雷丸。

漏芦 连翘为之使。

飞廉 得乌头良。忌麻黄。

苍耳 忌猪肉、马肉、米泔。

天名精 垣衣、地黄为之使。

芦笋 忌巴豆。

麻黄 厚朴、白微为之使。恶辛夷、石韦。

地黄 得酒、麦门冬、姜汁、缩砂良。恶贝母。畏芜荑。忌葱、蒜、萝卜、诸血。

牛膝 恶萤火、龟甲、陆英。畏白前。忌牛肉。

紫菀 款冬为之使。恶天雄、藁本、雷丸、远志、瞿麦。畏茵陈。

女菀 畏卤咸。

冬葵子 黄芩为之使。

麦门冬 地黄、车前为之使。恶款冬、苦芙、苦瓠。畏苦参、青蘘、木耳。伏石钟乳。

款冬花 杏仁为之使。得紫菀良。恶玄参、皂荚、硝石。畏贝母、麻黄、辛夷、黄芩、黄芪、连翘、青葙。

佛耳草 款冬为之使。

决明子 蓍实为之使。恶大麻子。

瞿麦 牡丹、蘘草为之使。恶螵蛸。伏丹砂。

葶苈 榆皮为之使。得酒、大枣良。恶白僵蚕、石龙芮。

车前子 常山为之使。

女青 蛇衔为之使。

茺草 畏鼠负。

蒺藜 乌头为之使。

大黄 黄芩为之使。恶干漆。忌冷水。

商陆 得大蒜良。忌犬肉。伏砒砂、矾石、雌黄。

狼毒 大豆为之使。恶麦句姜。畏醋、占斯、密陀僧。

狼牙 芜荑为之使。恶地榆、枣肌。

菡茹 甘草为之使。恶麦门冬。

大戟 小豆为之使。得枣良。恶薯蓣。畏菖蒲、芦苇、鼠屎。

泽漆 小豆为之使。恶薯蓣。

甘遂 瓜蒂为之使。恶远志。

莨菪 畏蟹、犀角、甘草、升麻、绿豆。

蓖麻 忌炒豆。伏丹砂、粉霜。

常山 畏玉札。忌葱、菘菜。伏砒石。

藜芦 黄连为之使。恶大黄。畏葱白。

附子 地胆为之使。得蜀椒、食盐，下达命门。恶蜈蚣，豉汁。畏防风、甘草、人参、黄芪、绿豆、乌韭、童溲、犀角。

天雄 远志为之使。恶腐婢、豉汁。

白附子 得火良。

乌头 远志、莽草为之使。恶藜芦、豉汁。畏饴糖、黑豆、冷水。伏丹砂、砒石。

天南星 蜀漆为之使。得火、牛胆良。恶莽草。畏附子、干姜、防风、生姜。伏雄黄、丹砂、焰消。

半夏 射干、柴胡为之使。恶皂荚。忌海藻、饴糖、羊血。畏生姜、干姜、秦皮、龟甲、雄黄。

鬼臼 畏垣衣。

羊踯躅 畏栀子。恶诸石及面。伏丹砂、砒砂、雌黄。

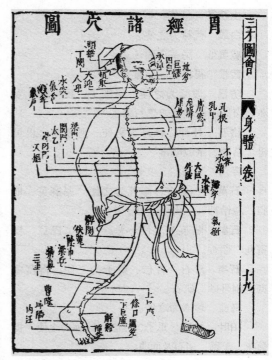

胃经诸穴歌 胃之经兮足阳明，承泣目下七分寻，四白目下方一寸，巨髎鼻孔旁八分，地仓挟吻四分近，大迎颔下寸三分，颊车耳下八分穴，下关耳前动脉行，头维神庭旁四五，人迎喉旁寸五真，水突筋前迎下在，气舍突穴相乘，缺盆舍下横骨内，各去中行寸半匀，气户璇玑旁四寸，至乳六寸又四分，库房屋翳膺胸近，正在乳头心坎有，次有乳根出乳下。

芫花 决明为之使。得醋良。

莽草 畏黑豆、紫河车。

石龙芮 巴戟为之使。畏蛇蜕皮、吴茱萸。

钩吻 半夏为之使。恶黄芩。

菟丝子 薯蓣、松脂为之使。得酒良。恶雚菌。

五味子 苁蓉为之使。恶葳蕤。胜乌头。

牵牛子 得干姜、青木香良。

紫葳 畏卤咸。

栝楼根 枸杞为之使。恶干姜。畏牛膝、干漆。

黄环 鸢尾为之使。恶茯苓、防己、干姜。

天门冬 地黄、贝母、垣衣为之使。忌鲤鱼。畏曾青、浮萍。制雄黄、砒砂。

何首乌 茯苓为之使。忌葱、蒜、萝卜、诸血、无鳞鱼。

萆薢 薏苡为之使。畏前胡、柴胡、牡蛎、大黄、葵根。

土茯苓　忌茶。

白敛　代赭为之使。

威灵仙　忌茶、面汤。

茜根　畏鼠姑。制雄黄。

防己　殷糵为之使。恶细辛。畏萆薢、女菀、卤咸。杀雄黄、硝石毒。

络石　杜仲、牡丹为之使。恶铁落。畏贝母、菖蒲。杀殷糵毒。

泽泻　畏海蛤、文蛤。

石菖蒲　秦皮、秦艽为之使。恶麻黄、地胆。忌饴糖、羊肉、铁器。

石斛　陆英为之使。恶凝水石、巴豆。畏雷丸、僵蚕。

石韦　滑石、杏仁、射干为之使。得菖蒲良。制丹砂、矾石。

乌韭　垣衣为之使。

柏叶、柏实　瓜子、桂心、牡蛎为之使。畏菊花、羊蹄、诸石及面曲。

桂　得人参、甘草、麦门冬、大黄、黄芩，调中益气。得柴胡、紫石英、干地黄，疗吐逆。畏生葱、石脂。

辛夷　芎藭为之使。恶五石脂。畏菖蒲、黄连、蒲黄、石膏、黄环。

沉香、檀香　忌见火。

骐麟竭　得密陀僧良。

丁香　畏郁金。忌火。

黄檗木　恶干漆。伏硫黄。

厚朴　干姜为之使。恶泽泻、硝石、寒水石。忌豆。

杜仲　恶玄参、蛇蜕皮。

干漆　半夏为之使。畏鸡子、紫苏、杉木、漆姑草、蟹。忌猪脂。

桐油　畏酒。忌烟。

楝实　茴香为之使。

槐实　景天为之使。

秦皮　苦瓠、防葵、大戟为之使。恶吴茱萸。

皂荚　柏实为之使。恶麦门冬。畏人参、苦参、空青。伏丹砂、粉霜、硫黄、硇砂。

巴豆　芫花为之使。得火良。恶蘘草、牵牛。畏大黄、藜芦、黄连、芦笋、酱、豉、豆汁、冷水。

栾华　决明为之使。

桑根白皮　桂心、续断、麻子为之使。

酸枣　恶防己。

山茱萸　蓼实为之使。恶桔梗、防风、防己。

五加皮　远志为之使。畏玄参、蛇皮。

溲疏　漏芦为之使。

牡荆实　防己为之使。恶石膏。

蔓荆子　恶乌头、石膏。

栾荆子　决明为之使。恶石膏。

石南　五加皮为之使。恶小蓟。

茯苓、茯神　马蔺为之使。得甘草、防风、芍药、麦门冬、紫石英，疗五脏。恶白蔹、米醋、酸物。畏地榆、秦艽、龟甲、雄黄。

雷丸　厚朴、芫花、蓄根、荔实为之使。恶葛根。

桑寄生　忌火。

竹沥　姜汁为之使。

占斯　茱萸为之使。

杏仁　得火良。恶黄芩、黄芪、葛根。畏蘘草。

心经诸穴歌　少阴心起极泉中，腋下筋间脉入胸，青灵肘上三寸取，少海肘后端五分，灵道掌后一寸半，通里腕后一寸同，阴郄腕后方半寸，神门掌后锐骨隆，少府节后劳宫直，小指内侧取少冲。

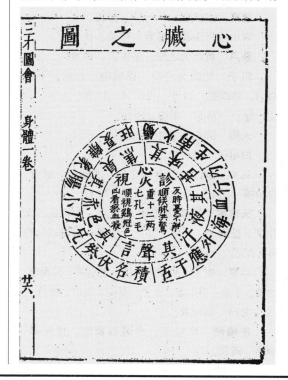

桃仁　香附为之使。

榧实壳　反绿豆，杀人。

秦椒　恶栝楼、防葵。畏雌黄。

蜀椒　杏仁为之使。得盐良。畏款冬花、防风、附子、雄黄、囊吾、冷水、麻仁、浆。

吴茱萸　蓼实为之使。恶丹参、硝石、白垩。畏紫石英。

食茱萸　畏紫石英。

石莲子　得茯苓、山药、白术、枸杞子良。

莲蕊须　忌地黄、葱、蒜。

荷叶　畏桐油。

麻花　虻虫为之使。

麻仁　恶茯苓。畏牡蛎、白微。

小麦面　畏汉椒、萝卜。

大麦　石蜜为之使。

罂粟壳　得醋、乌梅、橘皮良。

大豆　得前胡、杏仁、牡蛎、乌喙、诸胆汁良。恶五参、龙胆、猪肉。

大豆黄卷　得前胡、杏子、牡蛎、天雄、乌喙、鼠屎、石蜜良。恶海藻、龙胆。

诸豆粉　畏杏仁。

生姜　秦椒为之使。恶黄芩、黄连、天鼠粪。杀半夏、南星、莨菪毒。

干姜　同。

茉香　得酒良。

茉蓂子　得荆实、细辛良。恶干姜、苦参。

薯蓣　紫芝为之使。恶甘遂。

藿菌　得酒良。畏鸡子。

六芝　并薯蓣为之使。得发良。得麻子仁、牡桂、白瓜子，益人。畏扁青、茵陈蒿。

金　恶锡。畏水银、翡翠石、余甘子、驴马脂。

朱砂银　畏石亭脂、磁石、铁。忌诸血。

生银　恶锡。畏石亭脂、磁石、荷叶、蕈灰、羚羊角、乌贼骨、黄连、甘草、飞廉、鼠尾、龟甲、生姜、地黄、羊脂、苏子油。恶羊血、马目毒公。

赤铜　畏苍术、巴豆、乳香、胡桃、慈姑、牛脂。

黑铅　畏紫背天葵。

胡粉　恶雌黄。

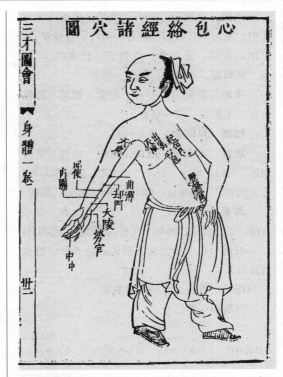

心包络经诸穴歌　心包起自天池间，乳后一寸腋下三，天泉曲腋下二寸，曲泽肘内横纹上，郄门去腕方五寸，间使腕后三寸量，内关去腕止二寸，大陵掌后两筋间，劳宫屈中名指取，中指之末中冲良。

锡　畏五灵脂、伏龙肝、羖羊角、马鞭草、地黄、巴豆、蓖麻、姜汁、砒石、硇砂。

诸铁　制石亭脂。畏磁石、皂荚、乳香、灰炭、朴消、硇砂、盐卤、猪犬脂、荔枝。

玉屑　恶鹿角。畏蟾肪。

玉泉　畏款冬花、青竹。

青琅玕　得水银良。杀锡毒。畏鸡骨。

白石英　恶马目毒公。

紫石英　长石为之使。得茯苓、人参、芍药，主心中结气。得天雄、菖蒲，主霍乱。恶鮀甲、黄连、麦句姜。畏扁青、附子及酒。

云母　泽泻为之使。恶徐长卿。忌羊血。畏鮀甲、矾石、东流水、百草上露、茅屋漏水。制汞。伏丹砂。

丹砂　恶磁石。畏咸水、车前、石韦、皂荚、决明、瞿麦、南星、乌头、地榆、桑椹、紫河车、地丁、马鞭草、地骨皮、阴地厥、白附子。忌诸血。

水银　畏磁石、砒石、黑铅、硫黄、大枣、蜀椒、紫河车、松脂、松叶、荷叶、谷精草、金星草、萱草、夏枯草、莨菪子、雁来红、马蹄香、独脚莲、水慈姑、瓦松、忍冬。

汞粉　畏磁石、石黄、黑铅、铁浆、陈酱、黄连、土茯苓。忌一切血。

粉霜　畏硫黄、荞麦秆灰。

雄黄　畏南星、地黄、莴苣、地榆、黄芩、白芷、当归、地锦、苦参、五加皮、紫河车、五叶藤、鹅肠草、鸡肠草、鹅不食草、圆桑叶、猬脂。

雌黄　畏黑铅、胡粉、芎䓖、地黄、独帚、益母、羊不食草、地榆、瓦松、五加皮、冬瓜汁。

石膏　鸡子为之使。畏铁。恶莽草、巴豆、马目毒公。

理石　滑石为之使。恶麻黄。

方解石　恶巴豆。

小肠诸穴歌　小指端外为少泽，前谷外侧节前觅，节后捏拳取后陈，腕骨腕前骨陷侧，锐骨下陷阳谷讨，腕上一寸名养老，支正腕后量五寸，少海肘端五分好，肩贞甲下两骨解，臑俞大骨下陷保，天宗秉风后骨陷，秉风髎髎举有空，曲垣肩中曲胛陷，外俞甲后一寸从，肩中二寸大杼旁，天窗扶突后陷详，天容耳下曲颊后，颧髎面鸠锐端量，听宫耳端大如菽，此为小肠手太阳。

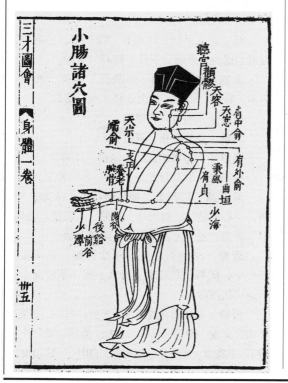

滑石　石韦为之使。恶曾青。制雄黄。

不灰木　制三黄、水银。

五色石脂　畏黄芩、大黄、官桂。

赤石脂　恶大黄、松脂。畏芫花、豉汁。

白石脂　燕屎为之使。恶松脂。畏黄芩、黄连、甘草、飞廉、毒公。

黄石脂　曾青为之使。恶细辛。畏蜚蠊、黄连、甘草。忌卵味。

孔公蘖　木兰为之使。恶术、细辛。忌羊血。

石钟乳　蛇床为之使。恶牡丹、玄石、牡蒙、人参、术。忌羊血。畏紫石英、蘘草、韭实、独蒜、胡葱、胡荽、麦门冬、猫儿眼草。

殷蘖　恶防己。畏术。

阳起石　桑螵蛸为之使。恶泽泻、雷丸、菌桂、石葵、蛇蜕皮。畏菟丝子。忌羊血。

磁石　柴胡为之使。恶牡丹、莽草。畏黄石脂。杀铁毒。消金。伏丹砂。养水银。

玄石　畏松脂、柏实、菌桂。

代赭石　干姜为之使。畏天雄、附子。

禹余粮　牡丹为之使。制五金、三黄。

太一余粮　杜仲为之使。畏贝母、菖蒲、铁落。

空青、曾青　畏菟丝子。

石胆　水英为之使。畏牡桂、菌桂、辛夷、白微、芫花。

砒石　畏冷水、绿豆、醋、青盐、蒜、硝石、水蓼、常山、益母、独帚、菖蒲、木律、菠薐、莴苣、鹤顶草、三角酸、鹅不食草。

礜石　得焰消良。

大盐　漏芦为之使。

朴消　石韦为之使。畏麦句姜、京三棱。

凝水石　畏地榆。

硝石　火为之使。恶曾青、苦参、苦菜。畏女菀、杏仁、竹叶、粥。

硇砂　制五金、八石。忌羊血。畏一切酸浆水、醋、乌梅、牡蛎、卷柏、萝卜、独帚、羊蹄、商陆、冬瓜、苍耳、蚕沙、海螵蛸、羊胫骨、羊踯躅、鱼腥草、河豚鱼胶。

蓬砂　畏知母、芸苔、紫苏、甋带、何首乌、鹅不食草。

石硫黄　曾青、石亭脂为之使。畏细辛、

朴消、铁、醋、黑锡、猪肉、鸭汁、余甘子、桑灰、益母、天盐、车前、黄檗、石韦、荞麦、独帚、地骨皮、地榆、蛇床、蓖麻、菟丝、蚕沙、紫荷、菠薐、桑白皮、马鞭草。

矾石 甘草为之使。恶牡蛎。畏麻黄、红心灰藋。

绿矾 畏醋。

蜜蜡 恶芫花、齐蛤。

蜂子 畏黄芩、芍药、白前、牡蛎、紫苏、生姜、冬瓜、苦荬。

露蜂房 恶干姜、丹参、黄芩、芍药、牡蛎。

桑螵蛸 得龙骨，止精。畏旋覆花、戴椹。

白僵蚕 恶桔梗、茯苓、茯神、萆薢、桑螵蛸。

晚蚕沙 制硇砂、焰消、粉霜。

斑蝥 马刀为之使。得糯米、小麻子良。恶曾青、豆花、甘草。畏巴豆、丹参、空青、黄连、黑豆、靛汁、葱、茶、醋。

芫青、地胆、葛上亭长 并同斑蝥。

蜘蛛 畏蔓菁、雄黄。

水蛭 畏石灰、食盐。

蛴螬 蜚蠊为之使。恶附子。

蝼蛄 畏石膏、羊角、羊肉。

衣鱼 畏芸草、莽草、莴苣。

䗪虫 畏皂荚、菖蒲、屋游。

蜚虻 恶麻黄。

蜈蚣 畏蛞蝓、蜘蛛、白盐、鸡屎、桑白皮。

蚯蚓 畏葱、盐。

蜗牛、蛞蝓 畏盐。

龙骨、龙齿 得人参、牛黄、黑豆良。畏石膏、铁器。忌鱼。

龙角 畏蜀椒、理石、干漆。

鼍甲 蜀漆为之使。畏芫花、甘遂、狗胆。

蜥蜴 恶硫黄、斑蝥、芫菁。

蛇蜕 得火良。畏慈石及酒。

白花蛇、乌蛇 得酒良。

鲤鱼胆 蜀漆为之使。

乌贼鱼骨 恶白及、白蔹、附子。

河豚鱼 畏橄榄、甘蔗、芦根、粪汁、鱼茗木、乌芰草根。

龟甲 恶沙参、蜚蠊。畏狗胆。

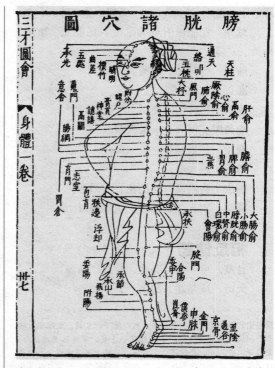

膀胱诸穴图

膀胱诸穴歌 足太阳兮膀胱经，目内眦角始睛明，眉头陷中攒竹取，曲差发际上五分，五处发上一寸是，承光发上二寸半，通天络却玉枕穴，相去寸五调均看，玉枕夹脑一寸三，八发二寸枕骨现，在柱项后发际中，大筋外廉陷中献，自此夹脊开寸五，第一大杼二风门，三椎肺俞厥阴四，心俞五椎之下论，膈七肝九十胆俞，十一脾俞十二胃，十三三焦十四肾，大肠十六之下推，小肠十八膀胱十九，中膂内俞二十椎，白环二十一椎下当，以上诸穴可推之。

鳖甲 恶矾石、理石。

牡蛎 贝母为之使。得甘草、牛膝、远志、蛇床子良。恶麻黄、吴茱萸、辛夷。伏硇砂。

蚌粉 制石亭脂、硫黄。

马刀 得火良。

海蛤 蜀漆为之使。畏狗胆、甘遂、芫花。

伏翼 苋实、云实为之使。

夜明沙 恶白蔹、白微。

五灵脂 恶人参。

羖羊角 菟丝子为之使。

羊胫骨 伏硇砂。

羖羊屎 制粉霜。

牛乳 制秦艽、不灰木。

马脂、驼脂 柔五金。

阿胶 得火良。薯蓣为之使。畏大黄。

牛黄 人参为之使。得牡丹、菖蒲，利耳目。

恶龙骨、龙胆、地黄、常山、蜚蠊。畏牛膝、干漆。

犀角 松脂、升麻为之使。恶雷丸、藋菌、乌头、乌喙。

熊胆 恶防己、地黄。

鹿茸 麻勃为之使。

鹿角 杜仲为之使。

鹿角胶 得火良。畏大黄。

麋脂 忌桃、李。畏大黄。

麝香 忌大蒜。

猬皮 得酒良。畏桔梗、麦门冬。

猬脂 制五金、八石。伏雄黄。

相反诸药

甘草 反大戟、芫花、甘遂、海藻。

大戟 反芫花、海藻。

乌头 反贝母、栝楼、半夏、白蔹、白及。

藜芦 反人参、沙参、丹参、玄参、苦参、细辛、芍药、狸肉。

河鲀 反煤炲、荆芥、防风、菊花、桔梗、甘草、乌头、附子。

蜜 反生葱。

柿 反蟹。

服药食忌

甘草 忌猪肉、菘菜、海菜。

黄连、胡黄连 忌猪肉、冷水。

苍耳 忌猪肉、马肉、米泔。

桔梗、乌梅 忌猪肉。

仙茅 忌牛肉、牛乳。

半夏、菖蒲 忌羊肉、羊血、饴糖。

牛膝 忌牛肉。

阳起石、云母、钟乳、硇砂、礜石 忌羊血。

商陆 忌犬肉。

丹砂、空青、轻粉 忌一切血。

吴茱萸 忌猪心、猪肉。

地黄、何首乌 忌一切血、葱、蒜、萝卜。

补骨脂 忌猪血、芸苔。

细辛、藜芦 忌狸肉、生菜。

荆芥 忌驴肉。反河豚、一切无鳞鱼、蟹。

紫苏、天门冬、丹砂、龙骨 忌鲤鱼。

巴豆 忌野猪肉、菰笋、芦笋、酱、豉、冷水。

苍术、白术 忌雀肉、青鱼、菘菜、桃、李。

薄荷 忌鳖肉。

麦门冬 忌鲫鱼。

常山 忌生葱、生菜。

附子、乌头、天雄 忌豉汁、稷米。

牡丹 忌蒜、胡荽。

厚朴、蓖麻 忌炒豆。

鳖甲 忌苋菜。

威灵仙、土茯苓 忌面汤、茶。

当归 忌湿面。

丹参、茯苓、茯神 忌醋及一切酸。

凡服药,不可杂食肥猪犬肉、油腻羹鲙、腥臊陈臭诸物。亦不可多食生蒜、胡荽、生葱、诸果、诸滑滞之物。

肾经诸穴歌 足掌心中是涌泉,然谷踝下一寸前,太溪踝后跟骨上,大钟跟后踵中边,水泉溪下一寸觅,照海踝下四分安,复溜踝上前二寸,交信踝上二寸联,二穴上隔筋前后,太阳之后少阴前,筑膑内踝上端分,阴谷膝下曲膝间,横骨大赫并气穴,四满中注亦相连,各开中行止半寸,上下相去一寸便,上隔肓俞亦一寸,肓俞脐旁半寸边,肓俞商曲石关来,阴都通谷幽门开,各开中行五分狭,六穴上下一寸栽,步廊神封灵墟存,神藏彧中俞府尊,各开中行计二寸,上下六寸六穴同,俞府璇玑旁二寸,取之得法有成功。

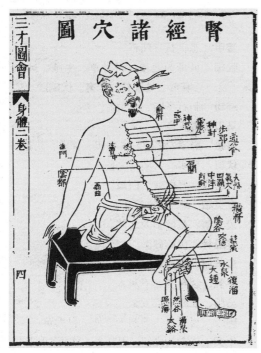

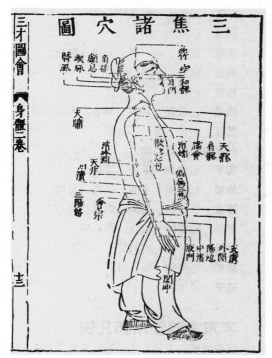

三焦诸穴歌　无名之外端关冲，液门小坎指陷中，中渚液下去一寸，阳池腕上之陷中，外关腕后方二寸，腕后三寸开支沟，腕后三寸内会宗，空中有穴细心求，腕后四寸三阳络，四渎肘前五寸着，天井肘外大骨后，骨隙中间一寸摸，肘后二寸清冷渊，消烁对臑臂外看，臑会肩前三寸中，肩髎臑上陷中央，天髎缺盆陷处上，天牖天容之后存，翳风耳后尖角陷，瘛脉耳后青脉现，颅息亦在青络脉，角孙耳廓中间上，耳六禾前起肉中，禾髎耳前动脉张，欲知丝竹空何在，肩后陷中仔细量。

妊娠禁忌

　　乌头、附子、天雄、乌喙、侧子、野葛、羊踯躅、桂、南星、半夏、巴豆、大戟、芫花、藜芦、薏苡仁、薇衔、牛膝、皂荚、牵牛、厚朴、槐子、桃仁、牡丹皮、槐根、茜根、茅根、干漆、瞿麦、赤箭、通草、红花、苏木、常山、水银、芒硝、水蛭、芫青、斑蝥、地胆、蜈蚣、衣鱼、蛇蜕、蜥蜴、飞生、蚱蝉、蛴螬、猬皮、牛黄、麝香、雌黄、兔肉、蟹、爪甲、犬肉、马肉、驴肉、羊肝、鲤鱼、龟、鳖、蟹、生姜、小蒜、雀肉。

饮食禁忌

　　猪肉　忌生姜、荞麦、胡荽、梅子、炒豆、牛肉、马肉、羊肝、麋鹿、龟、鳖、鹌鹑等。

　　猪肝　忌鹌鹑、鲤鱼肠子等。

　　猪心肺　忌饴、白花菜、吴茱萸。

　　羊肉　忌梅子、小豆、豆酱、荞麦、鱼鲙、猪肉、醋、酪等。

　　羊心肝　忌梅、小豆、生椒、苦笋。

　　白狗血　忌羊、鸡。

　　犬肉　忌菱角、蒜、牛肠、鲤鱼、鳝鱼。

　　驴肉　忌凫茈、荆芥茶、猪肉。

　　牛肉　忌黍米、韭薤、生姜、猪肉、犬肉、栗子。

　　牛肝　忌鲇鱼。

　　牛乳　忌生鱼、酸物。

　　马肉　忌仓米、生姜、苍耳、粳米、猪肉、鹿肉等。

　　兔肉　忌生姜、橘皮、芥末、鸡肉、鹿肉、獭肉。

　　獐肉　忌梅、李、生菜、鹄、虾。

　　麋鹿　忌生菜、菰蒲、鸡、鲍鱼、雉、虾。

　　鸡肉　忌胡蒜、芥末、生葱、糯米、李子、鱼汁、犬肉、鲤鱼、兔肉、獭肉、鳖肉、野鸡。

　　野鸭　忌胡桃、木耳。

　　鸭子　忌李子、鳖肉。

　　鹌鹑　忌菌子、木耳。

　　雀肉　忌李子、酱、诸肝。

　　鲤鱼　忌猪肝、葵菜、犬肉、鸡肉。

　　鲫鱼　忌芥末、蒜、糖、猪肝、鸡、雉、鹿肉等。

　　青鱼　忌豆藿。

　　黄鱼　忌荞麦。

　　鲈鱼　忌乳酪。

　　鲟鱼　忌干笋。

　　鳅鳝　忌犬肉、桑柴煮。

　　鳖肉　忌苋菜、薄荷、芥菜、桃子、鸡子、鸭肉、猪肉、兔肉。

　　螃蟹　忌荆芥、柿子、橘子、软枣。

　　虾子　忌猪肉、鸡肉。

　　李子　忌蜜、浆水、鸭、雀肉、鸡等。

　　橙橘　忌槟榔、獭肉。

　　桃子　忌鳖肉。

　　枣子　忌葱、鱼。

枇杷　忌热面。

杨梅　忌生葱。

银杏　忌鳗鲡。

慈姑　忌茱萸。

诸瓜　忌油饼。

砂糖　忌鲫鱼、笋、葵菜。

荞麦　忌猪肉、羊肉、黄鱼等。

黍米　忌葵菜、蜜、牛肉。

绿豆　忌榧子、鲤鱼鲊。

炒豆　忌猪肉。

生葱　忌蜜、鸡、枣、犬肉、杨梅。

韭薤　忌蜜、牛肉。

胡荽　忌猪肉。

胡蒜　忌鱼鲙、鱼鲊、鲫鱼、犬肉、鸡。

苋菜　忌蕨、鳖。

白花菜　忌猪心肺。

梅子　忌猪肉、羊肉、獐肉。

生姜　忌猪肉、牛肉、马肉、兔肉。

芥末　忌鲫鱼、兔肉、鸡肉、鳖。

干笋　忌砂糖、鲟鱼、羊心肝。

木耳　忌野鸭、鹌鹑等。

胡桃　忌野鸭、酒、雉。

栗子　忌牛肉。

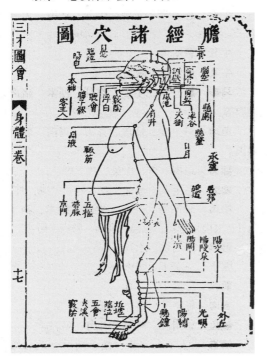

胆经诸穴歌

外眦五分瞳子髎，耳前陷中听会绕，
上关上行一寸是，内斜曲角颔厌照，
斜后下行悬颅定，悬厘颅下半寸饶，
曲鬓耳前发际上，入发寸半率谷交，
浮白率下一寸里，窍阴穴在枕骨上，
完骨耳后发际认，入发四分须记真，
本神神庭旁三寸，入发五际眦上凭，
阳白眉上一寸论，却与瞳子相对直，
旁开相对神庭穴，入发五分头临泣，
临后一寸是目窗，窗后一寸正营穴，
承灵又在正营后，相去寸半见甲乙，
风池直上寻脑空，夹脑户旁二寸的，
风池耳后尖角陷，肩井肩上陷解中，
入骨之前寸半取，渊腋腋下三寸取，
再从渊腋横前取，相隔一寸辄筋逢，
日月期门下一肋，十二肋端是京门，
章下八寻带脉求，带下三寸五枢真，
维道章下五三定，章下八三居髎名，
环跳髀枢宛中陷，风市垂手中指寻，
中渎膝上五寸陈，阳关阳陵上三寸，
阳陵膝下一寸量，腓骨头前陷中央，
阳交外踝上七寸，此系斜属三阳络，
外丘踝上七寸斜，踝上五寸光明着，
踝上四寸阳辅穴，踝上三寸悬钟列，
丘墟踝下陷中取，丘下三寸足临泣，
临下五分地五会，会下一寸侠溪接，
欲觅窍阴归何处，小趾次趾外侧角。

李东垣随证用药凡例

风中六腑　手足不遂，先发其表，羌活、防风为君，随证加药。然后行经养血，当归、秦艽、独活之类，随经用之。

风中五脏　耳聋目瞀，先疏其里，三化汤。然后行经，独活、防风、柴胡、白芷、芎䓖，随经用之。

破伤中风　脉浮在表，汗之。脉沉在里，下之。背搐，羌活、防风。前搐，升麻、白芷。两旁搐，柴胡、防风。右搐，加白芷。

伤风恶风　防风为君，麻黄、甘草佐之。

伤寒恶寒　麻黄为君，防风、甘草佐之。

六经头痛　须用川芎，加引经药。太阳，蔓荆。阳明，白芷。太阴，半夏。少阴，细辛。厥阴，吴茱萸。巅顶，藁本。

眉棱骨痛　羌活、白芷、黄芩。

风湿身痛　羌活。

嗌痛颔肿　黄芩、鼠粘子、甘草、桔梗。

肢节肿痛　羌活。

眼暴赤肿　防风、芩、连泻火，当归佐酒煎服。

眼久昏暗　熟苄、当归为君，羌、防为臣，甘草、甘菊之类佐之。

风热牙疼　喜冷恶热，生苄、当归、升麻、黄连、牡丹皮、防风。

肾虚牙疼　桔梗、升麻、细辛、吴茱萸。

风湿诸病　须用羌活、白术。

风冷诸病　须用川乌。

一切痰饮　须用半夏。风加南星，热加黄芩，湿加白术、陈皮，寒加干姜。

风热诸病　须用荆芥、薄荷。

诸咳嗽病　五味为君，痰用半夏，喘加阿胶佐之。不拘有热无热，少加黄芩。春加川芎、芍药，夏加栀子、知母，秋加防风，冬加麻黄、桂枝之类。

诸嗽有痰　半夏、白术、五味、防风、枳壳、甘草。

咳嗽无痰　五味、杏仁、贝母、生姜、防风。

有声有痰　半夏、白术、五味、防风。

寒喘痰急　麻黄、杏仁。

热喘咳嗽　桑白皮、黄芩、诃子。

水饮湿喘　白矾、皂荚、葶苈。

热喘燥喘　阿胶、五味、麦门冬。

气短虚喘　人参、黄芪、五味。

诸疟寒热　柴胡为君。

脾胃困倦　参、芪、苍术。

不思饮食　木香、藿香。

脾胃有湿　嗜卧有痰，白术、苍术、茯苓、猪苓、半夏、防风。

上焦湿热　黄芩泻肺火。

中焦湿热　黄连泻心火。

下焦湿热　酒洗黄檗、知母、防己。

下焦湿肿　酒洗汉防己、龙胆草为君，甘草、黄檗为佐。

腹中胀满　须用姜制厚朴、木香。

腹中窄狭　须用苍术。

腹中实热　大黄、芒硝。

过伤饮食　热物大黄为君。冷物巴豆为丸散。

宿食不消　须用黄连、枳实。

胸中烦热　须用栀子仁、茯苓。

胸中痞塞　实用厚朴、枳实，虚用芍药、陈皮，痰热用黄连、半夏，寒用附子、干姜。

六郁痞满　香附、抚芎。湿加苍术，痰加陈皮，热加栀子，食加神曲，血加桃仁。

诸气刺痛　枳壳、香附，加引经药。

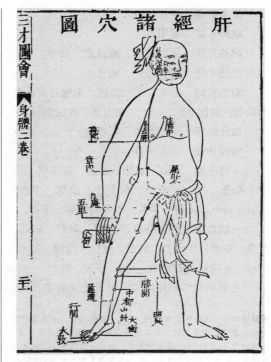

肝经诸穴歌　足大趾端名大敦，行间大趾缝中存，太冲本节后二寸，踝前一寸号中封，蠡沟踝上五寸是，中都踝上七寸中，膝关犊鼻下二寸，曲泉曲膝上横纹，阴包膝上方四寸，气冲三寸下五里，阴廉冲下有二寸，羊矢冲下一寸许，气冲却是胃经穴，鼠鼷之上一寸主，鼠鼷横骨端尽处，相去中行四寸止，章门下脘旁九寸，肘尖尽处侧卧取，期门又在巨阙旁，四寸五分无差矣。

诸血刺痛　须加当归，详上下用根梢。

胁痛寒热　须用柴胡。

胃脘寒痛　须加草豆蔻、吴茱萸。

少腹疝痛　须加青皮、川楝子。

脐腹疼痛　加熟节、乌药。

诸痢腹痛　下后白芍、甘草为君，当归、白术佐之。先痢后便，黄檗为君，地榆佐之。先便后痢，黄芩为君，当归佐之。里急，硝、黄下之。后重，加木香、藿香、槟榔和之。腹痛用芍药，恶寒加桂，恶热加黄芩，不痛芍药减半。

水泻不止　须用白术、茯苓为君，芍药、甘草佐之。谷不化，加防风。

小便黄涩　黄檗、泽泻。

小便不利　黄檗、知母为君，茯苓、泽泻为使。

心烦口渴　干姜、茯苓、天花粉、乌梅。禁半夏、葛根。

小便余沥　黄檗、杜仲。

茎中刺痛　生甘草梢。

肌热有痰　须用黄芩。

虚热有汗　须用黄芪、地骨皮、知母。

虚热无汗　用牡丹皮、地骨皮。

潮热有时　黄芩。午加黄连，未加石膏，申加柴胡，酉加升麻，辰、戌加羌活，夜加当归。

自汗盗汗　须用黄芪、麻黄根。

惊悸恍惚　须用茯神。

一切气痛　调胃，香附、木香。破滞气，青皮、枳壳。泄气，牵牛、萝卜子。助气，木香、藿香。补气，人参、黄芪。冷气，草蔻、丁香。

一切血痛　活血补血，当归、阿胶、川芎、甘草。凉血，生地黄。破血，桃仁、红花、苏木、茜根、玄胡索、郁李仁。止血，发灰、棕灰。

上部见血　须用防风、牡丹皮、剪草、天、

督脉诸穴图　督脉断交唇内乡，兑端正在唇端央，水沟鼻下沟中索，素髎宜向鼻端详，头形非高面南下，先以前后发量量，分为一尺有二寸，发上五分神庭当，发上一寸上星位，发上二寸总会良，发上前顶三寸半，发上百会五寸央，会后寸半即后项，会后三寸强间明，会后脑户四寸半，后发入寸风府行，发上五分瘂门在，神庭至此十穴真，自此项骨下脊髓，分为二十有四椎，大椎上有项骨在，约有三椎莫算之，尾有长强亦不算，中间廿一可排推，大椎大骨为第一，二椎节内陶道知，第三椎间身柱在，第一神道不须疑，第六灵台至阳七，第九身内筋缩思，十一脊中之穴中，十二悬枢之穴奇，十四命门肾俞平，十六阳关自可知，二十一椎即腰俞，脊尾骨端长强随。

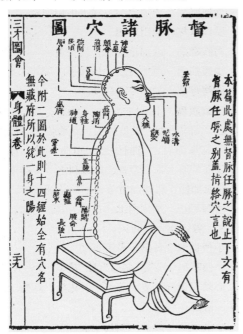

麦门冬为使。

中部见血　须用黄连、芍药为使。

下部见血　须用地榆为使。

新血红色　生地黄、炒栀子。

陈血瘀色　熟地黄。

诸疮痛甚　苦寒为君，黄芩、黄连。佐以甘草，详上下用根梢及引经药。十二经皆用连翘。知母、生地黄酒洗为用。参、芪、甘草、当归，泻心火，助元气，止痛。解结，用连翘、当归、藁本。活血去血，用苏木、红花、牡丹皮。脉沉病在里，宜加大黄利之。脉浮在表，宜行经，芩、连、当归、人参、木香、槟榔、黄檗、泽泻。自腰已上至头者，加枳壳引至疮所。加鼠粘子，出毒消肿。加肉桂，入心引血化脓。坚不溃者，加王瓜根、黄药子、三棱、莪茂、昆布。

上身有疮　须用黄芩、防风、羌活、桔梗。上截黄连，下身黄檗、知母、防风，用酒水各半煎。引药入疮，用皂荚针。

下部痔漏　苍术、防风为君，甘草、芍药佐之。详证加减。

妇人胎前　有病，以黄芩、白术安胎，然后用治病药。发热及肌热者，芩、连、参、芪。腹痛者，白芍、甘草。

产后诸病　忌柴胡、黄连、芍药。渴去半夏加白茯苓，喘嗽去人参，腹胀去甘草，血痛加当归、桃仁。

小儿惊搐　与破伤风同。

心热　摇头咬牙，额黄，黄连、甘草、导赤散。

肝热　目眩，柴胡、防风、甘草、泻青丸。

脾热　鼻上红，泻黄散。

肺热　右腮红，泻白散。

肾热　额上红，知母、黄檗、甘草。

陈藏器诸虚用药凡例

夫众病积聚，皆起于虚也，虚生百病。积者，五脏之所积，聚者，六腑之所聚，如斯等疾，多从旧方，不假增损。虚而劳者，其弊万端，宜应随病增减。古之善为医者，皆自采药，审其体性所主，取其时节早晚，早则药势未成，晚则盛势已歇。今之为医，不自采药，且不委节气早晚，又不知冷热消息、分两多少，徒有疗病之名，永无必愈之效，此实浮惑。聊复审其冷热，记增损之主尔。

虚劳头痛复热　加枸杞、葳蕤。

虚而欲吐　加人参。

虚而不安　亦加人参。

虚而多梦纷纭　加龙骨。

虚而多热　加地黄、牡蛎、地肤子、甘草。

虚而冷　加当归、芎䓖、干姜。

虚而损　加钟乳、棘刺、苁蓉、巴戟天。

虚而大热　加黄芩、天门冬。

虚而多忘　加茯神、远志。

虚而口干　加麦门冬、知母。

虚而吸吸　加胡麻、覆盆子、柏子仁。

虚而多气兼微咳　加五味子、大枣。

虚而惊悸不安　加龙齿、沙参、紫石英、小草。若冷，则用紫石英、小草。若客热，即用沙参、龙齿。不冷不热，皆用之。

虚而身强、腰中不利　加磁石、杜仲。

虚而多冷　加桂心、吴茱萸、附子、乌头。

虚而劳、小便赤　加黄芩。

虚而客热　加地骨皮、白水黄芪。白水，地名。

虚而冷　加陇西黄芪。

虚而痰、复有气　加生姜、半夏、枳实。

虚而小肠利　加桑螵蛸、龙骨、鸡膍胵。

虚而小肠不利　加茯苓、泽泻。

虚而损、溺白　加厚朴。

髓竭不足　加生地黄、当归。

肺气不足　加天门冬、麦门冬、五味子。

心气不足　加上党参、茯神、菖蒲。

肝气不足　加天麻、川芎䓖。

脾气不足　加白术、白芍药、益智。

肾气不足　加熟地黄、远志、牡丹皮。

胆气不足　加细辛、酸枣仁、地榆。

神昏不足　加朱砂、预知子、茯神。

张子和汗吐下三法

人的身体分表里，气血分虚实。良医先治其实，后治其虚。粗医或治实，或治虚。谬医则实实虚虚。唯庸医能补其虚，不敢治其实。举世其错误不胜枚举，这就是我著三法的原因。

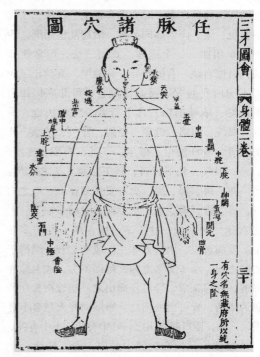

任脉诸穴歌　任脉会阴两阴间，曲骨毛际陷中安，中极脐下四寸取，关元脐下三寸连，脐下二寸名石门，脐下寸半气海全，脐下一寸阴交穴，脐之中央即神阙，脐上一寸为水分，脐上二寸下脘列，脐上三寸名建里，脐上四寸中脘许，脐上五寸上脘在，巨阙脐上六寸五，鸠毛蔽骨下五分，中庭膻下寸六取，膻中却在两乳间，膻上寸六玉堂主，膻上紫宫三寸二，膻上华盖四八举，膻上璇玑五寸八，玑上一寸天突起，天突喉下约四寸，廉泉颔下骨尖已，承浆颐前唇棱下，任脉中央行腹里。

病皆非人身素有之物，或自外入，或自内生，皆邪气也。邪气中人，去之可也，揽而留之可乎？留之轻则久而自尽，甚则久而不已，更甚则暴死矣。如果不去邪而先施以补剂，就像盗未出门而先修房屋，真气未胜而邪气肆虐。唯脉脱下虚、无邪无积之人，才可以议论滋补的话题。他病唯先用三法，攻去邪气，而元气自复也。《素问》一书说，辛甘发散、淡渗泄为阳，酸、苦、咸涌泄为阴。发散归于汗法，涌归于吐，泄归于下。渗为解表同于汗，泄为利小便同于下，殊不言补。所谓补者，辛补肝，咸补心，甘补肾，酸补脾，苦补肺，更有君臣佐使，皆以发腠理、致津液、通气血而已，非今人所用温燥邪僻之补也。盖草木皆以治病，病去则五谷、果、菜、肉皆补物也，犹当辨其五脏所宜，毋使偏倾可也。若以药为补，虽甘草、苦参，久服必有偏胜增气而致夭之虑，况大毒有毒乎？是故三法犹刑罚也，粱、肉就如同德教。治理乱世用刑，治理太平用德，一个道理。我用三法，但常兼众法，有按有跷，有揣有导，有减增，有续止。医者不明白我的方法反而诬蔑它，可悲啊！如引涎漉涎，取嚏追泪，凡上行者，皆吐法也。熏蒸、渫洗、熨烙、针刺、砭射、导引、按摩，凡解表者，皆汗法也。催生、下乳、磨积、逐水、破经、泄气，凡下行者，皆下法也。天之六气，风、寒、暑、湿、燥、火，发病多在上。地之六气，雾、露、雨、雪、水、泥，发病多在下。人之六味，酸、苦、甘、辛、咸、淡，发病多在中。发病者三，出病者亦三。风寒之邪，结搏于皮肤之间，滞于经络之内，留而不去，或发痛注麻痹，肿痒拘挛，皆可汗而出之。痰饮宿食在胸膈为诸病，皆可涌而出之。寒湿固冷火热客下焦发为诸病，皆可泄而出之。吐中有汗，下中有补。

吐法 凡病在胸膈中脘以上者，皆适合用吐法。考之本草，吐药之苦寒者，瓜蒂、栀子、茶末、豆豉、黄连、苦参、大黄、黄芩。辛苦而寒者，常山、藜芦、郁金。甘而寒者，桐油。甘而温者，牛肉。甘苦而寒者，地黄、人参芦。苦而温者，青木香、桔梗芦、远志、厚朴。辛苦而温者，薄荷、芫花、菘萝。辛而温者，萝卜子、谷精草、葱根须、杜衡、皂荚。辛而寒者，胆矾、石绿、石青。辛而温者，蝎梢、乌梅、乌头、附子尖、轻粉。酸而寒者，晋矾、绿矾、齑汁。酸而平者，铜绿。甘酸而平者，赤小豆。酸而温者，饭浆。咸而寒者，青盐、沧盐、白米饮。甘而寒者，牙消。辛而热者，砒石。诸药唯常山、胆矾、瓜蒂有小毒，藜芦、芫花、乌、附、砒石有大毒，其他的都是无毒之吐药。凡用法，先宜少服，不上涌再逐渐增加，并用鸡毛撩拨。还不吐，投齑粉，不吐再投，且投且探，无不吐者。吐至眩晕，慎勿惊疑，但饮冰水、新水立解。强者可一吐而安，弱者作三次吐之。吐之次日，有顿快者，有转甚者，引之未尽也，俟数日再吐之。吐后不禁物，唯忌饱食酸、咸、硬物、干物、油肥之物。吐后心火既降，阴道必强，大禁房室悲忧，病人既不自责，必归罪于吐法也。

不可吐者有八：性刚暴好怒喜淫者，病势已危老弱气衰者，自吐不止者，阳败血虚者，吐血、咯血、崩血、溺血者，病人粗知医书不辨邪正者，病人无正性反复不定者，左右多嘈杂之言者，以上八者皆不可吐，吐则转生他病。

汗法 风寒暑湿之邪，入于皮肤之间而未深，欲速去之，莫如发汗，所以开玄府而逐邪气也。然有数法：有温热发汗，寒凉发汗，熏渍发汗，导引发汗。以本草校之，荆芥、薄荷、白芷、陈皮、半夏、细辛、苍术、天麻、生姜、葱白，辛而温者。蜀椒、胡椒、茱萸、大蒜，辛而热者。青皮、防己、秦艽，辛而平者。麻黄、人参、大枣，甘而温者。葛根、赤茯苓，甘而平者。桑白皮，甘而寒者。防风、当归，甘辛而温者。官桂、桂枝，甘辛而大热者。厚朴、桔梗，苦而温者。黄芩、知母、枳实、苦参、地骨皮、柴胡、前胡，苦而寒者。羌活、独活，苦辛而微温者。升麻，苦甘且平者。芍药，酸而微寒者。浮萍，辛酸而寒者。以上皆发散之属也。善用者，当热而热，当寒而寒，不善用者反此，则病有变也。发汗中病则止，不必尽剂。凡破伤风、小儿惊风、飧泄不止、酒病火病，皆宜汗之，所谓火郁则发之也。

下法 积聚陈莝于中，留结寒热于内，必用下法。陈莝去而肠胃洁，症瘕尽而营卫通。下之者，所以补之也。考以本草，下之寒者，戎盐之咸，犀角之酸咸，沧盐、泽泻之甘咸，枳实之苦酸，腻粉之辛，泽漆之苦辛，杏仁之苦甘。下之微寒者，猪胆之苦。下之大寒者，牙硝之甘、大黄、牵牛、瓜蒂、苦瓠、牛胆、蓝汁、羊蹄根苗之苦，大戟、甘遂之苦甘，朴硝、芒硝之苦咸。下之温者，槟榔之辛，芫花之苦辛，石蜜之甘，皂荚之辛咸。下之热者，巴豆之辛。下之凉者，猪、羊血之咸。下之平者，郁李仁之酸，桃花之苦。以上皆下药。唯巴豆性热，非寒积不可轻用，妄下则使人津液涸竭，留毒不去，胸热口燥，转生他病也。不可下者有四：洞泄寒中者，表里俱虚者，厥而唇青手足冷者，小儿病后慢惊者，以上四者误下，必致杀人。其余大积大聚、大瘕大秘、大燥大坚，非下不可，但须寒热积气用之，中病则止，不必尽剂也。

第三卷 百病主治

诸风

【释名】有中脏、中腑、中经、中气、痰厥、痛风、破伤风、麻痹。

【吹鼻】皂荚末、细辛末、半夏末、梁上尘。

【熏鼻】巴豆烟、蓖麻烟、黄芪汤。

【擦牙】白梅肉、南星末、蜈蚣末、苏合丸、白矾、盐、龙脑、南星。

【吐痰】藜芦或煎或散。皂荚末酒服。食盐煎汤。人参芦或煎或散。瓜蒂、赤小豆齑汁调服。莱菔子擂汁。桐油扫入。桔梗芦为末，汤服二钱。牙皂、莱菔子为末，煎灌。附子尖研末，茶服。牛蒡子末、羌活醋服。常山末水煎，醋、蜜和服。大虾煮熟，食虾饮汁，探吐。苦茗茶探吐。砒霜研末，汤服少许。橘红一斤，熬逆流水一碗服，乃吐痰圣药也。

【贴㖞】(tiē wāi) 南星末姜汁调贴。蓖麻仁捣贴。炒石灰醋调贴。鸡冠血、蜗牛捣贴。生鹿肉切贴。皂荚末醋调贴。大蒜膏贴合谷穴。巴豆贴手掌心。

【各经主治】藁本手太阳。羌活足太阳。白芷手阳明。葛根足阳明。黄芪手少阳。柴胡足少阳。防风手太阴。升麻足太阴。细辛手少阴。独活足少阴。芎䓖手足厥阴。

【发散】麻黄：发散贼风、风寒、风热、风湿、身热麻痹不仁，熬膏服之，治风病取汗。荆芥：散风热，祛表邪，清头目，行瘀血，主贼风、顽痹、㖞斜，同薄荷熬膏服，治偏风，研末，童尿、酒服，治产后中风，神效。薄荷：治贼风，散风热、风寒，利关节，发毒汗，为小儿风涎要药。葛根：发散肌表风寒、风热，止渴。白芷：解利阳明及肺经风寒、风热，皮肤风痹瘙痒，利九窍，表汗不可缺之。升麻：发散阳明风

邪。葱白：散风寒、风热、风湿，身痛。生姜：散风寒、风湿。桂枝：治一切风冷、风湿、骨节挛痛，解肌开腠理，抑肝气，扶脾土，熨阴痹。

【风寒风湿】羌活：一切风寒风湿，不问久新，透关利节，为太阳厥阴少阴要药。防风：三十六般风，去上焦风邪，头目滞气，经络留湿，一身骨节痛，除风去湿仙药。藁本：一百六十恶风，头面身体风湿，手足弹曳。石菖蒲：浸酒服，治三十六风，一十二痹，主骨痿。丸服，治中风湿痹，不能屈伸。牛蒡根：风毒缓弱，浸酒服。老人中风，口目眴动，风湿久痹，筋挛骨痛，一二十年风疾病。大豆：炒焦投酒中饮，主风痹瘫缓，破伤中风，产后风痉头风。蜀椒：大风肉枯，生虫游走，痹痛死肌，寒热，腰脚不遂，散寒除湿。蚕沙：风缓顽痹不随，炒浸酒服，亦蒸熨。鳝鱼：逐十二风邪湿气，作臛，取汗。五灵脂：散血活血引经有功。驴毛：骨中一切风，炒黄浸酒

覆诊仰诊之图　若诊他脉覆手取，要自看时仰手认。是讲用手诊脉的方法，若把别人之脉，则要以手覆于其腕脉之处，仰手则既可以自取脉，也可由别人把脉。

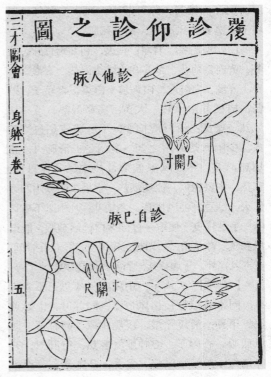

覆仰诊之图

诊他人脉

寸关尺

脉自巴诊

寸关尺

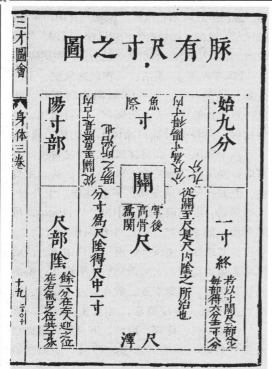

脉有尺寸之图

子：除风毒，下一切壅滞。杏仁：头面风气，往来烦热，散风降气化痰。陈橘皮：理气除湿痰。麝香：入骨，治风在骨髓，中风不省，香油灌二钱。矾石：除风消痰。

【血滞】当归、芎䓖：主一切风，一切气，一切虚；破恶血，养新血，蜜丸服，治风痰，行气解郁。丹参：除风邪留热，骨节痛，四肢不遂；破宿血，生新血，渍酒饮，治风毒足软，名"奔马草"。麻仁：中风出汗，下气，逐一切风，利血脉。韭汁：肥白人中风失音。桃仁：血滞风痹，大便结；酒浸做丸，治偏风。阿胶：男女一切风病，骨节痛不随。醍醐：酒服，治中风烦热。

【风虚】天麻：主肝气不足，风虚内作，头晕目眩，麻痹不仁，语言不遂，为定风神药。黄芪：风虚自汗，逐五脏恶血，泻阴火，去虚热，无汗则发，有汗则止。人参：补元气，定魂魄，生津液，消痰。黄精：补中，除风湿。蛇床子：男女风虚，湿痹毒风，腰胯酸痛，浴大风身痒。栗：肾虚腰脚无力，日食十颗。松叶：

服，取汗。雄黄：除百节中大风，搜肝气。鼠壤土：蒸熨中风冷痹，偏枯死肌。

【风热湿热】甘草：泻火，利九窍百脉。黄芩、黄连、菊花、秦艽并治风热湿热。玄参、大青、苦参、白鲜皮、白头翁、白英、青葙子、败酱、桔梗并治风热。大黄：荡涤湿热，下一切风热。柴胡：治湿痹拘挛，平肝胆三焦包络相火，少阳寒热必用之药。麦门冬：清肺火，止烦热。天门冬：风湿偏痹及热中风。牡丹皮：寒热，中风瘛疭，惊痫烦热，手足少阴厥阴四经伏火。绿豆：浮风风疹。侧柏叶：凡中风不省口噤，手足弹曳，便取一握同葱白捣酒煎服，能退风和气。羚羊角：一切热，毒风湿注，伏在骨间，及毒风猝死，子痫痉疾。石膏：风热烦躁。

【痰气】天南星：中风中气痰厥，不省人事，同木香煎服；诸风口噤，同苏叶、生姜煎服。半夏：消痰除湿，痰厥中风，同甘草、防风煎服。香附子：心肺虚气客热，行肝气，升降诸气，煎汤浴风疹。藿香：升降诸气。牵牛

脉有阴阳之图

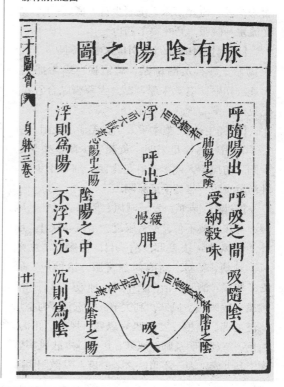

风痛脚痹，浸酒服，出汗。白石英：风虚冷痹，诸阳不足，烧淬酒饮。乌鸡：中风舌强，烦热麻痹，酒煮食。麋角：风虚冷痹，暖腰膝，壮阳。

痉风

【释名】 即痉病，属太阳、督脉二经。其证发热口噤如痫，身体强直，角弓反张，甚则搐搦。伤风有汗者，为柔痉。伤寒湿无汗者，为刚痉。金疮折伤，痈疽产后，俱有破伤风湿发痉之证。

【风寒风湿】 麻黄、桂枝、术：并主风寒风湿痉。羌活：风寒风湿，伤金疮痫痉。产后中风，口噤不知人，酒水煎服。葛根：金疮中风寒，发痉欲死，煮汁服，干者为末。防风：主金疮中风湿内痉。细辛：督脉为病，脊强而厥。芍药、芎藭：一切风气。当归：客血内寒，中风痉，汗不出。大蒜：产后中风，角弓反张不语，煎酒服，取汗，或煎水服。黑大豆：破伤风湿，炒半熟，研蒸，以酒淋汁服，取汗，仍敷疮上，亦同朱砂末酒服。雄黄：破伤中风，同白芷煎酒服，取汗。白花蛇：破伤中风，项强身直，同乌蛇、蜈蚣末服。蜈蚣：破伤中风，同蝎梢、附子、乌头末，热酒服一字，仍贴疮上，取汗；研末掺牙，立苏。鸡屎白：破伤中风，产后中风，小儿脐风，口噤反张，强直瘛疭，以黑豆同炒黄，用酒沃之，少顷温服，取汗，或入竹沥。

【风热湿热】 黄连：破伤风，煎酒入黄蜡化服。地黄：产后风痉，取汁同姜汁交浸焙研，酒服。杏仁：金疮及破伤中风，角弓反张，杵蒸绞汁服，并涂疮上，仍以烛火炙之取效。蝉蜕：破伤风病发热，炒研，酒服一钱，仍以葱涎调涂，去恶汗。

【外敷】 贝母、茅花：并主金疮伤风。胡粉：主疮入水湿肿痛，同炭灰敷。薤白、韭叶：并主诸疮中风寒及水湿肿痛，捣烘用之，冷即易，或加灸至水出。人耳塞：破伤中风或水，痛不可忍，封之一夕，水尽即安。

【洗浸】 鸡肠草：手足疮伤水。桑灰汁：疮伤风水，入腹杀人。

【熨灸】 商陆：疮伤水湿，捣炙，熨之，冷即易。蜀椒：诸疮中风肿痛，和面煨熨。桑枝：刺伤疮，犯露水肿痛多杀人，炮热烙之，冷即易。

项强

【风湿】 防风：凡腰痛项强，不可回头，乃手足太阳症，必须用此。荆芥：秋后作枕及铺床下，立春去之。

癫痫

【释名】 有风热、惊邪，皆兼虚与痰。

【吐痰】 瓜蒂、藜芦、乌头尖、附子尖、石胆、石绿：并吐癫痫暗风痰涎。芭蕉油：暗风痫疾，眩晕仆倒，饮之取吐。白梅：擦牙追涎，或加白矾。皂荚：水浸，挼汁熬膏，入麝摊晒，每以一片化浆水，灌鼻取涎。

【风热惊痰】 羌活、防风、荆芥、薄荷、细辛、龙胆、防己、藁本、升麻、青黛、白鲜

脉有轻重之图

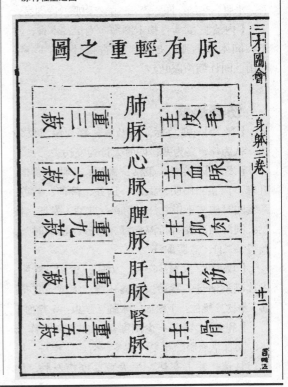

皮：并主风热惊痫。百合、鸭跖草：并主癫邪，狂叫身热。黄连：泄心肝火，去心窍恶血。紫河车：惊痫癫疾，摇头弄舌，热在腹中。丹砂：猪心煮过，同茯神丸服。伏龙肝：狂癫风邪不识人，为末水服。蚕退纸：癫狂乱走，悲泣妄言，及风痫病，烧灰酒服。蛇蜕：蛇痫，癫疾瘈疭，摇头弄舌。乌鸦：暗风痫疾，煅研入朱砂服，不过十日愈；又煅研，同苍耳子、胡桃服。驴脂：酒服，主狂癫不能语，不识人。

【风虚】人参：消胸中痰，治惊痫，小儿风痫，同辰砂、蛤粉末、猪心血丸服。石菖蒲：开心孔，通九窍，出音声；为末，猪心汤日服，治癫痫风疾。酸石榴：小儿痫，酿蝎五枚，泥煅研，乳服五分。蜂蜜、鸡子：并痫痉。

卒厥

【释名】有尸厥、气厥、火厥、痰厥、血厥、中恶、魇死、惊死。

【外治】半夏、菖蒲、皂荚、雄黄梁上尘：为末吹鼻。薤汁、韭汁：并灌鼻。鸡冠血：寝死，中恶猝死，涂面及心，并纳口鼻。牛黄、麝香：水服。热汤：忤恶猝死，隔衣熨腹，冷即易。

【内治】女青：捣末酒灌。南星、木香、附子：同木香煎服。巴豆：同杏仁汁服，取利。常山：同牡蛎煎服吐痰。

伤寒热病

【释名】寒乃标，热乃本。春为温，夏为热，秋为瘴，冬为寒，四时天行为疫疠。

【发表】麻黄、羌活：太阳、少阴。葛根、升麻、白芷：阳明，太阴。荆芥、薄荷、紫苏：并发四时伤寒不正之汗。胡麻：煎酒，发汗。杏仁：同酢煎，发时行温病汗。丹砂：伤寒时气，始得一二日，煮服取汗。

【攻里】大黄：阳明、太阴、少阴、厥阴，燥热满痢诸证。葶苈：结胸狂躁。大戟、芫花：胁下水饮。桃仁：下瘀血。水蛭、虻虫：下瘀血。

【和解】柴胡：少阳寒热诸症，伤寒作余热，同甘草煎服。半夏、黄芩、芍药、牡丹、贝母、甘草：并主寒热。黑大豆：疫疠发肿，炒

熟，同甘草煎服。百合：百合病。葱白：少阴下利。大枣：和营卫。橘皮：呕哕痰气。槟榔：伤寒痞满结胸，末服。黄檗：热毒下利及吐血。腊雪：解伤寒时气温疫大热。冬霜：解伤寒内热。铁粉：阳毒发狂，同龙胆草、磨刀水服。牡蛎：伤寒寒热，及自汗水结。鸡子：伤寒发斑下痢。生吞一枚，治伤寒发狂烦躁。猪胆：少阳证热渴，又导大便不通。

【温经】人参：伤寒厥逆发躁，脉沉，以半两煎汤，调牛胆南星末服；坏证不省人事，一两煎服，脉复即苏；夹阴伤寒，小腹痛，呕吐厥逆，脉伏，同姜、附煎服，即回阳。黑大豆：阴毒，炒焦投酒热服，取汗。蜀椒：阴毒，入汤液用。松节：炒焦投酒服，治阴毒。雄黄：阴毒，入汤药。豚卵：阴阳易病，小腹急痛，热酒吞二枚。

【食复劳复】麦门冬：伤寒后小劳，复作发热，同甘草、竹叶、粳米煎服。橘皮：食复，水煎服。栀子：食复发热，上方加大黄。鳖甲：食复劳复，烧研水服。

瘟疫

【辟禳】桃仁：茱萸、青盐炒过，每嚼一二十枚，预辟瘴疠。赤小豆：除夕正月朔望投井中，辟瘟病。丹砂：蜜丸，太岁日平旦，各吞三七丸，永无疫疾。雄鸡：冬至作腊，立春食之，辟疫。

【瘴疠】葛根、草犀、大黄：温瘴。茶、槟榔、乌梅、安息香、相思子：吐。丹砂、雄黄、砒石、婆娑石。猪血、山羊肉、羚羊角、犀角、麝香。

暑

【释名】有受暑中暍，受凉中暑。

【中暑】水蓼：煮汁灌。胡麻：炒黑，井水擂灌。大蒜：同道中热土捣，水澄服。

【清暑】香薷：解暑利小便，有彻上彻下之功。夏月解表之药，能发越阳气，消散畜水。黄连：酒煮丸服，主伏暑在心脾，发热吐泄痢渴诸病。木瓜、枇杷叶、赤茯苓、厚朴、猪苓：

并主伤暑有湿热诸病。桂心：大解暑毒，同茯苓丸服，同蜜作渴水饮。黄檗：去湿热，泻阴火，滋肾水，去痿弱。雄黄：暑毒在脾，湿气连脚，或吐或痛，或痢或疟，炼过丸服。

【泻火益元】黄芪：伤暑自汗，喘促肌热。人参：暑伤元气，大汗痿躄，同麦门冬、五味子煎服，大泻阴火，补元气，助金水。甘草：生泻火，熟补火，与参、芪同为泻火益气之药。麦门冬清肺金，降心火，止烦渴咳嗽。黄芩、知母：泻肺火，滋肾水。苦茗：同姜煎饮，或醋同饮，主伤暑泻痢。

湿

【释名】有风湿、寒湿、湿热。

【风湿】羌独活、防风、细辛、麻黄、木贼、浮萍、藁本、芎䓖、蛇床子、黄芪、黄精、秦艽、菖蒲、菊花、白蒿、旋覆花、苍耳、蒴藋、石龙芮、防己、南星、土茯苓、葱白、薏苡仁、胡麻、大豆、秦椒、松叶、沉香、皂荚、枸杞、五加皮、桂枝、伏牛花、厚朴与苍术、橘皮同除湿病。蝎：风淫湿痹，炒研入麝香，酒服。鳝鱼：湿风恶气，作臛食。

【寒湿】苍术：除上、中、下三焦湿，发汗利小便，逐水功最大；湿气身重作痛，熬膏服。草乌头：除风湿，燥脾胃，同苍术制煮做丸服。附子、乌头、芫花、王孙、狗脊、牛膝、山柰、红豆蔻、艾叶、木香、杜若、山姜、吴茱萸、胡椒、莲实、桂心、丁香、樟脑、乌药、山茱萸。

【湿热】山茵陈、黄芩、黄连、防己、连翘、白术、柴胡、苦参、龙胆草、车前、木通、泽泻、通草、白鲜、菟草、半夏、地黄、大戟、萱草气分。赤小豆、薏苡仁、旱芹丸服。干姜、生姜、茯苓、猪苓、酸枣、柳叶、木槿、榆皮。

火热

【释名】有郁火、实火、虚火，气分热、血分热、五脏热、十二经热。

【升散】柴胡：平肝胆三焦包络相火，除肌热潮热，寒热往来，小儿骨热疳热，妇人产前产后热。虚劳发热，同人参煎服。升麻：解

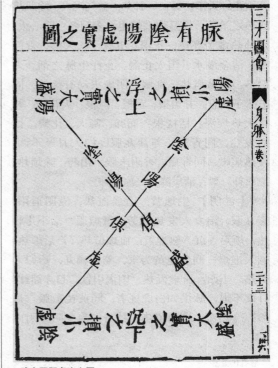

脉有阴阳虚实之图

肌肉热，散郁火。葛根：解阳明烦热，止渴散郁火。羌活：散火郁发热。白芷：散风寒身热，浴小儿热。水萍：暴热身痒，能发汗。香附：散心腹客热气郁。

【泻火】黄连：泻肝胆心脾火，退客热；黄芩：泻肺及大肠火，肌肉骨蒸诸热；肺热如火燎，烦躁咳嗽引饮，一味煎服。秦艽：阳明湿热，劳热、潮热、骨蒸。连翘：少阳、阳明、三焦气分之火。大黄：泻诸实热不通，足太阴、手足阳明厥阴五经血分药。栀子：心、肺、胃、小肠火，解郁利小便。地骨皮：泻肺火、肾火、胞中火，补正气，去骨间有汗之蒸，同防风、甘草煎服。石膏：除三焦肺胃大肠火，解肌发汗退热，潮热骨蒸发热，为丸散服；食积痰火，为丸服；小儿壮热，同青黛丸服。白颈蚯蚓：解热毒狂烦。犀角：泻肝、凉心、清胃，解大热诸毒气。

【缓火】甘草：生用，泻三焦五脏六腑火。黄芪：泻阴火，补元气，去虚热，无汗则发，有

汗则止。人参、黄芪、甘草：益气泻火、除肌热燥热之圣药，甘温除大热也。麦门冬：降心火，清肺热虚劳客热，止渴。五味子、人参、麦门冬：清金滋水、泻火止渴、止汗生脉之剂。天门冬：肺劳风热，丸服；阴虚火动有痰热，同五味子丸服。甘蕉根、菰根、芦根、天花粉：并主大热烦渴。栝楼根：润肺、降火、化痰。饮酒发热，同青黛、姜汁丸服；妇人月经不调，夜热痰嗽，同青黛、香附末服。山药：除烦热，凉而补。梨：消痰降火，凉心肺。

【滋阴】 生地黄：诸经血热，滋阴退阳；蜜丸服，治女人发热成劳；蜜煎服，治小儿壮热，烦渴昏沉。熟地黄：血虚劳热，产后虚热，老人虚燥；同生地黄为末，姜汁糊丸，治妇人劳热。当归：血虚发热，困渴引饮，目赤面红，日夜不退，脉洪如白虎证者，同黄芪煎服。丹参：冷热劳，风邪留热。牡丹：治少阴厥阴血

分伏火，退无汗之骨蒸。知母：心烦，骨热劳往来，产后蓐劳，热劳；泻肺命火，滋肾水。黄檗：下焦湿热，滋阴降火。

【各经火药】 肝气，柴胡；血，黄芩。心气，麦门冬；血，黄连。脾气，白芍药；血，生地黄。肺气，石膏；血，栀子。肾气，知母；血，黄檗。胆气，连翘；血，柴胡。小肠气，赤茯苓；血，木通。大肠气，黄芩；血，大黄。膀胱气，滑石；血，黄檗。胃气，葛根；血，大黄。三焦气，连翘；血，地骨。包络气，麦门冬；血，牡丹皮。

【各经发热药】 肝气，柴胡；血，当归。心气，黄连；血，生地黄。脾气，芍药；血，木瓜。肺气，石膏；血，桑白皮。肾气，知母；血，地黄。胆气，柴胡；血，栝楼。小肠气，赤茯苓；血，木通。大肠气，芒硝；血，大黄。膀胱气，滑石；血，泽泻。胃气，石膏；血，芒硝。三焦气，石膏；血，竹叶。包络气，麦门冬；血，牡丹皮。

诸气

【释名】 怒则气逆，喜则气散，悲则气消，恐则气下，惊则气乱，劳则气耗，思则气结，寒则气收，炅则气泄。

【郁气】 香附：心腹膀胱连胁下气妨，常日忧愁；总解一切气郁，行十二经气分，有补有泻，有升有降。苍术：消气块，解气郁。木香：心腹一切滞气；和胃气，泄肺气，行肝气；凡气郁而不舒者，宜用之；冲脉为病，逆气里急；同补药则补，同泻药则泻；中气，竹沥、姜汁调灌；气胀，同诃子丸服；一切走注，酒磨服。赤小豆：缩气，散气。葱白：除肝中邪气，通上下阳气。杏仁：下结气，同桂枝、橘皮、诃黎勒丸服。青橘皮：疏肝散滞，同茴香、甘草末服。

【痰气】 半夏：消心腹胸胁痰热结气。贝母：散心胸郁结之气，消痰。桔梗、前胡、白前、苏子：并主消痰，一切逆气。芫花：诸般气痛，醋炒，同玄胡索服。威灵仙：宣通五脏，去心腹冷滞，推陈致新；男妇气痛，同韭根、乌

脉有伏匿图

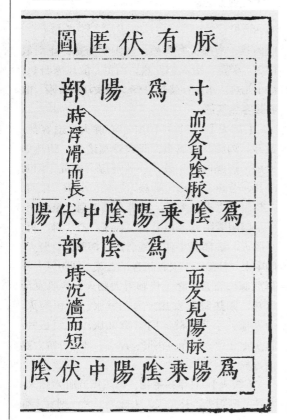

圖匿伏有脈

部陽爲寸
时浮滑而長 而反見陰脈

陽伏中陰陽乘陰爲
部陰爲尺
时沉濇而短 而反見陽脈

陰伏中陽陰乘陽爲

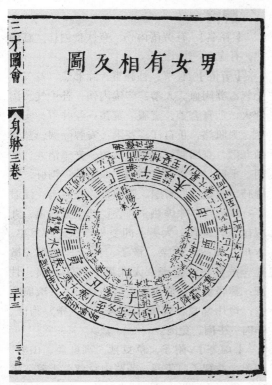

男女有相反图

药、鸡子煮酒服。牵牛：利一切气壅滞，三焦壅滞，涕唾痰涎，昏眩不爽，皂荚汁丸服；气筑奔冲，同槟榔末服。生姜：心胸冷热气，暴逆气上，嚼数片即止。橘皮：痰隔气胀，水煎服；下焦冷气，蜜丸服。皂荚：一切痰气，烧研，同萝卜子、姜汁、蜜丸服。龟甲：抑结气不散，酒炙，同柏叶、香附丸服。

【血气】当归：气中之血。川芎：血中之气。蓬莪茂：气中之血。姜黄：血中之气。三棱：血中之气。乳香、没药、安息香：并活血散气。

【冷气】艾叶：心腹一切冷气恶气，捣汁服。附子：升降诸气，煎汁入沉香服。乌头：一切冷气，童尿浸，作丸服。肉豆蔻、草豆蔻、红豆蔻、益智子、荜茇、缩砂、补骨脂、胡卢巴、蒟(jǔ)酱：并破冷气。五味子：奔豚冷气，心腹气胀。茴香：肾邪冷气，同附子制为末服。白芥子：腹中冷气，微炒为丸服。蜀椒：解郁结，其性下行通三焦；凡人食饱气上，生吞一二十枚即散。秦椒、胡椒、吴茱萸、桂、沉香、丁香、

丁皮、檀香、樟脑、龙脑树子：并破冷气，下恶气。厚朴：男女气胀，饮食不下，冷热相攻，姜汁炙，研末饮服。

痰饮

【释名】痰有六：湿、热、风、寒、食、气也。饮有五：支、留、伏、溢、悬也。皆生于湿。

【风寒湿郁】半夏：行湿下气，湿去则涎燥，气下则痰降，乃痰饮主药。法制半夏可咀嚼。胸膈痰壅，姜汁做饼煎服。停痰冷饮，同橘皮煎服。中焦痰涎，同枯矾丸服。结痰不出，同桂心、草乌头丸服。支饮作呕，同生姜、茯苓煎服。风痰湿痰，清壶丸。风痰，辰砂化痰丸。气痰，三仙丸。惊痰，辰砂半夏丸。老人风痰，半夏硝石丸。小儿痰热，同南星入牛胆阴干丸服。天南星：除痰燥湿。壮人风痰，同木香、生姜煎服。痰迷心窍，寿星丸。小儿风痰，抱龙丸。苍术：消痰水，解湿郁，治痰夹瘀血成囊。白术：消痰水，燥脾胃。心下有水，同泽泻煎服。五饮酒癖，同姜、桂丸服。旋覆花：胸上痰结，唾如胶漆，及膀胱留饮，焙研蜜丸服。威灵仙：心膈痰水，宿脓久积。停痰宿饮，喘咳呕逆，同半夏、皂荚水丸。麻黄：散肺经火郁，止好唾痰喘。附子：胃冷湿痰呕吐，同半夏、生姜丸服。生姜：除湿去痰下气。痰厥卒风，同附子煎服。橘皮：除湿痰留饮，呕哕反胃。二陈汤，润下丸，宽中丸。痰膈胸中热胀，水煎服。嘈杂吐清水，为末舐之。下焦冷痰，丸服。槟榔：消谷下气，逐水除痰癖，为末汤服。呕吐痰水，同橘皮煎或末服。

【湿热火郁】栝楼：降火清金，涤痰结；清痰利膈，同半夏熬膏服；胸痹痰嗽，取子同薤白煎服；饮酒痰澼，胁胀呕吐腹鸣，同神曲末服。贝母：化痰降气，解郁润肺；痰胀，同厚朴丸服。柴胡、黄芩、桔梗、知母、紫菀、麦门冬、灯笼草、鸭跖草、悬钩子、解毒子、泽泻、山药、竹笋。竹沥：去烦热，清痰养血；痰在经络四肢，及皮里膜外，非此不达不行。茯苓：膈中痰水，淡渗湿热。百药煎：清

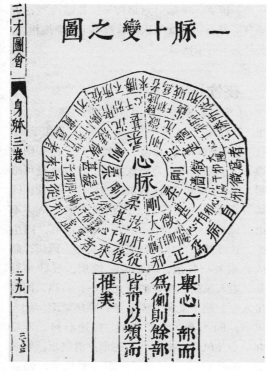

一脉十变之图

金化痰，同细茶、海螵蛸丸服。海蛤、文蛤、蛤粉、牡蛎：并化湿痰、热痰、老痰。

【气滞食积】香附子：散气郁，消饮食痰饮，利胸膈；停痰宿食，同半夏、白矾、皂荚水丸服。神曲、麦蘖：并消食积痰饮，下气。盐杨梅：消食去痰，做屑服。银杏：生食降痰。银朱：痰气结胸，同矾石丸服，有声自散。

【宣吐】人参芦、桔梗芦、藜芦、三白草：汁。恒山、蜀漆、郁金：同藜芦末。杜衡、石苋、石胡荽：汁。附子尖、及已、苦参、地松、羊踯躅、紫河车、虎耳草、芭蕉油、萝卜子、瓜蒂、苦茗、乌梅、梨汁、皂荚、栀子、相思子、松萝、热汤、盐卤水、石胆、密陀僧、虾汁。

【荡涤】甘遂：直达水气所结之处。芫花：胸中痰水，胁下饮澼。大戟：湿热水澼。牵牛：痰饮宿滞。大黄、射干、桃花：宿水痰饮积滞，为末水服，或做饼食，取利。巴豆：寒澼宿食，大便闭，酒煮三日夜，煎丸水下；风痰湿病，安掌心取汗。

脾胃

【释名】有劳倦内伤，有饮食内伤，有湿热，有虚寒。

【劳倦】甘草：补脾胃，除邪热，益三焦元气，养阴血。人参：劳倦内伤，补中气，泻邪火；煎膏合姜、蜜服。黄芪：益脾胃，实皮毛，去肌热，止自汗。苍术：安脾除湿，熬膏做丸散，有四制、八制、坎离、交感诸丸。柴胡：平肝，引清气自左而上。芍药：泻肝，安脾肺，收胃气。石斛：厚脾胃，长肌肉。使君子：健脾胃，除虚热。茴香：同生姜炒黄，丸服，开胃进食。大枣：同姜末点服。仲思枣、木瓜、橘皮、钩栗、橡子、榛子、龙眼、橄榄、槟榔、波罗蜜、无花果、莲实、藕、甘蔗：脾弱食不化似翻胃，煎汤煮小米，滚面晒收，每用烹食。蜂蜜、蚕蛹。鸡、雀、狗肉、羊肉、牛肉、兔肉。

【虚寒】附子、草豆蔻、高良姜、山姜、廉姜、益智子、荜茇、蒟酱肉豆蔻。干姜、生姜、蒜、韭、薤、芥、糯米、秫、烧酒。胡椒、秦椒、蜀椒、吴茱萸、食茱萸、丁香。

【食滞】大黄：荡涤宿食，推陈致新。地黄：去胃中宿食。香附、蓬莪、木香、柴胡：消谷。荆芥、薄荷、苏荏：并消鱼鲙。大麦、荞麦、豆黄、蒸饼：同苍术丸服。杏仁：停食，用巴豆炒过，末服。橘皮：为末，煎饮代茶。柑皮、木瓜、山楂：消肉。

【酒毒】葛花、葛根汁、白茅根汁、菰笋、秦艽、苦参、地榆、菊花：酒醉不语，为末酒服。扁豆、豆腐：烧酒醉死，切片贴身。橘皮、金橘、杨梅：干屑服之，止呕吐酒。食盐：擦牙漱咽，解酒毒；先食一匙，饮酒不醉。五灵脂：酒积黄肿，入麝丸服。

吞酸嘈杂

【释名】有痰食热证，有阳气下陷虚证。

【痰食】苍术、香附、黄连、缩砂仁、半夏、鸡苏：生食。萝卜：食物作酸，生食即止。米醋：破结气，心中酸水痰饮。橘皮、木瓜、山楂：并除心间酸水，止恶心。槟榔：醋心吐水，同橘皮末服。

【阳陷】 人参：消胸中痰变酸水；妊娠吐水，不能饮食，同干姜丸服。廉姜：胃口冷，吐清水。

噎膈 (yē gé)

【释名】 噎病在咽嗌，主于气，有痰有积。膈病在膈膜，主于血，有挟积、挟饮澼、挟瘀血及虫者。

【利气化痰】 半夏：噎膈反胃，大便结者，同白面、轻粉做丸煮食，取利。山豆根：研末，橘皮汤下。昆布：气噎，咽中如有物，吞吐不出，以小麦煮过，含咽。栝楼：胸痹咽塞，同薤白、白酒煮服。天南星、前胡、桔梗、贝母、香附子、木香、泽泻、缩砂、茴香、红豆蔻：咽中有物，吞吐不出，含之一月愈；噎气，姜入厕内浸过，漂晒研末，入甘草末。槟榔：五膈五噎，同杏仁以童尿煎服。

【开结消积】 三棱：治气胀，破积气。反

八脉为病之图

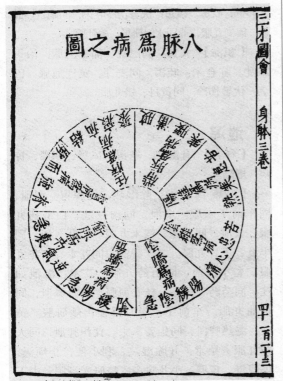

胃，同丁香末服。郁金：破恶血，止痛。阿魏：五噎膈气，同五灵脂丸服。威灵仙：噎膈，同蜜煎服，吐痰。凤仙子：噎食不下，酒浸晒研，酒丸服。板蓝汁：治噎膈，杀虫，频饮。红蓝花：噎膈拒食，同血竭浸酒服。大黄：食已即吐，大便结，同甘草煎服。荞麦秸：灰淋取硷，入蓬砂服，治噎食。韭汁：去胃脘血。乌梅、杏仁、山楂、桃仁：消噎食积块。鲫鱼：膈气，酿大蒜，泥包煨焦，和平胃散，丸服。壁虎：噎膈反胃，炒焦入药用。

反胃

【释名】 主于虚，有兼气、兼血、兼寒、兼痰、兼积者。病在中下二焦，食不能入，是有火。食入反出，是无火。

【温中开结】 附子：温中破积；反胃不下食，以石灰泡热，姜汁淬三次，同丁香、粟米煎服，或为末舐，或为丸嚼，或包丁香，以姜汁煮焙丸服。白豆蔻：脾虚反胃，同丁香、缩砂、陈廪米，姜汁丸服。白芷：血风反胃，猪血蘸食。韭菜：炸熟，盐醋吃十顿，治噎膈反胃。生姜：汁煮粥食；麻油煎研，软柿蘸食。胡椒：醋浸七次，酒糊丸服，或加半夏或同煨姜煎服。雄黄、雌黄：同甘草丸服。五灵脂：狗胆汁丸，热姜酒磨服。

【和胃润燥】 人参：止反胃吐食，煎饮或煮粥食，或同半夏、生姜、蜜煎服。白术、芍药、芦根：止反胃五噎吐逆，去膈间客热，煮汁服。杏仁、桃仁、梨：插丁香十五粒煨食，止反胃。牛羊乳：反胃燥结，时时咽之，或入汤剂。

呕吐

【释名】 有痰热，有虚寒，有积滞。

【痰热】 葛根：大热呕吐，小儿呕吐，荡粉食。泽泻：行水止吐。香附：妊娠恶阻，同藿香、甘草煎服。麦门冬：止呕吐燥渴。杨梅：止呕吐，除烦愦。枇杷：止吐下气。蝉蜕：胃热吐食，同滑石末水服。牛乳：小儿吐乳，入葱、姜煎服。

【虚寒】 细辛：虚寒呕吐，同丁香末服。

苍术：暖胃消谷，止呕吐。人参：止呕吐，胃虚有痰，煎汁入姜汁、竹沥服；胃寒，同丁香、藿香、橘皮煎服；妊娠吐水，同干姜丸服。旋覆花：止呕逆不下食，消痰下气。木香、当归：温中，止呕逆。白豆蔻：止吐逆，散冷气，胃冷忽恶心，嚼数枚酒下；小儿胃寒吐乳，同缩砂、甘草末饮服。生姜：煎醋食；又同半夏煎服，去痰下气，杀虫、止呕吐。胡椒：去胃中寒痰，食已即吐水，甚验。槟榔：止吐水，同橘皮煎服。

【积滞】香附子：止呕吐，下气消食。大黄：口中常呕淡泔，煎服。五灵脂：治呕吐汤药不能下者，狗胆丸服。

呃逆 (ē nì)

【释名】呃，不平也。有寒有热，有虚有实，其气自脐下冲上，做呃呃声，乃冲脉之病，世亦呼为咳逆。

【虚寒】半夏：伤寒呃逆，危证也，以一两，同生姜煎服。紫苏：咳逆短气，同人参煎服。乌头：阴毒咳逆，同干姜等分，研炒色变，煎服。旋覆花：心痞噫不息，同代赭石服。姜汁：久患咳噫，连至四五十声，以汁和蜜煎服，三次立效。橘皮：呃逆，二两去白煎服，或加丁香。荔枝：呃噫，七个烧末汤下，立止。胡椒：伤寒咳逆，日夜不止，寒气攻胃也，入麝煎酒服。蜀椒：呃噫，炒研糊丸，醋汤下。丁香：伤寒呃逆，同柿蒂末、人参汤下。伏龙肝：产后咳逆，同丁香、白豆蔻末、桃仁、茱萸煎汤下。

【湿热】大黄：伤寒阳证、呃逆便闭者下之，或蜜兑导之。人参：吐利后胃虚膈热而咳逆者，同甘草、陈皮、竹茹煎服。青橘皮：伤寒呃逆，末服。

霍乱

【释名】有湿热、寒湿，并七情内伤，六气外感。

【湿热】香薷：霍乱转筋腹痛，水煮汁服。蓼子：霍乱烦渴，同香薷煎服。前胡、桔梗：并下气，止霍乱转筋。薄荷、鸡苏、扁竹：霍乱吐利，入豉煮羹服。芦根茎叶：霍乱烦闷，水煮汁服；胀痛加姜、橘。干苔：霍乱不止，煮汁服。黄仓米、粟米、蜀黍：并主霍乱、大渴杀人，煮汁或水研绞汁饮。木瓜：霍乱大吐下，转筋不止，水煎或酒煎服，核及枝、叶、皮、根皆可用。栀子：霍乱转筋，烧研汤服。石膏：小儿伤热，吐泻黄色，同寒水石、甘草末服。蜜蜡：霍乱吐利，酒化一弹丸服。

【寒湿】藿香：霍乱腹痛垂死，同橘皮煎服，暑月同丁香、滑石末服。木香：霍乱转筋，为末酒服。香附子：霍乱吐下，为末四钱（1钱 =3克），盐半钱，水煎服；小儿吐泻，小便白，熟附子、白石脂、龙骨丸服。南星：吐泻厥逆，不省人事，为末，姜、枣同煎服，仍以醋调贴足心。人参：止霍乱吐利，煎汁入鸡子白服，或加丁香，或加桂心。肉豆蔻：温中消食；霍乱胀痛，为末，姜汤服。糯米：止霍乱后吐逆不止，水研汁服。醋：霍乱吐利，或不得吐利，煎服；转筋，绵蘸揾之。葱白：霍乱转筋，同枣煎服。橘皮：除湿痰霍乱，但有一点胃气者，服之回生，同藿香煎服，不省者灌之。桃叶：止霍乱腹痛，煮汁服。皂荚：霍乱转筋，吹鼻。硫黄：伏暑伤冷吐泻，同硝石炒成砂，糯糊丸服，或同水银研黑，姜汁服。

【积滞】大黄：同巴豆、郁金丸服，治干霍乱。陈仓米：吐泻，同麦芽、黄连煎服。巴豆：伏暑伤冷，同黄丹、蜡丸服。

泄泻

【释名】有湿热、寒湿、风暑、积滞、惊痰、虚陷。

【湿热】白术：除湿热，健脾胃。湿泄，同车前子末服。虚泄，同肉豆蔻、白芍药丸服。久泄，同茯苓、糯米丸服。小儿久泄，同半夏、丁香丸服。老人脾泄，同苍术、茯苓丸服。老小滑泄，同山药丸服。苍术：湿泄如注，同芍药、黄芩、桂心煎服。暑月暴泄，同神曲丸服。车前子：暑月暴泄，炒研服。黄连：湿热脾泄，同生姜末服。食积脾泄，同大蒜丸服。粟米：并除湿热，利小便，止烦渴，燥脾胃。黄檗：小儿热泻，焙研米汤服，去下焦湿热。茯苓、猪苓、石膏：水泄腹鸣如雷，煅研，饭丸服二十丸，二服，愈。雄黄：暑毒泄痢，丸服。猪胆：入白通汤，止少阴下利。

【虚寒】 甘草、人参、黄芪、白芍药：平肝补脾，同白术丸服。防风、藁本：治风泄，风胜湿。升麻、葛根、柴胡：并主虚泄风泄，阳气下陷作泄。半夏：湿痰泄，同枣煎服。五味子：五更肾泄，同茱萸丸服。补骨脂：水泄日久，同罂粟壳丸服。脾胃虚泄，同豆蔻丸服。肉豆蔻：温中消食，固肠止泄。热泄，同滑石丸服。冷泄，同附子丸服。滑泄，同罂粟壳丸服。久泄，同木香丸服。老人虚泻，同乳香丸服。附子：少阴下利厥逆，同干姜、甘草煎服。脏寒脾泄，同肉豆蔻丸服。大枣：煮丸服。暴泄脱阳，久泄亡阳，同人参、木香、茯苓煎服。老人虚泄，同赤石脂丸服。罂粟壳：水泄不止，宜涩之，同乌梅、大枣煎服。栗子：煨食，止冷泄如注。乌梅：涩肠止渴。吴茱萸：老人脾冷泄，水煎入盐服。钟乳粉：大肠冷滑，同肉豆蔻丸服。乌鸡骨：脾虚久泄，同肉豆蔻、草果煮食。鹿茸：饮酒即泄，同苁蓉丸服。猪肾：冷利久泄，掺骨碎补末，煨食。猪肠：脏寒久泄，同吴茱萸蒸丸服。

【积滞】 神曲、麦蘖、荞麦粉：脾积泄，砂糖水服三钱。楮叶：止一切泄痢，同巴豆皮炒研、蜡丸服。巴豆：积滞泄泻，可以通肠，可以止泄。夏月水泄，及小儿吐泻下痢，灯上烧，蜡丸水服。

痢

【释名】 有积滞、湿热、暑毒、虚滑、冷积、蛊毒。

【积滞】 大黄：诸痢初起，浸酒服，或同当归煎服。巴豆：治积痢，同杏仁丸服。巴豆皮：同楮叶烧丸服，治一切泄痢。青木香：下痢腹痛，气滞里急，实大肠。山楂：煮服，止痢。槟榔：消食下气，治下痢后重如神。鸡子白：丸服，主噤口痢。黄丹：消积痢，同蒜服，又同黄连丸服。

【湿热】 黄连：热毒赤痢，水煎，露一

夜，热服；小儿入蜜，或炒焦，同当归末、麝香，米汤服。下痢腹痛，酒煎服。伤寒暴痢，同黄芩煎服。气痢后重，同干姜末服。赤白日久，同盐梅烧末服。鸡子白丸服。诸痢脾泄，入猪肠煮丸。湿痢，同吴茱萸炒丸服。香连丸加减，通治诸痢。四治黄连丸，治五疳八痢。白头翁：一切毒痢，水煎服。赤痢咽肿，同黄连、木香煎服。赤痢下重，同黄连、黄檗、秦皮煎服。柴胡：积热痢，同黄芩，半水半酒煎服。白蒿：夏月暴水痢，为末服。益母草：同米煮粥，止疳痢。同盐梅烧服，止杂痢。黄芩：下痢腹痛日久，同芍药、甘草用。地黄：止下痢腹痛。汁，主蛊痢。刘寄奴：同乌梅、白姜煎。绿豆：火麻汁煮。皮蒸食，二三年赤痢。小豆花：热痢，入豉汁做羹食。痢后气满

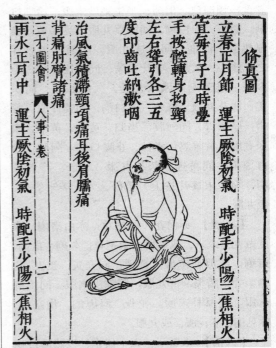

陈希夷二十四节气导引坐功图势

立春正月节坐功图

运主厥阴初气

时配手少阳三焦相火

坐功：宜于每天子、丑两个时辰，双手相叠按大腿，拗颈转身，左右偏引各十五次，叩齿吐纳漱咽。

治病：风气积滞，头痛，耳后痛，肩痛，背痛，肘臂诸痛。

不能食，煮食一顿即愈。栀子：主热痢下重。血痢连年，同鼠尾草、蔷薇汁熬丸服。白鸭血：小儿白痢如鱼冻，酒泡服。

【虚寒】 甘草：泻火止痛。久痢，煎服。又浆水炙，同生姜煎服。同肉豆蔻煎服。芍药：补脾散血，止腹痛后重。人参：冷痢厥逆，同诃子、生姜煎服。噤口痢，同莲肉煎呷。老人虚痢，同鹿角末服。当归：止腹痛里急后重，生血养血。久痢，吴茱萸炒过蜜丸服。苍术：久痢，同川椒丸服。熟艾叶：止腹痛及痢后寒热，醋煎服，或入生姜。久痢，同橘皮，酒糊丸服。附子：休息痢，鸡子白丸服。肉豆蔻：冷痢，醋面包煨研服。气痢，煨熟同槟子、仓米末服。蕙草：伤寒下痢，同当归、黄连煮酒服。小豆花：痢后气满不能食，煮食一顿即愈。山药：半生半炒末服，治噤口痢。胡椒：赤白痢，同绿豆丸服。吴茱萸：燥湿热，止泄痢，同黄连丸服。同黑豆搓热吞之。桂心：久痢，姜汁炙紫，同黄连等分，为末服。皂荚刺：风入大肠，久痢脓血，同枳实、槐花丸服。蜂蜜：赤白痢，和姜汁服。黄蜡：厚肠胃，同阿胶、当归、黄连、黄檗、廪米煮服。黄雌鸡：煮汁，止噤口痢。阿胶：赤白虚痢，同黄连、茯苓丸服。羊肝：冷滑久痢，缩砂末逐片掺上，焙研，入干姜末等分，饭丸服。

【止涩】 赤白花、鼠尾草：赤白诸痢，浓煮做丸，或末，或煎。狼把草：久痢、血痢、疳痢，或煎或末服。罂粟：同壳炙，蜜丸服。罂粟壳：醋炙，蜜丸服。同陈皮末服。同槟榔末服。同厚朴末服。龙骨：涩虚痢。伤寒痢、休息痢，煮汁服，或丸服。

【外治】 木鳖子：六个研末，以热面饼挖孔，安一半，热贴脐上，少顷再换即止。芥子：同生姜捣膏封脐。黄丹：同蒜捣封脐，仍贴足心。田螺：入麝捣，贴脐。蓖麻：同硫黄捣，填脐。针砂：同官桂、枯矾，水调贴脐。

疟（nüè）

【释名】 有风、寒、暑、热、湿、食、瘴、邪八种，五脏疟，六腑疟，劳疟，疟母。

【暑热】 柴胡：少阳本经药，通治诸疟为君，随寒热虚实，入引经佐使。黄芩去寒热往来，入手少阴、阳明、手足少阳、太阴六经。甘草：五脏六腑寒热。黄芪：太阴疟寒热，自汗虚劳。苍耳子：久疟不止，酒糊丸服。叶捣汁。香薷：同青蒿末，酒服。暑疟，加桂枝、麦芽。青蒿：虚疟寒热，捣汁服，或同桂心煎酒服。温疟但热不寒，同黄丹末服。截疟，同常山、人参末酒服。人参：虚疟食少，必同白术用。孕疟、产后疟、瘴疟，未分阴阳，一两煎冷服。粳米：热疟、肺疟，白虎汤用。冬瓜叶：断疟，同青蒿、马鞭草、官桂·糊丸服。冬霜：热疟，酒服一钱。蚯蚓：热疟狂乱，同薄荷、姜、蜜服。龟壳：断疟，烧研酒服。鳖甲：久疟，病在血分。劳疟、老疟，醋炙末服。牡蛎：虚疟寒热自汗。牡疟，同麻黄、蜀漆、甘草煎服。

【寒湿】 附子：五脏气虚，痰饮结聚发疟，同红枣、葱、姜，水煎冷服。生姜汁：露一夜服，孕疟尤效。乌梅：劳疟，同姜、豉、甘草、柳枝服。丁香：久疟，同常山、槟榔、乌梅，浸酒服。猪脾：虚寒疟，同胡椒、高良姜、吴茱萸末，做馄饨食。

【痰食】 常山：疟多痰水饮食，非此不能破癖利水。桃仁：同黄丹丸服，或加蒜。巴豆、砒霜：为劫痰截疟神剂。同硫黄、绿豆丸。白僵蚕：痰疟，丸服。

【吐痰】 常山、蜀漆、藜芦煎。泽漆、莞花、豉汤、瓜蒂、相思子揞水。

【外治】 旱莲、石龙芮、马齿苋、小蒜：同胡椒、百草霜杵。鱼腥草：擦身，取汗。乌头末：发时，酒调涂背上。

心下痞（pǐ）满

【释名】 痛者为结胸胸痹，不痛者为痞满。有因下而结者，从虚及阳气下陷。有不因下而痞结者，从土虚及痰饮食郁湿热治之。

【湿热气郁】 桔梗：胸胁痛刺，同枳壳煎。黄连：湿热痞满。黄芩：利胸中气，脾经湿热。柴胡：伤寒心下诸痰热结实，胸中邪气，心下痞，胸胁痛。贝母：主胸胁逆气，散心胸郁结之气，姜汁炒丸。芎藭：治一切气、一切血，燥湿开郁，搜肝气。木香：能升降诸气，专泄胸腹滞塞。阳衰气胀懒食，同诃子、糖和丸服。香附子：利三焦，解六郁，消饮食痰饮。一切气疾，同砂仁、甘草末服。同乌药末煮服。同茯神丸服。一味浸酒之。泽泻：主痞满，渗湿热，同白术、生姜煎服。芍药：脾虚中满，心下痞。白豆蔻：散肺中滞气。射干：胸膈热满，腹胀。大黄：泻湿热，心下痞满。伤寒下早，心下满而不痛，同黄连煎服。枳实：除胸膈痰癖，逐停水，破结实，消胀满，心下急，痞痛逆气，解伤寒结胸，胃中湿热。卒胸痹痛，为末，日服。胸痹结胸，同厚朴、栝楼、薤白煎服。同白术丸服。栀子：解火郁，行结气。茯苓：胸胁气逆胀满，同人参煎服。

【痰食】半夏：消痰热满结。小结胸，痛止在心下，同黄连、栝楼煎服。旋覆花：汗下后，心下痞满，噫气不止。缩砂：痰气膈胀，以萝卜汁浸，焙研汤服。栝楼：胸痹痰结，痛彻心背，痞满喘咳，取子丸服，或同薤白煎酒服。生姜：心下坚痞，同半夏煮服。姜皮：消痞。白芥子：冷痰痞满，同白术丸服。橘皮：痰热痞满，同白术丸服，或煎服。青橘皮：胸膈气滞，同茴香、甘草、白盐制末，点服。四制为末，煎服。槟榔：消水谷，下痰气。伤寒痞满不痛者，同枳实研末，黄连汤下。结胸痛者，酒煎二两服。大腹皮：痞满醋心。

【脾虚】人参：主胸胁逆满，消胸中痰，消食变酸水，泻心肺脾胃中邪。心下结硬，按之无，常觉痞满，多食则吐，气引前后，噫呃不除，由思虑郁结，同橘皮去白丸服。术：除热消食，消痰水。胸膈烦闷，白术末，汤服。消痞强胃，同枳实为丸服。心下坚大如盘，水饮所作，腹满胁鸣，实则失气，虚则遗尿，名气分，同枳实水煎服。苍术：除心下急满，解郁燥湿。远志：去心下膈气。羊肉：老人膈痞不下食，同橘皮、姜、面做臛食。

胀满

【释名】有湿热，寒湿，气积，食积，血积。

【湿热】术：除湿热，益气和中。脾胃不和，冷气客之为胀满，同陈皮丸服。黄连：去心火及中焦湿热。黄芩：脾经诸湿，利胸中热。柴胡：宣畅气血，引清气上行。桔梗：腹满肠鸣，伤寒腹胀，同半夏、橘皮煎服。射干：主胸胁满，腹胀气喘。薄荷、防风、车前、泽泻、木通、白芍药：去脏腑壅气，利小便，于土中泻木而补脾。大黄：主肠结热，心腹胀满。半夏：消心腹痰热满结，除腹胀。小儿腹胀，以酒和丸，姜汤下，仍姜汁调，贴脐中。牵牛：除气分湿热，三焦壅结。湿气中满，足胫微肿，小便不利，气急咳嗽，同厚朴末服。水蛊胀满，白黑牵牛末各二

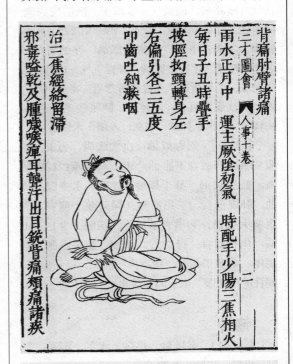

治三焦经络留滞

邪毒嗌乾及腫憨喉痹耳聾汗出目銳眥背痛頰痛諸疾

每日子丑時疊手

按脛肘頸轉身左右偏引各三五度

叩齒吐納漱咽

雨水正月中

運主厥陰初氣 時配手少陽三焦相火

背痛肘臂諸痛 三十圖會 人事十卷 二

陈希夷二十四节气导引坐功图势

雨水正月中坐功图

运主厥阴初气

时配手少阳三焦相火

坐功：每天子、丑两个时辰，双手相叠按大腿，左右偏引各十五次，叩齿吐纳漱咽。

治病：三焦经络留滞邪毒，嗌干及肿、哕，喉痹，耳聋汗出，目锐眦痛，颊痛诸疾。

钱，大麦面四两，做饼食。小儿腹胀，水气流肿，小便赤少，生研一钱，青皮汤下。木瓜：治腹胀、善噫。皂荚：主腹胀满。胸腹胀满，煨研丸服，取利甚妙。茯苓：主心腹胀满，渗湿热。野鸡：心腹胀满，同茴香、马芹诸料，入蒸饼做馄饨食。青蛙：入猪肚内煮食。

【寒湿】草豆蔻：除寒燥湿，开郁破气。益智子：主客寒犯胃。腹胀忽泻，日夜不止，二两煎汤服，即止。胡卢巴：治肾冷，腹胁胀满，面色青黑。胡椒：虚胀腹大，同全蝎丸服。附子：胃寒气满，不能传化，饥不能食，同人参、生姜末，煎服。

【气虚】甘草：除腹胀满，下气。人参：治心腹鼓痛，泻心肺脾中火邪。青木香：主心腹一切气，散滞气，调诸气。香附子：治诸气胀满，同缩砂、甘草为末服。紫苏：治一切冷气，心腹胀满。生姜：下气，消痰喘胀满，亦纳下部导之。马芹子：主心腹胀满，开胃下气。山药：心腹虚胀，手足厥逆，或过服苦寒者，半生半炒为末，米饮服。百合：除浮肿，胪胀痞满。全蝎：病转下后，腹胀如鼓，烧灰，入麝，米饮服。

【积滞】刘寄奴穗：血气胀满，为末，酒服三钱，乃破血下胀仙药也。马鞭草：行血活血。鼓胀烦渴，身干黑瘦，锉曝，水煮服。神曲：补虚消食。三焦滞气，同莱菔子煎服。少腹坚大如盘，胸满食不消化，汤服方寸匕。山楂：化积消食，行结气。胡椒：腹中虚胀，同蝎尾、莱菔子丸服。猪项肉：酒积，面黄腹胀，同甘遂捣丸服。取下酒布袋也。

诸肿

【释名】有风肿，热肿，水肿，湿肿，气肿，虚肿，积肿，血肿。

【开鬼门】麻黄：主风肿、水肿，一身面目浮肿，脉浮，小便不利，同甘草煮汤服，取汗。水肿脉沉，浮者为风，虚肿者为气，皆非水也，麻黄、甘草、附子煮汤服。羌活：疗风用独活，疗水用羌活。风水浮肿，及妊娠浮肿，以萝卜子炒过研末，酒服二钱，日二。柴胡：主大肠停积水胀。浮萍：祛风湿，下水气，治肿，利小便，为末，酒服方寸匕。忍冬：去寒热身肿，风湿气。杏叶：并洗足肿。桐叶：手足浮肿，同小豆煮汁渍洗，并少饮之。

【洁净府】泽泻：逐三焦停水，去旧水，养新水，消肿胀，渗湿热。水湿肿胀，同白术末服。鸭跖草：和小豆煮食，下水。苍耳子：大大腹水肿，烧灰，同葶苈末服。香薷：散水肿，利小便。大叶者浓煎汁熬，丸服，治水甚捷，肺金清而热自降也。暴水、风水、气水，加白术末丸，至小便利为效。冬葵子：利小便，消水气。妊娠水肿，同茯苓末服，小便利则愈。马鞭草：大腹水肿，同鼠尾草煮汁熬稠丸服，神效。茅根：虚病后，饮水多，小便不利作肿，同赤小豆煮食，水随小便下。薏苡仁：水肿喘急，以郁李仁绞汁煮粥食。黑大豆：逐水去肿。葫蒜：同蛤粉丸服，消水肿。同田螺、车前，贴脐，通小便。胡葱：浮肿，同小豆、硝石煮食。胡瓜：水病肚胀肢浮，以醋煮食，须臾水下。杏核仁：浮肿急，小便少，炒研入粥食。头面风肿，同鸡子黄涂帛上贴之，七八次愈。乌梅：水气满急，同大枣煮汁，入蜜咽之。栀子：热水肿疾，炒研饮服。妇人胎肿，属湿，丸服有验。青蛙：消水肿，同胡黄连末，入猪肚内煮食。鲤鱼：煮食，下水气，利小便。羊肺：水肿，尿短喘嗽，同莨菪子、醋、蜜丸服。

【逐陈莝】(zhú chén cuò) 蒴藋根：浑身水肿，酒和汁服，取吐利。蓖麻子仁：水症肿满，研水服，取吐利。商陆：主水肿胀满，疏五脏水气，泻十种水病，利大小肠。切根，同赤小豆、粳米煮饭，日食甚效。或同粟米粥食。或取汁和酒饮，利水为妙。或同羊肉煮食。大戟：主十二水，腹满痛，发汗，利大小便。水肿喘急及水蛊，同干姜末服。或同当归、橘皮煎服。或同木香末，酒服。或同木香、牵牛末，猪肾煨食。或煮枣食。并取利水为神效。泽漆：去大腹水气，四肢面目浮肿。十肿水气，取汁熬膏，酒服。甘遂：主面目浮肿，下五水，泻十二水疾，泻肾经及隧道水湿痰饮，直达水气所结之处，及泻水之圣药。水肿腹满，同牵牛煎呷。膜外水气，同荞麦面做饼食，取利。身面浮肿，以末二钱入猪肾煨食，取利。正水胀急，大小便不利欲死，半生半炒为末，和面做棋子煮食，取利。小儿疳水，同青橘皮末服。妊娠肿满，白蜜丸服。牵牛：利大小便，除虚肿水病，气分湿热。荞麦：水肿喘急，同大戟末做饼食，取利。葱白：水癖病，煮汁服，当下水。病已困者，烂捣坐之，取气，水自下。老丝瓜：巴豆炒过，入陈仓米同炒，取米去豆，丸服。乌桕木：暴水症结，利大小便。水气虚肿，小便少，同木通、槟榔末服。

【调脾胃】白术：逐皮间风水结肿，脾胃湿热。四肢肿满，每用半两，同枣煎服。苍术：除湿发汗，消痰饮，治水肿胀满。黄连：湿热水病，蜜丸，每服四五丸，日三服。黄芪：风肿自汗。香附子：利三焦，解六郁，消胕肿。酒肿虚肿，醋煮丸服。气虚浮肿，童尿浸焙丸服。葳蕤：小儿痫后，气血尚虚，热在皮肤，身面俱肿，同葵子、龙胆、茯苓、前胡煎服。使君子：小儿虚肿，上下皆浮，蜜炙末服。乌头：阴水肿满，同桑白皮煮汁熬膏服。萝卜：酒肿及脾虚足肿，同皂荚煮熟，去皂荚，入蒸饼，捣丸服。猪肝：肝虚浮肿，同葱、豉、蒜、醋炙食。羊肉：身面浮肿，同当陆煮臛食。

【血肿】红蓝花：捣汁服，不过三服。刘寄奴：下气，治水胀。泽兰：产后血虚浮肿，同防己末，醋汤服。紫草：胀满，通水道。

黄疸

【释名】有五，皆属热湿。有瘀热，脾虚，食积，瘀血，阴黄。

【湿热】茵陈：治通身黄疸，小便不利。阳黄，同大黄用。阴黄，同附子用。湿热黄疸，五苓散加之。酒疸，同栀子、田螺擂烂，酒服。痫黄如金，同白鲜皮煎服。同生姜，擦诸黄病。白鲜皮：主黄疸、热黄、急黄、谷黄、劳黄、酒黄。秦艽：牛乳煎服，利大小便，疗酒黄黄疸，解酒毒，治胃热。以一两酒浸饮汁，治五疸。大黄：治湿热黄疸。伤寒瘀热发黄者，浸水煎服，取利。栝楼：根除肠胃痼热，八疸，身面黄。黑疸危疾，捣汁服，小儿加蜜。酒疸、黄疸，

青栝楼焙研煎服，取利。时疾发黄，黄栝楼绞汁，入芒硝服。胡黄连：小儿黄疸，同黄连末入黄瓜内，面里煨熟，捣丸服。柴胡：湿热黄疸，同甘草、茅根水煎服。苦参：主黄疸，除湿热。山慈姑：同苍耳擂酒服，治黄疸。茅根：利小便，解酒毒，治黄疸。五种疸疾，用汁合猪肉做羹食。葛根：酒疸，煎汤服。龙胆：除胃中伏热，时疾热黄，去目中黄，退肝经邪热。丽春草：疗时患变成阴黄疸，采花末服，根杵汁服，取利。萱草根：治酒疸，捣汁服。翘根：治伤寒瘀热发黄。萹蓄：治黄疸，利小便，捣汁顿服一斤。多年者，日再服。土瓜根：利大小便，治酒黄病。黄疸变黑及小儿发黄，取汁服，病从小便出。木通：主脾疸，常欲眠，心

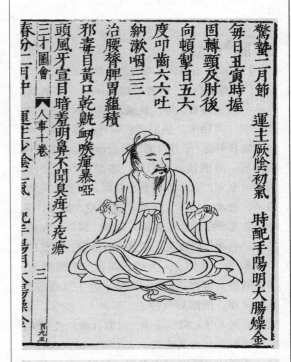

陈希夷二十四节气导引坐功图势

惊蛰二月节坐功图

运主厥阴初气

时配手阳明大肠燥金

坐功：每日丑、寅两个时辰，空握拳转头，反肘向后，顿掣三十次，叩齿三十六次，吐纳漱咽九次。

治病：腰脊脾胃蕴积邪毒，目黄，口干，鼻衄，喉痹，暴哑，头风牙宣，目暗怕光，鼻不能闻，遍身疙瘩等症。

烦，利小便。白英：主寒热八疸，煮汁饮。胡麻：杀五黄、下三焦热毒气。薏苡根：主黄疸如金，捣汁和酒服。桃根：黄疸如金，煎水日服。栀子：解五种黄病。蟹：湿热黄疸，烧研丸服。牛乳：老人黄疸，煮粥食。牛胆：谷疸食黄，和苦参、龙胆丸服。

【脾胃】 黄芪：酒疸，心下痛，胫肿发斑，由大醉当风入水所致，同木兰皮末，酒服。白术：主疸，除湿热，消食，利小便。泻血萎黄积年者，土炒，和熟地黄丸服。苍术亦可。老茄：妇人血黄，竹刀切，阴干为末，每服二钱，酒下。黄雌鸡：时行黄疾，煮食饮汁。

【食积】 丝瓜：食黄，连子烧研，随所伤物煎汤，服二钱。五灵脂：酒积黄肿，入麝香，丸服。

脚气

【释名】 有风湿，寒湿，湿热，食积。

【风寒湿气】 牛蒡：脚气风毒，浸酒饮。忍冬：脚气筋骨引痛，热酒服末。木鳖子：麸炒去油，同桂末，热酒服，取汗。高良姜：脚气人晚食不消，欲作吐者，煎服即消。丹参：风痹足软，渍酒饮。胡卢巴：寒湿脚气，酒浸，同破故纸末，入木瓜蒸熟，丸服。麻黄、羌活、细辛、苍术、白术、天麻、夏枯草、附子、艾叶、秦艽、白蒿、马先蒿、紫苏、漏芦、青葙、苍耳、菊花、旋覆花、菖蒲，酒浸服。薏苡仁：干湿脚气，煮粥食，大验。茴香：干湿脚气，为末酒服。杏仁、秦椒、蜀椒：并主风寒湿脚气。槟榔：风湿脚气冲心，不识人，为末，童尿服。老人弱人脚气胀满，以豉汁服。吴茱萸：寒湿脚气，利大肠壅。五加皮：风湿脚痛五缓，煮酒饮，或酒制作丸服。松叶：十二风痹脚气，酿酒尽一剂，便能行远。乳香：同血竭、木瓜丸服，主久新脚气。晚蚕沙：浸酒。乌雄鸡、牛酥、羊脂、麋脂、熊肉：并主风湿脚气。

【湿热流注】 木通、防己、泽泻、香薷、荆芥、豨莶、龙常草、车前子、海藻、大黄、商陆：合小豆、绿豆煮饭食。甘遂：泻肾脏风湿下注，脚气肿痛生疮，同木鳖子入猪肾煨

食，取利。牵牛：风毒脚气肠秘，蜜丸日服，亦生吞之。威灵仙：脚气入腹，胀闷喘急，为末，酒服二钱，或为丸服，痛减药亦减。巴戟天：饮酒人脚气，炒过同大黄炒研，蜜丸服。胡麻：腰脚痛痹，炒末，日服至一年。木瓜：湿痹，脚气冲心，煎服。猪肝、肾、肚：做生食，治老人脚气。

【敷贴】 附子：姜汁调。天雄、草乌头：姜汁调，或加大黄、木鳖子末。乌桕皮：脚气生疮有虫，末敷追涎。羊角：烧研酒调敷之，取汗，永不发。田螺：脚气攻注，同盐杵，敷股上即定。

【熨熏】 麦麸：醋蒸热熨。荆叶：蒸热卧之，取汗。食盐：蒸热踏之，或擦腿膝后洗之，并良。火针。

痿（wěi）

【释名】 有湿热，湿痰，瘀血。血虚属肝肾，气虚属脾肺。

【湿热】 黄芩：去脾肺湿热，养阴退阳。秦艽：阳明湿热，养血荣筋。知母：泻阴火，滋肾水。生地黄、黄连、连翘、泽泻、威灵仙、防己、木通：并除湿热。卷柏：治痿躄，强阴。陆英：足膝寒痛，阴痿短气。黄檗：除湿热，滋肾水。益气药中加之，使膝中气力涌出，痿软即去，为痿病要药。茯苓、猪苓：并泻湿热。五加皮：主痿躄，贼风伤人，软脚。

【痰湿】 苍术：除湿，消痰，健脾，治筋骨软弱，为治痿要药。白术、神曲、香附子、半夏：并除湿消痰。白附子：诸风冷气，足弱无力。附子、天雄：风痰冷痹，软脚毒风，为引经药。橘皮：利气，除湿痰。松节：酿酒，主脚弱，能燥血中之湿。

【虚燥】 黄芪：益元气，泻阴火，逐恶血，止自汗，壮筋骨，利阴气，补脾肺。人参：益元气，泻阴火，益肺胃，生津液，降痿痹，消痰生血。麦门冬：降心火，定肺气，主痿躄。强阴益精。知母：泻阴火，滋肾水，润心肺。山药：补虚羸，强筋骨，助肺胃。牛膝：痿痹，腰膝软怯冷弱，不可屈申。或酿酒

服。菟丝子：益精髓，坚筋骨，腰疼膝冷，同牛膝丸服。何首乌：骨软行步不得，腰膝痛，遍身瘙痒，同牛膝丸服。菝葜：风毒脚弱，煮汁酿酒服。土茯苓：除风湿，利关节，治拘挛，令人健行。狗脊：男妇脚弱腰痛，补肾。骨碎补：治痢后远行，或房劳，或外感，致足痿软，或痛或痹，汁和酒服。菖蒲：酿酒饮，主骨痿。芎䓖、芍药、当归、地黄、天门冬、紫菀、紫葳：并主痿躄养血润燥。白胶、鹿茸、鹿角、麋角、膃肭、脐：并强阴气，益精血，补肝肾，润燥养筋，治痿弱。

转筋

【释名】有风寒外束，血热，湿热吐泻。

【内治】木香：木瓜汁入酒调服。木瓜：利筋脉，主转筋、筋挛诸病。枝、叶、皮、根并同。棠梨枝、叶、楂子、吴茱萸：炒煎酒服，得利安。松节：转筋挛急，同乳香炒焦研末，木瓜酒服。桂：霍乱转筋。足躄筋急，同酒涂之。沉香：止转筋。鸡矢白：转筋入腹，为末水服。

【外治】蒜：盐捣敷脐，灸七壮。擦足心，并食一瓣。柏叶：捣裹，并煎汁淋。枝、叶亦可。蜜蜡：脚上转筋，销化贴之。

喘逆

【释名】古名咳逆上气。有风寒，火郁，痰气，水湿，气虚，阴虚，脚气。

【风寒】麻黄：风寒，咳逆上气。羌活：诸风冷湿，奔喘逆气。苏叶：散风寒，行气，消痰，利肺。感寒上气，同橘皮煎服。南藤：上气咳嗽，煮汁服。蜀椒：并主虚寒喘嗽。松子仁：小儿寒嗽壅喘，同麻黄、百部、杏仁丸服。皂荚：咳逆上气不得卧，炙研蜜丸，服一丸。风痰，同半夏煎服。巴豆：寒痰气喘，青皮一片夹一粒烧研，姜汁、酒服，到口便止。鲤鱼：烧末，发汗定喘。

【痰气】半夏：痰喘，同皂荚煎服。失血喘急，姜汁和面煨研，丸服。桔梗：痰喘，为末，童尿煎服。苏子：消痰利气定喘，与橘皮相宜。上气咳逆，研汁煮粥食。缩砂仁：上气

咳逆，同生姜擂酒服。葶苈：肺壅上气喘促，肺湿痰喘，枣肉丸服，亦可浸酒。甘遂：水气喘促，同大戟末，服十枣丸。控涎丹。泽漆：肺咳上气，煮汁，煎半夏诸药服。大戟：水喘，同荞面做饼食，取利。栝楼：痰喘气急，同白矾末，萝卜蘸食。小儿痰喘膈热，去子，以寒食面和饼炙研，水服。白芥子：咳嗽支满，上气多唾，每酒吞七粒。老人痰喘，同莱菔子、苏子煎服。生姜：暴逆上气，嚼之屡效。茴香：肾气上冲胁痛，喘息不得卧，擂汁和酒服。橘皮、杏仁：咳逆上气喘促，炒研蜜和，含之。上气喘息，同桃仁丸服，取利。久患喘急，童尿浸换半月，焙研，每以枣许，同薄荷、蜜煎服，甚效。浮肿喘急，煮粥食。桃

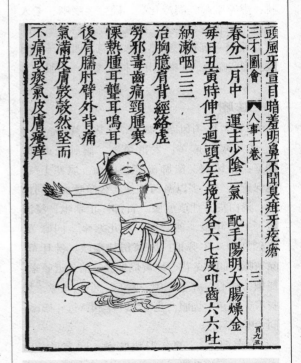

陈希夷二十四节气导引坐功图势

春分二月中坐功图

运主少阴二气

配手阳明大肠燥金

坐功：每日丑、寅两个时辰，伸手回头，左右挽引各四十二次，叩齿三十六次，吐纳漱咽九次。

治病：胸臆、肩背经络虚劳邪毒，齿痛头肿，寒战热肿，耳聋耳鸣，耳后、肩臑肘臂外背疼痛，气满，皮肤硬而不痛，瘙痒。

仁：上气咳嗽喘满，研汁煮粥食。槟榔：痰喘，为末服。

【火郁】知母：久嗽气急，同杏仁煎服，次以杏仁、萝卜子丸服。茅根：肺热喘急，煎水服，名如神汤。蓝叶：上气咳嗽，呀呷有声，捣汁服，后食杏仁粥。大黄：人忽喘急闷绝，涎出吐逆，齿动，名伤寒并热霍乱，同人参煎服。生山药：痰喘气急，捣烂，入蔗汁热服。

【虚促】人参：阳虚喘息，自汗，头晕欲绝，为末汤服。甚者，加熟附子同煎。产后发喘，血入肺窍，危证也，苏木汤调服五钱。五味子：咳逆上气，以阿胶为佐，收耗散之气。痰嗽气喘，同白矾末，猪肺蘸食。韭汁：喘息欲绝，饮一升。大枣：上气咳嗽，酥煎含咽。胡桃：虚寒喘嗽，润燥化痰，同生姜嚼咽。老人喘嗽，同杏仁、生姜、蜜丸服。产后气喘，同人参煎服。沉香：上热下寒喘急，四磨汤。阿胶：虚劳喘急，久嗽经年，同人参末，日服。

咳嗽

【释名】有风寒，痰湿，火热，燥郁。

【风寒】麻黄：发散风寒，解肺经火郁。细辛：去风湿，泄肺破痰。白前：风寒上气，能保定肺气，多以温药佐使。久咳唾血，同桔梗、桑白皮、甘草煎服。百部：止暴嗽，浸酒服。三十年嗽，煎膏服。小儿寒嗽，同麻黄、杏仁丸服。牛蒡根：风寒伤肺壅咳。佛耳草：除寒嗽，同款冬花、地黄烧烟吸，治久近咳嗽。蜀椒、桂心：并主寒嗽。蜂房：小儿咳嗽，烧灰服。鲫鱼：烧服，止咳嗽。羊胰：远年咳嗽，同大枣浸酒服。

【痰湿】半夏：湿痰咳嗽，同南星、白术丸服。气痰咳嗽，同南星、官桂丸服。热痰咳嗽，同南星、黄芩丸服。肺热痰咳，同栝楼仁丸服。天南星：气痰咳嗽，同半夏、橘皮丸服。风痰咳嗽，炮研煎服。莨菪子：久嗽不止，煮炒研末，同酥煮枣食。三十年呷嗽，同木香熏黄烧烟吸。葶苈：肺壅痰嗽，同知母、贝母、枣肉丸服。玄胡索：老小痰嗽，同枯矾和饧食。白芥子、蔓菁子：并主痰气咳嗽。莱

菔子：痰气咳嗽，炒研和糖含。上气痰嗽，唾脓血，煎汤服。莱菔：痨瘦咳嗽，煮食之。丝瓜：化痰止嗽，烧研、枣肉丸服。烧酒：寒痰咳嗽，同猪脂、茶末、香油、蜜浸服。橘皮：痰嗽，同甘草丸服。经年气嗽，同神曲、生姜蒸饼丸服。皂荚：咳嗽囊结。卒寒嗽，烧研，豉汤服。咳嗽上气，蜜炙丸服。又同桂心、干姜丸服。雄黄：冷痰劳嗽。白僵蚕：酒后痰嗽，焙研茶服。

【痰火】黄芩、桔梗、前胡、百合、天门冬、山豆根、白鲜皮、马兜铃：并清肺热，除痰咳。甘草：除火伤肺咳。小儿热嗽，猪胆汁浸炙，蜜丸服。沙参：益肺气，清肺火，水煎服。麦门冬：心肺虚热，火嗽，嚼食甚妙，寒多人禁服。百部：热咳上气，火炙，酒浸服。暴咳，同姜汁煎服。三十年嗽，汁和蜜炼服。小儿寒嗽，同麻黄、杏仁丸服。天花粉：虚热咳嗽，同人参末服。栝楼：润肺，降火，涤痰，为咳嗽要药。干咳，汁和蜜炼含。痰嗽，和明矾丸服。痰咳不止，同五倍子丸噙。热咳不止，同姜、蜜蒸含。肺热痰嗽，同半夏丸服。酒痰咳嗽，同青黛丸服。妇人夜咳，同香附、青黛末服。灯笼草：肺热咳嗽喉痛，为末汤服，仍敷喉外。贝母：清肺消痰止咳，砂糖丸食。又治孕嗽。小儿晬嗽，同甘草丸服。知母：消痰润肺，滋阴降火。久近痰嗽，同贝母末，姜片蘸食。枇杷叶：并止热咳。杏仁：除肺中风热咳嗽，童尿浸，研汁熬，酒丸服。五倍子：敛肺降火，止嗽。百药煎：清肺化痰。敛肺劫嗽，同诃子、荆芥丸含。化痰，同黄芩、橘皮、甘草丸含。

【虚劳】黄芪：补肺泻火，止痰嗽、自汗及咳脓血。人参：补肺气。肺虚久嗽，同鹿角胶末煎服。化痰止嗽，同明矾丸服。喘嗽有血，鸡子清五更调服。小儿喘嗽，发热自汗，有血，同天花粉末。五味子：收肺气，止咳嗽，乃火热必用之药。久咳肺胀，同粟壳丸服。久嗽不止，同甘草、五倍子风化消末噙。又同甘草、细茶末噙。紫菀：止咳脓血，消痰益肺。肺伤咳嗽，水煎服。吐血咳嗽，同五味

子丸服。久嗽，同款冬花、百部末服。小儿咳嗽，同杏仁丸服。地黄：咳嗽吐血，为末酒服。柴胡：除劳热胸胁痛，消痰止嗽。罂粟壳：久咳多汗，醋炒，同乌梅末服。阿芙蓉：久劳咳，同牛黄、乌梅诸药丸服。同罂粟壳末服。寒具：消痰润肺止咳。桃仁：急劳咳嗽，同猪肝、童尿煮，丸服。胡桃：润燥化痰。久咳不止，同人参、杏仁丸服。蜜蜡：虚咳，发热声嘶，浆水煮，丸服。鲫鱼头：烧研服。五灵脂：咳嗽肺胀，同胡桃仁丸服，名敛肺丸。猪肾：同椒煮食。卒嗽，同干姜煮食，取汗。猪胰：二十年嗽，浸酒饮。同轻粉煅研服。

肺痿、肺痈

【释名】有火郁，分气虚、血虚。

【排逐】鸡苏：肺痿吐血咳嗽，研末米饮服。防己：肺痿咯血，同葶苈末，糯米汤服。肺痿喘咳，浆水煎呷。桔梗：肺痈，排脓养血，补内漏。仲景治胸满振寒，咽干吐浊唾。久久吐脓血，同甘草煎服，吐尽脓血愈。芦根：骨蒸肺痿，不能食，同麦门冬、地骨皮、茯苓、橘皮、生姜煎服。甘草：去肺痿之脓血。久咳肺痿，寒热烦闷，多唾，每以童尿调服一钱。肺痿吐涎沫，头眩，小便数而不咳，肺中冷也，同干姜煎服。橘叶：肺痈，捣汁一盏服，吐出脓血愈。栢黄：肺痈不问已成未成，以一两，同百草霜二钱，糊丸，米饮服三十丸，甚捷。

【补益】人参：消痰，治肺痿，鸡子清调服。天门冬：肺痿，咳涎不渴，捣汁入饴、酒、紫菀末丸含。栝楼：肺痿咯血，同乌梅、杏仁末，猪肺蘸食。款冬花：劳咳肺痿，同百合末服。麦门冬：肺痿肺痈，咳唾脓血。鲫鱼：肺痿咯血，同羊肉、莱菔煮服。羊脂髓：肺痿骨蒸，同生苄汁、姜汁、白蜜炼服。猪肺：肺痿嗽血，蘸薏苡食。

虚损

【释名】有气虚，血虚，精虚，五脏虚，虚热，虚寒。

【气虚】甘草：五劳七伤，一切虚损，补益五脏。大人羸瘦，童尿煮服。小儿羸瘦，炙焦蜜丸服。人参：五劳七伤，虚而多梦者加之，补中养营。虚劳发热，同柴胡煎服。房劳吐血，独参汤煎服。黄芪：五劳羸瘦，寒热自汗，补气实表。黄精：五劳七伤，益脾胃，润心肺，九蒸九晒食。青蒿：劳热在骨节间作寒热，童尿熬膏，或为末服。或入人参、麦门冬丸服。骨碎补：五劳六极，手足不收，上热下寒，肾虚。五味子：壮水锁阳，收耗散之气。补骨脂：五劳七伤，通命门，暖丹田，芝麻炒过丸服。同茯苓、没药丸服，补肾养心养血。附子：补下焦阳虚。蛇床子：暖男子阳气、女子阴气。柴胡、秦艽：

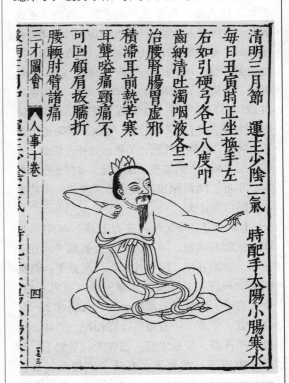

陈希夷二十四节气导引坐功图势

清明三月节坐功图

运主少阴二气

时配手太阳小肠寒水

坐功：每天丑、寅两个时辰，正坐定神，换手左右如拉硬弓，各五十六次，叩齿，纳入清气吐出浊气，咽津各三次。

治病：腰肾、肠胃虚邪积滞，耳前热及畏寒，耳聋嗌痛，颈痛不可回视，肩拔臑折腰软，及肘臂各种痛症。

薄荷：并解五劳七伤虚热。青木香：气劣不足。同补药则补，同泻药则泻。大麻子：虚劳内热，大小便不利，水煎服。莲实：补虚损，交心肾，固精气，利耳目，厚肠胃，酒浸入猪肚煮丸服，或蒸熟蜜丸服，仙方也。枸杞子：五劳七伤，煮粥食。地骨皮：去下焦肝肾虚热。虚劳客热，末服。热劳如燎，同柴胡煎服。虚劳寒热苦渴，同麦门冬煎服。五加皮：五劳七伤，采茎叶末服。冬青：风热，浸酒服。柘白皮：酿酒，补虚损。枸杞虫：起阳益精，同地黄丸服。蚕蛹：炒食，治劳瘦，杀虫。猪肚：同人参、粳米、姜、椒煮食，补虚。

【血虚】地黄：男子五劳七伤，女子伤中失血。同人参、茯苓熬，琼玉膏。酿酒、煮粥皆良。面炒研末酒服，治男女诸虚积冷，同菟丝子丸服。麦门冬：五劳七伤客热。男女血虚，同地黄熬膏服。泽兰：妇人频产劳瘦，丈夫面黄，丸服。黄檗：下焦阴虚，同知母丸服，或同糯米丸服。当归、芎䓖、白芍药、丹参、玄参、续断、牛膝、杜仲、牡丹皮。龟版、绿毛龟、鳖甲、阿胶、醍醐、驼脂、羊乳：并补一切虚、一切血。羊脂：产后虚羸，地黄汁、姜汁、白蜜煎服。羊肝：同枸杞根汁做羹食。羊胃：久病虚羸，同白术煮饮。

【精虚】肉苁蓉：五劳七伤，茎中寒热痛，强阴益精髓。同羊肉煮食。菟丝子：五劳七伤，益精补阳，同杜仲丸服。覆盆子：益精强阴，补肝明目。每旦水服三钱，益男子精，女人有子。何首乌：益精血气，久服有子，服食有方。萝摩子：益精气，同枸杞、五味、地黄诸药末服，极益房室。巴戟天、车前子、远志、决明子、蒺藜子、五味子、菝葜、土茯苓、杜仲皮。石钟乳、石脑、石髓：并补益精气，五劳七伤。磁石：养胃益精，补五脏，同白石英浸水煮粥，日食。牡蛎、羊脊髓、猪脊髓：并补虚劳，益精气。羊肾：虚劳精竭，做羹食。五劳七伤，同肉苁蓉煮羹食。虚损劳伤，同白术煮粥饮。鹿茸：虚劳洒洒如疟，四肢酸痛，腰脊痛，小便数，同当归丸服。同牛膝丸服。麋茸：研末，同酒熬膏服。

寒热

【释名】有外感，内伤，火郁，虚劳，疟，疮，瘰疬。

【和解】甘草：五脏六腑寒热邪气，凡虚而多热者加之。知母：肾劳，憎寒烦热。丹参：虚劳寒热。胡黄连：小儿寒热。黄芩：寒热往来，及骨蒸热毒。柴胡：寒热邪气，去早后潮热，寒热往来，妇人热入血室。白鲜皮：主壮热恶寒。旋覆花：五脏间寒热。秦艽、当归、川芎、芍药：并主虚劳寒热。茄子、马齿苋、苋实、薤白、杏花：女子伤中寒热痹。桃毛：血瘕寒热。厚朴：解利风寒寒热。牡荆、蔓荆：并除骨间寒热。冷水：服丹石，病发恶寒，冬月淋至百斛，取汗乃愈。贝子：温疰寒热，解肌，散结热。

【补中清肺】黄芪：虚疾寒热。沙参、黄精、术：并除寒热，益气和中。桔梗：除寒热，利肺。吴茱萸、椒红、桂：利肝肺气，心腹寒热。沉香：诸虚寒热冷痰，同附子煎服。桑叶：除寒热，出汗。猥猪头肉：寒热。

吐血、衄 (nǜ) 血

【释名】有阳乘阴者，血热妄行。阴乘阳者，血不归经。血行清道出于鼻，血行浊道出于口。呕血出于肝，吐血出于胃，衄血出于肺。耳血曰衄，眼血曰衄，肤血曰血汗，口鼻并出曰脑衄，九窍俱出曰大衄。

【逐瘀散滞】大黄：下瘀血血闭。心气不足，吐血衄血，胸胁刺胀，同芩、连煎服。亦单为散，水煎服。甘遂、芫花、大戟：吐血痰涎，血不止者，服此下行即止。杜衡：吐血有瘀，用此吐之。红蓝花、郁金：破血。为末，井水服，止吐血。茜根：活血行血。为末，水煎服，止吐衄诸血。或加黑豆、甘草丸服。同艾叶、乌梅丸服。剪草：一切失血，为末和蜜，九蒸九晒服。三七：吐衄诸血，米泔服三钱。麻油：衄血，注鼻，能散血。醋：衄血，和胡粉服，仍和土敷阴囊上。葱汁：散血。塞鼻，止衄。莱菔汁：止吐血大衄，仍注鼻中。荷叶：破恶血，留好血。口鼻诸血，生者捣汁服，干者末服，或烧服，或加蒲黄。藕汁：散瘀血，止口鼻诸血。亦注鼻止衄。干柿：脾之果，消宿血，治吐血咯血。五灵脂：吐血，同芦荟丸服。同黄芪末，水服。

【滋阴抑阳】 生地黄：凉血生血。治心肺损，吐血衄血，取汁和童尿煎，入白胶服。心热吐衄，取汁和大黄末丸服。同地龙、薄荷末，服之。紫参：唾血衄衄。同人参、阿胶末服，止吐血。地榆：止吐衄，米醋煎服。当归：头止血，身和血，尾破血。衄血不止，末服一钱。芎劳：破宿血，养新血，治吐衄诸血。芍药：散恶血，逐贼血，平肝助脾。黄芩：诸失血。积热吐衄，为末水煎服。黄连：吐衄不止，水煎服。胡黄连：吐衄，同生地黄、猪胆汁丸服。黄药子：凉血降火。吐血，水煎服。衄血，磨汁服，或末服。小麦：止唾血。浙泔：饮，止吐血。麦面：水服，止吐衄。莲花：酒服末，止损血。

【理气导血】 防风：上部见血须用。白芷：破宿血，补新血，涂山根，止衄。半夏：散瘀血。天南星：散血，末服。榧子：末服，并主吐血。石菖蒲：肺损吐血，同面，水服。川芎同香附末服，主头风即衄。

【调中补虚】 人参：补气生血，吐血后煎服一两。内伤，血出如涌泉，同荆芥灰、蒸柏叶、白面水服。黄芪：逐五脏恶血。同紫萍末服，止吐血。甘草：养血补血，主唾脓血。白及：羊肺蘸食，主肺损吐血。水服，止衄。稻米：末服，止吐衄。钟乳粉、五色石脂、代赭石：并主虚劳吐血。鹿角胶：并主虚损吐血。羊血：热饮，主衄血经月。

【从治】 附子：阳虚吐血，同地黄、山药丸服。益智子：热伤心系吐血，同丹砂、青皮、麝香末服。桂心：水服。艾叶：服汁，止吐衄。姜汁：服汁，仍滴鼻。葫蒜：贴足心。并主衄血。又服蒜汁，止吐血。

齿衄

【释名】 有阳明风热，湿热，肾虚。

【除热】 防风、羌活、生芐、黄连。

【清补】 人参：齿缝出血成条，同茯苓、麦

门冬煎服，奇效。上盛下虚，服凉药益甚者，六味地黄丸、黑锡丹。

【外治】 香附：姜汁炒研，或同青盐、百草霜。麦门冬、地骨皮、苦竹叶、盐：并煎水漱。蜀椒、苦竹茹：并煎醋漱。

咳嗽血

【释名】 咯血出于肺，嗽血出于脾，咯血出于心，唾血出于肾。有火郁，有虚劳。

【火郁】 麦门冬、桔梗、生地黄、金丝草、茅根、贝母、姜黄、牡丹皮、芎劳、白芍药、大青、香附子、茜根、丹参、知母、荷叶：末。藕

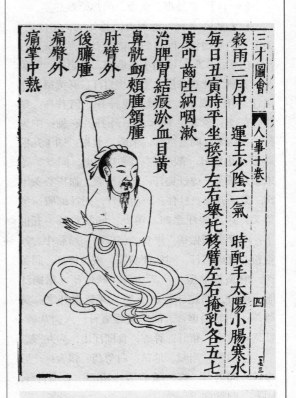

陈希夷二十四节气导引坐功图势

谷雨三月中坐功图

运主少阴二气

时配手太阳小肠寒水

坐功：每天丑、寅两个时辰，平坐，左右换手向上举托，移臂左右掩乳，各三十五次，叩齿吐纳漱咽。

治病：脾胃结块瘀血，目黄，鼻出血，颊、颌肿，肘臂外后廉肿痛，臂外痛，掌中发热。

汁、桃仁、柿霜、干柿：入脾肺，消宿血、咯血、痰涎血。杏仁：肺热咯血，同青黛、黄蜡做饼，干柿夹煨，日食。紫菀：同五味子蜜丸服，并治吐血后咳。白前：久咳唾血，同桔梗、甘草、桑白皮煎服。栀子：炒焦，清胃脘血。

【虚劳】 人参、地黄、百合、紫菀、白及、黄芪、五味子、阿胶、白胶：肺损嗽血，炙研汤服。猪胰：一切肺病，咳唾脓血。猪肺：肺虚咳血，蘸薏苡仁末食。猪心：心虚咯血，包沉香、半夏末，煨食。

诸汗

【释名】 有气虚，血虚，风热，湿热。

【气虚】 黄芪：泄邪火，益元气，实皮毛。人参：一切虚汗，同当归、猪肾煮食，止怔忡自汗。白术：末服，或同小麦煎服，止自汗。同黄芪、石斛、牡蛎末服，主脾虚自汗。麻黄根：止诸汗必用，或末，或煎，或外扑。何首乌：贴脐。郁金：涂乳。粳米粉：外扑。麻勃：中风汗出。糯米：同麦麸炒，末服。韭根：四十九根煎服，止盗汗。酸枣仁：睡中汗出，同参、苓末服。茯神：虚汗盗汗，乌梅汤服。血虚心头出汗，艾汤调服。杜仲：产后虚汗，同牡蛎服。吴茱萸：产后盗汗恶寒。雷丸：同胡粉扑。五倍子：同荞麦粉做饼，煨食，仍以唾和填脐中。牡蛎粉：气虚盗汗，同杜仲酒服；虚劳盗汗，同黄芪、麻黄根煎服；产后盗汗，麸炒研，猪肉汁服；阴汗，同蛇床子、干姜、麻黄根扑之。黄雌鸡：伤寒后虚汗，同麻黄根煮汁，入肉苁蓉、牡蛎粉煎服。猪肝：脾虚，食即汗出，为丸服。

【血虚】 当归、地黄、白芍药、猪膏：产后虚汗，同姜汁、蜜、酒煎服。猪心：心虚自汗，同参、归煮食。

【风热】 防风：止盗汗，同人参、川芎末服。自汗，为末，麦汤服。白芷：盗汗，同朱砂服。龙胆：男女小儿及伤寒一切盗汗，为末酒服，或加防风。胡瓜：小儿出汗，同黄连、胡黄连、黄檗、大黄诸药，丸服。经霜桑叶：除寒热盗汗，末服。

健忘

【释名】 心虚，兼痰，兼火。

【补虚】 甘草：安魂魄，泻火养血，主健忘。人参：开心益智，令人不忘，同猪肪炼过，酒服。远志：定心肾气，益智慧不忘，为末，酒服。石菖蒲：开心孔，通九窍，久服不忘不惑，为末，酒下。仙茅：久服通神，强记聪明。淫羊藿：益气强志，老人昏耄，中年健忘。预知子：心气不足，忧惚错忘，忪悸烦郁，同人参、菖蒲、山药、黄精等，为丸服。麻勃：主健忘。七夕日收一升，同人参二两为末，蒸熟，每卧服一刀圭，能尽知四方事。山药：镇心神，安魂魄，主健忘，开达心孔，多记事。龙眼：安志强魂，主思虑伤脾，健忘怔忡，自汗惊悸，归脾汤用之。莲实：清心宁神，末服。六畜心：心昏多忘，研末酒服。

【痰热】 黄连：降心火，令人不忘。玄参：补肾止忘。麦门冬、牡丹皮、柴胡、木通：通利诸经脉壅寒热之气，令人不忘。商陆花：人心昏塞，多忘喜误，为末，夜服。白石英：心脏风热，惊悸善忘，化痰安神，同朱砂为末服。

惊悸

【释名】 有火，有痰，兼虚。

【清镇】 黄连：泻心肝火，去心窍恶血，止惊悸。麦门冬、远志、丹参、牡丹皮、玄参、知母：并定心，安魂魄，止惊悸。甘草：惊悸烦闷，安魂魄。伤寒心悸脉代，煎服。半夏：心下悸忪，同麻黄丸服。天南星：心胆被惊，神不守舍，恍惚健忘，妄言妄见。同朱砂、琥珀丸服。柴胡：除烦止惊，平肝胆包络相火。龙胆：退肝胆邪热，止惊悸。山药、淡竹沥、黄檗、柏实、茯神、茯苓、乳香、没药、血竭、酸枣仁、厚朴、震烧木：火惊失志，煮汁服。猪心：除惊补血，产后惊悸，煮食。猪心血：同青黛、朱砂丸服，治心病邪热。猪肾：心肾虚损，同参、归煮食。

烦躁

【释名】 肺主烦，肾主躁。有痰，有火，有虫厥。

【清镇】 黄连、黄芩、麦门冬、知母、贝母、车前子、丹参、玄参、甘草、柴胡、甘蔗根、白前、葳蕤、龙胆草、防风、蠡实、芍药、地黄、五味子、酸浆、青黛、栝楼子、葛根、菖蒲、菰笋、萱根、土瓜根、王不留行：并主热烦。海苔：研饮，止烦闷。胡黄连：主心烦热，米饮末服。牛蒡根：服汁，止热攻心烦。款冬花：润心肺，除烦。白术：烦闷，煎服。苎麻、蒲黄：并主产后心烦。小麦、赤小豆、芋、冬瓜、西瓜、杏仁、大枣、荔枝、橄榄、葡萄、甘蔗、竹沥、栀子：大热心烦，烧研酒服。鸡子白、诸畜血、驴肉、羚羊角：并主热烦。

不眠

【释名】 有心虚，胆虚，兼火。

【清热】 灯心草：夜不合眼，煎汤代茶。半夏：阳盛阴虚，目不得瞑，同秫米，煎以千里流水，炊以苇火，饮之即得卧。麦门冬：除心肺热，安魂魄。干姜：虚劳不眠，研末二钱，汤服取汁。酸枣：胆虚烦心不得眠，炒熟为末，竹叶汤下，或加人参、茯苓、白术、甘草，煎服。

多眠

【释名】 脾虚，兼湿热，风热。

【脾湿】 木通：脾病，常欲眠。术、葳蕤、黄芪、人参、土茯苓、茯苓、荆沥、南烛：并主好睡。蕤核：生用治足睡。花构叶：人耽睡，晒研汤服，日二。

【风热】 苦参、营实：并除有热好眠。甘蓝及子：久食益心力，治人多睡。龙葵、酸浆：并令人少睡。苍耳、白薇：风温灼热多眠。茶：治风热昏愦，多睡不醒。酸枣：胆热好眠，生研汤服。枣叶：生煎饮。

消渴

【释名】 上消少食，中消多食，下消小便如膏油。

【生津润燥】 栝楼根：消渴要药，煎汤、做粉、熬膏皆良。黄栝楼：酒洗熬膏，白矾丸服。白芍药：同甘草煎服，日三，渴十年者亦愈。兰叶：生津止渴，除陈气。牛蒡子、葵根：消渴，小便不利，煎服；消中尿多，亦煎服。出了子萝卜：杵汁饮，或为末，日服，止渴润燥。蔓菁根、竹笋、生姜：鲫鱼胆和丸服。乌梅：止渴生津，微研水煎，入豉再煎服。五倍子：生津止渴，为末，水服，日三。

【降火清金】 麦门冬：心肺有热，同黄连丸服。天门冬、黄连：三消，或酒煮，或猪肚蒸，或冬瓜汁浸，为丸服。小便如油者，同栝楼根丸服。紫葛：产后烦渴，煎水服。泽泻、白药、贝母、沙参、茅根：煎水。苏子：消渴变水，同萝卜末，桑白皮汤，日三服，水从小便出。冬瓜：

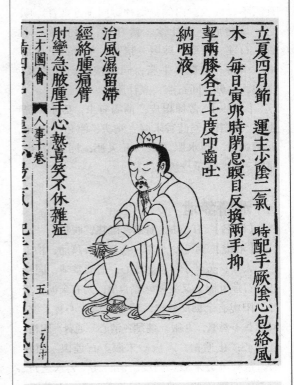

陈希夷二十四节气导引坐功图势

立夏四月节坐功图

运主少阴二气
时配手厥阴心包络风木
坐功：每日寅、卯两个时辰，闭息瞑目，反换两手，压两膝各三十五次，叩齿吐纳咽津。
治病：风湿留滞，经络肿痛，臂肘挛急，腋肿，手心热，喜笑不停，杂症。

利小便，止消渴，杵汁饮。干瓢煎汁。苗、叶、子俱良。林檎、西瓜、甘蔗、乌芋、黄檗：止消渴，尿多能食，煮汁服。晚蚕沙：焙研，冷水服二钱，不过数服。牛胆：除心腹热渴。

【补虚滋阴】 地黄、知母、葳蕤：止烦渴，煎汁饮。人参：生津液，止消渴，为末，鸡子清调服。同栝楼根，丸服。同粉草、猪胆汁，丸服。同葛粉、蜜，熬膏服。黄芪：诸虚发渴，生痈或痈后作渴，同粉草半生半炙末服。香附：消渴累年，同茯苓末，日服。牛膝：下虚消渴，地黄汁浸曝，为丸服。糯米粉：做糜一斗食，或绞汁和蜜服。白扁豆：栝楼根汁和丸服。蛤蚧、鲤鱼、鲫鱼：酿茶煨食，不过数枚。白鸽：切片，同土苏煎汁，咽之。雄猪肚：煮汁饮。猪脊骨：同甘草、木香、石莲、大枣，煎服。猪肾、羊肾：下虚消渴。牛胃、牛髓、牛脂：同栝楼汁，熬膏服。牛脑、牛鼻：同石燕，煮汁服。

【杀虫】 苦楝根皮：消渴有虫，煎水入麝香服。研末，同茴香末服。鳝头、鳅鱼：烧研，同薄荷叶，新水服二钱。五灵脂：同黑豆末，每服三钱，冬瓜皮汤下。

遗精梦泄

【释名】 有心虚，肾虚，湿热，脱精。

【心虚】 远志、小草、益智、石菖蒲、柏子仁、人参、菟丝子：思虑伤心，遗沥梦遗，同茯苓、石莲丸服。又主茎寒精自出，溺有余沥。茯苓：阳虚有余沥，梦遗，黄蜡丸服。心肾不交，同赤茯苓熬膏，丸服。莲须：清心，通肾，固精。莲子心：止遗精，入辰砂末服。石莲肉：同龙骨、益智等分末服。酒浸，猪肚丸，名水芝丹。厚朴：心脾不调，遗沥，同茯苓，酒、水煎服。朱砂：心虚遗精，入猪心煮食。

【肾虚】 巴戟天：夜梦鬼交精泄。肉苁蓉：茎中寒热痛，泄精遗沥。山药：益肾气，止泄精，为末酒服。补骨脂：主骨髓伤败，肾冷精流，同青盐末服。五味子：肾虚遗精，熬膏日服。石龙芮：补阴气不足，失精茎冷。葳蕤、蒺藜、狗脊：固精强骨，益男子，同远志、茯神、

当归丸服。益智仁：梦泄，同乌药、山药丸服。木莲：惊悸遗精，同白牵牛末服。覆盆子：宜肾壮阳，止泄精。为末酒服，止虚劳梦泄，亦醋煮丸服。胡桃：房劳伤肾，口渴精溢自出，大便燥，小便或赤或利，同附子、茯苓丸服。樱桃、金樱子：固精，熬膏服，或加芡实丸，或加缩砂丸服。沉香：男子精冷遗失，补命门。桑螵蛸：男子虚损，昼寐泄精，同龙骨末服。晚蚕蛾：止遗精白浊，焙研丸服。黄雌鸡、乌骨鸡：遗精白浊，同白果、莲肉、胡椒煮食。鹿茸：男子腰肾虚冷，夜梦鬼交，精溢自出，空心酒服方寸匕，亦煮酒饮。

【湿热】 半夏：用猪苓炒过，同牡蛎丸服。薰草：梦遗，同参、术等药煮服。车前草：服汁。续断、漏芦、泽泻、苏子：梦中失精，炒研服。

赤白浊

【释名】 赤属血，白属气。有湿热，有虚损。

【湿热】 猪苓：行湿热，同半夏末酒煮，羊卵丸服。半夏：猪苓炒过，同牡蛎丸服。黄连：思想无穷，发为白淫，同茯苓丸服。知母：赤白浊及梦遗，同黄檗、蛤粉、山药、牡蛎丸服。茶茗叶：尿白如注，小腹气痛，烧入麝香服。生地黄：心虚热赤浊，同木通、甘草煎服。大黄：赤白浊，以末入鸡子内蒸食。苍术：脾湿下流，浊沥。荞麦粉：炒焦，鸡子白丸服。稻草：煎浓汁，露一夜服。神曲萝卜：酿茱萸蒸过，丸服。冬瓜仁：末，米饮服。银杏：十枚，擂水日服，止白浊。楮叶：蒸饼丸服。柳叶：清明日采，煎饮代茶。厚朴：心脾不调，肾气浑浊，姜汁炒，同茯苓服。

【虚损】 黄芪：气虚白浊，盐炒，同茯苓丸服。五味子：肾虚白浊脊痛，醋糊丸服。肉苁蓉：同鹿茸、山药、茯苓丸服。菟丝子：思虑伤心肾，白浊遗精，同茯苓、石莲丸服。络石：养胃气，土邪干水，小便白浊，同人参、茯苓、龙骨，末服。木香：小便浑如精状，同当归、没药丸服。附子：白浊便数，下寒，炮末，水煎服。益智：白浊，同厚朴煎服；赤浊，同茯神、远志、甘草丸服。远志：心虚赤浊，同益智、茯神丸服。石莲：心虚赤浊，研末六钱，甘草一钱，

煎服；白浊，同茯苓煎服。芡实：白浊，同茯苓、黄蜡丸服。土瓜根：肾虚，小便如淋。石菖蒲：心虚白浊。茱萸、巴戟天、山药、茯苓：心肾气虚，梦遗白浊，赤白各半，地黄汁及酒熬膏丸服。阳虚甚，黄蜡丸服。羊骨：虚劳白浊，为末酒服。小便膏淋，橘皮汤服。

癃（lóng）淋

【释名】有热在上焦者，口渴；热在下焦者，不渴；湿在中焦，不能生肺者；前后关格者，下焦气闭也。转胞者，系了戾也。五淋者，热淋、气淋、虚淋、膏淋、沙石淋也。

【通滞利窍】瞿麦：五淋小便不通，下沙石。龙葵根：同木通、胡荽，煎服，利小便。蜀葵花：大小便关格，胀闷欲死，以一两捣入麝香五分，煎服，根亦可。马齿苋、莴苣、麦苗、蜀黍根：煮汁。葡萄根、猪苓、茯苓、榆叶：煮汁。

【清上泄火】桔梗：小便不通，焙研，热酒频服。大麦：卒淋，煎汁和姜汁饮。乌麻：热淋，同蔓菁子浸水服。甘蔗、砂糖、干柿：热淋，同灯心煎服。琥珀：清肺利小肠，主五淋，同麝香服。蚯蚓：擂水服，通小便。老人加茴香。小儿入蜜，敷茎卵上。

【解结】大黄、大戟、郁李仁、乌桕根、桃花：并利大小肠宿垢。蛇蜕：通小便，烧末酒服。

【湿热】葳蕤：卒淋，以一两同芭蕉四两煎，调滑石末服。芒根：煮汁服，利小便。又同蛤粉水服，外敷脐。海金沙：小便不通，同腊茶末，日服。热淋急痛，甘草汤调服。膏淋如油，甘草、滑石同服。黄麻皮：热淋，同甘草煎服。椒目、樗根白皮：并除湿热，利小便。

【沙石】人参：沙淋石淋，同黄芪等分研末，以蜜炙萝卜片蘸，食盐汤下。菝葜：饮服二钱，后以地榆汤浴腰腹，即通。地钱：同酸枣汁、地龙同饮。黑豆：同粉草、滑石服。胡椒：同朴硝，日二。

【调气】甘草梢：茎中痛，加酒煮玄胡索、苦楝子尤妙。玄胡索：小儿小便不通，同苦楝子末服。芍药：利膀胱大小肠，同槟榔末煎服。

治五淋。白芷：气淋，醋浸焙末服。附子：转脬虚闭，两脉沉伏，盐水浸泡，同泽泻煎服。胡荽：通心气。小便不通，同葵根煎水，入滑石服。陈橘皮：利小便五淋。产后尿闭，去白二钱，酒服即通。

【滋阴】知母：热在下焦血分，小便不通而不渴，乃无阴则阳无以化，同黄檗酒洗各一两，入桂一钱，丸服。牛膝：破恶血，小便不利，茎中痛欲死，以根及叶煮酒服。牛蒡叶：汁同地黄汁蜜煎，调滑石末服，治小便不通急痛。生藕汁：同地黄、葡萄汁，主热淋。牡蛎：小便淋闭，服血药不效，同黄檗等分，末服。鸡子黄：小便不通，生吞数枚。阿胶：小便及转脬，水煮服。

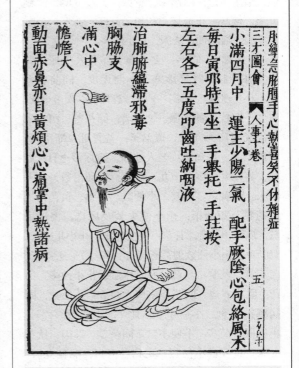

陈希夷二十四节气导引坐功图势

小满四月中坐功图

运主少阳二气

时配手厥阴心包络风木

坐功：每日在寅、卯两个时辰，正坐，一手举托，一手拄按，左右各十五次，叩齿吐纳咽津。

治病：肺腑蕴滞的邪毒，胸胁支满，心中澹澹大动，面红鼻赤，目黄，心烦作痛，掌心发热，各种病症。

溲 (sōu) 数遗尿

【释名】 有虚热，虚寒。肺盛则小便数而欠，虚则欠咳小便遗。心虚则少气遗尿。肝实则癃闭，虚则遗尿。胕遗热于膀胱则遗尿。膀胱不约则遗，不藏则水泉不禁；胕损，则小便滴沥不禁。

【虚热】 香附：小便数，为末酒服。白微：妇人遗尿，同白芍末酒服。菰根汁、麦门冬、土瓜根：并止小便不禁。牡丹皮：除厥阴热，止小便。桑耳：遗尿，水煮，或为末酒服。松蕈：食之，治溲浊不禁。茯苓：小便数，同矾煮山药为散服；不禁，同地黄汁熬膏，丸；小儿尿床，同茯神、益智，末服。黄檗：小便频数，遗精白浊，诸虚不足，用糯米、童尿，九浸九晒，酒糊丸服。溲疏：止遗尿。胡粉、黄丹、象牙、象肉：水煮服，通小便；烧服，止小便多。

【虚寒】 仙茅：丈夫虚劳，老人失尿，丸服。补骨脂：肾气虚寒，小便无度，同茴香丸服。小儿遗尿，为末，夜服。益智子：夜多小便，取二十四枚入盐煎服。心虚者，同茯苓、白术末服，或同乌梅丸服。覆盆子：益肾脏，缩小便，酒焙末服。草乌头：老人遗尿，童尿浸七日，炒盐，酒糊丸，服二十丸。菝葜：小便滑数，为末酒服。葳蕤：茎中寒，小便数。人参、黄芪：气虚遗精。蔷薇根：止小便失禁及尿床，捣汁为散，煎服，并良。甘草：头夜煎服，止小儿遗尿。鸡肠草：止小便数遗，煮羹食。菟丝子、五味子、肉苁蓉、蒺藜、菖蒲：并暖水脏，止小便多。山药：矾水煮过，同茯苓末服。茴香：止便数，同盐蘸糯糕食。小豆叶：煮食，止小便数。杵汁，止遗尿。芡实：小便不禁，同茯苓、莲肉、秋石丸服。莲实：小便数，入猪肚煮过，醋糊丸服。银杏：小便数，七生七煨食之，温肺益气。胡桃：小便夜多，卧时煨食，酒下。桂：小儿遗尿，同龙骨、雄鸡肝丸服。桑螵蛸：益精止遗尿，炮熟为末，酒服。鸡子：作酒，暖水脏，缩小便。

【止塞】 酸石榴：小便不禁，烧研，以榴白皮煎汤服二钱，枝亦可，日二。赤石脂：同牡蛎、盐末，丸服。

小便血

【释名】 不痛者为尿血，主虚；痛者为血淋，主热。

【尿血】 生地黄：汁，和姜汁、蜜服。蒲黄：地黄汁调服，或加发灰。白芷：同当归末服。玄胡索：同朴硝煎服。升麻：小儿尿血，煎服。甘草：小儿尿血，煎服。人参：阴虚者，同黄芩，蜜炙萝卜蘸食。郁金：破恶血，血淋尿血，葱白煎。香附：煎酒，服后服地榆汤。狼牙草：同蚌粉、槐花、百药煎，末服。麦麸：炒香，猪脂蘸食。乌梅：烧末，醋糊丸服。棕榈：半烧半炒，水服。地骨皮：新者，浓煎入酒服。柏叶：同黄连末，酒服。槐花：同郁金末，淡豉汤服。五倍子：盐梅丸服。蚕茧：大小便血，同蚕连、蚕沙、僵蚕为末，入麝香服。

【血淋】 生地黄：同车前汁温服，又同生姜汁服。香附：同陈皮、赤茯苓煎服。茄叶：末，盐、酒服二钱。赤小豆：炒末，葱汤服。青粱米：同车前子煮粥，治老人血淋。大麻根：水煎。莲房：烧，入麝香，水服。槟榔：磨，麦门冬汤服。鸡屎白：小儿血淋，糊丸服。

阴痿

【释名】 有湿热者，属肝脾；有虚者，属肺肾。

【湿热】 天门冬、麦门冬、知母、石斛：并强阴益精。车前子：男子伤中，养肺强阴，益精生子。牡丹皮、地肤子、升麻、柴胡、泽泻、龙胆：并益精补气，治阴痿。丝瓜汁：阴茎挺长，肝经湿热也，调五倍子末敷之，内服小柴胡加黄连。

【虚弱】 人参：益肺肾元气，熬膏。甘草：益肾气内伤，令人阴不痿。熟地黄：滋肾水，益真阴。肉苁蓉：茎中寒热疼痒，强阴，益精气，多子。男子绝阳不生，女子绝阴不产，壮阳，日御过倍，同羊肉煮粥食之。锁阳：益精血，大补阴气，润燥治痿，功同苁蓉。列当：兴阳，浸酒服。何首乌：长筋骨，益精髓，坚阳道，令人有子。牛膝：治阴痿补肾，强筋填髓。远志：益精强志，坚阳道，利丈夫。百脉根：除劳，补不足，浸酒服。狗脊：坚腰脊，利俯仰，宜老人。仙茅：丈夫虚劳，老人无子，益阳道，房事不倦。附子、天麻：益气长阴，助阳强筋。牡蒙、淫羊藿：阴痿茎中痛，丈夫绝阳无子，女人绝阴无子，老人昏耄，煮酒饮。覆盆子：强阴健阳，男子精虚阴痿，酒浸为末，日服三钱，能令坚长。菟丝子：强阴，坚筋骨，茎寒精出。蛇床子：主阴痿，久服令人有子，益女人阴气，同五味、菟丝，丸服。补骨脂：主骨髓伤败肾冷，通命门，暖丹田，兴阳事，同胡桃诸药丸服。胡桃：阳痿，同补骨脂、蜜丸服。山茱萸：补肾气，添精髓，兴阳道，坚阴茎。石南：肾气内伤，阴衰脚弱，利筋骨皮毛。白棘：丈夫虚损，阴痿精出。雄蚕蛾：益精气，强阴道，交接不倦，炒蜜丸服。枸杞虫：和地黄丸服，大起阴，益精。雀卵：阴痿不起，强之令热，多精有子，和天雄、菟丝丸服。雀肉：冬月食之，起阳道，秘精髓。

强中

【释名】 有肝火盛强，有金石性发。其证茎盛不衰，精出不止，多发消渴痈疽。

【伏火解毒】 知母、地黄、麦门冬、黄芩、玄参、茅苕、黄连、栝楼根、大豆、黄檗、地骨皮、冷石、石膏、猪肾、白鸭通。

【补虚】 补骨脂、韭子：各一两，为末，每服三钱，水煎服，日三。

囊痒

【释名】 阴汗、阴臊、阴疼，皆属湿热，亦有肝肾风虚。厥阴实则挺长，虚则暴痒。

【内服】 白芷、羌活、防风、柴胡、白术、麻黄根、车前子、白蒺藜、白附子、黄芩、木通、远志、藁本香、黑牵牛、石菖蒲、生地黄、当归、细辛、山药、荆芥穗、补骨脂：男子阴囊湿痒。黄芪：阴汗，酒炒为末，猪心蘸食。栀子仁、茯苓、黄檗、五加皮：男女阴痒。杜仲、滑石、白僵蚕：男子阴痒痛。

【敷扑】 五味子：阴冷。蒲黄、蛇床子、生大黄：嚼敷。麻黄根：同牡蛎、干姜扑。又同硫黄末扑之。没石子、菖蒲：同蛇床子敷。

干姜：阴冷。胡麻：嚼涂。大豆黄：嚼涂。吴茱萸、蜀椒：同杏仁敷，又主女人阴冷。杏仁：炒，治妇人阴痒。银杏：阴上生虱作痒，嚼涂。桃仁：粉涂。茶末、松香：同花椒浸香油、烧灰滴搽。皂荚：糯禾烧烟日熏。肥皂：烧搽。麸炭：同紫苏叶，香油调涂。铸铧锄孔中黄土、炉甘石：同蚌粉扑。密陀僧、滑石：同石膏入少矾敷。阳起石：涂湿痒臭汗。雄黄：阴痒有虫，同枯矾、羊蹄汁搽。五倍子：同茶末涂。

【熏洗】 蛇床子、甘草、水苏、车前子、狼牙草、莨菪子、墙头烂草：妇人阴痒，同荆芥、牙皂煎洗。荷叶：阴肿痛及阴痿囊痒，同浮萍、蛇床煎洗。

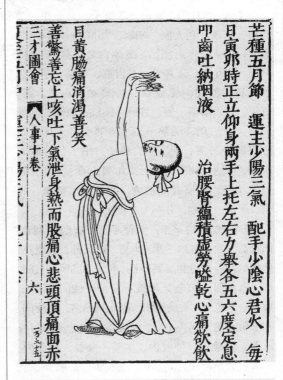

陈希夷二十四节气导引坐功图势

芒种五月节坐功图

运主少阳三气

时配手少阴心君火

坐功：每日寅、卯两个时辰，正立，仰身，两手向上托，左右用力上举各三十次，然后定息叩齿，吐纳咽津。

治病：腰肾蕴积，虚劳嗌乾，心痛欲饮，目黄，胁痛，消渴，善笑善惊善忘，上咳吐下气泄，身热股痛，心悲，头顶痛，面赤。

大便燥结

【释名】 有热，有风，有气，有血，有湿，有虚，有阴，有脾约，三焦约，前后关格。

【通利】 大黄、牵牛：利大小便，除三焦壅结，气秘气滞，半生半炒服，或同大黄末服，或同皂荚丸服。芫花、泽泻、荛花：并利大小便。射干：汁服，利大小便。独行根：利大肠。甘遂：下水饮，治二便关格，蜜水服之，亦敷脐。续随子：利大小肠，下恶滞物。桃花：水服，通大便。桃叶：汁服，通大小便。郁李仁：利大小肠，破结气血燥，或末或丸，做面食。乌桕皮：煎服，利大小便；末服，治三焦约，前后大小便关格不通。轻粉：通大肠壅结，同黄丹服。

【养血润燥】 地黄、冬葵子、吴葵花、羊蹄根、紫草：利大肠。胡麻、胡麻油、麻子仁：老人、虚人、产后闭结，煮粥食之。粟米、秫、荞麦、大小麦、麦酱汁、马齿苋、苋菜、芋、百合、葫、苦耽、菠薐菜、苦荬菜、白苣、菾、苜蓿、薇、落葵、笋、甘蔗、桃仁：血燥，同陈皮。产后闭，同藕节煎服。杏仁：气闭，同陈皮服。苦枣、梨、菱、柿子、柏子仁：老人虚闭，同松子仁、麻仁，丸服。食盐：润燥，通大小便，敷脐及灌肛内，并饮之。蜂蜜、蜂子、螺蛳、海蛤：并利大小便。

【导气】 烂茅节：大便不通，服药不利者，同沧盐，吹入肛内一寸。生葛、威灵仙、旋覆花、地蜈蚣汁：并冷利。萝卜子：利大小肠风闭气闭，炒，擂水服。和皂荚末服。蔓菁子油：二便闭，服一合。葱白：大肠虚闭，同盐捣贴脐；二便闭，和酢敷小腹，仍灸七壮；小儿虚闭，煎汤调阿胶末服，仍蘸蜜，插肛内。生姜：蘸盐，插肛内。茴香：大小便闭，同麻仁、葱白煎汤，调五苓散服。大麦蘖：产后闭塞，为末服。陈橘皮：大便气闭，连白酒煮，焙研，酒服二钱。老人加杏仁，丸服。槟榔：大小便气闭，为末，童尿、葱白煎服。乌梅：大小便不通，气奔欲死，十枚纳入肛内。皂荚：风人虚人脚气人，大肠或闭或利，酥炒，蜜丸服；便闭，同蒜捣，敷脐内。

【虚寒】 黄芪：老人虚闭，同陈皮末，以麻仁煮，蜜煎匀和服。人参：产后闭，同枳壳、麻仁，丸服。甘草：小儿初生，大便不通，同枳壳一钱，煎服。肉苁蓉：老人虚闭，同沉香、麻仁，丸服。半夏：辛能润燥，主冷闭，同硫黄丸服。附子：冷闭，为末，蜜水服。胡椒：大小便关格，胀闷杀人，二十一粒煎，调芒硝半两服。

脱肛

【释名】 有泻痢，痔漏，大肠气虚也。附肛门肿痛。

【内服】 防风：同鸡冠花丸服。茜根：榴皮煎酒服。蛇床子：同甘草末服。黄栝楼：服汁，或入矾煅为丸。防己实：焙煎代茶。卷柏：末服。鸡冠花：同棕灰、羌活末服。紫堇花：同慈石毛服，并敷。荷钱：酒服并敷。蜀椒：每旦嚼一钱，凉水下，数日效。槐角：同槐花炒末，猪肾蘸食。花构叶：末服，并涂。诃黎勒、桑黄：并治下痢肛门急疼。百药煎：同乌梅、木瓜煎服。

【外治】 木贼、紫萍、茛菪子、蒲黄、蕙草根中涕：并涂。苎根：煎洗。苦参：同五倍子、陈壁土煎洗，木贼末敷之。香附子：同荆芥煎洗。曼陀罗子：同橡斗、朴硝煎洗。酢浆草：煎洗。生萝卜：捣贴脐中，束之。胡荽子：痔漏脱肛，同粟糠、乳香烧烟熏。蕺菜：捣涂。粟糠：烧熏。榴皮：洗。枳实：蜜炙熨。橡斗：可洗可敷。巴豆壳：同芭蕉汁洗后，以麻油、龙骨、白矾敷。皂荚：烧熏，亦炙熨。

痔漏

【释名】 初起为痔，久则成漏。痔属酒色郁气血热或有虫，漏属虚与湿热。

【内治】 黄连：煮酒丸服，大便结者，加枳壳。黄芩、秦艽、白芷、牡丹、当归、木香、苦参、益母草：饮汁。茜根、海苔、木贼：下血，同枳壳、干姜、大黄，炒焦服之。蘘荷根：下血，捣汁服。苍耳茎、叶：下血，为末服。苦杖：焙研，蜜丸服。酢浆草：煮服。旱莲：捣酒服。忍冬：酒煮丸服。何首乌、檵藤子：烧研饮服。牵牛：痔漏有虫，为末，猪肉蘸食。赤小豆：肠痔有血，苦酒煮晒为末服。胡麻：同茯苓入蜜作炒，日食。胡荽子：炒研酒服。蓍莲子：治漏，同诸药、鲫鱼烧研服。莴苣子：痔瘘下血。桑耳：做羹食。橡子：痔血，同糯米粉炒黄和蒸，频食。杏仁汁：煮粥，治五痔下血。莲花蕊：同牵牛、当归末，治远年痔漏。黄檗：肠痔脏毒，下血不止，四制作丸服。槐实：五痔疮瘘，同苦参丸服，或煎膏纳窍中。槐花：外痔长寸许，日服，并洗之。槐叶：肠风痔疾，蒸晒，代茗饮。冬青子：主痔，九蒸九晒吞之。赤白茯苓：同没药、破故纸酒浸蒸饼研丸服，治痔漏效。鲫鱼：酿白矾烧研服，主血痔。牛脾：痔瘘，腊月淡煮，日食一度。

【洗渍】 苦参、飞廉、苦芙、白鸡冠、白芷、连翘、酢浆草、木鳖子：洗并涂。稻藁灰：汁。胡麻、丁香、槐枝、柳枝：洗痔如瓜，后以艾灸。芫荑、棘根、木槿根：煎洗。仙人杖、桃根、猕猴桃、无花果、冬瓜、苦瓠、苦荬菜、鱼腥草：煎洗，并入枯矾、龙脑敷。

【涂点】 胡黄连：鹅胆调。草乌头：反内痔。土瓜根、通草花粉、繁缕：敷积年痔。荞麦秸灰：点痔。木瓜鳝：涎调，贴反花痔。桃叶：杵坐。血竭：血痔。密陀僧：同铜青涂。黄丹：同滑石涂。殷蘗、硫黄、黄矾、绿矾、水银：枣研塞漏孔。乌烂死蚕、露蜂房、蛞蝓：研，入龙脑敷之。蜈蚣：香油煎过，入五倍子末收搽之。

下血

【释名】 血清者，为肠风，虚热生风，或兼湿气。血浊者，为脏毒，积热食毒，兼有湿热。血大下者为结阴，属虚寒。便前为近血，便后为远血，又有蛊毒虫痔。

【风湿】 羌活、白芷：肠风下血，为末，米饮服。升麻、天名精：止血破瘀。木贼：肠风下血，水煎服。肠痔下血，同枳壳、干姜、大黄，炒研末服。胡荽子：肠风下血，和生菜食，或为末服。皂荚蕈：泻血，酒服一钱。槐花：炒研酒服，或加柏叶，或加栀子，或加荆芥，或加枳壳，或煮猪脏为丸服。干蝎：肠风下血，同白矾末，饮服半钱。

【湿热】 白术：泻血萎黄，同地黄丸服。苍术：脾湿下血，同地榆煎服。肠风下血，以皂荚汁煮焙，丸服。贯众：肠风、酒痢、痔漏诸下血，焙研米饮服，或醋糊丸服。地榆：下部见血必用之，结阴下血，同甘草煎服；下血二十年者，同鼠尾草煎服；虚寒人勿用。青蒿：酒痔下血，为末服。益母草：痔疾下血，捣汁饮。刘寄奴：大小便下血，为末茶服。鸡冠：止肠风泻血，白花并子炒煎服。结阴下血，同椿根白皮丸服。苍耳叶：五痔下血，为末服。萱根：大小便血，和生姜、香油炒热，沃酒服。紫菀：产后下血，水服。地肤叶：泻血，做汤煮粥食。王不留行：粪后血，末服。金盏草：肠痔下血。虎杖：肠痔下血，焙研，蜜丸服。车前草：捣汁服。马鞭草：酒积下血，同白芷烧灰，蒸饼丸服。旱莲：焙末饮服。凌霄花：粪后血，浸酒服。蔷薇

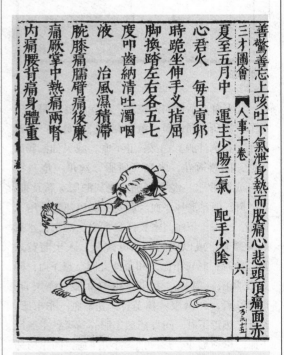

善惊善忘上咳吐下气泄身热而股痛心悲头顶痛面赤

夏至五月中 运主少阳三气 配手少阴

人事十卷

三才圖會

心君火 每日寅卯

时跪坐伸手义指屈

脚换踏左右各五七

度叩齿纳清吐浊咽

液 治风湿积滞

腕膝痛臑臂痛后廉

痛厥掌中热痛两肾

内痛腰背痛身体重

陈希夷二十四节气导引坐功图势

夏至五月中坐功图

运主少阳三气

时配手少阴心君火

坐功：每日寅、卯两个时辰，跪坐，伸手叉指，屈双足交换踏，左右各三十五次，叩齿，纳入清气，吐出浊气，然后咽津。

治病：风湿积滞，腕膝痛，臂痛，后廉痛厥，掌中热痛，两肾内痛，腰背痛，身体重。

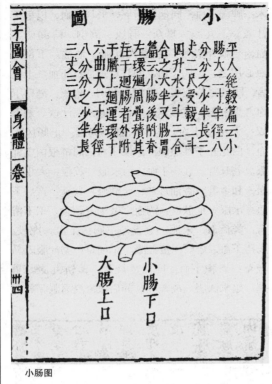

小肠图

根：止下血。栝楼实：烧灰，同赤小豆末服。王瓜子：烧研，同地黄、黄连丸服。生葛汁：热毒下血，和藕汁服。白蔹：止下血。威灵仙：肠风下血，同鸡冠花，米醋煮研服。丝瓜：烧灰酒服，或酒煎服。经霜老茄：烧灰酒服。蒂及根、茎、叶，俱治肠风下血。蕨花：肠风热毒，焙末饮服。萝卜：下血，蜜炙任意食之。酒毒，水煮入少醋食，或以皮同薄荷叶烧灰，入生蒲黄末服。独蒜：肠毒下血，和黄连丸服。暴下血，同豆豉丸服。银杏：生和百药煎丸服，亦煨食。乌芋：汁，和酒服。藕节汁：止下血，亦末服。茗叶：热毒下血，同百药煎末服。黄檗：主肠风下血，里急后重，热肿痛。小儿下血，同赤芍药丸服。椿根白皮：肠风泻血，醋糊丸服，或酒糊丸。或加苍术，或加寒食面。经年者，加人参、酒煎服。椿荚：半生半烧，米饮服。木槿：肠风泻血，作饮。山茶：为末，童尿、酒服。栀子：下鲜血，烧灰水服。枳壳：烧黑，同羊胫炭末服，根皮亦末服。枳实：同黄芪末服。橘核：肠风下血，同樗根皮末服。柏叶：烧服，或九蒸

九晒，同槐花丸服。柏子：酒煎服。蚕茧：大小便血，同蚕蜕纸、晚蚕沙、白僵蚕，炒研服。桑蠹屎：烧研，酒服。田螺：酒毒下血，烧焦末服，壳亦止下血。猪血：卒下血不止，酒炒食。

【虚寒】人参：因酒色甚下血，同柏叶、荆芥、飞面末，水服。黄芪：泻血，同黄连丸服。艾叶：止下血，及产后泻血，同老姜煎服。附子：下血日久虚寒，同枯矾丸服，或同生黑豆煎服。草乌头：结阴下血，同茴香、盐煎露服。天南星：下血不止，用石灰炒黄，糊丸服。干姜：主肠澼下血。桂心：结阴下血，水服方寸匕。天竺桂、乌药：焙研，饭丸服。雄黄：结阴便血，入枣内同铅汁煮一日，以枣肉丸服。鲫鱼：酿五倍子煅研，酒服。

【积滞】山楂：下血，用寒热脾胃药俱不效者，为末，艾汤服即止。芜荑：猪胆汁丸服，治结阴下血。苦楝实：蜜丸服。水蛭：漏血不止，炒末酒服。

【止涩】金丝草、三七：白酒服二钱，或入四物汤。卷柏：大肠下血，同侧柏、棕榈烧灰酒服。生用破血，炙用止血。远年下血，同地榆煎服。荷叶、莲房灰、橡斗壳：同白梅煎服。酸榴皮：末服，亦煎服。橄榄：烧研，米饮服。干柿：入脾消宿血。久下血者，烧服，亦丸服。棕榈皮：同栝楼烧灰，米饮服。诃黎勒：止泻血。鼠李：止下血。

瘀血

【释名】有郁怒，有劳力，有损伤。

【破血散血】生甘草：行厥阴、阳阴二经污浊之血。黄芪：逐五脏间恶血。黄芩：热入血室。黄连：赤目瘀血，上部见血。射干：消瘀血、老血在心脾间。桔梗：打击瘀血，久在肠内时发动者，为末，米饮服。大黄：煎酒服，去妇人血癖，男女伤损瘀血，醋丸。治干血气，产后血块。蓬莪茂：消扑损内伤瘀血，通肝经聚血，女人月经血气。三棱：通肝经积血，女人月水，产后恶血。牡丹皮：瘀血留舍肠胃，女人一切血气。芍药：逐贼血，女人血闭，胎前产后一切血病。红蓝花：多用破血，少用养血，酒煮，下产后血。

常春藤：腹内诸冷血风血，煮酒服。当归、丹参、川芎、白芷、泽兰、马兰、大小蓟、芒箔、芒茎：并破宿血，养新血。半夏、天南星、天雄、续随子、山漆、赤小豆、米醋、黄麻根、麻子仁：并消散瘀血。黑大豆、大豆黄卷、红曲、饴饧、芸苔子：并破瘀血。韭汁：清胃脘恶血。桃仁、桃胶、桃毛、李仁、杏枝：并破瘀血老血。红柿、山楂、荷叶、藕、蜀椒、秦椒、柳叶、桑叶、琥珀：并消瘀血。白杨皮：去折伤宿血在骨肉间疼。干漆：消年深积滞老血。白雄鸡翢：并破腹内瘀血。黑雌鸡：破心中宿血，补心血。

诸虫

【释名】有蛔、白、蛲、伏、肉、肺、胃、弱、赤九种。又有尸虫、劳虫、疳虫、瘕虫。

【杀虫】术嗜：生米有虫，蒸饼丸服。鹤虱：心痛，醋服。龙胆：去腹中小虫及蛔痛，煎服。杜衡、贯众、蘼芜、紫河车、云实、白菖、百部、天门冬、赭魁、石长生：并杀蛔、蛲、寸白诸虫。艾叶：蛔痛，捣汁服，或煎水服，当吐下虫。小麦：炒，末服，并杀蛔虫。丹黍米泔：服，治鳖瘕。槐耳：烧末水服，蛔立出。柿：并杀虫。橘皮：去寸白。排华：去赤虫。桃仁、桃叶：杀尸虫。槟榔：杀三虫、伏、尸，为末，大腹皮汤下。吴茱萸、东行根：杀三虫，酒、水煎服。藕：同蜜食，令人腹脏肥，不生诸虫。桑白皮、金樱根、郁李根、蔓荆：并杀寸白虫。胡粉：葱汁丸服，治女人虫心疼，下寸白。五灵脂：心脾虫痛，同槟榔末服。小儿虫痛，同灵矾丸服，取吐。六畜心：包朱砂、雄黄煮食，杀虫。

肠鸣

【释名】有虚气，水饮，虫积。

【肠鸣】丹参、桔梗、海藻：并主心腹邪气上下，雷鸣幽幽如走水。昆布、女菀、女萎：并主肠鸣游气，上下无常处。半夏、石香薷、荜茇、红豆蔻、越王余算：并主虚冷肠鸣。大戟：痰饮，腹内雷鸣。橘皮、杏仁：并主肠鸣。厚朴：积年冷气，腹内雷鸣。栀子：热鸣。原蚕沙：肠鸣热中。鳝鱼：冷气肠鸣。

心腹痛

【释名】有寒气，热气，火郁，食积，死血，痰癖，虫物，虚劳，中恶，阴毒。

【温中散郁】木香：心腹一切冷痛、气痛，九种心痛，妇人血气刺痛，并磨酒服。心气刺痛，同皂荚末，丸服。内钓腹痛，同乳香、没丸服。香附子：一切气、心腹痛，利三焦，解六郁，同缩砂仁、甘草末点服。心脾气痛，同高良姜末服。血气痛，同荔枝烧研酒服。艾叶：心腹一切冷气鬼气，捣汁饮，或末服。同香附，醋煮丸服，治心腹小腹诸痛。芎劳：开郁行气，诸冷痛中恶，为末，烧酒服。苍术：心腹胀痛，解郁宽中。甘草：去腹中冷痛。姜黄：冷气痛，同桂

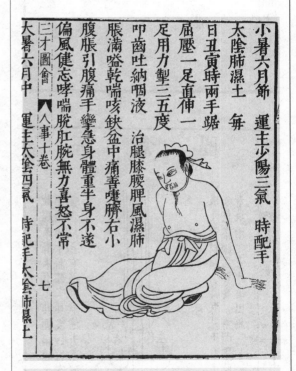

陈希夷二十四节气导引坐功图势

小暑六月节坐功图

运主少阳三气

时配手太阴肺湿土

坐功：每日丑、寅两个时辰，两手踞地，屈一足，伸直一足，用力掣十五次。叩齿、吐纳、咽津。

治病：腿、膝、腰、大腿风湿，肺胀满，嗌干、喘咳，缺盆中痛，好嚏，脐右小腹胀引腹痛，手挛急，体重，半身不遂，偏风，健忘，哮喘，脱肛，腕无力，喜怒无常。

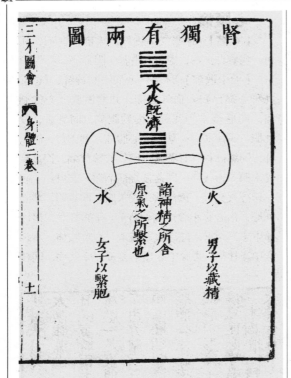

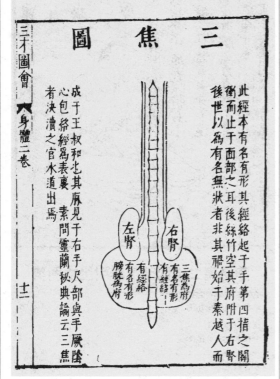

肾独有两图 《三十六难》说，脏器都只有一个，唯独肾有两个，而两个却不都为肾，左为肾，右为命门。

末，醋服。小儿胎寒，腹痛，吐乳，同乳香、没药、木香丸服。附子：心腹冷痛，胃寒蛔动，同炒栀子酒糊丸服。寒厥心痛，同郁金、橘红，醋糊丸服。胡椒粥、茱萸粥、葱豉酒、姜酒、茴香：并主一切冷气，心痛、腹痛、心腹痛。烧酒：冷痛，入盐服。阴毒腹痛，尤宜。葱白：主心腹冷气痛，虫痛，疝痛，大人阴毒，小儿盘肠内钓痛。乌梅：胀痛欲死，煮服。胡桃：急心痛，同枣煨嚼，姜汤下。桂：秋冬冷气腹痛，非此不除。九种心疼，及寒疝心痛，为末酒服。心腹胀痛，水煎服。产后心痛，狗胆丸服。乌药：冷痛，磨水入橘皮、苏叶煎服。硫黄：一切冷气痛，黄蜡丸服。鲍鱼灰：妊娠感寒腹痛，酒服。猪心：急心痛经年，入胡椒十粒煮食。

【活血流气】当归：和血，行气，止疼。心下刺疼，酒服方寸匕。女人血气，同干漆丸服。产后痛，同白蜜煎服。芍药：止痛散血，治上中腹痛。腹中虚痛，以二钱同甘草一钱煎服。恶寒加桂，恶热加黄芩。玄胡索：活血利气。心腹少腹诸痛，酒服二钱，有神。热厥心痛，同川楝末二钱服。血气诸痛，同当归、橘红丸服。姜黄：产后血痛，同桂末酒服，血下即愈。蒲黄：血气心腹诸疼，同五灵脂煎醋或酒服。紫背金盘：女人血气，酒服。青粱米：心气冷痛，桃仁汁煮粥食。丝瓜：女人干血气，炒研酒服。桃仁：卒心痛，疰心痛，研末水服。五灵脂：心腹胁肋少腹诸痛。疝痛，血气，同蒲黄煎醋服。或丸，或一味炒焦酒服。虫痛加槟榔。

【痰饮】半夏：湿痰心痛，油炒丸服。狼毒：九种心痛，同吴茱萸、巴豆、人参、附子、干姜丸服。心腹冷痰胀痛，同附子、旋覆花丸服。草乌头：冷痰成包，心腹疞痛。百合、椒目：留饮腹痛，同巴豆丸服。枳实：胸痹痰水痛，末服。枳壳：心腹结气痰水。五倍子：心腹痛，炒焦，酒服立止。牡蛎粉：烦满心脾痛，煅研酒服。蛤粉：心气痛，炒研，同香附末服。

【火郁】黄连：卒热心腹烦痛，水煎服。黄芩：小腹绞痛，小儿腹痛。得厚朴、黄连，止腹痛。麻子仁：妊娠心痛，研水煎服。荞麦粉：绞肠痧痛，炒热，水烹服。槐枝：九种心痛，煎水服。黄蜡：急心痛，烧化丸，凉水下。兔血：卒心痛，和茶末、乳香丸服。败笔头：心痛不止，烧灰，无根水下。

【中恶】艾叶：鬼击中恶，卒然着人如刀刺状，心腹切痛，或即吐血下血，水煎服。藿香、郁金香、茅香、兰草、山姜、缩砂、丹参、苦参：煎酒。姜黄、郁金、肉豆蔻、菖蒲、鸡苏、甘松、忍冬：水煎。豌豆、白豆、大豆、胡荽：浸酒。蜀椒、茱萸、蜜香、沉香、檀香、安息香：化酒。雄黄、灵砂、硫黄、蛇黄、田螺壳：烧服。白雄鸡：煮汁，入醋、麝、真珠服。

胁痛

【释名】有肝胆火，肺气，郁，死血，痰癖，食积，气虚。

【木实】黄连：猪胆炒，大泄肝胆之火，肝火胁痛，姜汁炒丸。柴胡：胁痛主药。黄芩、龙胆、青黛、芦荟：并泻肝胆之火。芍药、抚芎：并搜肝气。生甘草：缓火。木香：散肝经滞气，升降诸气。香附子：总解诸郁，治膀胱连胁下气妙。地肤子：胁下痛，为末酒服。青橘皮：泻肝胆积气必用之药。

【痰气】芫花：心下痞满，痛引两胁，干呕汗出，同甘遂、大戟为散，枣汤服。狼毒：两胁气结痞满，心下停痰鸣转，同附子、旋覆花丸服。香薷：心烦胁痛连胸欲死，捣汁饮。防风：泻肺实烦满胁痛。白芥子：痰在胸胁支满，每酒吞七粒。又同白术丸服。薏苡根：胸胁卒痛，煮服即定。橘皮、槟榔、枳壳：心腹结气痰水，两胁胀痛。因惊伤肝，胁骨痛，同桂末服。枳实：胸胁痰癖气痛。白僵蚕、牡蛎粉、文蛤：并主胸胁逆气满痛。羚羊角：胸胁痛满，烧末水服。

【血积】大黄：腹胁老血痛。凤仙花：腰胁引痛不可忍，晒研，酒服三钱，活血消积。神曲、红曲：并主死血食积作痛。韭菜：瘀血，两胁刺痛。吴茱萸：食积。桃仁、苏木、白棘刺：腹胁刺痛，同槟榔煎酒服。巴豆：积滞。五灵脂：胁痛，同蒲黄煎醋服。

【虚陷】黄芪、人参、苍术、柴胡、升麻：并主气虚下陷，两胁支痛。黑大豆：腰胁卒痛，

炒焦煎酒服。茴香：胁下刺痛，同枳壳末，盐、酒服。马芹子：腹冷胁痛。

【外治】食盐、生姜、葱白、韭菜、艾叶：并炒熨。冬灰醋炒熨。芥子、茱萸：并醋研敷。大黄：同石灰、桂心熬醋贴。同大蒜、朴硝捣贴。

腰痛

【释名】有肾虚，湿热，痰气，瘀血，闪肭，风寒。

【虚损】补骨脂：骨髓伤败，腰膝冷。肾虚腰痛，为末酒服，或同杜仲、胡桃丸服。妊娠腰痛，为末，胡桃、酒下。附子：补下焦之阳虚。蒺藜：补肾，治腰痛及奔豚肾气，蜜丸服。草薢：腰脊痛强，男子腰痛，久冷痹软，同杜

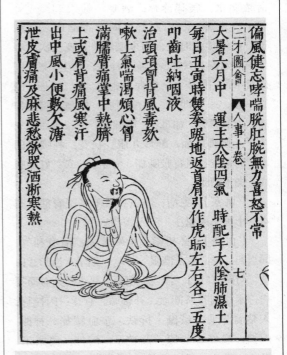

偏风健忘哮喘脱肛腕无力喜怒不常

大暑六月中　　運主太陰四氣　　時配手太陰肺濕土

每日丑寅時雙拳踞地返首肩引作虎际左右各三五度

叩齒吐納咽液

治頭項胃背風毒欬

嗽上氣喘渴煩心胃

滿臑臂痛掌中熱臍

上或肩背痛風寒汗

出中風小便數欠溏

泄皮膚痛及麻悲愁欲哭洒淅寒熱

三才圖會　　人事十卷　　七

陈希夷二十四节气导引坐功图势

大暑六月中坐功图

运主太阴四气
时配手太阴肺湿土
坐功：每日丑、寅两个时辰，双拳踞地，回头向肩引，作虎视，左右各十五次，叩齿，吐纳、咽津。
治病：头项胸背风毒，咳嗽，上气喘呼，心烦，胸膈胀，臑臂痛，掌中热，脐上或肩背痛，风寒汗出中风，小便数欠，溏泄，皮肤痛麻，悲愁欲哭，洒淅寒热。

仲末，酒服。山药：并主男子腰膝强痛，补肾益精。茴香：肾虚腰痛，猪肾煨食。腰痛如刺，角茴末，盐酒服，或加杜仲、木香，外以糯米炒熨。胡桃：肾虚腰痛，同补骨脂丸服。栗子：肾虚腰脚不遂，风干日食。山楂：老人腰痛，同鹿茸丸服。杜仲：肾虚冷腰痛，煎汁煮羊肾作羹食。浸酒服。为末酒服。五加皮：贼风伤人，软脚腰痛，去多年瘀血。柏实：腰中重痛，肾中寒，膀胱冷脓宿水。猪肾：腰虚痛，包杜仲末煨食。羊肾：为末酒服。老人肾硬，同杜仲炙食。鹿茸：同菟丝子、茴香丸服。同山药煮酒服。鹿角：炒研酒服，或浸酒。麋角及茸：酒服。虎胫骨：酥炙，浸酒饮。

【湿热】知母：腰痛，泻肾火。威灵仙：宿脓恶水，腰膝冷疼，酒服一钱取利，或丸服。青木香：气滞腰痛，同乳香酒服。地肤子：积年腰痛时发，为末酒服，日五六次。牵牛子：除湿热气滞，腰痛下冷脓，半生半炒，同硫黄末，白面作丸，煮食。桃花：湿气腰痛，酒服一钱，一宿即消。或酿酒服。槟榔：腰重作痛，为末酒服。甜瓜子：腰腿痛，酒浸末服。皂荚子：腰脚风痛，酥炒丸服。茯苓：利腰脐间血。海桐皮：风毒腰膝痛。海蛤、牛黄：妊娠腰痛，烧末酒服。

【风寒】羌活、麻黄：太阳病腰脊痛。藁本：十种恶风鬼注，流入腰痛。

【血滞】玄胡索：止暴腰痛，活血利气，同当归、桂心末，酒服。甘草、细辛、当归、白芷、芍药、牡丹、泽兰、鹿藿：并主女人血沥腰痛。术：利腰脐间血，补腰膝。甘遂：闪挫痛，入猪肾煨食。续断：折跌，恶血腰痛。神曲：闪挫，煅红淬酒服。莴苣子：闪挫，同粟米、乌梅、乳香、没药丸服。丝瓜根：闪挫，烧研服。冬瓜皮：折伤，烧研酒服。橙核：闪挫，炒末酒服。鳖肉：妇人血瘕腰痛。

【外治】桂：反腰血痛，醋调涂。白檀香：肾气腰痛，磨水涂。芥子：痰注及扑损痛。天麻：半夏、细辛同煮，熨之。大豆、糯米：并炒熨寒湿痛。蒴藋：寒湿痛，炒热眠之。爵床、葡萄根：并浴腰脊痛。

疝癀 (shān tuí)

【释名】腹病曰疝，丸病曰癀。有寒气，湿热，痰积，血滞，虚冷。男子奔豚，女子育肠，小儿木肾。

【寒气】附子、乌头：寒疝厥逆，脉弦紧，煎水入蜜服，或蜜煮为丸。寒疝滑泄，同玄胡索、木香煎服。草乌头：寒气心疝二十年者，同茱萸丸服。胡卢巴：同附子、硫黄丸服，治肾虚冷痛。得茴香、桃仁，治膀胱气。炒末，茴香酒下，治小肠气。同茴香、面丸服，治冷气疝瘕。同沉香、木香、茴香丸服，治阴癀肿痛。艾叶：一切冷气少腹痛，同香附醋煮丸服，有奇效。茴香：疝气，膀胱育肠气，煎酒，煮粥皆良。同杏仁、葱白为末，酒服。同川椒末服。炒熨脐下。橘核：膀胱小肠气，阴癀肾冷，炒研酒服，或丸服。荔枝核：小肠疝气，烧酒服，或加茴香、青皮。槟榔：奔豚膀胱诸气，半生半熟，酒服。胡椒：疝痛，散气开郁，同玄胡索末等分，茴香酒下。桃仁：男子阴肿，小儿卵癀，炒研酒服。阿魏：癫疝痛，败精恶血，结在阴囊，同硇砂诸药丸服。乌鸡：寒疝绞痛，同生地黄蒸取汁服，当下出寒癖。鸡子黄：小肠疝气，温水搅服。雄鸡翅：阴肿如斗，随左右烧灰饮服。雀：肾冷偏堕疝气，同茴香、缩砂、椒、桂煨食，酒下。

【湿热】黄芩：小腹绞痛，小便如淋，同木通、甘草煎服。柴胡：平肝胆三焦火，疝气寒热。龙胆：厥阴病，脐下至足肿痛。沙参、玄参：并主卒得疝气，小腹阴肿相引痛欲死，各酒服二钱。地肤子：膀胱疝瘕。疝危急者，炒研酒服。马鞭草：妇人疝气，酒煎热服，仍浴身取汗。羌活：男子奔豚，女人疝瘕。莴苣子：阴癀肿痛，为末煎服。丝瓜：小肠气痛连心，烧研酒服。栀子：湿热因寒气郁抑，劫药，以栀子降湿热，乌头去寒郁，引入下焦，不留胃中，有效。

【痰积】牵牛：肾气作痛，同川椒、茴香入猪肾煨食，取下恶物。射干：利积痰瘀血疝毒，阴疝痛刺，捣汁服。取利，赤丸服。甘遂：偏气，同茴香末酒服。狼毒：阴疝欲死，同防风、附子丸服。荆芥：破结聚气，下瘀血。蒲黄：同五灵脂，治诸疝痛。香附子：治食积痰气疝痛，同海石末，姜汁服。商陆、天南星、贝母、芫花、防葵、巴豆、干漆、五加皮、鼠李、山楂：核同。胡卢巴：小肠疝，同茴香、荞面丸服。取下白脓，去根。芫青、地胆、桑螵蛸、五灵脂：并主疝瘕。

【挟虚】甘草：缓火止痛。苍术：疝多湿热，有挟虚者，先疏涤，而后用参、术，佐以疏导。虚损偏堕，四制苍术丸。赤箭、当归、川芎、芍药：并主疝瘕，搜肝止痛。山茱萸、巴戟、远志、牡丹皮：并主奔豚冷气。熟地黄：脐下急痛。猪脬：疝气坠痛，入诸药煮食。

【阴㿗】地肤子、野苏、槐白皮：并煎汤洗。苋根：涂阴下冷痛，入腹杀人。热灰：上症，醋调涂。白头翁：捣涂，一夜成疮，二十日愈。木芙蓉：同黄檗末，以木鳖子磨醋和涂。雄鸡翅灰：同蛇床子末敷。石灰：同栀子、五倍子末，醋和敷。蜀椒：阴冷渐入囊，欲死，作袋包。

痛风

【释名】属风、寒、湿、热、挟痰及血虚、污血。

【风寒风湿】麻黄：风寒、风湿、风热痹痛，发汗。羌活：风湿相搏，一身尽痛，非此不除。同松节煮酒，日饮。防风：主周身骨节尽痛，乃治风去湿仙药。苍术：散风、除湿、燥痰、解郁、发汗，通治上中下湿气。苍耳子：风湿周痹，四肢拘痛，为末煎服。羊踯躅：风湿痹痛走注，同糯米、黑豆、酒、水煎服，取吐利。草乌头：风湿痰涎，历节走痛不止，入豆腐中煮过，晒研，每服五分，仍外敷痛处。薏苡仁：久风湿痹，筋急不可屈伸。风湿身痛，日晡甚者，同麻黄、杏仁、甘草煎服。五加皮：风湿骨节挛痛，浸酒服。枸杞根及苗：去皮肤骨节间风。子，补骨。蚯蚓：脚风宜用。穿山甲：风痹疼痛，引经通窍。五灵脂：散血活血，止诸痛，引经有效。

【风痰湿热】半夏、天南星：并治风痰、湿痰、热痰凝滞，历节走注。右臂湿痰作痛，南星、苍术煎服。大戟、甘遂：并治湿气化为痰饮，流注胸膈经络，发为上下走注，疼痛麻痹。能泄脏腑经隧之湿。大黄：泄脾胃血分之湿热。酥炒煎服，治腰脚风痛，取下冷脓恶物即止。

威灵仙：治风湿痰饮，为痛风要药，上下皆宜。腰膝积年冷病诸痛，为末酒下，或丸服，以微利为效。姜黄：治风痹臂痛，能入手臂，破血中之滞气。桃仁：血滞风痹挛痛。橘皮：下滞气，化湿痰。风痰麻木，或手木，或十指麻木，皆是湿痰死血，以一斤去白，逆流水五碗，煮烂去渣至一碗，顿服取吐，乃吐痰之圣药也。槟榔：一切风气，能下行。茯苓：渗湿热。竹沥：化热痰。羊胫骨：除湿热，止腰脚筋骨痛，浸酒服。

【补虚】当归、川芎、芍药、地黄、丹参：并养新血，破宿血，止痛。牛膝：补肝肾，逐恶血，治风寒湿痹，膝痛不可屈伸，能引诸药下

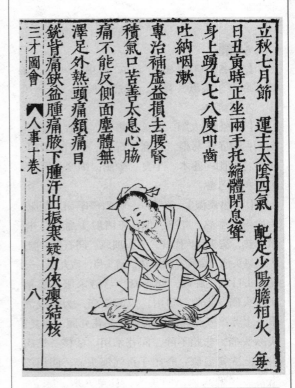

立秋七月節 運主太陰四氣 配足少陽膽相火 每日丑寅時正坐兩手托縮體閉息聳身上踴凡七八度叩齒吐納咽漱 專治補虛益損去腰腎積氣口苦善太息心肠痛不能反侧面塵體無澤足外熱頭痛頷痛目銳眥痛鈌盆腫痛腋下腫汗出振寒疑力俠瘿結核

陈希夷二十四节气导引坐功图势

立秋七月节坐功图

运主太阴四气
时配足少阳胆相火

坐功：每日丑、寅两个时辰，正坐，两手托地，收缩身体闭气，纵身上踊，如此五六次，再叩齿、吐纳、吞津。
治病：补虚益损，去腰肾积气，口苦，常叹息，心胁痛不能反侧，面容无光泽，足外热，头痛颔痛，目锐眦痛，缺盆肿痛，腋下肿，汗出振寒。

行，痛在下者加之。石斛：脚膝冷痛痹弱，酒浸酥蒸，服满一镒，永不骨痛。天麻：诸风湿痹不仁，补肝虚，利腰膝。腰脚痛，同半夏、细辛袋盛，蒸热互熨，汗出则愈。萆薢、狗脊：寒湿膝痛腰背强，补肝肾。土茯苓：治疮毒筋骨痛，祛风湿，利关节。锁阳：润燥养筋。罂粟壳：收敛固气，能入肾，治骨痛尤宜。松脂：历节风酸痛，炼净，和酥煎服。乳香：补肾活血，定诸经之痛。没药：逐经络滞血，定痛。历节诸风痛不止，同虎胫骨末，酒服。

【外治】芥子：走注风毒痛，同醋涂。蓖麻油：入膏，拔风邪出外。牛皮胶同姜汁化，贴骨节痛。

头痛

【释名】有外感，气虚，血虚，风热，湿热，寒湿，痰厥，肾厥，真痛，偏痛。右属风虚，左属痰热。

【引经】太阳：麻黄、藁本、羌活、蔓荆。阳明：白芷、葛根、升麻、石膏。少阳：柴胡、川芎。太阴：苍术、半夏。少阴：细辛。厥阴：吴茱萸、芎䓖。

【湿热痰湿】黄芩：一味酒浸晒研，茶服，治风湿、湿热、相火、偏、正诸般头痛。荆芥：散风热，清头目。作枕，去头项风。同石膏末服，去风热头痛。薄荷：除风热，清头目，蜜丸服。菊花：头目风热肿痛，同石膏、芎䓖末服。蔓荆实：头痛，脑鸣，目泪。太阳头痛，为末浸酒服。水苏：风热痛，同皂荚、芫花丸服。半夏：痰厥头痛，非此不除，同苍术用。栝楼：热病头痛，洗瓤温服。香附子：气郁头痛，同川芎末常服。偏头风，同乌头、甘草丸服。大黄：热厥头痛，酒炒三次，为末，茶服。钓藤：平肝风心热。茺蔚子：血逆，大热头痛。木通、青黛、大青、白鲜皮、茵陈、白蒿、泽兰、沙参、丹参、知母、吴蓝、景天：并主天行头痛。前胡、旋覆花、竹笋：并主痰热头痛。东风菜、鹿藿、苦苣：并治风热头痛。清上止痛，同葱白煎服。用巴豆烟熏过服，止气虚头痛。杨梅：头痛，为末茶服。橘皮、枳壳：并主痰气头痛。竹茹：饮酒人头痛，煎服。枸杞、榉皮：时行头痛，热结在肠。寒热头痛，竹叶、竹沥、荆沥：并痰热头痛。黄檗、栀子、茯苓、白垩土：并湿热头痛。合王瓜研末服，止疼。石膏：阳明头痛如裂，壮热如火。并风热，同竹叶煎。风寒，同葱、茶煎。风痰，同川芎、甘草煎。铁粉：头痛鼻塞，同龙脑，水服。光明、盐、犀角：伤寒头痛寒热，诸毒气痛。

【风寒湿厥】芎䓖：风入脑户头痛，行气开郁，必用之药。风热及气虚，研末茶服。偏风，浸酒服。卒厥，同乌药末服。防风：头面风去来。偏正头风，同白芷、蜜丸服。天南星：风痰头痛，同荆芥丸服。痰气，同茴香丸服。妇人头风，为末酒服。乌头、附子：浸酒服，煮豆食，治头风。同白芷末服，治风毒痛。同川芎或同高良姜服，治风寒痛。同葱汁丸，或同钟乳、全蝎丸，治气虚痛。同全蝎、韭根丸，肾厥痛。同釜墨，止痰厥痛。天雄：头面风去来痛。草乌头：偏正头风，同苍术、葱汁丸服。白附子：偏正头风，同牙皂末服。痰厥痛，同半夏、南星丸服。地肤子：雷头风肿，同生姜擂酒服，取汗。杜衡：风寒头痛初起，末服，发汗。蒴藋：煎酒取汁。蓖麻子：同川芎烧服，取汗。萆薢：同虎骨、旋覆花末服，取汗。南藤：酿酒服，并治头风。通草：烧研酒服，治洗头风。菖蒲：头风泪下。杜若：风入脑户，痛肿涕泪。胡卢巴：气攻痛，同三棱、干姜末，酒服。牛膝：脑中痛。当归：煮酒。地黄、芍药：并血虚痛。葳蕤、天麻、人参、黄芪：并气虚痛。苍耳、大豆、黄卷：并头风痹。胡麻：头面游风。百合：头风目眩。胡荽、葱白、生姜：并风寒头痛。杏仁：时行头痛，解肌。风虚痛欲破，研汁入粥食，得大汗即解。桂枝：伤风头痛自汗。皂荚：时气头痛，烧研，同姜、蜜，水服，取汗。

【外治】谷精草：为末嗜鼻，调糊贴脑，烧烟熏鼻。玄胡索：同牙皂、青黛为丸。荞麦面：作大饼，更互合头，出汗。栀子：蜜和傅舌上，追涎去风甚妙。

眩运

【释名】眩是目黑，运是头旋，皆是气虚

挟痰、挟火、挟风或挟血虚，或兼外感四气。

【风虚】天麻：目黑头旋，风虚内作，非此不能除，为治风神药，名定风草。首风旋晕，消痰定风，同川芎，蜜丸服。术：头忽眩运，瘦削食土，同曲丸服。荆芥：头旋目眩。产后血晕欲死，童尿调服。白芷：头风血风眩晕，蜜丸服。苍耳子：诸风头晕，蜜丸服。女人血风头旋，闷绝不省，为末酒服，能通顶门。菊苗：男女头风眩晕，发落有痰，发则昏倒，四月收，阴干为末，每酒服二钱。秋月收花浸酒或酿酒服。蒴藋根：头风旋晕，同独活、石膏煎酒服。产后血晕，煎服。贝母：洗洗恶风寒。目眩项直。杜若：风入脑户，眩倒，目脘脘。钓藤：平肝风心火，头旋目眩。排风子：目赤头旋，同甘草、菊花末。当归：失血眩晕，芎劳：煎服。首风眩晕，红药子：产后血晕。附子、乌头、薄荷、细辛、木香、紫苏、水苏、白蒿、飞廉、卷柏、蘑芜、羌活、藁本、地黄、人参、黄芪、升麻、柴胡、山药：并治风虚眩晕。生姜、松花：头眩脑肿，浸酒饮。槐实：风眩欲倒，吐涎如醉，漾漾如舟车上。辛夷：眩冒，身兀兀如在车船上。蔓荆实：脑鸣昏闷。

【痰热】天南星：风痰眩晕吐逆，同半夏、天麻、白面煮丸。半夏：痰厥昏迷，同甘草、防风煎服。风痰眩晕，研末水沉粉，入朱砂服。金花丸：同南星、寒水石、天麻、雄黄、白面，煮丸服。白附子：风痰，同石膏、朱砂、龙脑丸服。大黄：湿热眩晕，炒末茶服。旋覆花、天花粉、前胡、桔梗、黄芩、黄连、泽泻、白芥子：热痰烦晕，同黑芥子、大戟、甘遂、芒硝、朱砂丸服。橘皮、荆沥、竹沥：头风旋晕目眩，心头漾漾欲吐。枳壳、黄檗、栀子、石胆：女人头晕，天地转动，名曰心眩，非血风也。以胡饼剂和，切小块焙干，每服一块，竹茹汤下。云母：中风寒热，如在舟船上。同恒山服，吐痰饮。

眼目

【释名】有赤目传变，内障昏盲，外障翳膜，物伤眯目。

【赤肿】黄连：消目赤肿，泻肝胆心火，不可久服。赤目痛痒，出泪羞明，浸鸡子白点。蒸

人乳点。同冬青煎点。同干姜、杏仁煎点。水调贴足心。烂弦风赤，同人乳、槐花、轻粉蒸熨。风热盲翳，同羊肝丸服。胡黄连：浸人乳，点赤目。小儿涂足心。黄芩：消肿赤瘀血。芍药：目赤涩痛，补肝明目。桔梗：赤目肿痛。肝风盛，黑睛痛，同牵牛丸服。白牵牛：风热赤目，同葱白煮丸。龙胆：赤肿瘀肉高起，痛不可忍，除肝胆邪热，去目中黄，佐柴胡，为眼疾必用之药。暑月目涩，同黄连汁点。漏脓，同当归末服。葳蕤：目痛眦烂泪出，赤目涩痛，同芍药、当归、黄连煎洗。白芷：赤目胬肉，头风侵目痒泪，一切目疾，同雄黄丸服。薄荷：去风热。烂弦，以姜汁浸研，泡汤洗。荆芥：头目一切风热疾，为末酒服。蓝叶：赤目热痛，同车前、淡竹叶煎

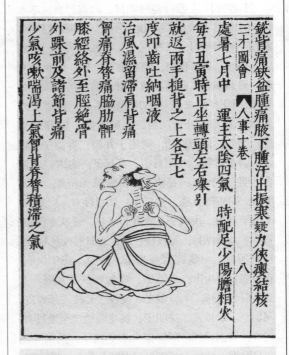

陈希夷二十四节气导引坐功图势

处暑七月中坐功图

运主太阴四气

时配足少阳胆相火

坐功：每日丑、寅两个时辰，正坐，左右转头举引，反背两手捶背各三十五次，再叩齿、吐纳、吞津。

治病：风湿病，肩背痛，胸痛，脊背骨痛，胁肋髀膝经络外至胫绝骨外踝前及诸节皆痛，少气咳嗽，喘渴上气，胸背脊梁骨积滞之病。

洗。山茵陈：赤肿，同车前子末服。王瓜子：赤目痛涩，同槐花、芍药丸服。香附子：肝虚睛痛羞明，同夏枯草末，砂糖水服。头风睛痛，同川芎末，茶服。防己：目睛暴痛，酒洗三次，末服。夏枯草：补养厥阴血脉，故治目痛如神。生姜：目暴赤肿，取汁点之。干姜：目睛久赤，及冷泪作痒，泡汤洗之。西瓜：日干，末服。石莲子：眼赤痛，同粳米做粥食。梨汁：点胬肉。赤目，入腻粉、黄连末。甘蔗汁：合黄连煎，点暴赤肿。秦皮：洗赤目肿。暴肿，同黄连、苦竹叶煎服。五倍子：主风赤烂眼，研傅之。或烧过，入黄丹。同白善土、铜青泡洗。乌鸡胆、鸭胆、鸡子白：并点赤目。鸡卵白皮：风眼肿痛，同枸杞白皮嗢鼻。

【昏盲】 人参：益气明目。酒毒目盲，苏木汤调末服。小儿惊后，瞳人不正，同阿胶煎服。黄精：补肝明目，同蔓荆子九蒸九晒为末，日服之。苍术：补肝明目，同熟地黄丸服。同茯苓丸服。青盲雀目，同猪肝或羊肝，粟米汤煮食。目昏涩，同木贼末服。小儿目涩不开，同猪胆煮丸服。玄参：补肾明目。赤脉贯瞳，猪肝蘸末服。当归：内虚目暗，同附子丸服。青蒿子：目涩，为末日服，久则目明。葈耳子：为末，入粥食，明目。地黄：补阴，主目晾晾无所见。补肾明目，同椒红丸服。麦门冬：明目轻身，同地黄、车前子丸服。决明子：除肝胆风热，淫肤赤白膜，青盲。益肾明目，每日吞一匙，百日后夜见物光。补肝明目，同蔓菁酒煮为末，日服。积年失明，青盲雀目，为末，米饮服。或加地肤子丸服。大豆：肝虚目暗，牛胆盛之，夜吞三七粒。苦荞皮：同黑豆、绿豆皮、决明子、菊花做枕，至老目明。沉香：肾虚目黑，同蜀椒丸服。槐子：久服除热明目除泪，煮饮，或入牛胆中风干吞之。雄鸡胆：目为物伤，同羊胆、鲫鱼胆点。乌鸡肝：风热目暗，做羹食。鸠：补肾，益气，明目。猪肝：补肾明目。雀目，同海螵蛸、黄蜡煮食。同石决明、苍术末煮食。

【翳膜】 白菊花：病后生翳，同蝉花末服。癍豆生翳，同绿豆皮、谷精草末，煮干柿食。淫羊藿：目昏生翳，同王瓜末服。茼实：目翳瘀肉，倒睫拳毛，同猪肝丸服。谷精草：去翳，同防风末服。痘后翳，同猪肝丸服。天花粉：痘后目障，同蛇蜕、羊肝煮食。茅根：明目去翳，卧时纳入眦内，久久自落。马齿苋：目中息肉淫肤，青盲白翳，取子为末，蒸熨。杏仁：去油，入铜绿，点翳。楸叶：煨取汁熬，点小儿翳。枸杞汁：点风障赤膜昏疼。蛇蜕：卒生翳膜，和面炙研汤服。痘后翳，同天花粉、羊肝煮食。

耳

【释名】 耳鸣，耳聋。有肾虚，有气虚，有郁火，有风热。耳痛是风热，聤耳是湿热。

【补虚】 熟地黄、当归、肉苁蓉、菟丝子、枸杞子：肾虚耳聋，诸补阳药皆可通用。黄芪、白术、人参：气虚聋鸣，诸补中药皆可通用。骨碎补：耳鸣，为末，猪肾煨食。牡荆子：浸酒，治聋。茯苓：卒聋，黄蜡和嚼。猪肾：煮粥，治聋。

【解郁】 柴胡：去少阳郁火，耳鸣、耳聋。连翘：耳鸣辉辉焞焞，除少阳三焦火。牵牛：疝气耳聋，入猪肾煨食。栝楼根：煮汁酿酒服，治聋。全蝎：耳聋，酒服一钱，以闻水声为效。

【外治】 木香：浸麻油煎，滴聋，日四五次。附子：卒聋，醋浸插耳。烧灰，同石菖蒲塞耳，止鸣。石榴：入醋煨熟，入黑李子、仙枣子，滴卒聋。

【耳痛】 连翘、柴胡、黄芩、龙胆、鼠粘子、商陆：塞。楝实、牛蒡根：熬汁。茱萸：同大黄、乌头末，贴足心，引热下行，止耳鸣耳痛。

【虫物入耳】 半夏：同麻油滴耳。百部：浸油。苍耳汁、葱汁、韭汁、桃叶汁、姜汁、酱汁、蜀椒、石胆、水银、古钱：煎猪脂。人乳汁、人尿、猫尿、鸡冠血：并滴耳。稻秆灰：煎汁，滴虱入耳。薄荷汁：水入耳中，滴之。

面

【释名】 面肿是风热。面紫赤是血热。疱是风热，即谷嘴。皶是血热，即酒皶。䵟黵是风邪客于皮肤，痰饮渍于腑脏，即雀卵斑，女人名粉滓斑。

【风热】 白芷香、白附子、薄荷叶、荆芥穗、零陵香、黄芩、藁本香、升麻、羌活、葛根、麻黄、海藻、防风、远志、白术、苍术：并主阳明风热。牛蒡根：汗出中风面肿，或连头项，或连手足，研烂，酒煎成膏贴之，并服三匙。黑豆：风湿面肿，麻黄汤中加入，取小汗。大黄：头面肿大疼痛，以二两，同僵蚕一两为末，姜汁和丸弹子大，服。辛夷、黄檗、楮叶：煮粥食。

【皯疱黣黯】葳蕤：久服，去面上黑黣，好颜色。升麻、白芷、防风、葛根、黄芪、人参、苍术、藁本：并达阳明阳气，去面黑。夏枯草：烧灰，入红豆洗。续随子茎汁：洗黣黯，剥人皮。蒺藜、苦参、白及、零陵香、茅香：并洗面黑，去黣黯。蓖麻仁：同硫黄、密陀僧、羊髓和涂，去雀斑。同白枣、大枣、瓦松、肥皂丸洗。白蔹：同杏仁研涂，去粉滓酒皶。半夏：面上黑气，焙研醋调涂。术：渍酒，拭黣疱。艾灰：淋碱，点皯黡。山药、山慈姑、白及、蜀葵花及子、马蔺花：杵，涂皯疱。马齿苋：洗面疮及瘢痕。苦苣子：醋浸揩面，去粉滓，光泽。茹笋：酒皶面赤。灰藋灰：点面黣。胡荽：洗黑子。冬瓜仁、叶、瓤：并去黣黯，悦泽白晰。仁、为丸服，面白如玉。服汁，去面热。李花、梨花、木瓜花、杏花、樱桃花：并入面脂，去黑黣皱皮，好颜色。桃花：去雀斑，同冬瓜仁研，蜜涂。粉刺如米，同丹砂末服，令面红润。同鸡血涂身面，光华鲜洁。乌梅：为末，唾调涂。樱桃枝：同紫萍、牙皂、白梅，洗雀斑。枸杞子：酒服，去皯疱。蜂子：炒食，并浸酒涂面，去雀斑面疱，悦白。蜂房：酒服，治皯瘤出脓血。牡蛎：丸服，令面白。真珠：和乳傅面，去黣，润泽。鸡子白：酒或醋浸，敷疵黣面疱。

【瘢痕】蒺藜：洗。葵子：涂。马齿苋：洗。大麦䴱：和酥敷。秋冬用小麦䴱。寒食饭：涂。冬青子及木皮灰：入面脂。真玉：摩面。马蔺根：洗。禹余粮：身面瘢痕，同半夏、鸡子黄涂，一月愈。

【面疮】紫草、紫菀、艾叶：醋搽之。妇人面疮，烧烟熏，定粉搽。蓖麻子：肺风面疮，同大枣、瓦松、白果、肥皂为丸，日洗。黄粱米：小儿面疮如火，烧研，和蜜涂。丝瓜：同

牙皂烧，擦面疮。枇杷叶：茶服，治面上风疮。桃花：面上黄水疮，末服。杏仁：鸡子白和涂。鲫鱼头：烧，和酱汁，涂面上黄水疮。

鼻

【释名】鼻渊，流浊涕，是脑受风热。鼻鼽，流清涕，是脑受风寒，包热在内。脑崩臭秽，是下虚。鼻窒，是阳明湿热，生息肉。鼻皶，是阳明风热及血热，或脏中有虫。鼻痛，是阳明风热。

【渊鼽】苍耳子：末，日服二钱，能通顶门，同白芷、辛夷、薄荷为末，葱、茶服。防风：同黄芩、川芎、麦门冬、人参、甘草，末服。川芎：同石膏、香附、龙脑，末服。草乌

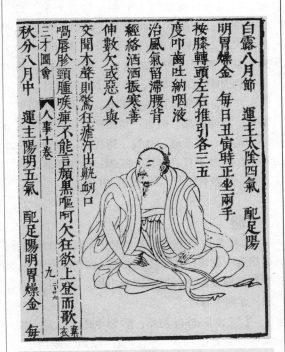

陈希夷二十四节气导引坐功图势

白露八月节坐功图

运主太阴四气

时配足阳明胃燥金

坐功：每日丑、寅两个时辰，正坐，两手按膝，转头推引各十五次，再叩齿、吐纳、吞津。

治病：风气滞留在腰背经络，洒洒振寒，善伸欠欠，或恶人与交闻木声便惊，狂、虐，出汗，流鼻血，口渴唇溃，颈肿喉痹，不能言，面黑，呕吐，呵欠，登高狂歌，弃衣。

头：脑泄臭秽，同苍术、川芎，丸服。羌活、藁本、白芷、鸡苏、荆芥、甘草、甘松、黄芩、半夏、南星、菊花、菖蒲、苦参、蒺藜、细辛、升麻、芍药：并去风热痰湿。栀子、龙脑香、百草霜：鼻出臭涕，水服三钱。

【外治】白芷：流涕臭水，同硫黄、黄丹吹。皂荚：汁，熬膏嗅之。大蒜：同荜茇捣，安囟上，以熨斗熨之。艾叶：同细辛、苍术、川芎末，隔帕安顶门，熨之。附子：葱涎和贴足心。大蒜亦可。

【窒瘫】白微：肺实鼻塞，不知香臭，同贝母、款冬、百部为末服。天南星：风邪入脑，鼻塞结硬，流浊涕，每以二钱，同甘草、姜、枣煎服。荜澄茄：同薄荷、荆芥丸服。羊肺：鼻瘫，同白术、肉苁蓉、干姜、芎劳为末，日服。细辛：鼻齆，不闻香臭，时时吹之。瓜蒂：吹之。或加白矾，或同细辛、麝香，或同狗头灰。蒺藜：同黄连煎汁，灌入鼻中，嚏出瘫肉如蛹。苦瓜汁、马屎汁、地胆汁、狗胆：并滴。菖蒲：同皂荚末塞。蓖麻子：同枣塞，一月闻香臭。白矾：猪脂同塞。同硇砂点之，尤妙。同蓖麻、盐梅、麝香塞。雄黄：一块塞，不过十日，自落。醍醐：小儿鼻塞，同木香、零陵香煎膏，涂顶门，并塞之。

唇

【释名】脾热则唇赤或肿，寒则唇青或噤，燥则唇干或裂，风则唇动或㖞，虚则唇白无色，湿热则唇浡湿烂，风热则唇生核。狐则上唇有疮，惑则下有疮。

【唇裂】昨叶何草：唇裂生疮，同姜、盐捣擦。黄连：泻火。生地黄：凉血。麦门冬：清热。人参：生津。当归：生血。芍药：润燥。蜂蜜、猪脂、猪胰、酥。

【唇肿】大黄、黄连、连翘、防风、薄荷、荆芥、蓖麻仁、桑汁、石膏、芒硝：并涂。猪脂：唇肿黑，痛痒不可忍，以瓷刀去血，以古钱磨脂涂之。

【唇噤】天南星：擦牙，煎服。葛蔓：灰，点小儿口噤。荆芥、防风、秦艽、羌活、芥子：

醋煎，敷舌。大豆：炒揉酒水擦牙。

口舌

【释名】舌苦是胆热，甘是脾热，酸是湿热，涩是风热，辛是燥热，咸是脾湿，淡是胃虚，麻是血虚，生胎是脾热闭，出血是心火郁，肿胀是心脾火毒，疮裂是上焦热，木强是风痰湿热，短缩是风热。舌出数寸有伤寒、产后、中毒、大惊数种。口糜是膀胱移热于小肠，口臭是胃火食郁，喉腥是肺火痰滞。

【舌胀】甘草：木强肿胀塞口，不治杀人，浓煎噙漱。芍药：同甘草煎。半夏、羊蹄、络石：并漱。蓖麻油：燃熏。附子尖：同巴豆。黄葵花：同黄丹。蒲黄：同干姜。青黛：同朴硝、龙脑。赤小豆：同醋。醋：和釜墨。龙脑香：伤寒舌出数寸，掺之随消。冬青叶：舌胀出口，浓煎浸之。巴豆：伤寒后舌出不收，纸卷一枚纳鼻中，自收。黄檗：浸竹沥。木兰皮：汁。伏龙肝：和醋，或加牛蒡汁。鸡冠血：中蜈蚣毒，舌胀出口，浸之咽下。

【舌衄】生地黄：同阿胶末，米饮服。汁和童尿酒服。黄药子：同青黛水服。蒲黄：同青黛水服，并敷之。同乌贼骨敷。蓖麻油：点灯熏鼻自止。茜根、黄芩、大黄、升麻、玄参、麦门冬、艾叶、飞罗面：水服。豆豉：水煎服。赤小豆：绞汁服。黄檗：蜜炙，米饮服。

【舌苦】柴胡、黄芩、苦参、黄连、龙胆：泻胆。麦门冬：清心。枳椇：解酒毒。

【舌甘】生地黄、芍药、黄连。

【舌酸】黄连、龙胆：泻肝。神曲、萝卜：消食，嚼。

【舌辛】黄芩、栀子：泻肺。芍药：泻脾。麦门冬：清心。

【舌淡】白术：燥脾。半夏、生姜：行水。茯苓：渗湿。

【舌咸】知母：泻肾。乌贼骨：淡胃。

【舌涩】黄芩：泻火。葛根：生津。防风、薄荷：去风热。半夏、茯苓：去痰热。

【口糜】桔梗：同甘草煎服。麦门冬、玄参、赤芍药、连翘、秦艽、薄荷、升麻、黄连、黄芩、生地黄、知母、牡丹、木通、甘草、石斛、射干、附子：口疮。久服凉药不愈，理中加附子反治之，含以官桂。栗子：小儿口疮，日煮食之。蜀椒：口疮久患者，水洗面拌煮熟，空腹吞之，以饭压下，不过再服。

【噙漱】细辛：口舌生疮糜烂，同黄连或黄檗末掺之，名赴筵散。外以醋调贴脐。黄连：煎酒呷含。同干姜末掺之，名水火散。升麻：同黄连末噙。甘草：同白矾。天门冬：口疮连年，同麦门冬、玄参丸噙。蔷薇根：日久延及胸中，三年以上者，浓煎含漱。夏用枝叶。豉：口舌疮，炒焦，含一夜愈。米醋浸黄檗。萝卜汁、姜汁：并漱满口烂疮。杏仁：少入腻粉，卧时细嚼吐涎。槟榔：烧，入轻粉掺。甜瓜：含。西瓜：含。细茶：同甘草。凫茈灰、梧桐子灰、没石子：同甘草，并掺口疮。黄檗：口舌疮，蜜浸含之。蚕茧：包蓬砂焙研，掺。白僵蚕：炒研，蜜和。晚蚕蛾、蚕纸灰、鲫鱼头：烧，并掺。蛇皮：拭。天南星：同密陀僧末，醋调贴眉心，二时洗去。巴豆油纸：贴眉心。或贴囟门，起泡，以菖蒲水洗去。黄连：同黄芩、黄檗，水调，贴足心。白矾：化汤濯足。

【口臭】大黄：烧研揩牙。细辛：同白豆蔻含。香薷、鸡苏、藿香、益智、缩砂、草果、山姜、高良姜、山柰、甘松、杜若、香附：掺牙。黄连、白芷、薄荷、荆芥、芎劳、蒲翡、茴香、莳萝、胡荽、邪蒿、莴苣、生姜、梅脯、橄榄、橘皮、橙皮、卢橘、蜀椒、茗砂糖、甜瓜子、木樨花、乳香、丁香、檀香：正旦含。

【喉腥】知母、黄芩：并泻肺热，喉中腥气。桔梗、桑白皮、地骨皮、五味子、麦门冬。

咽喉

【释名】咽痛是君火，有寒包热。喉痹是相火，有嗌疮，俗名走马喉痹，杀人最急，唯火及针焠效速，次则拔发咬指，吐痰嚏鼻。

【降火】甘草：缓火，去咽痛，蜜炙煎服。肺热，同桔梗煎。桔梗：去肺热。利咽嗌，喉痹毒气，煎服。知母、黄芩：并泻肺火。薄荷、荆芥、防风：并散风热。玄参：去无根之

火。急喉痹，同鼠粘子末服。发斑咽痛，同升麻、甘草煎服。白头翁：下痢咽痛，同黄连、木香煎服。麦门冬：虚热上攻咽痛，同黄连丸服。缩砂：热咳咽痛，为末水服。蔷薇根：尸咽，乃尸虫上蚀，痛痒，语声不出，同甘草、射干煎服。栝楼皮：咽喉肿痛，语声不出，同僵蚕、甘草末服。乌敛莓：同车前、马蔺杆汁咽。络石：喉痹欲死，煎水呷之。灯心草：烧灰，同盐吹喉痹甚捷。同蓬砂，同箬叶灰皆可。同红花灰，酒服一钱，即消。葛蔓：卒喉痹，烧服。豆豉：咽生息肉，刺破出血，同盐涂之，神效。白面：醋和涂喉外。水苦荬：磨服。西瓜汁、橄榄、无花果、苦茗：并噙咽。龙脑香：同黄檗、灯心、白矾烧吹。腊猪尾：烧灰，水服。

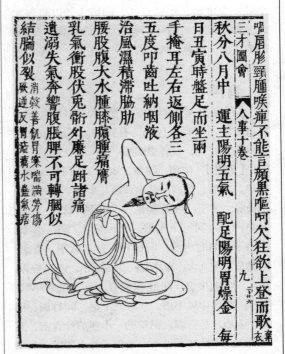

喉唇肜颈肿喉痹不能言颜黑呃呵欠狂欲上蹿而歌衣褰

秋分八月中 運主陽明五氣 配足陽明胃燥金 每

日丑寅時盤足而坐兩手掩耳左右返側各三 五度叩齒吐納咽液 治風濕積滯脅肋 腰股腹大水腫膝臏腫痛脣 乳氣衝股伏兔骭外廉足跗諸痛 遺溺失氣奔響腹脹脾不可轉胭似 結脑似裂 噦逆善飢胃寒喘滿勞傷水蠱氣疰

陈希夷二十四节气导引坐功图势

秋分八月中坐功图

运主阳明五气

时配足阳明胃燥金

坐功：每日丑、寅两个时辰，盘足而坐，两手掩耳，左右反复侧动，各十五次。叩齿、吐纳、吞津。

治病：风湿积滞胁肋腰股，腹大水肿，膝臏肿痛，胸乳气动。腿部伏兔，外廉足跗诸痛，遗尿多屁，腹胀肠鸣，髀不可转，似结，瘤似裂，消谷善饥胃寒喘满。

【风痰】羌活：喉闭口噤，同牛蒡子煎灌。升麻：风热咽痛，煎服，或取吐。半夏：咽痛，煎醋呷。喉痹不通，吹鼻。同巴豆、醋，同熬膏化服，取吐。天南星：同白僵蚕末服。菖蒲汁：烧铁锤淬酒服。贝母、细辛、远志：并吹之。蛇床子：冬月喉痹，烧烟熏之，其痰自出。蓖麻油：烧燃熏焠，其毒自破。仁，同朴硝研水服，取吐。麻黄：尸咽痛痒，烧熏。苍耳根：缠喉风，同老姜研酒服。木贼：烧服一钱，即血出。葱白、独蒜：并塞鼻。百合、桑耳：并浸蜜含。生姜汁：和蜜服，治食诸禽中毒，咽肿痹。秦椒、瓜蒂：并吐风痰。桃皮、荔枝根：并煮含。山柑皮、桂皮、荆沥：并含咽。干漆：喉痹欲死，烧烟吸之。巴豆：烧烟熏焠，纸卷塞鼻。皂荚：急喉痹，生研点之，即破，外以醋调涂之。接水灌。枸橘叶：咽喉成漏，煎服。猪脑：喉痹已破，蒸熟，入姜食之。

音声

【释名】暗有肺热，有肺痿，有风毒入肺，有虫食肺。痖有寒包热，有狐惑。不语有失音，有舌强或痰迷，有肾虚暗痖。

【邪热】桔梗、沙参、知母、麦门冬：并除肺热。木通、菖蒲：并出音声。小儿卒暗，麻油泡汤服。黄芩：热病声暗，同麦门冬丸服。人参：肺热声痖，同诃子末嚼。产后不语，同菖蒲服。牛蒡子：热时声痖，同桔梗、甘草煎服。青黛：同薄荷，蜜丸含。赤小豆：小儿不语，酒和敷舌。萝卜：咳嗽失音，同皂荚煎服。汁，和姜汁服。梨汁：客热中风不语，卒暗风不语。同竹沥、荆沥、生地汁熬膏服。诃黎勒：小便煎汁含咽。感寒失音，同桔梗、甘草、童尿，并水煎服。久咳嗽失音，加木通。天竹黄：并治痰热失音，中风不语。猪脂：肺伤失音，同生姜煮，蘸白及末食。猪油：肺热暴暗，一斤炼，入白蜜，时服一匙。

【风痰】羌活：贼风失音。中风口噤不语，煎酒饮，或炒大豆投之。小儿，同僵蚕，入麝香、姜汁服。蘘荷根：风冷失音，汁和酒服。天南星：诸风口噤不语，同苏叶、生姜煎服。黄芪：风暗不语，同防风煎汤熏之。红花：男女中风，口噤不语，同乳香服。远志：妇人血噤失音。白术：风湿舌木强。防己：毒风不语。附子：口卒噤暗，吹之。白附子：中风失音。黑大豆：卒然失音，同青竹算子煮服。卒风不语，煮汁或酒含之。豉汁：卒不得语，入美酒服。酒：咽伤声破，同酥调干姜末服。干姜：卒风不语，安舌下。橘皮：卒失音，煎呷。杏仁：润声气。桂风：风僻失音，安舌下咽汁，同菖蒲煎服。

牙齿

【释名】牙痛，有风热，湿热，胃火，肾虚，虫龋。

【风热、湿热】秦艽：阳明湿热。黄芩：中焦湿热。白芷：阳明风热。同细辛掺。入朱砂掺。黄连：胃火湿热。牙痛恶热，揩之立止。升麻：阳明本经药，主牙根浮烂痄腮。胃火，煎漱。羌活：风热，煮酒漱。同地黄末煎服。当归、牡丹、白头翁、薄荷：风热。荆芥：风热，同葱根、乌桕根煎服。细辛：和石灰掺。缩砂仁：嚼。荜茇：并去口齿浮热。木鳖子：嗜鼻，如神。附子尖：同天雄尖、蝎梢末，点之即止。大黄：胃火牙痛。烧研揩牙。同地黄贴之。生地黄：牙痛牙长，并含咋之。食蟹龈肿，皂荚蘸汁炙研，掺之。苍术：盐水浸烧，揩牙，去风热、湿热。香附：同青盐、生姜，日擦固齿。同艾叶煎漱。桂花：风虫牙痛。辛夷：面肿引痛。乳香：风虫嚼咽。地骨皮：虚热上攻，同柴胡、薄荷，水煎漱。丁香：远近牙痛，同胡椒、荜茇、全蝎末点之，立止。枫香：年久齿痛。龙脑：同朱砂。全蝎、五灵脂：恶血齿痛，醋煎漱。

【肾虚】旱莲草：同青盐炒焦，揩牙，乌须固齿。补骨脂：同青盐日揩。风虫，同乳香。蒺藜：打动牙痛，擦漱。骨碎补：同乳香塞。独蒜：熨。甘松：同硫黄煎漱。牛膝：含漱。硫黄：肾虚，入猪脏煮丸服。羊胫骨灰：补骨。

【虫蜃】桔梗：同薏苡根，水煎服。大黄：同地黄贴。镜面草、蜀羊泉、紫蓝：并点。雀麦：同苦瓠叶煎醋炮，纳口中，引虫。覆盆子：点目取虫。荜茇：同木鳖子嗜鼻。细辛、莽草、苦参、恶实：并煎漱。韭根：同泥贴，引虫。

茄根：汁涂。烧灰贴。银杏：食后生嚼一二枚。
杨梅根皮、酸榴根皮、吴茱萸根：并煎漱。

须发

【内服】 菊花：和巨胜、茯苓、蜜丸服，去风眩，变白不老。旱莲：内煎膏服，外烧揩牙，乌髭发，益肾阴。汁涂，眉发生速。做膏点鼻中，添脑。常春藤、扶芳藤、络石、木通、石松：并主风血，好颜色，变白不老，浸酒饮。白蒿、青蒿、香附：并长毛发。胡桃、蜀椒：并久服，变白生毛发。干柿：同枸杞子丸服，治女人蒜发。榴花：和铁丹服，变白如墨。松子、槐实、秦皮、桑寄生、放杖木、女贞实、不凋木、鸡桑叶、南烛：并久服，变白，乌须发。桑椹：蜜丸服，变白。

【发落】 半夏：眉发堕落，涂之即生。骨碎补：病后发落，同野蔷薇枝煎刷。香薷：小儿发迟，同猪脂涂。茉莉花：蒸油。蓬藁子：榨汁。芭蕉油、蓖麻子、金星子、兰草、蕙草、昨叶何草：并浸油梳头，长发令黑。胡麻油及叶、大麻子及叶：并沐日梳，长发。甜瓜叶汁：并涂发，令长黑。皂荚：地黄、姜汁炙研，揩牙乌须。鸡子白、猪胆：沐头解胹。

【发白】 栝楼：同青盐、杏仁煅末，拔白易黑，亦揩牙。百合、姜皮：并拔白易黑。狼把草、黑豆：煎醋染发。胡桃：和胡粉，拔白生黑。烧，同贝母，揩牙乌须。

【生眉】 白鲜皮：眉发脆脱。香附：长须眉。苦参、仙茅：大风，眉发脱落。昨荷叶草：生眉发膏为要药。半夏：眉发堕落，涂之即生。芥子：同半夏、姜汁。蔓菁子：醋和，并涂。生姜：擦。柳叶：同姜汁，擦眉落。雄黄：和醋涂。雁肪：涂。蒜汁：眉毛动摇，目不能瞬，唤之不应，和酒服，即愈。

狐臭

【释名】 有体臭，腋臭，漏臭。
【内治】 花蜘蛛：二枚，捣烂酒服，治狐臭。鳝鱼：做臛，空肠饱食，覆取汗，汗出如白胶，从腰脚中出，后以五木汤浴之，慎风一日，

每五日一作。水乌鸡：生水中，形似家鸡，香油入姜汁四两，炒熟，用酒醋三四碗同食，嚼生葱下，被盖出汗，数次断根，不忌口。
【外治】 苏子：捣涂。青木香：切片，醋浸一宿夹之，数次愈。郁金：鸦、鹊等一切臭。木馒头：煎洗后，以炉底末敷。甘遂：二两为末，掺新杀牙猪肉上，乘热夹之。内服热甘草汤，必大泄气不可近。百草灰：水和熏洗，酥和饼夹之，干即易，疮出愈。小龙眼核：六个，胡椒十四粒，研汁擦之，三次愈。

丹毒

【释名】 火盛生风，亦有兼脾胃气郁者。
【内解】 连翘、防风、薄荷、荆芥、大青、

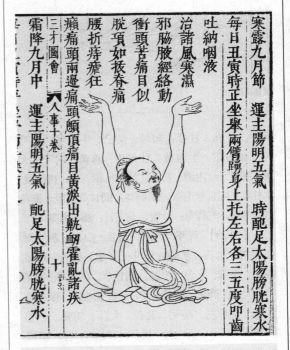

陈希夷二十四节气导引坐功图势

寒露九月节坐功图

运主阳明五气

时配足太阳膀胱寒水

坐功：每日丑、寅两时辰，正坐，举两臂踊身上托，左右各十五次，叩齿、吐纳、吞津。

治病：诸风寒湿邪胁腋经络冲动，头痛，眼窝深陷，颈项强直，脊痛腰折，痔，疟，狂，癫痛，头两边痛，头顶痛，目黄泪出，鼻出血，霍乱诸疾。

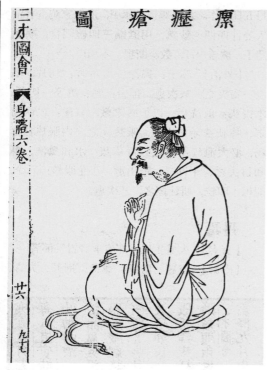

瘰疬疮图

黄连、升麻、甘草、知母、防己、牛蒡子、赤芍药、金银花、生地黄、牡丹皮、麻黄、射干、大黄、漏芦、红内消、萹蓄：汁服。积雪草：捣汁服。水甘草：同甘草煎服。攀倒甑：同甘草煎服。旋花根：汁服。马齿苋：汁服。芸苔汁：服，并敷。

【外治】黄芩、苦芙、马兰、白芷：葱汁调，亦煎浴。水苦、水蘋、浮萍：并涂。景天、蒴藋、蛇衔、生苄、水藻、牛膝：同甘草、伏龙肝。蓖麻子、大黄：磨水。蓝叶、淀汁、芭蕉根汁、赤小豆：洗浴，及敷之。菘菜、芸苔、大蒜、胡荽、干姜：蜜和。鸡肠草、葱白汁、桃仁、慈姑叶：涂。槟榔：醋调。枣根：洗。榆白皮：鸡子白和涂，煎沐。

风瘙疹痱

【内治】苍耳花、叶、子：各等分，为末，以炒焦黑豆浸酒服二钱，治风热瘾疹，搔痒不止。苦参：肺风皮肤瘙痒，或生瘾。疹疥癣，为末，以皂荚汁熬膏丸服。枸橘核：为末，酒服，治风瘙痒。黄蜂子、蜂房：同蝉蜕末服。

【外治】白芷、浮萍、槐枝、盐汤、吴茱萸：煎酒。楮枝叶、蚕沙：并洗浴。景天汁、石南汁、枳实汁、芒硝汤、矾汤：并拭磨。枳壳：炙熨风疹，肌中如麻豆。鲤鱼皮：贴。

【痱疹】升麻：洗。菟丝汁：抹。绿豆粉：同滑石扑。枣叶：和葛粉扑。慈姑叶汁：调蚌粉掺。楝花：末扑。冬霜：加蚌粉掺。腊雪：抹。

疬疡（lì yáng）癜风

【释名】疬疡是汗斑，癜风是白斑片，赤者名赤疵。

【内治】蒺藜：白癜风，每酒服二三钱。女萎、何首乌：白癜，同苍术、荆芥等分，皂荚汁煎膏，丸服。胡麻油：和酒服。桑枝：同益母草熬膏服。枳壳：紫癜风。牙皂：白癜风，烧灰酒服。白花蛇：白癜疬疡斑点，酒浸，同蝎梢、防风末服。乌蛇：同天麻诸药，浸酒服。白鸽：炒熟，酒服。猪胰：酒浸蒸食，不过十具。

【外治】附子：紫白癜风，同硫黄，以姜汁调，茄蒂蘸擦。白附子：同上。贝母：紫白癜斑，同南星、姜汁擦。同百部、姜汁擦。同干姜，浴后擦之，取汗。知母：醋磨涂。茵陈：洗疬疡。菰笋、木莲藤汁：并擦。胡桃、青皮：并同硫黄擦。或入硇砂、酱汁少许。杏仁：每夜擦。熏陆香：同白蔹揩。桑柴灰：蒸汁热洗。猫儿刺叶：烧淋熬膏，涂白癜。鳝鱼：同蒜汁、墨汁，频涂赤疵。丹鸡冠血、翅下血：涂。

瘿瘤疣痣

【内治】杜衡：破留血痰饮，消项下瘿瘤。贝母：同连翘服，主项下瘿瘤。黄药子：消瘿气，煮酒服，传信方，甚神效。海藻：消瘿瘤结气，散项下硬核痛。初起，浸酒日饮，滓涂之。海带昆布：蜜丸。海苔、白头翁：浸酒。牛蒡根：蜜丸。紫菜、龙须菜、舵菜：并主瘿瘤结气。小麦：消瘿。醋浸，同海藻末，酒服。山药：同蓖麻，生涂项核。败葫芦：烧搽腋瘤。瓜蒂、松萝：并吐。柳根：煮汁酿酒，消瘿气。白杨皮：同上。问荆：结气瘤痛。

【疣痣】地肤子：同矾洗疣目。艾叶：同

桑灰淋汁，点疣痣瘤黡。灸痣，三壮即去。狗尾草：穿疣。升麻：煎水，入蜜拭。芫花：同大戟、甘遂末，焦瘤瘿自去。根煮线，系瘤痣。大豆、米醋：并厌禳去疣。白粱米：炒热研，入唾和涂。马齿苋灰：涂瘤。杏仁、李仁：并同鸡子白研，涂疣。柏脂：同松脂涂疣。鸡子白：醋浸软，涂疣。

瘰疬 (luǒ lì)

【内治】 夏枯草：煎服，或熬膏服，并贴，入厥阴血分，乃瘰疬圣药也。连翘：入少阳，乃瘰疬必用之药。同脂麻末，时食。马刀挟瘿，同瞿麦、大黄、甘草煎服。海藻：消瘰疬，浸酒日饮，滓为末服。蛇盘病，同僵蚕丸服。昆布：为末浸酒，时时含咽，或同海藻。玄参：散瘰疬结核，久者生捣敷之。何首乌：日日生服，并嚼叶涂之。土茯苓：久溃者，水煎服。白蔹：酒调多服，并生捣涂之。薄荷：取汁，同皂荚汁熬膏，丸药服。木鳖子：鸡子白蒸食。白鲜皮：煮食。水荭子：末服。蓖麻子：每夜吞二三枚。同白胶香熬膏服。同松脂研贴。芫花根：初起，擂水服，吐利之。月季花：同芫花，酿鲫鱼煮食。胡桐泪：瘰疬，非此不除。桑椹汁：熬膏内服。巴豆：小儿瘰疬，入鲫鱼内，草包煅研，粥丸服，取利。

【外治】 山慈姑：磨酒涂。莽草：鸡子白调涂。地菘：生涂。半夏：同南星、鸡子白涂。草乌头：同木鳖子涂。猫儿眼草：熬膏涂。商陆：切片，艾灸。车前草：同乌鸡屎涂。紫花地丁：同蒺藜涂。青黛：同马齿苋涂。毛蓼：纳入，引脓血。葶苈：已溃，做饼灸。白及：同贝母、轻粉敷。蒜：同茱萸，涂恶核肿结。芥子：和醋涂。干姜：作挺纳入，蚀脓。山药：少阳经分疙瘩，不问浅深，同蓖麻子捣贴。堇菜：寒热瘰疬，结核鼠漏，为末煎膏，日摩之。桑菰：同百草霜涂。胡桃：和松脂涂。桃白皮：贴。杏仁：炒，榨油涂。鼠李：寒热瘰疬，捣敷。枫香：同蓖麻子贴。楸叶：煎膏。

【结核】 天南星：治痰瘤结核，大者如拳，小者如粟，生研涂之。甘遂：同大戟、白芥子为丸，治痰核。金星草：末服。桔梗、玄参、大黄：酒蒸。白头翁、连翘、射干、三棱、莪茂、黄芩、海藻、昆布、海带、蒲公英：并散颈下结核。蒜：同茱萸捣，涂恶核肿结。

痈疽

【释名】 深为疽，浅为痈。大为痈，小为疖。

【肿疡】 甘草：行污浊之血，消五发之疽，消肿导毒。一切发背痈疽，用末和大麦粉，汤和热敷，未成者内消，已成者即溃。仍以水炙一两，水浸一夜，服之。或以黑铅汁淬酒服。或取汁熬膏。阴囊痈，水炙煎服，二十日即消。忍冬：痈疽，不问发背、发颐、发眉、发脑、发乳诸处，捣叶入少酒涂四围，内以五两，同甘草节一两，

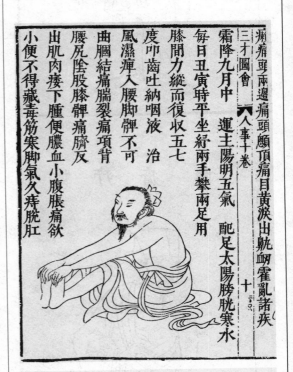

陈希夷二十四节气导引坐功图势

霜降九月中坐功图

运主阳明五气

时配足太阳膀胱寒水

坐功：每日丑、寅时，平坐，舒展双手，握两足。随意用膝间力，纵而复收三十五次，再叩齿、吞津。

治病：风湿痹入腰足，髀不可曲，结痛，裂病，项背腰尻阴股膝髀痛，脐腹肿，肌肉萎缩，下肿，便胀血，小腹胀痛欲小便不得，藏毒，筋寒足气，久痔脱肛。

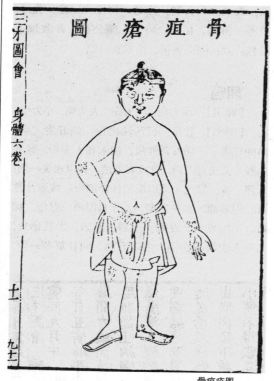

骨疽疮图

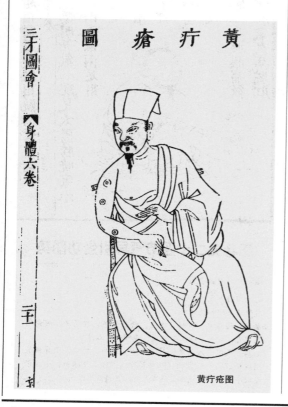

黄疔疮图

水煎，入酒再煎，分三服。秦艽：发背初起，同牛乳煎服，取利。山慈姑：同苍耳擂酒服，取汗。羌活：散痛肿败血，入太阳经。地榆：诸疮痛加之。黄芩：痒者加之。黄连：诸疮痛痒，皆属心火。龙胆：痛肿口干。紫草：活血利肠。当归、芍药、川芎：和血止痛。三棱：消坚硬。黄葵花：肿痛及恶疮脓水，为疮家圣药。盐收经年痛，尤妙。胡黄连：同穿山甲贴。芭蕉：同生姜贴。三七、蒺藜苗：熬膏。苦参、土瓜根、独用将军、石蒜、牡丹皮、大青、草乌头、小青、鬼臼根、萝摩叶、射干：醋调。羊蹄根：醋磨。蒟蒻、石菖蒲、芫花：胶和。豌豆：并主一应痛肿初起。绿豆粉：一应痛疽初起，恶心，同乳香、甘草服，以护心。胡麻油：大毒发背，以一斤煎沸，入醋二碗，分五次服，毒不内攻。入葱煎黑，热涂，自消。翻白草：擂酒服。茄子、硝石收成膏，酒服，治发背恶疮。磨醋，涂肿毒。生合热毒。豆豉：做饼灸。大蒜：灸一切肿毒阴毒。苦瓠：切片，灸囊痛。葱白：米粉炒黑，醋调涂。赤小豆：同鸡子白，涂一切痛疽。野葡萄根：晒研，水调。茱萸：醋和，并涂一切痛肿。橡子：醋磨，涂石痛。胡桃：背痛骨疽未成者，同槐花末，热酒服之。油者，涂诸肿。乌药：行气止痛。孕中有痛，同牛皮胶煎服。槐花：痛疽发背初起，炒冲酒服，取汗即愈。黄檗：诸疮痛不可忍者，加之。和鸡子白涂。同川乌头末敷之。柞木叶：同荷蒂、甘草节、萱草、地榆煎服，痛疽即消，脓血自干。紫荆皮：活血行气，消肿解毒，同独活、白芷、芍药、木蜡为末，葱汤调涂。紫石英：煅研，醋调。慈石、石青、石蟹：磨醋。露蜂房：恶痛，附骨疽，根在脏腑。烧灰，同巴豆煎油，涂软疖。五倍子：炒紫，同蜜涂。或加黄檗、大黄。水蛭：咂血。鸡冠血：频滴不已，即散。

【溃疡】黄芪：痛疽久败，排脓止痛，生肌内补，为疮家圣药。人参：熬膏。术、苍术、远志、当归、黄芩、藁本、芎劳：并排脓止痛生肌。白芷：蚀脓。附子：痛疽瘡肉，浓醋煎洗。疮口久冷不合，做饼灸之，数日即生肉。隔蒜灸亦可。巴豆：炒焦，涂肿疡，解毒；涂瘀肉，自化；做捻，导脓。松脂、枫香、苏方木：排脓止痛生肌。桐叶：醋蒸，贴疮，退热止痛秘方。

梧桐叶：炙研，贴发背。白杨皮：敷骨疽。山白竹灰：蚀肉。鲤鱼：治一切痈毒，已溃未溃，烧涂。

【乳痈】白芷：同贝母末，酒服。半夏：煨研，酒服，及吹鼻。贝母、丹参：同白芷、芍药、猪脂、醋，熬膏涂。大黄：同甘草熬膏贴，亦末敷。射干：同萱根涂。龙舌草：同忍冬涂。麦面：水煮糊，投酒热饮，仍炒黄，醋煮糊涂之，即散。赤小豆：酒服并涂。米醋：烧石投之，温渍。银杏：乳痈溃烂，研服并涂。白梅、水柳、根：并捣贴。桂心：同甘草、乌头末，酒涂，脓化为水。枫香：贴小儿剑疽。丁香：奶头花裂，敷之。牙皂荚：蜜炙研，酒服。或烧研，同蛤粉服。皂荚刺：烧，和蚌粉酒服。桦皮：烧研酒下，一服即消，腐烂者亦可服。蔓荆子：炒末，酒服，并涂。

【解毒】败酱：除痈肿，破多年凝血，化脓为水。腹痛有脓，同薏苡仁、附子为末，水服，小便当下出愈。大蓟叶：肠痈瘀血。人参：酒毒，胸生疽疮，同酒炒大黄末，姜汤服，得汗即愈。黄芪：除肠胃间恶血。薏苡仁、冬瓜仁、甜瓜仁：肠痈已成，小腹肿痛，小便似淋，或大便下脓，同当归、蛇蜕，水煎服，利下恶物。大枣：肠痈，连核烧，同百药煎末服。乌药：孕中有痈，同牛皮胶煎服。皂荚刺：腹内生疮，在肠脏，不可药治，酒煎服，脓悉从小便出，极效。

诸疮上

【疔疮】草乌头：同葱白丸服，取汗。同巴豆贴，拔根。同川乌头、杏仁、白面涂。菊花叶：疔肿垂死，捣汁服，入口即活，神验方也。冬用根。莼：擂酒服。常春藤：和蜜服。荠苨汁：服。金沸草、益母草：捣汁服，渣涂。烧灰纫入，拔根。荆芥：煮服，及醋捣涂。紫花地丁：擂水服，同葱、蜜涂。艾灰汁：和石灰点之，三遍拔根。米醋：以面围，热淋之。蒲公英：擂酒服，取汗。丝瓜叶：同葱白、韭菜，研汁和酒服，渣敷。银杏：油浸研，盦水疗。荔枝：同白梅。

【恶疮】牛膝：卒得恶疮，不识，捣涂。贝母：烧灰，油调，敷人畜恶疮，敛口。藿香：冷疮败烂，同茶烧敷。黄芩：恶疮蚀疽。秦艽：擦诸疮口不合。苍耳：恶疮，捣汁服，并敷。芎

劳：同轻粉涂。菖蒲：湿疮遍身，为末卧之。忍冬：同雄黄，熏恶疮。无心草：敷多年恶疮。草乌头、地榆、沙参、黄芩花：并涂恶疮脓水。何首乌、燕蓐草、瞿麦扁竹：并敷浸淫恶疮。豆豉、寒食饭：并敷一切恶疮。芸苔菜：煨捣，熨异疽。油涂风疮。繁缕汁：涂恶疮，有神效之功。鸡肠草灰，和盐，主治一切恶疮、反花疮。马齿苋：封积年疮。烧敷反花疮。蒲公英、冬瓜叶：并敷多年恶疮。苦苣：对口疮，同姜擂服，并敷。丝瓜根：诸疮久溃，熬水扫之，大凉。慈姑叶：并涂恶疮。桃白皮：㓮恶疮。杏仁：入轻粉，涂诸疮肿痛。马槟榔：恶疮肿痛，内食一枚，外嚼涂之。

【杨梅疮】蔷薇根：年久筋骨痛，煮酒饮。

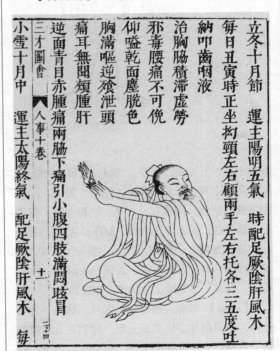

陈希夷二十四节气导引坐功图势

立冬十月节坐功图

运主阳明五气
时配足厥阴肝风木
坐功：每日丑、寅两时辰，正坐，用一手按膝，一手拄肘，左右顾视，两手左右托十五次，再吐纳、叩齿、吞津。
治病：胸胁积滞，虚劳邪毒，腰痛不可俯仰，嗌干，面容失色，胸满呕逆，飧泄，头痛，耳无闻，颊肿，肝逆面青，目赤肿痛，两胁下痛引小腹，四肢满闷，眩晕，目瞳痛。

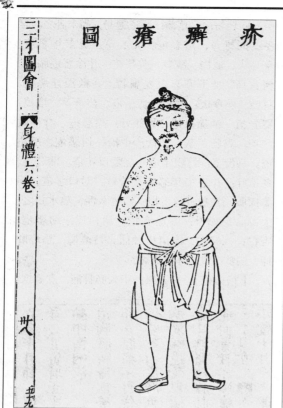

疥癣疮图

或加木瓜、五加皮、茯苓、当归。大黄：初起者，同皂荚刺、郁金、白牵牛末，酒服。野菊：同枣根煎洗。胡桃：同槐花、红枣、轻粉丸服。椰子壳：筋骨痛，研末，热酒服，取汗。乌梅：炒焦，油调搽。葡萄汁：调药。杏仁、细茶、木瓜、槐花：四两，炒，煎酒热服。黄檗：去湿热。同乳香末、槐花，水和涂。大风子：和轻粉涂。

【风癞】苦参：热毒风、大风、肺风、肾风生疮，遍身痹痒，皂荚膏丸服。同荆芥丸，浸酒饮。煮猪肚食，取虫数万下。何首乌：大风，同胡麻九蒸九晒服。长松：同甘草煎服，旬日即愈。黄精：蒸食。草乌头：油、盐炒，为丸服。马矢蒿：末服。马鞭草：末服。浮萍：煎服，末服，并洗。凌霄花：同地龙、蚕、蝎，末服。栝楼：浸酒。白蒿：酿酒。艾汁：酿酒。地黄叶：恶疮似癞十年者，捣敷。百灵藤：浴汗，并熬膏酒服。青藤：酒。胡麻油：浸之。大麻仁：浸酒。

【疥癣】苦参、菖蒲、剪草、百部：并浸

酒服。艾叶：烧烟熏，煎醋涂，烧灰搽。淫羊藿、青蒿、山茵陈、乌头、马鞭草：并洗。胡麻油、芸苔子油：或涂、或洗、或服。胡麻：生嚼，涂坐板疮。丝瓜皮：焙研，烧酒涂坐板疮。粟米泔、灰藋、藜叶、冬瓜藤：并洗疥疮。蒜、马齿苋、丝瓜叶：擦。土菌灰、杏仁、桃叶、桃仁、鹿梨根、楷棕木皮、银杏：嚼，并涂疥癣。胡桃：同雄黄、熟艾捣，裹阴囊。山楂、杨梅树皮、樟材、钓樟、柳华及叶：并洗疥癣。枫香：同黄檗、轻粉涂。松脂：同轻粉擦。乳香、没药、血竭、皂荚：煮猪肚食。樟脑、芦荟、黄檗、楮根白皮及叶。

【热疮】败酱：暴热火疮赤气。葛根：敷小儿热疮。青黛、蓝叶、酸浆子、龙葵、野菊根、天花粉：同滑石。生百合：并涂天泡热疮。桃仁：并敷黄烂疮。莲房灰：和井泥。

【手疮】甘草、地榆、蜀椒、葱、盐、芒硝并煎汤，渍代指。土蜂窠：同乳香、醋。海苔、麦醋糟：炒末，并敷手背肿痛。

【足疮】牡蛎：生研服，并敷。草乌头：

发脑疮图

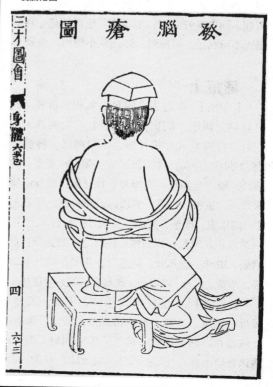

远行足肿，同细辛、防风掺鞋内。木鳖子：湿疮足肿，同甘遂入猪肾煮食，下之。食盐：手足心毒，同椒末，醋涂。

诸疮下

【头疮】菖蒲：生涂。艾灰、蓼子：同鸡子白、蜜。镜面草：同轻粉、麻油。鸡肠草：烧灰，同盐。蒺藜、苦参、木耳：蜜和。小麦：烧敷。红曲：嚼涂。胡麻：嚼涂。糯饭：入轻粉。豆油、豆豉：薄汁，和泥包烧，研涂。乌梅：烧。杏仁：烧。桃枭：烧，入轻粉。槟榔：磨粉。黄檗、枳实：烧研，同醋。肥皂：烧，同轻粉、麻油。木芙蓉：油和。鲫鱼：酿附子炙，和蒜研。

【秃疮】皂荚、蓝、苦瓠藤、盐：并煎汤洗。桑椹汁：日服，治赤秃，先以桑灰汁洗。香薷：汁，和胡粉。黄葵花：同黄芩、大黄末。桃花：末，或同甚。

【疳疮】黄连：同芦荟、蟾灰，同款冬花。桔梗：同茴香烧灰。黄矾：同白矾、青黛烧。马悬蹄：灰，入麝香。雄黄：同铜绿，同藁荛，同天南星，同枣烧，并涂走马急疳。

【阴疮】甘草：煎蜜，涂阴头粟疮，神妙。胡粉：杏仁或白果炒过，研涂。阴疮浸淫，同枯矾。蜂蜜：先以黄檗水洗，乃涂。木香：同黄连、密陀僧。五倍子：同腊茶、轻粉。蛇床子：同浮萍、荷叶煎汁洗。狼牙草、越瓜、蜀椒、茱萸、五加皮、槐枝：并煎水洗。

外伤诸疮

【漆疮】蜀椒：洗，涂鼻孔，近漆亦不生疮。芥、蒗、薄荷、山楂、茱萸、荷叶、杉材、黄栌、柳叶、铁浆、新汲水：并洗。韭：汁。白蔹：汁。鸡肠草：汁。蜀羊泉：汁。井中苔、萍、蓝：汁。

【冻疮】甘草：煎水洗，涂以三黄末。麦苗：煮汁。茄根、茎、叶：煮汁。马屎：煮汁。酒糟：浸水。米醋、热汤：并浸洗。姜汁：熬膏。桐油：熬发。鼠：熬猪脂。附子：面调。大黄：水调。黄檗：乳调，或加白豉。

【灸疮】黄芩：灸疮血出不止，酒服二钱即止。白鱼：灸疮不发，做脍食。青布：灰。鳢

肠：并贴灸疮。薤白：煎猪脂涂。

【汤火伤疮】柳叶：汤火毒入腹热闷，煎服。皮，烧敷。人尿：火烧，不识人，发热，顿饮一二升。生萝卜：烟熏欲死，嚼汁咽。

跌仆折伤

【释名】肠出、杖疮。

【内治活血】大黄：同当归煎服。或同桃仁。玄胡索：豆淋酒服。刘寄奴：同玄胡索、骨碎补，水煎服。土当归：煎酒服。或同葱白、荆芥，水煎服。何首乌：同黑豆、皂荚等丸服，治损宽筋。黑大豆：煮汁频饮。豆豉：水煎。寒食蒸饼：酒服。红曲：酒服。生姜：汁，同香油，入酒。补骨脂：同茴香、辣桂末，酒

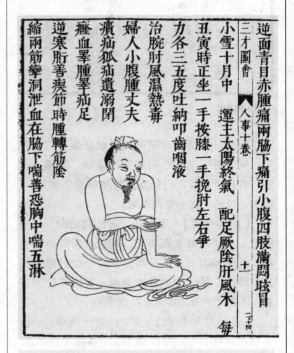

逆面青目赤腫痛兩胁下痛引小腹四肢滿悶眩冒

三才圖會　人事十卷　十一　二十四

小雪十月中　運主太陽終氣　配足厥陰肝風木　每

丑寅時正坐一手按膝一手挽肘左右爭力各三五度吐納叩齒咽液

治腕肘風濕熱毒

婦人小腹腫丈夫

癀疝狐疝遺溺閉

逆寒胕善瘛瘲節時腫轉筋陰

癰血睪腫睪疝足

縮兩筋攣洞泄血在胁下喘善恐胸中喘五淋

陈希夷二十四节气导引坐功图势

小雪十月中坐功图

运主太阳终气

时配足厥阴肝风木

坐功：每日丑、寅两时辰，正坐，用一手按膝，一手拭肘，左右争力各十五次，再叩齿、吐纳、吞津。

治病：脘肘、风湿、热毒，妇人小腹肿，男子癀疝狐疝，遗尿或小便不利，血睾、肿睾、疝，足逆寒，胕善，节时肿，转筋阴缩，足筋挛，洞泄，血在胁下，喘，善恐，胸中喘，五淋。

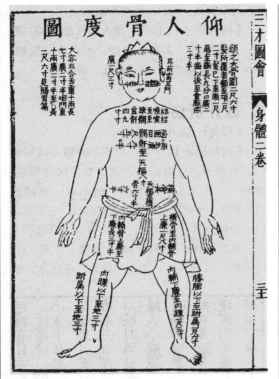

仰人骨度图

服。荷叶：烧研，童尿服，利血甚效。白莴苣子：同乳香、乌梅、白术服，止痛。胡桃：擂酒。杏枝、松节、白杨皮：并煎酒服。甜瓜叶、琥珀、没药、桂：并调酒服。

【内治接骨】骨碎补：研汁和酒服，以渣敷之。或研入黄米粥裹之。地黄：折臂断筋损骨，研汁和酒服，一月即连续，仍炒热贴。白及：酒服二钱，不减自然铜也。黄麻灰：同发灰、乳香，酒服。接骨木：煎服。

【外治散瘀接骨】大黄：姜汁调涂，一夜变色。凤仙花叶：捣涂频上，一夜即平。半夏：水调涂，一夜即消。附子：煎猪脂，醋涂。糯米：寒食浸，至小满酒研，如用，水调涂之。白杨皮：血沥在骨肉间，痛不可忍，杂五木煎汤服之。

诸虫伤

【蛇、虺伤】贝母：酒服至醉，毒水自出。丝瓜根：擂生酒饮醉，立愈。白芷：水服半两，扎定两头，水出即消。或同雄黄、麝香、细辛，

酒服。甘草：毒蛇伤人，目黑口噤，毒气入腹，同白矾末，冷水服二钱。麻油、米醋：并急饮二碗，毒即散。五叶藤、茴香、半边莲、樱桃叶、小青、大青、水蘋并捣汁服，滓敷。

【蜂、蝎伤】贝母：酒服。雄黄：磨醋。菩萨石、梳垢、麝香、牛酥、牛角：灰。牛屎：灰。蟹壳：烧。甲煎、楮汁、苋汁、菜黄、蛇含、葵花、灰藿、人参：嚼。白兔藿、五叶藤、尿坑泥、檐溜下泥：并涂蜂伤。小蓟、恶实、葵叶、鬼针：并涂蝎伤，仍取汁服。黄丹、硇砂、土槟榔、地上土、白矾：同南星。

诸物哽噎 (gěng yē)

【诸骨鲠】缩砂蔤：诸骨鲠，浓煎咽。艾叶：煎酒。地菘：同白矾、马鞭草、白梅，丸噙。凤仙子：研，水咽。根、叶煎醋。半夏：同白芷水服，取吐。云实根：研汁咽。瞿麦：水服。蔷薇根：水服。白蔹：同白芷，水服。白药：煎醋。威灵仙：醋浸，丸噙。同砂仁，煎服。丝瓜根：烧服。栗蒲：烧吹。乳香：水研。桑椹：嚼咽。金樱根：煎醋。

妇人经水

【释名】经闭，有血滞，血枯；不调，有血虚者过期，血热者先期，血气滞者作痛。

【活血流气】香附：血中之气药。生用上行，熟用下行，炒黑则止血。童尿制，入血分补虚；盐水制，入血分润燥。酒炒行经络，醋炒消积聚，姜炒化痰饮。得参、术，补气；得归、芍，补血；得苍术、芎䓖，解郁；得栀子、黄连，降火；得厚朴、半夏，消胀；得神曲、枳实，化食；得紫苏、葱白，解表邪；得三棱、蓬莪茂，消积磨块；得茴香、破故纸，引气归元；得艾叶，治血气，暖子宫。乃气病之总司，为女科之仙药。当归：一切气，一切劳。破恶血，养新血，补诸不足。妇女百病，同地黄丸服。月经逆行，同红花煎服。血气胀痛，同干漆丸服。丹参：破宿血，生新血，安生胎，落死胎，止血崩带下，调经脉，或前或后，或多或少，兼治冷热劳，腰脊痛，骨节烦疼，晒研，每服二钱，温酒调下。芎

劳：一切气，一切血，破宿血，养新血，搜肝气，补肝血，润肝燥，女人血闭无子，血中气药也。芍药：女子寒血闭胀，小腹痛，诸老血留结，月经不调。生地黄：凉血生血，补真阴，通月水。兰草：生血和气，养营调经。泽兰：营气，破宿血，主妇人劳瘦，女科要药也。玄胡索：月经不调，结块淋露，利气止痛，破血，同当归、橘红丸服。柴胡：妇人热入血室，寒热，经血不调。黄芩：下女子血闭淋漏。茅根：月水不匀，淋沥，除恶血。菖蒲根：通经脉，宜妇人。醍醐菜：撋酒，通经。茶汤：入砂糖少许，露一夜，服即通，不可轻视。铅霜：室女经闭，烦热，生地黄汁服。木香、乳香、乌药、白芷、桑耳：并主血气。荔枝核：血气痛，同香附末服。荜茇：血气痛，经不调，同蒲黄丸服。附子：通经，同当归煎服。芥子：酒服末，通月水。韭汁：治经脉逆行，入童尿饮。丝瓜：为末，酒服，通月经。土瓜根：经水不利，同芍药、桂枝、䗪虫为末，酒服。薏苡根：煎服，通经。牛膝：血结，经病不调，同干漆，地黄汁丸服。

【益气养血】 人参：血虚者益气，阳生则阴长也。熟地黄：伤中胞胎，经候不调，冲任伏热，久而无子，同当归、黄连，丸服。

带下

【释名】 是湿热夹痰，有虚有实。

【带下】 苍术：燥湿强脾，四制丸服。艾叶：白带，煮鸡子食。石菖蒲：赤白带下，同破故纸末服。白芷：漏下赤白，能蚀脓。白带冷痛腥秽，同蜀葵根、白芍、枯矾，丸服。石灰淹过，研末酒服。草果：同乳香末服。糯米：女人白淫，同花椒烧研，醋糊丸服。莲米：赤白带，同江米、胡粉，入乌骨鸡煮食。白扁豆：炒研，米饮日服。花同。荞麦：炒焦，鸡子白服。韭子：白带白淫，醋煮丸服。芍药：同香附末，煎服。同干姜末服。狗脊：室女白带，冲任虚损，关节重，同鹿茸丸服。枸杞根：带下脉数，同地黄，煮酒饮。椿根白皮：同滑石丸服。同干姜、芍药、黄檗，丸服。木槿皮：煎酒，止带下，随赤白用。榆荚仁：和牛肉做食，止带下。茯苓：丸服。松香：酒煮，丸服。槐花：同牡蛎末，酒

服。冬瓜仁：炒研，汤服。牡荆子：炒焦，饮服。益母草：为末，汤服。夏枯草：为末，饮服。鸡冠花：浸酒饮，或末服。马齿苋：绞汁，和鸡子白服。大蓟根：浸酒饮。酢浆草：阴干，酒服。椒目：炒研，水服。槵子：同石菖蒲，末服。韭汁：同童尿，露一夜，温服。葵叶、葵花：治带下，目中溜火，和血润燥，为末酒服，随赤白用。

崩中漏下

【释名】 月水不止，五十行经。

【调营清热】 当归：漏下绝孕，崩中诸不足。丹参：功同当归。芎藭：煎酒。生地黄：崩中及经不止，撋汁酒服。芍药：崩中痛甚，

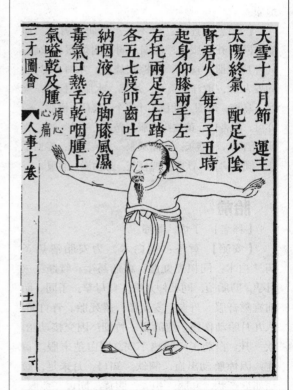

大雪十一月節　運主太陽終氣　配足少陰腎君火　每日子丑時　起身仰膝兩手左右托兩足左右踏　各五七度叩齒吐納咽液　治脚膝風濕毒氣口熱舌乾咽腫　氣嗌乾及腫心煩心痛

三才圖會　人事十卷

十二

陈希夷二十四节气导引坐功图势

大雪十一月节坐功图

运主太阳终气

时配足少阴肾君火

坐功：每日子、丑两个时辰，起身仰膝，两手左右外托，两足左右踏地，各三十五次，再叩齿、吐纳、吞津。

治病：足膝风湿毒气，口热舌干，咽肿上气，嗌干及肿，烦心心痛。

同柏叶煎服。经水不止，同艾叶煎服。肉苁蓉：血崩，绝阴不产。人参：血脱益阳，阳生则阴长。升麻：升阳明清气。柴胡：升少阳清气。防风：炙研，面糊煮酒服一钱，经效。白芷：主崩漏，入阳明经。香附子：炒焦酒服，治血如崩山，或五色漏带，宜常服之。黄芩：主淋漏下血，养阴退阳，去脾经湿热。阳乘阴，崩中下血，研末，霹雳酒服一钱。鸡冠花及子：为末，酒服。大、小蓟：煎服。或浸酒饮。菖蒲：产后崩中，煎酒服。蒲黄：止崩中，消瘀血，同五灵脂末炒，煎酒服。凌霄花：为末，酒服。茜根：止血内崩，及月经不止。五十后行经，作败血论，同阿胶、柏叶、黄芩、地黄、发灰，煎服。

【止涩】 莲房：经不止，烧研，酒服。血崩，同荆芥烧服。产后崩，同香附烧服。败瓢：同莲房烧服。丝瓜：同棕灰烧服。木耳：炒黑，同发灰服，取汗。桑耳：烧黑，水服。槐耳：烧服。乌梅：烧服。胡桃：十五个，烧研，酒服。壳亦可。甜杏仁、黄皮：烧服。凫茈：一岁一个，烧研，酒服。漆器灰：同棕灰服。木芙蓉花：经血不止，同莲房灰，饮服。槐枝灰：赤白崩，酒服。

胎前

【释名】 子烦，胎啼。

【安胎】 黄芩：同白术，为安胎清热圣药。白术：同枳壳丸服，束胎易生。续断：三月孕，防胎堕，同杜仲丸服。益母草：子同。胎前宜熬膏服。丹参：安生胎，落死胎。青竹茹：八九月胎动作痛，煎酒服。竹沥：因交接动胎，饮一升。白药子：胎热不安，同白芷末服。黄连：因惊胎动出血，酒饮。知母：月未足，腹痛如欲产状，丸服。枳壳：腹痛，同黄芩煎服。同甘草、白术丸服，令胎瘦易生也。大枣：腹痛，烧研，小便服。缩砂仁：行气止痛。胎气伤动，痛不可忍，炒研，酒服。子痫昏瞀，炒黑，酒下。香附子：安胎顺气，为末，紫苏汤服，名铁罩散。葱白：下血抢心困笃，浓煎服，未死安，已死出。薤白：同当归煎服。艾叶：妊娠下血，半产下血，仲景胶艾汤主之。胎动心痛

胀，或下血，或子死腹中，煮酒服。胎迫心，煮醋服。阿胶：胎动下血，葱豉汤化服。葱、艾，煎服。尿血，饮服。血痢，大便血，煎服。黄明胶：酒服。秦艽：同甘草、白胶、糯米，煎服。同阿胶、艾叶，煎服。木贼：同川芎末，煎服。

产难

【催生】 香附子：九月十月服此，永无惊恐。同缩砂、甘草末服，名福胎饮。人参：横生倒产，同乳香、丹砂、鸡子白、姜汁调服，子母俱安。白芷：煎服。或同百草霜、童尿、醋汤服。益母草：难产及子死，捣汁服。蒺藜子：同贝母末服，催生堕胎，下胞衣。贝母末服。麻子仁：倒产，吞二枚。黄麻根：煮服，催生破血，下胞衣。盐豉：烧研，酒服。皂荚子：吞一枚。柞木皮：同甘草煎服。乳香：丸服，末服。同丁香、兔胆，丸服。龙脑：新水服少许，立下。槐实：内热难产，吞之。莲花、胡麻、赤石脂、代赭石、禹余粮、石蟹、蛇黄：煮。鳔胶：烧。

【胎死】 当归：同川芎末，童尿、流水煎服。丹参：末。黄葵子：末。瞿麦：煎。益母草贝母：汁。紫金藤、苦瓠：灰。雀麦：煎水。大豆：煎醋。胡麻油和蜜。肉桂：童尿、酒服末。榆白皮：末。皂荚刺灰：酒服。木莓根皮：破血。炊箅灰：水服。松烟墨：水服。蓖麻子：四枚，同巴豆三枚，入麝香，贴脐。伏龙肝：酒服，仍贴脐下。水银：吞二两，即下。胡粉：水服。硇砂：同当归酒服。

【堕生胎】 附子：堕胎，为百药长。天雄、乌喙、侧子、半夏、天南星、玄胡索、补骨脂、莽草、商陆、瞿麦、牛膝、羊踯躅、土瓜根、薏苡根、茜根、蒺藜、红花、茅根、鬼箭羽、牡丹皮、大麦蘖、麦曲、茼茹、大戟、薇衔、黑牵牛、三棱、野葛、藜芦、干姜、桂心、皂荚、干漆、槐实、巴豆、榼根、衣鱼、蝼蛄、虻虫、水蛭、䗪虫、蛴螬、蚱蝉、斑蝥、芫青、地胆、蜈蚣、蛇蜕、石蚕、马刀、飞生、亭长、蚚蝎、蟹爪：同桂心、瞿麦、牛膝为末，煎酒服。

产后

【补虚活血】 人参：血运，同紫苏、童尿，

煎酒服。不语，同石菖蒲，煎服。发喘，苏木汤服末二钱。秘塞，同麻仁、枳壳、丸服。诸虚，同当归、猪肾煮食。**当归：**血痛，同干姜末服。自汗，同黄芪、白芍药，煎服。**蒲黄：**血运、血症、血烦、血痛、胞衣不下，并水服二钱。或煎服。**苏木：**血运、血胀、血噤，及气喘欲死，并煎服。**黄芪：**产后一切病。**杜仲：**诸病，枣肉丸服。**泽兰：**产后百病。根，做菜食。**益母草：**熬膏，主胎前产后诸病。**茺蔚子：**同上。**地黄：**酿酒，治产后百病。酒服，下恶血。**桃仁：**煮酒。**薤白、何首乌：**并主产后诸疾。**麻子仁：**浸酒，去瘀血，产后余疾。**玄参、蜀椒、蚺蛇膏、蛏、淡菜、阿胶：**并主产乳余疾。

【血运】 **红花：**煮酒服，下恶血、胎衣。**茜根：**煎水。**红曲：**擂酒。**神曲：**炒研，汤服。**虎杖：**煎水。**夏枯草：**汁。**松烟墨：**磨醋。**白纸灰：**酒服。**鳔胶：**烧末，童尿、酒服。**接骨木：**血运烦热，煎服。**续断：**血运寒热，心下硬，煎服。

【血气痛】 **丹参：**破宿血，生新血。**败芒箔：**止好血，去恶血，煮酒服。**三七：**酒服。**芎䓖、三棱、莪茂、甘蔗根、玄胡索：**酒服。**鸡冠花：**煎酒。**大黄：**醋丸。**红蓝花：**酒煎。**赤小豆、羊蹄实、败酱、牛膝、红曲：**擂酒。**姜黄：**同桂，酒服。**郁金烧研，醋服。**莲薏：**生研，饮服。**生姜：**水煎。

【下血过多】 **贯众：**心腹痛，醋炙，研末服。**艾叶：**血不止，同老姜煎服，立止。感寒腹痛，焙熨脐上。**紫菀：**水服。**石菖蒲：**煎酒。**楮木皮：**煎水。**椿白皮、桑白皮：**炙，煎水。**百草霜：**同白芷末服。**凌霄花：**并主产后恶漏淋沥。**旋覆花：**同葱煎服。

【风痉】 **荆芥：**产后中风，痉直口噤，寒热不识人，水煎入童尿、酒服。或加当归。**黑大豆：**炒焦冲酒。**竹沥、地榆：**并主产乳痉疾。

【寒热】 **柴胡、白马通灰：**水服。**松花：**壮热，同芎、归、蒲黄、红花、石膏，煎服。

【血渴】 **黄芩：**产后血渴，同麦门冬煎服。**紫葛：**烦渴，煎呷。**芦根：**产妇宜食之，破血饮汁，止渴。

【下乳汁】 **母猪蹄：**同通草煮食，饮汁。

牛鼻：做羹食，不过三日，乳大下。**羊肉：**做臛食。**鲍鱼汁：**同麻仁、葱、豉，煮羹食。**虾汁：**煮汁或羹。**胡麻：**炒研，入盐食。**麻子仁：**煮汁。**赤小豆：**煮汁。**豌豆：**煮汁。**丝瓜：**烧存性，研，酒服取汗。**莴苣子，研，酒服。**贝母：**同知母、牡蛎粉，以猪蹄汤日服。**土瓜根：**研末，酒服，日二。**栝楼根：**烧研酒服，或酒、水煎服。**栝楼子：**炒研，酒服二钱。**胡荽：**煮汁或酒。**繁缕、泽泻、细辛、殷蘖：**产下乳汁。**石钟乳粉：**漏芦汤调服一钱，乳下止。**石膏：**煮汁服。**王不留行：**通血脉，下乳汁之神品也。**穿山甲：**炮研，

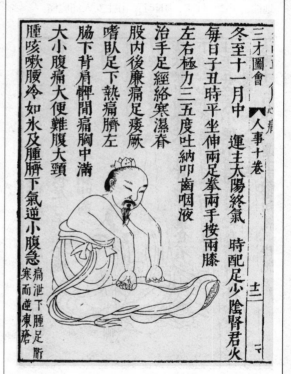

陈希夷二十四节气导引坐功图势

冬至十一月中坐功图

运主太阳终气

时配足少阴肾君火

坐功：每日子、丑两个时辰，平坐，伸展两足，两手握拳按两膝，左右用力十五次，再吐纳、叩齿、吞津。

治病：手足经络寒湿，脊髀内后廉痛，足痿阙，嗜睡，足下热，脐痛，左胁下背肩髀间痛，胸满，大小腹痛，大便难，腹大颈肿，咳嗽，腰冷如冰及肿，脐下气逆，小腹急痛泄，下肿，足胻寒蝉页逆，冻疮。

酒服二钱，名涌泉散。蜜蜂子：炒治食。漏芦、飞廉、荆三棱：并煎水洗乳。

阴病

【阴寒】 吴茱萸：同椒。丁香、蛇床子：并塞。硫黄：煎洗。

【阴肿痛】 白蔹、白垩土：并主女阴肿痛。肉苁蓉、牛膝：煮酒服。蛇床子：洗。卷柏：洗。枸杞根：洗。诃黎勒：和蜡烧熏。枳实：炒煎。炒盐：熨。并主女人阴痛。黄芪：主妇人子脏风邪气。防风：得当归、芍药、阳起石，主妇人子脏风。黄连、菊苗、羌活、白芷、藁本、萆薢、白鲜皮、地锦、干漆、槐实、阳起石：并主女人疝瘕痛。

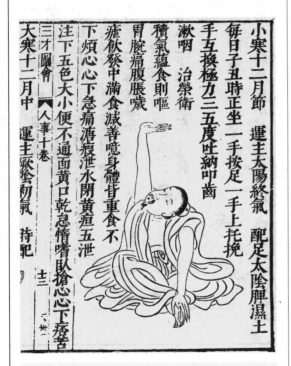

陈希夷二十四节气导引坐功图势

小寒十二月节坐功图

运主太阳终气
时配足太阴脾湿土
坐功：每日子、丑两个时辰，正坐，一手按足，一手上举，挽首互换，极力十五次，再吐纳、叩齿、漱口、吞津。
治病：荣冲气蕴，食即呕吐，胃脘痛，腹胀，哕，疟，食后中满，食减善噫，身体皆重，食不下，烦心，心下急痛，便溏瘕泄，水闭黄疸，五泄注下五色，大小便不通，面黄口干，急情嗜卧，心下痞，苦善饥，不嗜食。

【阴痒、阴蚀】 蛇床子、小蓟、狼牙、瞿麦、荆芥：同牙皂、墙头腐草，煎洗。五加皮、槐白皮、槐耳、桑耳、芜荑、胡麻、枸杞根、椿白皮：同落雁木煎汤。

小儿初生诸病

【沐浴】 猪胆、黄连、梅叶：同桃叶、李叶、益母草、虎骨：并煎汤浴儿，不生疮疥诸病。

【解毒】 甘草汁、韭汁：并灌少许，吐出恶水、恶血，永无诸疾。豆豉：浓煎，喂三五口，胎毒自散。胡麻：生嚼，绢包与咂，其毒自下。粟米粥：日嚼少许，助谷神。朱砂：蜜和豆许。牛黄：蜜和豆许。黄连：灌一匙。并解胎毒及痘毒。

【便闭】 甘草：同枳壳煎水灌。葱白：尿不通，煎乳灌之。

【流涎】 半夏：同皂荚子仁，姜汁丸服。牛噍草服。鹿角：末，米饮服。

【夜啼】 当归：胎寒好啼，日夜不止，焙研，乳和灌。刘寄奴：同地龙为末服。

【脐肿】 荆芥：煎汤洗后，煨葱贴之，即消。桂心：炙熨。

惊痫（xián）

【释名】 有阴阳二证。

【阳证】 黄连：平肝胆心风热。羌活、龙胆草、青黛、剪刀股、马衔、铁精、铜镜鼻、雄黄、代赭石、鳖甲、鲮鲤甲、全蝎、守宫、龙骨：齿、脑、角同。真珠、牡蛎粉、蛇蜕、白花蛇、乌蛇、伏翼、五灵脂、牛胆、牛黄：竹沥化服。驼黄、野猪黄、熊胆、鲊答、羚羊角、狐肝胆、蛇黄：并平肝风，定惊痫。钓藤：同甘草煎服，主小儿寒热，十二惊痫，胎风。桔梗、薄荷、荆芥、防风、藁本、紫菀、款冬花：并主惊痫，上焦风热。

【阴证】 黄芪、人参：同甘草，治小儿胃虚而成慢惊，乃泄火补金、益土平木之神品。天麻：定风神药。天南星：慢惊，同天麻、麝香服，或丸服，坠痰。暑毒入心，昏迷搐搦，同白附子、半夏生研，猪胆丸服。附子：慢惊，同全蝎煎服，尖，吐风痰。吹鼻，治脐风。乌头：同上。蜀椒：同牡蛎煎醋服。胡椒：慢脾风，同丁香，羊屎末服。蚤休：惊痫，摇头弄舌，热在腹中，慢惊带阳症，同栝楼根末服。乌药磨汤服。开元钱：慢脾惊风，利痰奇妙，以一个烧出珠子，研末，木香汤下。骐麟竭：同乳香丸服。麻黄：吐泻后慢惊脾风，同白术、全蝎、薄荷末服。桂心：平肝。

痘疮

【预解】 黑大豆：同绿豆、赤小豆、甘草煮食饮汁。胡麻油：煎浓食，外同葱涎擦周身。朱砂蜜调服，白水牛虱：焙研，做面饼食。

【内托】 升麻：解毒，散痘疹前热。柴胡：退痘后热。牛蒡子：痘出不快，便闭，咽不利，同荆芥、甘草煎服。贯众：同升麻、芍药煎，老丝瓜：烧研，砂糖水服。山楂水煎。干陷，酒煎。荔枝：浸酒。壳，煎汤、葡萄：擂酒服。橄榄：研。胡桃：烧研，胡荽：酒服。胡荽：浸酒服，泰和老鸡：五味煮食。竹笋：汤。虾汤、鱼汤、生蚬水：并主痘出不快。黄芪：主气虚色白不起。人参：同上。甘草：初出干淡不长，色白不行浆，不光泽，既痂而胃弱不食，痘后生痈肿，或溃后不收，皆元气不足也，并宜参、芪、甘草三味主之，以固营卫，生气血。或加糯米助肺，芎劳行气，芍药止痛，肉桂引血化脓。芍药、肉桂、糯米、肉豆蔻：止泻。

【外治】 沉香：同乳香、檀香烧烟，辟恶气，托痘。稻草、猪爪壳：并烧烟，辟恶气。胡荽：煎酒喷儿，并洒床帐席下。水杨柳根：风寒出不快，煎汤浴。茱萸：口噤，嚼一二粒抹之。茶叶：烧熏痘痒。马齿苋：灰。败茅黄绢：灰。海螵蛸：末。

小儿惊痫

【释名】 有阴阳二证。

【阳证】 甘草：补元气，泻心火。小儿撮口发噤，煎汁灌之，吐去痰涎。黄连：平肝胆心火。胡黄连、黄芩：小儿惊啼，同人参末服。防风：治上焦风邪，四肢挛急。羌活：诸风痫痉，去肾间风，搜肝风。白鲜皮：小儿惊痫。老鸦蒜：主急惊，同车前贴手足。龙胆：

骨间寒热，惊痫入心。细辛：小儿客忤，同桂心纳口中。薇衔：惊痫吐舌。薄荷：去风热。荆芥：一百二十惊，同白矾丸服。牡丹：惊痫瘛疭。藁本：痫疾脊厥而强。莽草：摩风痫，日数十发。半夏：吹鼻。青黛：水服。蓝叶：同凝水石敷头上。女萎、女菀、紫菀、款冬花：惊痫寒热。葛蔓：小儿口噤，病在咽中，烧灰点之。钩藤：小儿寒热，十二惊痫瘛疭，客忤胎风，同甘草煎服。石菖蒲：客忤惊痫。曲：食痫。淡竹笋：消痰热，小儿惊痫天吊。李叶：浴惊痫。

【阴证】 黄芪：补脉泻心。人参：同黄芪、甘草，治小儿胃虚而成慢惊，为泻火补金、益土平木之神剂。桔梗：主小儿惊痫。

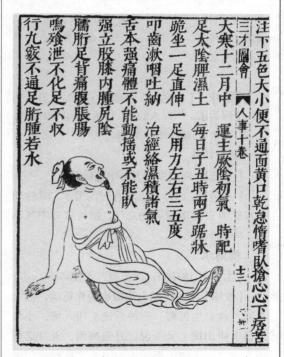

陈希夷二十四节气导引坐功图势

大寒十二月中坐功图

运主厥阴初气

时配足太阴脾湿土

坐功：每日子、丑两个时辰，两手向后，踞状跪坐，一足伸直，一足用力，左右各十五次，再叩齿、吞津、吐纳。

治病：经络湿积诸气，舌根强痛，体不能动摇，或不能卧，强立，股膝内肿，尻阴足皆痛，腹胀肠鸣，飧泄不化，足不收行，九窍不通，足胕肿若水。

第四卷 水部

李时珍说：水是坎象。其文横则为☵，纵则为☰。其体纯阴，其用纯阳。在上为雨露霜雪，在下为海河泉井。其流止寒温，致使气产生差异；甘淡咸苦，致使味有所不同。所以古人分析九州水土的特性，用来辨别当地人的美、恶、寿、夭。水为万化之源，土为万物之母。

雨水、露水、冬霜、腊雪、雹、夏冰、流水、井泉水、节气水、醴泉、玉井水、乳穴水、温汤、碧海水、盐胆水、山岩泉水、热汤、生熟汤、甑气水

雨水 【释名】［时珍说］地气上升后为云，下降为雨，所以人的汗，以天地间的雨命名。

【气味】 咸，平，无毒。

立春雨水

【主治】 宜煎发散及补中益气药。

【发明】［时珍说］立春时的雨水，其性质是自然界春始生发万物之气，故可煮补中气不足、清气不升之药。

梅雨水

【主治】 洗疮疥，灭瘢痕，入酱易熟。

【发明】［时珍说］梅雨也叫作霉雨，沾上衣物，就会生黑霉。芒种后逢壬叫入梅，小暑后逢壬叫出梅。又一说三月迎梅雨，五月送梅雨。这之间下的雨都叫作梅雨水。这种水用来煎药，服后可以涤清肠胃的积垢，使人饮食有滋味。

露水 【释名】［时珍说］露者，阴气之液也，是夜气润泽在道旁万物上而形成的。

【气味】 味甘，性平，无毒。

【主治】 秋露繁时，以盘收取，煎如饴，令人延年不饥。露水秉承了夜晚的肃杀之气，宜

用来煎润肺的药及调和治疗疥、癣、虫癞各种散剂。

百草头上秋露，天亮前收取，愈百疾，止消渴，令人身轻不饥，肌肉润泽。点太阳穴，可止头痛；点膏肓穴，治瘵病。这种方法被称作天灸。

百花上露，令人好颜色。

柏叶上露，菖蒲上露，并能明目，旦旦洗之。

韭叶上露，去白癜风，旦旦涂之。

凌霄花上露，入目损目。

【发明】［时珍说］秋露造酒最清冽。姑射神人吸风饮露。汉武帝做金盘承露，和玉屑服食。杨贵妃每晨吸花上露，以止渴解酲。番国有蔷薇露，甚芬香，云是花上露水，未知是否。

冬霜 【释名】［时珍说］阴盛则露凝为霜，霜能杀物而露能滋物，这种特性是随时令变化而改变的。天气下降而为露，清风薄之而成霜。霜所以杀万物，消除妖气的伤害。凡是收取霜，都用鸡翅或尾上的羽毛扫进瓶子中，密封后放在阴凉处，很久也不会坏。

【气味】 味甘，性寒，无毒。

【主治】 吃了之后解酒热，伤寒鼻塞，酒后脸红。与蚌粉混合后敷暑天的痱疮及腋下赤肿。

【附方】 寒热疟疾。秋后霜一钱半，热酒服之。

腊雪 【释名】［时珍说］雪可以洗除瘴疠虫蝗。花都是五瓣，雪花是六瓣。冬至后第三戊为腊。腊前的雪，宜于菜麦生长，又可杀虫蝗。腊雪密封阴处，数十年亦不坏；用水浸过的五谷的种子，则耐旱不生虫；洒在桌和床席间，苍蝇自己就飞走了；浸泡过的一切果食，不蛀蠹。难道不也是除虫蝗的好办法吗？

【气味】 甘，冷，无毒。

【主治】 解一切毒，治天行时气瘟疫，小儿热痫狂啼，大人丹石发动，酒后暴热，黄疸，都可以温热后服用。洗眼，可以去眼病。煎茶煮粥，解热止渴。宜用来煎治伤寒、中暑的药，用来抹痱子效果也很好。

【附方】 用腊雪水搽抹，可治小儿牙根溃烂。

雹 【释名】［时珍说］雹是天地阴阳之气相搏而形成的。曾子云说，阳之专气为雹，阴之专气为霰。［陆农师说］阴包阳为雹，阳包阴为霰。雪六出而成花，雹三出而成实。阴阳之辨也。《五雷经》里讲：雹乃阴阳不顺之气结成。亦有懒龙鳞甲之内，寒冻生冰，为雷所发，飞走堕落，大者如斗升，小者如弹丸。

【气味】 咸，冷，有毒。［时珍说］按《五雷经》上说：人吃雹水，会患疫疾、大风、癫邪的症状。［藏器说］酱的味道如果不醇正，取一二升倒入瓮中，就会恢复本味。

夏冰 【释名】［时珍说］冰者，太阴之精，水性似土，能变柔为刚，这就是所说的物极必反的道理。

【气味】 甘，冷，无毒。

【主治】 去热烦，熨人乳发热肿。解烦渴，消暑毒。伤寒阳毒，热盛昏迷者，以冰一块置于膻中，就会醒来。亦解烧酒毒。

【发明】［藏器说］夏暑盛热吃冰，则与气候相反，并不适合我们。人的腹部冷热相激，会导致诸多疾病发生。［时珍说］宋徽宗食冰太过，病脾疾，国医不效，召杨介诊之。介用大理中丸。杨介说：皇上的病只因食冰太多，臣因以冰煎此药，是治受病之原也。徽宗服后，果然痊愈。

【附方】 用夏冰频频在伤口上来回搽抹可消灭瘢痕，效果很好。

流水 【集解】［时珍说］流水者，大而江河，小而溪涧，皆流水也。其外动而性静，其质柔而气刚，与湖泽陂塘之止水不同。然江河之水混浊，而溪涧之水清澈，有不同之处。

【气味】 甘，平，无毒。

【主治】 病后虚弱，用它煮药安神。主五劳七伤，肾虚脾弱，阳盛阴虚，目不能瞑，及霍乱、呕吐、伤寒后欲做奔豚。

井泉水 【释名】［时珍说］井字像井形，泉字像水流穴中之形。

【集解】［颖说］井水新汲，疗病利人。每天早上第一次汲的水叫"井华水"；反酌而倾倒的水叫"倒流水"；打水的吊桶滴下的水叫"无根水"。凡是井水，从地底的泉脉来的最好，从江河中浸渗来的则欠佳。另外，城市里人口稠密，沟渠的污水杂入井中会使井水变性，所以必须烧开。停顿一会儿，待杂质下沉后取上面的清水来用，否则气味不好。

新汲水 【主治】 消渴反胃，热痢热淋，小便赤涩，却邪调中，下热气，都宜饮新汲水。洗漆疮。治坠损肠出，冷喷其身面，则肠会自己收入。又解椒毒所致的口不能开，下鱼骨鲠，解马刀毒。还可以解砒石、乌喙、烧酒、煤炭毒，治热闷、昏瞀、烦渴。

【发明】［虞抟说］新汲井华水，取天一真气，浮于水面，用以煎补阴之剂，乃炼丹煮茗，性味同于雪水也。［时珍说］井泉，地脉也，与人的经血很像，须取其土厚水深、源远而质洁者，食用可也。《周易》说：带泥的井水不可食用，如果井水中生虫，可用四五两甘草，切成片后投到井中，既可杀虫又能使水味甘美。

【附方】 **九窍出血**方见主治下。左鼻出血洗右脚，右鼻出血洗左脚，反复使用有效。一方：用冷水喷面。一方：冷水浸纸贴囟上，以熨斗熨之，立即止血。一方：用冷水一瓶，淋射顶上及哑门上。或以湿纸贴之。**金疮血出**不止，冷水浸之即止。延寿方。**犬咬血出**以水洗，至血止，缠裹即愈。**烧酒醉死**。以新汲水浸其头发，用旧丝绸浸湿，贴其胸部，再以水细灌。梅师方：**时行火眼**患人每日于井上，视井旋匝三遍，能泻火气。集玄方。**心闷汗出**不识人，新汲水和蜜饮之，甚效。千金方。**呕吐阳厥**卒死者，饮新汲水三升佳。千金方。**霍乱吐泻**勿食热物，饮冷水一碗，仍以水一盆浸两足，立止。

节气水 【集解】［时珍说］一年二十四节气，一节为半月，水之气味，随之变迁，此乃天地之气候相感，是不受疆域限制的。从正月初一至十二日止，用一日来比一月。每日以瓦瓶称水，视其轻重，重则雨多，轻则雨小。观此，虽一日之内，尚且不同，何况一个月呢。

立春、清明两个节气贮水，叫作"神水"。

【主治】 宜浸造诸风脾胃虚损、诸丹丸散及药酒，久留不坏。

寒露、冬至、小寒、大寒四节，及腊日水。

【主治】 宜浸造滋补五脏及痰火积聚虫毒诸丹丸，并煮酿药酒，与雪水同功。

立秋日五更井华水。

【主治】 长幼各饮一杯，能却疟痢百病。

重午午时水。

【主治】 宜造疟痢、疮疡、金疮和百虫毒、蛊毒各种丹丸。

小满、芒种、白露三节内水。

【主治】 有毒。造药、酿酒醋一类食物，都易败坏。人饮它，亦生脾胃疾病。

醴（lǐ）泉 【释名】 甘泉。［时珍说］醴即是薄酒。泉水的味道就像它，所以得此名。出现的地方不固定，王者德至渊泉，时代升平，则醴泉出，可以养老。瑞应图云：醴泉所流到的地方，草木皆茂，饮之令人多寿。东观记云：光武中元元年，醴泉出京师，人饮之者，痼疾皆除。

【气味】 甘，平，无毒。

【主治】 心腹痛，各种杂病，都适宜空腹饮醴泉。又止热消渴及反胃霍乱为上，亦以新汲者为佳。

玉井水 【集解】［藏器说］诸有玉处山谷水泉皆是也。山有玉而草木润，身有玉而毛发黑。玉既重宝，水又灵长，故有延生之望。今人近山多寿者，难道不正是玉石津液的功劳吗？太华山有玉水流下来，当地人服用它，大多长寿。

【气味】 甘，平，无毒。

【主治】 久服神仙，令人体润，毛发不白。

乳穴水 【集解】［藏器说］近乳穴处流出的泉水。人多取这种水来酿酒，大有益处。其水浓者，秤之重于他水，煎之上有盐花，此真乳液也。

【气味】 甘，温，无毒。

【主治】 久服肥健人，能食，体润不老，与钟乳同功。

温汤 【释名】 温泉纲目沸泉。［藏器说］下有硫黄，即令水热，犹有硫黄臭。硫黄主治诸疮，故水亦宜然。当其热处，可焊猪羊、熟鸡子也。［时珍说］温泉有处甚多。汤泉多做硫黄气，浴之则袭人肌肤。唯新安黄山是朱砂泉，春时水即微红色，可煮茗。长安骊山是礜石泉，不甚作气也。朱砂泉虽红而不热，当是雄黄尔。有砒石处亦有汤泉，浴之有毒。

【气味】 辛，热，微毒。

【主治】 诸风筋骨挛缩、及肌皮顽痹、手足不遂、无眉发、疥癣等各种疾病，在皮肤骨节者，入浴。浴后，感到虚脱疲惫，可随病与药，及饮食补养。不是有病的人，不可轻易入。

【发明】 ［颖说］庐山有温泉，方士往往教患疥癣、风癞、杨梅疮者，饱食入池，久浴得汗出乃止，旬日自愈也。

碧海水 【集解】 ［藏器说］东方朔十洲记云：夜行海中，拨之有火星者，咸水也。色既碧，故说碧海。［时珍说］海乃百川之会。天地四方，皆海水相通，而地在其中。其味咸，其色黑，水行之正也。

【气味】 咸，小温，有小毒。

【主治】 煮浴，祛风瘙疥癣。饮一合，吐下宿食胪胀。

盐胆水 【释名】 卤水。［藏器说］此乃盐初熟，槽中沥下黑汁也。[时珍说] 盐下沥水，则味苦不堪食。今人用此水，收豆腐。[独孤滔说] 盐胆煮四黄，焊物。

【气味】 咸，苦，有大毒。

【主治】 疥癣、瘘疾、虫咬及马牛为虫蚀，毒虫入肉生子。六畜饮一合，当时死，人亦然。凡疮有血者，不可涂之。痰厥不省，灌之取吐，效果较好。

山岩泉水

【释名】[时珍说] 此山岩土石间所出泉，流为溪涧者也。尔雅云：水正出说滥泉，悬出说沃泉，仄出说氿泉。其泉源远清冷或山有玉石美草木者为良；其山有黑土毒石恶草者不可用。[颖说] 昔在浔阳，忽一日城中马死数百。询之，云：数日前雨，洗出山谷中蛇虫之毒，马饮其水然也。

【气味】 甘，平，无毒。

【主治】 霍乱烦闷，呕吐腹空，转筋恐入腹，宜多服之。名说洗肠，勿令腹空，空则更服。人皆惧此，然尝试有效。但身冷力弱者，防致脏寒，当以意消息之。

热汤

【释名】 百沸汤、麻沸汤、太和汤。

【气味】 甘，平，无毒。[时珍说] 热汤需百沸者佳。若半沸者，饮之反伤元气，做胀，或云热汤漱口损齿。病目人勿以热汤洗浴；冻僵人勿以热汤灌之，能脱指甲；铜瓶煎汤服，损人之声。

【主治】 助阳气，行经络。熨霍乱转筋入腹及客忤死。

【发明】[时珍说] 张仲景治心下痞，按之濡，关上脉浮，大黄、黄连泻心汤，用麻沸汤煎之，取其气薄而泄虚热也。朱真人《灵验篇》云：有人患风疾数年，掘坑令坐坑内，解衣，以热汤淋之，良久以篝盖之，汗出而愈。此亦通经络之法也。时珍常推此意，治寒湿加艾煎汤，治风虚加五枝或五加煎汤淋洗，觉效更速也。

【附方】 **伤寒初起**。取热汤饮之，候吐则止。**初感风寒头痛憎寒者**。用水七碗，烧锅令赤，投水于内，取起再烧再投，如此七次，名沸汤，乘热饮一碗，以衣被覆头取汗，神效。**霍乱转筋**。以器盛汤熨之，仍令踏器，使足底热彻，冷则易。**火眼赤烂**。紧闭目，以热汤沃之，汤冷即止，频沃取安，妙在闭目。或加薄荷、防风、荆芥煎汤沃之，亦妙。痈肿初起，以热汤频沃之，即散也。**冻疮不瘥**。热汤洗之。陈藏器。

生熟汤

【释名】 阴阳水。[时珍说] 以新汲水百沸汤合一盏和匀，故说生熟，今人谓之阴阳水。

【气味】 甘，咸，无毒。

【主治】 调中消食。凡痰疟，及宿食毒恶之物，胪胀欲做霍乱者，即以盐投中，进一二升，令吐尽痰食，便愈。凡霍乱及呕吐，不能纳食及药，危甚者，先饮数口即定。

【发明】[时珍说] 上焦主纳，中焦腐化，下焦主出。三焦通利，阴阳调和，升降周流，则脏腑畅达。一失其道，二气溷乱，浊阴不降，清阳不升，故发为霍乱呕吐之病。饮此汤辄定者，分其阴阳，使得其平也。[藏器说] 凡人大醉，及食瓜果过度者，以生熟汤浸身，则汤皆为酒及瓜味。《博物志》云：浸至腰，食瓜可五十枚，至颈则无限也。未试。

甑 (zēng) 气水

【主治】 以器承取，沐头，长毛发，令黑润。朝朝用梳按摩小儿头，久觉有益也。

【附方】 **小儿诸疮**。遍身或面上生疮，烂成孔臼，如大人杨梅疮，用蒸糯米时甑蓬四边滴下气水，以盘承取，扫疮上，不数日即效。百药不效者，用之神妙。

第五卷 火部

李时珍说：水火所以养民，而民赖以生者也。本草医方，皆知辨水而不知辨火，诚缺文哉。火者南方之行，其文横则为☰卦，直则为火字，炎上之象也。其气行于天，藏于地，而用于人。太古燧人氏上观下察，钻木取火，教民熟食，使无腹疾。周官·司烜氏以燧取明火于日，鉴取明水于月，以供祭祀。司爟氏掌火之政令，四时变国火以救时疾。《曲礼》云：圣王用水火金木，饮食必时。则古先圣王之于火政，天人之间，用心亦切矣，而后世慢之何哉？今撰火之切于日用灸焫者凡一十一种，为火部云。

阳火、阴火、燧火、桑柴火、炭火、芦火、竹火、艾火、神针火、火针、灯火、灯花、烛烬

阳火、阴火 【集解】[时珍说] 火

为五行之一，有气而无质，造化两间，生杀万物，显仁藏用，神妙无穷，火之用其至矣哉。我常常在思考，五行中，其他都只是一类，唯火有二类。二者，即阴火、阳火。火又分为三纲，十二目。所谓三者，天火也，地火也，人火也。所谓十有二者，天之火四，地之火五，人之火三也。试着分析一下，天之阳火二：太阳，真火也；星精，飞火也。赤物暶暶，降则有灾，俗呼火殃。天之阴火二：龙火也，雷火也。龙口有火光，霹雳之火，神火也。地之阳火三：钻木之火也，击石之火也，戛金之火也。地之阴火二：石油之火也，水中之火也。江湖河海，夜动有火。或云：水神夜出，则有火光。人之阳火一，丙丁君火也。心、小肠，离火也。人之阴火二：命门相火也，起于北海，坎火也，游行三焦，寄位肝胆。三昧之火也。纯阳，乾火也。合而言之，阳火六，阴火

亦六，共十二焉。诸阳火遇见草木则燃烧，可用湿物降伏，可以水灭。诸阴火不焚草而流于金石，遇见湿物则火焰愈烈，遇水更加炽热。以水扑它，则光焰指天，物穷方止；以火逐之，以灰扑之，则灼性自消，光焰自灭。所以，人如果善于反观自身，上体于天而下验于物，则君火相火、正治从治之理，思过半矣。此外又有萧丘之寒火，萧丘在南海中，上有自然之火，春生秋灭。生一种木，但小焦黑。出《抱朴子·外篇》。又陆游云：火山军，其地锄耘深入，则有烈焰，不妨种植。亦寒火也。泽中之阳焰，状如火焰，起于水面。出《素问》王冰注。野外之鬼磷，其火色青，其状如炬，或聚或散，俗称"鬼火"。有人说，它们是诸血的磷光，金银之精气（凡金银玉宝，皆夜有火光），它们似火而不能焚烧外物。至于樟脑、猾髓，皆可水中发火；浓酒、积油，得热则火自生（烧酒、醇酒，得火则自己燃烧。油满百石，则火很快自生。油纸、油衣、油铁，遇到高温，皆自然生火）。蔡九峰只言木火、石火、雷火、水火、虫火、磷火，似未说尽。[震亨说] 太极动而生阳，静而生阴，阳动而生变，阴静而融合，而生水、火、木、金、土，它们各有一种特性。唯火有二：君火，即人火；相火，即天火。火内阴而外阳，主动，故凡动皆属火，以名而言，形、气相生，配于五行，故谓之君；以位而言，生于虚无，守位禀命，因其动而可见，故谓之相。天主生物，故运动恒久；人有生命，亦当恒于运动。运动，是相火之行为。那些见于天下的火，出于龙、雷则为木之气；出于海则为水之气；体现于人，则寄于肝肾二部，就是肝木、肾水。胆，为肝之腑，膀胱为肾之腑，心包络，为肾之配备。三焦以火得名，其中下焦司肝、司肾，皆属阴而下者。天非此火不能生物，人非此火不能自生。天之火生于木，而木以地为本。因此，如果雷不潜伏、龙不蛰藏、海不依附于地，则雷不能轰鸣、龙不能腾飞、海不能漾波。雷鸣、腾飞、漾波，动而为火。肝肾之阴，都具相火，人与天相同。但东垣认为，火

是元气之贼，与元气不两立，一胜则一负。为什么？周子说：是神发出的通知。五性感察外物而万事呈现。知之，五者之性，感物而动，即内经五火。五性中飞扬穴之火，与相火相扇，则出现妄动。火起于妄，变化莫测，煎熬真阴，阴虚则病，阴绝则死。君火之气，《经》称之为暑、湿；相火之气，《经》称之为火，大概表示其暴悍酷烈甚于君火。故说，相火为元气之贼。周子又说：圣人坚持中正仁义而主静。朱子说：必使道心常为一身之主，然而人心总是听从天命。那么，人心听命而又主之以静，则五火之动皆在中部，相火唯有补益造化，以作为生生不息之运用，有什么贼？有人说，《内经》只是从六气言火，并未言及脏腑，岐伯列举病机一十九条，有五条属火：诸热瞀瘛；诸逆冲上；诸躁征越；诸禁鼓栗，如丧神守；诸病胕肿，疼酸惊骇，皆属于火。刘河间说，诸风掉眩属于肝，为风火；诸气膹郁绕属于肺，为燥火；诸湿肿满属于脾，为湿火；诸痛痒疮属于心，为郁火。这些火之成为病，皆出于脏腑。

燧 (suì) 火 【集解】[时珍说] 周

官司爟氏定四时变国火用来救当时的疾患，晚春生火，深秋纳火，老百姓都这样做。人借助火来把食物煮熟，同时也产生了疾病和夭寿。四时取火，用新取的火来煮食物，并根据一年气候的变化，使火势大小与气候相应。因此能救治民众的时令疾病。榆树、柳树比其他的树木先返青，在春天取用，就会燃出青火。枣树、杏树的树心是红色的，在夏天取用，会燃出红火。柞树、楢树的木理是白色的，在秋天取用，会燃出白火。槐树、檀树的树心是黑色的，在冬天取用，会燃出黑火。桑树、柘树的木质是黄色的，在夏季取用，会燃出黄火。天火，在星宿中与心对应。在晚春的早晨见到的龙，口喷火焰，此时因已接近夏天。龙在深秋的戌时就会吸纳火焰，这个时候已近寒冬。人们的作息时间都应顺应天道，目的是为了避免遭受灾害。后来世人在寒食节禁火，是晚春改火的遗意，而民间的传说，却是根据介子推的

传闻而来，这是错误的。

桑柴火 【主治】 治痈疽发背而不出，

瘀肉不腐烂，阴疮淋巴结核溃烂流脓、臁疮顽疮等。用燃着的火吹灭后，每天灸两次，使未溃烂的拔毒止痛，已经溃烂的补接阳气而去腐生肌。凡是一切补药诸膏，宜用此火来煎，但不可点艾，否则伤肌肉。

【发明】[震亨说] 火以畅达拔引郁积之毒。[时珍说] 桑木能利关节，养津液，燃烧则拔引毒气，而且祛逐风寒，能够去腐生新。一切仙药，不是桑柴火煎的不服。桑是箕星之精，能助药力，除风寒麻痹等各种痛症，所以长期服用可以终身不患风疾。[藏器说] 用桑柴火烤蛇，可以见蛇脚。

炭火 【集解】[时珍说] 烧木则成

炭。木久了会腐烂，而炭埋在土中却不会腐烂，这是因为木有生性，炭无生性的原因。葬坟用炭，能使虫蚁不入。竹木的根自回，也是因它无生性的缘故。古代的人在冬至、夏至的前两天，把土、炭垂吊在平衡器的两端，使其轻重均衡，如果阴气盛则土这边偏重，阳气盛时则炭那边偏重。

【主治】栎炭火：适宜锻炼一切金石药物。桴炭火：适宜烹煎焙炙百药丸散。

白炭：治疗金银铜铁误吞腹中，则将其烧红后立即制成粉末，煎汤呷服。严重的，可刮下三钱粉末，用井水调服，未见效再服。还能解水银轻粉的毒，将带火的炭投入水底，便可取出水银。

【附方】1.误吞金、银、铜、铁入腹。用炭烧红，趁热捶成细末，煎汤喝下。如无效，刮取炭末三钱，井水调服，无效再吃，终能把误吞之物排出。2.咽喉不适。用木炭末和蜜做成丸子，分次含着并喝下，效果显著。3.白虎风病(骨节像被什么咬碎似的，痛的地方，游走不定)。用炭灰五升、蚯蚓屎一升、红花七捻后合起来熬，用醋拌过后拿布包好，趁热熨痛处。4.肠风下血。用紧炭三钱、枳壳烧灰

五钱，共研为末，每服三钱，五更时服，米汤送下，天明再服一次，当天见效。忌食油腻。**5. 汤火灼伤。**用炭末和香油调涂。**6. 白癫头疮。**用木炭烧红，投入开水中，温洗有效。**7. 阴囊湿痒。**用桴炭和紫苏叶，研末擦患处。效果很好。

芦火、竹火 【主治】 适宜煎一切滋补的药物。

【发明】［时珍说］凡是服用汤药，即使药物是上等精品，修治得法，但如果煎药人鲁莽行事，掌握的火候不适度，这样的话药也会失去功效。看茶味是否香醇，饭味是否甜香，全在于烹饪时掌握是否得当。因此必须让小心仔细、有经验的人来煎药，用深罐密封，先用武火，后用文火煎熬，再依照一定的方法服用，没有无效的。用陈芦、枯竹的火，是因为它们的火力不强，不会损伤药效；用桑柴火，是因为它能助药力；用桴炭是因为它的火力较慢；用栎炭是因为它的火力较快；温养的药用糠及马粪火来煎，是因它们的火力均匀，能使药力得到更好的发挥。

艾（ài）火 【主治】 灸百病。若灸诸风冷疾，加硫黄末少许，效果更好。

【发明】［时珍说］凡灸艾火者，宜用阳燧火珠面对阳光，取太阳真火。其次则为钻槐取火。若病急难备，可用真麻油灯、蜡烛火，以艾茎烧点于炷，滋润灸疮，至愈不痛。邵子说：火无本体，因物赋形，故金石之火烈于草木之火。八木中，松火难愈病，柏火伤神多汗，桑火伤肌肉，柘火伤气脉，枣火伤内吐血，橘火伤营卫、经络，榆火伤骨失志，竹火伤筋损目。《南齐书》记载，武帝时，有僧侣从北齐来，其火比常火红而小，说可以治疗疾病，富人、穷人争相索取，灸至七炷，多得灵验。吴兴杨道庆生虚病达二十年，灸后即愈，于是被传为圣火，即使皇帝下诏也无法禁止。

【附录】［时珍说］阳燧火镜也。以铜铸成，其面凹，摩热向日，以艾承之，则得火。

周朝取火官以火燧取明火于日，是矣。

神针火 【主治】 心腹冷痛，风寒湿痹，凡在筋骨隐痛者，针之，火气直达病所，效果很好。

【发明】［时珍说］神针火者，五月五日取东引桃枝，削为木针，如鸡子大，长五六寸，干之。用时以绵纸三五层衬于患处，将针蘸麻油点着，吹灭，乘热针之。又有雷火神针法，用熟蕲艾末一两，乳香、没药、穿山甲、硫黄、雄黄、草乌头、川乌头、桃树皮末各一钱，麝香五分，为末，拌艾，以厚纸裁成条，铺药艾于内，紧卷如指大，长三四寸，收贮瓶内，埋地中七七日，取出。用时，于灯上点着，吹灭，隔纸十层，乘热针于患处，热气直入病处，其效更速。并忌冷水。

火针 【释名】 也称燔针、焠针、烧针、煨针。［时珍说］火针，就是《素问》中所谓燔针、焠针，张仲景称之为烧针，蜀人称之为煨针。其用法是：麻油满盏，以灯草二七茎点灯，将针频涂麻油，于灯上烧红便可用。不烧红或冷，对人有害，而且不能治病。其针须用火箸铁锻造为佳。点穴要准，差则无功。

【主治】 风寒筋急挛引痹痛，或瘫痪不行者，下针后须迅疾取出，按穴则痛停，不按则疼。癥块结积冷病者，下针后缓慢取出，并转动，以拔出污浊。痈疽发背有脓无头者，扎针让脓溃散。凡用火针，太深则伤经络，太浅则不能去病，要注意适度。

【发明】［时珍说］《素问》记载，病在筋，则调筋，燔针刺其下。病在骨，则调骨，焠针药以治疗。《灵枢》载，十二经筋所发诸痹痛，皆用燔针劫刺，以感觉为度，以疼痛为过。又说，经筋之病，寒则反折筋急，热则纵弛不收。焠刺一般针对的是风寒急证。因此，燔针乃为筋寒急者设，以热治寒，也算正治之法。后以针法消积块，也是借火气以散寒涸，并拔出污浊。那些用来治痈疽者，则是以从治之法，溃泄其毒气。张仲景说，太阳伤寒，加温针必然发惊。营气微弱，加烧针则血流不行，发热而烦躁。太阳疾病，须泻下；心下痞满，表里俱虚，阴阳俱竭，如果仍用烧针，则会胸烦、面色青黄、难治。这是因为用针者不知先哲用针之理，乱用以致害人。另外，凡因肝虚导致的目昏多泪、风赤、生翳膜顽厚、病后生白膜失明，或五脏虚劳风热，上冲于目生翳等诸证，宜用熨烙之法。因为气血得温则宣流，得寒则凝涩。其方法是：用如翳大小的平头针，烧红，当翳中烙，烙后翳破，即用除翳药敷。

灯火

【主治】 小儿惊风昏迷、抽搐等病。又治头风胀痛，在额头太阳络脉盛处，以灯心蘸麻油点灯焠烧，效果很好。外痔肿痛者，也可焠烧。因为油能祛风解毒，火能通经。刚出生的小孩子，因冒寒气而欲绝者，不要弄断脐带，须急忙以热絮包好，将胎衣烘热，用灯炷于脐中往来燎烤，待暖气进处小儿腹内，气回自苏。又：烧铜匙柄熨烙眼睑，可祛风退赤。

【发明】［时珍说］一切油中，唯胡麻油、苏子油燃烧时，能明目治病。其诸鱼油、诸禽兽油、菜籽油、棉花子油、桐油、豆油、石脑油、诸灯烟，皆能损伤眼目，亦不能治病。

【附方】 1.搅肠沙痛。阴阳腹痛，手足冷，身上有红点。以灯草蘸油点火，焠于其上。2.小儿诸惊。仰向后者，灯火焠其囟门、两眉际上下。眼翻不下者，焠其脐上下。不省人事者，焠其手足心、心之部位。手拳不开、目往上翻者，焠其顶心、两手心。撮口吐白沫者，焠其口上下、手足心。3.百虫咬伤。以灯火熏，出水妙。4.杨梅毒疮。用铅汞结砂、银朱各二钱，白花蛇一钱，研末，做纸捻七条。初日用三条，自后日用一条，香油点灯置于烘炉中，放被内盖卧，勿透风。患者须食饱，口含椒茶，茶热则吐去，再含。"神灯熏法"：用银朱二钱，孩儿茶、龙挂香、皂荚子各一钱，研末，以纸卷做灯心大，长三寸，每用一条，放在灯盏内，香油浸点，置于水桶中，披被围坐。以鼻吸烟并咽下。口含冷茶，茶热则

吐去。日熏二次。三日后口破皮，以陈酱水漱之。"神灯照法"：治杨梅疮，年久破烂坑陷者。用银朱、水粉、钱香各二钱，乳香、没药各五分，龙脑二分，研末，以纸卷做捻，浸油点灯照疮，日三次，七日见效。须先服通圣散数帖，临时口含椒茶，以防毒气入齿也。5.年深疥癣，遍身延蔓者。硫黄、艾叶研匀做捻，浸油点灯，于被中熏。以油涂口鼻耳目，并露出来。

灯花

【主治】 敷金疮，止血生肉。小儿邪热在心，夜啼不止，以二三颗，灯心汤调，抹于母乳让小儿吮吸。

【发明】［时珍说］昔日陆贾说，灯花爆而百事喜，《汉书·艺文志》有占灯花术，因此，灯花原本属于灵性之物。明宗室富顺王一孙，嗜好灯花，但只要闻其气，则哭泣不已。时珍诊断后说，此为癖证。遂以杀虫治癖之药丸服，一粒而愈。

烛烬 (jìn)

【集解】［时珍说］烛有蜜蜡烛、虫蜡烛、柏油烛、牛脂烛，惟蜜蜡、柏油所制的烛，其烬可入药。

【主治】 疔肿，同胡麻、针砂等分，研末，和醋敷。治九漏，以烛烬同阴干马齿苋等分，研末，洗净，和腊猪脂敷，一日三次。

第六卷 土部

李时珍说：土为五行之主，为坤之体。它具备五色，以黄为正色；具备五味，以甘为正味。所以，禹贡能辨认九州之土色，周官能辨十三类土壤之特性。它在品德方面，虽至柔而为刚，虽至静而有常，兼五行生万物却不赋予它特殊能力，足见坤德之极致。在人则脾胃应之，故诸土入药，皆取其助己之功。

白垩、土蜂窠、蚯蚓泥、螺蛳泥、伏龙肝、烟胶、百草霜

白垩（è）

【释名】 又称白善土、白土粉、画粉。[时珍说]土以黄色为正色，以白色为恶色，故名垩。后人为了有所避讳，称之为"白善"。

【集解】[别录说]白垩生于邯郸山谷，随时可以采。[弘景说]白垩即现在画家所用的画粉，多而贱，但医方用得较少。《山海经》说，大次之山，其阳多垩。葱茏之山，其中有大谷，多白、黑、青、黄垩。垩有五色，唯白垩可入药。[时珍说]白土处处有，用来烧制白瓷器的泥坯便是。

【修治】[雷学文说]不用色青并且底呈白色者，捣末，以盐汤飞过，曝干用，可免入肠结涩。每垩二两，用盐一分。

【气味】 苦，温，无毒。[别录说]辛，无毒。不可久服，伤五脏，令人羸瘦。

【主治】 主女子寒热症瘕、月经闭塞、积聚。阴部肿痛，漏下，无子，泄痢。疗女子血结，涩肠止痢。治鼻洪吐血，痔瘘泄精，男子水脏冷，女子子宫冷。合王瓜等分，研末，二钱汤服，治头痛。

【发明】[时珍说]诸土皆能胜湿补脾，白垩则为上，兼入气分。

【附方】 1. **鼻血不止**。白垩五钱，井水调服。二服断根。2. **水泄不化**。白垩煅、炮干姜各一两，楮叶二两，共研为末，做成如绿豆大丸子，每服二十丸，米汤送下。3. **反胃吐食**。白垩煅赤，放在一升米醋中浸过，再煅再淬，直到醋干为止。取这样处理过的白垩一两，加炮干姜两钱半，共研成末，每服一钱，最后连服到一斤以上。4. **突发咳嗽**。白垩、白矾一两，共研为末，加姜汁，做成丸子，如梧子大。临卧时，服二十丸，姜汤送下。5. **风赤烂眼**。白垩一两，铜青一钱，共研为末。每次取半钱，用开水泡后洗眼。6. **小儿热丹**。白垩一分，寒水石半两，共研为末，用新水调匀涂敷。7. **痱子瘙痒**。白垩灰末扑。8. **指头肿痛**。白垩调猪油擦涂。9. **臁疮不干**（小腿前面的疮化脓）。白垩煅研成末，生油调搽。

土蜂窠（kē）

【释名】[时珍说]即细腰蜂的巢。

【气味】 甘，平，无毒。

【主治】 痈肿风头。小儿霍乱吐泻，炙研，乳汁调服一钱。醋调涂肿毒及蜘蛛咬伤。醋调涂蜂蛊毒。治疗肿乳蛾，妇人难产。

【附方】 1. **妇人难产**。用土蜂窠泡开水，待稍稍冷却之后饮用。2. **肿毒痛如火烧**。用土蜂窠调醋涂之。又法：用川乌头和土蜂窠等分。肿毒未成脓则消，已成脓则早破。3. **疔疮肿痛**。用煅过的土蜂窠和烧过的蛇皮等分，酒冲服。每服一钱。4. **咽喉乳蛾**。小舌两侧红肿。先用楮叶擦舌，擦到出血，然后用醋调土蜂窠末，以鸡毛蘸取点在患处，令痰涎流出为好。5. **蜘蛛、蜂蛊螫伤**。手足发紫，毒痛不可忍。用醋调土蜂窠末涂搽。6. **小儿吐泻**。用土蜂窠炙研，乳汁冲服。每服一钱。

蚯蚓泥

【释名】 也叫蚓蝼、六一泥。

【气味】 味甘、酸，性寒，无毒。

【主治】 赤白热痢，取一升炒至烟尽，浇汁半升，滤净饮。小儿阴囊虚热肿痛，以生甘草汁入轻粉末调涂。以盐研末敷疮，去热毒及

蛇犬伤。敷狂犬咬伤，出犬毛，神效。

【附方】 1. **热疟（恶寒轻，发热重）。**用蚯蚓泥和面，做成丸子，如梧子大，朱砂为衣（丸子做成，在朱砂中滚一下）。每服三丸。忌食生冷。在蚯蚓泥里，加菖蒲末和独蒜做成丸子，亦有效。2. **伤寒谵语。**用蚯蚓泥，凉水调服。3. **小便不通。**蚯蚓泥、朴硝等用水调成膏，敷在脐下，即通。4. **小儿吐乳。**用蚯蚓泥一两，研成末，空腹服，米汤送下，每服半钱，服用两三次后有效。5. **小儿阴囊肿大。**用蚯蚓泥，调薄荷汁，敷患处。6. **妇女催乳。**用韭菜地里挖来的蚯蚓泥，研细，筛过，用醋调，厚铺乳上，干了就换，三次即愈，用凉水调亦可。7. **腮肿。**用柏叶汁调蚯蚓泥敷患处。8. **一切丹毒。**用水调蚯蚓泥敷治。9. **脚心肿痛**（站久了，走路多了，易得此病）。用水调蚯蚓泥厚敷，一次即愈。10. **漏耳诸疮。**用蚯蚓泥，烧过，调猪油敷患处。11. **耳内诸疮。**用蚯蚓泥研末吹耳内，敷耳疮。12. **牙龈露出**（一种痔疾）。用蚯蚓泥和水捏成团，烧红，研末，调腊猪油，涂牙龈上，一天涂三次。13. **咽喉骨鲠。**取韭菜地里的蚯蚓泥，每次用少许搽喉外，骨自消去。14. **蜈蚣咬伤。**用蚯蚓泥敷伤口。15. **严重刀伤。**冲服蚯蚓泥，每次一小杯，一天三次。16. **吐血不止。**取石榴根下的蚯蚓泥，研末，新汲水送下，每服三钱。17. **解射罔毒**（射罔是用草乌头制成的毒药，可以治疮根结核、瘰疬等证）。用蚯蚓泥末，井水调服，喝二小酒杯即可。18. **反胃。**用蚯蚓泥一两、木香三钱、大黄七钱研末，每次服用五钱，清水送下，忌煎炒酒醋椒姜等热物。19. **小儿头热、鼻塞。**用湿蚯蚓泥研磨做饼，贴囟门上，一天换几次。20. **臁疮。**用韭菜地里的蚯蚓泥，研细，加轻粉、清油，调成膏状，贴在患处。21. **外肾生疮。**用蚯蚓泥二分、绿豆粉一分，水研成膏状涂搽，干了之后再换。22. **赤白痢。**用蚯蚓泥炒干，倒入温水里，澄清后去上层水服饮。23. **蛇犬咬伤，包括狂犬咬伤。**用蚯蚓泥加盐研细，敷到伤口上。

螺蛳泥 【气味】 性凉。

【主治】 反胃吐食，取螺蛳一斗，水浸，取泥晒干，每次一钱，火酒调服。

伏龙肝 【释名】 灶心土。[弘景说]灶心土即为灶中正对锅底的黄土。因传说灶有神，故称伏龙肝。[时珍说]按《广济历》作灶忌日云：伏龙在不可移作。则伏龙者，乃灶神也。

【气味】 辛，微温，无毒。

【主治】 妇人崩中吐血，止血逆血。醋调，涂痈肿毒气。止鼻血，肠风带下，尿血泄精，催生下胞，小儿夜哭。治心痛狂癫，风邪蛊毒，妊娠护胎，小儿脐疮重舌，风噤反胃，中恶卒魔，诸疮。

【附方】 1. **突然昏倒。**用伏龙肝研末，以鸡蛋大的分量冲水服，引起呕吐。2. **中风口噤**（口不能言，心神恍惚，手足不能随意运动；腹中痛满，时而晕厥）。用伏龙肝五升，加水八升，搅清后取上层饮之。3. **神志狂乱，不能识人。**用伏龙肝研末，水冲服一茶匙，一日三次。4. **小儿夜啼。**用伏龙肝二钱、朱砂一钱、麝香少量，共研为末，加蜜，做成绿豆大的丸子，每次服五丸，桃符汤送下。5. **舌头肿木。**用伏龙肝调牛蒡汁涂抹。6. **冷热心痛。**用伏龙肝末一茶匙，是热痛则以热水温烫后服，是冷痛则用酒冲服。7. **反胃。**用陈年的伏龙肝，研末，米汤送下，每次服三钱。8. **突然咳嗽不止。**用伏龙肝一分，加豆豉七分，捣末成丸子，如梧子大，每次服用四十丸。9. **吐血，心腹疼痛。**用伏龙肝与多年烟壁土等分，每次取五钱，加两碗开水煮，煮成一碗时，等澄清后饮上层清水，空心服；另吃些白粥补身体。10. **妇女血漏，淋漓不止。**用伏龙肝半两，阿胶、炒蚕沙各一两，共研为末，每次服二三钱，酒送下，直到病痊愈为止。11. **妇女赤白带，面黄肌瘦。**用伏龙肝、棕榈灰、屋梁上尘，等分，各炒到烟尽，共研为末，加龙脑、麝香各少许，每服三钱，温酒或淡醋汤送下；患赤白带有一年之久者，照此法治疗，半月可愈。12. **产后血气攻心痛。**用伏龙肝研末和酒服，每服二钱，泻出恶物即愈。13. **子死腹中，母气欲绝。**用伏龙肝末三钱，水调服。**14. 横生逆产。**用伏龙肝末、酒调服，每服一钱，同时，用灶土搽母脐。**15. 胞衣不下。**用伏龙肝，加醋调成小团，塞入产妇脐中，内服甘草汤三四合。**16. 食物中毒。**用伏龙肝末，如鸡蛋大小，水冲服，吐出便愈。**17. 冷气入腹，肿满难当，以及男子阴部突然肿痛等。**用伏龙肝调鸡蛋白涂擦。**18. 耳内流脓。**用棉花裹伏龙肝末塞耳内，一天换三次。**19. 小儿脐疮。**用伏龙肝末敷上。**20. 小儿丹毒。**用陈年伏龙肝末和屋漏水（亦可用新汲水、鸡蛋白或油）调敷，药干即换。**21. 小儿热疖。**用伏龙肝末、生椒末等分，和醋调敷。**22. 臁疮久烂。**用多年的伏龙肝末、黄檗、黄丹、赤石脂、轻粉等分，调清油，敷布上，贴患处，如发痒，须忍住，数日可愈。**23. 一切痈肿。**用伏龙肝加蒜捣粒成泥（加鸡蛋黄亦可）贴患处，干了即换。

烟胶

【集解】［时珍说］此乃熏消牛皮灶上及烧瓦窑中的黑土。

【主治】头疮白秃，疥疮风癣，痒痛流水，取牛皮灶岸研末，麻油涂。或和轻粉少许。

【附方】 1. **牛皮血癣。**烟胶三钱、寒水石三钱、白矾二钱、花椒一钱半，共研为末，腊猪油调搽。2. **消渴引饮。**用瓦窑突上的干烟胶半斤研末，加生姜四两，共捣碎，装入绢袋，水五升浸汁，每饮五合。3. **胞衣不下。**灶突后黑土三指撮，五更时用酒冲服。

百草霜

【释名】 也叫灶突墨、灶额墨。［时珍说］此乃灶额及烟炉中墨烟。其质轻细，故称为霜。

【气味】 辛，温，无毒。

【主治】 消化积滞，入下食药中用。止上下诸血，妇人崩中带下、胎前产后诸病，伤寒阳毒发狂，黄疸，疟痢，噎膈，咽喉口舌等诸疮。

【附方】 1. **鼻血不止。**用百草霜末吹入鼻孔，血立止。2. **吐血。**用百草霜末二钱，糯米汤送下。又方：百草霜五钱、槐花末二两，共研细，每服二钱，茅根汤送下。 3. **齿缝出血。**用百草霜末涂，有效。4. **妇女血崩。**用百草霜二钱，拌狗胆汁，分二次服，当归酒送下。5. **胎动下血或胎已死。**用百草霜二钱，棕灰一钱、伏龙肝五钱，共研为末，每服一二钱，白开水加酒送下。6. **胎前产后虚损、胎儿逆生横生、月经不调、月经过多等证。**用百草霜、白芷，等分研末，每服二钱，醋各少许调匀，热汤送下。服用二次即可见效。7. **妇女白带。**用百草霜一两、香金墨半两，研末，每次取三钱放在一片猪肝里，纸裹煨熟，细细嚼食，温酒咽下。8. **脏毒下血。**用百草霜五钱，米汤调匀，放在外面露一夜，次日早晨，空腹服下。9. **突然泻痢。**用百草霜二钱，米汤调服。又方（铁刷丸）：百草霜三钱、半夏七分、煮熟的巴豆十四粒，研匀，加黄蜡三钱、香油少许，做成丸子，分次吞服。视丸子大小，每服三四丸至四五十丸，姜汤送下。10. **小儿积痢。**服"驻车丸"，即百草霜二钱、煨去油的巴豆一钱，研匀，稍加面粉，做成丸子，如绿豆大。每服三五丸。如是赤痢，用甘草汤送下；是白痢，用米汤送下；红白痢，则用姜汤送下。11. **热痢脓血。**用百草霜、黄连各一两，研末，每服二钱，酒送下，一日服二次。12. **疟疾。**用百草霜、黄丹，等分研末，取三钱于发病日空心服，米汤送下，二服可愈。13. **昏厥不醒，但脉搏未停。**用百草霜和水灌。同时，针刺百会、足大趾、中趾甲侧。14. **咽中结块，不通水食。**用百草霜加蜜，做成丸子，像芡子那么大即可，用新汲水化一丸灌下，甚者不过二丸，即见效，此方名"百灵丸"。15. **鼻疮脓臭。**用百草霜二钱，冷水冲服。16. **白秃头疮。**用百草霜调猪油涂。17. **头上诸疮。**用醋汤洗净后，在百草霜内加少量轻粉，以生油调匀涂患处。18. **瘰疬出汗**（手足肩背等处的肌肉里生出许多米粒般的疖子，疼痛钻心）。用百草霜、釜脐墨、灶屋尘，合研，加水一斗，煮至三沸，取汁洗，每日三四次即可。

第七卷 金石部

李时珍说：石者，气之核，土之骨也。大则为岩崖，细则为沙尘。其精为金、为玉，其毒为礜、为砒。气之凝也，则结而为丹青；气之化也，则液而为矾汞。其变也：或自柔而刚，乳卤成石是也；或自动而静，草木成石是也；飞走含灵之为石，自有情而之无情也；雷震星陨之为石，自无形而成有形也。金石虽若顽物，而造化无穷焉。身家攸赖，财剂卫养，金石虽说死瑶，而利用无穷焉。是以禹贡、周官列其土产，农经、轩典详其性功，亦良相、良医之所当注意者也。乃集其可以济国却病者一百六十种为金石部，分为四类：说金，说玉，说石，说卤。

金石之一 金类

金、银、生银、自然铜、铜青、铅、粉锡、铅丹、密陀僧、铁、劳铁、铁落、铁锈

金 【释名】也叫作黄牙、太真。[时珍说] 按许慎《说文解字》载：黄金为五金之长，久埋不生锈，百炼不轻，从革不违，生于土，故字左右注，象金在土中之形。《尔雅》云：黄金谓之璗，美者谓之镠，饼金谓之钣，绝泽谓之銑。独孤滔云：天生牙谓之黄牙。梵书谓之苏伐罗。

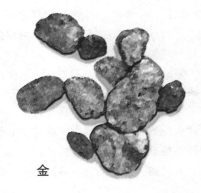

金

【集解】[别录说] 金屑产于益州，采无固定的时候。[弘景说] 产金的地方，处处皆有，梁、益、宁三州多有，出自水沙中，呈屑状，称为生金，建平、晋安亦有金沙，出自石中，烧熔鼓铸之后为砣，如未被火烧熟，须接着炼。高丽、扶南及西域等地成器，皆炼熟可服。[藏器说] 生金生岭南夷獠峒穴山中，如赤黑碎石、金铁屎之类。南人说：毒蛇齿落在石中。又说：蛇屎着石上，及鸩鸟屎着石上皆碎，取毒处为生金，有大毒，会致人命。本草言黄金有毒，误矣。生金与黄金全别也。常见人取金，掘地深丈余，至纷子石，石头如果有一头是黑焦状，那么石下便有金，大的如指头般，小的犹如麻豆般，色如桑黄，咬时极软，即是真金。有工匠偷金吞服，不见中毒，其麸金出于水沙中，在毡上淘取，或鹅鸭腹中得之，即便打成器物，也不需重炼。煎取金汁，便堪镇心。[时珍说] 金有山金、沙金二种。其色为七青、八黄、九紫、十赤，以赤为足色。和银者性柔，试石则有色青；和铜者性硬，试石则有声。《宝货辨疑》中说：马蹄金像马蹄，很难得。橄榄金出荆湖岭南。胯子金像带胯，出湖南北。瓜子金大如瓜子，麸金如麸片，出湖南及高丽。沙金细如沙屑，出蜀中。叶子金出云南。地镜图云：黄金之气赤，夜有火光及白鼠。或者说：山有薤，下有金。凡金曾在冢墓间为钗钏溲器者，陶隐居称它为辱金，不可合炼。《宝藏论》云：金有二十种。另外，外国有五种。还丹金，出于丹穴中，体含丹砂，色尤赤，合丹服之，稀世之宝也；麸金出五溪、汉江，大者如瓜子，小者如麦，性平无毒。山金出交广南韶诸山，衔石而生。马蹄金是最精的，二蹄一斤。毒金即生金，出交广山石内，赤而有大毒，可致人于命，炼十余次，毒才会除尽。此五种皆真金也。水银金、丹砂金、雄黄金、雌黄金、硫黄金、曾青金、石绿金、石胆金、母砂金、白锡金、黑铅金，并药制成者；铜金、生铁金、熟铁金、铺石金，并药点成者。已上十五种，皆假金也，性顽滞有毒。外国五种，乃波斯紫磨金、东夷青金、林邑赤金、西戎金、占城金也。

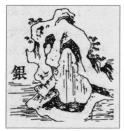

银

【释名】也叫白金。

【集解】[别录说]银屑生永昌。[弘景说]银之所出处，亦与金同，但是生土中也。炼饵法亦似金。永昌属益州，今属宁州。[恭说]银与金，生不同处，所在之处都有，而以虢州者为胜，此外多铅秽为劣。高丽作帖者，云非银矿所出，然色青不如虢州的。[志说]生银出饶州乐平诸坑银矿中，状如硬锡，文理粗错自然者真。[颂说]银在矿中与铜相杂，当地人采得，以铅再三煎炼方成，叫作熟银。生银则生银矿中，状如硬锡。其金坑中所得，乃在土石中渗漏成条，若丝发状，上人谓之老翁须，极难得。方书用生银，必得此乃真。[时珍说]闽、浙、荆、湖、饶、信、广、滇、贵州诸处，山中都产银，有的在矿中炼出来，有的从沙土中炼出来，其生银，俗称银笋、银牙者也，也叫出山银。独孤滔《丹房镜源》记载，所谓铅坑中出褐色石，形状如笋，打破即白，有的叫自然牙，有的叫自然铅，也有的叫作生铅，此中有变化之道，不能服食用。

生银

【气味】辛，寒，无毒。

【主治】热狂惊悸，发痼恍惚。服用它明目镇心，安神定志。小儿诸热丹毒，并以水磨服之，功效胜过紫雪。煮水加入葱白、粳米做粥食，治胎动不安，漏血。

【附方】1. **妊娠腰痛如折者**。银一两，水三升，煎二升，服之。2. **胎动欲堕痛不可忍**。银五两，苎根二两，清酒一盏，水一大盏，煎一盏温服。3. **妇人良方**。胎热横闷，生银五两，葱白三寸，阿胶炒半两，水一盏。煎服。亦可入糯米，作粥食。4. **风牙疼痛**。文银一两，烧红淬烧酒一盏，热漱饮之，立止。5. **口鼻疳蚀穿唇透颊**。银屑一两，水三升，铜器煎一升，日洗三四次。6. **身面赤疵**。常以银揩，令热，久自消退。

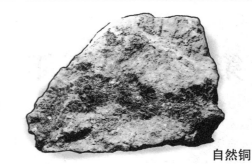

自然铜

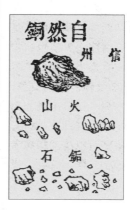

自然铜

【释名】石髓铅。

【集解】[志说]自然铜生邕州山岩间出铜处，于坑中及石间采得，方圆不定，其色青黄如铜。[颂说]今信州、火山军铜坑中及石间皆有之。信州出一种如乱铜丝状，云在铜矿中，山气熏蒸，自然流出。亦若生银老翁须之类，入药最好。火山军出者，颗块如铜，而坚重如石，医家谓之鈱石，用之力薄。[时珍说]自然铜生曾青、石绿穴中，状如寒林草根，色红腻，亦有墙壁。又一类似丹砂，光明坚硬有棱，中含铜脉，尤佳。又一种似木根，不红腻，随手碎为粉，至为精明，近铜之山则有之。今俗中所用自然铜，皆非也。

【气味】辛。平，无毒。

【主治】折伤，散血止痛，破积聚。消瘀血，排脓，续筋骨，治产后血邪，安心，止惊悸，以酒磨服。

【发明】[时珍说]自然铜接骨之功，与铜屑同，不可诬也。但接骨之后，不可以经常服用，达到理气活血即可。

【附方】1. **心气刺痛**。自然铜，火煅醋淬九次，研末，醋调一字服，即止。2. **项下气瘿**。自然铜贮水瓮中，逐日饮食，皆用此水，其瘿自削。或火烧烟气，久久吸之，亦可。3. **暑湿瘫痪四肢不能动**。自然铜烧红，酒浸一夜，川乌头炮、五灵脂、苍术酒浸，各一两，当归二钱酒浸，为末，酒糊丸梧子大小。每日服七丸，用酒送下，觉四肢麻木即止。

铜青 【释名】铜绿。

【集解】［藏器说］生熟铜都有青，即铜的精华，大者为空绿，次之为空青。铜青是铜器上绿色的部分，可以淘洗刮取。［时珍说］现在的人用醋致使铜生绿，收取晒干后出卖。

【气味】味酸，性平，有小毒。

【主治】治妇女血气心痛，金疮止血，明目，去皮肤上红痣。还可治风烂出眼泪，恶疮，疳疮，吐风痰。亦可杀虫。

【附方】1. 风痰引起的突然昏倒或瘫痪。生绿二两，研细，水化去石，慢火熬干，再加入麝香一分，以糯米粉糊成弹丸大的丸子，分两次服，薄荷酒送。若风痰未全好，可再用朱砂酒冲同量丸药服。要吐出青绿色涎水，泻下恶物，才算病愈。此方名"碧林丹"。治小儿的这种病，宜用"绿云丹"。方为：用铜青研末，不定量，加醋面糊丸，如芡子大，每次用薄荷酒化服一丸，服后不久，吐涎如胶，即有效。2. 烂弦风眼。用水调铜青，涂在碗底，艾火熏干后，刮下来涂烂处。3. 头发恶红，不断脱落。用油磨铜钱末涂抹即生。4. 脸上黑痣。用粗草划破黑痣，再用铜青末敷，三天不洗去，痣自脱掉。痣厚的，可再搽一次。5. 走马牙疳（骨槽风、败血症、牙根肿痛、臭烂出血等症）。用铜青、滑石、杏仁等分，研末涂搽。6. 口鼻疳疮。用铜青、枯矾等分，研细敷疮上。又方：用人中白一钱、铜青三分研细搽抹。7. 杨梅毒疮。用醋煮铜青研末，烧酒调搽。要忍痛，让水出，次日即干。或再加白矾，与铜青等分，研末涂。8. 臁疮顽癣。用铜青七分，研

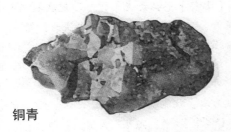

铜青

细，加黄蜡一两放在一起熬。另取厚纸一张，铺涂熬汁，两面垫一层纸，然后再贴到患处，待到出水时最好。也可治疗杨梅疮毒及虫咬。9. 蛇咬伤。用铜青研细敷之。千金方。10. 百虫入耳。用生油调铜青滴入。11. 头上生虱。用铜青、明矾研细掺起来，揉入发内。

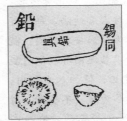

铅 【释名】又叫青金、黑锡、金公、水中金。

【集解】［颂说］产于蜀郡平坦的沼泽，如今有银坑的地方都有它。［时珍说］铅生于山洞的石头之间，人们挟着油灯，进入洞中数里深，随矿脉上下曲折斫取。其气毒人，如果连续几月不出来，皮肤就会萎黄，腹胀不能吃下食物，多数人会致病而死。《地镜图》说，草青茎赤，其下多半有铅，铅锡之精为老妇。《宝藏论》说，铅有几种：波斯铅，坚硬色白为天下第一。草节铅，出犍为，是铅中的精华。衔银铅，是银坑中的铅，内含五色，都很好。上饶乐平铅，次于波斯、草节。负版铅，是铁苗，不可用。倭铅，可以勾金。《土宿真君本草》说，铅是五金的祖宗，故有五金猋犴、追魂使者之称，是说它能伏五金而死八石。雌黄是金的苗，然而其中有铅象，是黄金的祖先。银坑有铅，是白金的祖宗。信铅杂有铜，是赤金的原祖。与锡同气，是青金的原祖。朱砂伏于铅而死于硫，硫恋于铅而伏于硇，铁恋于磁而死于铅，雄恋于铅而死于五加。故金公变化最多，一变成胡粉，再变成黄丹，三变成密陀僧，四变就成了白霜。《雷氏炮炙论》说：令铅住火，须伏修天；如要形坚，岂忘紫背。注释道：修天，指补天石；紫背，是天葵。

【气味】甘，寒，无毒。

【主治】镇心安神，治伤寒毒气，反胃呕哕，被蛇蝎咬伤，用它烤来熨。

疗甲状腺肿大，鬼气疰忤，锉为末，和青木香，敷疮肿恶毒。

消颈淋巴结核，痈肿，明目固牙，黑须

发，治实女，杀虫坠痰，治噎膈、消渴、风痫，解金石药毒。

粉锡

【释名】又叫解锡、铅粉、铅华、胡粉、定粉、瓦粉、光粉、白粉、水粉、官粉。

【集解】[时珍说]按墨子所说：禹造粉。张华《博物志》云：纣烧铅锡做粉。则粉之来亦远矣。今金陵、杭州、韶州、辰州皆造之，而辰粉尤真，其色带青。彼人言造法：每铅百斤，熔化，削成薄片，卷做筒，安木甑内，甑下、甑中各安醋一瓶，外以盐泥固济，纸封甑缝。风炉安火四两，方寸匕，便扫入水缸内，依旧封养，次次如此，铅尽为度。不尽者，留炒做黄丹。每粉一斤，入豆粉二两，蛤粉四两，水内搅匀，澄去清水。用细灰按成沟，纸隔数层，置粉于上，将干，截成瓦定形，待干收起。

【气味】辛，寒，无毒。

【主治】伏尸毒螫，杀三虫。去鳖瘕，疗恶疮，止小便利，堕胎。治积聚不消。炒焦，止小儿疳痢。治痈肿瘘烂，呕逆，疗症瘕，小儿疳气。止泄痢、久积痢。治食复劳复，坠痰消胀，治疥癣狐臭，黑须发。

【发明】[藏器说]久痢成疳者，胡粉和水及鸡子白服，以粪黑为度，为其杀虫而止痢也。[时珍说]胡粉，是铅由黑色变为白者。其体用虽与铅及黄丹同，而无消盐火烧之性，内有豆粉、蛤粉杂之，只能入气分，不能入血分，此为稍异。人服食之，则大便色黑者，此乃还其本质，所谓色坏还为铅也。亦可入膏药代黄丹用。

【附方】1. **劳复食复欲死者**。水服胡粉少许。肘后方：小儿脾泻不止。红枣二十个去核，将官粉入内，以阴阳瓦焙干，去枣研粉。每服三分，米汤下。2. **赤白痢下频数，肠痛**。定粉一两，鸡子清和，炙焦为末，冷水服一钱。3. 小儿无辜疳，下痢赤白。胡粉熟蒸，熬令色变，以饮服半钱。4. 小儿腹胀。胡粉、盐熬色变，以摩腹上。5. **腹皮青色不速治，须臾死**。方同上。6. **小儿夜啼**。水服胡粉三豆大，日三服。7. **身热多汗**。胡粉半斤，雷丸四

两，为末粉身。8. **妇人心痛急者**。好官粉为末，葱汁和丸小豆大。每服七丸，黄酒送下即止。粉能杀虫，葱能透气故也。9. **寸白蛔虫**。胡粉炒燥，方寸匕，放入肉中，空腹服用，见效快。10. **服药过剂闷乱者**。水和胡粉服之。11. **鼻衄（鼻出血）不止**。胡粉炒黑，醋服一钱，即止。12. **齿缝出血**。胡粉半两，麝香半钱，为末。卧时揩牙。13. **坠扑瘀血，从高落下瘀血抢心，面青气短欲死**。胡粉一钱，和水服后立即转达为安全。折伤接骨。官粉、硼砂等分，为末，每服一钱。苏木汤调下，仍频饮苏木汤，效果显著。杖疮肿痛，水粉一两，赤石脂生一钱，水银一分，以麻油杵成膏，摊油纸贴之。14. **腋下狐臭**。胡粉常粉之。或以胡粉三合，和牛脂煎稠涂之。15. **阴股常湿**。胡粉粉之。16. **干湿癣疮**。方同上。17. **黄水脓疮**。官粉煅黄、松香各三钱，黄丹一钱，飞矾二钱，为末，香油二两，熬膏敷之。小儿耳疮月蚀。胡粉和土涂之。18. **小儿疳疮**。熬胡粉、猪脂和涂。19. **小儿舌疮**。胡粉和猪髓骨中髓，日三敷之。20. **小儿丹毒**。唾和胡粉，从外至内敷之良。21. **诸蛇螫伤**。胡粉和大蒜捣涂。22. **误吞金银及钱**。胡粉一两，猪脂调，分再服，令消烁出也。23. **口中干燥，烦渴无津**。雄猪胆五枚，酒煮皮烂，入定粉一两研匀，丸芡子大。每含化一丸咽汁。24. **接骨续筋，止痛活血**。定粉、当归各一钱，硼砂一钱半，为末。每服一钱；另，苏木煎汤调下，仍频饮汤。25. **发背恶疮诸痈疽**。好光粉二两，真麻油三两，慢火熬，以柳枝急搅，至滴水成珠，入白胶木少许，入器水浸两日，油纸摊贴，名神应膏。

铅丹

【释名】又叫黄丹、丹粉、朱粉、铅华。

【集解】[弘景说]铅丹即现在熬铅所做的黄丹。[时珍说]炒铅丹的方法为：铅一斤，土硫黄十两，硝石一两。铅熔化成汁，下醋点，滚沸时下一块硫黄。过后加少许硝石。沸定，再点醋，再依前法下少许硝石、硫黄，等到成为末，就能制成铅丹了。

【气味】辛，微寒，无毒。

【主治】治吐逆反胃，惊痫癫疾，除热下气，炼化还成九光。久服通神明。止小便，除毒热。煎膏用，可止痛生肌。镇心安神，止吐血及咳嗽，敷疮长肉，治汤火疮。染须发。治疟疾、食积。坠痰杀虫，祛除忤恶，止痢明目。

【附方】1. **消渴烦乱**。用铅丹一钱，新汲水送下。服药后，宜吃荞麦粥。2 **吐逆不止**。用铅丹四两，加米醋半升，煎干，在炭火中煅红，冷定后，研为末，和米饭做成丸子，如梧子大。每服七丸，醋汤送下。3. **小儿吐逆水**。用铅丹研末，加枣肉捣匀，做成丸子，如芡子大。针挑一丸，灯上烧过，研为细末，乳汁调服。另一方：在烧针丸的药方中加朱砂、枯矾各少许。4. **反胃气逆**。用铅丹、白矾各二两，生石亭脂半两。丹、矾两药先放入坩埚，烧炭煅红，放冷两天，再加入亭脂，共研为末，和米饭少许，捏成丸子，如绿豆大。每日服十五丸，米汤送下。5. **赤白泄痢**。把枣肉捣烂，加入铅丹、白矾等分，各如皂荚子大，再加米饭少许，和成团丸，如弹子大。以铁丝穿团丸，在灯上烧透，冷后研为细末，米汤冲服。又方：铅丹，炒成紫色，加入炒黄连，各等分。研细，加糊做丸，如麻子大。每服五十丸，生姜甘草汤送下。6. **妊妇腹痛下痢**。乌骨鸡蛋一个，壳上开小孔，蛋白流出，留蛋黄。从孔口装进铅丹五钱，搅匀，外用泥封好，放在火灰里煨干，研为细末。每服二钱，米汤送下。7. **吐血、咯血**。用铅丹一钱，新汲水送下。8. **寒热疟疾**。用铅丹、百草霜等分，研细。发病之日，空腹服三钱，米汤送下。两服可愈。加饭或蒜做成丸药吃，也有效。又方：铅丹一两、恒山末三两，和蜜做丸，如梧子大，每服五十丸，温酒送下。清晨吃一次，病将发未发时吃一次，有效。又方：铅丹（炒过）二两、独蒜一百个，共捣成泥，做成丸子，如梧子大。每服九丸，空腹服，长流水送下。疟发过两三次后才服药，最见效。此方亦可治痢疾。9. **小儿瘅疟，壮热不寒**。用铅丹二钱，蜜水送下。如兼恶寒，则以酒送下。10. **风病**。用铅丹二两、白矾二两，分别研细。取两块砖铺地上，砖上垫纸七层，纸上铺丹，丹上铺矾。周围架柳木柴焚烧，约

烧完柴十斤，即停烧待冷，取药合研。每服二钱，温酒送下。11. **客忤中恶**（心腹绞痛，胀满气冲；或突然倒地，四肢冰冷）。铅丹一小茶匙，调蜜三合灌下。12. **一切目疾**（凡目疾，翳障而伴有昏花现象者可治，翳障而无昏花感者不治）。蜂蜜半斤，在铅锅中熬成紫色块，放入铅丹二两，水一碗，再炼至水气全尽，倒在一块绢布上过滤。取滤下的细粉，装在瓶子里，埋地下二十天，才取出点眼。每日点七次。如药黏眼不开，则洗了重点。又方：铅丹蜂蜜调匀，摊布片上，贴太阳穴。治赤眼痛有效。又方：铅丹、白矾，等分研末，点眼。又方：铅丹、乌贼骨，等分研末，加蜂蜜蒸后点眼。治眼睛红久生翳。又方：铅丹半两，调鲤鱼胆汁成膏，点眼。治眼生珠管。又方：铅丹、轻粉，等分研末，吹少许入耳内。左眼病，吹右耳；右眼病，吹左耳。治痘疹生翳。13. **小儿重舌**（舌肿厚）。用铅丹一粒，如黄豆大，放在舌下。14. **小儿口疮糜烂**。用铅丹一钱、生蜜一两，调匀，蒸到黑色，用鸡毛蘸取搽疮上。15. **腋下狐臭**。用铅丹加在轻粉中，以口水调和，经常搽腋下。16. **蝎子蜇伤**。用醋调铅丹涂。17. **刀伤**。用铅丹、滑石等分，敷伤处。18. **外痔肿痛**。用铅丹、滑石等分，研细，新汲水调涂。一天涂五次。19. **臁疮**。用铅丹一两，黄蜡一两，香油五钱，熬成膏子。先以葱、椒汤洗患处，然后贴敷药膏。又方：铅丹，水飞过，再炒过，取一两；黄檗酒浸七日，焙干，也取一两；另取轻粉半两。分别研为细末。先以苦茶洗疮，随后用轻粉把疮填满，再敷上铅丹，外层则用黄檗细末摊成膏贴上，不要揭动，几天见效。

密陀僧

【释名】又叫没多僧、炉底。

【集解】［恭说］密陀僧出自波斯国，它的外形像黄龙齿而坚重，也有白色的、作理石

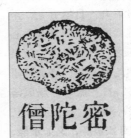

文。［颂说］在岭南、闽中银铜冶处也有密陀僧，是银铅脚，初采矿时，银铜互相掺杂在一起，先

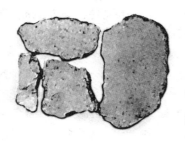

密陀僧

以铅同煎炼，银随铅出。又采山木叶烧灰，开地做炉，填灰其中，谓之灰池。置银铅于灰上，更加火煅，铅渗灰下，银住灰上，罢火候冷，出银。其灰池感铅银气，积久成此物，未必自胡中来也。［时珍说］密陀僧原取银冶者，如今很难得到，乃取煎销银铺炉底用之。造黄丹者，以脚滓炼成密陀僧，其似瓶形者是也。

【气味】 咸、辛，平，有小毒。

【主治】 久痢，五痔，金疮，面上瘢黵，面膏药用之。

【发明】［时珍说］密陀僧感铅银之气，其性重坠下沉，直走下焦，故能坠痰、止吐、消积、定惊痫，治疟痢，止消渴，疗疮肿。洪迈《夷坚志》云：惊气入心络，痱不能言语者，用密陀僧末一匕，茶调服，即愈。昔有人伐薪，为狼所逐而得是疾，或授此方而愈。又一军校采藤逢恶蛇病此，亦用之而愈；此乃惊则气乱，密陀僧之重以去怯而平肝也。其功力与铅丹同，故膏药中用代铅丹云。

【附方】 1. 痰结胸中不散。密陀僧一两，醋、水各一盏，煎干为末。每服二钱，以酒、水各一小盏，煎一盏，温服，少顷当吐出痰涎为妙。2. 消渴饮水神效丸。用密陀僧二两，研末，汤浸蒸饼丸梧子大。浓煎蚕茧、盐汤，或茄根汤下，或酒下，一日五丸，日增五丸，至三十丸止，不可多服。五六服后，以见水恶心为度。恶心时，以干物压之，日后自定，效果很神奇。3. 赤白下痢。密陀僧三两，烧黄色研粉。每服一钱，醋、茶下，日三服。4. 肠风痔瘘。铜青、密陀僧各一钱，麝香少许，为末，津和涂之。5. 小儿初生遍身如鱼脬，又如水晶，破则成水，流渗又生者。密陀僧生研擦之，仍服苏合香丸。6. 惊气失音。方见发明。腋下狐

臭浆水洗净，油调密陀僧涂。以一钱，用热蒸饼一个，切开掺末夹之。7. 香口去臭。密陀僧一钱，醋调漱口。8. 大人口疮。密陀僧锻研擦之。9. 小儿口疮不能吮乳。密陀僧末，醋调涂足心，疮愈洗去。10. 鼻内生疮。密陀僧、香白芷等分，为末。蜡烛油调涂之。11. 夏月汗斑如疹。用密陀僧八钱，雄黄四钱，先以姜片擦热，仍以姜片蘸末擦之，次日即焦。12. 阴汗湿痒。密陀僧末敷之。戴氏加蛇床子末。

铁 【释名】 也称黑金、乌金。

【集解】［时珍说］铁都是从矿石中提炼而成的。秦、晋、淮、楚、湖南、闽、广各山中都出产铁，其中以广铁为好。甘肃出产的土锭铁，色黑性坚硬，适宜制作刀剑。西番出产的宾铁尤其好。《宝藏论》中说：铁有五种：荆铁出自当阳，色紫而坚利；上饶铁要次些；宾铁出自波斯国，坚利可切金玉；太原、蜀山的铁顽滞；刚铁出自西南瘴海中的山石中，形状如紫石英，水火不能损坏它，用它穿珠切玉如同削土。《土宿本草》载：铁秉承了太阳之气。刚形成时，只是卤石。一百五十年后形成磁石，二百年后才孕育成铁，再过二百年不经采炼就形成铜，铜又化为白金，白金化为黄金，因此铁与金银同一根源。如今取来磁石捣碎，里面还有铁片，可作验证。铁禀太阳之气，而阴气不交，故燥而不洁，性与锡相同。《管子》中说：若地上有赭，则下边有铁。

劳铁 【释名】［恭说］这里指柔铁。也叫熟铁。

【气味】 辛，平，有毒。

【主治】 坚肌耐痛。劳铁疗贼风，烧赤后投入酒中饮。

生铁

【气味】 辛，微寒，微毒。

【主治】 下部及脱肛。能镇心安五脏，治痫疾，黑鬓发。可治恶疮癣疥，蜘蛛咬伤，用蒜磨，生油调敷。散瘀血，消丹毒。

【发明】［时珍说］铁在五金中，色黑宜配水，其性则制木，故适宜治痫疾。《素问》中

治阳气太盛，病狂善怒的，用生铁屑，正是取其制木的属性。

【附方】 1.**脱肛历年不入者**。生铁二斤，水一斗，煮汁五升，洗之，日再。2.**热甚耳聋**。烧铁投酒中饮之，仍以慈石塞耳，日易，夜去之。3.**小儿丹毒**。烧铁淬水，饮一合。4.**小儿燥疮**。一名烂疮。烧铁淬水中二十七遍，浴之二三起，做浆。5.**打扑瘀血，在骨节及胁外不去**。以生铁一斤，酒三升，煮一升服。6.**熊虎伤毒**。生铁煮令有味，洗之。

铁落 【释名】 又称铁液、铁屑、铁蛾。

【气味】 辛，平，无毒。

【主治】 风热恶疮，疡疽疮痂，疥气在皮肤中。除胸膈中热气，食不下，止烦，去黑子，可以染皂。治惊邪癫痫，小儿客忤，消食及冷气，并煎服之。主鬼打鬼疰邪气，水渍沫出，澄清，暖饮一二杯。炒热投酒中饮，疗贼风痉。又裹以熨腋下，疗狐臭，有验。平肝去怯，治善怒发狂。

【发明】 [时珍说]按照《素问·病能论》中所说，帝说：有病怒狂者，此病安生？岐伯说：生于阳也。阳气者，暴折而不决，故善怒，病名阳厥。说：何以知之？说：阳明者常动，巨阳、少阳不动而动大疾，此其候也。治之当夺其食即已。夫食人于阴，长气于阳，故夺其食即已。以生铁落为饮。夫生铁落者，下气疾也。此《素问》本文也，愚尝释之云：阳气怫郁而不得疏越，少阳胆木，挟三焦少阳相火、巨阳阴火上行，故使人易怒如狂，其巨阳、少阳之动脉，可诊之也。夺其食，不使胃火复助其邪也。饮以生铁落，金以制木也。木平则火降，故说下气疾速，气即火也。又李仲南《永类钤方》云：肿药用铁蛾及针砂入丸子者，一生须断盐。盖盐性濡润，肿若再作，不可为矣。制法：用上等醋煮半日，去铁蛾，取醋和，蒸饼为丸。每姜汤服三四十丸，以效为度。亦只借铁气尔，故曰华子云煎汁服之。不留滞于脏腑，借铁虎之气以制肝木，使不能克脾土，土不受邪，则水自消矣。铁精、铁粉、铁华粉、针砂、铁浆入药，皆同此意。

【附方】 **小儿丹毒**。煅铁屑研末，猪脂和敷之。

铁锈 【释名】 又叫铁衣。[藏器说]即铁上长的赤衣，可刮取来用。

【集解】 [时珍说]按陶华讲，铁锈水和药服，性沉重，最能坠热开结，有神效。

【主治】 恶疮疥癣，则和油涂。蜘蛛虫咬，用蒜磨锈涂。平肝坠热，消疮肿、口舌疮。醋磨后，可用来涂蜈蚣咬伤。

【附方】 1.**治汤火烧伤**。取青竹烧出的油和铁锈搽。2.**治脚腿红肿**。用铁锈水涂，即解。3.**治内热遗精**。取铁锈为末，每次用冷水服一钱，三服即止。4.**治重舌肿胀**。取锈铁锁烧红，打下锈，研末，水调一钱，噙咽。

金石之二 玉类

珊瑚、玛瑙、玻璃、水晶、云母、白石英、五色石英、紫石英

珊瑚 【释名】 梵语中称钵摆娑福罗。

【集解】 [恭说]珊瑚生于南海，有一种是从波斯国及狮子国来的。[颂说]现在广州也有，在海底做枝柯状，明润如红玉，中间有很多孔，也有无孔的，枝柯多的更难得。取珊瑚，则先做铁网沉入水底，珊瑚贯穿其中而生长，一年可长高达二三尺，有枝无叶，于是绞网捞出，都摧折于网中，故难得完好的。汉积翠池中，有一株珊瑚高一丈二三尺，一茎三柯，有四百六十三条，据说是南越王赵佗进献的，夜晚会发光。晋代石崇的家里有珊瑚高六七尺。[时珍说]珊瑚生于海底，五七株成林，称为珊瑚林。在水中直而软，见风和太阳就变得曲而硬，变成红色的为上品，汉代赵佗称它为火树。也有黑色的，但不是很好，碧色的较好。过去的人说碧色是青琅玕，可以做

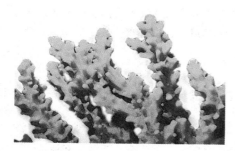

珊瑚

珠。许慎《说文》中说，珊瑚色赤，或生于海，或生于山。据此则生于海的为珊瑚，生于山中的为琅玕。

【气味】　甘，平，无毒。

【主治】　去目中翳，消宿血。制成末吹入鼻中，止鼻血。明目镇心，止惊痫。点入眼中，去飞丝。

【发明】　[藏器说]珊瑚刺的汁流出来像血一样，以金投入叫金浆，以玉投入叫玉髓，久服长生。

【附方】　小儿目翳，不可乱用药。宜用珊瑚研成粉，每天点眼，三天痊愈。

玛瑙　【释名】　又叫马脑、文石，梵名叫摩罗迦隶。

【藏器说】　赤烂红色，似马之脑，故名。

【集解】　[藏器说]玛瑙产于西域的玉石间，也属英石之类，是贵重宝物。[时珍说]玛瑙出自西南各国，粘上自然灰即软，但可加以刻琢。曹昭的《格古论》讲，玛瑙多出自北方、南番、西番，非石非玉，坚硬而且脆，刀刮不动，其中像人物鸟兽形状的最为珍贵。顾荐的《负暄录》载，玛瑙的出产有南北之分，大的如斗，质地坚硬，碾造很费工夫。南玛瑙产于大食等国，颜色纯红无瑕，可以做杯盏。西北玛瑙的颜色青黑，以宁夏、瓜、沙、羌地沙漠中的尤为稀奇。有一种柏枝玛瑙，花如柏枝；夹胎玛瑙，正看莹白，侧看却像凝血，这是一物二色；截子玛瑙，黑白相间；合子玛瑙，漆黑中有一条白色分界线；锦江玛瑙，其色如锦；缠丝玛瑙，红白如丝，这些都是珍贵品种。浆水玛瑙，有淡水花；酱斑

玛瑙，有紫红花，这两种都不十分贵重。还有紫云玛瑙出自和州，土玛瑙出自山东沂州，也有红色云头、缠丝、胡桃花玛瑙。竹叶玛瑙产于淮南，花如竹叶，都可做桌面和屏风。金陵雨花台的小玛瑙，只可以充当玩物。检验玛瑙的方法：在木上摩擦不发热的为真品。

【气味】　辛，寒，无毒。

【主治】　主辟恶，熨眼睛赤烂。眼球上生白膜，制成末用。

玻璃　【释名】　也称颇黎、水玉。

【集解】　[时珍说]玻璃产于南番。有酒色、紫色、白色等，莹澈与水晶相似，碾开有雨点花的为真品。《梁四公子记》载，扶南人来卖碧色玻璃镜，宽一尺半，内外皎洁，对着明亮的地方看它，不见其质。

【气味】　辛，寒，无毒。

【主治】　惊悸心热，安心明目，去赤眼，熨热肿，摩翳障。

水晶　【释名】　又叫水精、水玉、石英。

【集解】　属玻璃一类，有黑白二色。性坚而脆，刀刮不动，色澈如泉，清明而晶莹。

【气味】　辛，寒，无毒。

【主治】　主熨目，除热泪。也可入点目药中，穿成串吞咽，可治咽喉梗塞。

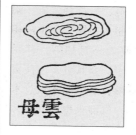

云母

【释名】　也称云华、云珠、云英、云液、云砂、磷石。

【集解】　[别录说]云母出产在泰山山谷、齐山、庐山以及琅琊北定山的石间。云母有五种颜色，云英多为青色，云珠多为赤色，云液多为白色，云砂多为青黄色，磷石则为纯白色。[时珍说]道书说盐汤煮云母可以成粉。又说：云母一斤，用盐一斗渍它，再放入铜器中蒸一天，白中捣成粉。还说：云母一斤，白盐一斤，一同捣细，

放入厚的布袋中搓揉，除尽盐味，悬挂在高处阴干，自然成粉。

【气味】 甘，平，无毒。

【主治】 主死肌，中风寒热，眩晕。能除邪气，安五脏，益子精，明目，久服轻身延年。可下气坚肌，续绝补中，疗五劳七伤，虚损少气，止痢，久服令人悦泽不老，耐寒暑，志高如神仙。补肾冷。

【发明】《经效方》中说，青城山丈人观主康道丰，有治百病的云母粉方：用云母一斤，拆开揉入大瓶内筑实，上面浇水银一两密封牢固，以十斤顶火煅赤后取出，再拌香葱、紫连翘草二件，一同捣烂如泥，然后用绢袋盛装，在大水盆内摇取粉，如余滓未尽，再添草药重捣取粉。将木盘撒一层面，在灰上印一浅坑，铺上纸把粉倾倒在纸上，等到焙干后，用面糊成梧桐子大的丸。遇见有生病的人，服后没有无效的。成都府辛谏议，曾患大风，众医不愈，道丰进献此药，服后神效。[时珍说]以前的人说用云母充填尸体，尸体不会朽烂。盗贼掘开冯贵人的坟墓，见她的形貌与活着时一样，于是将其奸污；掘开晋幽公的坟墓，发现纵横的尸体及衣服都像活人一样，这是用云母充塞了尸体的缘故。

【附方】 1. **痰饮头痛**。云母粉二两炼过，恒山一两，研末，汤服取吐。2. **小儿下痢**。云母粉半两，煮白粥调食。3. **小便淋疾**。云母三钱和温水服。4. **风疹遍身**。煅二两云母粉，清水调服。5. **一切恶疮**。云母粉敷。6. **风热汗出**。云母粉三钱和水服。

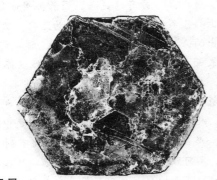

云母

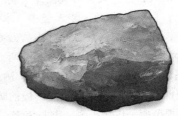

白石英

白石英

【释名】 英，也叫作瑛，玉光的意思。

【集解】［别录说］产自华阴山谷及泰山，大如手指，长二三寸，六面如削，纯白明澈有

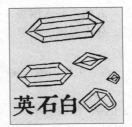

英石白

光，长五六寸的更佳。其中顶端为黄色，棱为白色的叫黄石英；赤色顶端，白色棱的叫赤石英；青色顶端，赤色棱的，叫青石英；黑泽有光的，叫黑石英。［时珍说］泽州有一种英鸡，吃石英，最补人。

【气味】 甘，微温，无毒。

【主治】 治消渴、阳痿、咳逆、胸膈间寒。能益气，除风湿性关节炎，久服轻身延年。可疗慢性肺疾，下气，利小便，补五脏，耐寒热，实大肠。治肺痈吐脓。

五色石英【主治】治胸腹邪气，女人心腹痛，镇心，胃中冷气，益毛发，悦颜色，治惊悸，安魂魄，壮阳道，下乳汁。随脏而治，则青治肝，赤治心，黄治脾，白治肺，黑治肾。

【附方】 服石英法：白石英一斤，打成豆大，在砂盆中和粗砂，着水后长时间搓揉。洗净后再继续揉搓，倒入安柳箕中，加少许蒿叶，同水揉搓至光净，用棉袋装好，悬挂在门上。每日起床后，用水或酒吞七粒再吃两口饭。一切秽恶、白酒、牛肉，石家所忌的，服后皆可不忌。久则新石推出陈石，石英常温暖小腹，则气息调和，筋络通利，腰肾坚强，百病自除。石英若得力，一斤即止；若不得力，服十斤后还须再服。此物光滑，既不浮碎、着人作疮、伤人肠胃，又无石气发作诸病。石英煮猪肉法：白石英一两，装入袋中，水三斗，煮至四升，放入猪肉一斤，同葱椒盐豉煮，同汁做羹食。石英煮牛乳法：白石英五两，捣碎后用密绢盛装，然后倒入牛乳三升，酒三升，一同煎至四升，去石，用瓶装好。饭前暖服三合。治虚损劳瘦，皮燥阳痿，脚弱烦疼。

风虚冷痹，肾虚耳聋。取磁石五两，经火煅、醋淬各五次，加白石英五两，装入绢袋，浸一升酒中，过五六天后，分次温取。酒尽，可再添酒。

惊悸善忘。用白石英一两、朱砂一两，共研细。饭后煎金银汤送下。

石水腹坚。用白石英十两，捶成豆子大，装入瓷瓶，浸酒二斗瓶口泥封，周围以马粪和糠火烧之，常令小沸。约六小时后停火。第二天开始服用，每次服酒大半杯。一天三次，酒尽后，可再加酒如上法烧一次。

紫石英

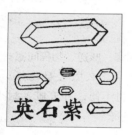

【集解】［别录说］紫石英产于泰山山谷，泷州、会稽山中也较多。它的颜色淡紫，质地莹澈，大小不一，呈五棱形，两头如箭镞，头如樗蒲的更佳。［禹锡说］煮水饮用，暖而无毒，与白石英相比，效果倍增。

【气味】甘，温，无毒。

【主治】主心腹咳逆邪气，补不足，女子子宫有风寒，绝孕十年无子。久服温中，轻身延年。疗上气心腹痛，寒热邪气结气，补心气不足，定惊悸，安魂魄，填下焦，止消渴，除胃中久寒，散痈肿，使人悦泽。养肺气，治惊痫。

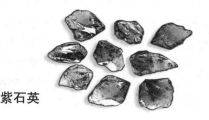

紫石英

金石之三 石类

丹砂、水银粉、粉霜、银朱、雄黄、方解石、熏黄、石膏、滑石、五色石脂、炉甘石、石钟乳、浮石

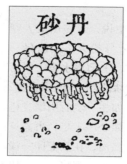

丹砂【释名】

又叫朱砂。

【集解】［别录说］丹砂出产于符陵山谷，即涪州，属于重庆。也有出自广州、临州的。其中以光明莹澈的为最好。像云母片的，称为云母砂。像樗蒲子、紫石英的，称为马齿砂，也好。像大小豆及大块圆滑的，称为豆砂。细小碎末的，称为末砂。这二种不可服食，但可用于画画。［时珍说］张果的《丹砂要诀》中讲，丹砂，万灵之主，蕴藏在南方。或号称赤龙，或以朱鸟为名。上品出自辰、锦二州的石穴，中品出自交、桂，下品出自衡、邵。名称有很多，但清浊形体各异，真伪不同。辰、锦的丹砂为上品，生于白石床之上，十二枚为一座，颜色如莲花苞，光明耀眼。也有九枚为一座。七枚、五枚为一座的稍次。每座中大的为主，四周小的为臣，朝护环拱着。四面的杂砂有一二斗，其中有芙蓉头成颗的，也列入上品。还有像马牙一样光明的，是上品；有像云母般透出白光的，是中品。另有紫灵砂，圆长似笋而红紫，为上品；石片棱角生青光的，为下品。交、桂所出的，只是从座上及打石而得，形似芙蓉头而表面光明的，也是上品；成颗粒状而透明的，为中品；成片段不明澈的，为下品。衡、邵所出，虽是紫砂，但从砂石中而得，也为下品。此外有一种溪砂，出自溪州砂石之中；土砂，产在土穴之中，土石相杂，故不列入上品，不可服用。唐代李德裕《黄冶论》载，光明砂，是天地自然之宝，蕴藏在石室之间，产

于有灵气的砂床之上。如初生芙蓉，红芭未拆。细小的呈环拱状，大的在中间，有辰居之象，君臣之位。光明外澈，采掘它的人，寻找石脉而求取，这是大自然的造化所铸成的。

【修治】［时珍说］修治丹砂的方法：用上好的丹砂研成末，流水飞三次后使用。

【气味】甘，微寒，无毒。

【主治】治身体五脏百病，养精神，安魂魄。益气明目，杀精魅邪恶鬼。久服通神明不老，轻身如神仙。通血脉，止烦满消渴，悦泽人面，除中恶腹痛，毒气疥瘘诸疮。镇心，主尸疰抽风。润心肺。解胎毒痘毒，驱邪疟。

【发明】［时珍说］夏子益《奇疾方》载，凡是人觉得身外有身，同行同卧，分不出真假的，这是得了离魂病。可用人参、辰砂、茯苓，浓煎后每天饮，则真身气爽，假身自化。《类编》讲，钱丕少卿夜多噩梦，通宵不睡，认为遇邪了。偶遇邓州推官胡用之，胡用之说：以前我也经常如此，有个道士教我戴上如箭镞的辰砂，十天过后就好了，以后四五年不再有梦。于是解开发髻取出绛囊送给钱丕。此后钱丕夜晚再无噩梦，神魂安静。《道书》称丹砂能辟恶安魂，以上可为证。

【附方】 1. 服食丹砂。三皇真人炼丹方：丹砂一斤，研末重筛，用醇酒浸泡如泥状。铜盘盛。干燥后又用酒浸泡如泥，遇有阴雨疾风就收藏。然后倒入三斗酒，晒干，三百日后当呈紫色。然后斋戒沐浴七日，在清静的房间和麻子大的饭丸，每天清晨对着太阳吞三丸。一月后三虫出，半年诸病愈，一年须发黑，三年如神仙。2. 明目轻身。去三尸虫，除疮癫。美酒五升，浸朱砂五两，五宿，晒干研末，以蜜制丸如小豆大。每次二十，白汤下。久服见效。3. 神注单方。白茯苓四两，糯米酒煮，软竹刀切片，阴干研末，入朱砂末二钱，以乳香水调糊制丸梧子大，朱砂二钱为衣。阳天二丸，阴天一丸。温酒下。4. 预解痘毒。初发时或未出时，以朱砂末半钱，蜜水调服。令多的变少，少的化无，重者变轻。5. 小儿惊热，夜哭。朱砂半两，牛黄一分，研末。每次一字，

犀角磨水调下。6. 癫痫狂乱。归神丹：治一切惊扰，思虑多忘，及一切心气不足。猪心两个，切，入大朱砂二两、灯心三两在内，以麻扎，放在石器里煮一伏时，取砂为末，以茯神末二两，酒打薄糊丸如梧子大。每服九至十五至二十五丸，麦门冬汤下，甚者乳香、人参汤下。7. 伤寒发汗。治伤寒、时气、瘟疫，头痛脉盛。取真丹一两，水一斗，煮一升，顿服，覆被取汗。 霍乱转筋，身冷，心下微温。朱砂研二两，蜡三两，和丸着火笼中熏之，周围厚覆，勿令烟泄。兼床下着火，令腹微暖，良久当汗出而苏。8. 诸般吐血。朱砂、蛤粉等分，为末，酒服二钱。又方：丹砂半两，金箔四片，蚯蚓三条，同研，丸小豆大。每冷酒下二丸。9. 妊妇胎动。朱砂末一钱，和鸡子白三枚，搅匀顿服。胎死即出，未死即安。普济方：子死腹中不出。朱砂一两，水煮数沸，为末。酒服立出。10. 沙蜂叮蜇。朱砂末，水涂之。11. 木蛭疮毒。南方多雨，有物说木蛭，大类鼻涕，生于古木之上，闻人气则闪闪而动。人过其下，堕人体间，即立成疮，久则遍体。唯以朱砂、麝香涂之，即愈。12. 产后舌出不收。丹砂敷之，暗掷盆盎作堕地声惊之，即自收。

水银粉

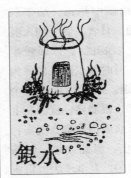

【释名】又叫汞粉、轻粉、峭粉、腻粉。

【修治】［时珍说］升炼轻粉法：用水银一两，白矾二两，食盐一两，同研不见星，铺于铁器内，以小乌盆覆之。筛灶灰，盐水和，封固盆口。以炭打二炷香取开，则粉升于盆上矣。其白如雪，轻盈可爱。一两汞，可升粉八钱。又法：水银一两，皂矾七钱，白盐五钱，同研，如上升炼。又法：先以皂矾四两，盐一两，焰硝五钱，共炒黄为曲。水银一两，又曲二两，白矾二钱，研匀，如上升炼。

【气味】辛，冷，无毒。

【主治】 通大肠，转小儿疳痹瘰疬，杀疮疥癣虫，及鼻上酒皶，风疮瘙痒。[藏器说]治痰涎积滞，水肿鼓胀，毒疮。

【发明】 [时珍说]水银是至阴的毒物，因火煅丹砂而出，加以盐、矾炼后就成为轻粉，加以硫黄升而为银朱，轻飞灵变，化纯阴为燥烈。其性走而不守，善劫痰涎，消积滞。故水肿风痰、湿热毒疮被劫，涎从齿龈而出，邪郁为之暂开，而疾因之亦愈。若服之过剂，或不得法，则毒气被蒸，窜入经络筋骨，莫之能出。痰涎既去，血液耗亡，筋失所养，营卫不从。变为筋挛骨痛，发为痈肿疳漏，或手足皲裂，虫癣顽痹，经年累月，遂成废痼，害处很大。观丹客升炼水银轻粉，鼎器稍失固济，铁石撼透，况且是人的筋骨皮肉呢？陈文中说轻粉下痰而损心气，小儿不可轻用，伤脾败阳，必变他证，初生尤宜慎之；而演山氏谓小儿在胎，受母饮食热毒之气，畜在胸膈，故生下个个发惊，宜三日之内与黄连去热，轻粉散毒，又与人参朱砂蜜汤解清心肺；积毒既化，儿可免此患。二种说法各不相同，各有所见：一谓无胎毒者，不可轻服；一谓有胎毒者，宜预解之。用者宜审。

【附方】 1. 小儿初生。浴汤中入盐少许，拭干，以轻粉少许按摩其身，既不畏风，又散诸气。2. 初生锁肚。证由胎中热毒，结于肛门，儿生之后，闭而不通三日者。急令妇人咂儿前后心手足并脐七处，四五次。以轻粉半钱，蜜少许，温水化开，时时与少许，以通为度。3. 小儿涎喘服药不退。用无雄鸡子一个取清，入轻粉抄十钱拌和，银器盛，置汤瓶上蒸熟。三岁儿尽食，当吐痰或泻而愈。气实者乃可用。4. 幼儿呗乳不止。服此立效。腻粉一钱，盐豉七粒，去皮研匀，丸麻子大。每服三丸，藿香汤下。5. 大便壅结。腻粉半钱，砂糖一弹丸，研丸梧子大。每服五丸，临卧温水下。又方：腻粉二钱，黄丹一钱，为末。每米饮服一钱。普济方。6. 血痢腹痛。腻粉五钱，定粉三钱，同研，水浸蒸饼心少许，和丸绿豆大。每服七丸或十九。艾一枚，水一盏，煎汤下。7. 消肿嗜食。多外伤瘅热，内积忧思，哎

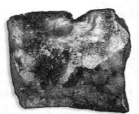

水银粉

食咸物及面，致脾胃干燥，饮食倍常，不生肌肉，大便反坚，小便无度。轻粉一钱为末，姜汁拌匀，长流水下，齿浮是效。后服猪肚丸补之。8. 一切虚风不二散。用腻粉一两，汤煎五度如麻脚，慢火焙干，麝香半两，细研。每服一字，温水调下。9. 水气肿满。汞粉一钱，乌鸡子去黄，盛粉，蒸饼包，蒸熟取出，苦葶苈炒一钱，同蒸饼杵丸绿豆大。每年前汤下三五丸，日三服，神效。10. 牙齿疼痛。轻粉一钱，大蒜一瓣，杵饼，安膈骨前陷中。先以铜钱隔了，用蚬壳盖定扎住，一宿愈。左疼安右，右疼安左。11. 风虫牙疳脓血有虫。轻粉一钱，黄连一两，为末擦之。12. 小儿耳烂。轻粉、枣子灰等分，研末，油调敷。13. 底耳肿痛，有脓水。轻粉一钱，麝香一分，为末掺之。14. 烂弦风眼。腻粉末，口津和，点大眦，日二三次。15. 小儿头疮。葱汁调轻粉涂之。又方：鸡子黄炒出油，入麻油及轻粉末，搽抹。16. 小儿生癣。猪脂和轻粉抹之。17. 牛皮恶癣。五更食炙牛肉一片，少刻以轻粉半钱，温酒调下。18. 杨梅疮癣。《岭南卫生方》：用汞粉、大风子肉等分，为末，涂之即愈。另一方：用轻粉二钱，杏仁四十二个去皮，洗疮拭干搽之，三次即愈。干则以鹅胆汁调。19. 杨梅毒疮。轻粉一钱，雄黄、丹砂各二钱半，槐花炒、龟板炙各一两，为末，糊丸梧子大。每服一钱，冷茶下，日二服，七日愈。另一方：用轻粉、胡桃仁、槐花炒研、红枣肉各二钱，捣丸。分作三服。初日鸡汤下，二日酒下，三日茶下。三日服完，五日疮干，七日痂落。另一方：用獭猪肾一对，去膜劈开，各掺轻粉一钱扎定，麻油二两炸熟。顿食，不破口肿牙，仍服金银花药。一方：用大鸡卵一个，去黄留白，入轻粉一钱搅匀，纸糊饭上蒸熟食。

粉霜

【释名】 又叫水银霜、白雪、白灵砂。

【修治】 [时珍说] 升炼法：用真汞粉一两，放入瓦罐内搅匀。用灯盏仰盖罐口，用盐泥涂缝。先以小炭火铺在罐底四周，用湿的纸来回在灯盏内擦，切勿间断。逐渐加火，直至罐颈住火。待冷后取出来，即成霜如白蜡。按《外台秘要》载古方崔氏造水银霜法云：用水银十两，石硫黄十两，各以一铛熬之。过一会儿银热黄消，急倾为一铛，少缓即不相入，仍急搅之。良久硫成灰，银不见，然后放入伏龙肝末十两，盐末一两，搅拌。别以盐末铺铛底一分，入药在上，又以盐末盖面一分，以瓦盆覆之，盐土和泥涂缝，炭火煅一伏时，先用文火后用武火，开盆刷下，凡一转。后分旧土为四分，以一分和霜，入盐末二两，如前法飞之讫。又以土一分，盐末二两，和飞如前，凡四转。土尽更用新土，如此七转，乃成霜用之。此法后人知道的不多。

【气味】 辛，温，有毒。

【主治】 下痰涎，消积滞，利水，与轻粉同功。

【发明】 [元素说] 粉霜、轻粉，亦能洁净府，去膀胱中垢腻，既有毒损害牙齿，宜少用。[时珍说] 其功效与轻粉相同。

【附方】 1. **小儿急惊搐搦涎盛**。粉霜二钱，白牵牛炒、轻粉各一钱，为末。每服一字，薄荷汤下，吐涎为效。2. **小儿躁渴**。粉霜一字，大儿半钱，莲花汤调下。冬月用莲肉。3. **风热惊狂**。神白丹：治伤寒积热，及风生惊搐，或如狂病，诸药不效。粉霜一两，以白面六钱，和做饼子，炙熟同研，轻粉半两，铅白霜二钱半，为末，滴水丸梧子大。每服十九至十五丸，米饮下。4. **癍疹生翳**。粉霜八分，朱砂一钱，为末。水调少许，倾入耳内。5. **腋下狐臭**。粉霜、水银等分，用面脂和好后涂抹。6. **杨梅恶疮**。粉霜一味搽之。

银朱

【释名】 又叫猩红、紫粉霜。

【集解】 [时珍说] 胡演《丹药秘诀》中讲：冶炼银朱，用石亭脂二斤，在新锅内熔化，接着放入水银一斤，炒做青砂头，炒不见星。研末罐盛，石板盖住，铁线缚定，盐泥固济，大火煅之。待冷后取出，贴罐者为银朱，贴口者为丹砂。今人多以黄丹及矾红杂之，其色黄黯，容易分辨，真的称作水华朱。每一斤水银，烧朱一十四两八分，次朱三两五钱。

【气味】 辛，温，有毒。

【主治】 破积滞，劫痰涎，散结胸，疗疥癣恶疮，杀虫及虱，功用同粉霜一样。

【发明】 [时珍说] 银朱是硫黄同汞升炼而成，其性燥烈，亦能烂龈挛筋，其功过与轻粉相同。如今厨房里的人往往用它来染色供馔，用后便去掉。

【附方】 1. **小儿内钓多啼**。银朱半钱，乳香、煨蒜各一钱，为末，研丸黍米大。半岁五丸，薄荷汤下。2. **男女阴毒**。银朱、轻粉各一钱，用五日独蒜一枚，捣和做饼。贴手心，男左女右，两手合定，放阴下，顷间气回、汗出即愈。但口中微有气，即活。3. **痰气结胸**。鹤顶丹：不问阴阳虚实，妙过陷胸、泻心等药。用银朱半两，明矾一两，同碾。以熨斗盛火，瓦盏盛药，熔化，急如搓丸。每服一钱，真茶入姜汁少许服之。心上隐隐有声，结胸自散。不动脏腑，不伤真气，明矾化痰，银朱破积故也。4. **正水肿病，大便利者**。银朱半两，硫黄煅四两，为末，面糊丸梧子大：每饮下三十丸。咽喉疼痛，银朱、海螵蛸末等分，吹之取涎。5. **火焰丹毒**。银朱调鸡子清涂之。6. **汤火灼伤**。银朱研细，用菜油调敷，二次便愈。7. **疽疮发背**。银朱、白矾等分，煎汤温洗，再用桑柴火远远炙之，日三次，甚效。8. **筋骨疼痛**。猩红三钱，枯矾四钱，为末，做三纸捻。每旦以一捻蘸油点火熏脐，被覆卧之，取汗。9. **日久顽疮不收者**。银朱一钱，千年地下石灰五分，松香五钱，香油一两，为末，化摊纸上贴之。10. **黄水湿疮**。银朱、盐梅和捣敷之。11. **癣疮有虫**。银朱、牛骨髓、桐油调搽。12. **头上生虱**。银朱浸醋，日日梳头。包银朱纸以硫覆烧之，茶清洗下烟子，揉之，包头一夜，至旦虱尽死。

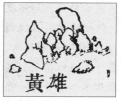

黄雄

雄黄

【释名】也称黄金石、石黄、熏黄。

【集解】［别录说］雄黄产于武都山谷、敦煌山的阳面。纯净无杂色，颜色红的像鸡冠，光明晔晔的最好。其中纯黄似雌黄，颜色无光的，不能作为仙药用，但可用作治病的药饵。

【气味】苦，平、寒，有毒。

【主治】寒热、淋巴结瘘管、恶疮、疽痔死肌，杀精物恶鬼邪气百虫毒，胜过五兵。炼食后，轻身似神仙。得铜可做金。还主疟疾寒热、伏暑泄痢、酒饮成癖、惊痫、头风眩晕、化腹中瘀血，杀劳虫疳虫。

【附方】1. 伤寒咳逆。用雄黄二钱、酒一杯，同煎，病人趁热嗅其气。2. **阴部蚀烂，痛痒**。用雄黄半两烧于瓶中，熏下部，有效。3. **偏头风**。用雄黄、细辛，等分研细。每次取一字吹入鼻中，左痛吹右，右痛吹左。4. **腹胁痞块**。用雄黄、白矾各一两，共研为末，加面糊调成膏，摊纸上，贴痞块处。贴至大便畅泄乃愈。5. **胁下觉有积聚，呼吸时常抽痛**。用雄黄一两、巴豆五钱，同研细。加白面二两，滴水做成丸子，如梧子大。每服二十四丸。以开过几次再放冷以后的水冲服。大便畅通，病即转好。6. **饮酒过度引起头晕、恶心、呕吐，长期不愈**。用皂荚子大的雄黄六小块、巴豆十五个、蝎子尾巴十五根，共研为末，加面粉五两半，滴水做成丸子，如豌豆大。丸子将干时放于麸中炒香。炒后，取丸子放水里观察。凡是浮在水面的就是好的，收存起来。每服二丸，温酒送下。7. **症瘕积聚**。用雄黄二两，研细。水飞九次，放入新竹筒中，以蒸饼一块封住筒口，蒸七次。再用上等粉脂一两，和成丸子，如绿豆大。每服七丸，酒送下，一天服三次。8. **阴肿**。用雄黄、矾石各二两，甘草一尺，加水五升，煮成二升，浸肿处。9. **食物中毒**。用雄黄、青黛，等分研末，每服二钱，新汲水送下。10. **虫毒**。用雄黄、生矾等分，加蜡做成丸药，如梧子大。每服七丸，开水送下。11. **便血**。用雄黄不拘多少，放入枣内，用线捆好，煎汤。另用铅一两，熔化后，倒入汤中同煮。自早至晚，不断添开水。煮毕，取出研细，做成丸子，如梧子大。每服三十丸，空心服。用原有的铅汤送下。三服血止。12. **暑天泄痢**。用雄黄水飞九次，放在竹筒内蒸七次，研末，与蒸饼混合，做成丸子，如梧子大。每服七丸，甘草汤送下。一天服三次有效。13. **疯狗咬伤**。用雄黄五钱、麝香二钱，研细，酒送下。分二次服完。14. **百虫入耳**。烧雄黄熏耳内，虫自出。15. **白秃头疮**。用雄黄、猪胆汁调匀敷上。16. **眉毛脱落**。用雄黄末一两，调醋搽。17. **牙痛**。用雄黄和枣肉，捏成小丸，塞牙齿空洞中。18. **走马牙疳，臭烂出血**。用豆大的雄黄七粒，每粒包入一个去了核的淮枣中，再用铁丝把枣子穿成一串，烧化为末。每次取少量搽患处，让涎流出。搽药至病愈为止。19. **耳流脓汁**。用雄黄、雌黄、硫黄，等分研末，吹耳内。20. **红鼻头**。用雄黄、硫黄各五钱，水粉二钱，乳汁调敷。三五次后可愈。

方解石 【释名】也称黄石。

【集解】［时珍说］方解石与硬石膏相似，光洁如白石英，但在敲击时断截成段的为硬石膏，方棱的为方解石，因它们属一类二种，也可通用。

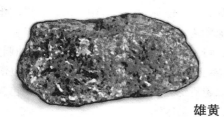

雄黄

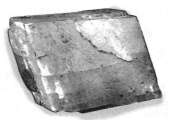

方解石

【气味】 苦、辛，大寒，无毒。

【主治】 治胸中留热结气，黄疸。通血脉，去蛊毒。

熏黄

【主治】 恶疮疥癣，杀虫虱，和其他药共用可治疗咳嗽。

【附方】 1. **小便不通**。熏黄末豆许，放入肛门内，效果良好。2. **咳嗽熏法**。熏黄一两，以蜡纸调卷做筒十枚，烧烟吸咽，取吐利。一日一熏，唯食白粥，七日后用羊肉汤补身体。3. **水肿上气咳嗽腹胀**。熏黄一两，款冬花二分，熟艾一分，以蜡纸铺艾，洒二末于上，苇管卷成筒，烧烟，吸咽三十口则瘥。三日尽一剂，百日断盐、醋。4. **手足甲疽**。熏黄、蛇皮等分研末，以泔洗净，割去甲，入肉处敷之，一顷痛定，效果很好。

石膏

【释名】 也叫细理石、寒水石。

【集解】 [别录说]石膏产于齐山山谷及齐卢山、鲁蒙山一带。现出自钱塘县的，都藏在地下，雨后时常暴露出来，取出后如棋子，白澈的最好。[时珍说]石膏有软硬二种。软石膏，成很大的块而蕴藏在石中，做层如压扁的米糕，每层数寸厚。有红白二色，红色的不可服。白的洁净，细纹短密如束针，正如凝成的白蜡，松软易碎，烧后就烂如白粉。其中明洁，微带青色，纹长细如白丝的，叫理石。与软石膏属同一物的两种分类，捣碎后则形色如一，不可分辨。硬石膏，作块状而生，直理起棱，如马齿样坚白，敲击它就一段段横向分开，光亮如云母、白石英，有墙壁，烧后也容易散开，却坚硬不成粉。其中似硬石膏成块状，敲击时一块块分解，墙壁光明的，叫方解石，烧它就散开如花，仍不烂。与硬石膏是同类二种，击碎它则形色如一，不可分辨。大抵以上四种性气都寒，都能去大热结气。但不同的是石膏能解肌发汗。现在人们又用石膏点豆腐，这是过去人所不知道的。

【气味】 辛，微寒，无毒。

【主治】 中风寒热，心下逆气惊喘，口干舌焦，不能息，腹中坚痛，除邪鬼，产乳金疮。《本经》。除时气头痛身热，三焦大热，皮肤热，肠胃中结气，解肌发汗，止消渴烦逆，腹胀暴气，喘息咽热，亦可做浴汤。治伤寒头痛如裂，壮热皮如火燥。和葱煎茶，去头痛。治天行热狂，头风旋，下乳，揩齿益齿。除胃热肺热，散阴邪，缓脾益气。[李杲说]止阳明经头痛，发热恶寒，日晡潮热，大渴引饮，中暑潮热，牙痛。

【附方】 1. **伤寒发狂**。用石膏二钱、黄连一钱，共研细。甘草煎汤，冷水送下。2. **小儿丹毒**。用石膏粉一两调水涂。3. **外寒内热，身体消瘦，脚上浮肿**。用石膏十两，研细，水调服。每服一茶匙，一天两次。4. **肺热喘嗽**。用石膏二两、炙甘草半两，共研为末，每服三钱，生姜蜜汤送下。5. **痰热喘嗽**。用石膏、凝水石各五钱，研细，人参汤送下。6. **胃火牙痛**。用石膏一两，火煅，淡酒淬过。加防风、荆芥、细辛、白芷各五分，共研细。天天擦牙，效果很好。7. **内热，目赤，头痛**。用石膏三两、竹叶五十片、砂糖一两、粳米三合，先以水三大碗煎石膏、竹叶，煮成二大碗，去渣取汁，加米煮粥，调糖吃下。8. **头风流泪**。用煅石膏二两、川芎二两、炙甘草半两，共研为末。每服一钱，葱白茶汤调下。一天服二次。9. **头痛，流鼻血**。用石膏、牡蛎各一两，研细。每服二钱，新汲水送下。同时用水调少量药滴鼻内。10. **风热性筋骨痛**。用石膏三钱、面粉七钱，研细，加水调匀，锅里煅红。冷定后化在滚酒中，趁热服下。盖被发汗。连服药三日，病愈。11. **黄昏后视力下降**。用石膏粉一钱放在两薄片猪肝中，外用绳捆好，在砂锅中煮熟，取出切食。每天吃一次。12. **湿温，烦渴，多汗**。用石膏、炙甘草，等分研末，每服两小匙，热水送下。13. **水泻，腹内如雷鸣**。用火煅石膏，加米饭和成丸子，如梧子大，外以铅丹为衣。每服二十丸，米汤送下。14. **妇女乳痈**。用石膏煅红，研细。每服三钱，温酒送下。服药后，再喝酒至醉即安睡。如此再服药一次，立刻见效。15. **油伤火烧**。用石膏粉敷上。16. **疮口不收**。用石膏烧红，研以二两，加铅丹半两，共研为末，撒

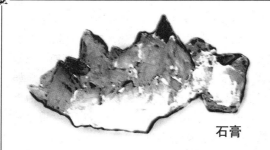

石膏

不灰木，滑石中有光明黄子为石脑芝。

【气味】 甘，寒，无毒。

【主治】 身热泄痢，女子乳难癃闭，利小便，荡胃中积聚寒热，益精气。久服轻身耐饥长年。能通九窍六腑津液，去留结，止渴，令人利中。燥湿，分水道，实大肠，化食毒，行积滞，逐凝血，解燥渴，补脾胃，降心火，偏主石淋为要药。疗黄疸水肿脚气，吐血鼻血，金疮血出，诸疮肿毒。

疮上。此方名"红玉散"。17. 口疮咽痛。用石膏煅过，取三两，加丹砂三钱半，共研细，点患处。

【附录】 玉火石 [颂说] 密州九仙山东南隅地下，出一种石头，青白而脆，击打它里面就有火，称之为玉火石。可作为医用。其味甘、微辛，温。疗伤寒发汗，止头目昏眩痛，功用与石膏相同，当地人用它来当石膏用。

龙石膏 [别录说] 有名未用，无毒，主消渴益寿。

【发明】 [时珍说] 滑石利窍，不独小便。上能利毛肤之窍，下能利精溺之窍。甘淡之味，先入于胃，渗走经络，游溢津气，上输于肺，下通膀胱。肺主皮毛，为水之上源。膀胱司津液，气化则能出。故滑石上能发表，下利水道，为荡热燥湿之剂，发表是荡上中之热，利水道是荡中下之热；发表是燥上中之湿，利水道是燥中下之湿。热散则三焦宁而表里和，湿去则阑门通而阴阳利。刘河间用益元散，通治表上下诸病，就是此意，但未说明。

滑石 【释名】

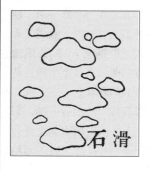

石滑

也称画石、液石、脱石、冷石、番石、共石。[时珍说] 滑石性滑利窍，其质又滑腻，故名。画家用刷纸代粉，最白腻。此物最油腻，无硬者为良，故有诸多名字。

【附方】 1. 烦热多渴。用滑石二两，捣碎，加水三大碗，共煎成三碗。去渣留水，煮粥吃。2. 女性小腹急，大便溏黑，额头变黑。用滑石、石膏，等分研末，大麦汁送下。一日三次。小便大利即愈，腹满者难治。3. 伤寒症流鼻血。用滑石粉和米饭，捏成丸子，如梧子大。每服十丸，在口中稍稍嚼破，清水送下。血立止。4. 小便不通。用滑石粉一升，加车前汁，调匀，涂脐的周围，干了就换。冬天没有车前汁，可用水代。5. 妊妇尿涩不通。用滑石粉和水调匀，糊在脐下两寸处。6. 小便赤色，心烦，口渴。用好滑石 (煅过) 四两、藿香一钱、丁香一钱，共研为末每服二钱，米汤送下。7. 风毒热疮。先用虎杖、豌豆、甘草各等分，煎水洗浴，然后用滑石粉扑

【集解】 [藏器说] 始安、披县出产的两种滑石，形状、质地既然有差异，所用自然不同。始安所产，软滑而白，宜入药。白滑石如方解石，色似冰白，画石上有白腻纹者，为真。[颂说] 道、永、莱、濠州皆有出产。有二种，道、永州出者白滑如凝脂。莱、濠州出者理粗质青，有黑点，亦谓之斑石。二种皆可制作器物，很精致。初出时很软柔，那些人就在矿坑中制作，用力很少。[时珍说] 滑石，广西桂林各邑皆有出产。白黑二种，功用相似。山东蓬莱县桂府村所出亦佳，故医方有桂府滑石之称，与桂林出产的齐名。今人用来雕刻图书，不坚牢。滑石之根为

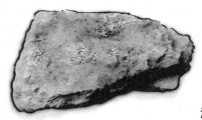

滑石

敷身上。8.**下部湿汗**。用滑石一两、石膏（煅过）半两、枯白矾少许，共研为末，干搽患处。9.**脚趾缝烂痒**。治法同上。10.**打伤肿痛**。用滑石、赤石脂、大黄各等分，共研为末。热茶洗伤处后将药敷上。11.**眼睛发红，鼻子肿大，喘气，浑身出斑等**。用滑石、白矾各一两，研细，加水三碗，煮成一碗半。不停地饮此水。

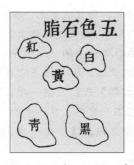

五色石脂

五色石脂

【释名】［时珍说］膏状的东西凝结在一块称作脂。性质很黏，固济炉鼎甚良，盖兼体用而言也。

【集解】［别录说］五色石脂生于南山的阳面山谷之中。又说：青石脂生齐区山及海涯。黄石脂生嵩高山，颜色如莺雏。黑石脂生颍川阳城。白石脂生太山之阴。赤石脂生济南、射阳，又太山之阴。并采无时。［弘景说］今俗唯用赤石、白石二脂。质地好的出自吴郡，也有出自武陵、建平、义阳。义阳的不知出自哪一个县的东八十里，状如狗脑，赤者鲜红可爱，随采复生。剩下的三色石脂没有正当作用。但黑石脂可用来作画。［恭说］义阳即申州，所出乃桃花石，非石脂也。白石脂今出慈阳诸山，胜于余处者。赤石脂今出赣州卢氏县，泽州陵川县，又慈州吕乡县，宜州诸山亦有，并色理鲜腻为佳。二脂太山不闻有之，旧出苏州、余杭山，今不收采。［颂说］白石脂、赤石脂，现如今只出自于潞州，潞州与慈州相离不远。

【修治】凡使赤脂，研如粉，新汲水飞过三度，晒干用。

【气味】五种石脂，并甘、平。

【主治】黄疸，泄痢肠澼脓血，阴蚀下血赤白，邪气痈肿，疽痔恶疮，头疡疥瘙。久服补髓益气，肥健不饥，轻身延年。五石脂各随五色，补五脏。治泄痢，血崩带下，吐血衄血，涩精淋沥，除烦，疗惊悸，壮筋骨，补虚损。久服悦色。治疮疖痔漏，排脓。

青石脂【气味】酸，平，无毒。

【主治】养肝胆气，明目，疗黄疸泄痢肠澼，女子带下百病，及疽痔恶疮。久服补髓益气，不饥延年。

黄石脂【气味】苦，平，无毒。

【主治】养脾气，安五脏，调中，大人小儿泄痢肠便下脓血，去白虫，除黄疸痈疽虫。久服轻身延年。

黑石脂【释名】［别录说］又叫作石墨、石涅。

【气味】咸，平，无毒。

【主治】养肾气，强阴，主阴蚀疮，止肠澼泄痢，疗口疮咽痛。久服益气不饥延年。

白石脂【气味】甘、酸，平，无毒。

【主治】养肺气，厚肠，补骨髓，疗五脏惊悸不足，心下烦，止腹痛下水，小肠澼，热溏便脓血，女子崩中漏下赤白沃，排痈疽疮痔。久服安心不饥，轻身延年。涩大肠。

【附方】1.**小儿水痢形羸，不胜汤药**。白石脂半两研粉，和白粥空肚食之。［子母秘录］小儿滑泄白龙丸：白石脂、白龙骨等分研末，水丸黍米大。每量大小，木瓜、紫苏汤下。2.**久泄久痢**。白石脂、干姜等分研，百沸汤和面为稀糊搜之，并手丸梧子大。每日饮下三十丸。3.**儿脐汁出赤肿**。白石脂末熬温，扑之，日三度。勿揭动。儿脐血出多啼，方同上。

赤石脂【气味】甘、酸、辛，大温，无毒。

【主治】养心气，明目益精，疗腹痛肠澼，下痢赤白，小便利，及痈疽疮痔，女子崩中漏下，产难胞衣不出。久服补髓好颜色，益智不饥，轻身延年。补五脏虚乏。［甄权］补心血，生肌肉，厚肠胃，除水湿，收脱肛。

【发明】［弘景说］五色石脂，本经疗体亦相似，别录分条具载，今俗惟用赤、白二脂断下痢耳。［时珍说］五石脂皆手足阳明药也。其味甘，其气温，其体重，其性涩。涩而重，所以能收湿止血而固下；甘而温，故能益气生肌而调中。中者，肠胃肌肉惊悸黄疸是也；下者，肠澼泄痢崩带失精是也。五种主要治疗方法，大抵相同。所以在本经中不分条目，但是说随五色补五脏。别录虽然分五种，而性味主治亦不甚相远，但以五味配五色为异，亦是强分尔。赤白二种，一入气分，一入血分。故时用尚之。张仲景用桃花汤治下痢便脓血。取赤石脂之重涩，入下焦血分而固脱。干姜之辛温，暖下焦气分而补虚；粳米之甘温，佐石脂，以干姜来润肠胃。

【附方】 1.小儿疳泻。赤石脂末，米饮调服半钱，立瘥。加京芎等分，更妙。2.**大肠寒滑，小便精出。**赤石脂、干姜各一两，胡椒半两。为末，醋糊丸梧子大。每空心米饮下五七十丸。有人病此，热药服至一斗二升，不效；或教服此，终四剂而息。3.**赤白下痢。**赤石脂末，饮服一钱。4.冷痢腹痛。下白冻如鱼脑。桃花丸：赤石脂煅，干姜炮，等分研末，蒸饼和丸。量大小服，日三服。和剂局方。5.老人气痢虚冷。赤石脂五两水飞，白面六两，水煮熟，加入葱、酱做腥。空腹食三四次即愈。6.伤寒下痢便脓血不止。桃花汤主之。赤石脂一斤，一半全用，一半末用，干姜一两，粳米半升，水七升，煮米熟去渣。每服七合。一日服三次，直到治愈为止。7.**痢后脱肛。**赤石脂、伏龙肝为末，敷之。一加白矾。8.反胃吐食。绝好赤石脂为末。蜜丸梧子大。每空腹姜汤下一二十丸。先以巴豆仁一枚，勿令破，以津吞之，后乃服药。9.**痰饮吐水。**无时节者，其原因冷饮过度，遂令脾胃气弱，不能消化饮食。饮食入胃，皆变成冷水，反吐不停，赤石脂散主之。赤石脂一斤，捣筛，服方寸匕，酒饮自任，稍加至三匕。服尽一斤，则终身不吐痰水，又不下痢，补五脏，令人肥健。有人痰饮，服诸药不效。用此遂愈。10.**心痛彻背。**赤石脂、干姜、蜀椒各四分，附子炮二分，乌头炮一分，为末，蜜丸梧子大。先食服一丸。不愈，稍增之。11.**经水过多。**赤石脂、破故纸一两，为末。每服二钱，米饮下。12.小便不禁。赤石脂煅，牡蛎煅，各三两，盐一两，为末，糊丸梧子大。每盐汤下十五丸。

炉甘石 【释名】 炉先生。[时珍说]炉火所重，其味甘，故名。

【集解】[时珍说]炉甘石所在，坑冶处处都有，川蜀、湘东一带最多，而太原、泽州、阳城、高平、灵丘、融县及云南者为胜，金银之苗也。其块大小不一，状似羊脑，松如石脂，亦粘舌。产于金坑的炉甘石，其色微黄，为上品。产于银坑者，其色白，或带青，或带绿，或粉红。赤铜得之，即变成黄色，现在的黄铜，就是此物所转化来的。《造化指南》中说：炉甘石受黄金、白银之气熏陶，三十年方能结成。以大秽浸及砒煮过，都可以点化，不减三黄。崔昉《外丹本草》云：用铜一斤，炉甘石一斤，炼之即成鍮石一斤半。非石中物取出乎？真正的鍮石产于波斯，像黄金一样，烧过后赤而不黑。

【修治】[时珍说]凡用炉甘石，以炭火煅红，童子小便淬七次，水洗净，研粉，水飞过，晒用。

【气味】 甘，温，无毒。

【主治】 止血，消肿毒，生肌，明目去翳退赤，收湿除烂。同龙脑点，治目中一切诸病。

【发明】 [时珍说]炉甘石，阳明经药也。受金银之气，故治眼病为主要药材。时珍常用炉甘石煅淬、海螵蛸、硼砂各一两，为细末，以点诸目病，效果甚好。入朱砂五钱，则性不粘也。

【附方】 1.目暴赤肿。炉甘石火煅尿淬，风化硝等分，为末。新水化一粟点之。2.**诸般**

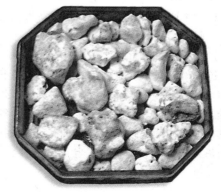

炉甘石

翳膜。炉甘石、青矾、朴消等分，为末。每用一字，沸汤化开，温洗。日三次。3. **一切目疾**。真炉甘石半斤，用黄连四两，锉豆大，银石器内，水二碗，煮二伏时，取黄连为末，入龙脑二钱半，研匀罐收。每点少许，频用取效。又方：炉甘石煅一钱，盆消一钱，为末。热汤泡洗。4. **目中诸病**。石连光明散：治眼中五轮八廓诸证，神效。炉甘石半斤，取如羊脑、鸭头色者，以桑柴灰一斗，火煅赤研末，用雅州黄连各四两，切片，煎水浸石，澄取粉，晒干。用铅粉二定，以二连水浸过，炒之。雄黄研末。每用甘石、铅粉各三分，雄黄一分，龙脑半分，研匀，点眼甚妙。5. **目暗昏花**。炉甘石火煅童尿淬七次，代赭石火煅醋淬七次，黄丹水飞，各四两为末。白沙蜜半斤，以铜铛炼去白沫，更添清水五、六碗，熬沸下药，文武火熬至一碗，滴水不散，以夹纸滤入瓷器收之。频点目中。6. **烂弦风眼**。治风眼流泪、烂弦。白炉甘石四两，火煅童尿淬七次，地上出毒三日，细研。每用椒汤洗目后，临卧点三四次，次早以茶汤洗去，甚妙。又方：炉甘石一斤火煅，黄连四两煎水淬七次，为末，入龙脑。每用点目。宣明眼科方：用炉甘石、石膏各一钱，海螵蛸三分，为末。入龙脑、麝香各少许，收点。另一方，用炉甘石二两。以黄连一两煎水，入童尿半盏再熬，下朴硝一两又熬成。以火煅石淬七次，洗净为末，入密陀僧末一两研匀，收点之。7. **齿疏陷物**。炉甘石煅、寒水石等分，为末。每用少许擦牙，忌刷牙，久久自密。8. **漏疮不合**。童尿制炉甘石、牡蛎粉，外塞之。内服滋补药。9. **下疳阴疮**。炉甘石火煅醋淬五次一两，孩儿茶三钱，为末，麻油调敷。立愈。10. **阴汗湿痒**。炉甘石一分，真蚌粉半分，研粉扑之。

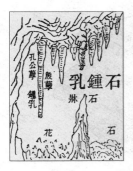

乳鍾石
孔公藥 殷孽 鍾乳 淋石 鵝管石 花 石

石钟乳 【释名】

也称留公乳、虚中、芦石、鹅管石、夏石、黄石砂。

【集解】［别录说］石钟乳产于少室山谷及泰山。［普说］石钟乳产于太山山谷北边岸下，溜汁所形成，如乳汁，黄白色，中空相通，二月、三月采，阴干。［时珍说］按范成大《桂海志》中记载，桂林的接宜、融山洞穴中，钟乳很多，仰看石脉涌起处，有乳床，白如玉雪，是石液融结成的。乳床下垂，如倒着的几座小山峰，峰顶逐渐尖锐且长如冰柱，柱的顶端轻薄中空如同鹅翎。乳水滴沥不停，边滴边凝，这是乳的精华，可用竹管仰承取它。

【气味】甘，温，无毒。

【主治】咳逆上气，能明目益精，安五脏，通百节，利九窍，下乳汁。益气，补虚损，疗脚弱疼冷、下焦伤竭并强阴。久服延年益寿，面色好，不老，令人有子。不炼而服用，会令人生淋。主泄精寒咳，壮元气，壮阳事，通声。补五劳七伤。治消渴引饮。

【发明】［时珍说］《种树书》中记载，凡在果树上挖洞穴放入少量的钟乳粉末牢固密封，则果子多而且味美。放少许在老树的根皮之间，则树杈会茂盛。那么，钟乳益气、令人有子的说法，也可类推了。但唯恐嗜欲的人，未曾获得它的好处，便已先受其祸了。然而禀赋异常的人，又不可一概而论。张杲《医说》载，武帅雷世贤有许多侍姜，常常服用丹砂云母、钟乳，日夜煎炼，来补养身体。他的小姜的父亲苦于寒泄不想吃东西，求得十粒丹药服用，顿觉脐腹如火，一会儿便热得发狂，跳入井中，被人救起时全身发紫泡，几天就死了；但是雷世贤服了近千服，毫无副作用，真是奇怪！

【附方】1. **李补阙服乳法**。主五劳七伤，咳逆上气，治寒嗽，通嗓音，明目益精。安五脏，通百节，利九窍，下乳汁，益气补虚损，治疗脚弱疼冷，下焦伤竭，强阴。久服延年益寿不老，令人有生育能力。取韶州的钟乳，不论厚薄，只要颜色明净有光泽的都能炼药，唯有黄赤二色的不能轻易使用。将它放在金银器中，在平底锅里装水，将金银器放在锅里煮，让水沸腾冒泡如鱼眼一样，水一减少即添

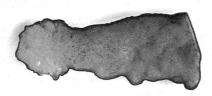

石钟乳

加。石钟乳少的可煮三天三夜，多的须煮七天七夜，等到煮干，颜色变成黄白色即熟。如果怀疑它还是生的，可再煮十天为最佳。取出后倒掉水，再用清水煮半日。直到水的颜色变青后不再改变为止，石钟乳没有毒了，然后放入瓷钵中，加水用玉棰着水研。觉得干涩时，即添水，保持着稀淘米水一样的状态。研至四五日，用手拈试后，有光泽滑腻，如书中记载的白鱼时，再用水洗它，不沉水的即是熟的，下沉就继续再研，这才澄清后取出晒干。每次服用一钱五分，空腹用温酒调服，还可兼丸散随时服用。煮乳的水若变成黄色浑浊状，切勿服用。否则会损伤人的咽喉，伤肺，令人头痛，或腹泻不止。如果误食，只需吃猪肉便可解救。**2. 急喘不停。**用钟乳粉五钱、蜡三两，和匀，蒸在饭甑里。蒸熟取出，合成丸子，如梧子大。每服一丸，温开水送下。**3. 吐血损肺。**用钟乳粉，每服二钱，糯米汤送下。**4. 乳汁不通**（气少血虚，脉涩不行，故乳少）。用钟乳粉二钱，服时以漏芦煎成的浓汤送下。又方：钟乳粉、通草，等分研末，每服一茶匙，米汤送下。一天服三次。

浮石 【释名】又称海石、水花。

【集解】［时珍说］浮石，乃是江海间的细沙、水沫凝聚在一起，日久结成的。形状如水沫及钟乳石，有细孔如蛀窠，白色，体虚而轻。今皮作家用磨皮垢甚妙。海里的味咸，入药更良。

【气味】咸，平，无毒。

【主治】煮汁饮，止渴，治淋，杀野兽毒。止咳。去目翳。清金降火，消积块，化老痰。消瘤瘿结核疝气，下气，消疮肿。

【发明】［藏器说］水花主远行无水止渴，和苦栝楼为丸，每旦服二十丸，永无渴也。［时珍说］浮石乃是水沫凝结而成，色白而体轻，其质玲珑，肺之象也。气味咸寒，润下之用也。故入肺除上焦痰热，止咳嗽而软坚。清其上源，故又治诸淋。按俞琰《席上腐谈》云：肝属木，当浮而反沉；肺属金，当沉而反浮，何也？肝实而肺虚也。故石入水则沉，而南海有浮水之石；木入水则浮，而南海有沉水之香。虚实之反如此。

【附方】 1. 咳嗽不止。浮石末汤服，或蜜丸服。2. 消渴引饮。浮石、舶上青黛等分，麝香少许，为末。温汤服一钱。又方：白浮石、蛤粉、蝉壳等分，为末。鲫鱼胆汁七个，调服三钱，效果很好。3. 血淋砂淋、小便涩痛。用黄烂浮石为末。每服二钱，生甘草煎汤调服。4. 石淋破血。浮石满一手，为末，以水三升，醋一升，和煮二升，澄清。每服一升。5. 小肠疝气，茎缩囊肿。用浮石为末，每服二钱，木通、赤茯苓、麦门冬煎汤调下。另一方：用海石、香附等分，为末。每服二钱，姜汁调下。6. 头核脑瘘，头枕后生痰核，正者为脑，侧者为瘘。用轻虚白浮石烧存性，为末，入轻粉少许，麻油调，扫涂之。勿用手按，即涨。或加焙干黄牛粪尤好。亦治头疮。7. 底耳有脓。海浮石一两，没药一钱，麝香一字，为末。绞净吹之。8. 疳疮不愈。海浮石烧红醋淬数次二两，金银花一两，为末。每服二钱半，水煎服。病在上食后，在下食前。一年者，半年愈。9. 疔疮发背。白浮石半两，没药二钱半，为末，醋糊丸梧子大。每服六七丸，临卧，冷酒下。

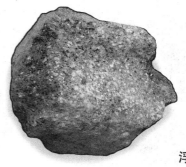

浮石

金石之四 石类

阳起石、磁石、代赭石、禹余粮、石胆、砒石、礞石、花乳石、姜石、蛇黄

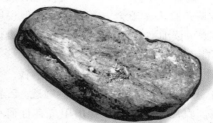

阳起石

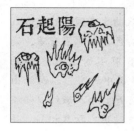

阳起石 【释名】

也称羊起石、白石、石生。

【集解】［别录说］阳起石产于齐山山谷、琅琊或云山、阳起山，即云母根。［恭说］此石以白色肌理似殷蘖、夹带云母滋润者为良，故一名白石；今纯黑如炭者，为误。［颂说］今只出齐州，他处不复有。以白色明莹若狼牙者为上品，亦有中间夹杂其他石者。每年采择上供之余，州中也出售，不在那里不能得到。卖者虽多，精好者少。旧说是云母根，其中犹带云母，今不复见。［时珍说］今以云头雨脚、轻松如狼牙者为佳。

【修治】［时珍说］用火煅红，酒淬七次，研细水飞过，晒干。也可用烧酒浸过，同樟脑入罐升炼，取粉用。

【气味】咸，微温，无毒。

【主治】崩中漏下，破子脏中血，症瘕结气，寒热腹痛，无子，阴痿不起，补不足。疗男子茎头寒，阴下湿痒，去臭汗，消水肿。补肾气精乏，腰疼膝冷湿痹，子宫久冷，止月水不定。治带下瘟疫冷气，补五劳七伤。补命门不足。散诸热肿。

【发明】［时珍说］阳起石，右肾命门气分之药也，下焦虚寒者宜用之，然而也非久服之物。

【附方】1. **丹毒肿痒**。用阳起石煅后研细，清水调搽。2. **元气虚寒，精滑不禁，手足常冷，大腑溏泄**。用阳起石煅后研细，加钟乳粉等分，再加酒煮过的附子末，调一点面粉把药合成丸子，如梧子大。每服五十丸，空心服，米汤送下。直至病愈为止。3. **阴痿阴汗**。用阳起石煅后研细，每服二钱，盐酒送下。

磁石 【释名】 又称玄石、处石、吸针石。

【集解】［别录说］磁石生于太山川谷及慈山山阴，有铁的地方则生在阳面。采无时。［弘景说］今南方亦有好者。能悬吸铁，虚连三为佳。仙经丹房黄白术中多用它。［藏器说］出相州北山。［颂说］今慈州、徐州及南海傍山中皆有之，慈州者岁贡最佳，能吸铁虚连数十铁，或一二斤刀器，回转不落者尤良。采无时。其石中有孔，孔中有黄赤色，其上有细毛，功用更胜。按《南州异物志》云：涨海崎头水浅而多磁石，徼外大舟以铁叶固之者，至此皆不得过。以此言之，海南所出尤多也。

【气味】辛，寒，无毒。

【主治】周痹风湿，肢节中痛，不可持物，洗洗酸消，除大热烦满及耳聋。养肾脏，强骨气，益精除烦，通关节，消痈肿鼠瘘，颈核喉痛，小儿惊痫，炼水饮之。补男子肾虚风虚，身强，腰中不利，加而用之。治筋骨羸弱，补五劳七伤，眼昏，除烦躁。小儿误吞针铁等，即研细末，以筋肉莫令断，与末同吞，下之。明目聪耳，止金疮血。

【发明】［时珍说］磁石法水，色黑而入肾，故治肾家诸病而通耳明目。一士子频病目，渐觉昏暗生翳。时珍用东垣羌活胜风汤加减法与服，而以磁朱丸佐之。两月遂如故。盖磁石入肾，镇养真精，使神水不外移；朱砂入心，镇养心血，使邪火不上侵；而佐以神曲，消化滞气，生熟并用，温养脾胃发生之气，乃

道家黄婆媒合婴姹之理，制方者宜窥造化之奥乎。方见孙真人《千金方》神曲丸，但说明目，百岁可读细书，而未发出药微义也，谁说古方不能治现在的病呢？

【附方】 1. **耳卒聋闭**。焰铁石半钱，入病耳内，铁砂末入不病耳内，自然通透。2. **肾虚耳聋**。真磁石一豆大，穿山甲烧存性研一字，新棉塞耳内，口含生铁一块，觉耳中如风雨声即通。3. **老人耳聋**。磁石一斤捣末，水淘去赤汁，绵裹之。猪肾一具，细切。以水五斤煮石，取二斤，入肾，下盐豉做羹食之。米煮粥食亦可。4. **老人虚损风湿，腰肢痹痛**。磁石三十两，白石英二十两，捶碎瓮盛，水二斗浸于露地。每日取水做粥食，经年气力强盛，颜如童子。5. **阳事不起**。磁石五斤研，清酒渍二十七日。每服三合，日三夜一。6. **眼昏内障**。治神水宽大渐散，昏如雾露中行，渐睹空花，物成二体，久则光不收，及内障神水淡绿、淡白色者。真磁石火煅醋淬七次二两，朱砂一两，神曲生用三两，为末。更以神曲末一两煮糊，加蜜丸梧子大。每服二十丸，空心饭汤下。服后俯视不见，仰视微见星月，此其效也。亦治心火乘金、水衰反制之病。久病累发者服之，永不更作。7. **小儿惊痫**。磁石炼水饮之。8. **子宫不收，痛不可忍**。磁石丸：用磁石酒浸煅研末，米糊丸梧子大。每卧时滑石汤下四十丸。次早用磁石散，米汤服二钱。散用磁石酒浸半两，铁粉二钱半，当归五钱，为末。9. **大肠脱肛**。磁石半两，火煅醋淬七次，为末。每空心米饮服一钱。另一方：用磁石末，面糊调涂囟上。入后洗去。10. **误吞针铁**。真磁石枣核大，钻孔线穿吞，拽之立出。

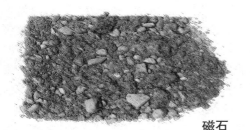

磁石

11. **疔肿热毒**。醋石末，醋和封之，拔根立出。12. **诸般肿毒**。吸铁石三钱，金银藤四两，黄丹八两，香油一斤，如常熬膏，贴之。

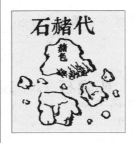

代赭(zhě)石

【释名】 也称须丸、血师、土朱、铁朱。

【集解】 ［别录说］代赭生齐国山谷，赤红青色，如鸡冠有泽，染爪甲不渝者良。采无时。［时珍说］赭石很多山中都有，以西北出者为良。宋时处州岁贡万斤。今人煅红以醋淬三次或七次，研末，水飞过用，取其相制，并为肝经血分引用。《相感志》中说，代赭石以酒醋煮，插铁钉于内，扇之成汗。

【气味】 苦，寒，无毒。

【主治】 主带下百病，难产胞不出，堕胎，养血气，除五脏血脉中热，血痹血瘀大人小儿惊气入腹，及阴痿不举。安胎健脾，止反胃、吐血、鼻血，月经不止，肠风痔瘘，泄痢脱精，尿血遗溺，夜多小便，小儿惊痫疳疾，金疮长肉。

【附方】 1. **哮喘，睡卧不得**。用代赭石研末，米醋调服。宜常服用。2. **伤寒无汗**。用代赭石、干姜，等分研末，热醋调匀搽在两手心上，然后紧握双拳夹在大腿间。盖被静卧，汗出病愈。3. **急慢惊风**。用代赭石火煅、醋淬十次研细，水飞后晒干。每服一钱或半钱，真金汤调下。连进三服，如脚胫上出现红斑，即是邪出病愈之证。如始终不现红斑，即无救。4. **小肠疝气**。用代赭石火煅、醋淬研细。每服二钱，白开水送下。5. **吐血、流鼻血**。用代赭石一两，火煅、醋淬多次，研细。每服一钱，开水送下。6. **妇女血崩**。用代赭石火煅醋淬七次，研细。每服二钱，开水送下。7. **眼睛红肿，不能视物**。用代赭石二分、石膏一分，研细，清水调匀，敷两眼角和太阳穴。各种疮疖。用代赭石、虢丹、牛皮胶，等分研末，冲入一碗好酒，等澄清后，取酒服。沉渣敷患处，干了就

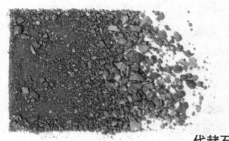

代赭石

换。8.**伤寒病已愈而复发**。用百合七个劈破，冷水浸一夜；另取代赭石一两、滑石三两、冷水二盏，合煎成一盏。把百合汁加入，再煎成一盏，温服。

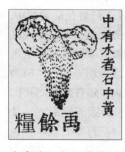

禹（yǔ）余粮

【释名】又名白余粮。

【集解】［别录说］禹余粮生于东海池泽，及山岛中或池泽中。［弘景说］今多出东阳，形如鹅鸭卵，外有壳重叠，中有黄细末如蒲黄，无沙者佳。近年茅山凿地大得之，极精好，状如牛黄，重重甲错。其佳处乃紫色靡靡如面，嚼之无复磣，仙经服食用之。南人又呼平泽中一种藤，叶如菝葜，根做块有节，似菝葜而色赤，味似薯蓣，谓为禹余粮，此与生池泽者复有仿佛。或疑今石即是太一也。［时珍说］禹余粮乃是石头中的黄粉，生于池泽；其生山谷者，为太一余粮。陶引藤生禹余粮，苏引草生禹余粮，名字虽相同但实质上有所不同，悬殊很大。

【气味】甘，寒，无毒。

【主治】咳逆寒热烦满，下赤白，血闭症瘕，大热。炼饵服之，不饥轻身延年。疗小腹痛结烦疼。治邪气及骨节疼，四肢不仁，痔瘘等疾。久服耐寒暑。催生，固大肠。

【发明】［时珍说］禹余粮手足阳明血分重剂也。其性涩，故主下焦前后诸病。李知先诗中说：下焦有病人难会，须用余粮、赤石脂。抱朴子说：禹余粮丸日再服，三日后令人多气力，负担远行，身轻不极。其方药多不录。

【附方】1.**大肠咳嗽，咳则遗矢者**。赤石脂禹余粮汤主之。方同下。2.**冷劳肠泄不止**。神效太一丹：禹余粮四两，火煅醋淬，乌头一两，冷水浸一夜，去皮脐焙，为末，醋糊丸梧子大。每食前温水下五丸。3.**伤寒下痢不止**。心下痞硬，利在下焦者，赤石脂禹余粮汤主之。赤石脂、禹余粮各一斤，并碾碎，水六升，煮取一升，去渣，分开后再服用。4.**赤白带下**。禹余粮火煅醋淬、干姜等分。赤下干姜减半，为末。空心服二钱匕。5.**崩中漏下青黄赤白，使人无子**。禹余粮煅研，赤石脂煅研，牡蛎煅研，乌贼骨，伏龙肝炒，桂心，等分研末。温酒服方寸匕，日二服，忌葱、蒜。6.**盲肠气痛，妇人少腹痛**。禹余粮为末。海米饮服二钱，日二服，极效。7.**产后烦躁**。禹余粮一枚，状如酸馅者，入地埋一半紧筑，炭灰一斤煅之。湿土罨一宿，打破，去外面石，取里面细者研，水淘五七度，日干，再研万遍。用甘草汤服二钱，一服立效。

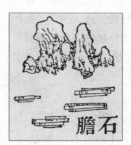

石胆

【释名】又称胆矾、黑石、毕石、君石、铜勒、立制石。［时珍说］胆以色味命名，俗因其似矾，呼为胆矾。

【集解】［时珍说］石胆出蒲州山穴中，鸭嘴色者为上，俗呼胆矾；出羌里者，色稍黑次之；信州又次之。此物乃生于石，其经煎炼者，即多伪也。但以火烧之成汁者，必伪也。涂于铁及铜上烧之红者，真也。又以铜器盛水，投少许入中，及不青碧，数日不异者，真也。《玉洞要诀》云：石胆，阳石也。出嵩岳及蒲州中条山。禀灵石异气，形如瑟瑟，其性流通，精感入石，能化五金，变化无穷。《梦溪笔谈》载：铅山有苦泉，流为涧，挹水煮之，则成胆矾。所熬之釜，久亦化为铜也。此乃煎熬作伪，非真石胆也，不可入药。

【气味】味酸、辛，性寒，有毒。

【主治】主目痛，金疮，诸痫痉。女子阴

蚀痛，石淋寒热，崩中下血，诸邪毒气。令人有子。炼饵服，增寿。散癥积，咳逆上气，及鼠瘘恶疮。治虫牙，鼻内息肉。带下赤白，面黄，女子脏急。

【附方】 1.**老小风痰**。胆矾末一钱，小儿一字，温醋汤调下，立吐出涎，便醒。2.**女人头晕天地转动，名说心眩，非血风也**。胆矾一两，细研，用胡饼剂子一个，按平一指厚，以箟子勒成骰子，大块勿界断，于瓦上焙干。每服一骰子，为末，灯心竹茹汤调下。3.**口舌生疮**。用石胆半两，放在锅内煅红，露一夜，研细。每次取少许搽疮上，吐出酸涎水。如此数次，病愈。4.**走马牙疳**。用红枣一个，去核，填入石胆，包在纸内，煅红。等全冷后，研细敷牙，使涎外出。5.**赤白癜风**。用石胆、牡蛎各半两，共研为末，调醋涂。6.**甲疽肿痛**（甲疽是脚指甲与肉间的肿痛，常溃烂流脓）。用石胆一两烧至烟尽，研末敷患处。几次即愈。7.**痔疮热肿**。用石胆煅后研细，蜜水调匀搽疮上。8.**凤眼赤烂**。用胆矾三钱，烧过，研细，泡热水中每天洗眼。9.**腋下狐臭**。胆矾半生半熟，入轻粉少许，为末。每用半钱，以自然姜汁调涂，十分热痛乃止。数日一用，以愈为度。10.**赤白癜风**。胆矾、牡蛎粉各半两，生研，醋调，擦之。

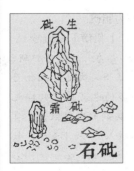

砒（pī）石

【释名】 也称信石、人言，生者名砒黄，炼后名砒霜。［时珍说］砒，性猛如貔，故名。唯出信州，故人呼为信石，又隐信字为人言。

【集解】［颂说］砒霜，今近铜山处亦有，唯信州所出为佳。色如鹅子黄，明澈不杂。［承说］人在上风十余丈外站立，下风所拂草木皆死；以它和饭毒鼠，死鼠有毒能毒死猫、犬，毒性过于射罔。［时珍说］此为锡之苗，故新锡器盛酒，日久能杀人，因为有砒毒。生砒黄以赤色者为良，熟砒霜以白色者为良。

【修治】［时珍说］医家都说生砒见火则毒甚，而雷氏用火煅，今所用者多是飞炼，因为想求速效，故不惜其毒，这怎么让病痊愈呢？

【气味】 味苦、酸，性暖，有毒。

【主治】 砒黄：治疟疾肾气，带之辟蚤虱。冷水磨服，解热毒，治痰壅。磨服，治癖积气。除逆喘积痢，烂肉，蚀瘀腐瘰疬。砒霜：疗诸疟风痰在胸膈，可作吐药，不可久服，伤人。治妇人血气冲心痛，落胎。蚀痈疽败肉，枯痔杀虫，杀人及禽兽。

【附方】 1.**中风痰壅**。用砒霜一粒如绿豆大，研细先以清水送服少许，再饮热水，大吐即愈。如不吐，可再服。2.**病一二年不愈，人衰瘦不堪**。用砒霜、铅丹各半两，共投入已熔化的黄蜡中，柳条搅拌，条焦则换，六七条之后，取出做成丸子，如梧子大（小儿服者只做成黍米大），冷水送下。3.**疟疾**。用砒石一钱、绿豆粉一两，共研为末，加水调成丸子，如绿豆大。铅丹为衣，阴干。发病日，五更起来，以冷水送服五至七丸。又方：砒石（醋煮过）、硫黄、绿豆，等分研末，包成若干个小包，每包分量约一粒豆子大。每服一包，空心服，新汲水下。这是一个很有效的治疟方。4.**走马牙疳**。用砒石铜绿，等分研末，摊纸上贴患处。极有效。5.**项上瘰疬**。用砒黄研细，加浓墨做成丸子，如梧子大，炒干，收存备用。用时，以针挑破瘰疬，将药半丸贴上。6.**一切漏疮有孔**。用信石，新瓦火煅，研末，以津调少许于纸捻上，插入，蚀去恶管，漏多勿齐上。最妙。

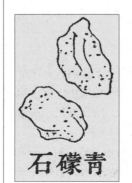

礞（méng）石

【释名】 又名青礞石。［时珍说］其色濛濛然，故名。

【集解】［时珍说］礞石，江北各个山上往往有它，旴山出产的最佳。有青、白二种，以青者为佳。坚细而青黑，打开中有白星点，煅后则星黄如麸金。其无星点者，不入药用。通城县一山产之，工人以为器物。

【修治】［时珍说］用大坩埚一个，以礞石四两打碎，入硝石四两拌匀。炭火十五斤簇定，煅至硝尽，其石色如金为度。取出研末，水飞去消毒，晒干用。

【气味】甘、咸，平，无毒。

【主治】食积不消，留滞脏腑，宿食癥块久不瘥。小儿食积羸瘦，妇人积年食癥，攻刺心腹。得巴豆、硇砂、大黄、荆三棱做丸服良。治积痰惊痫，咳嗽喘急。

【发明】［时珍说］青礞石气平味咸，其性下行，阴也沉也，乃厥阴之药。肝经风木太过，来制脾土，气不运化，积滞生痰，壅塞上中二焦，变生风热诸病，故宜此药重坠。制以硝石，其性疏快，使木平气下，而痰积通利，诸证自除。汤衡《婴孩宝鉴》，言礞石乃治惊利痰之圣药。吐痰在水上，以礞石末掺之，痰即随水而下，则其沉坠之性可知。然只可用之救急，气弱脾虚者，不宜久服。杨士瀛谓其功能利痰，而性非胃家所好。如慢惊之类，皆宜佐以木香。而王隐君则谓痰为百病，不论虚实寒热，概用滚痰丸通治百病，岂理也哉？

【附方】1.治痰为百病，唯水泻双娠者不可服。滚痰丸：礞石、焰硝各二两，煅过研飞晒干，一两。大黄酒蒸八两，黄芩酒洗八两，沉香五钱。为末，水丸梧子大。常服一二十丸，欲利大便则服一二百丸，温水下。2.一切积病。金宝神丹：治一切虚冷久积，滑泄久痢，癖块，血刺心腹，下痢，及妇人崩中漏下。青礞石半斤为末，硝石末二两，坩埚内铺头盖底，按实。炭火二十斤，煅过取出，入赤石脂末二两，滴水丸芡子大。候干，入坩埚内，小火煅红，收之。每服一丸至二三丸，空心温水下，以少食压之。久病泻痢，加至五七丸。3.急慢惊风。夺命散：治急慢惊风，痰涎壅塞咽喉，命在须臾。服此坠下风痰，乃治惊利痰之圣药也。真礞石一两，焰硝一两，同煅过为末。每服半钱或一钱。急惊痰热者，薄荷自然汁入生蜜调下；慢惊脾虚者，木香汤入熟蜜调下。亦或雪糕丸绿豆大，每服二三丸。4.小儿急惊。青礞石磨水服。

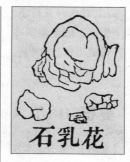

花乳石

【释名】又名花蕊石。

【集解】［禹锡说］花乳石出自陕、华诸郡。颜色正黄，形状大小方圆不定。［时珍说］《玉册》云：花乳石，阴石也。生代州山谷中，有五色，可代丹砂匮药。蜀中汶山、彭县都能找到。

【修治】［时珍说］凡入丸散，以罐固济，顶火煅过，出火毒，研细水飞晒干用。

【气味】酸、涩，平，无毒。

【主治】金疮出血，刮末敷之即合，仍不作脓。又疗妇人血运恶血。治一切失血伤损，内漏目翳。

【发明】［时珍说］花蕊石过去无气味。如今尝试，其气平，其味涩而酸，盖厥阴经血分药也。其功专于止血，能使血化为水，酸以收之也。而又能下死胎，落胞衣，去恶血，恶血化则胎与胞无阻滞之患矣。东垣所谓胞衣不出，涩剂可以下之，故赤石脂亦能下胞胎，与此同义。葛可久治吐血出升斗，有花蕊石散；和剂局方治诸血及损伤金疮胎产，有花蕊石散，皆云能化血为水。则此石之功，盖非寻常草木之比也。

【附方】1.花蕊石散。治五内崩损，喷血出斗升，用此治之。花蕊石煅存性，研如粉。以童子小便一盏，男人酒一半，女人醋一半，煎温，食后调服三钱，甚者五钱。能使瘀血化为黄水，后以独参汤补之。2.花蕊石散。治一切金刃箭镞伤，及打扑伤损。狗咬至死者，急以药擦伤处，其血化为黄水，再擦便活，更不疼痛。如内损血入脏腑，煎童子小便，入酒少许，热调一钱服，立刻见效。畜生抵伤，肠出不损者，急纳入，桑白皮线缝之，擦药，血止立活。妇人产后败血不尽，血运，恶血奔心，胎死腹中，胎衣不下，至死，但心头温暖者。急以童子小便调服一钱，取下恶物如猪肝，终身不患血风血气。若膈上有血，化为黄水，即时吐出，或随小便出，甚效。硫黄四两，花蕊石一两，并为粗末拌匀，以胶泥固济，日干，瓦罐一个盛之，泥封口，焙干，安在四方砖上，砖上书八卦五行字。用炭一秤簇匝，从巳午时自下生火，煅至炭消冷定，取出为细末，瓶收用。**3.脚缝出水。**好黄丹，入花蕊石末，擦之。

姜石

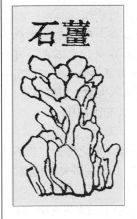

【释名】又名礓砺石。

【集解】[恭说] 姜石所生长的地方在土石之间，状如姜，有五种，以色白而烂不磑者良，齐州历城东者好，采无时。

【气味】咸，寒，无毒。

【主治】热豌豆疮，疔毒等肿。

【附方】 1.**疔疮肿痛。**白姜石末，和鸡子清敷在伤痛处，干后即可，疔自出，效果明显。2.**乳痈肿大如碗肿痛。**方同上。3.**产后胀冲气噎。**礓磋砺石、代赭石等分，为末，醋糊丸梧子大。每服三五十丸，醋汤下。4.**通身水肿。**姜石烧赤，纳黑牛尿中，热服，日饮一升。

蛇黄

【集解】 [时珍说]蛇黄生于蛇腹中，如牛黄之意。世人因其难得，遂以蛇含石代替。

【修治】 [大明说] 入药烧赤，以醋淬三四次，研末水飞用。

【气味】 冷，无毒。

【主治】 心痛疰忤，石淋，小儿惊痫，妇人产难，以水煮研服汁。镇心。磨汁，涂肿毒。

【附方】 1.**暗风痫疾。**忽然仆地，不知人事，良久方醒。蛇黄，火煅醋淬七次，为末。每调酒服二钱，数服愈。年深者亦效。2.**惊风痫疰。**神穴丹：治急惊风、痫疾、疰热等证。用紫色蛇黄四两煅过，铁粉一两，朱砂半两，麝香一钱，为末，糯粉糊丸芡子大，漆盘晒干。每丸有一小穴，故名神穴丹。每服一丸，薄荷酒化下，立苏。疰热，冷水化下。3.**小儿项软，因风虚者。**蛇含石一块，煅七次，醋淬七次研，郁金等分，为末，入麝香少许，白米

饭丸龙眼大。每服一丸，薄荷汤化服，一日一服。4.**瘴疟鬼疟，食疟。**蛇含石末一两，研匀，入水火鼎内，上以盏盖，六一泥固济，煅至药升在盏，刮下为末，米糕糊丸绿豆大，雄黄为衣。每服一丸，黑豆研水，五更送下。5.**血痢不止。**蛇含石二枚，火煅醋淬，研末。每服三钱，米饮下。6.**肠风下血，脱肛。**蛇黄二颗，火煅醋淬七次，为末。每服三钱，陈米饮下。

金石之五 卤石类

食盐、大盐、戎盐、玄精石、朴消、芒硝、玄明粉、硇砂、硼砂、石硫黄、绿矾

食盐

【释名】[时珍说]《尔雅》中称，天生为卤，人生为盐。许慎《说文解字》说，盐，咸也。东方称为斥，西方称为卤。黄帝之臣宿沙氏，初煮海水为盐。

【集解】[藏器说]四海之内都有盐，唯西南较少。[时珍说]盐的品种很多。海盐，取海卤煎炼而成。现在辽宁、河北、山东、两淮、广东、浙江、广南出产的都是。井盐，取井卤煎炼而成。现在四川、云南都生产这种盐。池盐，出于河东安邑，西夏灵州，现在只有解州有。把卤地用畦陇围起来，把清水放进去，时间长了就变成红色，等到夏秋季节，南风猛刮，一夜就结成盐，叫作盐南风。如果南风不刮，就不会结盐。但不能灌浑浊的水，否则容易结沉淀物，污染了盐。海丰、深州的人，也引海水来晒盐。并州、河北出的是碱盐，它是用碱土煎炼成。阶、成、凤州出产崖盐。崖盐生在土崖之间，像白矾，也叫生盐。以上五种都是食盐，上供朝廷，下济庶民。海盐、井盐、碱盐这三种由人工生产。池盐、崖盐靠天生。

大盐

【气味】 甘、咸，寒，无毒。

【主治】 治肠胃结热，喘逆，胸中病，令人吐。治伤寒寒热，吐胸中痰癖，止心腹疼痛，杀

鬼蛊毒气，治疮，坚肌骨，除风邪，吐下恶物，杀虫，去皮肤风毒，调和脏腑，消积食，令人健壮。助水脏，治霍乱心痛、金疮，明目，止风泪邪气，疗一切虫伤疮肿、火灼疮、长肉补皮肤，通大小便，疗疝气，滋五味。空心揩齿，吐水洗目，夜见小字。解毒，凉血润燥，定痛止痒，吐一切时气风热、痰饮等病。

【发明】[弘景说]五味之中，只有盐不可缺。西北人，食物中加盐少，人长寿，少病，皮肤好。东南方人，食物中盐多，人寿命短，多病，结果损人伤肺。用盐浸鱼肉，可长时间不坏，用盐沾过布帛，容易朽烂，各有各的特点。[时珍说]《洪范》认为水润下做咸。《素问》载，水生咸，是盐的成因。水循环于天地之间，润物之性无所不在，味道咸，就凝结成盐。人体中的血液与之相同。盐的气味咸腥，人的血也有咸腥味。咸走血，有血病的不要吃咸，多吃会影响血液循环。煎盐时用皂荚，所以盐的味微辛。辛走肺，咸走肾。喘嗽水肿消渴的病人，盐是大忌。这是它引痰吐，滞血脉，助水肿的缘故。盐是百病之主，百病没有不用的。所以补肾的药用盐，咸归肾，引药气到肾脏。补心药用炒盐，心苦虚，用咸盐补它。补脾药用炒盐，虚则补其母，脾是心之子。治积聚结核用盐，是因为盐能软坚。许多痈疽眼目及血病的人用盐，是因咸走血之故。许多风热病人用盐，是寒胜热之故。大小便有病的人用盐，是盐能润下。骨病、齿病的人用盐，是肾主骨，咸入骨中。吐药用它，是盐引水聚。收豆腐，说的就是聚。许多益虫和被虫伤的人用盐，是因为它能解毒。

【附方】1.下部蚀疮。将盐炒热，用布包好，令病人坐布上。2.胸中痰饮，欲吐不出。饮盐开水可促使吐出。3.病后两胁胀痛。炒盐熨烫。4.下痢肛痛。炒盐布包熨患处。5.风热牙痛。用槐枝煎成浓汤两碗，加盐一斤煮干，炒后研细。每天用来擦牙，同时用水冲一点来洗眼。6.虫牙。用盐半两、皂荚两个，同烧红，研细。每夜临睡前，用来揩牙，一月后可治愈。7.齿痛出血。每夜用盐末厚封齿根肉上。等液汁流尽后才睡

觉。流汁时，不断敲叩牙齿。如此十夜，齿痛止，血亦停。忌食荤腥。8.小舌下垂。用筷子沾盐点在小舌上，几次即愈。9.耳鸣。用盐五升，蒸热，装在袋中，以耳枕其上。袋冷则换。10.眼睛流泪。用盐少许点眼中，冷水洗数次即愈。11.翳子蔽眼。用生盐研细，以少许点眼。小儿生翳，亦可用此法治疗。12.身上如有虫行。用盐一斗和水一石煎热洗澡，连洗三四次，有效。13.蜈蚣咬人，蜂虿叮蜇。嚼盐涂伤处或用热盐水浸伤处。14.解黄蝇毒。乌蒙山峡多小黄蝇，生毒蛇鳞中，啮人初无所觉，渐痒为疮。勿搔，但以冷水沃之，擦盐少许，即不为疮。15.救溺水死。以大凳卧之，后足放高，用盐擦脐中，待水自流出，切勿倒提出水。

戎盐

【释名】又称作胡盐、羌盐、青盐、秃登盐、阴土盐。

【集解】[时珍说]《本草·戎盐》中说，北海青，南海赤，而诸注乃用白盐，似与本文不合。按《凉州异物志》中所讲：姜赖之墟，今称龙城。刚卤千里，蒺藜之形。其下有盐，累棋而生。出于胡国，故名戎盐。赞说：盐山二岳，二色为质。赤者如丹，黑者如漆。小大从意，镂之为物。作兽辟恶，佩之为吉。或称戎盐，可以治疗疾病。此说与本草本文相合，亦唯赤、黑二色，不言白者。盖白者乃光明盐，而青盐、赤盐则戎盐也。故《西凉记》云：青盐池出盐，正方半寸，其形如石，甚甜美。《真腊记》说：山间有石，味胜于盐，可琢为器。《梁杰公传》言，交河之间，掘碛下数尺，有紫盐，如红如紫，色鲜而甘。其下丈许，有璧珀。《北户录》亦言，张掖池中出桃花盐，色如桃花，随月盈缩。今宁夏近凉州地，盐井所出青盐，四方皎洁如石。山丹卫即张掖地，有池产红盐，红色。此二盐，即戎盐之青、赤二色者。医方但用青盐，而不用红盐，不知二盐皆名戎盐也。所谓南海、北海者，指西海之南北而言，非炎方之南海也。张果《玉洞要诀》中说：赤戎盐出西戎，禀自然水土之气，结而成质。其地水土之气黄赤，故盐亦随土气而生。味淡于石盐，力能伏阳精。但于火

中烧汁红赤，凝定色转益者，即真也。亦名绛盐。抱朴子书有做赤盐法。又岭南一种红盐，乃染成者，皆非真红盐也。又《丹房镜源》云：蛮盐可伏雌雄，红盐为上。

【气味】 咸，寒，无毒。

【主治】 明目目痛，益气，坚肌骨，去毒蛊。心腹前，溺血吐血，齿舌血出。助水脏，益精气，除五脏癥结，心腹积聚，痈疮疥癣。解芫青、斑蝥毒。

【发明】 ［时珍说］戎盐功同食盐，不经煎炼，而味咸带甘，入药似胜。《周礼注》云，饴盐味甜，即戎盐，不知果否？或云以饴拌盐也。

【附方】 1. **小便不通**。戎盐汤：用戎盐弹丸大一枚，茯苓半斤，白术二两，水煎，服之。2. **风热牙痛**。青盐一斤，槐枝半斤，水四碗，煎汁二碗，煮盐至干，炒研。日用揩牙洗目。3. **牢牙明目**。青盐二两，白盐四两，川椒四两，煎汁拌盐炒干。日用揩牙洗目，永无齿疾目疾。4. **风眼烂弦**。戎盐化水，点之。5. **痔疮漏疮**。白矾四两，青盐四两，为末，猪尿脬一个盛之，阴干。每服五钱，空心温水下。

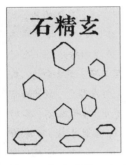

玄精石 【释名】

又名太阴玄精石、太乙玄精石、阴精石、玄英石。

【集解】 ［颂说］玄精石产于解州解池，及通、泰州积盐仓中也有。其色青白、龟背者佳，采无时。另外解池有盐精石，味更咸苦，亦玄精之类也。［时珍说］玄精是碱卤津液流渗天土中，年久结成石片，片状如龟背之形。蒲、解出者，其色青白通彻。蜀中赤盐之液所结者，色稍红光。《梦溪笔谈》说：太阴玄精生解州盐泽之卤，沟渠土内得之。大者如杏叶，小者如鱼鳞，悉皆尖角，端正似刻，正如龟甲状。其裙襕小楠，其前则下剜，其后则上剜，正如穿山甲相掩之处，全是龟甲，更无异也。色绿而莹彻，叩之则直理而坼，莹明如鉴，拆处亦六角，如柳叶大。烧过则悉解坼，薄如柳叶，片片相离，白如霜雪，平洁可爱。此乃禀积阴之气凝结，故皆六角。今天下所用玄精，乃绛州山中所出绛石，非玄精也。

【气味】 咸，温，无毒。

【主治】 除风冷邪气湿痹，益精气，妇人痼冷漏下，心腹积聚冷气，止头痛，解肌。主阴证伤寒，指甲面色青黑，心下胀满结硬，烦渴，虚汗不止，或时狂言，四肢逆冷，咽喉不利肿痛，脉沉细而疾，宜佐他药服之。又他药，涂大风疮。

【发明】 ［颂说］古方不见用，近世补药及伤寒多用之。其著者，治伤寒正阳丹出汗也。［时珍说］玄精石禀太阴之精，与盐同性，其气寒而不温，其味甘咸而降，同硫黄、硝石治中盛下虚，救阴助阳，有扶危拯逆之功。故铁瓮申先生来复丹用之，正取其寒，以配硝、硫之热也。《开宝本草》言其性温，误矣。

【附方】 1. **正阳丹**：治伤寒三日，头痛壮热，四肢不利。太阴玄精石、硝石、硫黄各二两，硇砂一两，细研，入瓷瓶固济。以火半斤，周一寸焙之，约近半日，药成青紫色后，便可住火。待冷取出，用腊月雪水拌匀，放入罐中，屋后北阴下阴干。又入地埋二七日，取出细研，面糊和丸鸡头子大小。先用热水洗之后，以艾汤研下一丸。以衣盖汗出为瘥。2. **小儿风热、挟风蕴热，体热**。太阴玄精石一两，石膏七钱半，龙脑半两，为末。每服半钱，新汲水下。3. **冷热霍乱，分利阴阳**。玄精石、半夏各一两，硫黄三钱，为末，面糊丸梧子大。每米饮服三十丸。4. **头风脑痛**。玄精石末，入羊胆中阴干。用水调成一字，吹入鼻中，立止。5. **目赤涩痛**。玄精石半两，黄檗炙一两，为末。点之，效果良好。6. **赤目失明，内外障翳**。太阴玄精石阴阳火煅、石决明各一两，蕤仁、黄连各二两，羊子肝七个，竹刀切晒，为末，粟米饭丸梧子大。每卧时茶服二十丸。服至七日，烙顶心以助药力，一月见效。7. **目生赤脉**。玄精石一两，甘草半两，为末。每服一钱，小儿半钱，竹叶煎汤调下。8. **重舌涎出，水浆不入**。太阴玄精石二两，牛黄、朱砂、龙脑一分，为末。用针挑舌把血去掉，再用盐汤漱口，擦末咽津，效果显著。

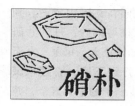

朴硝（xiāo）

【释名】硝石朴、盐硝、皮硝。

【集解】[别录说]朴硝生于益州山谷中有咸水地方的阳面，采无时，色青白者佳，黄者伤人，赤者杀人。又说：芒硝，生于朴硝。[时珍说]硝有三晶：生于西蜀的，俗称川硝，最胜；生于河东的，俗称盐硝，次之；生于河北、青、齐的，俗称土硝。皆生于斥卤之地，这里的人刮扫煎汁，经宿结成，状如末盐，犹有沙土混杂，其色黄白，故《别录》云，朴硝黄者伤人，赤者杀人。须再以水煎化，澄去滓脚，入萝卜数枚同煮熟，去萝卜顷入盆中，经宿则结成白硝，如冰如蜡，所以俗称为盆硝。齐、卫之硝则底多，而上面生细芒如锋，别录所谓芒硝者是也。川、晋之硝则底少，而上面生牙如圭角，作六棱，纵横玲珑，洞澈可爱，《嘉祐本草》所谓马牙硝者是也。状如白石英，又名英硝。二硝之底，通用的名字为朴硝。取芒硝、英硝，再三以萝卜煎炼去咸味，即为甜硝。以二硝置之风日中吹去水气，则轻白如粉，即为风化硝。以朴硝、芒硝、英硝同甘草煎过，鼎罐升煅，则为玄明粉。陶弘景及唐宋诸人皆不知诸硝是一物，但有精粗之异，因名迷实，谬猜乱度，殊无指归。

【气味】苦，寒，无毒。

【主治】百病，除寒热邪气，逐六腑积聚，结固留癖。能化七十二种石。炼饵服之，轻身神仙。胃中食饮热结，破留血闭绝，停痰痞满，推陈致新。疗热胀，养胃消谷。治腹胀，大小便不通。女子月候不通。通泄五脏百病及癥结，治天行热疾，头痛，消肿毒，排脓，润毛发。

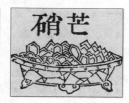

芒硝

【气味】辛、苦，大寒，无毒。

【主治】五脏积聚，久热胃闭，除邪气，破留血，腹中痰实结搏，通经脉，利大小便及月水，破五淋，推陈致新。下瘰疬黄疸病，时疾壅热，能散恶血，堕胎。敷漆疮。

玄明粉

【释名】又称白龙粉。

【气味】辛、甘，冷，无毒。

【主治】心热烦躁，并五脏宿滞癥结。明目，退膈上虚热，消肿毒。

【发明】[时珍说]《神农本草》中说朴硝炼饵服用，轻身神仙，盖方士窜入之言。后人因此制为玄明粉。煅炼多遍，佐以甘草，去其咸寒之毒。遇有三焦肠胃实热积滞，少年气壮者，量与服之，亦有速效；若脾胃虚冷，及阴虚火动者服之，是速其咎矣。

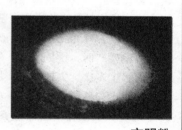
玄明粉

【附方】1.新三热厥气痛。玄明粉三钱，热童尿调下。2.伤寒发狂。玄明粉二钱，朱砂一钱，末之，冷水服。3.鼻血不止。玄明粉二钱，用温水服。

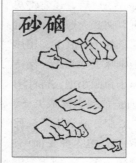

硇（náo）砂

【释名】也称狄盐、北庭砂、气砂、透骨将军。

【集解】[时珍说]硇砂属硝石一类，是卤液所结，产于青海，与月华相射而生，附盐而成质。虏人采取淋炼而成，状如盐块，以白净者为良。其性至透，用黦罐盛悬火上则常干，或加干姜同收亦良。若近冷、遇湿，即化为水或消失。《一统志》载，临洮兰县有洞出硇砂。张匡邺在《西域行程记》中说，高昌北庭山中，常有烟气涌起而无云雾，至夕光焰若炬火，照见禽鼠皆赤色，谓之火焰山。采硇砂者，皆穿木屐，若皮底阿鞋则焦矣。

【气味】咸、苦、辛，温，有毒。

【主治】主积聚，破结血，止痛下气，疗咳嗽宿冷，去恶肉，生好肌，烂胎。亦入驴马药用。主体羸瘦积病，血气不调，肠鸣，食饮不消，腰脚痛冷，疝癖痰饮，喉中结气，反胃吐水。令人能食肥健。除冷病，大益阳事。补水脏，暖子宫，消瘀血，宿食不消，食肉饱胀，夜多小便。丈夫腰胯酸重，四肢不任；妇人血气心疼，气块疝癖及血崩带下，恶疮息肉。敷金疮生肉。去目翳胬肉。消内积。治噎膈症瘕，积痢骨鲠，除黑痣疣赘。

【附方】1. **肾脏积冷，心腹疼，面青脚冷**。用硇砂二两、桃仁一两。先以酒一小碗煮硇砂，沸十多次，去掉砂石，加入桃仁泥，慢慢熬成膏，和蒸饼做成丸子，如梧子大。每服二十丸，热酒送下。2. **脐腹疼痛**。取木瓜三个，切开去瓤，将醋煮过的硇砂二两装入瓜内，晒在太阳下。到瓜烂时，研匀，加米醋五升煎浓，再加蜜收存。用时以附子末和成丸子，如梧子大。每服一丸，热酒化下。3. **心胸绞痛，有积块**。取桑条烧灰，淋去苦汁，晒干。另按硇砂一两和水三两的比例，把硇砂、水、灰拌合起来，使干湿适当，然后放入瓶中。放前，瓶底热灰约半寸，放后，还要将灰填盖好。处理完毕后，再以文武火煅红。冷定取出，把药倒在铺好三层纸的小竹箕上，用热水淋药，收取滤汁，淋至硇味尽为止。保持滤汁于热灰中，常令鼓出小鱼眼小泡。待汁干后，再煅一次，取药重研，加粟饭揉成丸子，如绿豆大。每服五丸，空心服，酒送下。4. **反胃**。用硇砂二钱，加水调和，包入荞麦面中，煅焦。冷后，剥取中间湿药。焙干一钱，配槟榔二钱、丁香二个，共研细。每服七厘，烧酒

送下。一天服三次，服至病愈为止。愈后吃白粥半月，还要服其他健胃药。5. **各种痢疾**。用硇砂、丹砂各二钱半，研细。另以黄蜡半两，去膜的巴豆仁二十一粒同在瓦罐内煮透。到豆色变紫时，取其中七粒与硇砂、丹砂共研匀，和熔蜡做成丸子，如绿豆大。每服三丸至九丸，淡姜汤送下。6. **月经不通，脐腹积聚疼痛**。用硇砂一两，去皮、子的皂荚五个，共研为末。加头醋一大碗熬膏，又放入陈皮末三两。捣细做成丸子，如梧子大。每服五丸，温酒送下。7. **死胎不下**。用硇砂、当归各半两，共研为末。分两次服，温酒调下。8. **喉痹口噤**。用硇砂、芒硝等分，研匀，点喉部。9. **牙齿肿痛**。用老鼠一个，剥去皮后，擦上硇砂。三日后，肉化尽。取骨，瓦上焙干，研细，加入樟脑一钱、蟾蜍二分，每用少许点牙根上，能消肿痛。10. **眼生胬肉**。用杏仁百枚，蒸熟后去皮尖，研捣后取净汁。汁中加硇砂末一钱，水煮化。每日以汁点眼。11. **鱼骨鲠喉**。用硇砂少许，嚼咽可下。12. **蝎虿叮螫**。用水调硇砂涂。13. **疔疮肿毒**。用好硇砂、雄黄，等分研末。针刺疮口，挤去恶血后，以豆大的一撮药搽入疮中，外贴纸包好。如有毒气入腹引起呕吐时，可服"护心散"即愈。

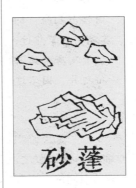

硼砂

【释名】也称蓬砂、鹏砂、盆砂。

【集解】[颂说]硼砂产于南海，形状十分光莹，也有极大块者。诸方很少用。[时珍说]硼砂生于西南番，有黄白二种。西面的白如明矾，南方黄如桃胶，都是炼结成，如硇砂之类。西者柔物去垢，杀五金，与硝石同功，与砒石相得。

【气味】味苦、辛，性暖，无毒。[时珍说]味甘、微咸，凉，无毒。[独孤滔说]制汞，哑铜，结砂子。[土宿真君说]知母、鹅不食草、芸苔、紫苏、瓠带、何首乌，皆能制

伏硼砂。同砒石煅过，有变化。

【主治】 消痰止嗽，破癥喉痹。上焦痰热，生津液，去口气，消障翳。除噎膈反胃，积块结瘀肉，骨鲠，恶疮及口齿诸病。

【附方】 1. **鼻血不止**。用硼砂一钱，水冲服立止。2. **咽喉为谷物芒刺所伤引起肿痛**。用硼砂、芒硝，等分研末，取半钱和蜜含咽。3. **咽喉肿痛**。用硼砂、白梅等分，捣成丸子，如芡子大。每次含化一丸。4. **喉痹、牙疳**。用硼砂粉吹痛处。5. **骨鲠在咽**。用硼砂一小块含化咽汁。6. **胬肉瘀突**。用硼砂一钱、龙脑少许，研细，以灯草蘸药点胬肉上。

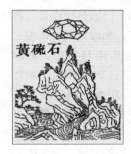

石硫黄 【释名】

黄硫石

也称石留黄、黄硇砂、黄牙、阳侯、将军。

【集解】 [时珍说] 凡产石硫黄的地方，必有温泉，有硫黄气。《魏书》上载，盘盘国有火山，山旁石皆焦熔，流地数十里后凝结坚硬，即石硫黄。张华《博物志》上说，西域硫黄出且弥山。去高昌八百里，有山高数十丈，昼则孔中状如烟，夜则如灯光。《庚辛玉册》上说，硫黄有二种：石硫黄，生南海琉球山中；土硫黄，生于广南。以嚼之无声者为佳。今人配硝石作烽燧烟火，用为军中要物。

【修治】 [时珍说] 凡用硫黄，入丸散用，须以萝卜剜空，入硫在内，合定，稻糠火煨熟，去其臭气；以紫背浮萍同煮过，消其火毒；以皂荚汤淘洗，去其黑浆。方法：打碎，以绢袋盛，用无灰酒煮三伏时用。

【气味】 酸，温，有毒。

【主治】 主妇人阴蚀，疽痔恶血，坚筋骨，除头秃。能化金银铜铁奇物。疗心腹积聚，邪气冷痛在胁，咳逆上气。脚冷疼弱无力，及鼻血恶疮，下部恶疮，止血，杀疥虫。治妇人血结，下气，治腰肾久冷，除冷风顽痹寒热。生用治疥癣，炼服主虚损泄精。壮阳道，补筋骨劳损、风劳气，止嗽，杀脏虫邪魅。长肌肤，益气力，老人风秘，并宜炼服。主虚寒久痢，滑泄霍乱，补命门不足，阳气暴绝，阴毒伤寒，小儿慢惊。

【附方】 1. **腰膝寒冷无力**。用硫黄半斤，放在桑枝灰五斗的淋汁中，沸。候干，以大火煅后研细。另取地坑里清水和上述的硫黄末在坩埚中熬成膏子。再加米饭揉匀做成丸子，如麻子大。每服十丸，空心服，盐汤送下。2. **脚气**。用硫黄粉三两，钟乳粉五升，加水煮沸，煎成三升。每服三合。又方：牛乳三升，煎至一升半。取五合，调硫黄粉一两。一次服下，蒙被而卧，须出汗为好，注意避风。如不出汗，再服药一次。隔几天之后，又照此服药。如此几次，可见效。3. **阴证伤寒**。煎艾汤服硫黄末三钱。安卧，出汗自愈。4. **积块作痛**。用硫黄、硝石、硼砂、青皮、陈皮各四两，共研为末，加面糊成丸子，如梧子大。每服三十丸，空心服，米汤送下。5. **气虚暴泄，日夜二三十行，腹痛不止**。用硫黄二两，枯矾半两，共研为末，加蒸饼糊成丸子，丹砂为衣，如梧子大。每服十五至二十丸，温水或盐汤送下。此方暑天旅行宜备。6. **霍乱吐泻**。用硫黄一两、胡椒五钱，共研为末，加黄蜡一两，熔化调丸，如皂荚子大。每服一丸，凉水送下。7. **脾虚下白**。用硫黄一两、炒面粉一分，共研为末，滴水糊成丸子，如梧子大。每服五十丸，米汤送下。8. **老人时泄时秘，交替出现**。用硫黄、半夏等分，热水泡七次，焙干，研细，与生姜汁、蒸饼和在一起捣匀，做成丸子，如梧子大。每服十五至二十丸，空心服，温酒或姜汤下。妇女用醋汤送下。红白痢：用硫黄、蛤粉，等分研末，加糊为丸，如梧子大。每服十五丸，米汤送下。9. **久疟不止**。用硫黄、丹砂，等分研末，每服二钱。发病日清晨服。寒多则硫黄用量加倍，热多则丹砂用量加倍。又方：硫黄、腊茶，等分研末。每服二钱，冷水送下，发病日清晨服。寒多则增加硫黄用量，热多则增加腊茶用量。服药二次后可见效。10. **肾虚头痛**。用硫黄一两，加胡粉半两为末，和饭做成丸子，如梧子大。痛时，以冷水送服五丸。又方：硫黄末、食盐等分，水调生面糊药成丸子，如梧子大，每服五丸。加蒸饼糊成丸子，如梧子大，每服三至五丸。**11. 酒皶赤鼻**。用生硫黄半两、杏仁二钱、轻粉一钱，共研为末，每夜搽鼻。**12. 小儿聤耳**。用硫黄末和蜡做成捻子插在耳中。一天换两次。**13. 突然耳聋**。用硫黄、雄黄，等分研末，棉花裹着塞耳内，数日可愈。**14. 一切恶疮**。用好硫黄三两、荞麦粉二两，共研为末，滴水，捏成饼，晒干收存。临用时，取饼研细，以水调匀敷患处。**15. 疥疮有虫**。用油煎鸡蛋和硫黄粉调匀搽疮上。**16. 疠风有虫**。硫黄末酒调少许，饮汁。或加大风子油更好。**17. 女子阴疮**。硫黄末敷之，瘥乃止。

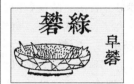

绿矾

【释名】也称皂矾、青矾。煅赤者名绛矾、矾红。

【集解】[颂说]绿矾产于阴州温泉县、池州铜陵县。初始时为石，煎炼之后乃成。其形似朴硝而绿色，取置铁板上，聚炭烧，矾沸流出，色赤如金汁者，为真。沸定时，汁尽，则色如黄丹。[时珍说]绿矾，晋地、河内、西安、沙州皆出产，状如焰硝。其中深青莹净者，为青矾；煅过变赤，则为绛矾。

【气味】酸，凉，无毒。

【主治】疳及诸疮。喉痹虫牙口疮，恶疮疥癣。酿鲫鱼烧灰服，疗肠风泻血。消积滞，燥脾湿，化痰涎，除胀满黄肿疟疾，风眼口齿诸病。

【附方】1. **脾弱黄肿**。用淘米水泡过的苍术二斤、黄酒面曲四两，同炒成赤色，加绿矾一斤，拌醋，晒干，装入瓶中火煅，取出研细，再加醋糊成丸子，如梧子大。每服三四十丸，好酒或米汤送下。一天服二至三次。此方与平胃散同用，亦治肝气胀满。2. **眼睛红烂**。用红枣五个，去核，填入绿矾，火上煨熟，加水两碗、桃柳心各七个，一起煎浓。每取少许

点眼。3. **疟疾呕吐**。用绿矾一钱，干姜泡过，加姜制半夏半两，共研为末，每服半钱。发病日清晨服，醋汤送下。4. **大便不通**。用绿矾一钱，巴霜二个，同研细，放入鸡蛋内搅匀。封好蛋壳破口，湿纸包裹，煨熟，同酒吃下。5. **大便下血多年**。用绿矾四两，入砂锅内，封牢，煅红，取出加青盐、生硫黄各一两，研匀，再入锅中封煅一次。冷定加熟附子末一两，共研，以粟米粥做成丸子，如梧子大。每服三十丸，空腹服，米汤或温酒送下。6. **妇女血崩**。用绿矾二两、水银粉一钱，共研细，滴水做成丸子，如梧子大。每服二三十丸，新汲水送下。7. **腹中食积**。用绿矾二两，研细，加醋一大碗，在瓷器内熬煮，以柳条搅成膏，再加赤脚乌一两，研成丸子，如绿豆大。每服五丸，空心服，温酒送下。8. **走马疳疮**。把绿矾放入锅中，用炭火煅红，加醋拌匀，如此三次，研细，再放入少许麝香，调匀后敷患处。用药前以温水把口漱净。9. **白秃头疮**。用绿矾和楝树子炼研涂。小儿头疮：用煅绿矾一两、炒黑的淡豉一两、轻粉二钱，研匀搽疮上。搽前用桑木灰淋汤洗净头部。耳生烂疮：用枣子去核，填入绿矾，火煅后研细，香油调敷。10. **汤火伤**。用凉水和绿矾粉浇伤处，痛立止，肿亦消。小儿疳虫：用绿矾研细，加猪胆汁调成丸子，如绿豆大，每服五至七丸，米汤送下。11. **妇人脚指甲内生疮，恶肉突出，久不愈，名臭田螺**。用皂矾日晒夜露。每以一两，煎汤浸洗。仍以矾末一两，加雄黄二钱、硫黄一钱、乳香、没药各一钱，研匀，搽之。12. **涂染白发**。绿矾、薄荷、乌头等分研末，以铁浆水浸。日染之。13. **腋下狐臭**。绿矾半生半煅为末，入少轻粉。以半钱，浴后姜汁调搽，候十分热痛乃止。

第八卷 草部

李时珍说：天造地化而生草木，刚与柔相交而成根蔓，柔刚相交而成枝干。叶和萼属阳，花和果属阴。草中有木，木中有草，草木又有五形、五气、五色、五味、五性、五用。

草之一　山草类

甘草、黄耆、人参、沙参、荠苨、桔梗、黄精、葳蕤、知母、肉苁蓉、列当、锁阳、赤箭（天麻）术、白术、苍术、狗脊、贯众、巴戟天、远志、淫羊藿、仙茅、玄参、地榆、丹参、紫参、紫草、白头翁、白及、三七

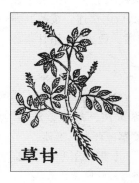

草甘

甘草 【释名】

也称蜜甘、蜜草、美草、蕗草、灵通、国老。

【集解】［别录说］甘草生长在河西川谷积沙山及上郡。二月、八月除日采根，晒干，十日后便可以用了。［弘景说］今出于蜀汉中，都从汶山诸地中来。赤皮断理，看起来坚实者，是抱罕草，最佳。抱罕乃西羌地名。亦有似火炙干者，理多虚疏。又有如鲤鱼肠者，被刀破，不复好。［时珍说］现在的人以大径寸而结紧断纹者为佳，谓之粉草。其轻虚细小者，皆不及。

根 【修治】［时珍说］炙甘草皆用长流水蘸湿，至熟刮去赤皮，或用浆水炙熟，不能酥炙、酒蒸。补中宜炙用，泻火宜生用。

【气味】 甘，平，无毒。

【主治】 五脏六腑寒热邪气，坚筋骨，长肌肉，倍气力，敷金疮，久服轻身延年。温中下气，烦满短气，伤脏咳嗽，止渴，通经脉，利血气，解百药毒，为九土之精，安和七十

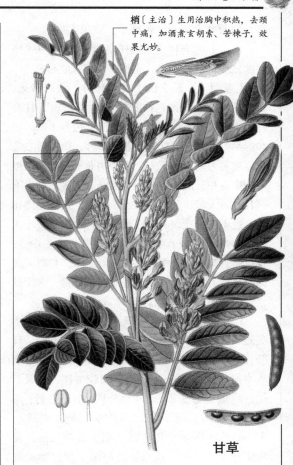

梢〔主治〕生用治胸中积热，去颈中痛，加酒煮玄胡索、苦楝子，效果尤妙。

甘草

头〔主治〕生用能行足厥阴、阳明二经污浊之血，消肿导毒。主痛肿，宜入吐药。

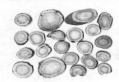

甘草根〔主治〕补中宜炙用，泻火宜生用。

种石，一千二百种草。主腹中冷痛，治惊痫，除腹胀满，补益五脏，养肾气内伤，令人阴不痿，主妇人血沥腰痛，凡虚而多热者加用之。安魂定魄，补五劳七伤，一切虚损，惊悸烦闷健忘，通九窍，利百脉，益精养气，壮筋骨。生用泻火热，熟用散表寒，去咽痛，除邪热，缓正气，养阴血，补脾胃，润肺。吐肺痿之脓血，消五发之疮疽。解小儿胎毒惊痫，降火止痛。

梢 【主治】 生用治胸中积热，去颈中

痛，加酒煮玄胡索、苦楝子，效果尤妙。

头 【主治】生用能行足厥阴、阳明二经污浊之血，消肿导毒。主痈肿，宜入吐药。

【发明】［震亨说］甘草味甘，大缓诸火，黄中通理，为厚德载物的君子。［时珍说］甘草外赤中黄，色兼坤离；味浓气薄，包容土德。协和群品，有元老的功劳；普治百邪，得王道之造化。辅君力而不告于人，敛神功而不归于己，可谓药中良相。然而，中满、呕吐、酒客之病，不喜其甘；大戟、芫花、甘遂、海藻，药性与之相反。这不就是迂缓不可以救昏昧，君子常被小人嫉妒的意思吗？［颂说］孙思邈《千金方》中说，甘草解百药毒。如中乌头、巴豆之毒，甘草入腹即能见效，验如反掌。大豆汁解百药毒，多次试之无效，加入甘草为甘豆汤，则效果奇特。

【附方】1.**伤寒咽痛**。用甘草二两，蜜水炙过，加水二升，煮成一升半。每服五合，日服两次。2.**肺热喉痛**。用炒甘草二两、用淘米水浸过的桔梗一两，加入阿胶半片。每服五钱，水煎服。头昏眩、吐涎沫、小便频数：用炙甘草四两，炮干姜二两，水三升，煮成一半，分几次服。小儿热嗽。用生甘草二两，在猪胆汁中浸五天，取出炙后研细，和蜜做成丸子，绿豆大。每服十丸，饭后服，薄荷汤送下。3.**婴儿初生便闭**。用甘草、枳壳各一钱，水半碗煎服。4.**小儿撮口风**。用生甘草二钱半，煎服，令吐痰涎。再以乳汁点儿口中。5.**婴儿目涩**。用甘草一指长，猪胆汁炙过，研细。以米汁调少许灌下。6.**儿童遗尿**。用大甘草头煎汤，每夜临睡前服之。7.**小儿尿中带血**。用甘草一两二钱，加水六合，煎成二合。一岁儿日服尽。8.**小儿干瘦**。用甘草三两，炙焦，研细，和蜜成丸，如绿豆大。每服五丸，温水送下。日服二次。9.**赤白痢**。甘草一尺长，炙后劈破，以淡浆水一升半，煎至八合服下。10.**舌肿塞口**。用甘草煎成浓汤，热嗽，随时吐出涎汁。11.**口舌生疮**。用甘草二寸、粟米大小的白矾一块，同放口中细嚼，汁咽下。12.**背疽**。用甘草三两，捣碎，加大麦粉九两，共研细。滴入好醋少许和开水少许，做成饼，热敷疽上。冷了再换。

未成脓者可内消，已成脓者早熟破。体虚的人可加服黄芪粥。又一方：甘草一两，微炙，捣碎，浸入一升水中，过一夜，搅水直至起泡，把泡撇掉，只饮甘草水。13.**各种痈疽**。用甘草三两，微炙，切细，浸入一半酒中；另取黑铅一片，熔汁投酒中，不久取出，反复九次。令病人饮此酒至醉，痈疽自渐愈。又一方：甘草二斤，捶碎，水浸一夜，揉取浓汁，慢火熬成膏，收存罐中。每服一二匙。消肿去毒，功效显著。14.**初起乳痈**。用炙甘草二钱，新汲水煎服。外咂乳头，免致阻塞。15.**痘疮**。用炙甘草、栝楼根等分，煎水服。16.**阴部垂痛生于肛门前后**。用甘草一两、溪水一碗，以小火慢慢蘸水炙之。从早上到中午，至水尽为度。劈开检视，甘草中心已有水润即可。取出细锉，再放入两碗酒中煎成一碗。温服。两剂之后，病热好转，但须经二十天，肿痛才会消尽。17.**阴部温痒**。用甘草煎汤，一天洗三五次。18.**冻疮发裂**。先用甘草汤洗过，然后用黄连、黄芩共研末，加水银粉、麻油调敷。烫火伤：用甘草煎蜜涂。

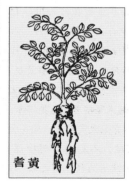

着黄

黄耆 【释名】也称黄芪、戴糁、戴椹、芰草、百本、王孙。

【集解】［时珍说］黄耆的叶像槐叶但稍微要尖小些，又像蒺藜叶但略微要宽大些，为青白色。开黄紫色的花，如槐花般大小。结小尖角，长约一寸。根长二三尺，以紧实如箭杆的为好。嫩苗也可以食用。收取它的子，在十月下种，如种菜法也可以。

根 【气味】甘，微温，无毒。

【主治】痈疽、烂疮，排脓止痛，麻风病，内外及混合痔、瘘管，补虚，小儿百病。治妇人子宫邪气，逐五脏间恶血，补男人虚损，五劳瘦弱，止渴，腹痛泄痢，益气，利阴气。治虚喘、肾衰耳聋，疗寒热，治发背。助气，壮筋骨，长肉补血，破腹内积块、淋巴结核、大脖子，非行经期间阴道内大量出血，湿热痢，产前后一切病，月经不调，痰咳，头痛，热毒赤目，治虚劳自汗，补肺气，泻肺火心火，益胃气，去肌热及诸经痛。

【发明】〔宗奭说〕防风、黄耆，世间多相须而用。唐许胤宗初做官，任新蔡王外兵参军时，柳太后受了风邪，不能说话，脉沉且饮食不进。胤宗说："既然不能服药，就只适宜用汤气蒸熏，药入皮肤的纹理，一周便可治愈。"于是就熬了几斛黄耆、防风汤，放在床下，气如烟雾，当晚柳太后便可以说话了。防风能制黄耆，黄耆得防风的辅佐，它的功效就愈大，这是相畏相使的缘故。人的口与地相通，鼻与天相通。口用来养阴，鼻用来养阳。天主清，故鼻不受有形而受无形；地主浊，故口受有形且兼受无形。柳太后生了病不能说话，若服用有形之汤，功效缓慢作用很小，现在用药熬汤，汤气满室，那么口鼻都吸收了药效。如果不是聪明的人知晓这个道理，柳太后便不可能回生。

【附方】 1. **小便不通**。用绵黄芪二钱，加水二碗，煎成一碗，温服。小儿减半。2. **酒疸黄疾**（酒后寒，身上有赤、黑、黄斑）。用黄芪二两、木兰一两，共研细。每服少许。日服三次，酒送下。3. **老人便秘**。用绵黄芪、陈皮各半两，研细。另用大麻子一合，捣烂，加水揉出浆汁，煎至半干，调入白蜜一匙，再煮一次，把黄芪、陈皮末加入调匀服下。两服可通便。可以常服。4. **肠风泻血**。用黄芪、黄连，等分研末，加面糊做成丸子，如绿豆大。每服三十丸。5. **尿血沙淋**。用黄芪、人参，等分研末。另用萝卜四五片，加蜜二两，稍稍炙过后，蘸药末吃下，用盐水送服。6. **吐血不止**。用黄芪二钱半、紫背浮萍五钱，共研末。每服一钱，姜蜜水送下。7. **咳脓咯血，咽干**。用黄芪四两、甘草一两，共研末。每服二钱，热水送下。8. **肺痈**。用黄芪二两研细，每取二钱煎汤服。一天可服三四次。9. **脚指甲边红肉突出成疽**。用黄芪二两、蔺茹一两，醋浸一宿，加

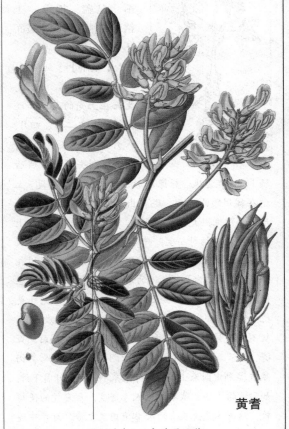

黄耆

茎、叶〔**主治**〕疗渴及筋挛，痈肿疽疮。

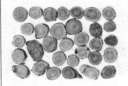

炙黄芪根〔**主治**〕补肺气，泻肺火心火，益胃气，去肌热及诸经痛。

人猪油五合，微火煎成二合。去渣，取脂涂疮上。一天三次。10. **胎动不安**。用黄芪、川芎各一两，糯米一合，水一升，一起煮到半升。分次服下。11. **阴汗湿痒**。用黄芪酒炒后研细，切熟猪心蘸着吃，效果显著。

茎叶 【**主治**】疗渴及筋挛，痈肿疽疮。

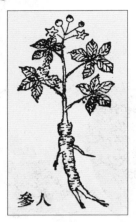

参人

人参 【释名】

也叫黄参、血参、人衔、鬼盖、神草、土精、地精、海腴、皱面还丹。

【集解】［别录说］人参又叫神草、地精。生长在上党的山谷和辽东等地。在二月、四月、八月上旬挖采它的根，用竹刀刮去泥土，然后晒干，不能见风。根像人形的有神性。［弘景说］上党在冀州的西南部，现在出产的人参，细长色黄，形状如防风，大多润泽甘美。人参的茎直长，其上四五片叶子相对而生，开紫色的花。高丽人作《人参赞》：三桠五叶，背阳向阴。欲来求我，椴树相寻。椴，音"断"。椴树的形状像梧桐，很大。在树荫覆盖处，人参生长较多。［时珍说］上党就是现在的潞州。当地人认为人参会给地方造成危害，就不再去挖取。现在所用的，都是辽参。高丽、百济、新罗三国，现在都归属于朝鲜了。但是人参仍然被运到中国来上市。也可收采种子，在十月下种，如种菜的方法。秋冬挖的人参坚实，春夏挖的便虚软，这并不是说长出的人参有虚实之分。辽参中连皮的黄润，颜色如防风；去皮的坚白如粉。假人参都是用沙参、荠苨桔梗的根来伪造的。沙参体虚无心而味淡，荠苨体虚无心，桔梗体实有心而苦。人参也像这样，但甘微带苦，自有余味，俗名叫金井玉阑。其像人形的，叫孩儿参，假赝尤其多。

根 【气味】甘，微寒，无毒。

【主治】补五脏，安精神，止惊悸，明目开心益智。久服可轻身延年。疗肠胃中冷，心腹鼓痛，腹胁逆满，霍乱吐逆，调中，止消渴，通血脉，破坚积，令人不忘。治五劳七伤，虚损瘦弱，止哕呕，补五脏六腑，保中守神；消痰，治肺痿、痫疾、体虚、梦多而杂乱。止烦躁，变酸水。消食开胃，调中治气，杀金石药毒。治肺脾元气不足，短气少气，补中缓中，泻心肺脾胃中火邪，止渴生津。治男女一切虚证，发热自汗，眩晕头痛，疟疾，滑泻久痢，小便频数淋沥，劳倦内伤，中风中暑，吐血咯血下血，血崩，胎前产后诸病。

【发明】［言闻说］人参生用气凉，熟用气温。甘补阳，微苦补阴。气主生物，本在天；味主成物，本在地。气味生成，是阴阳的造化。凉，是秋高清肃之气，属天之阴气，其

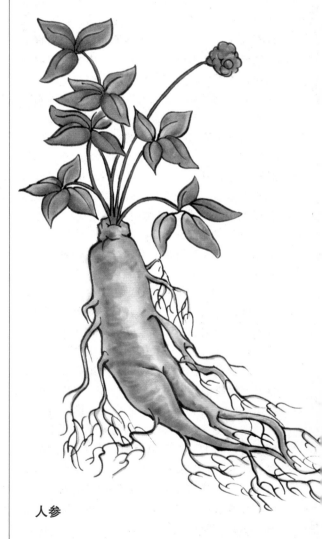

人参

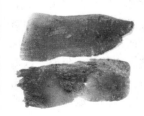

根 ［主治］补五脏，安精神，止惊悸，明目开心益智。

性降；温，乃阳春生发之气，属天之阳气，其性升。甘的，是湿土化成之味，属地之阳，其性浮；味微苦的，是火土相生之味，属地之阴，其性沉。人参的气和味都薄。气薄的，生用下降熟用上升；味薄的，生用上升熟用下降。例如土虚火旺的病，就适宜用有凉薄之气的生人参，来泻火补土，这是纯用它的气。脾虚肺怯的病，则适宜用有甘温之味的熟参，以补土生金，这是纯用它的味。李杲对肝火、肾火伤脾，身热而烦，气高而喘，头痛而渴，脉洪而大的人，用黄蘗加人参来治。孙真人治疗因受暑热伤了元气，导致出汗，手足冰凉而无力的病人，用生脉散来泻火热救治肺肾之阴。用人参的甘寒气为君药，来泻火补元气；用麦门冬的苦甘寒气为臣药，来清肺而滋肾；再配以五味子的酸温为佐药，可生肾津而收耗气——这些都是补天元真气的方法，不是补热火的。白飞霞说，把人参炼成膏状服用，就可回元气于虚无之境。凡是病后气虚和气虚咳嗽的，都适宜服用。体内有火的，可以和天门冬膏一起服用。

【附方】 1. **阴亏阳绝之症**。用人参十两切细，加水二十碗浸透，以桑柴火缓煎成膏。每服一至三碗。持续服至病愈。2. **胸中痞坚，胁下逆气抢心**。用人参、白术、干姜、甘草各三两，加水八升，煎至三升。每服一升，日服三次。3. **脾胃气虚，不思饮食**。用人参一钱、白术二钱、茯苓一钱、炙甘草五分、姜三片、枣一枚，加水二杯，煎至一杯，饭前温服。4. **开胃化痰**。用焙干的人参二两、姜汁浸后焙干的半夏五钱，共研末，和面揉成丸子，如绿豆大。每服三十至五十丸，姜汤送下，饭后服，日服三次。药中加陈皮五钱亦可。5. **胃寒气满，饥不能食**。用人参二钱、生附子半钱、生姜二钱，加水七合煎成二合，调入鸡蛋清一个，空心服下。6. **胃虚恶心，或呕吐有痰**。用人参一两，加水二碗，煎成一碗，再加竹沥一杯、姜汁三匙。温服。此方最适合老人。7. **反胃**。用人参三两，切片，加水一升，煮成四合，热服。同时用人参汁加鸡蛋白、薤白煮粟米粥

吃。8. **妊妇腹痛吐酸，不能饮食**。用人参、炮干姜，等分研末。加生地黄汁，做成丸子，如梧桐子大。每服五十丸，米汤送下。9. **阳虚气喘，自汗盗汗，气短头晕**。用人参五钱、熟附子一两，分为四帖。每帖以生姜十片，加水二碗，煎成一碗，温服。10. **喘急欲绝**。用人参末煎汤，每服一茶匙。日服五至六次。11. **产后发喘**。用人参末一两，另用苏木二两，加水二碗，煎成一碗后，调参末内服。有特效。产后诸虚、发热、自汗。用人参、当归，等分研末；另以水三升，加猪腰子一个，糯米半合，葱白二个，煮米至熟。取汁一碗，将人参、当归药末调入煎汤，饭前温服。12. **产后大便不通，出血很多**。用人参、麻子仁、枳壳，共研细，加蜜成丸，如梧桐子大。每服五十丸，米汤送下。13. **横生倒产**。用人参末、乳香末各一钱，丹砂五分，共研细，加鸡蛋白一个，生姜汁三匙，搅匀后冷服。效果明显。14. **肺虚久咳**。用人参二两、鹿角胶一两，共研末，每服三钱。薄荷豉汤加葱送下。15. **喘嗽咯血，脉弱无力**。用人参末三钱，鸡蛋白调匀，清晨服下，服后即去枕仰卧。病不久者，一服可愈。久病者两服效果显著。以乌鸡蛋的蛋白调药，效果更佳。16. **咳嗽吐血**。用人参、黄芪、面粉各一两，百合五钱，共研末，滴水做成丸子，如梧桐子大。每服五十丸。饭前服，茅根汤送下。又一方：人参、乳香、丹砂，等分研末，加乌梅肉和成丸子，如弹子大，每天服一丸，开水送下。17. **吐血下血，血如泉涌**。用焙后的人参五钱、先蒸后焙的侧柏叶、烧过的荆芥穗各五钱，共研末。每取二钱加入面粉二钱中，以水调成稀糊吃下。18. **鼻血不止**。用人参、嫩柳枝，等分研末。每服一钱，日服三次。无柳枝可用莲子心代。19. **阴虚尿血**。用人参、黄芪，等分研末；另用红皮萝卜一枚，切成四片蜜炙，炙过再炙，以用尽二两蜂蜜为止。每服以萝卜一片蘸药末吃，盐开水送下。20. **消渴**。用人参末，蛋白调匀。每服一钱。日服三四次。又一方：人参、栝楼根等分，生研末，炼蜜和丸，如梧桐子大。每服百丸，饭前

以麦门冬煎汤送下。日服两次。又一方：人参一两，雄猪胆汁浸后加炙的甘草二两，龙脑香半钱，共研末，调蜜做成丸子，如芡子大。每次嚼一丸，冷开水送下。又一方：人参一两，葛粉二两，共研末。同时，在猪汤一升中，加药三钱、蜜二两，慢火熬成膏子。每夜含咽一匙。三次见效。21. **痢久晕厥，六脉沉细**。用人参、附子各一两半，每次取半两，加生姜十片、丁香十五粒、粳米一撮，在水二碗中煎至一碗半，空心温服。22. **噤口痢**。用人参、莲肉各三钱，水煎成浓汤，一口一口细吞之。或加姜汁炒过黄连三钱同煎亦可。23. **老人虚痢不止，不能饮食**。用人参一两炒过的，去皮鹿角五钱，共研末，每服一茶匙，米汤调下。日服三次。24. **伤寒坏症**。用人参一两，加水二杯，煎至一杯，以井水浸冷后服下。不久，鼻梁出汗，即药效果显著。25. **身体微热，烦躁，六脉沉细微弱**。用人参半两，水煮，牛胆南星末二钱，热服。26. **小儿风抽筋**。用人参、蛤粉、丹砂，等分研末，加母猪血和成丸子，如绿豆大。每服五十丸，金银汤送下。日服两次。

芦 【气味】 苦，温，无毒。

【主治】 吐虚劳痰饮。

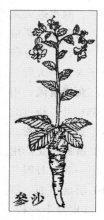

参沙

沙参 【释名】 也称白参、知母、羊乳、羊婆奶、铃儿草、虎须、苦心。

【集解】［时珍说］处处山川平原都有。二月后出苗，叶如初生小葵叶，而团扁不光滑。八九月抽茎，高一二尺。茎上之叶，尖长如枸杞叶，小有细齿。秋月叶间开小紫花，长二三分，状如铃铎，五出，白蕊，有的花变白。结实，大如冬青实，中有细子。霜后苗枯。生沙地者根长尺余，大一虎口，生黄土地者短而小。根茎皆有白汁。八九月采者，白而实；春月采者，微黄而虚。

根 【气味】 苦，微寒，无毒。

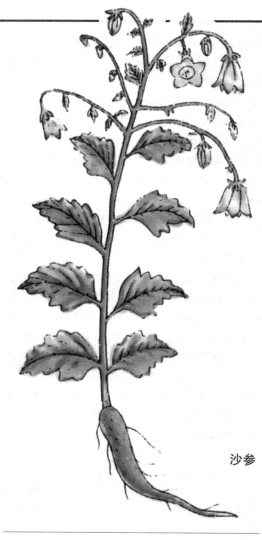

沙参

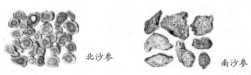

北沙参　　　　　南沙参

根〔主治〕血积惊气，除寒热，补中，益肺气。

【主治】 血积惊气，除寒热，补中，益肺气。疗胸痹心腹痛，结热邪气头痛，皮间邪热，安五脏。久服利人。主头眩痛，益气，长肌肉。去皮肌浮风，疝气下坠，治常欲眠，养肝气，宣五脏风气。补虚，止惊烦益心肺，并一切恶疮疥癣及身痒，排脓，消肿毒。清肺火主咳肺痿。

【发明】［时珍说］人参甘、温，其体重实，专补脾胃元气，因而益肺、肾，适宜内伤元气者。沙参甘淡而寒，其体轻虚，专补肺气，因而益脾、肾，故适宜金能受火克者。一个补阳而生阴，一个补阳而制阳，不可不区分。

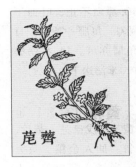

荠苨

荠苨 (qí nǐ)

【释名】也称杏参、杏叶沙参、甜桔梗、白面根，苗名隐忍。

【集解】［时珍说］周定王在《救荒本草》中叫作杏叶沙参，说它的叶似杏叶而略小一点，微尖且背面是白色的，边缘有叉牙。苗高一二尺，茎的颜色青白，末梢开五瓣白色的碗子花。根的形状像野胡萝卜，很肥实，皮的颜色灰黦，中间有白毛，味甜微寒。也有开绿花的。嫩苗可煮汤，用油盐拌食。根换水煮，也可以吃。人们将其蜜煎充当水果。陶弘景注释桔梗时，说它的叶叫隐忍，可以煮食，治疗蛊毒。江东人把它贮藏起来做酸菜，也可以煮食。有的人误认为桔梗苗就是荠苨苗，殊不知荠苨苗味甜可吃，桔梗苗苦不可以吃。

根【气味】甘，寒，无毒。

【主治】可解百药的毒性，杀蛊毒治毒蛇咬。利肺气，和中明目止痛。蒸后切碎煮成羹粥吃，或者做成酸菜吃，还能压丹石发动。治咳嗽渴饮多尿，疮毒疔肿，辟沙虱短狐毒。

【发明】［时珍说］荠苨寒而利肺，甘而解毒，是药中良品，而世人却不知道使用，可惜！葛洪在《肘后方》中说道：用一种药就可兼解众药毒的，只有荠苨，喝二升荠苨的浓汁，或者将它煮熟后嚼吃，还可以散服。把荠苨草放入诸药中，毒性就自解了。《朝野金载》记载，老虎中了毒箭，吃清泥而解；野猪中了毒箭，寻觅荠苨吃。动物尚且知道解毒，何况人呢？

隐忍叶【气味】甘、苦、寒、无毒。

【主治】蛊毒腹痛、面目青黄、林露骨立，

煮汁一二升饮。主腹脏风壅，咳嗽上气。

【附方】1. **强中、消渴**。用猪肾一个，黑大豆一升，加水一斗半，煮成一半。去渣留汁，再加荠苨、石膏各三两，人参、茯苓、磁石、知母、葛根、黄芩、栝楼根、甘草各二两，同煮汁至三升。分三次服。又一方：荠苨、大豆、茯苓、磁石、栝楼根、熟地黄、地骨皮、玄参、石斛、鹿茸各一两，人参、沉香各半两，共研细，加煮烂的猪肚子，捣匀成丸，如梧桐子大。每服七十丸，空心服，盐水送下。2. **疗疮肿毒**。用生荠根捣汁内服，外用药渣敷疮。三次可愈。3. **脸上黑泡**。用荠苨、肉桂各一两，研细。每服一茶匙，醋汤送下。4. **误食钩吻（其叶类似一种芹类）有生命危险**。用荠苨八两，加水六升，煮成三升。每服五合，日服五次。

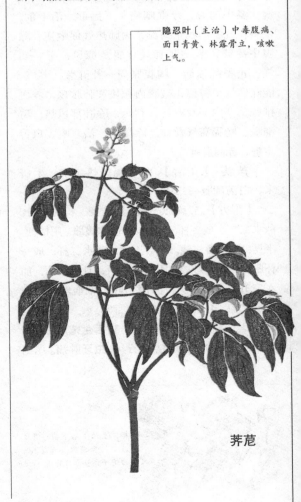

隐忍叶〔主治〕中毒腹痛、面目青黄、林露骨立，咳嗽上气。

荠苨

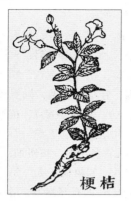

梗桔

桔梗 (jié gěng)

【释名】 也称白药、梗草。

【集解】[颂说] 这种植物到处都有。根如小指大，黄白色春天长苗茎，高一尺多；叶似杏叶但稍长些，四叶相对而生，嫩时可煮食。夏天开小花，紫绿色，颇像牵牛花。秋后结籽。八月采根，其根有心。若无心的便是荠苨。

根 【气味】 辛，微温，有小毒。

【主治】 胸胁如刀刺般疼痛，腹满肠鸣，惊恐悸气。利五脏肠胃，补血气，除寒热风痹，温中消谷，疗喉咽痛，下蛊毒，治下痢，祛瘀积气，消积聚痰涎，去肺热气促嗽逆，除腹中冷痛，治小儿真气衰弱及惊风，下一切气，止霍乱抽筋，胸腹胀痛。补五劳，养气，能除邪气，辟瘟，破腹内积块和肺脓疡，养血排脓，补内漏及喉痹，利窍，除肺部风热，清咽嗌、胸膈滞气及痛。除鼻塞，治寒呕，口舌生疮，赤目肿痛。

芦头 【主治】 吐上膈风热痰实，生研末，白汤调服一二钱，探吐。

【附方】 1. **胸胀不痛**。用桔梗、枳壳等分。煎水二杯，成一杯，温服。2. **伤寒腹胀**。用桔梗、半夏、陈皮各三钱，生姜五片，煎水二杯，成一杯服。3. **肺痈咳嗽**。用桔梗一两、甘草二两，加水三升，煮成一升，温服。吐出脓血时，是病渐愈之象。4. **喉痹**。用桔梗二两，水三升，共煎成一升。一次服下。5. **咽痛、口舌生疮**。先服甘草汤，如不愈，再服桔梗汤。6. **虫牙肿痛**。用桔梗、薏苡，等分研末，内服。7. **牙龈肿痛**。用桔梗研细，与枣肉调成丸子，如皂荚子大。裹棉咬住，上下牙咬住。常用荆芥煎汤漱口。8. **牙疳**。用桔梗、茴香等分，略烧后研细敷患处。9. **眼睛痛，眼发黑**。用桔梗一斤、黑牵牛头三两，共研细，加蜜成丸，如梧桐子大。每服四十丸，温水送下。日服二次。10. **鼻血不止、吐血下血**。用桔梗研细，加水调匀。每服一茶匙，日服四次。药中加生犀牛角屑亦可。11. **打伤瘀血**。用桔梗末，每服少许，米汤送下。

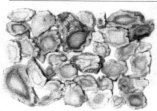

根[主治]治下痢，消聚痰涎，除鼻塞，治寒呕，口舌生疮，赤目肿痛。

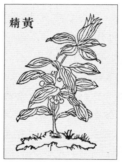

精黄

黄精 【释名】 也称黄芝、戊己芝、菟竹、鹿竹、仙人余粮、救穷草、米铺、野生姜、重楼、鸡格、龙衔、垂珠。

【集解】[时珍说] 黄精在山中野生。也可以把它的根劈成二寸长，稀疏种植，一年后就会长得极为稠密；种子也可以种植。其叶似竹叶但不尖，有两叶、三叶、四五叶，都对节而生。其根横着长，形状似葳蕤。民间多采它的苗，煮熟后淘去苦味食用，名叫笔管菜。昔日黄帝曾问天老：天地所生长的东西，有吃了能让人不死的吗？天老说，太阳之草名黄精，吃了可以长生。太阴之草名钩吻，不能吃，入口立刻会死。人们相信钩吻会杀死人，却不相信黄精能延寿，难道不奇怪吗？这是依据黄精与钩吻的良性和毒性而言，不是因为它们的形状相似说的。后世的人纷纷去辨别它们的形状，这是错误之举。黄精饼的制法：取一个瓮子去掉底部，把它放置在锅里，装满黄精，密封加盖，蒸到冒大气，晒干。这样反复蒸九次晒九次，如果是生的就会刺人的咽喉。黄精的根、叶、花、实都可以食用，但对生的是正精，不对生的叫偏精。

根 【气味】 甘，平，无毒。

【主治】 补中益气，除风湿，安五脏。久服轻身延年不感到饥饿。补五劳七伤，助筋骨，耐寒暑，益脾胃，润心肺。补各种气虚，

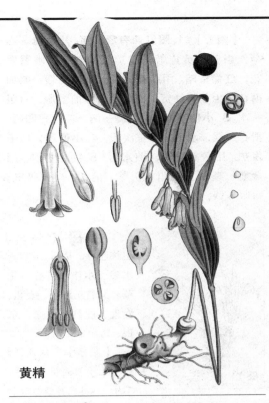

黄精

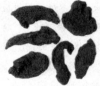

根〔主治〕补中益气，除风湿，安五脏。久服轻身延年不感到饥饿。补五劳七伤，助筋骨，耐寒暑，益脾胃，润心肺。

止寒热，填精髓，下三尸虫。

【发明】［时珍说］黄精吸取了戊己的淳气，是补黄宫的上品。土是万物之母，母得其养分，则水火既济，木金交合，使各种邪气自然消失，百病不生。《神仙芝草经》说，黄精能宽中益气，使五脏调良，肌肉充盛，骨髓坚强，力气倍增，多年不老，颜色鲜明，白发变黑，齿落再生。又能先下三尸虫：上尸虫叫彭质，喜好宝货，一百天可逐下；中尸虫叫彭矫，喜好五味，六十天可逐下；下尸虫叫彭居，喜好五色，三十天可逐下，都是发烂以后被排出体外。［禹锡说］《抱朴子》中说道：食用黄精的花，胜过食其果实；食用它的果实，胜过食用它的根。但是花最难得，十斛生花，干后只有五六斗。不持之以恒的人，是不能办到的。每日服三合，服十年，

才能得到它的益处。黄精断食的功效比不上术，术饼让人肥健，可以负重涉险，但术又不及黄精甘美易食用，灾荒之年可以让人当成粮食吃。

［慎微说］《稽神录》说，临川士家有一婢女，逃到深山中，久了，见野草枝叶可爱，就取根来吃，久久不觉饥饿。夜晚在大树下睡觉，听到草中有动静，以为是老虎来吃人，便爬上树躲避。到了天亮下地，身体竟忽然凌空而去，好像飞鸟。几年过去，家人砍柴看见了她，便去追，到了一悬崖边上，就下网围住她，她竟突然腾空飞上了山顶。有人说此婢女身上有仙骨，却不知道这不过是食用了灵药的缘故。于是用酒作诱饵放在她往来的路上，她果然来了，吃完后，终不能离去，便被擒住，后将真相都如实地说了出来。把所吃的草指给人看，原来就是黄精。

【附方】 1. 补肝明目。用黄精二斤、蔓菁子一斤，共同九蒸九晒，研为细末。每服二钱，米汤送下。常服可延年益寿。2. 大风癞疮。用黄精去皮，洗净，取二斤晒干，放在米饭上蒸到饭熟时，保存好经常服食。3. 脾胃虚弱，体倦乏力。用黄精、枸杞子等分，捣碎做饼，晒干研细，炼蜜调药成丸，如梧桐子大。每服五十丸，开水送下。

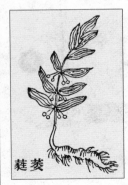

葳蕤

葳蕤 (ruí) 【释名】又称女萎、萎蕤、委萎、萎香、玉竹、地节。

【集解】［别录说］葳蕤生长在泰山山谷中。［颂说］现在的滁州、舒州以及汉中、均州都有。茎干强直，似竹箭杆，有节。叶狭长，表面白，里面却是青色的。它也类似于黄精且多须，大小如指，长一二尺，有人说可以吃。三月开青色的花，结圆形的果实。［时珍说］葳蕤，山中到处都有。其根横生，但比黄精稍微小些，黄白色，性柔多须，很难有燥性。其叶像竹叶，两两相对。可以采其根来种植，很容易繁殖。嫩叶和根都可煮淘食用。

根 【气味】 甘，平，无毒。

【主治】 中风急性热病，身体不能动弹，跌筋结肉，诸多不足。久服可消除黄褐斑，容光焕发，面色润泽，使身体年轻不易衰老。疗胸腹结气，虚热湿毒腰痛，阴茎受寒，及眼痛眦烂流泪。时疾寒热，内补不足，去虚劳客热。头痛不安，加量用，效果显著。补中益气，除烦闷，止消渴，润心肺，补五劳七伤虚损，腰热疼痛，天行热狂。服食不用忌讳。服诸石人有不适反应的，可煮葳蕤水喝。主风瘟自汗寒热，脾胃虚乏，男子小便频数，失精，一切虚损。

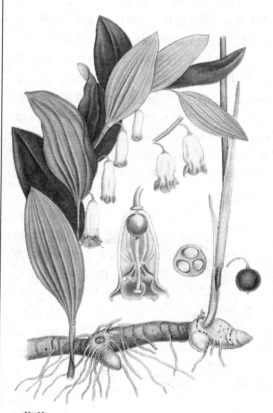

葳蕤

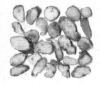

玉竹根 〔主治〕疗胸腹结气，补中益气，除烦闷，补五劳七伤虚损，腰热疼痛。

【附方】 1. **眼红兼有涩、痛**。用葳蕤、赤芍、当归、黄连等分，煎汤熏洗。2. **眼冒黑花，红痛昏暗**。用葳蕤四两，每取二钱，略加薄荷、生姜、蜂蜜，同煎汤。睡前温服，日服一次。3. **小便卒淋**。用葳蕤一两、芭蕉根四两、滑石二钱，水煎，分三次服。4. **小便涩，口干发热**。用葳蕤五两，煎水服。5. **病后虚肿**。用葳蕤、葵子、龙胆、茯苓、前胡，等分研末。每服一钱，水煎服。

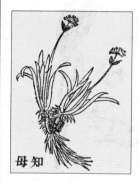

母知

知母 【释名】也称连母、货母、地参、水参、水浚、苦心、儿草。又名儿踵草、女雷、女理、鹿列、韭逢、东根、野蓼、昌支。

【集解】 ［别录说］知母生于河内川谷之中，二月、八月采其根部晒干即可用。［弘景说］如今产于彭城一带。形似菖蒲而柔润，极易成活，掘出随生，根须枯燥乃止。［颂说］现如今黄河沿岸怀、卫、彰德诸郡及解州、滁州也有知母。四月开青花如韭花，八月结实。

根 【修治】 ［时珍说］拣肥润里白者，去毛切。如需引经上行则和酒浸焙干，引经下行则用盐水润焙。

【气味】 苦，寒，无毒。

【主治】 消渴热中，除邪气，肢体浮肿，下水，补不足，益气。疗伤寒久疟烦热、胁下邪气，膈中恶，及风汗内疸。多服令人泄。心烦躁闷，骨热劳往来，产后蓐劳，肾气劳，憎寒虚烦。热劳传尸疰病，通小肠，消痰止嗽，润心肺，安心，止惊悸。凉心去热，治阳明火热，泻膀胱、肾经火，热厥头痛，下痢腰痛，喉中腥臭。泻肺火，滋肾水，治命门相火有余。安胎，止子烦，辟射工、溪毒。

【发明】 ［时珍说］肾苦燥，宜食辛以滋润。肺苦逆，宜食苦以泻下。知母之辛苦寒凉，下行则润肾燥而滋阴，上行则清肺而泻火，只须加用二经气分药即可。黄檗是肾经血

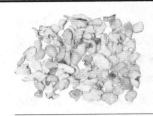

根〔主治〕消渴热中，补不足，益气。通小肠，消痰止嗽，润心肺，安心，止惊悸。

分药。故二药必相须而行。

【附方】 1.咳嗽有痰。用知母、贝母各一两，研细；巴豆三十枚，去油，研匀。夜里切生姜三片，二面蘸上药末，放在嘴里细嚼咽下，休息后次日必泻，痰嗽渐止。体弱者，可不用巴豆。

2.妊娠不足月，腹痛欲产。用知母二两，研细，和蜜做成丸子，如梧桐子大。每服二十丸，米粥送下。3.紫癜风疾。用醋磨知母涂搽。4.甲疽（脚指甲边红肉突出成疽）。用知母，烧存性，研末敷患处。

肉苁(cōng)蓉

【释名】 也称肉松容、黑司命。

【集解】［颂说］现在陕西的州郡较多产肉苁蓉，但都不及西羌界中所运来的，肉厚而methods紧。如

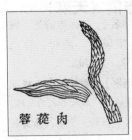

蓉苁肉

今的人又将嫩松梢用盐润后来假冒它，不能不辨别。［弘景说］代郡雁门并州，马多的地方生长肉苁蓉。据说是野马的精液掉落在地所长出来的。生长得像肉一样，用它做羊肉羹补虚乏极佳，也可以生吃。芮芮族居住的河南有很多，现在以陇西生长的为最好，形扁柔润，多花且甘；其次是北方生长的，形短而少花；巴东、建平一带也有，但却不好。

【气味】 甘，微温，无毒。

【主治】 治五劳七伤，补中，除阴茎寒热痛，养五脏，强阴益精气，增强生育力，去妇女腹内积块。久服则轻身益髓，容颜光彩，益寿延年。大补壮阳，日御过倍。治女人非经期阴内大量出血，男子脱阳不举，女子脱阴不孕，润五脏，长肌肉，暖腰膝，治男人泄精带血，女子带下阴痛。

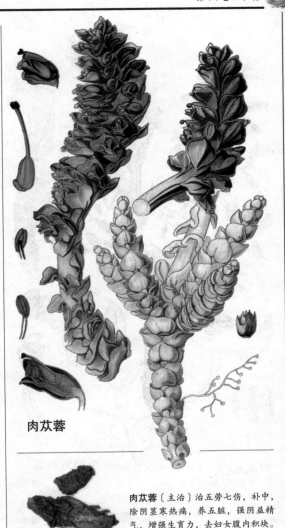

肉苁蓉

肉苁蓉〔主治〕治五劳七伤，补中，除阴茎寒热痛，养五脏，强阴益精气，增强生育力，去妇女腹内积块。

【发明】［颂说］西部的人很多都把嫩的肉苁蓉当作食物，刮去它的鳞甲，用酒浸洗去黑汁，切成薄片，和山芋、羊肉一起做羹，味道非常好，对人体大有益处，胜过服用补药。

列当 【释名】

又称栗当、草苁蓉、花苁蓉。

【集解】［志说］列当生于山南岩石上，如藕根，初生时掘取阴干。［保升说］原州、秦

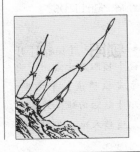

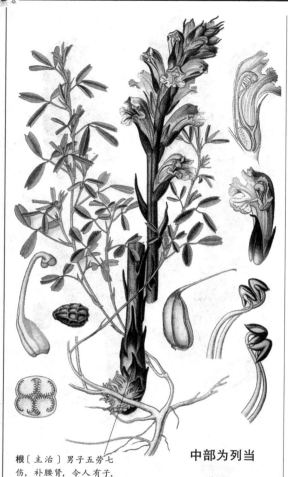

根〔主治〕男子五劳七伤，补腰肾，令人有子，祛风血，煮酒浸酒服之。

中部为列当

州、渭州、灵州皆有列当。暮春抽苗，四月中旬采取，长五六寸至一尺左右，茎圆紫色，采取压扁曝干。[颂说] 草苁蓉根与肉苁蓉极相类，刮去花压扁以代肉者，功力殊劣，即是列当。

根 【气味】甘，温，无毒。

【主治】男子五劳七伤，补腰肾，令人有子，祛风血，煮酒浸酒服之。

【附方】阳事不兴。栗当好者二斤，即列当，捣筛毕，用好酒一斗浸之经宿，随性日饮之。

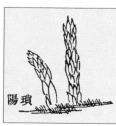

陽璅

锁阳

【集解】[时珍说] 锁阳产于肃州。陶九成《辍耕录》中记载，锁阳生鞑靼田地，野马或蛟龙遗精入地，久则发起

如笋，上丰下俭，鳞甲栉比，筋脉连络，类似男阳，即肉苁蓉之类。有人说，当地淫妇，就而交合，锁阳一得阴气，勃然怒长。时人掘取洗涤，去皮薄切晒干，以充药货，功力过肉苁蓉百倍。时珍怀疑它自有种类，因为肉苁蓉、列当，也未必尽是遗精所生。

【气味】甘，温，无毒。

【主治】大补阴气，益精血，利大便。体虚者大便燥结，可以将它代替肉苁蓉，煮粥更佳。便不燥结者勿用。润燥养筋，治痿弱。

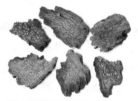

根〔主治〕大补阴气，益精血，利大便。润燥养筋，治痿弱。

赤箭（天麻）

【释名】又称赤箭芝、独摇芝、定风草、离母、合离草、神草、鬼督邮。

【集解】[时珍说] 本经原本指的是赤箭，后人称之为天麻。甄权在《药性论》中说，赤箭芝的另一名叫作天麻。宋人马志重修本草，重出天麻，遂致分辩如此。沈括在《笔谈》中说：神农在本草中明言赤箭采根。后人觉

赤箭天麻

得其茎似箭，疑当用茎，不以为然。譬如鸢尾、牛膝，皆因茎叶相似，其用则根，有什么可疑惑的呢？上品五芝之外，补益上药，赤箭为第一。世人困惑于天麻之说，遂停止用它治风热病，真是可惜。沈括此说虽是，但根茎合在一起可用。天麻子从茎中落下，俗名还筒子。其根晒干后，肉色坚白，如羊角的颜色，所以称呼羊角为天麻；蒸过后黄皱如干瓜，俗称酱瓜天麻，皆可用。有一种形尖而空，薄如玄参状者，不可用。

【修治】[时珍说] 这是一种治风痹药，故如此修事也。若治肝经风虚，洗净，以湿纸包，于糠火中煨熟，取出切片，酒浸一宿，焙干用。

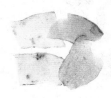

天麻〔主治〕诸风湿痹，四肢拘挛，小儿风痫惊气，利腰膝，强筋力。久服益气，轻身长年。

赤箭

【气味】 辛，温，无毒。

【主治】 久服益气力，长阴肥健。轻身增年，消痈肿，下支满，寒疝下血。主诸风湿痹，四肢拘挛，小儿风痫惊气，利腰膝，强筋力。久服益气，轻身长年。治冷气痹痛，摊缓不随，语多恍惚，善惊失志。助阳气，补五劳七伤，通血脉，开窍。服食无忌。治风虚眩晕头痛。

【发明】 [时珍说]天麻乃肝经气分之药。《素问》中说：诸风掉眩，皆属于肝。故天麻入厥阴之经而治诸病。按《罗天益》中所说：眼黑头眩，风虚内作，非天麻不能治。天麻乃定风草，故为治风之神药。今有长期服用天麻药，遍身发出红丹的人，是其祛风之验。

【附方】 1. **消风化痰，清利头目，宽胸利膈。**治心松烦闷，头晕欲倒，项急，肩背拘倦，神昏多睡。2. **肢节烦痛，皮肤瘙痒，偏正头痛，面目虚浮，并宜服之。**天麻半两，川芎二两，为末，炼蜜丸如芡子大。每食后嚼一丸，茶酒送下。3. **腰脚疼痛。**天麻、半夏、细辛各二两，绢袋二个，各盛药令匀，蒸热交互熨痛处，汗出则愈。数日再熨。

还筒子

【主治】 定风补虚，功同天麻。

【附方】 **益气固精，补血黑发益寿。**有奇效，还筒子半两，芡实半两，金银花二两，破故纸酒浸，春三、夏一、秋二、冬五日，焙研末二两，各研末，蜜糊丸梧桐子大。每服五十丸，空心盐汤温酒服下。

术 (zhū)

【释名】 也称山蓟、杨枹、枹蓟、马蓟、山姜。

【集解】 [弘景说]

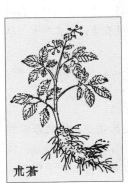
尤苍

到处都有，在蒋山、白山、茅山生长的为最佳。十一月、十二月采挖最好，多脂膏而甘，其苗可以当茶饮，味道很香美。[时珍说]苍术，山中到处都有生长。苗高二三尺，其叶环抱着茎梗生长在枝梢间，叶似棠梨叶，离地面近的叶，有三五个叉，都有锯齿状的小刺。根的形状像老姜，苍黑色，肉白有油膏。白术，人们大都挖它的根来种植，一年就长得很稠密了。嫩苗可以吃。多产于吴越之间。

白术

【气味】 甘，温，无毒。

【主治】 风寒湿痹，死肌痉疸，止汗除热消食。做煎饼久服，轻身延年。主大风痛痹，风眩头痛，流眼泪，消痰水，逐皮间水肿性结肿，利腰脐间血，益津液，暖胃消食。治腹部胀满，腹中冷痛，胃虚下痢，多年气痢，除寒热，止呕逆、反胃，利小便。主五劳七伤，补腰膝，长肌肉。治潜匿于两胁之间的积块，妇人腹内积块，除湿益气，和中补阳，消痰逐水，生津止渴，止泄痢，消足胫湿肿，除胃中热、肌热。辅佐以枳实，可消气分痞满；辅佐以黄芩，可安胎清热。理胃益脾，补肝风虚，主舌本强，食则呕，胃脘痛，身体重，心下急痛，心下水痞。冲脉为病，逆气里急，脐腹痛。

【附方】 1. **胸膈烦闷。**用白术研细，每取一茶匙，白水送下。2. **五饮酒癖。**五饮指：留饮，水在胸部；癖饮，水在两胁下；痰饮，水在胃中；溢饮，水在五脏间；流饮，水在肠间。用白术一斤、干姜炮半斤、桂心一斤，共研末，和蜜成丸，如梧桐子大。每服二三十丸，温水送下。3. **四肢肿满。**用白术三两，每服半两用口嚼碎，加大枣三枚，煎服。日服三四次。4. **中风口噤，不省人事。**用白术四两，加酒三升，煮成一升，一次服完。5. **产后中寒，遍身冷直，口噤，不省人事。**用白术四两、泽泻一两、生姜五钱，加水一升煎服。头忽晕眩，四体消瘦，饮食无味，好食黄土。用白术三斤、曲三斤，捣碎筛净，加酒和丸，如梧桐子大。每服二十丸，日服三次。忌菘菜、桃、李、青鱼。6. **中湿骨痛。**用白术一两，加酒三杯，煎成一杯，一次服完。不喝酒的人，可用水煎服。**7. 小儿脾虚人瘦，不思饮食**。用白术、白茯苓、白芍药各一两，甘草半两，加姜、枣煎服。皮疹：用白术研细，每服一茶匙，酒送下。**8. 自汗不止**。用白术末，每服一茶匙，酒送下。盗汗：用白术四两，分别以一两同牡蛎炒，同石斛炒，同麦麸炒。共研末。服三钱，米汤送下。日服三次。**9. 产后呕吐**。白术一两二钱、生姜一两五钱，加酒和水各二升，煎一升，分三次服。**10. 脾虚胀满**。用白术二两、橘皮四两，共研末，加酒和糊，做成丸子，如梧桐子大。每服三十丸，饭前服，木香汤送下。**11. 脾虚泄泻**。用白术五钱、白芍药一两，共研末，加米饭做成丸子，如梧桐子大，每服五十丸，米汤送下。日服两次，冬月加肉豆蔻煨为末。**12. 久泻滑肠**。用炒过后的白术、茯苓各一两，炒过后糯米二两，共研末，加枣肉拌食或做成丸子服下。**13. 小儿久泻**。用炒过的白术二钱半，加半夏曲二钱半，丁香半钱，共研末，再加姜汁、面糊，做成丸子，如黍米大。按小儿年岁，酌量给服，米汤送下。**14. 肠风痔漏、脱肛泻血，长期不愈**。用白术一斤，黄土炒过，研细；另用干地黄半斤，在饭上蒸熟。两药捣和，如太干，可加酒少许。做成丸子，如梧桐子大。每服十五丸，米汤送下。一日服三次。**15. 孕妇束胎**。用白术、枳壳麸炒，等分研末，和饭做成丸子，如梧桐子大。每服三十丸，饭前服，温水送下。**16. 牙长不休**。用白术煎汤漱口兼内服，效果显著。

苍术

【释名】赤术、山精、仙术、山蓟。[时珍说]异术言术者山之精也，服之令人长生辟谷，致神仙，故有山精、仙术之号。

【气味】苦，温，无毒。

【主治】风寒湿痹，死肌痉疸。作煎饵久服，轻身延年不饥。主头痛，消痰水，逐皮间风水结肿，除心下急满及霍乱吐下不止，暖胃消谷嗜食。除恶气，主大风麻痹，心腹胀痛，水肿胀满，除寒热，止呕逆下泄冷痢。治筋骨软弱。明目，暖水脏。除湿发汗，健胃安脾，治痿要药。治湿痰留饮或挟瘀血成窠囊，及脾湿下流，滑泻肠风。

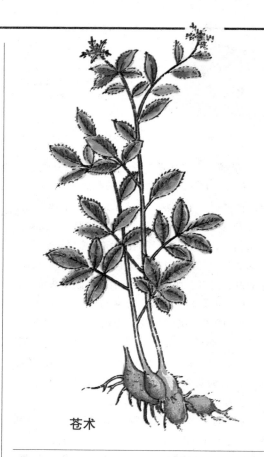

苍术

狗脊

【释名】也称强膂、扶筋、百枝、狗青。

【集解】[别录说]狗脊生长于常山川谷，二月、八月采根曝干。[时珍说]狗脊有二种：一种根黑色，如狗脊骨；一种有金黄色，如狗形，皆可入药。其茎细而叶、花两对生，似大叶蕨，比贯众叶有齿，面背皆光。根大如拇指。

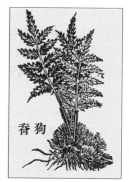

脊狗

根 【修治】[时珍说]今人只是锉、炒、去须用。

【气味】苦，平，无毒。

【主治】腰背强，关机缓急，周痹寒湿膝痛，颇利老人。疗失溺不节，男子脚弱腰痛，风邪淋露，少气目暗，坚脊利俯仰，女子伤中关

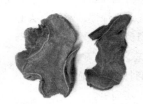

根〔主治〕腰背强，关机缓急，周痹寒湿膝痛，颇利老人。疗失溺不节，男子脚弱腰痛，风邪淋露，少气目暗，坚脊利俯仰，女子伤中关节重。

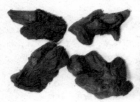

贯众炭〔主治〕腹中邪热气，诸毒，杀三虫。去寸白，破症瘕，除头风，止金疮。为末，水服一钱，止鼻血效果显著。治下血崩中带下，产后血气胀痛，斑疹毒，漆毒，骨鲠。

节重。男子女人毒风软脚，肾气虚弱，续筋骨，补益男子。强肝肾，健骨，治风虚。

【附方】1. **男子各种风疾。**用金毛狗脊，盐泥严封煅红，取出去毛。与苏木、萆薢、川乌头生用，等分研末，加醋、糊做成丸子，如梧桐子大。每服二十九，温酒盐汤送下。2. **妇女白带。**用金毛狗脊、白蔹各一两，鹿茸酒蒸焙二两，共研末，加艾煎醋汁，和糯米糊做成丸子，如梧桐子大。每服五十丸，空心服，温酒送下。3. **固精强骨。**用金毛狗脊、远志肉、白茯神、当归身，等分研末，炼蜜做成丸子，如梧桐子大。每服五十丸，温酒送下。4. **病后脚肿。**但节食以养胃气之外，再外用狗脊煎汤浸洗。

贯众

【释名】也称贯节、贯渠、百头、虎卷、扁苻、草鸱头、黑狗脊、凤尾草。[时珍说]此草叶茎如凤尾，根只一条而联贯众枝，故草名凤尾，根名贯众、贯节、贯渠。

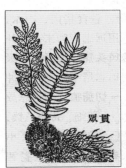

众贯

【集解】[时珍说]多生山阴近水处。数根丛生，一根数茎，茎大如箸，其涎滑。叶两两对生，如狗脊之叶而无锯齿，青黄色，面深背浅。根曲而有尖嘴，黑须丛簇，亦似狗脊根而大，状如伏鸱。

根 【气味】苦，微寒，有毒。

【主治】腹中邪热气，诸毒，杀三虫。去寸白，破症瘕，除头风，止金疮。为末，水服一钱，止鼻血效果显著。治下血崩中带下，产后血气胀痛，斑疹毒，漆毒，骨鲠。

【发明】[时珍说]贯众大治妇人血气，根

汁能制三黄，化五金，伏钟乳，结砂制汞，且能解毒软化硬物。王海藏治夏月痘出不快，用快斑散。

花 【主治】恶疮，令人泄。

【附方】1. **鼻血不止。**用贯众根研末，取一钱，水冲服。2. **诸般下血痔，下血、漏下血及肠风酒痢等。**用贯众去掉皮毛，焙干，研细，每服二钱，空心服，米汤送下。或加醋糊和药为丸，如梧桐子大。每服三四十丸，米汤送下。或将药烧存性，研细，加麝香少许。每服二钱，米汤送下。3. **妇女血崩。**用贯众半两，煎酒服。4. **产后流血过多，心腹彻痛。**用状如刺猬的大贯众一个，全用不锉，只去毛，以好醋蘸湿，慢火炙令香熟，冷后研细。每服三钱，空心服，米汤送下。5. **赤白带下。**治法同上。对久病者亦效果显著。6. **长期咳嗽，痰带脓血。**用贯众、苏方木等分，每服三钱，以水一碗，生姜三片，煎服。日服二次。7. **白秃头疮。**用贯众、白芷，共研末，调油涂搽。8. **漆疮作痒。**用贯众研末，调油涂搽。9. **鸡鱼骨鲠。**用贯众、缩砂、甘草等分，研为粗末。棉包少许含口中，嚼汁咽下。久则骨刺随痰吐出。

巴戟 (jǐ) 天

【释名】也称不凋草、三蔓草。

【集解】[恭说]其苗俗名叫作三蔓草。叶似茗，经冬不枯。根如连珠，宿根青色，嫩根白紫，以连珠多肉厚者为胜。

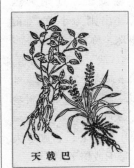

天戟巴

根 【修治】[敩说]用枸杞子汤浸一宿，待稍软漉出，再酒浸一伏时，漉出，同菊花熬焦黄，去菊花，以布拭干用。[时珍说]今法：

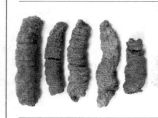

根〔主治〕大风邪气，阴痿不举，强筋骨，安五脏，补中增志益气。疗头面游风，补五劳，益精。强阴下气，治风癫。治一切风，疗水胀。治脚气，祛风疾。

以酒浸一宿，锉焙入药。若急用，只以温水浸软去心也可。

【气味】 辛、甘，微温，无毒。

【主治】 大风邪气，阴痿不举，强筋骨，安五脏，补中增志益气。疗头面游风，小腹及阴中相引痛，补五劳，益精，利男子。治男子夜梦精泄，强阴下气，治风癫。治一切风，疗水胀。治脚气，去风疾，补血海。

【发明】［好古说］巴戟天是一种肾经血分药。［权说］病人虚损，应加剂量。［宗奭说］有人嗜酒，日须五七杯，后患脚气甚危。有人以巴戟天半两，糯米同炒，米微转色，去米不用，大黄一两，锉炒，同为末，熟后以蜜制丸，温水服五七十丸，禁酒，遂愈。

远志 【释名】

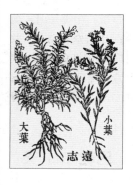

志遠

大葉　小葉

苗名小草、细草。也叫棘菀、葽绕。［时珍说］服用此草能益智强志，故有远志之称。《世说新语》中记载，郝隆讥笑谢安说，处则为远志，出则为小草。《记事珠》称它为醒心杖。

【集解】［颂说］今天河、陕、洛西州郡都有。根形如蒿根，黄色。苗似麻黄而青，又如毕豆。叶似大青，略小。三月开白花。根长及一尺。［时珍说］远志有大叶、小叶二种，大叶者花红。

根 【修治】［敩说］须去心，否则令人烦闷。用甘草汤浸一宿，曝干或焙干用。

【气味】 苦，温，无毒。

【主治】 咳逆伤中，补不足，除邪气，利九窍，益智慧，耳目聪明，不忘，强志倍力。以轻身不老。利丈夫，定心气，止惊悸，益精。去心下膈气，皮肤中热，面目黄。杀天雄、附子、乌头毒，煎汁饮之。治健忘，安魂魄，令人不迷，坚壮阳道。长肌肉，助筋骨，妇人血噤失音，小儿客忤。肾积奔豚。治一切痈疽。

叶 【主治】 益精补阴气，止虚损梦泄。

【发明】［时珍说］远志入足少阴肾经，不是心经药。其功专于强志益精，治善忘。因为精与志，皆藏于肾经。肾精不足，则志气衰，不能上通于心，主迷惑善忘。《灵枢经》说，肾藏精，精合志。肾盛怒而不止则伤志，志伤则喜忘其前言，腰脊不可以俯仰屈伸，毛发枯槁脸色憔悴。又说，人之善忘，上气不足，下气有余，肠胃实而心肺虚。虚则营、卫留于下，不以时上行，故善忘。远志酒治痈疽，有奇功，也因补肾之力。

【附方】 1. 心孔昏塞、善忘。取远志为末，冲服。2. 胸痹心痛、逆气、膈中、饮食不下。小草、桂心、干姜、细辛、炒过的蜀椒各三两，附子二分炮，一起捣细加蜜和成丸子，如梧桐子大。每服三丸，米汁送下。日服三次。如不见效，可稍增加药量。忌食猪肉、冷水、生葱生菜。3. 喉痹作痛。用远志肉为末，吹扑痛处，以涎出为度。4. 脑风头痛。把远志末吸入鼻中。5. 吹乳肿痛。用远志焙干研细，酒冲服二钱。药渣敷患处。6. 一切痈疽。用远志放入淘米水中浸洗过，捶去心，研细。每服三钱，以温酒一杯调澄。清汁饮下，药渣敷患处。7. 小便为浊。用远志，甘草水煮半斤，茯神、益智仁各二两，共研末，加酒糊成丸子，如梧桐子大。每服五十丸，空心服，枣汤送下。

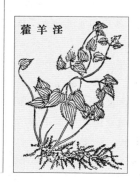

藿羊淫

淫羊藿 (huò)

【释名】 也称仙灵脾、放杖草、弃杖草、千两金、干鸡筋、黄连祖、三枝九叶草、刚前。

［弘景说］服淫羊藿使人好为阴阳。西川北部有淫羊，一日合百

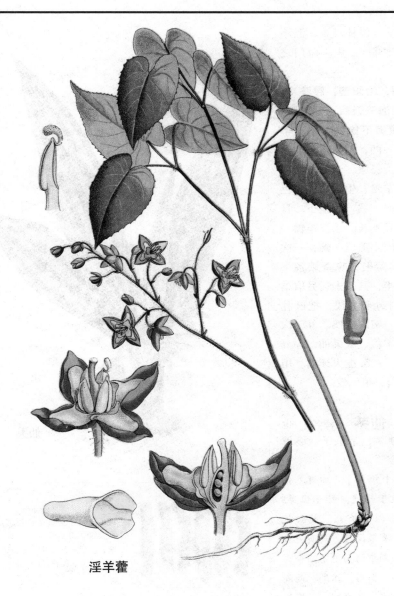

淫羊藿

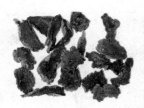

根、叶〔主治〕阴痿绝伤，茎中痛，利小便，益气力，强志，坚筋骨。

遍，因食此藿所致，故名淫羊藿。

【集解】［颂说］江东、陕西、泰山、汉中、湖湘间皆有淫羊藿。茎如粟秆。叶青似杏，叶上有刺。根紫色有须。四月开白花，亦有紫花。碎小独头子。五月采叶晒干。湖湘出产的淫羊藿，叶如小豆，枝茎紧细，经冬不凋，根似黄连，关中呼为三枝九叶草，苗高一二尺许。根叶可一起用。《蜀本草》说出生处不闻水声者良。［时珍说］淫羊藿生于大山中。一根数茎，茎粗如线，高一二尺。一茎三桠，一桠三叶。叶长二三寸，如杏叶及豆藿，面光背淡，薄而细齿，有细微的小刺。

根、叶 【修治】［敩说］以夹刀夹去叶四周花枝，每一斤用羊脂四两拌炒，脂尽为度。

【气味】 辛，寒，无毒。

【主治】 阴痿绝伤，茎中痛，利小便，益气力，强志，坚筋骨。消瘰疬赤痈，下部有疮，洗出虫。丈夫久服，令人无子。丈夫绝阳无子，女人绝阴无子，老人昏耄，中年健忘，一切冷风劳气，筋骨挛急，四肢不仁，补腰膝，强心力。

【发明】［时珍说］淫羊藿甘气香，温不寒，能益精气，乃手足阳明、三焦、命门之药，真阳不足者适宜。

【附方】 1. **仙灵脾酒，治阳痿，腰膝冷。**用淫羊藿一斤，酒一斗浸泡三天后，常饮服。 2. **三焦咳嗽，气不顺，腹满不饮食。**用淫羊藿、覆盆子、五味子炒各一两，共研末，加熟蜜做成丸子，如梧桐子大。每服二十丸，姜茶送下。 3. **目昏生翳。**用淫羊藿、生王瓜即红色的小栝楼，等分研末。每服一钱，茶送下。日服二次。病后青盲得病时日不长。用淫羊藿一两、淡豆豉一百粒，水一碗半煎成一碗，一次服完。小儿雀目：用淫羊藿根、晚蚕蛾各半两，炙甘草、射干各二钱半，共研末，另取羊肝一块，切开，纳入上制药末二钱，把肝扎紧，和黑豆一合、淘米水一碗同煮熟。分二次吃完。 4. **痘疹入目。**用淫羊藿、威灵仙，等分研末。每服五分，米汤送下。 5. **虚火牙痛。**用淫羊藿粗末煎汤，不时漱口，很见效。

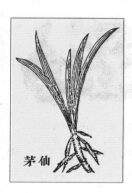

茅仙

仙茅 【释名】也称独茅、茅爪子、婆罗门参。

【集解】［珣说］仙茅生于西域，叶子像茅。其根粗细有筋，或如笔管，有节纹理。花黄色多涎。蜀中诸州也有。今大庾岭、蜀川、江湖、两浙诸州也产仙茅。叶青如茅而软，且略阔，而有纵文。又似初生棕榈枒，高尺许。至冬尽枯，春初乃生。三月有花如栀子花。黄色，不结实。根独茎直，大如小指，下有短细肉根相附，外皮粗褐色，内肉黄白色。二月、八月采根曝干用。

根 【修治】［敩说］采仙茅用清水洗，刮去上面的一层薄皮，置于槐砧上用铜刀切豆许大，以布袋盛，在乌豆水中浸一宿，取出用酒拌湿，蒸，从巳至亥，取出曝干。勿触铁器及牛乳，斑人鬓须。

【气味】辛，温，有毒。

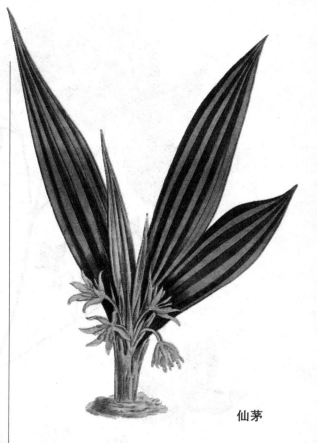

仙茅

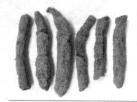

根〔主治〕久服通神强记，助筋骨，益肌肤，长精神，明目。治一切风气，补暖腰脚，清安五脏。

【主治】 心腹冷气不能食，腰脚风冷挛痹不能行，丈夫虚劳，老人失溺无子，益阳道。久服通神强记，助筋骨，益肌肤，长精神，明目。治一切风气，补暖腰脚，清安五脏。久服轻身，益颜色。丈夫五劳七伤，明耳目，填骨髓。开胃消食下气，益房事不倦。

【发明】［颂说］五代伪唐筠州刺史王颜说，因《国书》编录西域婆罗门僧服用了仙茅方，当时盛行。主治五劳七伤，明目益筋力。说，十斤乳石不及一斤仙茅，表其功力。开元元年婆罗门僧进此药，唐明皇服后效果显著，令当时禁方不传。天宝之乱，方书流散，上都僧不空三藏得到此方，遂传与司徒李勉、尚书路嗣供、给事齐杭、仆射张建封服用，皆效果显著。[时珍说]仙茅久服能够令人长生，其甘能养肉，辛能养节，苦能养气，咸能养骨，滑能养肤，酸能养筋，宜和苦酒服食，必效。

【附方】 **壮筋骨、益精神、明目、黑须发。** 仙茅二斤，放入淘糯米水中浸五天，取出刮锉，阴干。另用苍术二斤，放入淘米水中浸五天，取出刮皮，焙干。取这样制过的仙茅、苍术各一斤，与枸杞子一斤，车前子十二两，白茯苓去皮。茴香炒、柏子仁去壳各八两，生地黄焙、熟地黄焙各四两一起研细，加酒煮糊做成丸子，如梧桐子大。每服五十丸，饭前服，温酒送下。日服二次。

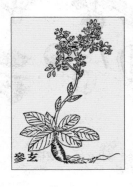

参玄

玄参【释名】也称黑参、玄台、重台、鹿肠、正马、逐马、馥草、野脂麻、鬼藏。

【集解】[弘景说]今出于近道，处处都有。茎部好像人参长而大。根甚黑，微香，道家常用。[颂说]二月生苗。叶似麻对生，又如槐柳尖长有锯齿。细茎青紫色。七月开花青碧色。八月结子黑色。又有开白花者，茎方大，紫赤色而有细毛，有节若竹，高五六尺。三月、八月采曝干。

根 【修治】[敩说]凡采得后，须用蒲草重重相隔，入甑蒸两伏时，晒干。勿触铜器。

【气味】 苦，微寒，无毒。

【主治】 腹中寒热积聚，女子产乳余疾，补肾气，令人明目。主暴中风伤寒，身热支满，狂邪忽忽不知人，温疟洒洒，血瘕，下寒血，除胸中气，下水止烦渴，散颈下核，痈肿，心腹痛，定五脏。久服补虚明目，强阴益精。热风头痛，伤寒劳复，治暴结热，散瘤瘘瘰疬。治游风，补劳损，心惊烦躁，骨蒸传尸邪气，止健忘，消肿毒。滋阴降火，解斑毒，利咽喉，通小便血滞。

【发明】[时珍说]肾水受伤，真阴失守，孤阳无根，发为火病，此时宜以水制火，故玄参与地黄同功。其消瘰疬亦是散火。

【附方】 1. **颈部淋巴结核。** 玄参泡酒，每天饮食少许。效果显著。2. **年久瘰疬。** 生玄参捣烂敷患处，一天换药两次。3. **赤脉贯瞳。** 玄参研末，取淘米水煮的猪肝，每日蘸药末吃。4. **发斑咽痛。** 玄参、升麻、甘草各半两，加水

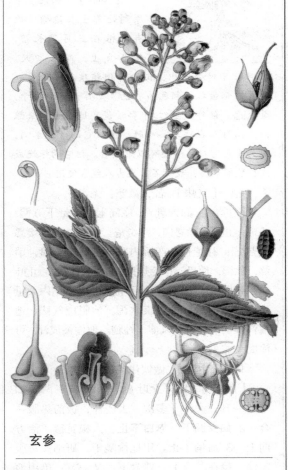

玄参

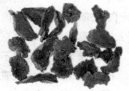

根〔主治〕腹中寒热积聚，女子产乳余疾，补肾气，令人明目。主暴中风伤寒。

三碗，煎成一碗半，温服。**5. 急喉痹风**。玄参、鼠粘子半生半炒各一两，共研末，新汲水一碗调服，立愈。**6. 鼻中生疮**。玄参末涂搽，或把玄参在水中泡软后塞入鼻中。**7. 小肠疝气**。黑参炒过，做成丸子。每服一钱半，空心服，酒送下。直至出汗即为效果显著。

地榆 (yú)

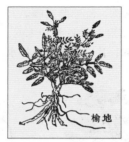

榆地

【释名】 也称玉豉、酸赭。

【集解】［颂说］平原到处都生长地榆。原有的根在三月里长苗，独茎直上，高三四尺。三月叶子对分长出，似榆叶但稍狭窄、细长一些，像锯齿状，颜色为青色。七月开花如椹子，紫黑色。根外黑里红。［弘景说］地榆可用来酿酒。山野人在缺乏茶叶时，便采它的叶泡水喝，极为香美可口，叶还可以做饮食。把它的根烧成灰，能够烂石，故煮石方里古人经常使用它。

根【气味】 苦，微寒，无毒。

【主治】 妇人乳产，痉痛七伤，带下五漏，止痛，止汗，除恶肉，疗金疮。止脓血，诸瘘恶疮热疮，补绝伤，产后内塞，可做金疮膏，消酒，除渴，明目。止冷热痢、疳痢有良效。止吐血、鼻出血、肠风，月经不止，非经期阴内大量出血，产前后各种血疾水泻。治胆虚气怯。地榆汁酿的酒，可治风痹，补脑。地榆捣成汁，可涂虎犬蛇虫咬伤。

叶【主治】 做饮代茶，甚解热。

【附方】 1. **男女吐血**。用地榆三两，加米醋一升，煮沸十多次，去渣汁，饭前热服一合。2. **妇女漏下，赤白不止，人极黄瘦**。治方同上。3. **血痢不止**。用地榆晒干，研细。每服二钱，掺在羊血上炙熟食下。又一方：单用地榆煎汤，每服三合。4. **赤白下痢**。用地榆一斤，加水三升煮成一升半，去渣，熬成膏。每服三合，空腹服。日服两次。5. **大便下血，长期不愈**。用地榆、鼠尾草各二两，加水二升，煮成一升，一次服完。6. **小儿疳痢**。用地榆煮汁。

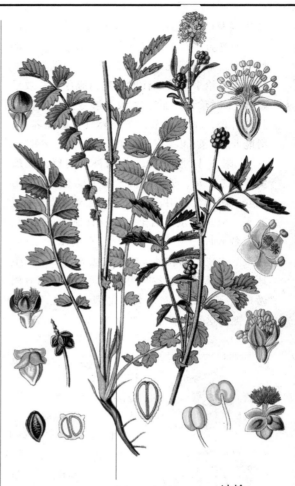

叶〔主治〕做饮代茶，甚解热。

地榆

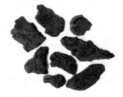

地榆炭〔主治〕妇人乳产，带下五漏，止痛，止汗，止冷热痢、疳积有良效。

熬如饴糖。服之效果显著。7. **毒蛇螫人**。用新地榆根捣汁饮下，并以搽伤口。8. **虎犬咬伤**。用地榆煮汁饮下，再以地榆末敷伤口。单用白开水冲服地榆末亦可。9. **小儿湿疮**。用地榆煎成浓汁，一天洗疮两次。10. **小儿面疮，红肿烧痛**。用地榆八两，加水一斗，煎成五升，温洗患处。

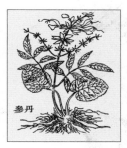

参丹

丹参 【释名】也

称赤参、山参、郄蝉草、木羊乳、逐马、奔马草。

【集解】[别录说]丹参生于桐柏山川谷及太山，五月采根曝干。[颂说]今陕西、河东州郡及随州皆有。二月生苗，高一尺许。茎方有棱，青色。叶相对，如薄荷而有毛。三月至九月开花成穗，红紫色，似苏花。根赤色，大者如指，长尺余，一苗数根。[时珍说]处处山中皆有丹参。一枝有五叶，叶如野苏而尖，青色皱毛。小花成穗如蛾形，中有细子。根皮丹而肉紫。

根 【气味】苦，微寒，无毒。

【主治】心腹邪气，肠鸣幽幽如走水，寒热积聚，破癥除瘕，止烦满，益气。养血，去心腹痛疾结气，腰脊强脚痹，除风邪留热。久服利人。渍酒饮，疗风痹足软。主中恶及百邪鬼魅，腹痛气作，声音鸣吼，能定精。养神定志，通利关脉。治冷热劳，骨节疼痛，四肢不遂，头痛赤眼，热温狂闷，破宿血，生新血，安生胎，落死胎，止血崩带下，调妇人经脉不匀，血邪心烦，恶疮疥癣，瘿赘肿毒丹毒，排脓止痛，生肌长肉。活血，通心包络，治疝痛。

【发明】[时珍说]丹参色赤苦，气平而降，为阴中之阳。是入手少阴、厥阴之经、心与包络血分药。四物汤治妇人病，不问产前产后，经水多少，皆可通用。只一味丹参散，主治与之相同。丹参破宿血，补新血，安生胎，落死胎，止崩中带下，调经脉，其功同当归、地黄、芎劳及芍药。

【附方】1. 妇人经脉不调，产前胎动，产后恶血不下，冷热劳，腰脊痛，骨节烦疼等症。用丹参洗净，切片，晒干，研细。每服二钱，温酒调下。2. 落胎下血。用丹参十二两，加酒五升，煮成三升。每次温服一升，一日服三次。不能饮酒者，用水煎服。3. 寒疝腹痛、小腹阴中相引痛。用丹参一两，研细。每服二钱，热酒调下。惊痫发热：用丹参、雷丸各半两，与猪油二两，同煎几次，去渣，取汁收存。用时，抹汁在身上。4. 妇人乳痈。用丹参、白芷、芍药各二两，口咬细，醋腌一夜，加猪油半斤，微火煎成膏。去渣，取浓汁敷乳上。5. 热油火灼，除痛生肌。丹参八两，锉碎，加水稍稍调拌，放入羊油二斤中煎过。取以涂伤处。

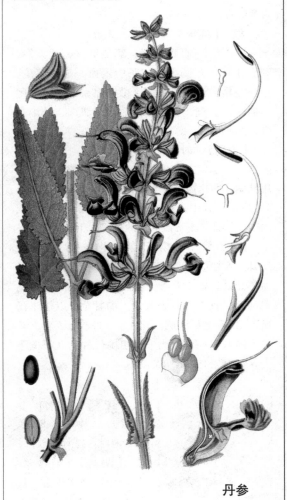

丹参

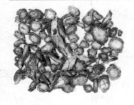

根[主治]心腹邪气，寒热积聚，破癥除瘕，止烦满，益气。养血，去心腹痛疾结气，腰脊强脚痹，除风邪留热。安生胎，落死胎，止崩中带下，调经脉。

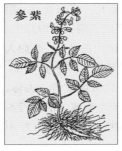

紫参

【释名】又称牡蒙、童肠、马行、众戎、五鸟花。

【集解】［别录说］紫参生长于河西及冤句山谷中，三月采根，太阳一晒就会变成紫色。［时珍说］紫参根干紫黑色，肉带红白，状如小紫草。

根 【气味】苦，寒，无毒。

【主治】心腹积聚，寒热邪气，通九窍，利大小便。疗肠大热，肠中聚血，痈肿诸疮，止渴益精。治心腹坚胀，散瘀血，治妇人血闭不通。治血痢、金疮，破血，生肌肉，补虚益气，除脚肿。

【发明】［时珍说］紫参色紫黑，气味俱厚，阴也，沉也。古方中治妇人肠覃病的乌喙丸所用牡蒙，即此物。唐苏恭在王孙引、陈延之《小品方》的注释中提到牡蒙，正是紫参。王孙则止治风湿痹证，不治血病。故今移附于此。

【附方】1. **治痢下**。紫参半斤，水五升，煎二升，入甘草二两，煎取半升，分三服。2. **吐血不止**。紫参、人参、阿胶炒等分，为末，乌梅汤服一钱。一方去人参，加甘草，以糯米汤服。3. **脸上长酒刺**。用紫参、丹参、人参、苦参、沙参各一两，为末，胡桃仁杵和丸梧桐子大。每服三十丸，用茶服下。

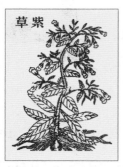

紫草

【释名】又称紫丹、紫芙、茈蒗、藐、地血、鸦衔草。

【集解】［时珍说］栽种紫草，三月逐垄下子，九月子熟时除草，春节前后采根阴干，其根头有白毛如茸。未花时采，则根色鲜明；花过时采，则根色暗恶。采时以石压扁曝干。收时忌人溺、驴马粪及烟气，这样都会使草变为黄色。

根 【气味】苦，寒，无毒。

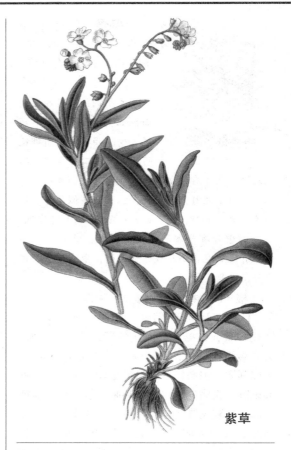

紫草

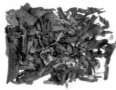

根〔主治〕心腹邪气，补中益气，利九窍。本经：通水道，疗肿胀满痛。以合膏，疗小儿疮。治恶疮癣癣、斑疹痘毒，活血凉血，利大肠。

【主治】心腹邪气，补中益气，利九窍。本经：通水道，疗肿胀满痛。以合膏，疗小儿疮。治恶疮癣癣、斑疹痘毒，活血凉血，利大肠。

【发明】［颂说］紫草古方稀用。今医家多用治伤寒时疾发疮疹不出的人，以此做药，使其发出。韦宙《独行方》，治豌豆疮，煮紫草汤饮，后人相承用之，其效尤速。

【附方】1. **消解痘毒**。紫草一钱，陈皮五分，葱白三寸，新汲水煎服。2. **婴童疹痘，三四日，隐隐将出未出，色赤便闭者**。紫草二两锉，以百沸汤一盏泡，封勿泄气，待温时服半合，则疮虽出亦轻。大便利者勿用。煎服亦可。

3.恶虫咬人。 紫草煎油涂之。**4.火黄身热，午后却凉，身有赤点。** 或黑点者，不可治。宜烙手足心、背心、百会、下廉。内服紫草汤：紫草、蓝靛一两，木香、黄连各一两，水煎服。

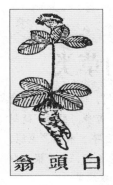

白头翁

【释名】 也称野丈人、胡王使者、奈何草。[时珍说] 丈人、胡使、奈何，皆形容老翁之意。

【集解】 [别录说] 白头翁生于高山山谷及田野中，四月采。[恭说] 白头翁叶似芍药而大，抽一茎。茎头有一花，紫色，似木槿花。果实大者如鸡蛋，上有白毛，长寸许，皆朝下。弘景说近根有白毛，似乎不正确。[颂说] 白头翁

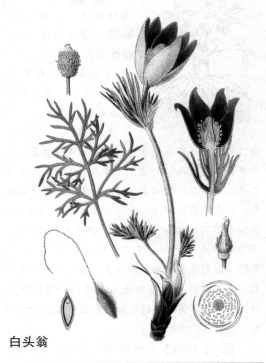

白头翁

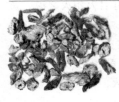

根 [主治] 疟疾寒热，症瘕积聚瘿气，逐血止气，疗金疮。止鼻血。止毒痢。主一切风气，暖腰膝，明目消赘。

处处都有。正月生苗，丛生，状似白微而更柔嫩细腻。叶生于茎头，如杏叶，上有细白毛而不光滑。近根有白色茸毛。

根 **【气味】** 苦，温，无毒。

【主治】 疟疾寒热，癥瘕积聚瘿气，逐血止气，疗金疮。止鼻血。止毒痢。主赤痢腹痛，齿痛，百骨节痛，项下肿瘤。主一切风气，暖腰膝，明目消赘。

【附方】 **1.热痢下重。** 用白头翁二两，黄连、黄蘗、秦皮各三两，加水七升煮成二升。每服一升。不愈再服。妇人产后痢虚极者，可加甘草、阿胶各二两。**2.下痢咽肿。** 用白头翁、黄连各一两，木香二两，加水五升，煎成一升半，分三次用服。**3.肠坠偏肿、包痔肿痛、小儿秃疮。** 用白头翁根，捣敷患处。一宿作疮，半月愈。

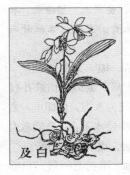

白及

【释名】 也称连及草、甘根、白给。

【集解】 [别录说] 白及生于北山川谷及冤句、越山。[颂说] 今江淮、河、陕、汉、黔诸州的石山上皆生长白及，春生苗，长一尺许。叶有两指大，青色。夏开紫花。二月、七月采根。

根 **【气味】** 苦，平，无毒。

【主治】 痈肿恶疮败疽，伤阴死肌，胃中邪气，贼风鬼击，痱缓不收。除白癣疥虫。结热不消，阴下痿，面上皯疱，令人肌滑。止惊邪血邪血痢，痈疾风痹，赤眼癥结，温热疟疾，发背瘰疬，肠风痔瘘，扑损，刀箭疮，汤火疮，生肌止痛。止肺血。

【附方】 **1.鼻血不止。** 用口水调白及末涂鼻梁上低处称之为"山根"的地方；水服一钱，立止。**2.心气疼痛。** 用白及、石榴皮各二钱，研细，加炼蜜和成丸子，如黄豆大。每服三丸，艾醋汤送下。**3.妇人阴脱。** 用白及、川乌药，等分研末，薄布包一钱，纳入阴道中，

觉腹内热即止。每天用一次。**4. 疗疮肿毒。**用白及末半钱，澄水中，等水清后，去水，以药摊厚纸上贴于患处。**5. 跌打骨折。**用白及末二钱，酒调服。**6. 刀斧损伤。**用白及、煅石膏，等分研末，撒伤口上。**7. 手足皲裂。**用白及粉加水调匀，填入裂口。患处不能沾水。**8. 汤火伤灼。**用白及粉调油涂搽。

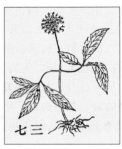

三七 【释名】也称山漆、金不换。[时珍说]时人称，三七叶左三右四，故名三七。其实不然。又有人说，三七本名山漆，谓其能合金疮，如漆粘物。金不换，言其贵重之意。

七三

【集解】[时珍说]三七生长在广西南丹诸州番峒深山中，采根曝干，黄黑色。团结者，状略似白及；长者如老干地黄，有节。味微甘而苦，颇似人参之味。

根 【气味】甘、苦，温，无毒。

【主治】止血散血定痛，金刃箭伤跌扑杖疮血出不止者，嚼烂涂，或为末擦，血即止。主吐血衄血，下血血痢，崩中经水不止，产后恶血不下，血运血痛，赤目痈肿，虎咬蛇伤诸病。

【附方】**1. 吐血咯血。**用三七一钱，口嚼烂，米汤送下。**2. 赤痢血痢。**用三七三钱，研细，淘米水调服。**3. 大肠下血。**用三七研细，淡白酒

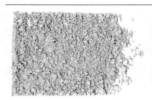

三七粉〔主治〕止血散血定痛。主吐血衄血，下血血痢，崩中经水不止，产后恶血不下，血运血痛，赤目痈肿，虎咬蛇伤诸病。

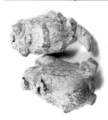

根〔主治〕止血散血定痛。主吐血衄血，下血血痢，崩中经水不止，产后恶血不下，血运血痛，赤目痈肿，虎咬蛇伤诸病。

调一至二钱服。三服可愈。**4. 妇人血崩。**治法同上。**5. 男妇赤眼。**用三七根磨汁，涂眼睛周围，很见效。**6. 无名痈肿，疼痛不止。**用三七根磨米醋调涂；如痛已破，则用三七研细干涂。**7. 虎咬蛇伤。**用三七研细，每服三钱，米汤送下。另取三七嚼涂伤处。

草之二 山草类

黄连、黄芩、秦艽、柴胡、胡黄连、前胡、防风、独活、土当归、升麻、苦参、白鲜、延胡索、贝母、山慈姑、石蒜、白茅、水仙、龙胆、细辛、杜衡、及已、白前、徐长卿、朱砂根、白微、锦地罗、紫金牛、拳参、铁线草

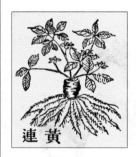

黄连 【释名】也称王连、支连。[时珍说]根连珠而色黄，故称此名。

連黃

【集解】[别录说]黄连生巫阳川谷及蜀郡太山之阳，二月、八月采根。[颂说]今江、湖、荆、夔州郡也有黄连，以宣城九节坚重相击有声者为佳，施、黔者次，东阳、歙州、处州者又次。其苗高一尺以上，叶似甘菊，四月开花黄色，六月结实似芹子，色黄。江左者根若连珠，苗经冬不凋，叶如小雉尾草，正月开花作细穗，淡白微黄色。六七月根紧，始堪采。[时珍说]黄连，取蜀地黄肥而坚者为善。唐时以澧州者为上。有二种：一种根粗无毛有珠，如鹰鸡爪形而坚实，色深黄；一种无珠多毛而中虚，黄色稍淡。各有各的用处。

根 【修治】[时珍说]五脏六腑皆有火，平则治，动则病，故有君火相火之说。黄连入手少阴心经，为治火之主药：治本脏之火，则生用；治肝胆之实火，则以猪胆汁浸炒；治肝胆之虚火，则以醋浸炒；治上焦之火，则以酒炒；治中焦之火，则以姜汁炒；治

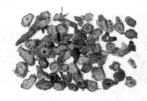

根〔主治〕热气，目痛眦伤泣泪，明目，腹痛下痢，妇人阴中肿痛。久服令人不忘。主五脏冷热，久下泄痢脓血，止消渴大惊，除水利骨，调胃厚肠益胆，疗口疮。

下焦之火，则以盐水或朴硝研细调水和炒；治气分湿热之火，则以茱萸汤浸炒；治血分块中伏火，则以干漆末调水炒；治食积之火，则以黄土研细调水和炒。

【气味】苦，寒，无毒。

【主治】热气，目痛眦伤泣出，明目，腹痛下痢，妇人阴中肿痛。久服令人不忘。主五脏冷热，久下泄澼脓血，止消渴大惊，除水利骨，调胃厚肠益胆，疗口疮。治五劳七伤，益气，止心腹痛，惊悸烦躁，润心肺，长肉止血，天行热疾，止盗汗并疮疥。猪肚蒸为丸，治小儿疳气，杀虫，羸瘦气急。治郁热在中，烦躁恶心，兀兀欲吐，心下痞满。主心病逆而盛，心积伏梁。去心窍恶血，解服药过剂烦闷及巴豆、轻粉毒。

【发明】〔颂说〕黄连治目方多，而羊肝丸尤奇异。今医家洗眼，以黄连、当归、芍药等分，用雪水或甜水煎汤热洗，冷即再温，益眼目，风毒赤目花翳，用之无不神效。因为眼目之病，皆是血脉凝滞使然，故以行血药合黄连施治。血得热则行，故乘热洗。〔时珍说〕黄连治目及痢为要药。古方治痢：香连丸，用黄连、木香；姜连散，用干姜、黄连；变通丸，用黄连、茱萸；姜黄散，用黄连、生姜。治消渴，用酒蒸黄连。治伏暑，用酒煮黄连。治下血，用黄连、大蒜。治肝火，用黄连、茱萸。治口疮，用黄连、细辛。皆是一冷一热，一阴一阳，寒因热用，热因寒用，君臣相佐，阴阳相济，最得制方之妙，无偏胜之害。

【附方】1. **心经实热**。用黄连七钱，加水一碗半，煎成一碗，饭后过一阵，饭前饭后温服。小儿减量。伏暑发热、作渴、呕吐及赤白痢：用黄连一斤，切小，加好酒二升半煮干，再焙过、研细，糊成丸子，如梧桐子大。每服

五十丸，日服三次。2. **骨节积热，渐渐黄瘦**。用黄连四分，切小，加童尿五大合，浸一夜，微煎三四沸，去渣，分二次服下。3. **小儿疳热、遍身疮蚀、潮热、肚胀、口渴**。用黄连五两，切碎，以水调湿，纳猪肚中，缝好，放在饭上蒸熟，连同少许饭捣烂做成丸子，如绿豆大。每服二十丸，米汤送下。另服调血清心的药，使病速愈。4. **消渴尿多**。用黄连末和蜜成丸，如梧桐子大，每服三十丸。又一方：黄连半斤，酒一升，放在开水锅里，煮一伏时，取出晒干，滴水做成丸子，如梧桐子大。每服五十丸，温水送下。破伤风病：用黄连五钱，加酒一碗，煎至七分，再加黄蜡三钱熔化后，趁热服。5. **小便白浊**。用黄连、白茯苓，等分研末，加酒糊做成丸子，如梧桐子大。每服三十丸，以补骨脂煎汤送下。日服三次。6. **痢症多血**。用黄连一两，加水二升，煮成半升，露一夜，次日烧热后空心服。又一方：黄连一两，和鸡蛋白做饼，炙成紫色，研细，以浆水三升，慢火熬成膏。每服半合，温米汤送下。单以鸡蛋白调黄连末为丸服亦可。又一方：黄连二两，切碎，放在瓦上焙焦，加当归一两焙过，共研末，再加麝香少许。每服二钱，陈米汤送下。7. **冷热诸痢**。用黄连一两半、龙骨一两、大附子一个、干姜一两半、胶一两半，切细，加水五合，煮沸即停，稍冷再添水煮，如此反复九次，最后约得药汁一升，一顿服下。8. **痢疾腹痛，里急后重**。用黄连、木香，等分研末，加蜜做成丸子，如梧桐子大。每服二三十丸。日服一次。9. **痔病秘结**。用黄连、枳壳，等分研末，加糊做成丸子，如梧桐子大，每服五十丸，空心服，米汤送下。10. **腹泄脾泄**。用黄连一两、生姜四两，同以文火炒至姜脆。取出，把两药分开，各研末。腹泄用姜末，脾泄用黄连末。每服二钱，空心服，开水送下。此方亦治痢疾。11. **吐血不止**。用黄连一两，捣碎，加豉二十粒，水煎去渣，温服。12. **眼目诸病**。用黄连不限多少，捣碎，浸清水中六十天，然后单取汁熬干。另用艾铺瓦上，燃艾，把熬干的药碗，盖在艾上，受到艾的烟熏。艾烟尽后，刮取碗底药末

做成丸子，如小豆大。每服十丸，甜竹叶汤送下。13. **眼睛红肿**。用黄连锉碎，浸在鸡蛋清里，经过一夜，次日，滤去渣，以鸡毛蘸蛋清点眼。又一方：用黄连和冬青叶煎汤洗眼。又一方：黄连、干姜、杏仁，等分研末，用棉包裹浸入热水中，趁热闭目淋洗。14. **双目痒痛**。用黄连浸乳中，随时取汁点眼。15. **泪出不止**。用黄连浸水成浓汁搽洗。16. **牙痛恶热**。用黄连末搽痛处。17. **口舌生疮**。用黄连煎酒，时时含漱。18. **小儿口疳**。用黄连、芦荟，等分研末。每服五分，蜜汤送下。如是走马疳，可再加蟾灰等分、青黛减半、麝香少许。19. **小儿耳后疮称月蚀**。用黄连末搽敷。20. **胎动出血**。用黄连研末，每服一茶匙，酒送下。日服三次。21. **妊娠心烦，口干不能睡眠**。用黄连研末，每服一钱，清稀饭送下。22. **痈疽肿毒**。用黄连、槟榔，等分研末，加鸡蛋清调匀搽患处。疮已溃或未溃，皆可用此方。

黄芩 (qín)

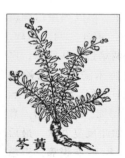

黄芩

【**释名**】也称腐肠、空肠、内虚、妒妇、经芩、黄文、印头、苦督邮。内实者名子芩、条芩、尾芩、妯鼠尾芩。

【**集解**】[颂说] 今川蜀、河东、陕西近郡都有。苗长尺余，茎干粗如箸，叶丛生，类紫草，也有独茎者，叶细长，青色两两相对，六月开紫花，根如知母粗细，长四五寸，二月、八月采根曝干。吴普《本草》云：二月生亦黄叶，两两四四相值。其茎空中，或方圆，高三四尺。四月花紫红赤。五月实黑根黄。二月至九月采。

根 【**气味**】苦，平，无毒。

【**主治**】诸热黄疸，肠澼泄痢，逐水，下血闭，恶疮疽蚀火疡。疗痰热胃中热，小腹绞痛，消谷，利小肠。女子血闭淋露下血，小儿腹痛。治热毒骨蒸，寒热往来，肠胃不利，破痈气，治五淋，令人宣畅，去关节烦闷，解热渴。下气，主天行热疾，疗疮排脓，治乳痈发

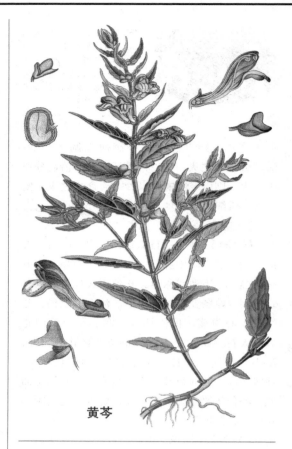

黄芩

子 [主治] 肠澼脓血。

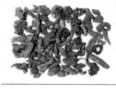

黄芩炭 [主治] 诸热黄疸，泻肺火上逆，疗上热，目中肿赤，安胎，养阴退阳。

背。凉心，治肺中湿热，泻肺火上逆，疗上热，目中肿赤，瘀血壅盛，上部积血，补膀胱寒水，安胎，养阴退阳。治风热湿热头疼，奔豚热痛，火咳肺痿喉腥，诸失血。

【**发明**】[元素说] 黄芩有九大用处：泻肺热；上焦皮肤风热风湿；去诸热；利胸中气；消痰膈；除脾经诸湿；夏月须用；妇人产后养阴退阳；安胎。以酒炒则上行，主上部积

血，非此不能除。下痢脓血，腹痛后重，身热久不能止者，须与芍药、甘草同用。凡诸疮痛不可忍者，适宜芩、连苦寒之药，须用其身梢及引经药。[时珍说]张元素说黄芩泻肺火，治脾湿；李东垣说片芩治肺火，条芩治大肠火；朱丹溪说黄芩治上中二焦火；而张仲景治少阳证小柴胡汤，太阳少阳合病下利黄芩汤，少阳证下后心下满而不痛泻心汤，并用；成无己言黄芩苦而入心，泻痞热。因为黄芩能入手少阴阳明、手足太阴少阳六经。黄芩气寒苦，色黄带绿，苦入心，寒胜热，泻心火，治脾之湿热，一则金不受刑，一则胃火不流入肺，所以救肺。肺虚者不宜，因为苦寒伤脾胃，损其母。少阳之证，寒热胸胁痞满，默默不欲饮食，心烦呕，或渴或否，或小便不利。虽然病在半表半里，而胸胁痞满，实兼心肺上焦之邪。心烦喜呕，默默不欲饮食，又兼脾胃中焦之证。所以用黄芩来治手足少阳相火，黄芩也是少阳本经药。

子 【主治】肠澼脓血。

【附方】 **1.男子五痨七伤、消渴不生肌肉，妇女带下、手足寒热，宜服。** 随季节不同，黄芩、大黄、黄连三药的用量也不同。春季用量是：四两——三两——四两；夏季是：六两——一两——七两；秋季是：六两——三两——三两；冬季是：三两——五两——二两。配好后捣碎和蜜做成丸子，如乌豆大。每服五丸，渐增至七丸。日服三次。一月后病愈。久服使人健壮。**2.肤热如火烧。** 用黄芩一两，加水二杯，煎成一杯，一次服下。**3.吐血衄血或发或止。** 黄芩一两，研末，每取三钱，加水一碗，煎至六分，和渣一起温服。血淋热痛。用黄芩一两，水煎，热服。**4.妇女绝经期已过，仍不断经。** 用黄芩心二两，浸淘米水中七天，取出炙干再浸，如此七次，研细，加醋加糊做成丸子，如梧桐子大。每服七十丸，空心服，温酒送下。日服二次。安胎清热。用黄芩、白术，等分研末，调米汤做成丸子，如梧桐子大。每服五十丸，开水下。药中加神曲亦可。**5.产后血渴，饮水不止。** 用黄芩、麦门冬，等分研

末，水煎，温服。灸疮血出、血出不止如尿，手冷欲绝。以酒炒黄芩二钱为末，酒服即止。

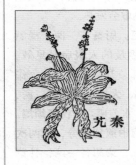

秦艽（jiāo）

【释名】 也称秦爪。

【集解】[颂说]河、陕州郡多有秦艽。其根土黄色而相交纠，长一尺以上，粗细不等。枝干高五六寸。叶婆娑，连茎梗俱青色，如莴苣叶。六月中开花紫色，似葛花，当月结子。春秋采根阴干。

根 【气味】 苦，平，无毒。

【主治】 寒热邪气，寒湿风痹，肢节痛，下水利小便。疗风无问久新，通身挛急。传尸

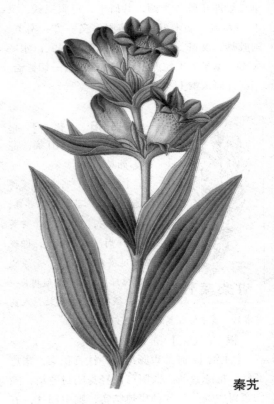

秦艽

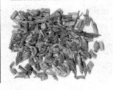

根[主治]除阳明风湿及手足不遂，口噤牙痛口疮，肠风泻血，养血荣筋。

骨蒸，治疳及时气。牛乳点服，利大小便，疗酒黄、黄疸，解酒毒，去头风。除阳明风湿及手足不遂，口噤牙痛口疮，肠风泻血，养血荣筋。泄热益胆气。治胃热虚劳发热。

【附方】 1.**各种黄疸**。用秦艽一两，浸酒半升中，空腹饮下。有酒量的人服后易见效。又一方：秦艽三两，牛乳一升，煮成七合，作两次服下。2.**暴泻、大渴、大饮**。用秦艽二两、炙甘草半两，每服三钱，水煎服。3.**伤寒烦渴**。用秦艽一两，在牛乳一碗中煎到六分，作两次服。4.**急劳烦热**。用秦艽、柴胡各一两，甘草五钱，研细。每服三钱，开水调下。5.**小便艰难**。用秦艽一两，水一碗，煎至六分，分两次服。又一方：秦艽、冬葵子，等分研末，每服一小匙，酒送下。6.**胎动不安**。用秦艽、炙甘草、炒鹿角胶各半两，共研末，每服三钱，又水一大碗、糯米五十粒煎服。又一方：秦艽、阿胶炒、艾叶，等分研末，每服三钱，以水一大碗、糯米五十粒煎服。7.**疮口不合一切皆治**。用秦艽研末敷上。效果显著。

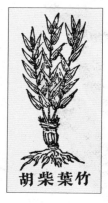

竹葉柴胡

柴胡 【释名】 也称地熏、芸蒿、山菜、茈胡、茹草。

【集解】[别录说]《博物志》中讲，芸蒿叶似邪蒿，春秋发白芽，长四五寸，香美可食。[时珍说]银州，即现在的延安府神木县，五原城是其废址。所出产的柴胡长一尺多，微微发白且柔软，入药非常好。其中似邪蒿的柴胡可以食用。

根 【气味】 苦，平，无毒。

【主治】 腹部胃肠结气，饮食积聚，寒热邪气，推陈致新。久服可以轻身明目益精，除伤寒胃中烦热，各种痰热结实，胸中邪气，五脏间游气，大肠停积水胀及湿痹拘挛。治虚劳发热，骨节烦疼热气，肩背疼痛，劳乏羸瘦，下气消食，宣畅气血。主时疾内外热不解，单独煮服疗效较好。补五劳七伤，除烦止惊益气

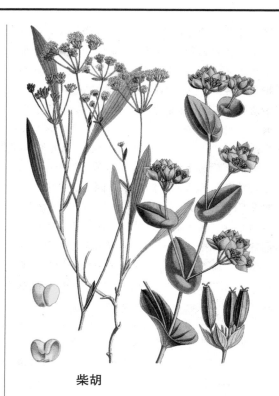

柴胡

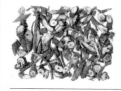

根〔主治〕腹部胃肠结气，饮食积聚，寒热邪气，推陈致新。

力，消痰止嗽，润心肺，添精髓，健忘，除虚劳，散肌热，去早晚潮热，寒热往来，胆瘅。妇人胎前产后各种热，腹部包块，胸胁痛。治阳气下陷，平肝胆热气，及头痛眩晕，目昏赤痛障翳，耳鸣耳聋，各种疟疾及痞块寒热，妇人热入血室，月经不调，小儿痘疹余热，面黄肌瘦，腹部膨大。

苗 【主治】 卒聋，捣汁频滴之。

【附方】 1.**伤寒余热**。用柴胡四两、甘草一两，每用三钱，煎服。2.**小儿骨热，十五岁以下小儿遍身如火，盗汗、咳嗽、烦渴，日渐黄瘦**。用柴胡四两、丹砂三钱，共研末，拌猪胆汁和饭蒸熟，做成丸子，如绿豆大。每服一丸，桃仁、乌梅汤送下。日服三次。3.**虚劳发热**。用柴胡、人参等分，每服三钱，加姜枣同

水煎服。4. **湿热黄疸**。用柴胡一两、甘草二钱半，白茅根一小把，加水一碗，煎至七成，适当分次服完。眼睛昏暗：用柴胡二钱半、决明子七钱半，共研末，人乳调匀，敷眼上。5. **积热下痢**。用柴胡、黄芩等分，半酒半水煎至七成，待冷定后空心服下。

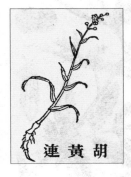

連黄胡

胡黄连 【释名】

也称割孤露泽。

【集解】[恭说]胡黄连出波斯国，生海畔陆地。苗若夏枯草，[颂说]今南海及秦陇间也有。初生似芦，干后则似杨柳枯枝，心黑外黄，不定时可收采。

根 【气味】 苦，平，无毒。

【主治】 补肝胆，明目，五心烦热，妇人胎蒸虚惊，冷热泄痢，五痔，厚肠胃，益颜色。浸人乳汁，点目甚良。治小儿惊痫寒热不下食，霍乱下痢，伤寒咳嗽温疟，理腰肾，去阴汗。

【附方】 1. **伤寒劳复，身热，大小便赤如血色**。用胡黄连一两，山栀子二两，去壳，入蜜半两，拌和，炒令微焦为末，用猪胆汁和丸梧桐子大。每服十丸，用生姜二片，乌梅一个，温水浸半日去滓后服用，很有效。2. **五心烦热**。胡黄连末，米饮服一钱。3. **小儿疳泻，冷热不调**。胡黄连半两，绵姜一两炮，为末。每服半钱，甘草节汤送下。4. **小儿自汗、盗汗，潮热往来**。胡黄连、柴胡等分，为末，蜜丸芡子大。每用一二丸，水化开，入酒少许，重汤煮一二十沸，温服。5. **小儿黄疸**。胡黄连、川黄连各一两，为末，用黄瓜一个，去瓤留盖，入药在内合定，面裹煨熟，去面，捣丸绿豆大，每量大小温水下。6. **婴儿赤目**。茶调胡黄连末，涂手足心，即愈。7. **痔疮疼肿，不可忍者**。胡黄连末，鹅胆汁调搽之。

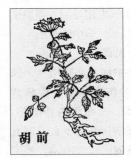

胡前

前胡 【集解】

[大明说]越、衢、婺、睦生长的前胡都比较好，七、八月采，外黑里白。

[颂说]今陕西、梁汉、江淮、荆襄州郡及相州、孟州都有前胡。春生苗，青白色，似斜蒿。初出出时有白芽，长三四寸，味很香，又似芸蒿。七月内开白花，与葱花相类。八月结实。根青紫色，与柴胡相似。但柴胡赤色而脆，前胡黄而柔软，是为不同。

[时珍说]前胡有数种，苗高一二尺，色似斜蒿，叶如野菊而细瘦，嫩时可食，秋月开黪白花，类蛇床子花，根皮黑肉白，有香气为真。

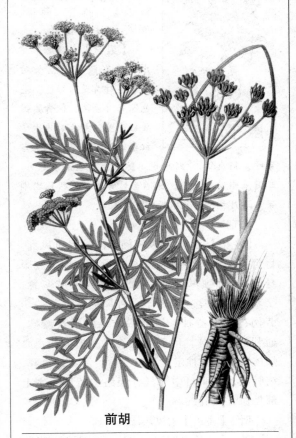

前胡

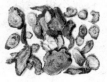

根[主治]破郁结，开胃下食，通五脏，主霍乱转筋，骨节烦闷，反胃呕逆，气喘咳嗽，安胎，小儿一切疳气。

根 【修治】［敩说］事先用刀刮去苍黑皮并髭土，细锉，以甜竹沥浸润，日中晒干用。

【气味】苦，微寒，无毒。

【主治】痰满，胸胁中痞，心腹结气，风头痛，去痰实，下气，治伤寒寒热，推陈致新，明目益精。能去热实，及时气内外俱热，单煮服。治一切气，破癥结，开胃下食，通五脏，主霍乱转筋，骨节烦闷，反胃呕逆，气喘咳嗽，安胎，小儿一切疳气。清肺热，化痰热，散风邪。

【附方】**小儿夜啼**。前胡捣筛，密丸小豆大。日服一丸。

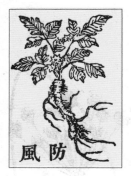

防风 【释名】也称铜芸、茴芸、茴草、屏风、百枝、百蜚。

【集解】［颂说］汴东、淮浙州郡都生长防风。茎叶都是青绿色，茎色深而叶色淡，似青蒿但要短小些。初春时为嫩紫红色。江东宋亳人采来当菜吃，极爽口。［时珍说］防风生长在山石之间。二月采嫩苗当菜吃，味道辛甘芳香，也叫作珊瑚菜。二月和十月采根晒干，可入药。

【气味】甘，温，无毒。

【主治】大风，风眩痛，能除恶风风邪，目盲不能看物，风行周身，骨节疼痛，久服身轻。烦满胁风，风头面去来，四肢挛急，字乳金疮内痉。治三十六种风症，男子一切劳伤，补中益神，风赤眼，止冷泪及瘫痪，通利五脏关脉，治五劳七伤，羸损盗汗，心烦体重；能安神定志，匀气脉。治上焦风邪，泻肺火，散头目中滞气，经络中留湿。主上部见血。搜肝气。

叶 【主治】中风热汗出。

花 【主治】四肢拘急，行履不得，经脉虚羸，骨节间痛，心腹痛。

子 【主治】疗风更优，调食之。

【附方】**1. 自汗不止**。用防风，去掉芦

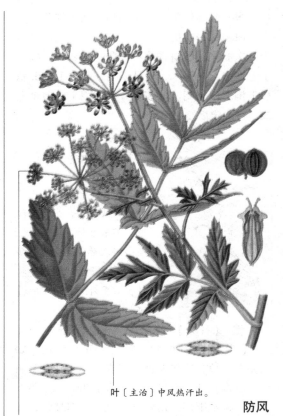

叶〔主治〕中风热汗出。

防风

花〔主治〕四肢拘急，行履不得，经脉虚羸，骨节间痛，心腹痛。

子〔主治〕疗风更优，调食之。

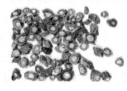

根〔主治〕大风，风眩痛，能除恶风风邪，目盲不能看物，风行周身，骨节疼痛，久服身轻。

头，按：芦头是指接近根部的叶柄残基，每服二钱，浮麦煎汤送下。又一方：防风用面炒过，猪皮煎汤送下。**2. 睡中盗汗**。用防风二两、芎劳一两、人参半两，共研末。每服三钱，临睡时服。**3. 消风顺气、老人便秘**。用防风、枳壳麸炒各一两，甘草半两，共研末。每服二三匙，煎服。**4. 破伤中风、牙关紧闭**。用天南星、

防风，等分研末。每服二三匙。煎服。5. **小儿解颅指囟门久不闭合**。用防风、白及、柏子仁，等分研末，乳汁调涂囟门。一天换药一次。6. **妇女崩中**。用防风去芦头，炙赤为末，每服一钱，以面糊酒调下。更以面糊酒投之，此药累经效验。

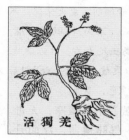

活獨羌

独活

【释名】也称羌活、羌青、独摇草、护羌使者、胡王使者、长生草。[时珍说]独活以羌中来者为良，故有羌活、胡王使者诸名。正如川芎、抚芎、白术、苍术之义，入药时微有不同。

【集解】[颂说]独活、羌活生长在蜀汉一带的最佳。春生苗叶如青麻。六月开花成丛，或黄或紫。结实时叶黄者，是夹石上所生；叶青者，是土脉中所生。[时珍说]独活、羌活乃一类二种，生于别地者为独活，西羌者为羌活。王贶说，羌活须用紫色有蚕头鞭节者。独活极大，有白如鬼眼。

根 【气味】 苦、甘，平，无毒。[元素说]独活微温，甘、苦、辛，气味俱薄，浮而升，为阳，足少阴行经气分之药。羌活温，辛苦，气味俱薄，浮而升，也为阳，手足太阳行经风药，并入足厥阴少阴经气分。

【主治】 风寒所击，金疮止痛，奔豚痫痉，女子疝瘕。久服轻身耐老。疗诸贼风，百节痛风，无问久新。独活：治诸中风湿冷，奔喘逆气，皮肤苦痒，手足挛痛劳损，风毒齿痛。羌活：治贼风失音不语，多痒，手足不遂，口面㖞斜，遍身痛痹，血癞。羌活、独活：治一切风并气，筋骨挛拳，骨节酸疼，头旋目赤疼痛，五劳七伤，利五脏及伏水气。治风寒湿痹，酸痛不仁，诸风掉眩，颈项难伸。去肾间风邪，搜肝风，泻肝气，治项强、腰脊痛。散痈疽败血。

【附方】 1. **中风口噤，通身发冷，不省人事**。用独活四两，加好酒一升，煎半升服。又一方：独活一两，加酒二升，煮成一升；另用大豆五合，炒至爆裂，以药酒倒入，盖好。过一段时间，温服三合。 2. **热风瘫痪**。用羌活二斤、枸杞子一斤，共研末，每服一茶匙。日服三次。3. **产后中风，四肢抽筋，不能言语**。用羌活二两，煎酒服。4. **产后腹痛，甚至肠出**。用羌活二两，煎酒服。5. **妊娠浮肿**。用羌活、萝卜子同炒香，只取羌活研细。每服二钱，温酒调下。第一天服一次，第二天服二次，第三天服三次。6. **关节疼痛**。用独活、羌活、松节等分，酒煮过。每天一杯，空心饮。7. **风牙肿痛**。用独活煮酒热漱。又一方：独活、地黄各三两，共研末。每取三钱，加水一碗煎服，连渣服下。睡前再服一次。8. **喉闭口噤**。用羌活三两、牛蒡子二两，煎水一大

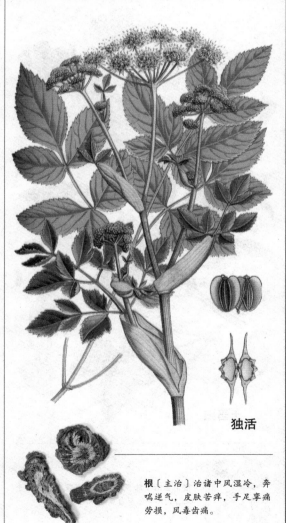

独活

根 [主治]治诸中风湿冷，奔喘逆气，皮肤苦痒，手足挛痛劳损，风毒齿痛。

杯，加白矾少许灌下。9. **睛垂至鼻，大便下血，痛不可忍。**用羌活煎汁服，几碗之后，病自痊愈。10. **太阳头痛。**用羌活、防风、红豆，等分研末。每取少许吸入鼻孔。

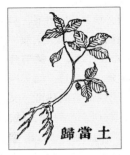

归当土

土当归

根【气味】辛，温，无毒。

【主治】除风和血，煎酒服之。闪拗手足，同荆芥、葱白煎汤淋洗。

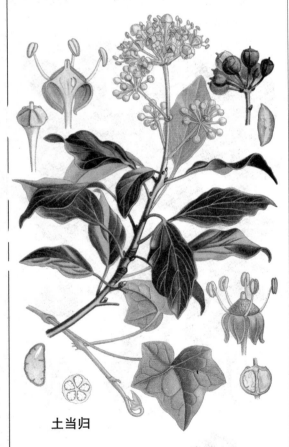

土当归

根〔主治〕除风和血，煎酒服之。闪拗手足，同荆芥、葱白煎汤淋洗。

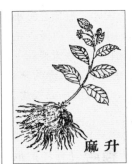

麻升

升麻【释名】也称周麻。

【集解】〔别录说〕升麻生益州山谷，二月、八月采根，晒干。〔弘景说〕旧出宁州者第一，形细而黑，极坚实。今唯出益州，好者细削，皮大味薄，不堪用。〔颂说〕今蜀汉、陕西、淮南州郡都产升麻，以蜀川者为佳。春生苗，高三尺左右。叶似麻叶，并青色。四、五月着花，似粟穗，白色。六月以后结实，黑色。根如蒿根，紫黑色，多须。

根【气味】甘、苦，平、微寒，无毒。〔元素说〕温，辛微苦，气味俱薄，浮而升，为阳，为足阳明、太阴引经的药。得葱白、白芷，亦入手阳明、太阴。〔李杲说〕引葱白，散手阳明风邪。引石膏，止阳明齿痛。人参、黄芪，非此引，不能上行。〔时珍说〕升麻，同柴胡，引生发之气上行；同葛根，能发阳明之汗。

【主治】解百毒，辟瘟疫瘴气邪气，蛊毒入口皆吐出，中恶腹痛，时气毒疬，头痛寒热，风肿诸毒，喉痛口疮。久服不夭，轻身长年。小儿惊痫，热壅不通，疗痈肿豌豆疮，水煎棉沾拭疮。治阳明头痛，补脾胃，去皮肤风邪，解肌肉间风热，疗肺痿咳唾脓血，能发浮汗。牙根浮烂恶臭，太阳鼻血，为疮家圣药。消斑疹，行瘀血，治阳陷眩晕，胸胁虚痛，久泻下痢，后重遗浊，带下崩中，血淋下血，阴痿足寒。

【附方】1. **豌豆斑疮。**状如豌豆，有白浆，由头面传及躯体，不急救有生命危险。用蜜煎升麻，随时取食。另以水煮升麻，棉花沾

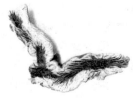

根〔主治〕解百毒，辟瘟疫瘴气邪气，蛊毒入口皆吐出，中恶腹痛，时气毒疬，头痛寒热，风肿诸毒，喉痛口疮。消斑疹，行淤血，治阳陷眩晕，胸胁虚痛，久泄下痢，后重遗浊，带下崩中，血淋下血，阴痿足寒。

药汁洗疮。2. **突发肿毒**。用升麻磨醋，随时涂搽。3. **喉痹作痛**。用升麻片含咽，或以升麻半两煎水服，引吐为效。4. **胃热牙痛**。用升麻煎汤，热漱并咽下。方中加生地黄亦可。5. **口舌生疮**。用升麻一两、黄连三分，共研末。绵裹药末含咽。6. **热痱瘙痒**。用升麻煎汤服并洗痱子。7. **产后恶血不尽或经月半年**。用升麻三两，加清酒五升煮成二升，分两次服下。8. **解莨菪毒**。用升麻煮汁，多服。

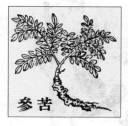

苦参 【释名】也称苦骨、地槐、水槐、菟槐、骄槐、野槐、白茎，又名岑茎、禄白、陵郎、虎麻。

【集解】［别录说］苦参生长在汝南山山谷及田野里，三月、八月、十月采根曝干。［时珍说］七八月结角如萝卜子，角内有子二三粒，如小豆而坚。

根 【气味】苦，寒，无毒。

【修治】［敩说］采苦参的根部，用糯米浓泔汁浸一宿，其腥秽气并浮在水面上，须重重淘过，即蒸，从巳至申，取晒切用。

【主治】心腹结气，癥瘕积聚，黄疸，溺有余沥，除痈肿，补中，明目止泪。养肝胆气，安五脏，平胃气，令人嗜食轻身，定志益精，利九窍，除伏热肠澼，止渴醒酒，小便黄赤，疗恶疮。渍酒饮，治疥杀虫。治恶虫、胫酸。治热毒风，皮肌烦燥生疮，赤癞眉脱，除大热嗜睡，治腹中冷痛，中恶腹痛。杀疳虫。炒存性，米饮服，治肠风泻血并热痢。

【发明】［元素说］苦参苦气沉纯阴，为足少阴肾经君药。治本经须用，能逐湿。［震亨说］苦参补阴气，若得之而致腰重，则是因其气降而不升，并非是伤肾之故。［时珍说］子午乃少阴君火对化，故苦参、黄檗之苦寒，皆能补肾，盖取其苦燥湿、寒除热也。热生风，湿生虫，故又能治风杀虫。唯肾水弱而相火胜者，用之相宜。火衰精冷、真元不

足及年高之人，不可用。《素问》载，五味入胃，各归所喜，久而增气，此乃物化之常。气增而久，则成为夭亡之由。王冰说，味入肝为温，入心为热，入肺为清，入肾为寒，入脾为至阴而兼四气，皆为增其味而益其气，各从本脏之气。故久服黄连、苦参而反热者，即属此类。气增不已，则脏气有偏胜，偏胜则脏有偏绝，故有暴夭。张从正也说，凡药皆毒。虽甘草、苦参，不可不谓之毒。久服则五味各归其脏，必有偏胜气增之患。诸药皆然。

实 【主治】久服轻身不老，明目。

【附方】1. **热病发狂**。用苦参末，加蜜调成丸子，如梧桐子大。每服十丸，薄荷汤送下。也可用苦参末二钱，水煎服。2. **伤寒结胸，伤寒流行时，感病四五日，胸满痛，大发烧**。苦参一两，加醋三升，煮成一升二合，服后能吐即愈。3. **谷疸食劳，头旋，心神不安发慌**。苦参二两、龙胆一合，共研末，加牛胆调药成丸，如梧桐子大。每服五丸，生大麦煎汁送下。日服三次。4. **毒热足肿**。用苦参煮酒多擦。5. **梦遗食减**。用白色苦参三两、白术五两、牡蛎粉四两，共研末；另取雄猪肚一个，洗净，在砂罐中煮烂，和药捣匀，做成丸子，如小豆大。每服四十丸，米汤送下。每天服三次。久服能使身体转健，食量增加，不再梦遗。6. **饮食中毒**。苦参三两，苦酒一升半，煮成八合，分两次服，取吐即愈。7. **血痢不止**。用苦参炒焦为末，滴水做成丸子，如梧桐子大。每服十五丸，米汤送下。8. **大肠脱肛**。用苦参、五倍子、陈壁土等分，煎汤洗患处，并以木贼末敷上。9. **齿缝出血**。用苦参一两、枯矾一钱，共研末。一天擦齿三次，效果明显。10. **鼻疮脓臭**。用苦参、枯矾各一两，生地黄汁三合，加水煎浓，随时滴疮上。11. **遍身风疹，痒不可忍，涎痰多，夜难睡**。用苦参末一

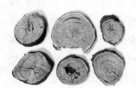

根〔主治〕心腹结气，癥瘕积聚，黄疸，溺有余沥，除痈肿，补中，明目止泪。养肝胆气，安五脏，平胃气，令人嗜食轻身，定志益精。

两，另用皂荚二两，在水一升中揉滤取汁，瓦器内熬成膏，和药末做成丸子，如梧桐子大。每服三十丸，饭后服，温水送下。**12. 大风癞疾即麻风。**用苦参五两，切片，浸在酒三斗中，过一个月后，每取酒饮一合。一天三次。宜常服不断。又一方：苦参末二两，缝在猪肚子中煮熟，把药去掉。病人先饿一天，第二天早晨，饮清水一碗后，即取食猪肚，如吐出，须再吃。过一二时后，以肉汤调"无忧散"五六钱服下。有恶物排出时，即为见效。再服皂荚一斤去皮，去子，煮汁，汁中调入苦参末，另加何首乌末二两、防风末一两半、当归末一两、芍药末五钱、人参末三钱，一起做成丸子，如梧桐子大。每服三十至五十丸，温酒或茶送下。日服三次。同时，还用麻黄、苦参、荆芥煎水洗癞。又一方：治大风癞及热毒、风疮、疥癣等，用苦参去皮，晒干一斤、枳壳麸炒六两，共研末，加蜜为丸，如梧桐子大。每服三十丸，温酒送下。日服三次白天两次，夜间一次。肾脏风毒，心肺积热，皮肤疥癞，痛痒时出黄水。用苦参三十一两、荆芥穗十六两，共研末，滴水糊成丸子，如梧桐子大。每服三十丸，茶送下。**13. 上下诸瘘或在颈部，或在下部。**用苦参五升，在苦酒一斗中浸泡三四天后服下。**14. 瘰疬结核。**用苦参末四两，加牛膝汁调成丸子，如绿豆大。每服二十丸，热开水送下。**15. 汤火伤灼。**用油调苦参末敷伤处。**16. 赤白带下。**用苦参二两、牡蛎粉一两五钱，共研末；另以雄猪肚一个，用三碗水煮烂后，再捣成泥，和药末做成丸子，如梧桐子大。每服百丸，温酒送下。

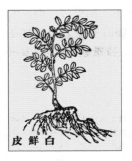

白鲜 【释名】也称白膻、白羊鲜、地羊鲜、金雀儿椒。

【集解】[弘景说] 白鲜到处都有，蜀中的为最佳。[颂说] 现在河中、江宁府、滁州、润州都有白鲜。苗高一尺多，茎为青色，叶梢为白色而像槐树叶，也像茱

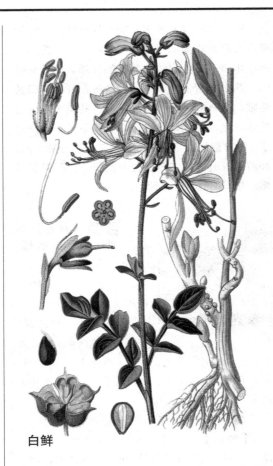

白鲜

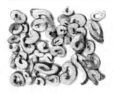

根〔主治〕治头痛黄疸，咳嗽不止，小儿惊风，妇人产后余痛。通关节，利九窍，通小肠水气。

萸。四月开淡紫色的花，像小蜀葵花。根似小蔓菁，宜在二月采，阴干。皮为黄白色，实心。当地人采摘它的嫩苗当菜吃。

根皮 【气味】 苦，寒，无毒。

【主治】 治头风黄疸，咳嗽不止，女子阴道肿痛，肌肤麻木，关节肿痛，不能屈伸走路。疗四肢不安，因腹中大热饮水，引起胃气上逆而喉间呃呃做声的时令病，小儿惊风，妇人产后余痛。一切热毒风，恶风风疮，疥癣赤烂，眉发脱脆，肤冷麻木，解热黄、酒黄、谷黄、劳黄。通关节，利九窍，通小肠水气。天

行时疾，头痛眼疼。

【附方】1. 产后中风，人体虚不能服用另外的药。将白鲜皮用新鲜的井水三升，煮取一升，温服。

2. 颈淋巴结核瘘管，已破出脓血。白鲜皮煮汁，服一升，马上就会吐出秽物。

延胡索

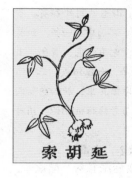

索胡延

【释名】也称玄胡索。

【集解】[时珍说]今二茅山西上龙洞种。每年寒露后栽，立春后生苗，叶如竹样，三月长三寸高，根丛生芋卵样，立夏掘起。

根 【气味】辛，温，无毒。

【主治】破血，妇人月经不调，腹中结块，崩中淋露，产后诸血病，血运，暴血冲上，因损下血。煮酒或酒磨服。除风治气，暖腰膝，止暴腰痛，扑损瘀血，落胎。治心气小腹痛，有神。散气，治肾气，通经络。活血利气，止痛，通小便。

【发明】[时珍说]玄胡索苦微辛，气温，入手足太阴厥阴四经，能行血中气滞，气中血滞，故专治一身上下诸痛，用之中的，妙不可言。

【附方】1. 老小咳嗽。用延胡索一两、枯矾二钱半，共研末。每服二钱，软糖一块和药含咽。2. 小便尿血。用延胡索一两、朴硝七钱半，共研末。每服四钱，水煎服。3. 膜外气疼及气块。用延胡索研细，将猪胰一个，切成小块，炙熟蘸药末随时吃下。4. 热厥心痛，身热足寒。用延胡索去皮、金铃子肉，等分研末。每服二钱，温酒或白开水送下。下痢腹痛。用延胡索三钱，米汤

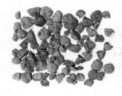

根〔主治〕妇人月经不调，腹中结块，崩中淋露，产后诸血病，血运，暴血冲上，因损下血。除风治气，暖腰膝，止暴腰痛，扑损瘀血，落胎。

送下。5. 妇女血气，月经不调，腹中刺痛。用延胡索去皮，醋炒、当归酒浸，炒各一两，橘红二两，共研末，酒煮米糊和药做成丸子，如梧桐子大。每服一百丸，空心服，艾醋汤送下。6. 产后诸病，血污不净，产后血晕，腹满心梗，寒热不足，手足烦热等。用延胡索炒后研细，每服二钱，酒送下，甚效。7. 小儿疝气。用延胡索盐炒、全蝎去毒，生用，等分研末。每服半钱，空心服，盐酒送下。8. 冷气腰痛。用延胡索、当归、桂心，等分研末。每服三四钱，温酒送下。9. 偏正头痛。用延胡索七枚、青黛二钱，牙皂去皮、去子二个，共研末，滴水和丸，如杏仁大。每次水化一丸，灌入鼻内。偏头痛，则在痛侧的鼻孔灌药。同时，令病人咬铜钱一个，当有涎汁大量流出，病即渐愈。

贝母

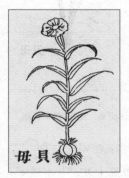

母贝

【释名】也称勤母、苦菜、苦花、空草、药实。

【集解】[别录说]贝母生于晋地，十月采根曝干。[颂说]今河中、江陵府、郿、寿、随、郑、蔡、润、滁州都有。二月生苗。茎细，青色。叶青，似荞麦叶，随苗出。七月开花，碧绿色，形如鼓子花。八月采根，根有瓣子，黄白色，如聚贝子。

根 【气味】辛，平，无毒。

【主治】伤寒烦热，淋沥邪气疝瘕，喉痹乳难，金疮风痉。疗腹中结实，心下满，洗洗恶风寒，目眩项直，咳嗽上气，止烦热渴，出汗，安五脏，利骨髓。服之不饥，断谷。消痰，润心肺。末和砂糖丸含，止嗽。烧灰油调，敷入畜疮，敛疮口。主胸胁逆气，时疾黄疸。研末点目，去肤翳。以七枚做末酒服，治难产及胞衣不出。与连翘同服，主项下瘤瘿疾。

【附方】1. 忧郁不伸，胸膈郁积。用贝母去心，加姜汁炒后研细，再和姜汁、面糊做成丸子。每服七十丸。2. 化痰降气，止咳解郁。用贝母去心一两、姜制厚朴半两，加蜜做成

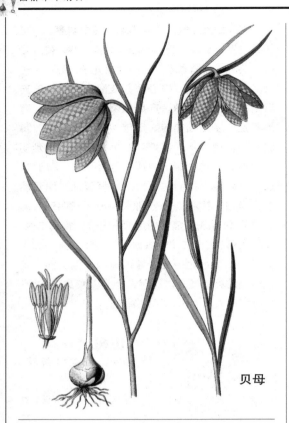

贝母

根〔主治〕伤寒烦热，疗腹中结实，心下满，消痰，润心肺。

丸子，如梧桐子大。每服五十丸，开水送下。

3. **小儿百日咳**。用贝母五钱、甘草半生半炙二钱，共研末，加砂糖调成丸子，如芡子大，每次以米汤化服一丸。4. **乳汁不下**。用贝母、知母、牡蛎粉等分，研为细末。每服二钱，猪蹄汤调服。5. **冷泪目昏**。用贝母一枚、胡椒七粒，共研为细末，点眼。6. **目生胬肉**。用贝母、丁香，等分研末，加乳汁调匀点眼。7. **衄血不止**。用贝母炮过，研为细末。每服二钱，温浆水送下。8. **小儿鹅口，满口白烂**。用贝母去心，研细半钱，加水五分、蜜少许，煎三沸。取抹患处。9. **乳痈初肿**。用酒送服贝母二钱，另找人吮乳，使之通畅。10. **紫白癜斑**。用贝母、南星，等分研末。生姜带汁调药搽癜上。

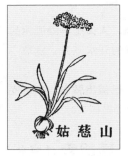

姑慈山

山慈姑

【释名】也称金灯、鬼灯檠、朱姑、鹿蹄草、无义草。

【集解】〔藏器说〕山慈姑生于山中湿地，叶似车前，根如慈姑。〔时珍说〕山慈姑到处都有。冬季生叶，如水仙花之叶而狭。二月中抽一茎，如箭杆，高尺许。茎端开花白色，也有红色、黄色，上有黑点，其花乃众花簇成一朵，如丝纽成。三月结子，有三棱。四月初苗枯，即掘其根，状如慈姑或小蒜，迟则苗腐难寻。根苗与老鸦蒜极相似。用时去毛壳。

根 【气味】甘，微辛，小毒。

【主治】痈肿疮瘘瘰疬结核等，醋磨敷。主疔肿，攻毒破皮，解诸毒蛊毒，蛇虫狂犬伤。

叶 【主治】疮肿，入蜜捣涂疮口，候清血出，效。涂乳痈、便毒尤妙。

花 【主治】小便血淋涩痛，同地檗花阴干，每用三钱，水煎服。

【附方】1. **面疱斑痣**。用山慈姑根每夜涂搽，早上洗去。2. **牙龈肿痛**。用山慈姑的枝和根煎汤随时漱口，漱后吐出。3. **痈疽疔肿**。用山慈姑连根、苍耳草等分，捣烂。取好酒一杯，滤出药汁温服。或将两药干研成末，每服三钱，酒送下。4. **风痰痫疾**。用山慈姑一个，滴茶磨成泥。中午时以茶调匀服下，躺着晒一会儿太阳，即有恶物吐出，病自断根。如不吐，可喝一点热茶。5. **一切疮毒，蛇虫毒，饮食毒，瘴气等**。山慈姑，去皮，洗净，焙干，取一二两；川五倍子洗刷，焙干，取二两；千金子仁，研细，以纸压去油质，取一两；红芽大戟，去残茎，洗净，焙

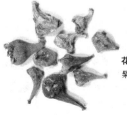

花〔主治〕小便血淋涩痛，同地檗花阴干，每用三钱，水煎服。

干，取一两半；麝香三钱。各药共研末，加浓糯米汤调和，细捣，做成一钱一锭的药剂。斟酌病情，或外治，或内服。

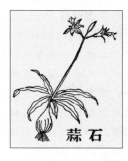

蒜石

石蒜 【释名】

也称乌蒜、老鸦蒜、蒜头草、婆婆酸、一枝箭、水麻。

【集解】［时珍说］石蒜到处都有。俗名叫乌蒜、老鸦蒜。春初长叶像蒜秧和山慈姑叶，背面有剑脊，在地里到处生长。七月苗枯萎了，才从平地上长出一根像箭杆的茎，长一尺左右。茎端开四五朵花，开六次，红色，像山丹花的形状而且花瓣较长。它的根形状像蒜，九月收采。其皮色紫赤，肉为白色，在收成不好的时候可以炸熟后用水浸过食用。

根 【气味】 辛，甘，温，小毒。

【主治】 敷肿毒，治疗疮恶核，可以用

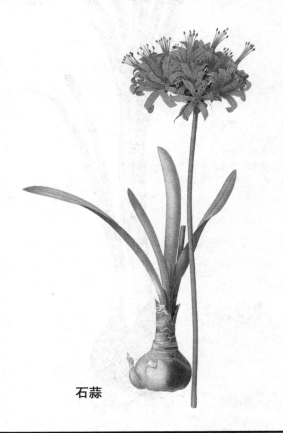

石蒜

水煎服发汗和把石蒜捣烂敷在伤处。另外，中了溪毒的人，将石蒜酒煎，服下半升，使其呕吐，有较好疗效。

【附方】 1. **便毒诸疮**。用石蒜捣烂涂搽。毒重者，把石蒜洗净，以生白酒煎服，汗出为好。2. **产肠脱下**。用石蒜一把，加水三碗煎成一碗半，去渣，熏洗患处。3. **小儿惊风，大声一叫就死者**。用麻线把手心脚心缠住，又在胁下缠一圈，然后以灯火照灼手足心。同时，用石蒜晒干、车前子，等分研末，水调匀贴手心。再在手足心、肩膀、眉心、鼻心等处以灯火照灼，可使病人复苏。

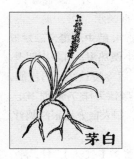

茅白

白茅 【释名】

也称根名茹根、兰根、地筋。

【集解】［颂说］白茅到处都有。在春天发芽，像针一样长在地上，俗名叫茅针。可以吃，对小儿特别有益处。夏天开白花，毛茸茸的，入秋就枯萎了。其根很洁白，六月采挖。［时珍说］茅有白茅、菅茅、黄茅、香茅、芭茅数种。叶都相似。白茅短小，三、四月开白花成穗，结的果实小，它的根很长，白软如筋并且有节。味道甘甜，俗称丝茅，可以做成草席来遮盖东西和供祭祀时做蒲包用。它的根干了以后，晚上看上去有光，所以腐烂以后就变成了萤火。菅茅只生长在山上，像白茅但要长一些。入秋抽茎，开花成穗如获花。结的果实尖黑长约一分，粘在衣服上会刺人。其根短硬如细竹根，无节，微有点甜味。黄茅茎上长叶，茎下有白粉。根头有黄毛，根很短且细硬无节。深秋开花，穗像菅茅，可以编成绳索。香茅生长在湖南和江淮一带，叶有三脊，气味芳香，可以用来做垫子和缩酒。芭茅成丛生长，叶大小如香蒲，长六七尺，有二种。

茅根 【气味】 甘，寒，无毒。

【主治】 茅根治疗劳伤虚羸，补中益气，除瘀血血闭寒热，利小便，下五淋，除肠胃热邪，止渴坚筋，妇人崩中。久服利人；主女人月经不调，通小便赤涩如血，止吐血和各种出血，伤寒气逆上冲，肺热喘急，水肿黄疸，解酒毒。[时珍说]白茅的根，味道甘甜，能消除伏天的热气，利小便，故能够止各处血气上逆，喘逆消渴，治黄疸水肿，是非常好的药物。世人因为它的平凡而忽视了它，只知道服用苦寒的药剂，乃至冲了和气，这是因为不知道它的用处。

【附方】 1.温病热哕，伏热在胃，令人胸满则气逆，逆则哕，或大下，胃中虚冷。茅根切，葛根切，各半斤，水三升，煎一升半。每温饮一盏，哕止即停。 2.反胃上气，食入即吐。茅根、芦根二两，水四升，煮二升，顿服得下。3.肺热气喘。生茅根一握，水二盏，煎一盏，食后温服。甚者三服止。 4.解中酒毒，恐烂五脏。茅根汁，饮一升。5.小便热淋。白茅根四升，水一斗五升，煮取五升，适冷暖饮之。日三服。6.小便出血。茅根煎汤，频饮为佳。7.吐血不止。白茅根一握，水煎服之。妇人良方用根洗捣汁，日饮一合。

茅针（刚长出来的苗）【气味】 甘，平，无毒。

【主治】 腹泻渴饮多尿，能祛瘀通小肠。治鼻出血及泻血，则水煮后服用。恶疮还未溃烂者，以酒煮服，一针一孔，二针二孔。生的揉烂，敷金疮可止血。

花 【气味】 甘，温，无毒。

【主治】 吐血出血和鼻塞。灸疮不合，刀箭金疮，敷上茅花可止血止痛。

屋上败茅 【气味】 苦，平，无毒。

【主治】 治突然吐血，可锉三升，酒浸煮一升服用。和酱汁研后，敷斑疮和蚕啮疮。

【附方】 1.妇人阴痒。墙头烂茅、荆芥、牙皂等分，煎水频熏洗之。2.大便闭塞，服药不通者。沧盐三钱，屋檐烂草节七个，为末。每用一钱，竹筒吹入肛内一寸即通。

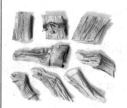

根〔主治〕治疗劳伤虚羸，补中益气，除淤血闭寒热，利小便，下五淋，除肠胃热邪，止渴坚筋，妇人崩中。

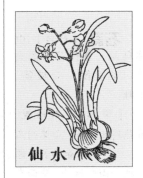

仙水

水仙 【释名】
也称金盏银台。

【集解】[时珍说]水仙大都丛生在有水的地方。其根似蒜、薤而长，外有赤皮裹。冬月生叶，似薤、蒜。春初抽茎，如葱头。茎头开花数朵，大如簪头，状

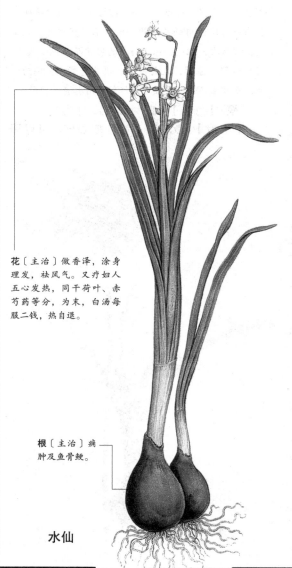

花〔主治〕做香泽，涂身理发，祛风气。又疗妇人五心发热，同干荷叶、赤芍药等分，为末，白汤每服二钱，热自退。

根〔主治〕痈肿及鱼骨鲠。

水仙

如酒杯，五尖上承，黄心，宛然盏样，其花莹韵，其香清幽。一种千叶者，花皱，下轻黄而上淡白，不做杯状。也有红花。

根 【气味】 苦，辛，滑，寒，无毒。

【主治】 痈肿及鱼骨鲠。

花 【主治】 做香泽，涂身理发，祛风气。又疗妇人五心发热，同干荷叶、赤芍药等分，为末，白汤每服二钱，热自退。

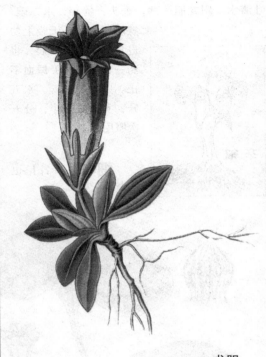

龙胆

龙胆 【释名】 也称陵游。

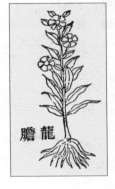

膽龍

【集解】[颂说]龙胆的宿根呈黄白色，下抽根十余条，类牛膝而短。直上生苗，高尺余。四月生叶如嫩蒜，细茎如小竹枝。七月开花，如牵牛花，作铃铎状，青碧色。冬后结子，待苗枯后，俗称为草龙胆。又有山龙胆，苦涩，其叶经霜雪不凋。当地人用以治四肢疼痛。

根 【修治】[敩说]采得龙胆后在阴面晾干。用时，铜刀切去须、土、头，锉细，甘草汤浸一宿，漉出，曝干用。

【气味】 苦、涩，大寒，无毒。

【主治】 骨间寒热，惊痫邪气，续绝伤，定五脏，杀蛊毒。除胃中伏热，时气温热，热泄下痢，去肠中小虫，益肝胆气，止惊惕。久服益智不忘，轻身耐老。治小儿壮热骨热，惊痫入心，时疾热黄，痈肿口疮。客忤疳气，热病狂语，明目止烦，治疮疥。去目中黄及睛赤肿胀，瘀肉高起，痛不可忍。退肝经邪热，除下焦湿热之肿，泻膀胱火。疗咽喉痛，风热盗汗。

【发明】[元素说]龙胆苦寒，气味俱厚，沉而降，为阴，足厥阴、少阳经气分药。其用有四：除下部风湿；湿热；脐下至足肿痛；寒湿脚气。下行之功与防己同，酒浸则能上行，外行以柴胡为主，龙胆为使，治眼中疾必用之药。

【附方】 1.伤寒发狂。用龙胆二钱研细，

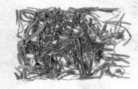

根 [主治] 骨间寒热，惊痫邪气，续绝伤，定五脏，杀蛊毒。除胃中伏热，时气温热，热泄下痢，去肠中小虫，益肝胆气，止惊惕。

加入鸡蛋清。白蜜化凉水送二钱。**2.四肢疼痛。**用龙胆根切细，在生姜汁中浸一夜，焙干，捣为末。取一茶匙，水煎，温服。**3.谷疸、劳疸。**谷疸因多食而得，劳疸因过劳而得。用龙胆一两、苦参三两，共研末，加牛胆汁和成丸子，如梧桐子大。每服五丸，日服三次。如不愈，可稍稍增加药量。治劳疸，可增加龙胆一两、栀子仁三至七枚，以猪胆代牛胆和丸。**4.一切盗汗。**用龙胆研细，每服一钱，加猪胆汁三两滴入少许温酒调服。治小儿盗汗，可加防风。**5.咽喉热痛。**用龙胆磨水服。**6.夏天目涩。**用生龙胆捣汁一合，加黄连浸汁一匙，调匀点眼。**7.眼中流脓。**用龙胆、当归，等分研

末。每服二钱，温水送下。8. **蛔虫攻心，刺痛，吐清水**。用龙胆一两，去头，锉碎，水二碗，煮成一碗。头天晚上勿进食，第二天清晨，将药一顿服完。9. **尿血不止**。以龙胆一碗，水五升，煮取二升半，分五次服用。

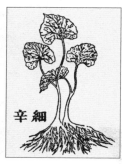

辛細

细辛 【释名】也称小辛、少辛。

【集解】［时珍说］《博物志》中讲杜衡乱细辛，自古已然。叶似小葵，柔茎细根，直而色紫，味极辛者，为细辛。

根 【修治】［敩说］凡使细辛，切去头、土，以瓜水浸一宿，曝干用。

【气味】 辛，温，无毒。

【主治】 咳逆上气，头痛脑动，百节拘挛，风湿痹痛死肌。久服明目利九窍，轻身长年。温中下气，破痰利水道，开胸中滞结，除喉痹齆鼻不闻香臭，风痫癫疾，下乳结，汗不出，血不行，安五脏，益肝胆，通精气。添胆

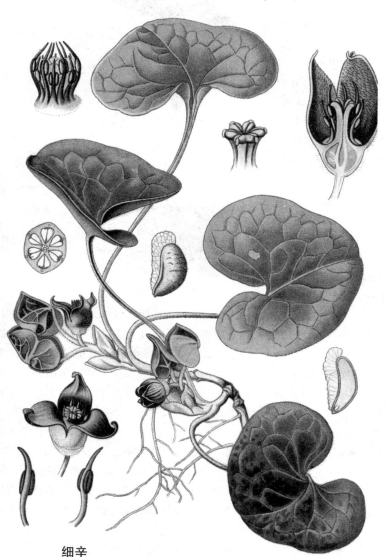

细辛

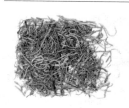

根〔主治〕咳逆上气，头痛脑动，百节拘挛，风湿痹痛死肌。久服明目利九窍，轻身长年。

气，治嗽，去皮风湿痒，风眼泪下，除齿痛，血闭，妇人血沥腰痛。含之，去口臭。润肝燥，治督脉为病，脊强而厥。治口舌生疮，大便燥结，起目中倒睫。

【发明】［宗奭说］治头面风痛，不可缺此细辛。［元素说］细辛气温，味大辛，气厚于味，为阳，主升，入足厥阴、少阴血分，为手少阴引经之药。香味俱细，故入少阴，与独活相类。与独活相使，治少阴头痛如神。亦止诸阳头痛，诸风通用。辛而热，温少阴之经，散水气以去内寒。［成无己说］水停心下不行，则肾气燥，宜以辛滋润。细辛之辛，以行水气而润燥。［时珍说］气厚者能发热，为阳中之阳。辛温能散，故诸风寒风湿头痛痰饮胸中滞气惊痫者，皆宜用。口疮喉痹诸病用之者，取其能散浮热、发火郁之义。辛能泄肺，故风寒咳嗽上气者，也宜用。辛能补肝，故胆气不足，惊痫眼目诸病，宜用。辛能润燥，故通少阴及耳窍，便涩者宜用。

【附方】 1.中风，不省人事。用细辛末吹入鼻中。2.虚寒呕哕，饮食不下。用细辛去叶半两、丁香二钱半，共研末。每服一钱，柿蒂汤送下。3.小儿客忤，口不能言。用细辛、桂心，等分研末，每服少许放入小儿口中。4.口舌生疮。用细辛、黄连，等分研末，搽患处，漱去涎汁。治小儿口疮，可用醋调细辛末贴敷脐上。5.牙齿肿痛，口中溃烂。用细辛煎成浓汁，多次漱口，热含冷吐。6.鼻中息肉。用细辛末时时吹入。7.诸般耳聋。用细辛末溶在黄蜡中，团成小丸。每棉裹一丸，塞耳中。

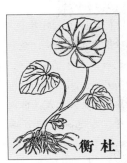

杜衡

【释名】 也称杜葵、马蹄香、土卤、土细辛。

【集解】［恭说］杜衡生于山的阴面，水泽下面的湿地。叶似葵，形如马蹄。根似细辛、白前。［时珍说］杜细辛，叶圆如马蹄，紫背者良，江南、荆、湖、川、陕、闽、广

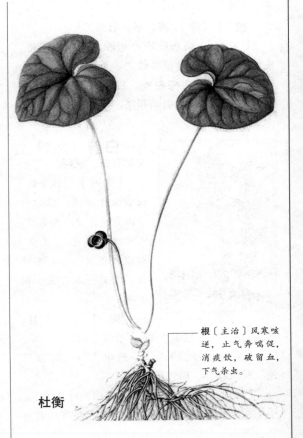

根〔主治〕风寒咳逆，止气奔喘促，消痰饮，破留血，下气杀虫。

杜衡

都有。取自然汁，可伏硫、砒，制汞。

根 【气味】 辛，温，无毒。

【主治】 风寒咳逆。做浴汤，香人衣体。止气奔喘促，消痰饮，破留血，项间瘿瘤之疾。下气杀虫。

【附方】 1.风寒头痛，伤风伤寒，头痛发热。杜衡为末，每服一钱，热酒送下，少顷饮热茶一碗，催之出汗即愈。2.痰气哮喘。杜衡焙研，每服二三钱，正发时淡醋调下。3.喉闭肿痛，马蹄草，以根捣烂，水调服。即可见效。

及己 【释名】又称獐耳细辛。

【集解】［恭说］及己生于山谷阴虚的软地中。其草一茎，茎头四叶，隙着白花。根似细辛而黑，有毒。现在的人把它当作杜衡，其实不

是。二月采根，日干。

根 【气味】 苦，平，有毒。

【主治】 诸恶疮疥痂瘘蚀，及牛马诸疮。皮肤虫痒，可煎汁浸并敷之。杀虫。

【附方】 **头疮白秃**。獐耳细辛，其味香辣，为末，以槿木煎油调搽。

白前 【释名】

又称石蓝、嗽药。

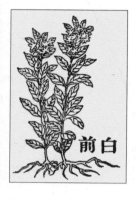

【集解】 [弘景说]白前出于近道，根似细辛而大，色白不柔易折，气嗽方多用它。[志说]白前的根似白微、牛膝辈，二月、八月采，阴干用。

根 【气味】甘，微温，无毒。[权说]辛。[恭说]微寒。

【主治】 胸胁逆气，咳嗽上气，呼吸欲绝。肺气烦闷，降气下痰。

【发明】 [时珍说]白前色白而味微辛甘，手太阴药也。长于降气，肺气壅实而有痰者宜之。若虚而长喝气者，不可用也。

【附方】 **1. 久嗽唾血**。白前、桔梗、桑白皮三两，炒，甘草一两炙，水六升，煮一升，分三服。忌猪肉、菘菜。**2. 久咳上气体肿，短气胀满，昼夜倚壁不得卧，常作水鸡声者，白前汤主之**。白前二两，紫菀、半夏各三两，大戟七合，以水一斗，渍一宿，煮取三升，分作数服。禁食羊肉、饧糖大佳。

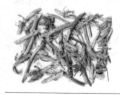

根〔主治〕主治胸胁逆气，咳嗽上气，呼吸欲绝。肺气烦闷，降气下痰。

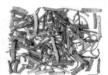

炙白前〔主治〕胸胁逆气，咳嗽上气，呼吸欲绝。肺气烦闷，降气下痰。

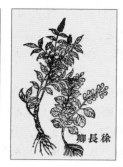

徐长卿 【释名】

也称鬼督邮、别仙踪。[时珍说]徐长卿，是人名。常以此药治邪病，所以以他的名字来命名。

【集解】 [别录说]徐长卿生泰山山谷及陇西，三月采。[保升说]徐长卿生于下湿川泽之间。苗似小桑，两叶相对。三月苗青，七月、八月着子，九月苗黄，十月凋。八月采根，晒干。

根 【气味】辛，温，毒。

【主治】 鬼物百精蛊毒，疫疾邪恶气，温疟。久服强悍轻身，益气延年。又曰：石下长卿：杀百精益毒，老魅注易，亡走啼哭，悲伤恍惚。

【发明】 [时珍说]《抱朴子》中记载，上古辟瘟疫有徐长卿散，效果良好。

【附方】 **1. 小便不通**。用徐长卿炙过半两，茅根三分，木通、冬葵子各一两，滑石二两，槟榔一分，瞿麦穗半两。每服五钱，水煎，再加朴硝一钱，温服。**2. 晕车晕船**。用徐长卿、石长生、车前子、车下李根等分捣碎，取半合装在袋子里悬衣带上。

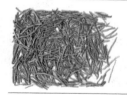

根〔主治〕久服强悍轻身，益气延年。

朱砂根

【集解】 [时珍说]朱砂根生于深山中，今只有太和山人才能采到它。苗高尺许，叶似冬青叶，背甚赤，夏月长茂。根大如箸，赤色，象似百两黄金。

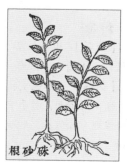

根 【气味】苦，凉，无毒。

【主治】 咽喉肿痹，磨水或醋咽之，甚良。

白微

【释名】 又称薇草、白幕、春草、骨美。

【集解】［颂说］今陕西诸郡及舒、滁、润、辽州都有白微。茎叶俱青，颇类柳叶。六、七月开红花，八月结实。其根黄白色，类似牛膝而短小，人们在八月时采摘。

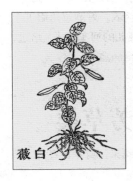
薇白

根 【气味】 苦、咸、平，无毒。

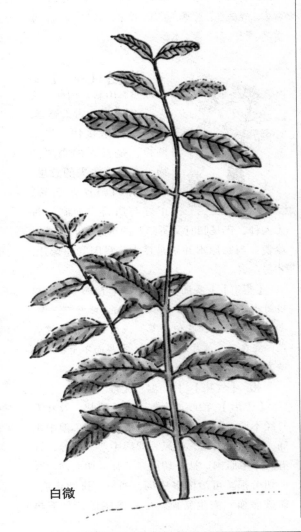
白微

【主治】 暴中风身热肢满，忽忽不知人，寒热酸疼，温疟洗洗，发作有时。疗伤中淋露，下水气，利阴气，益精。久服利人。风温灼热多眠，及热淋遗尿，金疮出血。

【发明】［好古说］古方多用治妇人，以本草有疗伤中淋露之故也。［时珍说］白微古人多用，后来的人们很少知道它。

【附方】 1.肺实鼻塞，不知香臭。白微、贝母、款冬花一两，百部二两，为末。每服一钱，米饮下。2.妇人遗尿，不拘胎前产后。白微、芍药各一两，为末。酒服方寸匕，日三服。3.金疮血出。白微为末，贴之。

锦地罗

【集解】［时珍说］锦地罗出广西庆远山岩间，镇安、归顺、柳州皆有。根似草薢及栝楼根状。

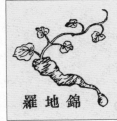
羅地錦

根 【气味】 微苦，平，无毒。

【主治】 山岚瘴毒疮毒，并中诸毒，以根研生酒服一钱匕，即解。

紫金牛

【集解】［颂说］紫金牛生于福州。叶如茶叶，上绿下紫。结实圆，红色如丹朱。根微紫色，八月采根，去心曝干，颇似巴戟。

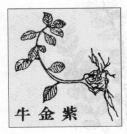
牛金紫

【气味】 辛，平，无毒。

【主治】 祛风痰，解毒破血。

拳参

【集解】［颂说］生于淄州田野之中，叶如羊蹄，根似海虾，黑色，土人五月采之。

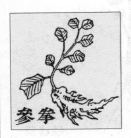
參拳

【气味】 缺。

【主治】 为末，淋渫肿气。

铁线草

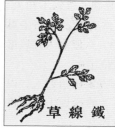

草線鐵

【集解】［颂说］铁线草生于饶州，三月采根阴干。

【气味】 微苦，平，无毒。

【主治】 疗风消肿毒，有效。

【附方】 1. **男女诸风，产后风尤妙**。铁线草根五钱，五加皮一两，防风二钱，为末。以乌骨鸡一斤重者，水内淹死，去毛肠，砍作肉生，入药剁匀，下麻油少许，炒黄色，放入适量酒煮熟。

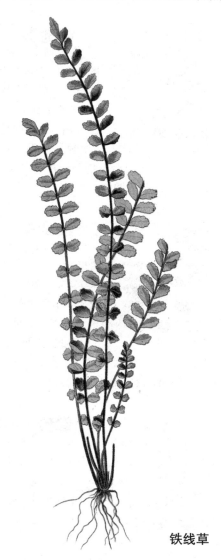

铁线草

先以排风藤煎浓汤，沐浴头身，最后饮酒食鸡，发出黏汗即愈。如不沐浴，必发出风丹，乃愈。梧桐子大的丸子，以朱砂为衣，好酒每送服五十丸。2. **目赤生翳**。用初生婴儿的河车晒干，焙过，研细末，每日敷眼中，直至病愈。

草之三 芳草类

当归、川芎（芎藭）、蛇床、藁本、白芷、芍药、牡丹、木香、甘松香、山柰、高良姜、豆蔻、益智子、荜茇、肉豆蔻、姜黄、补骨脂、郁金、蓬莪茂、荆三棱、香附子（莎草）、瑞香、艾纳香、泽兰、茉莉、马兰、郁金香、石香葇、熏草（零陵草）、茅香、藿香、迷迭香、兰草、香薷、爵床、假苏、薄荷、积雪草、苧苧、苏、荏、水苏。

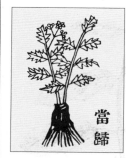

當歸

当归 【释名】 也称乾归、山蕲、白蕲、文无。［时珍说］古人娶妻，是为了传宗接代。当归调血，是女人的重要药物，有思念丈夫的意思，所以有当归这个名称，正好与唐诗"胡麻好种无人种，正是归时又不归"的意思相同。李时珍说：当归原本并不是芹类，只因其花像芹，才得芹名。

【集解】［颂说］长在川蜀、陕西等地，以川蜀出产的当归最佳。春天生苗，绿叶有三瓣。七八月份开花，花似莳萝，浅紫色，根呈黑黄色，宜在二、八月采后阴干。肉厚而不干枯的当归为最好。

根 【气味】 甘，温，无毒。

【主治】 治咳逆上气、温疟寒热，及女人月经不调、不孕不育。诸恶疮疡金疮。温中止痛，除客血内塞、中风、湿痹中恶、虚冷，补五脏，生肌肉。祛一切风寒，补一切血虚，补一切劳损。可治诸多疮疡、痛疽，排脓止痛。能破恶血，滋生新血。主瘰癖嗜卧，足下热痛。冲脉为病，气逆里急。带脉为病，腰溶溶如坐水中。

【附方】1.**血虚发热**。用当归身二钱酒洗。绵黄芪一两蜜炙，水煎，作一次空心温服。一天吃两剂。2.**失血过多**（伤胎、产后、崩中、金疮、拔牙等出血过多，心烦眩晕，不省人事）。用当归二两、川芎一两，每用五钱，加水七分，酒三分，煎至七成。日服两次。3.**衄血不止**。用当归，焙干，研细。每服一钱，米汤调下。4.**小便出血**。用当归四两，锉碎，加酒三升，煮成一升，一次服下。5.**头痛欲裂**。用当归二两，加酒一升，煮成六合饮下。日服两次。6.**手臂疼痛**。用当归三两，切细，酒浸三天后饮之。饮尽，再配药照饮，病好为止。7.**久痢不止**。用当归二两、吴茱萸一两，同炒香。去掉茱萸，单以当归研末，加蜜做成丸子，如梧桐子大。每服三十丸，米汤送下。8.**大便不通**。用当归、白芷，等分研末。每服二钱，米汤送下。9.**妇女百病**。用当归四两、地黄二两，共研细，加蜜做成丸子，如梧桐子大。每服十五丸，饭前服，米汤送下。10.**月经逆行，从口鼻出**。先以京墨磨汁服下，次用当归尾、红花各三钱，加水一杯半，煎至八成，温服。11.**少女闭经**。用当归尾、没药各一钱，共研末。红花泡酒送下，日服一次。12.**妇人血气，脐下气胀，月经不调，常作呕，睡眠不好**。用当归四钱、干漆烧存性二钱，共研末，加炼蜜做成丸子，如梧桐子大。每服十五丸，温酒送下。13.**堕胎流血不止**。用当归一两、葱白一把。每服五钱，加酒一碗半，煎至八成温服。14.**妊娠胎动，腹痛，下血，口噤欲死**。用当归二两、芎䓖一两，碎为粗末。每服三钱，以水一碗煎至将干，加酒一碗再煎沸后温服。过半小时，又服一次。不过三五服，即可见效。子尚活，可保胎；子已死，即产下。15.**产后血胀，腹痛牵引到胁痛**。当归二钱、干姜炮五分，研细。每服三钱，加水一碗，煎至八成，放少许盐醋，热服。16.**产后腹痛如绞**。用当归末五钱，白蜜一合，水一碗，共煎，分二次服。无效时，再

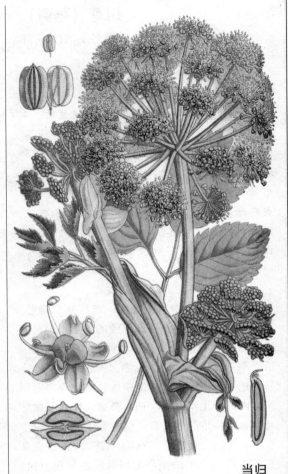

当归

服一剂。17.**产后自汗、大热、气短、腰脚剧痛**。用当归三钱，黄芪、白芍药酒炒各二钱，生姜五片，加水一碗半，煎至七成，温服。18.**产后中风，口吐涎沫，手脚抽筋，不省人事**。用当归、荆芥穗，等分研末。每服三钱，加水一碗半，酒和童便各少许，共煎至七成灌服。如能吞下，即可救。19.**小儿胎寒，好哭**。用当归末一小撮如小豆大以乳汁灌下，一昼夜灌三四次。20.**小儿脐湿**（或红肿，或出水，不早治，成脐风）。当归末敷搽，加一点麝香更好。又一方：当归末、胡粉等分，和匀搽患处。21.**汤火伤疮溃烂**。用麻油四两，煎当归一两至焦黄。去渣留油，加入黄蜡一两，搅成膏。等冷定后，取膏摊贴患处。

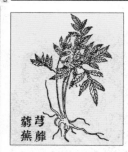

川芎（芎穷）

【释名】 也称胡穷、香果、山鞠穷。

【集解】［时珍说］川蜀地区气候温和，当地人大多种植栽苗，到了深秋茎叶也不枯萎。清明后，上年的根重新发苗，将枝分出后横埋入土，再节节生根。到了八月根下开始结川芎，便可以挖掘出来，高温蒸后就可以当成药物卖了。《救荒本草》记载，叶名蘼芜，像芹菜叶但比它略微细窄些，有丫杈。又像白芷，叶很细。一种像蛇床叶但比它粗些，嫩叶可以吃。

根 【气味】 辛，温，无毒。

【主治】 治中风后头痛，寒痹筋挛缓急，金属外伤及妇女月经不调导致的不孕。另可除体内寒气，主温中补劳、壮筋骨，通调血脉。治受寒后面部冷、流清涕、胸胁腹胀痛、半身不遂等病症。由于有散瘀血和破癥疗瘀毒积聚体内的作用，可治吐血、鼻血、便血等血症及体表痈痔疮结等病症，促进新生肉芽组织生长。止腹泻，补肝血，宽胸开郁。与蜜做成丸服，治风邪产生的痰症有特效。治牙根出血，含入口中即愈。

【附方】 1.气虚头痛。用川芎研细，每取二钱，茶汤调服。2.气厥头痛，妇人产后头痛。川芎穷、天台乌药，等分研末。每服二钱，葱茶调下。又一方：加白术，水煎服。3.风热头痛。用川芎一钱、茶叶二钱，加水一盅煎至五成，饭前热服。4.偏头风痛。用川芎，锉细，泡酒。每日饮少量。5.头晕目眩。用川芎、槐子各一两，共研末。每服三钱，茶汤送下。又一方：川芎一斤、天麻四两，共研末，加炼蜜做成丸子，如弹子大。每嚼服一丸，茶汤送下。6.经闭验胎。取生川芎研细，空腹服一茶匙，艾汤送下。如觉腹内微动，则有胎；如不动，则无胎。7.损动胎气，或子死腹中。川芎研细，服一茶匙，酒送下。连服两剂，死胎即出。8.崩中下血，昼夜不止。用川芎一两，清

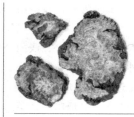

根〔主治〕治中风后头痛，寒痹筋挛缓急，金属外伤及妇女月经不调导致的不孕。另可除体内寒气，主温中补劳、壮筋骨，通调血脉。

酒一碗，煎至五成，慢慢饮下。又一方：与上方同，另加生地黄汁二合同煮。9.小儿脑热，好闭目，或太阳痛，或眼睛红肿。用川芎、薄荷、朴硝各二钱，共研末。每服少许吹入鼻中。10.齿败口臭。用水煎川芎，随时含嗽。11.牙齿疼痛。用大川芎一个，焙干，加入细辛，共研末擦牙。12.诸疮肿痛。用川芎煅后研细，加入适量水银粉，滴麻油调匀搽患处。13.产后乳悬（妇女产后，两乳变细、变长，有时垂到小腹，痛不可忍）。用川芎、当归各一斤，两相混合，取出半斤，切片，加水浓煎，随时饮服，不限量。另外的一斤半，锉成小块，于病人桌下烧烟，使其口鼻吸烟。药用尽，可再作一剂。

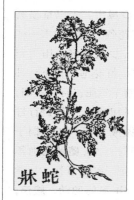

蛇床 【释名】

也称蛇粟、蛇米、虺床、马床、墙蘼。又名思益、绳毒、枣棘。［时珍说］蛇虺喜卧于下食其子，故有蛇床、蛇粟诸名。叶似蘼芜，故称墙蘼。

【集解】［弘景说］田野墟落甚多，花叶正似蘼芜。［保升说］叶似小叶芎穷，花白，子如黍粒，黄白色。生下湿地，到处都有，以扬州、襄州者为佳。［时珍说］花如碎米积攒成簇。子两片合成，似蒔萝子而细，有细棱。

子 【修治】［敩说］用浓蓝汁、百部草根自然汁，同浸一伏时，沥出晒干。用生地黄汁相拌蒸，从巳时至亥时，取出晒干用。

【气味】 苦，平，无毒。

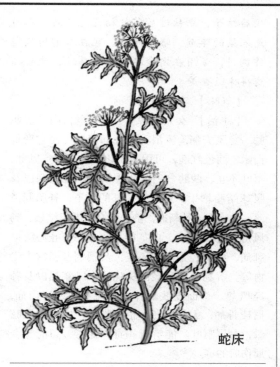

蛇床

蛇床子〔主治〕妇人阴中肿痛，男子阴痿湿痒，除痹气，利关节，癫痫恶疮。

子蒸熟后熨患处。又一方：蛇床子五两、乌梅十四个，煎水洗。一天洗五至六次。此方亦治妇女阴痛。5.**男子阴肿、胀痛**。用蛇床子研末，加鸡蛋黄调匀敷患处。6.**脱肛**。用蛇床子、甘草各一两，研细。每服一钱，白开水送下。日服三次。同时，用蛇床子末搽患处。7.**痔疮**。用蛇床子煎汤熏洗。8.**小儿癣疮**。用蛇床子末，加猪油调匀，搽疮上。9.**小儿甜疮**（疮连到头、面、耳边，流水，极痒，久不愈）。用蛇床子一两、水银粉三钱，共研末，调油涂患处。10.**牙痛**。用蛇床子煎汤，趁热漱口。11.**冬季喉痹，肿痛不能下药**。用蛇床子放入瓶中烧出烟，令病人口含瓶嘴吸烟，有痰吐出，病即渐愈。

藁（gǎo）本

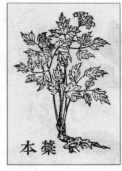

本藁

【释名】也称藁茇、鬼卿、鬼新、微茎。

【集解】〔别录说〕藁本生崇山山谷，正月、二月采根曝干，三十日成。

根【气味】辛，温，无毒。

【主治】妇人疝瘕，阴中寒肿痛，腹中急，除风头痛，长肌肤，悦颜色。辟雾露润泽，疗风邪、金疮，可作沐药面脂。治一百六十种恶风鬼疰，主腰痛冷，能化小便，通血，去头风䵟疱。治皮肤疵裂、酒齄粉刺、痹疾。治太阳头痛巅顶痛、大寒犯脑、痛连齿颊。头面身体皮肤风湿。督脉为病，脊强而厥。治痈疽，排脓内塞。

【发明】〔元素说〕藁本是太阳经风之药，其气雄壮，寒气郁于本经，头痛必用之药。头顶痛只有它才能除掉。与木香同用，治雾露之清邪集于上焦。与白芷同作面脂，治风，治湿，各从其类。

【附方】1.**大实心痛**。已用过利药，用此清其毒。藁本半两，苍术一两，分两次服。煎两盏水为一盏，温服。2.**干洗头屑**。藁本、白

【主治】

【主治】妇人阴中肿痛，男子阴痿湿痒，除痹气，利关节，癫痫恶疮。久服轻身。温中下气，令妇人子脏热，男子阴强。久服好颜色，令人有子。治男子女人虚湿痹，毒风阴痛，去男子腰痛，浴男子阴，去风冷，大益阳事。暖丈夫阳气，助女人阴气，治脐酸疼，四肢顽痹，缩小便，去阴汗湿癣齿痛，赤白带下，小儿惊痫，扑损瘀血，煎汤浴大风身痒。

【附方】1.**阳事不起**。用蛇床子、五味子、菟丝子，等分研末，加炼蜜做成丸子，如梧桐子大。每服三十丸，温酒送下。日服三次。2.**赤白带下，月经不来**。用蛇床子、枯白矾，等分研末，加醋、面和成丸子，如弹子大，胭脂为衣，棉裹后纳入阴道中。一天换药一次。3.**妇女阴部奇痒**。用蛇床子一两、白矾二钱，煎汤常洗。4.**产后阴脱**。用布包蛇床

芷等分，研末，夜擦晨梳。**3. 小儿疥癣**。藁本煎汤沐浴，并以此洗衣。

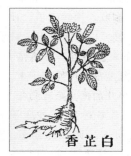

香芷白

白芷 (zhǐ)

【释名】也称白茝、芳香、泽芬、苻蓠、莞。叶的名字叫作蒚麻。

【集解】[别录说]白芷生长于河东川谷，现在江苏、浙江一带特别多。[颂说]白芷根有一尺多长，白色的，粗细不一样。枝干离地五寸以上。春天长出嫩叶很柔软，紫色的相对长出，有三指宽。花是乳白色。进入三伏后结子，立秋过后苗便枯死。二月、八月是采集的季节，晒干保存。现在人们用来当作调料，多用在肉食品中，除臭气，使食品变得味道香美。

【气味】辛，温，无毒。

【主治】女人白带多且带血丝，闭经后阴肿，受风头痛，流泪。能滋润肌肤，使它变得白嫩，面色红润，可用来做化妆品。治疗风邪、呕吐不止、两胁气憋、头昏眼花、红眼病以及眼球结膜增生。还可去面部的疤痕，补胎漏滑落，化瘀血，补新血，治乳疮、颈淋巴结核、肠风痔瘘、皮肤病。白芷能止痛排脓，止心腹血刺痛，妇女经常流血不止，及腰痛及子宫大出血等。解利手阳明经的头痛、中风寒热以及肺经风热、头面皮肤燥痒。治流鼻血，牙齿痛，眉棱骨痛，大肠风秘，小便带血，妇女血风眩晕，翻胃呕吐。能解砒霜毒、蛇毒、刀箭等金属伤后的毒。

叶 【主治】作浴汤，去虫，去湿疹，瘙痒。

【附方】**1. 一切伤寒、风邪**。用白芷一两、生甘草半两、姜三片、葱白三寸、枣一枚、豆豉五十粒，加水二碗，煎药服下取汗。不汗再服。**2. 伤风流涕**。用白芷一两、荆芥穗一钱，研细。每服二钱，茶送下。**3. 偏正头风**。用白芷炒二两五钱、川芎炒、甘草炒、川乌头半生半熟各一两，共研末。每服一钱，细茶薄荷汤送下。**4. 头晕目眩**。用白芷洗晒后研细，炼蜜做成丸子，如弹子大。每嚼服一丸，茶汤或荆芥汤送下。**5. 风热牙痛**。用白芷一钱、丹砂五分，共研末，加蜜做成丸子，如芡子大。常取以擦牙，效果显著。又一方：白芷、吴茱萸等分，泡水漱口，吐去涎水。**6. 一切眼疾**。用白芷、雄黄，共研末，加炼蜜做成丸子，如龙眼大，丹砂为衣。每服一丸，茶送下。饭后服，日服二次。**7. 口齿气臭**。用白芷七钱，研细。每服一钱，饭后服，清水送下。

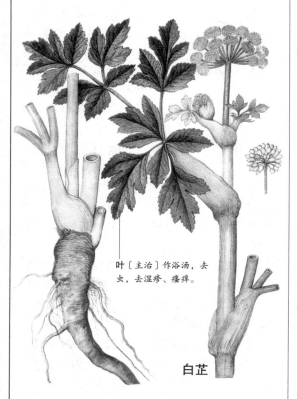

叶〔主治〕作浴汤，去虫，去湿疹、瘙痒。

白芷

〔主治〕女人白带多且带血丝，闭经后阴肿，受风头痛，流泪。治疗风邪、呕吐不止、两胁气憋、头昏眼花、红眼病以及眼球结膜增生。能解砒霜毒、蛇毒、刀箭等金属伤后的毒。

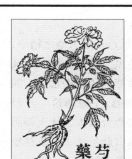

芍药 【释名】也称将离、犁食、白术、余容。白者称金芍药，赤者称木芍药。

【集解】[时珍说]古人说洛阳牡丹、扬州芍药甲天下。今药中所用，也多取扬州者。十月生芽，入春始长，三月开花。其品种有三十余种，有千叶、单叶、楼子之分。入药最宜单叶之根，气味全厚。根之赤、白，随花之色。

根 【气味】苦，平，无毒。[元素说]芍药的根寒，味酸，气厚味薄，升而微降，属阳中之阴。[好古说]味酸而苦，气薄味厚，属阴，主降，为手足太阴行经药，入肝脾血分。[之才说]与须丸相使，与石斛、芒硝相恶，与硝石、鳖甲、小蓟相畏，与藜芦相反。

【主治】邪气腹痛，除血痹，破坚积，寒热疝瘕，止痛，利小便，益气。通顺血脉，缓中，散恶血，逐贼血，去水气，利膀胱大小肠，消痈肿，时行寒热，中恶腹痛腰痛。治脏腑拥气，强五脏，补肾气，治时疾骨热。妇人血闭不通，能蚀脓。妇人各种病，胎前产后诸疾，治风补劳，退热除烦益气，惊狂头痛，目赤明目，肠风泻血痔瘘，发背疮疥。泻肝，安脾肺，收胃气，止泄痢，固腠理，和血脉，收阴气，敛逆气。理中气，治脾虚中满，心下痞，胁下痛，善噫，肺急胀逆喘咳，太阳鼻血目涩，肝血不足，阳痿病苦寒热，带脉病苦腹痛满，腰溶溶如坐水中。止下痢腹痛后重。

【发明】[大明说]赤者补气，白者补血。[元素说]白补赤散，泻肝补脾胃。酒浸行经，止中部腹痛。与姜同用，温经散湿通塞，利腹中痛，胃气不通。白芍入脾经补中焦，为下利必用之药。而泄痢皆太阴病，故不可缺此。得炙甘草为佐，治腹中痛，夏天加少量黄芩，恶寒则加桂，这是仲景神方。其功用有六：安脾经；治腹痛；收胃气；止泄痢；和血脉；固腠理。[时珍说]白芍药益脾，能于土中泻木。

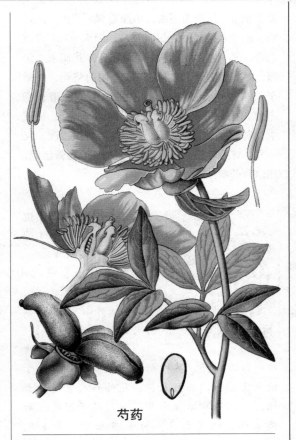

芍药

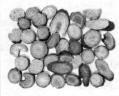

根 [主治]强五脏，补肾气，治时疾骨热。妇人各种病，胎前产后诸疾，治风补劳，退热除烦益气，惊狂头痛，目赤明目等。

后重散邪，能行血中之滞。

【附方】1. **腹中虚痛**。用白芍药三钱、炙甘草一钱，加水二碗，煎成一碗温服。夏月加黄芩五分，恶寒加肉桂一钱，冬月大寒再加桂一钱。2. **风毒骨痛**。用芍药二分、虎骨一两，炙后研细，装入布袋放在酒三升中泡五天。每次饮酒三合，一天三次。3. **脚气肿痛**。用芍药六两、甘草一两，共研末，白开水送下。4. **消渴引饮**。用白芍药、甘草，等分研末。每用一钱，水煎服，一日服三次，有特效。5. **鼻血不止**。用白芍药研细，每服两匙，水送下。6. **鼻血、咯血**。用白芍药一两、犀角末二钱半，共研细，新水冲服一茶匙。

直至血止。**7. 崩中下血、小腹疼痛**。芍药一两炒黄、柏叶六两微炒。每服二两，加水一升，煮成六合。又一方：将上方中的两味药，共研末。每服二钱，酒送下。**8. 月经不停**。用白芍药、香附子、熟艾叶各一钱半，水煎服。**9. 赤白带长期不愈**。用白芍药三两、干姜半两，锉碎后，捣成末。每服二匙，空心服，水送下。日服二次。又一方：芍药炒黑，研末，酒送服。**10. 鱼骨鲠喉**。用白芍药嚼细咽汁。

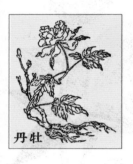

丹牡

牡丹 【释名】也
称鼠姑、鹿韭、百两金、木芍药、花王。

【集解】［颂说］今丹、延、青、越、滁、和州山中皆有牡丹，其花有黄、紫、红、白各种颜色。这种叫作山牡丹，茎梗枯燥，黑白色。二月于梗上生苗叶，三月开花。花叶与人家所种者相似，但花瓣只五六片。五月结子黑色，如鸡头子。根黄白色，可长五七寸，大如笔管。近世人多看重，喜欢其花之诡异，于是秋冬移接，培以土壤，至春盛开，花形百变。但其根性失去本真，药中不可用此，绝无药力。［时珍说］牡丹唯取红白单瓣者入药。其千叶异品，虽有一定的药性，但气味不纯，不可用。《花谱》载，丹州、延州以西及襄斜道中最多，与荆棘无异，当地人取以为薪，其根入药最妙。凡栽花者，根下须白蔹末辟虫，穴中须点硫黄杀蠹，以乌贼骨针其树必枯，此为物性，不可不知。

根皮 【气味】辛，寒，无毒。
【主治】寒热，中风瘛疭，惊痫邪气，除癥坚瘀血留舍肠胃，安五脏，疗痈疮。除时气头痛，客热五劳，劳气头腰痛，风噤癫疾。久服轻身益寿。治冷气，散诸痛，女子经脉不通，血沥腰痛。通关腠血脉，排脓，消扑损瘀血，续筋骨，除风痹，落胎下胞，产后一切冷热血气。治神志不足，无汗之骨蒸，鼻血吐

血。和血生血凉血，治血中伏火，除烦热。

【发明】［元素说］牡丹乃是天地之精华，为群花之首。叶为阳，主发生。花为阴，主成实。丹者赤色，属火，故能泻阴胞中之火。四物汤加了它，治妇人骨结核。［时珍说］牡丹皮治手足少阴、厥阴四经血分伏火。伏火即阴火，阴火即相火。古方惟以此治相火，故仲景肾气丸用了它。后人专以黄檗治相火，不知牡丹功效更胜。

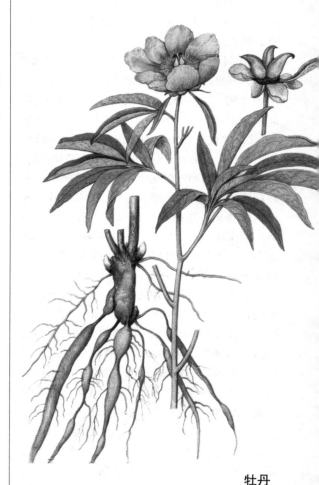

牡丹

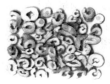

根皮〔气味〕辛，寒，无毒。〔主治〕女子经脉不通，血沥腰痛。通关腠血脉，排脓，消扑损瘀血，续筋骨，除风痹，落胎下胞，产后一切冷热血气。

【附方】 1.**气胀不能动**。用牡丹皮、防风，等分研末，每服二钱，酒送下。2.**妇女恶血**。用牡丹皮半两、干漆烧至烟尽半两，加水二杯，煎成一杯服下。3.**伤损瘀血**。用牡丹皮二两、虻虫二十一个熬过，同捣碎。每天早晨服一匙，温酒送下。4.**刀伤后内出血**。用牡丹皮研细，水冲服少许。瘀血自尿中排出。5.**下部生疮**。取牡丹末一匙煎服。一天三次。

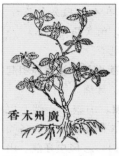

廣州木香

木香 【释名】也称蜜香、青木香、五木香、南木香。

【集解】［颂说］木香根窠大如茄子，叶似羊蹄而长大，也有叶如山药、根大、开紫花者。不拘时月，采根芽为药。形如枯骨、苦粘牙者为良。江淮间亦有此种，称土青木香，不堪药用。《蜀本草》载，孟昶苑中常种，苗高三四尺，叶长八九寸，皱软而有毛，开黄花，恐怕也是土木香。［时珍说］木香，南方各个地方都有。《一统志》载，叶类丝瓜，冬月取根，晒干。

根 【修治】［时珍说］凡入理气药，只生用，不见火。

【气味】 辛，温，无毒。

【主治】 邪气，辟毒疫温鬼，强志，主淋露。久服不梦寤魇寐。消毒，杀鬼精物，温疟蛊毒，气劣气不足，肌中偏寒，引药之精。治心腹一切气，膀胱冷痛，呕逆反胃，霍乱泄泻痢疾，健脾消食，安胎。九种心痛，积年冷气，疭癖癥块胀痛，壅气上冲，烦闷赢劣，女人血气刺心，痛不可忍，末酒服之。散滞气，调诸气，和胃气，泄肺气。行肝经气。煨熟，实大肠。治冲脉为病，逆气里急，主脬渗小便秘。

【附方】 1.**闭目不语，状如中风**。用木香研细，冬瓜子煎汤灌下三钱。痰盛者，药中加竹沥和姜汁。2.**胃气闷胀，不思饮食**。用木香、诃子各二十两，捣烂筛过，加糖和成丸

子，如梧桐子大。每服三十丸，空心服，酒送下。3.**心气刺痛**。用木香一两、皂荚炙一两，共研末，加糊做成丸子，如梧桐子大。每服五十丸，开水送下。4.**流动性气痛**。用温水磨木香成浓汁，加热酒调服。5.**小肠疝气**。用木香四两，酒三斤煮过。每日取酒饮三次。6.**气滞腰痛**。用木香、乳香各二钱，酒浸，饭上蒸，均以酒调服。7.**突然耳聋**。用木香一两，切小，放苦酒中浸一夜，取出，加麻油一合，微火煎过，滤去药渣，以油滴耳。一天三四次。8.**霍乱转筋**。用木香末一钱，放入木瓜汁一杯中，加热酒调服。9.**痢疾**。用木香一块方圆一寸、黄连半两，同在半升水中煎干。单取木香，焙干研细，分三次服。第一次，橘皮汤送下；第二次，米汤送下；第三次，甘草汤送下。10.**肠风下血**。用木香、黄连，等分研末。放入猪大肠中，两头扎定，煮到极烂，然后去药食肠，或连药捣为丸子吞服。11.**小便浑浊，状如精液**。用木香、没药、当归，等分研末。以刺棘心的榨汁和药成丸，如梧桐子大。每服三十丸，饭前服，盐汤送下。12.**小儿阴肿**。用木香、枳壳麸炒各二钱半，炙甘草二钱，水煎服。13.**各种痈疽、疮疖**。用木香、黄连、槟榔，等分研末，油调搽患处。14.**蛇虫咬伤**。用木香不限量，煎水服，有奇效。15.**腋下、阴下湿臭或已成疮**。用好醋浸木香夹于腋下阴下，或研末敷患处。16.**牙齿疼痛**。用木香末加少许麝香揩牙，同时以盐汤漱口。

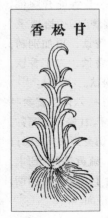

甘松香

甘松香 【释名】也称苦弥哆。

【集解】［志说］《广志》载，甘松出于姑臧、凉州诸山。细叶，引蔓丛生，可合诸香。［颂说］今黔、蜀州郡及辽州也有。丛生山野，叶细如茅草，根极繁密，八月采，作汤浴令人身香。

根 【气味】 甘，温，

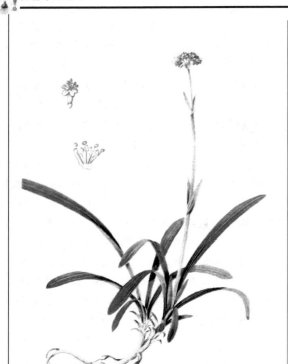

根〔主治〕恶气，卒心腹痛满，下气。理元气，去气郁。脚气膝浮，煎汤淋洗。

甘松香

无毒。

【主治】 恶气，卒心腹痛满，下气。黑皮黯䵟，风疳齿䘌，野鸡痔。得白芷、附子良。理元气，去气郁。脚气膝浮，煎汤淋洗。

【发明】 ［时珍说］甘松芳香能开脾郁，加入少量于脾胃药中，甚醒脾气。《拾遗录》载，寿禅师医术神妙，做五香饮，更加别药，止渴兼补益。五香饮：一沈香饮，二丁香饮，三檀香饮，四泽兰饮，五甘松饮。

【附方】 1.**瘰疬熏法**。甘松六两，玄参一斤，研末，每日焚。2.**风疳虫牙**。甘松、轻粉各二钱半，芦荟半两，猪肾一对，切炙为末，夜漱口后贴患处。3.**肾虚齿痛**。甘松、硫黄等分，研末，泡汤漱口。4.**面黯风疮**。香附子、甘松各四两，黑牵牛半斤，为末，每天用其洗面。

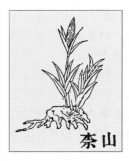

奈山

山柰（nài）

【释名】 也称山辣、三柰。

【集解】［时珍说］山柰生长于广西中部，家庭都可以栽种。根、叶都像生姜，发出樟木香气。当地人像吃生姜一样吃它的根，切开晒干，皮变成红黄色，里面的肉是白色，现在人做肉类食品时，取它作香料，可除腥臭味，使食品更美味。

【气味】 辛，温，无毒。

【主治】 暖中，除疟疾邪气。治受凉引起的心腹痛，寒湿病，霍乱，牙痛。

【附方】 1.**一切牙痛**。山柰子一钱，以面包，煨熟，入麝香二字，研末，从左右各喷一字入鼻孔内，用温水漱口。2.**风虫牙痛**。山柰为末，铺纸上作卷筒状，烧灯吹灭，趁热和药吹入鼻内。3.**心腹冷痛**。山柰、丁香、当归、甘草等分研末，以醋糊丸梧桐子大，每服三十丸，用酒送下。

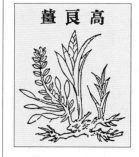

薑艮高

高良姜

【释名】 也称蛮姜。子名红豆蔻。

【集解】［颂说］岭南和贵州、四川一带也有高良姜。春天长出茎叶，有姜苗大，高一二尺左右。穗状花，嫩叶卷住花，颜色淡红色。嫩的放入盐，一朵一朵不散落，用朱槿花染成深红色。有醒酒的作用，而且也能解酒毒。

根 【气味】 辛，大温，无毒。

【主治】 积冷气，止呕吐反胃，帮助消化，能宽膈进食。去白睛翳膜，补肺气，益脾胃，理元气，润皮肤，解酒毒。

红豆蔻 【气味】 辛，温，无毒。

【主治】 肠虚水泻，心腹绞痛，霍乱呕吐酸水，解酒毒。

【附方】 1. 霍乱吐泻。用高良姜炙令焦香五两，加酒一升，煮三四沸，一次服完。2. 脚气欲吐。用高良姜一两，加水三升，煮成一升，一次服完。如找不到高良姜，可以母姜一两代替，清水煎服。疗效较差，然亦效果显著。3. 胃痛。用高良姜四两，切片，分成四份：一两以陈米半合炒黄，去米；一两以陈壁土半两炒黄，去土；一两以巴豆三十四个炒黄，去豆；一两以斑蝥三十四个炒黄，去蝥。另取吴茱萸一两，酒浸一夜后，同高良姜一起再炒，共研末，以浸吴茱萸的酒调药做成丸子，如梧桐子大。每服五十丸，空心服，姜汤送下。又

一方：高良姜三钱，五灵脂六钱，共研末。每服三钱，醋汤调下。4. 养脾温胃，去冷消痰，宽胸下气。用高良姜、干姜等分，炮过，研细，加面糊做成丸子，如梧桐子大。每服十五丸，饭后服，橘皮汤送下。妊妇忌服。5. 脾虚寒疟。用高良姜麻油炒、干姜炮各一两，共研末。每服五钱，以猪胆汁调成膏子，临发病前，热酒调服。又一方：上方所制的药末，加胆汁和丸，每服四十丸，酒送下。又一方：高良姜、干姜，半生半炮各半两，穿山甲炮三钱，共研末。每服二钱，猪肾煮酒送下。6. 双目红痛。用小管吹高良姜末入鼻。使打喷嚏，红痛即消。7. 风牙痛肿。用高良姜二寸、全蝎焙一枚，共研末，擦痛处，吐出涎水，以盐汤漱口即可。

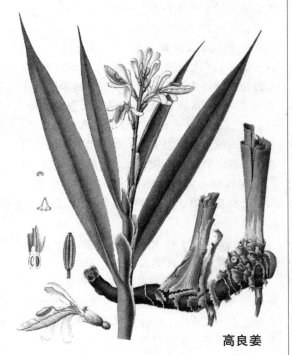

高良姜

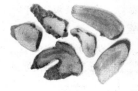

根 [主治] 积冷气，止呕吐反胃，帮助消化。补肺气，益脾胃，理元气，润皮肤，解酒毒。

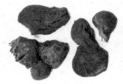

红豆蔻 [主治] 肠虚水泻，心腹绞痛，霍乱呕吐酸水，解酒毒。

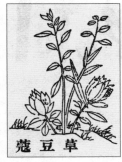

草豆蔻

豆蔻【释名】也称草豆蔻、漏蔻、草果。

【集解】［别录说］豆蔻生长于南海。［颂说］豆蔻产于岭南等地。苗像芦，它的叶似山姜，根似高良姜。二月开花形成穗房，花长在茎下，由嫩叶卷曲而生。开始如芙蓉花，微红，穗头呈深红色。它的叶子逐渐长大，花渐渐绽开而颜色也逐渐变淡，也有变成黄白色的。南方人多采摘花当作果实，嫩的特别贵重，将穗头与盐一同腌制，重叠成朵状不会散。［时珍说］豆蔻大小如龙眼，形状稍长，外皮呈黄白色，薄而且棱峭，其核仁大小如缩砂仁而有辛香气味。滇广出产的草果，当地的人常用来作茶及作为食物佐料。广东人则取生豆蔻放入梅汁，盐渍让其泛红色，在烈日下晒干后，放入酒中，名为红盐草果。元朝时常把草果作为膳后果品。南方等地还有一种火杨梅，极似豆蔻，它的形态圆而粗，气辛而且不温和，人们也经常食用。

仁【气味】辛、涩，温，无毒。花：辛，热，无毒。

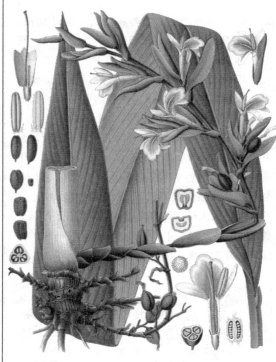

豆蔻

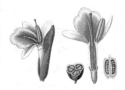

花〔主治〕主调中补胃气及下气。止呕吐呃逆，治腹泻，消除酒毒。

仁〔主治〕主温中顺气，心腹痛，呕吐，去口臭。下气，止霍乱，主一切冷气，消酒毒。补胃健脾，消食祛寒。主心腹疼痛、胃痛、消化不良、呕吐腹泻、呃逆反酸。主妇人恶阻带下，开郁破气。

【主治】主温中顺气，心腹痛，呕吐，去口臭。下气，止霍乱，主一切冷气，消酒毒。补胃健脾，消食祛寒。主心腹疼痛、胃痛、消化不良、呕吐腹泻、呃逆反酸。主妇人恶阻带下，开郁破气。制丹砂。花，主调中补胃气及下气。止呕吐呃逆，治腹泻，消除酒毒。

【发明】〔震亨说〕豆蔻温，能够驱散肌体滞留之气，消除膈上的痰湿。如果明知身体受了寒，还要吃寒的东西，胃便会隐隐作痛，

这时只可以温散，可以食用豆蔻仁。如果是由于体内寒湿郁结造成的痰症，用此法亦效果显著。如果是内热郁结造成的病症，则不宜用蔻仁，以免温热相результ成病。〔时珍说〕豆蔻治病，是用它的辛热浮散，能入太阴阳明经，除寒燥湿，助消化散积食。南方山区多潮湿，脾胃经常因寒湿郁滞而生病，所以吃的食物里常用仁与之相宜。然而过多食用就会助长脾热，损害肺，伤害眼睛。

【附方】 1. 心腹胀满、短气。用豆蔻二两，去皮，研细。每服半钱，木瓜生姜汤调下。2. 胃弱呕逆不食。用豆蔻仁二枚、高良姜半两，加水一碗合煮，去渣取汁，再以生姜汁半合倒入，和面粉做成面片，在羊肉汤中煮熟，空腹吃下。3. 霍乱烦渴。用豆蔻、黄连各一钱半，乌豆五十粒，生姜三片，水煎服。4. 虚疟自汗不止。用豆蔻一枚，面裹煨熟。连面研细，加平胃散二钱，水煎服。5. 气虚瘴疟。用豆蔻仁、熟附子等分，加水一碗、姜七片、枣一枚，煎至半碗服下。6. 赤白带下。用豆蔻连皮一枚、乳香一小块，面裹，煨至焦黄，同面一起研细。每服二钱，米汤送下。日服二次。7. 脾痛胀满。用豆蔻仁二个，酒煎服。

益智子 【释名】〔时珍说〕脾主智，此物能益脾胃，与龙眼名益智义相同。

【集解】〔藏器说〕益智子产于昆仑山脉及交界的地方，现在岭南一带也有。叶子像蘘荷，有一丈多长。它的根上有小枝，八九寸长，没有花萼。茎像竹箭，果实从茎心中长出。一枝上生十颗果实，大小像小枣一样。黑色的核，白色的皮，核小者为好。含之流涎。有的破皮取出核，把外皮加蜜煮粽，辛。晋卢循传下的刘裕益智粽，就是这样做的。〔时珍说〕现在用益智子作调味品，有酒的香味，可以加

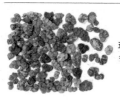

益智仁 遗精虚漏，小便频数，益气安神，补不足，利三焦，调气。

盐曝晒，也可做粽子吃。

仁【气味】辛，温，无毒。

【主治】遗精虚漏，小便频数，益气安神，补不足，利三焦，调气。夜尿多，可取二十四枚子入盐同煎后服用。治风寒犯胃，和中益气，令人多唾。治心气不足，梦遗赤浊，热伤心闷，吐血、血崩等症。

【发明】［时珍说］《夷坚志》里讲，苏州进士陆迎，忽吐血不止，气促抽风，狂躁直视，至夜深，想从窗户跳出去，持续两个晚上，用了很多药都无效。晚上梦见观音授一秘方，让他服用益智子，永除病根。梦中记下，后用此方治病，病果然好了。其方是用益智子仁一两，朱砂二钱，青橘皮五钱，麝香一钱，研为细末。每空腹用灯心汤送服一钱。

【附方】1. 小便频数。用益智子盐炒，去盐、乌药，等分研末；另用酒煮山药粉为糊，和药成丸，如梧桐子大。每服七十丸，空心服，盐汤送下。2. 心虚尿滑、赤白二浊。用益智子仁、白茯苓、白术，等分研末，每服三钱，白开水调下。3. 白浊腹满。用益智仁盐水浸、炒、厚朴、姜汁炒等分，加姜三片、枣一枚，水煎服。4. 腹胀忽泻。用益智子仁二两，浓煎饮下。5. 妇女崩中。用益智子炒，碾细一钱，米汤加一点盐冲服。6. 口臭。用益智子仁一两、甘草二钱，共碾成粉，常舐含口中。7. 漏胎下血。用益智仁半两、缩砂仁一两，共研末。每服三钱，空心服，白开水送下。一日服二次。

荜茇 (bì bá)

【释名】也称荜拨。

【集解】［恭说］荜茇生于波斯国。丛生，茎叶像蒟酱，果实紧细，味道比蒟酱辛辣。胡人用它来作调料。现在中原一带的人也拿来作烧肉食的香料。［颂说］如今岭南也有荜茇，多数生长在竹林中。正月发苗丛生，高有三四尺，茎像箸。叶子青色圆形像蕺菜，宽二三寸像桑

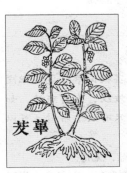

荜菝

叶，表面光滑厚实。三月开花，花为白色。七月结指头大小的子，长二寸多，青黑色像葚子。九月收来晒干。南方人喜欢它的辛香味，有的吃生叶子。若是从波斯国运来的味道更辛香。

【气味】辛，大温，无毒。

【主治】温中下气，补腰脚，杀腥气，消食，除胃冷、阴疝和胸腹胀痛。治霍乱冷气、心痛血气、水泻虚痢、呕吐反酸、产后泄痢，

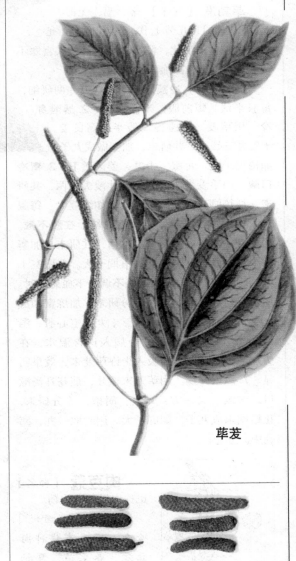

荜茇

［主治］温中下气，补腰脚，杀腥气，消食，除胃冷、阴疝和胸腹胀痛。治霍乱冷气、心痛血气、水泻虚痢、呕吐反酸、产后泄痢，又治头痛、鼻塞、牙痛。

与阿魏合用更好。和诃子、人参、桂心、干姜，治脏腑虚冷肠鸣，又治头痛、鼻塞、牙痛。

【发明】［颂说］唐太宗因腹泻久治不愈，用名医汤药也不见效，于是下诏书征求秘方。有一个卫士把黄牛乳煎荜茇进献给唐太宗，用后果然效果显著。刘禹锡也遇到这种情况，后来多次在虚冷病者身上试验，果然见效。

荜勃没【气味】辛，温，无毒。

【主治】五劳七伤，冷气呕吐，心腹胀满，食不消化，阴疝，疝癖，妇人宫寒不孕。治腰肾冷，除血气。

【附方】1.**冷痰恶心**。用荜茇一两研细，每服半钱，饭前服，米汤送下。2.**暴泄身冷**。用荜茇、肉桂各二钱半，高良姜、干姜各三钱半，共研末，加糊做成丸子，如梧桐子大。每服三十丸，姜汤送下。3.**胃冷口酸**。用荜茇半两、厚朴姜汁浸炙一两，共研末，加热鲫鱼肉，捣和成丸，如绿豆大。每服二十丸，米汤送下。4.**瘴气成块，在腹不散**。用荜茇一两、大黄一两，生用，共研末。加麝香少许，以炼蜜和丸，如梧桐子大。每服三十丸，冷酒送下。5.**妇女月经不调，下血无定时**。用荜茇盐炒、蒲黄炒，等分研末，加炼蜜和成丸子，如梧桐子大。每服三十丸，空心服，温酒送下。6.**偏头风痛**。令病人口含温水，在头痛的一侧。用鼻孔吸入少许荜茇末，效果明显。7.**风虫牙痛**。用荜茇末擦牙，煎苍耳汤漱口，去涎。又一方：荜茇、胡椒，等分研末，化蜡调末成丸子，如麻子大。用时取一丸，塞孔中。立止。

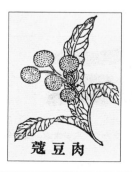

蔻豆肉

肉豆蔻 【释名】

也称肉果、迦拘勒。

【集解】［颂说］岭南人家多有栽种肉豆蔻。春生苗，夏抽茎开花，结实似豆蔻，六七月便可采。［时

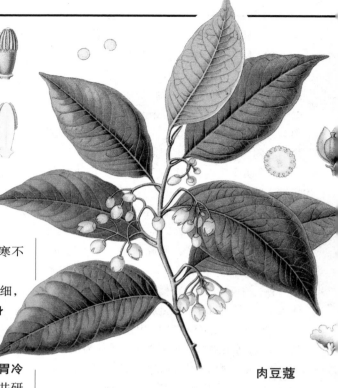

肉豆蔻

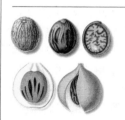

实〔主治〕消食止泻，治积冷心腹胀痛，霍乱中恶，呕沫冷气，小儿乳霍。

肉豆蔻〔主治〕消食止泻，治积冷心腹胀痛，霍乱中恶，呕沫冷气，小儿乳霍。

珍说］肉豆蔻虽然花、实极似草豆蔻，但皮肉之颗粒不同。颗外有皱纹，内有斑纹，如槟榔纹。最易生蛀虫，只有烘干密封，可以稍做保存。

实【气味】辛，温，无毒。

【主治】温中，消食止泻，治积冷心腹胀痛，霍乱中恶，呕沫冷气，小儿乳霍。调中下气，开胃，解酒毒，消皮外络下气。治宿食痰饮，止小儿吐逆，产妇不下乳，腹痛。主心腹虫痛，脾胃虚冷，虚泻赤白痢，研末煮粥服。暖脾胃，固大肠。

【附方】1. **暖胃除痰，进食消食**。肉豆蔻二个，半夏、姜汁炒五钱，木香二钱半，研末，蒸饼，制丸芥子大，每次饭前以津液下五丸。2. **霍乱吐利**。肉豆蔻研末，姜汤服一钱。3. **久泻不止**。肉豆蔻煨一两，木香二钱半，研末，和枣肉制丸，米汤服四五十丸。4. **老人虚泻**。肉豆蔻三钱，面裹，煨熟，去面，研末，陈米粉糊丸梧桐子大。每服五六十丸，米汤下。5. **小儿泄泻**。肉豆蔻五钱，乳香二钱半，生姜五片，同炒成黑色，去姜，研为膏，制丸绿豆大。适量，米汤服。6. **脾泻气痢**。豆蔻一颗，米醋调面裹，煨至焦黄，和面研末，又以陈米炒焦黄，研末和匀。每次三钱煎服。早晚各一次。7. **冷痢腹痛，不能饮食**。肉豆蔻一两去皮，醋和面裹，煨黄，捣末。每服一钱，粥饮调下。

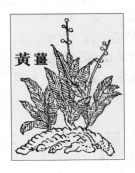

姜黄【释名】也称宝鼎香。

【集解】[藏器说]真正的姜黄，是种植三年以上老姜，能生花。花在根际。[颂说]今江、广、蜀地多有姜黄。叶青绿，长一二尺许，阔三四寸，有斜纹如红蕉叶而小。花红白色，至中秋时逐渐凋枯。春末始生，先生花，次生叶，不结实。根盘曲黄色，类似生姜而圆，有节。

根【气味】辛、苦，大寒，无毒。

【主治】心腹结积疰忤，下气破血，除风热，消痈肿。治癥瘕血块，通月经，治扑损瘀血，止暴风痛冷气，下食。祛邪辟恶，治气胀，产后败血攻心。治风痹臂痛。

【附方】1. **心痛难忍**。用姜黄一两、桂三两，共研末，每服一钱，醋汤送下。2. **胎寒腹痛**（婴儿啼哭吐乳，大便泻青，状如惊搐，出冷汗）。用姜黄一钱，没药、木香、乳香各二钱，共研末，加蜜调成丸，如芡子大。每服一丸，钓藤煎汤化下。3. **产后血痛**（腹内有血块）。用姜黄、桂心，等分研末，酒冲服一匙，血下尽后即愈。4. **疮癣初发**。用姜黄研末擦上，效果很好。

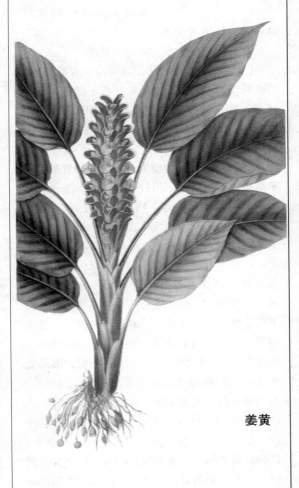

姜黄

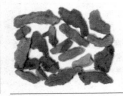

根〔主治〕心腹结积，下气破血，除风热，消肿痛。

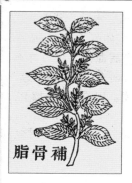

脂骨補

补骨脂 【释名】

也称破故纸、婆固脂、胡韭子。

【集解】[颂说]岭外的山地间多有补骨脂，四川合州也有。其茎高三四尺，叶小似薄荷，花微紫色，果实如麻子，形状圆扁而黑，九月可采用。

子 【气味】 辛，大温，无毒。

【主治】 五劳七伤，风虚冷，骨髓伤败，肾冷精流，及妇人血气堕胎。男子腰疼，膝冷囊湿，逐诸冷痹顽，止小便，腹中冷。兴阳事，明耳目。治肾泻，通命门，暖丹田，敛精神。

【附方】 1. 补骨脂丸，治疗元阳衰损，脚手沉重，夜多盗汗。用补骨脂四两炒香，菟丝子四两酒蒸，胡桃肉一两去皮、乳香、没药、沉香各二钱半研细，加炼蜜和成丸子，如梧桐子大。每服二三十丸，空心服，盐汤或温酒送下。自夏至起，到冬至止。每天服一次。2. 男女虚劳。男女五劳七伤，下元久冷，一切风病，四肢疼痛。用补骨脂一斤，酒浸一夜，晒干，加黑芝麻一升炒，等麻子炸声绝后，簸去麻子，只取补骨脂研末，以醋煮面糊成丸子，如梧桐子大。每服二三十丸，空心服，温酒盐汤送下。3. 肾虚腰痛。补骨脂一两，炒为末。温酒服三钱。或加木香一钱亦佳。又一方：补骨脂（酒浸，炒）一斤，杜仲（去皮，姜汁浸，炒）一斤，胡桃肉去皮二十个，共研末，以蒜捣膏一两，和各药成丸，如梧桐子大。每服二十丸，温酒送空心服下。妇女用淡醋汤送下。常服本方可壮筋骨，活血脉，乌须发，益颜色。4. 妊娠腰痛。用补骨脂二两，炒香后

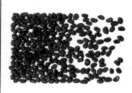

补骨脂 [主治] 五劳七伤，风虚冷，骨髓伤败，妇人血气堕胎。男子腰疼，膝冷囊湿，止小便。

研成末。先嚼胡桃肉半个，然后用温酒调服药末二钱。5. 定心补肾。炒过的补骨脂二两、白茯苓一两，共研末；另取没药五钱，酒浸后煮化，和药末捏成丸子，如梧桐子大。每服三十丸，开水送下。故纸补肾，茯苓补心，没药养血，三者既壮，自然身安。6. 精气不固。用补骨脂、青盐等分，同炒为末。每服二钱，米汤送下。7. 小便频数，肾气虚寒。用补骨脂十两酒蒸过、茴香十两盐炒过，共研末，加酒，糊做成丸子，梧桐子大，每服百丸，盐酒送下，或熟米、猪肾和药煨吃亦可。8. 小儿遗尿。用补骨脂炒过研末，每夜用开水冲服五分。9. 阴茎不痿，精常流出，痛如针刺。用补骨脂、韭子各一两，共研末，每取三钱，加水二碗，煎至六成服下。日服三次，直至病愈。10. 脾肾虚泻。炒过的补骨脂半斤、肉豆蔻生用四两，共研末，加枣肉膏做成丸子，如梧桐子大。每服五十至七十丸，空心服，米汤送下。又一方：照上方，加木香二两。11. 水泻久痢。用补骨脂炒一两，粟壳炙四两，共研末，加炼蜜做成丸子，如弹子大。每服一丸，姜枣煎汁送下。12. 牙痛日久。用补骨脂二两、青盐半两，炒过研细擦痛处。13. 打坠腰痛。瘀血凝滞。用补骨脂炒、茴香炒、辣桂，等分研末。每服二钱，热酒送下。

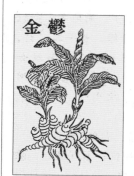

金鬱

郁金 【释名】

也称马蒁。

【集解】[恭说]郁金生于蜀地及西戎。苗似姜黄，花白质红，根黄赤。[颂说]今两广、江西州郡都有。[时珍说]郁金有二种：郁金香是用花，见郁金香本条；郁金是用根。苗如姜，根大小如指头，长者寸许。形如蝉腹，外黄内赤。

根 【气味】 辛、苦，寒，无毒。

【主治】 血积下气，生肌止血，破恶血，血淋尿血，金疮。单用，治女人宿血气心痛，

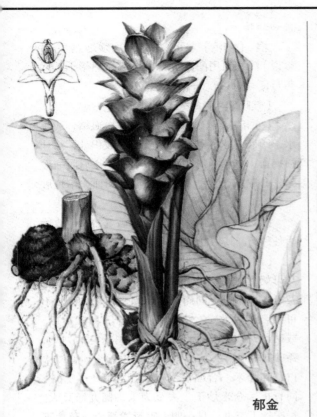

郁金

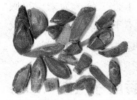

郁金〔主治〕血积下气，生肌止血，破恶血，血淋尿血，金疮。

冷气结聚，温醋抹服。治凉心。治阳毒入胃，下血频痛。治血气心腹痛，产后败血冲心，失心癫狂蛊毒。

【附方】 1. 癫狂症。用郁金七两、明矾三两，共研末，加薄糊同做成丸子，如梧桐子大。每服五十丸，开水送下。2. 痘毒攻心。用郁金一枚、甘草二钱半，加水半碗煮干，去甘草，将郁金切片焙干，研末，加龙脑香炒半钱。每服一钱，以生猪血五七滴和新汲水调下。二服后毒气从手足心发出，如痛状，病乃痊愈。3. 厥心气痛。和郁金、附子、干姜，等分研末，加醋、糊做成丸子，如梧桐子大。朱

砂为衣。每服三十丸。男用酒，女用醋送下。4. 产后心痛。用郁金烧存性研细，取二钱，以米醋调灌，能转危为安。5. 鼻血、吐血。用郁金研细，水服二钱。不愈。再服一次。6. 阳毒下血，热气入骨，痛不可忍。用郁金五个，牛黄一个如皂荚子大，做成散剂，每服用醋浆水一碗煎三沸后，待温把药送下。7. 尿血不定。用郁金一两、葱白一把，加水一碗煎成三合，温服。日服三次。8. 风痰壅滞。用郁金一分、藜芦十分，共研末。每取少许，温浆水调下。同时，以浆水一碗，漱口吐涎。9. 痔疮肿痛。用郁金研细，加水调匀搽患处。

蓬莪茂 (péng é shù) 【释名】 蒁药。

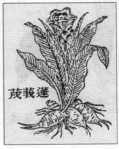

【集解】 ［志说］蓬莪茂生于西戎及广南各个州。叶似蘘荷，子似蕈，茂在根下并生，一好一恶，恶者有毒。西戎人取来后，先给羊吃，羊不吃的话就丢弃掉。

根 【修治】［时珍说］今人多以醋炒或煮熟入药，取其引入血分也。

【气味】 苦、辛，温，无毒。

【主治】 心腹痛，霍乱冷气，吐酸水，解毒食饮不消，酒研服之。又疗妇人血气结积。治一切气，开胃消食，通月经，消瘀血止扑损痛下血，及内损恶血。通肝经聚血。

【发明】［颂说］蓬莪茂，古方中不见有人用。今医家治积聚诸为最要之药。与荆三棱同用效果较好，妇人药中亦多使。

【附方】 1. 一切冷气，抢心切痛，发即欲死。久患心腹痛时发者，此可绝根。蓬莪茂二两醋煮，木香一两煨，为末。每服半钱，淡醋汤下。2. 妇人血气，游走作痛，及腰痛。蓬莪茂、干漆二两，为末，酒服二钱。腰痛核桃酒下。3. 小儿气痛。蓬莪茂炮熟为末。热酒服一大钱。4. 上气喘急。蓬莪茂五钱，酒一盏半，煎八分服。5. 气短不接。治气不接续，兼治滑

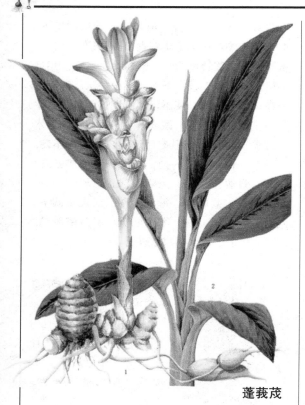

蓬莪茂

柔韧如藤。

根 【修治】［元素说］入用须炮熟。［时珍说］消积须用醋浸一日，炒或煮熟焙干，入药乃良。

【气味】 苦，平，无毒。

【主治】 积聚结块，产后恶血血结，通月水，堕胎，止痛利气。治气胀，破积气，消扑损瘀血，妇人血脉不调，心腹痛，产后腹痛血晕。心膈痛，饮食不消。通肝经积血，治疮肿坚硬，下乳汁。

【发明】［时珍说］三棱能破气散结，故能治各种病。其功可近于香附而力峻，故难久服。

【附方】 1. **小儿气癖**。三棱煮汁作羹粥，与母奶食，日亦以枣许与儿食，小儿新生百日及十岁以下，无问痫热疳癖等皆理之。秘妙不可具言，大效。2. **癖气胸满口干，肌瘦食减，或时壮热**。石三棱、京三棱、鸡爪三棱并炮，蓬莪茂三枚，槟榔一枚，青橘皮五十片醋浸去白，陈仓米一合醋浸淘过，巴豆五十个去皮，同青皮、仓米炒干，去豆为末，糊丸绿豆大。每次饮下三丸，日一服。3. **反胃恶心，药食不下**。京三棱炮一两半，丁香三分，为末。每服一钱，沸汤点服。乳汁不下：京三棱三个，水二碗，煎汁一碗洗奶，取汁出为度，极妙。

泄，及小便热，王丞相服之有验。用蓬莪茂一两，金铃子去核一两，为末。入硼砂一钱，炼过研细。每服二钱。温酒或盐汤空心服。6. **初生吐乳不止**。蓬莪茂少许，盐一绿豆，以乳一合，煎三五沸，去滓，入牛黄两粟大，服之甚效也。

荆三棱

【释名】 又称京三棱、草三棱、鸡爪三棱、黑三棱、石三棱。

【集解】［时珍说］三棱多生于荒废陂池湿地中。春天丛生，夏秋抽高茎，茎端复生数叶，开花六七枝，花皆细碎成穗，黄紫色，中有细子。其叶茎花实俱有三棱，并与香附苗叶花实一样，但长且大。其茎光滑三棱，如棕之叶茎。茎中有白穰，剖之织物，

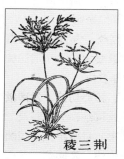
荆三棱

香附子（莎（suō）草）【释名】 也称雀头香、草附子、水香棱、水巴戟、水莎、侯莎、莎结、夫须、续根草、地毛。［时珍说］别录只说莎草，不提用苗用根。后世的人都用它的根，称其为香附子，而不知莎草这个名字。其草可为笠及雨衣，疏而不沾，故字从草从沙。亦作蓑字，因其为衣下垂绥，如孝子衰衣之状，故又从衰。

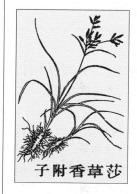
莎草香附子

【集解】［别录说］莎草生田野，二月、八月采。［弘景说］方药不复用，古人写诗多用，

但无人认识。[恭说]此草根名香附子，一名雀头香，到处都有，茎叶都似三棱，合和香用。[颂说]苗叶如薤而瘦，根如箸头大。《唐玄宗天宝单方图》所载水香棱功用、形状与此相类。[时珍说]莎叶如老韭叶而硬，光泽有剑脊棱。五六月中抽一茎，三棱中空，茎端复出数叶。开青花成穗如黍，中有细子。其根有须，须下结子一二枚，子上有细黑毛，大者如羊枣而两头尖。

【气味】甘，微寒，无毒。

根 【主治】除胸中热，充皮毛，久服利人，益气，长眉。治心中客热，膀胱间连胁下气妨，常日忧愁不乐，兼心忪者。治一切气，霍乱吐泻腹痛，肾气膀胱冷气。散时气寒疫，利三焦，解六郁，消饮食积聚，痰饮痞满，腹胀，脚气，止心腹肢体头目齿耳诸痛，痈疽疮疡，吐血下血尿血，妇人崩漏带下，月候不调，胎前产后百病。

苗、花 【主治】治丈夫心肺中虚风及客热，膀胱间连胁下时有气妨，皮肤瘙痒瘾疹，饮食不多，日渐瘦损，常有忧愁心忪少气等证。并收苗花二十余斤锉细，以水二石五斗，煮一石五斗，斛中浸浴，令汗出五六度，其瘙痒即止。四时常用，瘾疹风永除。煎饮散气郁，利胸膈，降痰热。

【发明】[好古说]香附治膀胱两胁气妨，心忪少气，能益气，为血中之气药。本草不言治崩漏，而方中用它治崩漏，因为它能益气止血。又能逐去瘀血，是推陈。正如巴豆治大便不通而又止泄泻同义。又说：香附为阳中之阴，血中之气药，凡气郁血气必用之。炒黑能止血治崩漏，为妇人之仙药。多服也能走气。[时珍说]香附之气平而不寒，香而能窜。味多辛能散，微苦能降，微甘能和。是足厥阴肝、手少阳三焦气分主药，且兼通十二经气分。生服则上行胸膈，外达皮肤；熟用则下走肝肾，外彻腰足。炒黑则止血，得盐水浸炒则入血分而润燥，青盐炒则补肾气，酒浸炒则行经络，醋浸炒则消积聚，姜汁炒则化痰饮。得参、术则补气，得归、芎则补血，得木香则疏滞和中，得檀香则理气醒脾，得沉香则升降诸

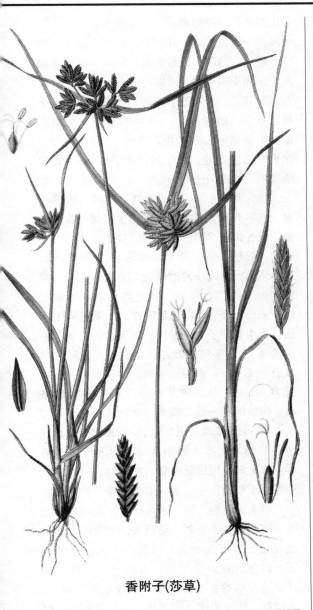

香附子(莎草)

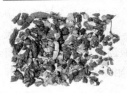

苗、花〔主治〕治丈夫心肺中虚风及客热，膀胱间连胁下时有气妨，皮肤瘙痒瘾疹，饮食不多，日渐瘦损，常有忧愁心忪少气等证。利胸膈，降痰热。

根〔主治〕除胸中热，充皮毛，久服利人，益气，长眉。治心中客热，常日忧愁不乐，兼心忪者。

气，得川芎、苍术则总解诸郁，得栀子、黄连则能降火热，得茯神则交济心肾，得茴香、破故纸则引气归元，得厚朴、半夏则决壅消胀，得紫苏、葱白则解散邪气，得三棱、莪茂则消磨积块，得艾叶则治血气暖子宫。它就是气病之总司，女科之主帅。

【附方】 1. **未老先衰。**用香附子一斤，水浸一夜，取出，擦去毛，炒黄，加茯神去皮四两，共研末，以炼蜜调末为丸，如弹子大。每晨服一丸，降气汤送下。降气汤是用香附子如上法处理半两、茯神二两、炙甘草一两半，合煎而成。除了治未老先衰之外，还能治胸痞、拒食、虚冷遗精等症。2. **偏正头痛，热气上攻，头目昏眩。**单用香附子一味，经过去皮、煮、捣、晒、焙之后，研细末，加炼蜜调成丸子，如弹丸大。每服一丸，水一碗，煎药至八成服下，妇女用醋汤煎服。3. **一切气疾，胸腹胀满、恶心、气逆、翻酸、烦闷等。**用香附子一斤、缩砂仁八两、甘草炙四两，共研末，盐开水送服。或研成粗末煎服亦可。4. **心腹诸痛。**香附子去毛，焙二十两，乌药十两、甘草炒一两，共研末。每服二钱，盐汤送下。5. **心脾气痛**（胸膛软处有一点作痛，俗称心气痛，实乃胃脘有滞所致，或起因于气，或起因于寒）。用香附子醋浸，略炒，研末；另用高良姜酒洗七次，略炒，也研末。两个分别收存，治病时，起因于寒者，姜二钱、附一钱；起因于气者，附二钱、姜一钱；起因于气与寒者，姜、附等分。三种情况都以热米汤加一匙姜汁和一小撮盐把药送下。服药七八次后，病根可除。6. **心腹诸痛，心气痛、腹痛、小腹痛、血气痛等。**用香附子二两、艾叶半两，在醋汤中蒸煮熟，去艾叶，炒香附子末，加醋糊做成丸子，如梧桐子大。每服五十丸，开水送下。7. **气虚浮肿。**用香附子去皮，加醋煮干，焙研末。以醋糊调做成丸子，如梧桐子大。常服，可使肿水从小便排出。又一方：香附子一斤，在童便中浸三日，取出，焙干研细，加糊为丸。每服四五十丸，米汤送下。日服二次。8. **疝胀气痛。**用香附末二钱，空心服，以海藻一钱，煎酒空心服下，并食海藻。9. **妇人诸病。**用大香附子擦去毛一斤，

分作四份：一份醇酒浸，一份醇醋浸，一份盐水浸，一份童便浸。几日后，取出香附子，洗净，晒干，捣烂，微焙为末，加醋煮面糊做成丸子，如梧桐子大。每服七十丸，酒送下。瘦人，加泽兰、赤茯苓末二两；气虚，加四君子料；血虚，加四物料。10. **赤白带下、血崩不止。**用香附子去毛炒焦，研末，热酒冲二钱，立愈。已昏迷者，服三钱，米汤送下。11. **安胎顺气。**香附子炒后研细，浓煎紫苏汤送服一二钱。加砂仁亦可。12. **妊娠恶阻，胎气不安，气不升降，呕吐酸水，起坐不便，饮食不进。**用香附子二两，藿香叶、甘草各二钱，共研细。每服二钱，开水加盐送下。13. **临产顺胎，怀胎九月或十月时服此。**香附子四两、缩砂仁炒三两、甘草炙一两，共研末。每服二钱，米汤送下。14. **产后狂言，血晕，烦渴不止。**用生香附子去毛研细。每服二钱，姜、枣煎汤送下。15. **气郁吐血。**用童便调香附末二钱服。又一方：香附子一两、白茯苓半两，共研末。每服二钱，陈粟米汤送下。16. **肺破咯血。**用香附子一钱，研细，米汤送服。日服二次。17. **小便尿血。**用香附子、新地榆等分，分别另煎汤。先服香附汤在口，后服地榆汤至尽。未见效，可照此再服。18. **诸般下血症状。**用香附子浸童便中一天，取出捣碎，醋拌，焙干，研末。每服二钱，米汤送下。又一方：香附子以醋酒各半煮熟，焙研末，加黄秫米糊做成丸子，如梧桐子大。每服四十丸，米汤送下。日服二次。又一方：香附子末二钱，加百草霜、麝香各少许同服，见效很快。19. **老小脱肛。**用香附子、荆芥穗，等分研末。每取一匙，加水一碗，煎沸十多次后，淋洗患处。20. **气郁头痛。**用香附炒四两、川芎劳二两，共研末。每服二钱，茶汤调下。常服可防头痛，又可明目。21. **肝虚目痛。**用香附子一两、夏枯草半两，共研末。每服一钱，茶汤送下。22. **突然耳聋。**用香附子瓦炒研末，早晚各服二钱，萝卜子煎汤送下。药忌铁器。23. **诸般牙痛。**用香附子、艾叶煎汤漱口，同时用香附子末擦牙。又一方：香附子炒存性三两，青

盐、生姜各半两，共研末，每日擦牙。24.蜈蚣咬伤。嚼香附涂搽，立刻见效。

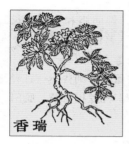
香瑞

瑞香【集解】［时珍说］南方各州郡的山里都产瑞香。它的枝干婆娑，柔条叶厚，四季青而茂盛。冬天和春天交替的时候，开成簇的花，有三四分长，像丁香的形状，有黄、白、紫三种颜色。《格古论》中记载：瑞香三四尺高，有多种品类，有像枇杷叶的，有像梅叶的，有像柯叶的，有像毡子的，有拏枝的。但其中，只有拏枝的花紫而香味浓烈，叶像枇杷叶的能结果。瑞香最早出产于庐山，到宋朝，人们开始在

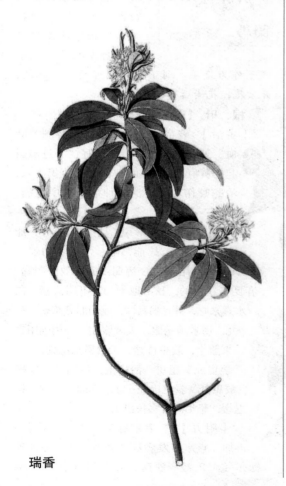
瑞香

家中栽植，之后才著名于世。拏枝，是指其枝节拏曲，像折断过的样子，它的根绵软而有香气。

根【气味】甘、咸，无毒。

【主治】治急喉风，用开白花的一种研水灌服。

艾纳香【集解】［志说］《广志》中讲：艾纳出于西戎国，似细艾。又有松树皮上绿衣，也叫艾纳，可以和合诸香，烧它能聚其烟，青白不散，而与此不同。

【气味】甘，温、平，无毒。

【主治】恶气杀虫，主腹冷泄痢。伤寒五泄，心腹注气，烧之辟瘟疫，治癣辟蛇。

泽兰

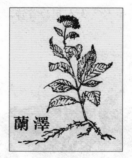
蘭澤

【释名】也称水香、都梁香、虎兰、虎蒲、龙枣、孩儿菊、风药。根名地笋。

【集解】［弘景说］泽兰生长在各个地方，大多长于潮湿之地。叶子微有香味，可以煎油及做浴水，人们家里多有种植。茎方节为紫色。叶子像兰草但不很香。根名为地笋，产妇可以当作蔬菜吃。

叶【气味】苦，微温，无毒。

【主治】通九窍，利关节，养血气，消腹部肿块，通小肠，长肌肉，破除瘀血。治金疮，痈肿脓疮，产后腹痛，产后血气衰冷和积劳瘦弱。妇人产前产后百病。另可治鼻血、吐血、头目风痛、妇人劳瘦、男人脸黄。

地笋【气味】甘、辛，温，无毒。

【主治】地笋主利九窍，通血脉。排脓治血，止鼻血吐血，产后心腹疼痛。产妇可以当作蔬菜吃，效果很好。

子【主治】治妇人三十六种疾病。

【附方】1.**产后水肿，血虚浮肿**。用泽兰、防己，等分研末。每服二钱，醋酒送下。2.**小儿蓐疮**。由大人嚼泽兰心把疮周围封起

来，效果显著。3.**疮肿初起**。把泽兰捣烂封住，效果显著。4.**产后阴翻**（产后阴户燥热，变成翻花状）。用泽兰四两，煎汤熏洗。二三次后，再加枯矾一起煎洗。

茉莉 【释名】

又叫奈花。

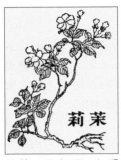

莉茉

【集解】[时珍说]茉莉最早生长在波斯，后来移植到南海，现在滇、广两地的人，都植苗移栽。茉莉怕寒，不宜在中原种植。它茎弱枝繁，绿尖团，初夏时开白色的小花朵，花瓣重叠而没有花蕊，秋天过后花谢而不结果。它的花都在夜晚开出，芳香怡人，女人用为首饰，

——花〔主治〕蒸油取液，做面脂和头油，长发、润燥、香肌，也可加入茗饮之中。

茉莉

或用来做面脂，也可以熏茶，或蒸取液汁代蔷薇水。素馨和指甲花与它都属同类。

花 【气味】 辛，热，无毒。

【主治】 蒸油取液，做面脂和头油，长发、润燥、香肌，也可加入茗饮之中。

根 【气味】 热，有毒。

【主治】 用酒磨些许服用，则昏迷一日者能醒，二寸则二日者能醒。凡跌损骨节、脱臼接骨的，用了则不知痛。

马兰 【释名】

也称紫菊。

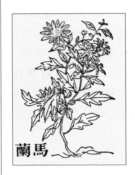

蘭馬

【集解】[时珍说]湖泽潮湿的地方多有生长马兰。二月份开始长苗，茎为红色，根为白色，长叶子有刻齿状，形状像泽兰但不香。南方人多采摘来晒干作为蔬菜。到了夏天就可高达二三尺，开紫花，花谢后有细子。

根、叶 【气味】 辛，平，无毒。

【主治】 破宿血，养新血，止鼻衄、吐血、外伤、便血、疟疾，解饮酒过多引起的黄疸及各种菌毒、蛊毒。生捣为末，治蛇咬伤。另可治各种疟及腹中急痛，痔疮。

【发明】[时珍说]马兰，辛，平，能入阳明血分，故能治血，与泽兰功效同等。如今人们用来治疗痔漏，据说效果显著。春夏取新鲜的，秋冬取干的，不用盐醋，白水煮来吃，并且喝其汁。或用酒煮焙研，糊丸，用米汤送服，天天服用。外用则用它来煎水，放少许盐，天天熏洗患处。《医学集成》里讲，治痔疮，可用马兰根捣烂敷患处，看见肉长平了，立即取下它，稍一迟缓，恐怕肉会多长出来。

【附方】 1.**诸疟寒热**。用马兰捣汁，再加一点水，发病日早晨服。药中加入砂糖亦可。 2.**绞肠沙痛**。用马兰根叶在口中细

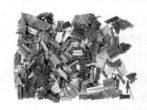

叶〔主治〕通九窍，利关节，养血气，消腹部肿块，通小肠，长肌肉，破除瘀血。治金疮，痈肿脓疮，产后腹痛，产后血气衰冷和积劳瘦弱。

嚼，将汁咽下。3. **打伤出血**。用马兰、旱莲草、松香、皂树叶，冬日无叶，可用树皮共研细，搽入伤口。4. **喉痹口紧**。用马兰根或叶捣汁，加几滴醋滴入鼻孔中，或灌入喉中，痰出，口自开。5. **水肿尿涩**。用马兰、黑豆、小麦，加酒、水各一杯，煎成药一杯，饭前温服。

郁金香 【释名】

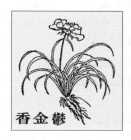

香金鬱

也称作郁香、红蓝花、紫述香、草麝香。

【集解】〔藏器说〕郁金香在二三月开花，状如红蓝，四五月采摘，则有香气。郁草像兰草。花萎后是纯黄色，与裹着嫩莲的芙蓉

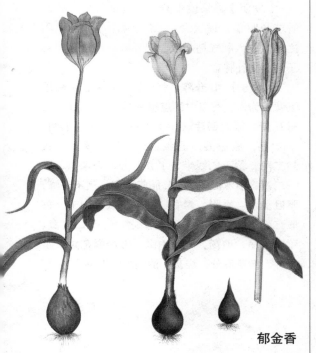

郁金香

花相似，可以香酒。

【气味】 苦，温，无毒。

【主治】 治心腹间恶气鬼疰。还可做各种香药。

石香薷 (róu)

【释名】 又名石苏。

【集解】〔志说〕石香薷生于蜀郡陵、荣、资、简州，及南中各处，生于山岩石缝中，二月、八月采。苗茎花实俱可用。

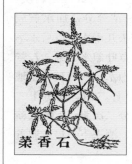

石香薷

【气味】 辛香，温，无毒。

【主治】 调中温胃，止霍乱吐泻，心腹胀满。制硫黄。

薰草（零陵香）

【释名】 也叫蕙草、香草、燕草、黄零草。

【集解】〔颂说〕薰草大多生于低矮潮湿的地里，叶如麻，两两相对，茎是方的。常在七月中旬开花，十分芳香。

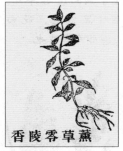

薰草零陵香

岭南的人都做窑灶，用火炭将它焙干，颜色到黄色为最好。江淮也有土生的，也可以做香，但不如湖岭的好，现在调和在香粉和面脂中，洗豆诸法都用它。但现在只有吴人栽种，而且各地都有出售。

【气味】 甘，平，无毒。

【主治】 明目止泪，疗泄精，去臭恶气，治伤寒头痛，上气腰痛。单用，治鼻中息肉和酒糟鼻。

【附方】 1. **伤寒下痢**。用薰草、当归各二两，黄连四两，加水六升，煮成二升服下。一日三次。2. **伤寒狐惑**（表现为：虫蚀下部，痛痒不止，脉数而无热，汗出不止）。病初起时，目尽赤，七八日后，四角变黄黑。薰草、黄连各四两，咬细。在白酸浆一斗中浸一夜。煮成二升，分三次服用。3. **头风旋晕，痰逆、恶心、懒食**。用真零陵香、藿香叶、香附子炒，等分研末。每服二钱，茶汤送下。日服三次。4. **小儿鼻塞头热**。用薰草一两、羊髓三两，慢火熬成膏，去滓，以膏按摩背上。每天三至四次。5. **头风白屑**。用薰草、白芷等分，加水煎成汁，倒入鸡蛋白调匀，搽头几十次，以后永不生屑。6. **牙齿疼痛**。用薰草叶煎水含漱。7. **梦遗失精**。用薰草、人参、白术、白芍药、生地黄、茯神、桂心、炙甘草各二两，大枣十二枚，加水八升煮成三升，分二次服。8. **妇人断产**。薰草研末。每服二钱，酒送下。连续服五次，可保一年不孕。

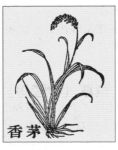

茅香 【释名】

又称喔尸罗、香麻。

【集解】［志说］茅香生于剑南道各个州，其茎叶黑褐色，花白色，即非白茅香也。

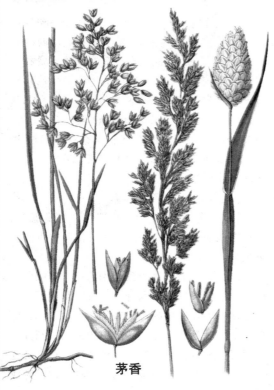

茅香

花 【气味】苦，温，无毒。

【主治】中恶，温胃止呕吐，疗心腹冷痛。

【附方】**冷劳久病**。茅香花、艾叶四两，烧存性，研末，粟米饭丸梧桐子大。初以蛇床子汤下二十丸至三十丸，微吐不妨，后用枣汤下。

苗、叶 【主治】作浴汤，辟邪气，令人身香。

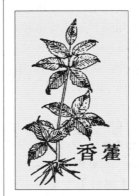

藿香 【释名】

又称兜娄婆香。

【集解】［时珍说］藿香方茎有节中虚，叶微似茄叶，洁古、东垣只用其叶，不用枝梗。今人并枝梗用之，因叶多伪故耳。

枝叶 【气味】辛，微温，无毒。

【主治】风水毒肿，去恶气，止霍乱心腹痛。脾胃吐逆为要药。助胃气，开胃口，进饮食。温中快气，肺虚有寒，上焦壅热，饮酒口臭，煎汤漱之。

【发明】［杲说］芳香之气助脾胃，故藿香能止呕逆，进饮食。［好古说］手、足太阴之药。故入顺气乌药散，则补肺；入黄芪四君子汤，则补脾也。

【附方】1. **升降诸气**。藿香一两，香附炒五两，为末，每以白汤点服一钱。2. **霍乱吐泻，垂死者，服之回生**。用藿香叶、陈皮各半两，水二盏，煎一盏，温服。3. **暑月吐泻**。滑石炒二两，藿香二钱半，丁香五分，为末。每服一二钱，渐米泔调服。4. **胎气不安，气不升降，呕吐酸水**。香附、藿香、甘草二钱，为末。每服二钱，入盐少许，沸汤服之。5. **香口去臭**。藿香洗净，煎汤，时时噙漱。6. **冷露疮烂**。藿香叶、细茶等分，烧灰，油调涂叶上贴之。

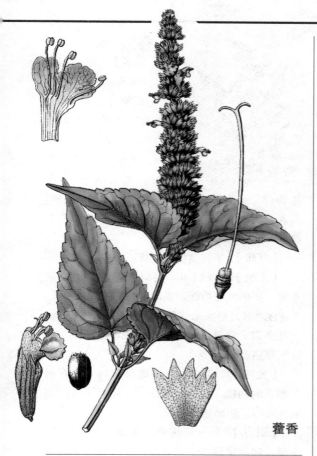

藿香

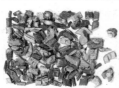

枝叶〔主治〕风水毒肿，去恶气，止霍乱心腹痛。脾胃吐逆为要药。助胃气，开胃口，进饮食。温中快气，肺虚有寒，上焦壅热，饮酒口臭，煎汤漱之。

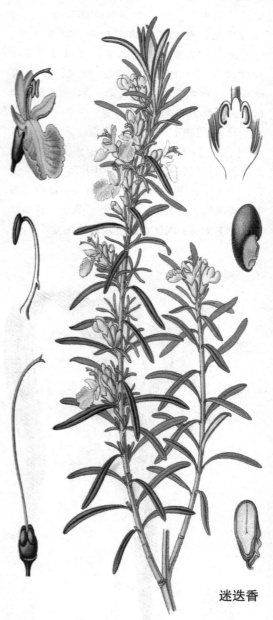

迷迭香

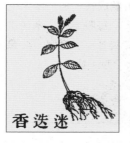

香迭迷

迷迭（dié）香

【集解】［时珍说］魏文帝时，从西域运来移植于庭中，曹植等对此作有赋。大意是这种草修干柔茎，细枝弱根。繁花桔实，严霜弗凋。收采阴干，摘去枝叶。入袋佩之，芳香甚烈。与现在的排香同一种气味。

【气味】辛，温，无毒。

【主治】恶气，令人衣香。

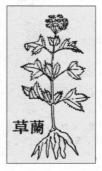

草蘭

兰草 【释名】也称水香、香水兰、女兰、香草、燕尾香、大泽兰、煎泽草、兰泽草、省头草、都梁草、孩儿菊、千金草。

【集解】［时珍说］兰草、泽兰是一类二种。都生长在水边低湿处。二月旧根开始发芽生苗，紫茎枝，赤节绿叶，叶呈对节生，叶上有细齿。但是，茎圆节长，叶片光滑并有分叉的是兰草；茎微方，节短而叶上长有毛的，叫泽兰。现在，吴人育苗移植，称之为香草，夏天采取，用酒油洒制，缠成把，当头饰卖出。

叶【气味】辛，平，无毒。

【主治】利尿，杀蛊毒。生血，调气，养营，久服益气轻身不老，通神明。它的气味清香，能生津止渴，润肌肉，治消渴、黄疸。煮水，浴风病，消痈肿，调月经。煎水，解中牛马毒。主恶气，因气香泽可入膏涂头发。

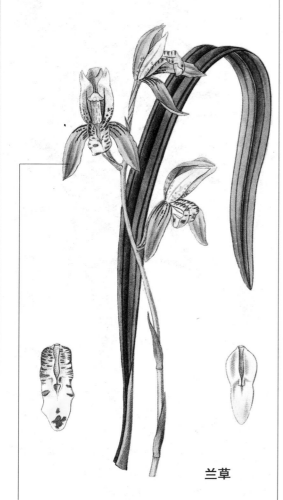

兰草

叶〔主治〕利尿，祛蛊毒。生血调气养营，久服益气轻身不老，通神明，生津止渴，润肌肉，治消渴、黄疸。

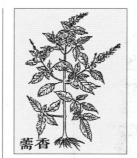

蒿香

香薷（rú）

【释名】也称香菜、香茸、香菜、蜜蜂草。

【集解】［时珍说］香薷有野生的，有自家种的。方茎，尖叶，有刻缺，很像黄荆叶但要小些。九月份开紫色花抽穗。有细子细叶的，高只有数寸。中州人在三月份种植，称它为香菜，常用来充当蔬菜。

【气味】辛，微温，无毒。

【主治】鼻衄不止。有调中温胃，顺气，散水肿，祛热风的功能。主治腹痛、腹泻、呕吐、呃逆症。春月里煮来代替茶喝，可以不生热病。含汁漱口，除口臭。杵成末水服，止鼻血。主脚气寒热。

【发明】［震亨说］香薷属金与水，有彻上彻下的功能。解暑，利小便。用叶子浓煎制成丸服用，清肺热。

【附方】1. **一切伤暑，头痛发热，转筋，干呕，四肢发冷等**。用香薷一斤、厚朴姜汁炙过、白扁豆微炒各半斤，锉散。每服五钱，加水二碗，酒半碗，煎成一碗，放水中等冷定后服下。连进二服，效果显著。2. **通身水肿**。用干香薷五十斤，锉入锅中，加水久煮，去渣再浓煎，浓到可以捏丸时，即做成丸子，如梧桐子大。每服五丸，日服三次，药量可以逐日加一点以小便能畅为愈。又一方：香薷叶一斤，水一斗，熬烂，去渣，再熬成膏，加白术末七两做成丸子，如梧桐子大。每服十丸，米汤送下。3. **心烦胁痛**。用香薷捣汁一二升服。4. **鼻血不止**。用香薷研末，水冲服一钱。

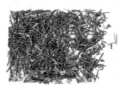

茎、叶〔主治〕治鼻衄不止。主治腹痛、腹泻、呕吐、呃逆症。春月里煮来代替茶喝，可以不生热病。含汁漱口，除口臭。杵成末水服，止鼻血。主脚气寒热。

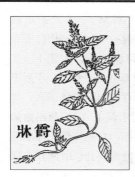

炑爵

爵床

【释名】又称爵麻、香苏、赤眼老母草。

【集解】[时珍说]原野多有爵床。方茎对节，与大叶香薷一样。但香薷搓之气香，而爵床搓之不香微臭，以此为别。

茎叶 【气味】咸，寒，无毒，微辛。

【主治】腰脊痛，不得着床，俯仰艰难，除热，可做浴汤。血胀下气。治杖疮，捣汁涂之立瘥。

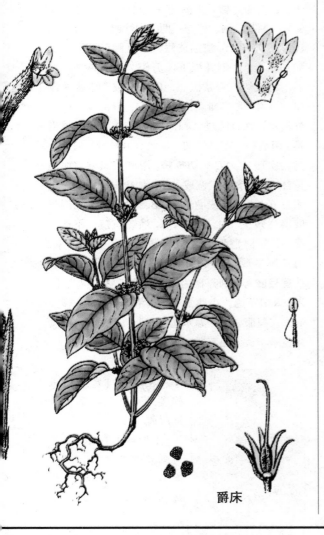

爵床

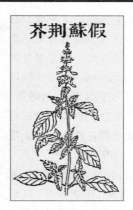

芥荆蘇假

假苏

【释名】也称姜芥、荆芥、鼠蓂。

【集解】[颂说]假苏到处都有生长。叶子像落藜而且很细，初生的时候假苏有辛香味可以吃。[时珍说]荆芥原是野生，现在为世人所用的，大部分是栽培的。二月份播下种子，生长出的苗茎方叶细，为淡黄绿色。八月开小花，作穗状花房，花房像紫苏。花房里有细小的子，像葶苈子一样。其苗炒来吃，辛香可口，也可用来作生菜。

茎、穗 【气味】辛，温，无毒。

【主治】散瘀血，除湿痹，祛诸多风邪，通利血脉，助脾胃。主治各种寒热风症，比如口面歪斜，周身麻痹，劳渴出虚汗，头痛，背脊疼痛等病症，另可治淋巴结核及皮肤疮肿。助消化，解酒醉。作菜时生的熟的都可以吃，还可煎茶来喝。用豉汁煎服，可治严重的伤寒，能发汗。也是治疗妇女血症及疮疥的重要药物。产后中风抽搐、身体强直，研成粉末用酒送服。可散风热，清醒头目，利咽喉，消除疮肿，治项强、目中黑花、阴部生疮、吐血衄血、下血血痢、崩中痔漏等。

【发明】[时珍说]荆芥反鱼蟹河鲀的说法，本草医方中并没有这么说，然而稗官小说里，则往往有记载。据李延飞《延寿书》中说，凡是吃一切没有鳞甲的鱼，忌吃荆芥。吃了黄鳝鱼后再吃它，使人吐血，唯有地浆可以解。与蟹同吃，可以动风。还有蔡绦在《铁围山丛话》里记载，他住在岭峤，看见吃了黄鳝鱼又吃荆芥的人，立即就死了，甚于钩吻。洪迈的《夷坚志》里说吴国人魏几道吃了黄鳝鱼汤后，又采摘荆芥和着茶一起喝，一会儿脚发痒，上至心肺，乱走，急忙服药，过了两日才治好。陶九成在《辍耕录》里说，凡是吃了河鲀，不可以服荆芥药，因其作用相反，江阴曾有一儒者因此而丧命。《韦航纪谈》载，凡服荆芥这味药，忌吃鱼。古人杨诚斋曾见一个人因此而立即死亡。李时珍评价：荆芥是日常使用的药物，由于作用如此相反，所以详细描述，告诫用者其副作用。又据《物类相感志》说，河鲀和荆芥一起煮三五次，更换水后就没有毒了。这种说法与其他书所述的不同，大抵养生者，宁可信其有毒而引以为戒。

【附方】 1. 风热头痛。用荆芥穗、石膏，等分研末。茶调下。2. 风热牙痛。用荆芥根、乌桕根、葱根等分，煎汤随时含漱。3. 小儿惊症。用荆芥穗二两、白矾半生半枯一两，共研末，加糊做成丸子，如黍米大，朱砂为衣。每服二十丸，姜汤下，日服二次。4. 一切偏风，口眼歪斜。用青荆芥一斤，青薄荷一斤，一起研烂，取汁浓煎成膏。将药渣去掉三分之一，将三分之二晒干为末。以膏和末做成丸子，如梧桐子大。每服三十丸，白开水送下，早晚各服一次。5. 中风口噤。用荆芥穗研细，取二钱，酒送服。6. 产后中风，手足抽筋，产后血运，不省人事。用荆芥穗子，微焙为末。每服三钱，酒或童便送下。口噤则挑齿灌入，齿紧则由鼻灌入。7. 产后血眩风虚，精神昏冒。用荆芥穗一两三钱、桃仁五钱去皮尖，炒，共研末。每服三钱，水送下。如喘，加杏仁去皮尖炒、甘草炒各三钱。8. 产后下痢。用荆芥穗四五枝，烧存性，不能触油火。烧好后加麝香少许，以热开水调下。9. 口鼻出血如泉涌。用荆芥烧存性，研细。每服二钱，陈皮煎汤送下。二服可愈。10. 吐血不止。用荆芥连根洗过，捣汁半碗服下。服干穗末亦可。又一方：荆芥穗为末，生地黄汁调服二钱。11. 小便尿血。用荆芥、缩砂，等分研末。每服三钱，糯米汤送下，日服三次。12. 血崩不止。和荆芥穗在麻油灯上烧焦，研细。每服二钱。13. 痔漏肿痛。用荆芥煮汤，每日洗痛处。14. 大便下血。用荆芥炒为末，每服二钱，米汤送下，妇女用酒送下。又一方：荆芥二两、槐花一两，同炒研细。每服三钱，茶送下。15. 瘰疬溃烂，牵至胸前两腋，块如茄子大。用荆芥根下段剪碎，煎汤热洗。洗后，见破烂处有紫黑点，以针刺破，让恶血流出。另用樟脑、雄黄，等分研末，麻油调匀扫烂处出水。次日洗过又扫，直至病愈。16. 疔肿诸毒。用荆芥一把，切细，加水五升煮成一升，分为两次服饮。17. 一切疮疥。用荆芥研末，加地黄自然榨汁熬膏，调成丸子，如梧桐子大小。每服三五十丸，茶或酒送下。18. 脚丫湿烂。用荆芥叶捣烂敷上。19. 小儿风寒，烦热有痰，不省人事。荆芥穗半两焙，麝香、龙脑各一字，为末，每茶服半钱。20. 头目诸疾，眼疾，风气头痛，头昏目眩等。荆芥穗为末。每服三钱，酒送下。21. 癃闭不通，小腹急痛。用荆芥、大黄，等分研末。每服三钱，温水送下。小便不通者，大黄用量减半；大便不通者荆芥用量减半。

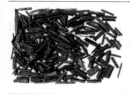

荆芥炭〔主治〕散瘀血，除湿痹，祛诸多风邪，通利血脉，助脾胃。

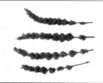

荆芥穗炭〔主治〕散瘀血，除湿痹，祛诸多风邪，通利血脉，助脾胃。

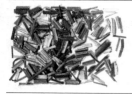

荆芥梗〔主治〕散瘀血，除湿痹，祛诸多风邪，通利血脉，助脾胃。

荆芥穗〔主治〕散瘀血，除湿痹，祛诸多风邪，通利血脉，助脾胃。

薄荷

【释名】也称蕃荷菜、南薄荷、金钱薄荷。

【集解】[颂说]薄荷到处都有生长，茎叶像荏略微尖长些，是治风寒的必要药，所

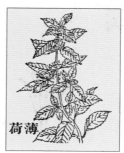

荷薄

以人们大多都栽种它。还有一种胡薄荷，与此相类似，区别在于味道不甜，生长在江浙一带，那里的人多用来当茶饮，俗称为新罗薄荷。还有一种石薄荷，生长于江南山石之间，叶子微小，冬天呈紫色，也可生吃。[时珍说]薄荷，多数人有栽种。二月份宿根长出苗，清明前后可分植。方茎赤色，其叶子为对生，初时形状不长而且叶梢是圆的，长成后就变成尖形。吴越、川蜀的人多用此代替茶叶。苏州所产的，茎小而气味芬芳，江西、川蜀稍粗。药用的薄荷以苏州出产为最好。《物类相感志》中记载，凡收薄荷，必须隔夜用粪水浇灌，雨后再去收割，则性凉，反之则性不凉。野生的，茎叶气味都相似，唯独在苏州城黄宫前有几十亩土地所种的是龙脑薄荷，名震天下。其芬芳之妙，与其他地方的完全不同。如果离开本地，其香味愈清冽。现在的人常把它加进糖果和制成糕点来享用。

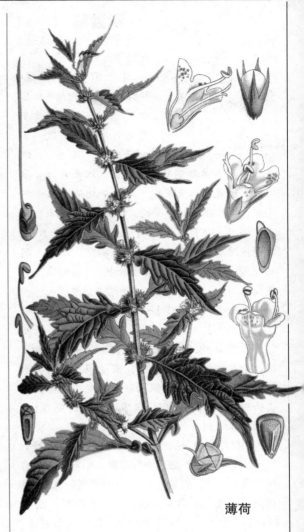

薄荷

茎、叶【气味】辛，温，无毒。

【主治】贼风伤寒发汗，恶气心腹胀满，霍乱，宿食不消，下气，煮成汁服用，能发汗。长期作菜生或熟吃，却肾气，辟邪毒，除劳气，解劳乏，使人口气香洁。煎汤可洗治膝疮。四季都可以吃。另可治因中风而失语、吐痰及各种伤风头脑风，是治小儿风涎的要药。榨汁服，可去心脏风热及口齿诸病。治淋巴结核疮疥，风瘙瘾疹。捣成汁含漱，去舌苔语涩。用叶塞鼻，止衄血。涂蜂螫蛇伤。

【发明】[时珍说]戴原礼氏治疗猫咬伤，取薄荷的汁涂在伤口上效果显著，是因它们相互克制的缘故。[陆农师说]薄荷，猫、狗及虎的酒；桑葚，鸠的酒；芮草，鱼的酒。《食医心镜》里写道，薄荷煎豉汤，暖酒和饮、煎茶、生吃都可以，比菜更有益处。

【附方】1. **清上化痰，利咽膈，治风热**。薄荷研细，加炼蜜和成丸子，如芡子大。每次噙含一丸。用白砂糖调丸亦可。2. **眼睑红烂**。用薄荷在生姜中浸一夜，取出晒干，研末，沸汤泡洗。3. **瘰疬结核**。用新薄荷二斤，捣烂取

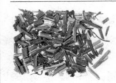

茎、叶[主治]治恶气、心腹胀满、霍乱、宿食不消，下气。煮成汁服用，能发汗。除劳气，解劳乏，使人口气香洁。

汁，皂荚一个，水浸去皮，黑牵牛半生半炒各一两，皂荚仁一两半，一起捣烂，做成丸子，如梧桐子大。每服三十丸，煎连翘汤送下。4. **衄血不止**。用薄荷汁滴入鼻中，或以干薄荷水煮，棉裹塞鼻。5. **血痢不止**。用薄荷叶煎汤常服。6. **火毒生疮**。用薄荷煎汁频涂。立愈。

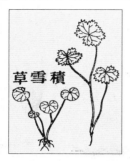

积雪草 【释名】

也称胡薄荷、地钱草、连钱草、海苏。

【集解】[别录说]积雪草生长在荆州的川谷中。[恭说]积雪草叶子呈圆形大小如铜钱，茎细而刚劲，蔓生。[颂说]积雪草现在到处都有生长。八九月份采摘苗叶，也能当作生菜吃，与薄荷相似，但味不太甜。生长在江浙一带的，那里的人多用来当作茶，俗称新罗薄荷，又叫连钱草。《庚辛玉册》里说：地钱，是阴草。生长在荆楚、江淮、闽浙一带，多长在宫院寺庙砌缝中，叶圆似钱，引蔓伏地而生，香如细辛，不见它开过花。

茎、叶 【气味】 苦，寒，无毒。

【主治】 大热，恶疮痈疽，全身皮肤发红、发热。捣成汁服，主治热肿丹毒。主暑热，小儿寒热。腹内热结，捣汁服。单用可治颈淋巴结核及溃烂、鼠漏。可治皮肤肿毒，风疹疥癣。治风气攻胸，做成汤来喝，见效快。研成汁涂眼病。

【附方】 1. 热毒痈肿。秋后收积雪草阴干为末，水调敷。2. 妇人小腹疼痛。用夏五月采的积雪草，晒干，捣筛为末，每次服二钱，以好醋和匀，服用。3. 男女血病。九仙驱红散：治呕吐诸血及便血、妇人崩中神效。用积雪草五钱，当归酒洗、栀子仁酒炒、薄黄炒、黄连炒、条黄芩酒炒、生地黄酒洗、陈愧花炒各一钱，上部加藕节一钱五分，下部加地榆一钱五分，水二钟，煎一钟服，神效。此方得之甚秘，此草与本草主治不同，不可晓也。4. 牙痛塞耳。用连钱草即积雪草，和水沟污泥同捣烂，随左右塞耳内。

荠苧 (qí zhù)

【释名】 也称臭苏、青白苏。

【集解】[时珍说]

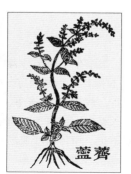

荠苧处处平地都有生长。叶子像野生紫苏但比其长一点，有毛气臭，味道不是很好。

茎、叶 【气味】 辛，温，无毒。

【主治】 冷气泄痢。生食，除胸间酸水。捣碎，敷蚁瘘效果显著。

苏 (别名白苏)

【释名】 也称紫苏、赤苏、桂荏。

【集解】[颂说]

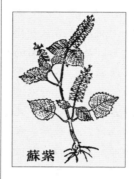

苏到处都有，以背面都呈紫色的为最好。夏天采摘茎叶，秋天采摘种子。有几种：水苏、鱼苏、山鱼苏都属荏类。[时珍说]紫苏、白苏，都在二三月份下种，或者往年种子在地里自己生长。其茎方，叶圆而有尖，四周有锯齿。土地肥沃的正、背面都是紫色。土地瘠瘦时叶的正、背面都是白色的，即白苏，就是荏。采嫩紫苏的叶和着蔬菜吃，或用盐和梅汁制成酸菜吃，很香。夏天其叶可做成汤来喝。五六月份连其根一起采收，用火煨它的根，在阴处晾干，过冬叶子也不会落；八月份开细紫花，后形成穗状花房，如荆芥穗。九月半枯时收种子，种子细如芥子但色为黄赤色，也可以榨取油，叫作荏油。《务本新书》里道，凡是在低洼空旷的地方都可以种植紫苏，以遮拦六畜。收摘种子打出的油，用来点灯很明亮，或熬出油用来保存器具。《丹房镜源》中说：紫苏子油能使五金八石变软。《沙州记》里说：乞弗房之地，不种植五谷粮食，只吃紫苏子。故王祯说，紫苏有遮护的功能，又有作灯油的用途，不可缺少。如今有一种花紫苏，其叶细齿密，好像是用剪刀剪成的一样，香味、颜色、茎、子与紫苏并无不同，人称回回苏。

茎、叶 【气味】 辛，温，无毒。

【主治】 下气除寒，补中益气，通畅心经，益脾胃，其子功效更好。主治一切寒气造成的病症，如心腹胀满，开胃下食，止脚气和腹泻，通顺大小肠。煮成水喝特别好，与橘皮相适应。另有消痰利肺，和血温中止痛，定喘安胎，解鱼蟹毒的作用。治蛇犬伤。用叶子做汤，可解一切鱼肉毒。

【发明】［机说］宋仁宗命令翰林院定汤药，上奏说：紫苏煎汤为第一，用它能散胸膈浮气，但不知道喝多了会泄人真气。

子　【气味】辛，温，无毒。

【主治】下气，除寒温中，益五脏，补虚劳，润心肺，研成汁煮粥长期吃，能使身体

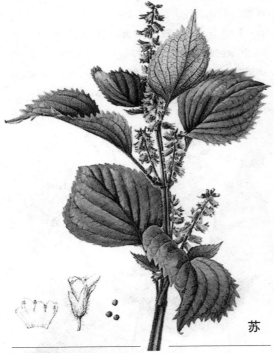

苏

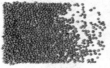

紫苏子〔主治〕主治下气，除寒温中，益五脏，补虚劳，润心肺。研成汁煮粥长期吃，能使身体强壮。

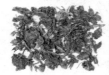

叶〔主治〕下气除寒，补中益气，通畅心经，益脾胃。主治一切寒气造成的病症。消痰利肺，和血温中止痛，定喘安胎，解鱼蟹毒。治蛇犬伤。

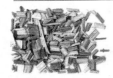

梗〔主治〕下气除寒，补中益气，通畅心经，益脾胃。主治一切寒气造成的病症。消痰利肺，和血温中止痛，定喘安胎，解鱼蟹毒。治蛇犬伤。

强壮。可治腹泻、呕吐、反胃，利大小便，消痰止咳嗽，平肺气喘急，顺气治风邪，利膈宽肠，解鱼蟹毒。

【附方】1. 治乳腺炎。紫苏煎汤频服。同时捣烂敷于乳房。效果很好。2. 梦中遗精。紫苏子一升炒研细为末，用酒冲服一钱，每日一次。3. 风寒湿痹。此症因内寒湿气入于经络，致四肢挛急，脚肿不可落地。用紫苏子二两擂碎，水三升，研取汁，将粳米二合，加前汁做粥煮食。4. 食蟹中毒。紫苏子煮汁喝。5. 疯狗咬伤。紫苏叶嚼烂后敷涂在伤口上。6. 腹泻霍乱胀痛。生紫苏捣成汁后喝最佳。干紫苏煮汁也可。7. 吐血不止。紫苏不拘多少，放入大锅内，加水直至煎干，去滓后熬膏，将炒熟的赤豆捣为末和成梧桐子大小的丸，每次用酒冲服三五十丸。8. 刀疮出血不止。将嫩紫苏叶、桑叶同时捣烂后贴伤口。9. 毒蛇咬人。紫苏叶捣汁后敷于伤口。10. 呃逆不止。将紫苏汁煮成浓汁，一次服三盏即止。

荏　【释名】白苏，鱼苏。

【集解】［别录说］荏叶，九月采，阴干。［宏景说］荏状如苏，高硕白色，不甚

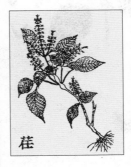

荏

香。其子研之，杂米作糜，甚肥美，下气补益。笮其子作油，日煎之，即今油帛及和漆所用者，服食断谷亦用之，名为重油。［颂说］白苏，方茎圆叶，不紫，亦甚香，实亦入药。

叶　【气味】辛，温，无毒。

【主治】调中，去臭气。调气，润心肺，长肌肤，益颜色，消宿食，止上气咳嗽，去狐臭，敷虫咬。

子　【气味】辛，温，无毒。

【主治】咳逆，下气，温中补体。生食，止渴润肺。止嗽。

【附方】男女阴肿。男子：荏叶生捣，和醋封之。女子：绵裹里，三四易。

叶〔主治〕调中，去臭气。调气，润心肺，长肌肤，益颜色，消宿食，止上气咳嗽，去狐臭，毅虫咬。

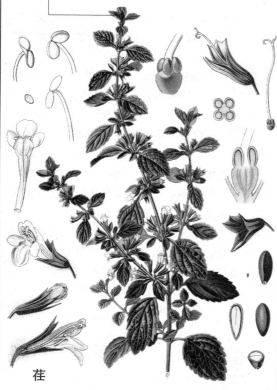

荏

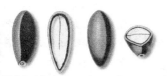

子〔主治〕咳逆，下气，温中补体。生食，止渴润肺。止嗽。

水苏 【释名】也

称鸡苏、香苏、龙脑薄荷、芥蒩、芥苴。

【集解】〔颂说〕水苏处处都有，多数生长在水边。〔时珍说〕水苏三月份长出苗，方茎中空虚。叶子像紫苏

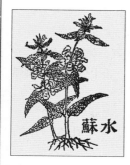

蘇水

叶稍长一点，齿密一些，正面有皱呈青色，对节生长。气味很辛烈。六七月开花成穗像

紫苏的花穗，水红色。花穗中有细子，形状像荆芥子。可以播种且容易成活，隔年的根也能长出苗。在肥沃土地上成长的苗高达四五尺，南方人多用来当作菜，或用来煮鸡。长江以北的地方很多，然而人们不吃它。

茎、叶【气味】辛，微温，无毒。

【主治】下气，助消化。可除口臭，去邪毒及体内一切恶气。长期服用可通神明，轻身耐老长寿。治吐血衄血、妇科出血、血性白带、便血及肺痿病。酿成清酒和酒煮汁常服，治头痛目眩及产后抽搐。亦可作菜吃，能消除胃里的酸水。

【附方】1.漏血欲死。用水苏煮汁一升服。2.吐血、下血。用水苏茎叶，煎汁服。3.吐血咳嗽。用水苏焙干研细，每服一钱，米汤送下。4.鼻血不止。用水苏五合，香豉二合，同

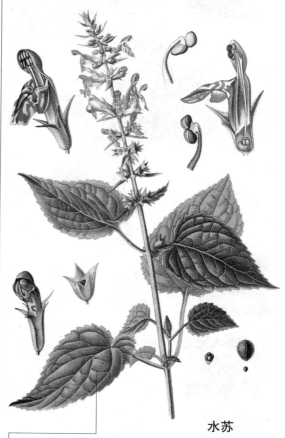

水苏

茎、叶〔主治〕下气，助消化。可除口臭，去邪毒及体内一切恶气。长期服用可通神明，轻身耐老长寿。

捣烂，搓成小团，如枣核大，塞鼻孔中，血即止。又一方：水苏二两，防风一两，共研末。每服二钱，温水送下。同时以水苏叶塞鼻。又一方：水苏、生地黄，等分研末，冷水送服。

5. 风热头痛，热结上焦，致生风气，痰厥头痛。用水苏叶五两，皂荚炙去皮、去子三两，芫花醋炒焦一两，共研末。加炼蜜做成丸子，如梧桐子大。每服二十丸，饭后服，荆芥汤送。

6. 耳卒聋闭。用水苏叶生捣，棉裹塞耳。**7. 头生白屑。**用水苏煮汁或烧灰淋汁洗头。**8. 蛇虺蜇伤。**用水苏研末，酒冲服。并涂伤处。

草之四 湿草类

菊、野菊、艾、蓍、茵陈蒿、青蒿、白蒿、黄花蒿、牡蒿、茺蔚、角蒿、刘寄奴草、夏枯草、丽春草、青葙、旋覆花、鸡冠、红蓝花、番红花、燕脂、大蓟小蓟、苎麻、续断、苦芙、漏卢、胡卢巴、大青、蠡实、苘麻、恶实、苍耳、天名精、箬、芦、甘蕉、麻黄、木贼、龙常草、灯心草

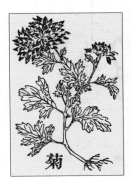

菊

菊【释名】也称节华、女节、女华、女茎、日精、更生、傅延年、治蔷、金蕊、阴成、周盈。

【集解】［时珍说］菊的种类有一百多种，宿根自生，茎、叶、花、色，各不相同。宋朝刘蒙泉等人，虽然都有菊谱，也未能详尽记载。其茎有株蔓、紫赤、青绿的差别；叶有大小、厚薄、尖秃之异；花有千叶单叶、有蕊无蕊、有子无子、黄白红紫、杂色深浅、大小之别；味有甘、苦、辛之辨。还有夏菊、秋菊、冬菊之分。大概只有单叶的甘菊才能用来泡茶和入药。如《菊谱》中所记载的甘菊、邓州黄、邓州白、红菊。甘菊原产于山野，现在的人都栽种。它的花细碎，品位

不太高，花蕊类似蜂窝，中间有细子，也可以菊枝压在土中种植。嫩叶和花都可以食。白菊花稍大，味不很甜，也在秋季采收。无种子的菊，称为牡菊。将它烧灰撒在土中，能杀死青蛙——这是物质相克的原因。

花、叶、根、茎、实【气味】苦，平，无毒。

【主治】各种风症及头眩肿痛，流泪，死肌，恶风及风湿性关节炎。长期服用利血气，轻身延年益寿。治腰痛无常，除胸中烦热，安肠胃，利五脉，调四肢。还可治头目风热、晕眩倒地、脑骨疼痛、全身浮肿，用菊作枕头可明目。生熟都可食。能养目血去翳膜，主用于肝气不足。

白菊【气味】苦、辛，平，无毒。

【主治】治风眩，能使头发不白。可用来染胡须和头发。同巨胜、茯苓制成蜜丸服用，

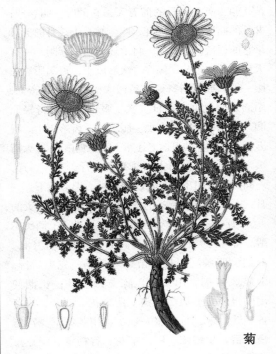

菊

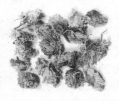

白菊［主治］治风眩，能使头发不白。可用来染胡须和头发。同巨胜、茯苓制成蜜丸服用，去风眩，延年，益颜色。

去风眩，延年，益颜色。

【发明】［时珍说］菊，春生夏茂，秋花冬实，饱经露霜，备受四季之气。叶枯不落，花槁不谢。味兼甘苦，平。过去人们认为它能除风热，益肝补阴，殊不知它得木水的精华尤其多，可补肺肾二脏。补水能制火，益金能平木。木平则风息，火降则热除，用来治头及眼的各种风热，疗效甚佳。黄菊能滋阴，白菊能壮阳，红菊能行妇人血，都可入药。神仙都懂得这个道理，何况人呢？它的苗可作蔬菜，叶可生吃，花可做糕饼，根及种子可入药。装入布袋内可作枕头，蜜酿后可作饮品，菊的全身都是宝。古代圣贤将菊比作君子，神农将它列为上品，隐士将它放入酒中，文人墨客将它落下的花瓣拿来食用。费长房说饮菊酒九日，可以避邪。

【附方】1. 服食甘菊。《玉函方》记载：王子乔养颜延寿方是用甘菊，三月的前五天采它的苗，叫玉英；六月的前五天采它的叶，叫容成；九月的前五天采它的花，叫金精；十二月前五日采它的根茎，叫长生。将上述四物一起阴干一百天后，各取等分，捣杵千次后成末，每次用酒送服一钱。或者将蜜炼熟后做成梧桐子大的蜜丸，用酒送服七丸，每日三次。服百日后会身轻面润，服一年令白发变黑。服二年，齿落更生。服五年，八十岁的可返老还童。2. 服食白菊。《太清灵宝方》引：九月九日采菊花二斤，茯苓一斤，一同捣碎后筛出末。每次服二钱，温酒调下，一日三次；或者用炼过的松脂，和末做成鸡蛋大的丸，每次服一丸。久服令人延寿益寿。3. 酒醉不醒。将九月九日采的真菊研末，饮服一方寸匕。4. 妇女阴肿。用甘菊苗捣烂熬汤，先熏后洗。5. 膝风疼痛。用菊花、陈艾做护膝，长期使用则自愈。6. 风热头痛。用菊花、石膏、川芎各三钱为末，每次服一钱半，用茶调下。7. 痘疮入目，生翳障。用白菊花、谷精草、绿豆皮各等分捣成末，每次取一钱，干柿饼一个，淘粟米水一盏，同煮待水煮干时吃柿饼，每日三个。少则五七日，多则半月见效。

野菊 【释名】又称苦薏。

【集解】［时珍说］苦薏处处原野极多，

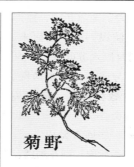
菊野

与菊无异，但叶薄小而多尖，花小而蕊多，如蜂窠状，气味苦辛惨烈。

根、叶、茎、花

【气味】苦、辛，温，有小毒。

【主治】调中止泄，破血，妇人腹内宿血宜之。治痈肿疗毒。

【附方】痈疽疗肿，一切无名肿毒。用野菊连根捣烂，酒煎热服取汗，以渣敷之即愈。又一方：用野菊花、苍耳草各一握，共捣，入酒一碗，绞汁服，以渣敷之，取汗即愈。或六月六日采苍耳叶，九月九日采野菊花，为末，每酒服三钱，亦可。

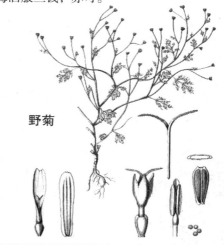
野菊

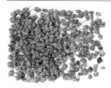
根、叶、茎、花〔主治〕调中止泄，破血，妇人腹内宿血宜之。治痈肿疗毒。

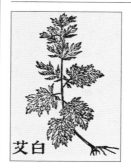
艾白

艾 【释名】也称冰台、医草、黄草、艾蒿。

【集解】［颂说］艾到处都有，以覆盖在道上及向阳的为最好。初春遍地生苗，茎似蒿，叶背呈白色，以苗短的为良。[时珍说]艾用来灸百病尤其好。近来以蕲州艾为最好，它已成为当地的特产，人们很看重它，称为蕲艾。艾多在山上及平原地区生长。二月宿根重新生苗成丛状生长，它的茎直生，为白色，高四五尺。叶向四面散开，形状似蒿，分为五个尖，柄上又有小尖，叶面青色背面为白色，有茸毛，柔软而厚实。七八月，叶间长出穗如车前穗。开小花结实，累累盈枝，内有细子，霜降后开始枯萎。在五月五日收割茎，晒干后收叶。李月池赞道：产于山阳，采以端午。治病灸疾，功非小补。《荆楚岁时记》中记载，在五月五日鸡未叫时，采集像人形的艾，收藏好以备灸病，非常灵验。当日采的艾作为门神，挂在门上，可避邪气，称作"艾虎"。

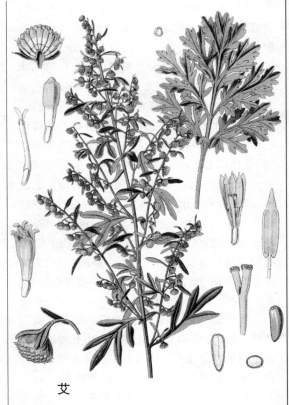

艾

叶 【气味】 苦，微温，无毒。

【主治】 灸百病。也可煎服。吐血腹泻，阴部生疮，妇女阴道出血，利阴气，生肌肉，辟风寒，使人有生育能力。煎时不要见风。捣汁服，止伤血，杀蛔虫。鼻血下血，脓血痢，可水煮也可制丸、散。止崩血、肠痔血，疗金疮，止腹痛，安胎。苦酒作煎，治癣极效。捣汁饮，心腹一切冷气鬼气。带下，止霍乱转筋，痢后寒热。治带脉为病，腹胀腰疼，温中逐冷除湿。

艾叶〔主治〕治百病。吐血腹泻，阴部生疮，妇女阴道出血，利阴气，生肌肉，辟风寒，使人有生育能力。

【发明】[诜说]春季采嫩艾作菜食，或者和面粉做成弹子大小的馄饨，每次吞三五枚，然后再吃饭，可治恶气。长期服用止寒痢。又可将嫩艾做成干饼，用生姜煎服，止泄痢及产后泻血，非常效果显著。

【附方】 1. 流行伤寒。用干艾叶三升，加水一斗，煮一升，一次服完。出汗为好。2. 妊中作寒，大烧，发斑，由红变黑溺血。用艾叶一团，如鸡蛋大，加酒三升，煮成二升半，分两次服。3. 中风，口歪眼斜。用五寸左右的小竹筒一根，一头插入耳内，四面以面密封，一头以艾灸之七壮。患右灸左，患左灸右。4. 中风口噤。用熟艾灸承浆穴与颊车穴，各五壮。5. 咽喉肿痛。用嫩艾捣汁，细细咽下。又一

方：用艾叶一把，同醋捣烂，敷喉部。6. 癫痫诸风。用熟艾灸前后阴之间。灸数随年岁增减。7. 小儿脐风撮口。用艾叶烧灰。满填脐中，外用布缚定。或用蒜盖脐部，隔蒜用艾绒灸之。8. 齿失色，舌变白，下痢，肛被虫蚀。用艾在管中烧着，熏下部令烟直达患处。艾中加少许雄黄、罂中烟熏，效果更好。9. 头风面疮，痒出黄水。用艾二两，加醋一升，煎成浓汁，摊纸上贴，一天换二三次。10. 蛔虫病。用白熟艾一升，加水三升，煮成一升内服，能把虫吐出。又一方：取生艾捣汁，天明时，先吃一点香甜食品，随后服艾汁一升，可把虫打

下。11. **老小白痢**。用陈艾四两、干姜炮三两，共研末，加醋煮陈米糊成丸，如梧桐子大。每服七十丸，空心服，米汤送下。12. **诸痢久下**。用艾叶、陈皮等分，煎服。也可用这两味药共研末，加酒煮烂饭成丸子。每服二三十丸，盐汤送下。13. **痔疮**。先用槐柳汤洗过，再以艾灸七壮。血秽泻后即愈。14. **产后泻血不止**。用干艾叶、老生姜各半两，煎浓汤服。15. **忽然吐血**。用熟艾三团，加水五升煮成二升，服。又一方：熟艾烧灰。取二钱，水送服。16. **盗汗不止**。用熟艾二钱、白茯神三钱、乌梅三个，加水一杯煎至八分，温服。17. **火眼肿痛**。用艾烧烟，将碗盖住，过会儿，刮取碗内烟煤，以温水调匀洗眼，水中加一点黄连汁更好。18. **脸上黑痣**。用艾灰、桑灰各三升，淋水循环几次取汁，浓煎成膏。常取少许敷痣上，能使痣烂脱。19. **小儿烂疮**。用艾叶烧灰敷搽。20. **背疮初发**。在患处先贴上湿纸，先变干的地方是疮头，用艾灸，不计次数。痛者灸至不痛，不痛者灸至痛，毒即消散。如不散，也不能内攻了。21. **虫蛇咬伤**。用艾灸几次，效果显著。22. **风虫牙痛**。化蜡少许，摊纸上，铺艾一层，卷成筒，烧烟熏鼻。又用口吸烟气，即可止疼消肿。23. **妊娠下血**。用艾叶三两，川芎、甘草各二两，当归、地黄各三两，芍药四两，放入水五升、清酒五升中煮成三升，再加阿胶二两令化尽。每服一升。日服三次。24. **妊娠胎动、腰痛，下血、倒产、子死腹中**。用艾叶一团，如鸡蛋大，加酒四升煮成二升，分二次服。25. **妇女崩中，血出不止**。用熟艾一团，如鸡蛋大，阿胶炒为末半两，干姜一钱，水五碗，同煎服。

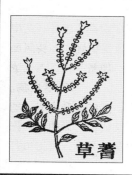

蓍（shī）【释名】

[时珍说] 蓍也叫作者，老人历年多，更事久，事能尽知。

【集解】[别录说] 蓍原产于偏僻的山谷之中。[颂说] 如今蔡

州上蔡县的白龟祠旁也有蓍，它像蒿一样成丛生长，高五六尺，一根生有一二十茎，多的有五十茎，一抽茎便直条生长，所以不同于各种蒿。秋后在枝端开花，红紫色，形状如菊花，结的果实如艾实。《史记·龟策传》中记载，只有千年龟，才能游弋于莲叶之上。蓍有一百茎，而共系一根。它所生长的地方，无虎狼，无毒蝥，诸先生说这是因为下有神龟守卫，上有云气覆盖。传言说如果天下和平，帝王得道，则蓍的茎长可达一丈，所以说它是神草。因此，占卜的人取它来作道具。

实 【气味】苦、酸，平，无毒。

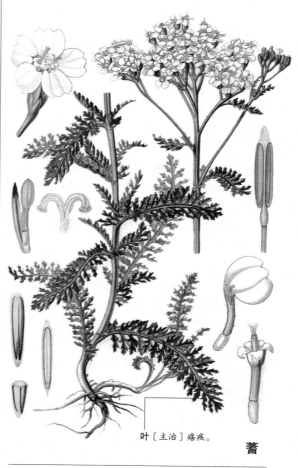

叶〔主治〕痃疾。

蓍

实〔主治〕益气，润肤，明目，令人聪慧先知，久服轻身不饥不老。

【主治】 益气，润肤，明目，令人聪慧先知，久服轻身不饥不老。

叶 【主治】 痞疾。

【附方】 **腹中痞块。** 刘松石《保寿堂方》：蓍叶、独蒜、穿山甲末、食盐，一同用好醋捣和成饼，根据痞的大小贴上，烧两炷香的时间为宜。使痞化为脓血，从大便中排出来。

茵陈蒿 (hāo)

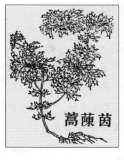

蒿蔯茵

【释名】〔藏器说〕它虽为蒿类，经冬不死，更因旧苗而生，故名因陈。

【集解】〔弘景说〕到处都有茵陈蒿。像蓬蒿但叶片更紧细些，秋后茎枯萎，过冬天也不会死，到了春天又重新生长，以前的人多把它移植来当蔬菜种。〔时珍说〕洪舜俞在《老圃赋》中说，醋糟紫姜之掌，沐醯青陈之丝，说的就是茵陈蒿。现在淮扬人在二月二日仍要摘野茵陈苗和粉面，做成茵陈饼吃。

茎叶 【气味】 苦，平，微寒，无毒。

【主治】 风湿寒热邪气，热结黄疸。久服轻身益气耐老，令容颜白皙悦泽。治通身发黄，小便不利，除热去腹块，通关节，去滞热伤寒。

【附方】 1. **大热黄疸。** 用茵陈切细煮汤服。生食亦可。亦治伤寒头痛、风热瘴疟，利小便。2. **浑身风痒。** 用茵陈煮浓汤洗浴即愈。3. **疬疡风病，身上出现斑块，白色成片。** 茵陈蒿两把，加水一斗五升，煮成七升，先以皂荚汤洗，再以茵陈汤洗。隔一天洗一次。4. **风疾挛急，手足不能自由伸缩。** 用茵陈蒿一斤、秫米一石、面三斤，和匀照常法酿酒，每日饮服。5. **遍身黄疸。** 用茵陈蒿一把，同生姜一块捣烂，每日擦胸前和四肢。6. **眼热赤肿。** 用茵陈蒿、车前子等分，煎汤，以细茶调服数次。

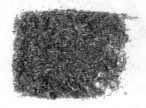

茎叶〔主治〕风湿寒热邪气，热结黄疸。久服轻身益气耐老，令容颜白皙悦泽。治通身发黄，小便不利，除热去腹块，通关节，去滞热伤寒。

青蒿

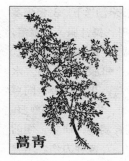

蒿青

【释名】 也称草蒿、方溃、香蒿。

【集解】〔别录说〕青蒿到处都有。〔保升说〕青蒿高四尺左右，嫩时可以用醋腌成酸菜，味道很香美。《诗经》中，"呦呦鹿鸣，食野之蒿"说的就是它。

【气味】 苦，寒，无毒。

【主治】 疥瘙痂痒恶疮，杀病虫，积热在骨节间，明目；夏季持续高烧，妇人血虚下陷导致出血，腹胀，及冷热久痢。秋冬用子，春夏用苗，捣成汁服用。也可以晒干制成末，将小便加入酒中和末服。补中益气轻身，补疲劳驻颜色，长毛发令发黑亮不衰老，兼去叉发，杀风毒。治胸痛黄疸，生青蒿捣成汁服用，并把渣贴在痛处。又治疟疾寒热。把生青蒿捣烂敷贴在金疮上，可止血止疼。把它烧成灰，隔纸淋汁，和石灰煎，可治恶疮、息肉、黑疤。

【发明】〔时珍说〕《月令通纂》中载，伏内庚日，取青蒿悬在门庭内，可辟邪气。阴干后碾成末，在冬至、元旦，各服二钱，效果良好。

子 【气味】 甘，冷，无毒。

【主治】 明目开胃，炒后食用。治劳瘦，用健壮人的小便浸润后服用。可治恶疮、疥癣、风疹，煎水洗患处。治鬼气，把它碾成末，用酒送服方寸匕。

【附方】 1. **男女劳瘦。** 用青蒿锉细，加水三升、童便五升同煎至一升半，去渣留汁再煎成膏，做成丸子，如梧桐子大。每服二十丸，空腹

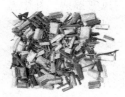

〔主治〕疥瘙痂痒恶疮，杀病虫，积热在骨节间，明目；夏季持续高烧，妇人血虚下陷导致出血，腹胀，及冷热久痢。杀风毒。治胸痛黄疸。治疟疾寒热。

时及卧时各用温酒送下。2. **虚劳盗汗，烦热口干**。用青蒿一斤，取汁熬膏，加入参末麦门冬末各一两，熬至能捏丸时，做成丸子，如梧桐子大。每服二十丸，饭后服，米汤送下。3. **疟疾寒热**。用青蒿一把，加水二升，捣汁服。4. **温疟，只热不冷，痰多**。用青蒿二两，在童便浸过，焙干，加黄丹半两，研末，每服二钱，白开水调下。5. **赤白痢下**。用青蒿、艾叶等分，同豆豉捣做饼，晒干。每用一饼，以水一碗半煎服。6. **酒痔便血**。用青蒿叶或青蒿茎，研末。便前用冷水，便后用水酒调服。7. **各种刀伤**。用青蒿捣封伤口，血止即愈。又一方：用青蒿、麻叶、石灰等分，一起捣烂晒干，临用时研成末搽伤处。8. **牙齿肿痛**。用青蒿一把，煎水漱口。9. **耳出脓汁**。用青蒿末棉裹塞耳中。10. **鼻中息肉**。用青蒿灰、石灰等分，淋汁熬膏点息肉上。

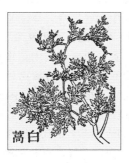

白蒿 【释名】也称蘩、由胡、蒌蒿。

【集解】［恭说］白蒿到处都有。叶颇像细艾，上面错落生长有白毛，比青蒿粗。从初生到秋天，都比其他的蒿要白。［时珍说］初春生苗，如嫩蒿，可浸泡清洗淘去苦水，煮来作菜食用。进入夏季后高三四尺，茎呈方形如黄麻茎，它的叶如艾叶但背面是青色的。一梗有三叶，叶有尖细的分叉。一节长一寸左右，节节生穗，丛簇抱茎。四五月间穗内开小花，红紫色，也有淡白色的。每片萼内有细子四粒，粒的大小如同蒿子，有三个棱，褐色。按《闺阁事宜》载，开白花的是益母草，治妇女产后血病；开紫色花的叫野天麻，功效稍逊。

苗根 【气味】甘，平，无毒。

【主治】五脏邪气，风寒湿痹，补中益气，长毛发令黑，疗心悬、少食常饥。久服轻身，耳目聪明不老。捣汁服，去热黄及心痛。曝为末，米饮空心服一匙，治夏月暴水痢。烧灰淋汁煎，治淋沥疾。利膈开胃，杀河鲀鱼毒。

【发明】［时珍说］本经列白蒿于上品，有功无毒，而古今方家不知它的用处，难道是得不到服用它的秘诀吗？

【附方】 **恶疮癞疾**，凡是恶疾遍体，面目有疮者，皆可服用。用白艾蒿十束如升大，煮取汁，以曲及米一如酿酒法，候熟稍服用。

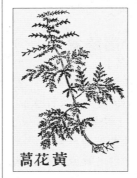

黄花蒿 【释名】也叫臭蒿。

【集解】［时珍说］香蒿、臭蒿，都可以叫作草蒿。此蒿与青蒿相似，查此蒿色绿带淡黄，气辛臭不可食，人家采以罨酱黄酒曲者是也。

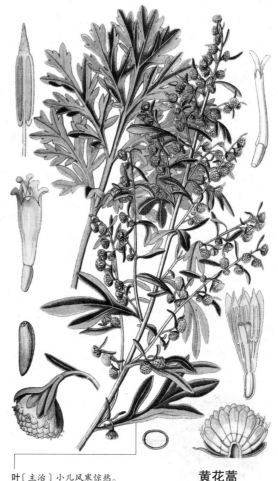

叶［主治］小儿风寒惊热。

黄花蒿

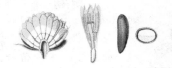

子〔主治〕治劳，下气开胃，止盗汗及邪气鬼毒。

叶 【气味】 辛，苦，凉，无毒。

【主治】 小儿风寒惊热。

子 【气味】 辛，凉，无毒。

【主治】 治劳，下气开胃，止盗汗及邪气鬼毒。

牡蒿

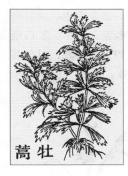

蒿牡

【释名】又称齐头蒿。

【集解】［别录说］牡蒿生于田野之中，五月、八月采。［弘景说］方药不复用。

苗 【气味】 苦，微甘，温，无毒。

【主治】 充肌肤，益气，令人暴肥。不可久服，血脉满盛。擂汁服，治阴肿。

【附方】 疟疾寒热。齐头蒿根、滴滴金根各一把，擂生酒一盏，未发前服。以滓敷寸口，男左女右。二日便止。

茺蔚 (chōng wēi)

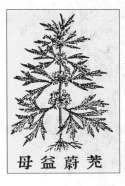

母益蔚茺

【释名】 又称益母、益明、贞蔚、野天麻、猪麻、郁臭草、苦低草、夏枯草、土质汗。

【集解】［别录说］茺蔚生于海滨池泽，五月采。［弘景说］今处处有茺蔚。叶如荏，茎是方形，子形细长，有三棱。方用亦稀。

子 【气味】 甘、甜，微温，无毒。

【主治】 明目益精，除水肿。长期服用可以轻身。治血逆高烧，头痛心烦，产后血胀。春内仁生食，补中益气，通血脉，增精髓，止渴润肺。治风解热，顺气活血，养肝益心，安魂定

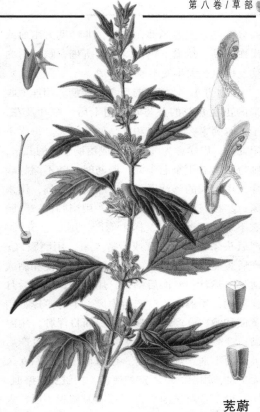

茺蔚

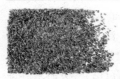

子〔主治〕明目益精，除水肿。长期服用可以轻身。治血逆高烧，头痛心烦，产后血胀。

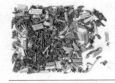

苗、茎、叶、根〔主治〕捣汁服用，主治浮肿下水。消恶毒疔肿，乳痈及丹毒等，都可用益母草茎叶擦拭。

魄，调妇女经脉，治非经期大出血或出血不断，产后胎前各种病。长期服用令妇女有孕。

苗茎、叶、根 【气味】 苦、甘，寒，无毒。

【主治】 治瘾麻疹，可作汤洗浴。捣汁服用，主治浮肿下水。消恶毒疔肿，乳痈及丹毒等，都可用益母草茎叶擦拭。另外，服汁，可下死胎，治产后血胀闷。将汁滴入耳内，主治耳聋。捣碎可敷蛇虺毒。用来作驻颜的药，可令人容颜光泽，除粉刺。活血破血，调经解毒。治流产及难产，胎盘不下，产后大出血、

血分湿热、复感风邪，血痛，非经期大出血或出血不断，尿血、泻血，疳痢痔疮，跌打后内伤及瘀血，大小便不通。

【附方】 1.**妊娠前后各种疾病**。用连根收采的正在开花的益母草，阴干后，取叶及花、子，碾为末，加炼蜜和丸，如弹子大。每服不限丸数，以病愈为度。如做成梧桐子大的丸子，则每服为五十至七十丸。服药时，随不同的病症，用不同的汤汁送下：①胎前脐腹痛，用米汤；②腹痛胎动，下血不止，用当归汤；③胎衣不下，死胎不下，横生倒产，用炒盐汤；④产后头晕眼黑、发狂或不省人事，用酒服；⑤产后腹痛，时发寒热，出冷汗，用童便和酒或薄荷自然汁；⑥产后痢疾，用米汤；⑦产后月经不调，用温酒；⑧产后中风、半身不遂，用童便和酒；⑨产后气喘咳嗽，面目浮肿，用温酒；⑩产后流鼻血、舌黑口干，酒服；⑪产后大小便不通，烦躁口苦，用薄荷汤；⑫妇女久无子息，用温酒。2.**产妇诸疾，内脏受伤瘀血**。用益母草全草洗净，竹刀忌铁刀切为小段，煮烂，去草取汁，约得五六斗。澄清半日后，滤去浊渣，以清汁在慢火上煎成一斗状如糖稀。收存瓶中。每取一杯，和酒内服。一天两次。3.**老少尿血**。用益母草捣汁服一升。4.**赤白痢**。用益母草晒干、陈盐梅烧存性，等分研末。每服三钱，白痢以干姜汤、赤痢以甘草汤下。5.**小儿疳痢**。用益母草嫩叶同米煮粥吃，到病愈为止。常服嫩叶汁亦可。6.**痔疮下血**。用益母草叶捣汁服。7.**各种痈疮，妇女乳痈、小儿头疮、黄烂热疮、疥疽阴蚀等**。用益母草切五升，加水一斗半，煮成一斗，分几次洗。8.**各种疔疮**。用益母草捣烂封疮，另取益母草绞汁内服。又一方：益母草，烧存性。先用刀划破疔根，挤出血，然后挑药入疔内，疔深者，用捻子把药送入底部。过一会儿，有污血流出，拭净，再次上药，直到看见红血乃止。一二日后，根烂出，以针挑去，再敷上药，不久，合口自愈。9.**喉闭肿痛**。用益母草捣烂，加新汲水一碗，绞出浓汁一次饮下。冬月用益母草根。10.**耳内化脓**。用益母茎叶榨汁滴耳内。11.**新生小儿**。先取益母草五两煎水浴之，不生疮疥。

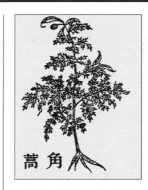

蒿角

角蒿 【集解】

[恭说]角蒿似白蒿，花如瞿麦，红赤可爱，子似王不留行，黑色作角，七月、八月采。

【气味】 辛、苦，有小毒。

【主治】 干湿诸恶疮有虫者。治口齿疮绝胜。

【附方】 1.**齿龈宣露**，多是疳也。角蒿烧灰，夜涂上。切忌油腻、砂糖、干枣。2.**口疮不瘥，入胸中并生者**。不拘大人小儿，以角蒿灰涂之，有汁吐去，一宿效。

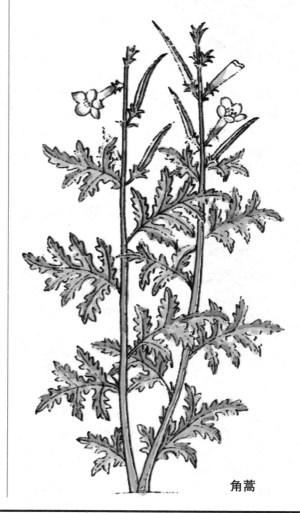

角蒿

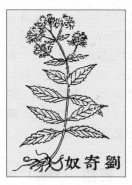

刘寄奴草

【释名】也称金寄奴、乌藤菜。[时珍说] 李延寿《南史》中记载，宋高祖刘裕，小字寄奴。年轻时伐荻新州，途中遇一大蛇，刘裕便射中了它。第二天他再次前往，听见有杵臼声。循声寻找，看见童子数人皆着青衣，在榛林中捣药。便问其故。童子回答，我主为刘寄奴所射，今合药敷伤。刘裕问，为何不杀了他？童子回答，寄奴是将来的王，不能杀。刘裕大声呵斥，童子皆散，他就收了药返回。从那以后，每次遭遇金疮，敷此药即愈。于是，人们称此草为刘寄奴草。

【集解】[恭说] 刘寄奴草生于江南。茎像艾蒿，长三四尺，叶似山兰草而尖长，一茎直上有穗，叶互生，子似稗而细。[时珍说] 刘寄奴一茎直上。叶似苍术，尖长糙涩，面深背淡。九月茎端分开数枝，一枝攒簇若干朵小花，白瓣黄蕊，如小菊花。花谢后有白絮，如苦荬花之絮。子细长，如苦荬子。

子、苗【气味】苦，温，无毒。

【主治】破血下胀。多服令人下痢。下血止痛，治产后余疾，止金疮血，极效。心腹痛，下气，水胀血气，通妇人经脉癥结，止霍乱水泻。小儿尿血，研末服。

【附方】1. **大小便血**。用刘寄奴研末，茶调匀，空心服二钱即止。2. **折伤瘀血，伤及腹内**。用刘寄奴、骨碎补、延胡索各一两，加水二升，煎至七合，又倒入酒和童便各一合，一次温服。3. **霍乱成痢**。用刘寄奴草煎汁内服。4. **汤火伤灼**。用刘寄奴捣末。先以鸡毛沾糯米

浆扫伤口，然后把药末敷上。5. **小儿夜啼**。刘寄奴半两，地龙妙一分，甘草一寸，水煎，灌少许。6. **赤白下痢**。用刘寄奴、乌梅、白姜等分，水煎服。赤多加乌梅，白多加姜。

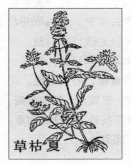

夏枯草

【释名】又叫夕句、乃东、燕面、铁色草。

【集解】[恭说] 平原的沼泽地带到处都生长夏枯草。[颂说] 夏枯草在冬至过后便会长叶，像旋覆。三四月开花抽穗，为紫白色像丹参花，结子也抽穗。到了五月便枯萎了，所以应在四月采收。[时珍说] 夏枯草生长在野外。苗高一二尺左右，其茎微呈方形，叶对节生，边缘有细齿。茎端抽穗，长一二寸，穗中开淡紫色的小花，一穗有四粒小子。把嫩苗煮后，浸去苦味，然后用油盐拌和做成酸菜吃，味道极佳。

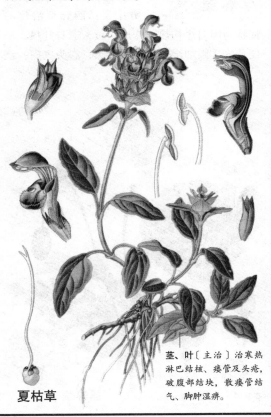

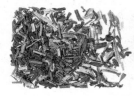

子、苗 [主治] 破血下胀。多服令人下痢。下血止痛，治产后余疾，止金疮血，极效。心腹痛，下气，水胀血气，通妇人经脉郁结，止霍乱水泻。小儿尿血，研末服。

茎、叶 [主治] 治寒热淋巴结核、瘘管及头疮，破腹部结块，散瘘管结气，脚肿湿痹。

夏枯草

茎、叶 【气味】 辛、苦，寒，无毒。

【主治】 治寒热淋巴结核、瘘管及头疮，破腹部结块，散瘘管结气、脚肿湿痹，轻身。

【附方】 1. **明目补肝，肝虚目痛，冷泪不止。** 用夏枯草半两、香附子一两，共研末。每服一钱，茶汤调下。2. **赤白带下。** 夏枯草开花时，采来阴干，研末。每服二钱，饭前服，米汤送下。3. **血崩不止。** 用夏枯草研末，每服一小匙，米汤送下。4. **产后血晕，心气欲绝。** 用夏枯草捣烂，绞汁服一碗，极效。5. **打伤金疮。** 把夏枯草在口中嚼碎后敷在伤处。6. **汗斑白点。** 用夏枯草煎成浓汁，每天洗患处。

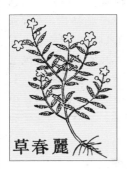

丽春草 【释名】

又称仙女蒿、定参草。

花及根 【主治】 癞黄黄疸。

【发明】〔颂说〕唐天宝中，颍川郡杨正进方，各医皆用有效。其方中说：丽春草治疗的症状为因时患伤热，变成阴黄，遍身壮热，小便黄赤，眼如金色，面又青黑，心头气痛，绕心如刺，头旋欲倒，兼胁下有瘕气，及黄疸等，经试用效果显著。其药春三月采花，阴干一升，捣散。每天刚亮时空腹取三方寸匕，和生麻油一盏顿服，日一服，隔五日再进，以知为度。其根疗黄疸，捣汁一盏，空腹顿服，须臾即利三两行，其疾立已。一剂不能全愈，隔七日更一剂，永瘥。忌酒面猪鱼蒜粉酪等。

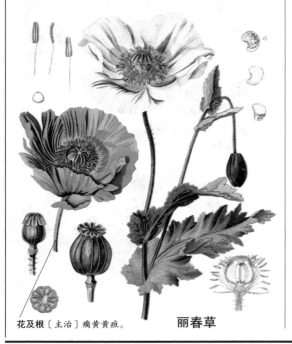

花及根〔主治〕癞黄黄疸。

丽春草

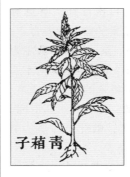

青葙 【释名】 也

称草蒿、萋蒿、昆仑草、野鸡冠。子名草决明。

【集解】〔时珍说〕青葙生长在田野间。嫩苗像苋菜，可食用。高三四尺，苗叶形状与鸡冠花没有区别，但鸡冠花穗有的大而扁、团，青葙却在梢间开花，穗尖长四五寸，形状似兔尾，水红色，也有黄白色。它的子在穗中，与鸡冠子和苋菜子一样，难以辨认。

茎叶 【气味】 苦，微寒，无毒。

【主治】 治邪气皮肤中热、瘙痒异常，杀三虫。治恶疮疥虱痔蚀、阴蚀。捣汁服用，大疗温疠。止金疮血。

子 【气味】 苦，微寒，无毒。

【主治】 唇口发青。治五脏邪气，益脑髓，镇肝，明耳目，坚筋骨，祛风寒湿痹。治恶疮疥疮。

【附方】 **鼻血不止。** 青葙子汁三合，灌入鼻中。

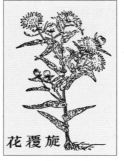

旋覆花 【释名】

也称金沸草、金钱花、滴滴金、盗庚、夏菊、戴椹。

【集解】〔弘景说〕旋覆花出产于近道下湿地，像菊花那么大。〔时珍说〕旋覆花状如金钱菊。水泽边生者，花小瓣单；人有栽者，花大

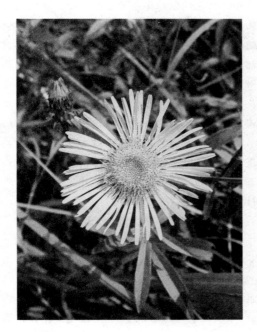

旋覆花

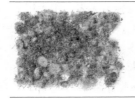

花〔主治〕结气胁下满，惊悸，除水，去五脏间寒热，补中下气。

蕊簇，是土壤的贫瘠与肥沃使它这样。根细白。

花 【气味】 咸，温，小毒。

【主治】 结气胁下满，惊悸，除水，去五脏间寒热，补中下气。消胸上痰结，唾如胶漆，心胁痰水；膀胱留饮，风气湿痹，皮间死肉，利大肠，畅血脉，益色泽。主水肿，逐大腹，开胃，止呕逆不下食。行痰水，去头目风。消坚软痞，治噫气。

【发明】 ［时珍说］旋覆是手太阴肺、手阳明大肠药。所治诸病，其功只在于行水下气通血脉。

【附方】 1. **中风壅滞**。用旋覆花洗净，焙过，研细，加炼蜜和成丸子，如梧桐子大。夜卧时以茶汤送下五至十丸。2. **小儿眉癣**（小儿眉毛眼睫，因生过癣后不能复生）。用旋覆花、

赤箭（即天麻苗）、防风，等分研末，洗净患处，以油调涂。3. **耳后生疮**。用旋覆花烧过研细，以羊油调涂患处。

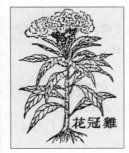

花冠雏

鸡冠【释名】［时珍说］以花的形状命名。

【集解】［时珍说］鸡冠到处都有。三月长苗，入夏后高的有五六尺，矮的才几寸。叶青而柔，颇似白苋菜。可用油盐炒食，口味很好。六七月茎梢间开花，有红、白、黄三色。它的穗圆长，花朵宛如鸡冠，有长度长达一二尺的，层层卷出甚是可爱。穗中有子，黑细光滑，与白苋子一样。其穗如秕麦的形状，花期最长久，霜降后才开始凋谢。

苗 【气味】 甘，凉，无毒。

【主治】 疮痔及血病。

子 【气味】 甘，凉，无毒。

【主治】 止肠风泻血，赤白痢。崩中带下，入药炒用。非经期阴道出血。

花 【气味】 甘，凉，无毒。

【主治】 痔疮出血，痢脓血，赤白相杂，非经期阴道出血。将红花和白花分开用。

【附方】 1. **吐血不止**。用白鸡冠花，在醋中浸煮七次，取出，研末。每服二钱，热酒送下。2. **便血**。用鸡冠花、椿根白皮，等分研末，加炼蜜和成丸子，如梧桐子大。每服三十丸，黄芪汤送下。日服二次。3. **五痔肛肿，久不愈，转瘘疮**。用鸡冠花、凤眼草，各一两，加水二碗煎汤多洗。 4. **下血脱肛**。用白鸡冠花、防风，等分研末，加糊做丸，如梧桐子大。每服七十丸，空心服，米汤送下。又一方：白鸡冠花炒，棕榈灰、羌活各一两，共研末。每服二钱，米汤送下。5. **月经不止**。用红鸡冠花一味

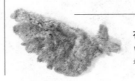

花〔主治〕痔疮出血，痢脓血，赤白相杂，非经期阴道出血。将红花和白花分开用。

晒干研细。每服二钱，空心服，酒调下。忌食鱼腥猪肉。6. **产后血痛**。用白鸡冠花，酒煎服。7. **妇人白带**。用白鸡冠花晒干为末，每天早晨空心服三钱，酒送下。如是赤带，可用红鸡冠花。8. **白带沙淋**。用白鸡冠花、苦葫芦等分，空心服，酒送下。9. **赤白下痢**。用鸡冠花煎酒服。赤痢用红花，白痢用白花。

红蓝花 【释名】

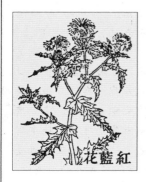

也称红花、黄蓝。

【集解】［志说］红蓝花一般都生长在梁汉和西域。《博物志》中说：红蓝花是张骞从西域带回来的种子。现今魏地也有种植。［颂说］红蓝花如今到处都是。老百姓在菜圃里种植，冬季撒子，到了春天开始长苗，夏天才开花。花下结球猬，多刺，花就开在球上。种植的人乘着露水采摘花，采后又开，直到开尽为止。球中结子，白色的颗粒像小豆子般大小。把它的花晒干，可以做成红色的颜料来染布，还可做胭脂。［时珍说］红花在二月、八月、十二月都可以下种。像种麻一样在雨后播种。初生的嫩叶苗可以食用。它的叶如小蓟叶。到五月开花，像大蓟花，为红色。清晨采花捣熟，用水淘，然后用布袋滤去黄汁又捣，把淘酸粟米的水澄清以后再淘，又用布袋绞去汁，再用青蒿覆盖一夜，晒干，或者捏成薄饼阴干收用。在五月采它的果实，淘净捣后煎汁，加入盐醋椒料拌成蔬菜吃，味道很好。

花 【气味】辛，温，无毒。

【主治】产后失血过多饮食不进，腹内血不尽，绞痛，胎死腹中，红蓝花和酒煮服。也主治蛊毒腹大毒，多用破积血，少用养血，活血润燥，止痛、散肿，通经。

【发明】［时珍说］《养疴漫笔》中讲，新昌有一个姓徐的妇女生产已死，但胸膈微热，有个姓陆的名医说，这是血闷的缘故，用红花几十斤就可以救活。于是马上买来，用大锅煮汤，盛了三桶放在窗格下，把徐氏抬来放在上面，熏蒸，汤冷后又加热。一会儿她的指头便能动弹，半日就苏醒过来。当初唐许胤宗用黄芪汤熏柳太后治风病就用此方法。

【附方】 1. **风疾兼腹内血气痛**。用红花一两，分为四份。先取一份以酒一升，煎成一杯半，一次服下。不止，再服。2. **一切肿疾**。用红花熟捣取汁服。3. **喉痹壅塞**。用红花捣烂，取汁一小升服下，病愈为止。冬月无花，可用干花浸湿压汁煎服。4. **胎死腹中，或胎衣不下**。用红花煮酒服。5. **产后血晕**。用红花一两研细，分作二服，每服以酒二碗煎成一碗送下。6. **耳朵化脓出水**。用红花三钱半、枯矾五钱，共研末，先用棉花把耳擦净，然后把药末吹入耳内。无花则用枝叶为末亦可。

番红花 【释名】

也称洎夫蓝、撒法郎。

【集解】［时珍说］番红花出产于西番回回国和天方国。元朝时候便开始食用。按张华《博物志》说，张骞从西域得到的红蓝花种，其

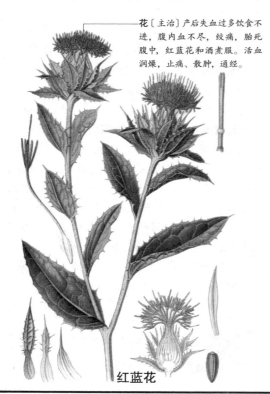

花〔主治〕产后失血过多饮食不进，腹内血不尽，绞痛，胎死腹中，红蓝花和酒煮服。活血润燥，止痛、散肿，通经。

红蓝花

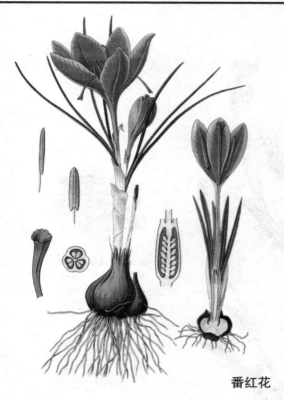

番红花

实即是番红花，只因区域地气不同而稍有差异。

【气味】 甘，平，无毒。

【主治】 治心忧郁积，气闷不散，活血。久服令人心喜。又治惊悸。

【附方】 **伤寒发狂、惊怖恍惚。**用番红花水煎，冷服。

燕脂 【释名】 又称䟽赦。

【集解】［时珍说］燕脂有四种：一种以红蓝花汁染胡粉而成，乃《苏鹗演义》中所说的燕脂叶似蓟，花似蒲，出西方，中国谓之红蓝，以染粉为妇人面色者也。一种以山燕脂花汁染粉而成，乃段公路《北户录》所说的端州山间有花丛生，叶类蓝，正月开花似蓼，土人采含苞者为燕脂粉，亦可染帛，如红蓝者也。一种以山榴花汁作成者，在郑虔胡《本草》中有记载。一种以紫铆染绵而成者，谓之胡燕脂，在李珣《南海药谱》中有载，今南人多用紫铆燕脂，俗呼紫梗是也。大抵皆可入血病药用。

【气味】 甘，平，无毒。

【主治】 活血，解痘毒。

【附方】 1. 乳头裂破。燕脂、蛤粉为末，敷之。2. 婴孩鹅口，白厚如纸。用坯子燕脂，以乳汁调涂之，一宿效。男用女乳，女用男乳。3. 漏疮肿痛。猪胆七个，绵燕脂十个洗水，和匀，搽七次即可。

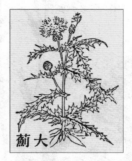

蓟大

大蓟 (jì)、小蓟

【释名】 也称虎蓟、马蓟、猫蓟、刺蓟、山牛蒡、鸡项草、千针草、野红花。

【集解】［颂说］小蓟各地都有。二月生苗，长到二三寸时，和根一起可以当菜吃，味道很美。四月长高到一尺多，多刺，花从蓟中心长出来，如红蓝花但颜色为青紫色。

大蓟根，叶 【气味】 甘，温，无毒。

【主治】 女子赤白沃，安胎，止吐血鼻出血，可令人肥健。捣根绞汁服半升，治崩中下血，立愈。主肠痈，腹脏瘀血，则生研，用酒和小便随意服。另外，对恶疮疥癣，则同盐研敷。

小蓟根，苗 【气味】 甘，温，无毒。

【主治】 养精保血。破旧血，生新血，暴下血、血崩，金疮出血，呕血等，都取汁温服。煎后和糖，可促进金疮愈合，服用也佳。可退热补虚损。苗生研后服汁，去烦热。作菜食，除风热。夏天热烦不止，捣汁服半升，立愈。

【附方】 1. **心热吐血。**用小蓟叶和根，捣烂压汁，每服二小碗即可。2. **九窍出血。**用刺蓟捣汁和酒服。或取干蓟研细，冷水送服。3. **崩中下血。**用大、小蓟根一升，泡在酒一斗中，经过五天，取酒常饮适量。亦可用酒煎蓟根服或用生蓟捣汁温服。又一方：小蓟茎、叶，洗净，切细，研汁一碗，加生地黄汁一碗，白术半两，共煎到五成，温服。4. **堕胎下血。**用小蓟根、叶，益母草各五两，加水二大碗煎成一小碗，分二次服，一日服完。5. **金疮出血不止。**用小蓟苗捣

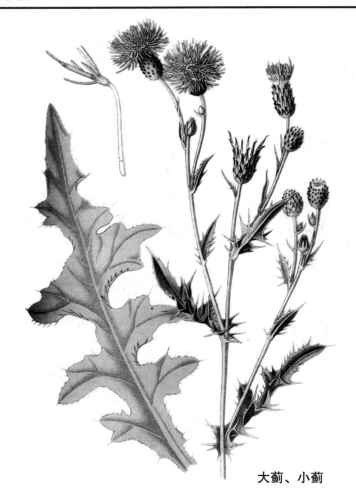

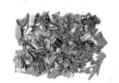

大蓟根〔主治〕主治女子赤白沃，安胎，止吐血鼻出血，可令人肥健。

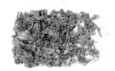

小蓟叶〔主治〕养精保血，破旧血，生新血，暴下血、血崩，金疮出血、呕血等。可退热补虚损。

大蓟、小蓟

烂敷伤处。6. **小便热淋。**用蓟根捣汁服。7. **疗疮恶肿。**用大蓟四两、乳香一两、明矾五钱，共研末。每服二钱，酒送下。以出汗为见效。8. **疗疮恶肿。**千针草四两，乳香一两，明矾五钱，为末。酒服二钱，出汗为度。

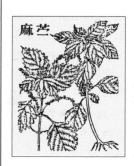

苎（zhù）麻

【释名】 也称绩纻或纻。

【集解】 ［颂说］苎麻产于闽、蜀、江、浙，现在直隶池州府南陵县多有种植，其他州郡虽然也有，但却不多。它的苗高七八尺，叶如楮叶但无分叉，叶面青背白，有短毛。夏秋间开青

花结细穗。根黄白而轻虚，适宜在二月、八月采割。按陆玑《草木疏》记载，一棵苎麻有数十茎，宿根在土中，春天自生，不需栽种。荆州、扬州每隔一年收割三次，各园内种植的一年可割两次，割来后剥掉皮，用竹刀刮其表皮，厚处自然脱落，得到里面如筋的部分，将其煮后搓捻成线用来织布。现如今江、浙、闽中的人们仍然采用此法。［时珍说］苎，即家苎，又有山苎、野苎。都可用来刮洗后煮食救荒，或和米粉做糕饼食，味道非常甘美。

根 【气味】 甘、寒，无毒。

【主治】 安胎，敷丹毒热。治胸膈发热，胎漏止产后大出血，产前产后心烦，邪热，大渴，大狂，服金石药的人。暗箭毒，蛇虫咬伤。

【附方】 1. **痰哮咳嗽。**取苎根煅烧存性

研末，用生豆腐蘸三五钱，食后效果甚佳。如未痊愈，可用猪肉二三片，蘸末后食用，效果更好。2. **小便不通**。用苎麻根、蛤粉半两为末，每次服二钱，空腹用新鲜水送下。3. **脱肛不收**。苎根捣烂煎汤，倒入盆中坐浴，效果良好。4. **产后腹痛**。将苎麻放在腹上，立刻止。

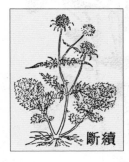

续断【释名】

也称属折、接骨、龙豆、南草。[时珍说]续断、属折、接骨，皆以功命名。

【集解】[弘景说]《桐君药录》中记载，续断生蔓延，叶细，茎如苈，大根，黄白有汁，七八月采根。如今都用茎叶节节断、皮黄皱、状如鸡脚者，又呼为桑上寄生。时人又有接骨树，高丈余，叶似蒴藋皮主金疮。

【修治】[敩]凡采得续断的根，横切锉，去硬筋，以酒浸一伏时，焙干，可入药用。

【气味】苦，微温，无毒。

【主治】伤寒，补不足，金疮痈疡折跌，续筋骨，妇人乳难。久服益气力。妇人崩中漏血，金疮血内漏，止痛生肌肉，及腕伤恶血腰痛，关节缓急。去诸温毒，通宣血脉。助气，补五劳七伤，破癥结瘀血，消肿毒，肠风痔瘘，乳痈瘰疬，妇人产前后一切病，胎漏，子宫冷，面黄虚肿，缩小便，止泄精尿血。

【附方】1. **妊娠胎动**。用川续断酒浸、杜仲姜汁炒去丝，各二两，等分研末，加煮烂了的枣肉，和成丸子，如梧桐子大。每服三十丸，米汤送下。2. **产后诸疾，血运、心闷、烦热、气接不上、心头硬、乍寒乍热等**。用续断皮一把，加水三升煎成二升，分三次服。3. **打扑伤损**。用续断叶捣烂敷伤处即可。

苦芙【释名】

也称钩芙、苦板。

【集解】[时珍说]苦芙有拇指那么大，空心，茎头长有苦像蓟，初生的可食用。《说文》说江南人吃它以下气，现在浙东人

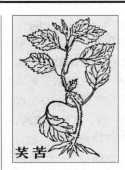
芙苦

清明节采其嫩苗来吃，说是这样就会一年不生疮疖等病。也可以捣汁和米粉做成饼吃，其色青翠，久留不坏。

苗【气味】苦，微寒，无毒。

【主治】面目通身漆疮，烧灰敷贴，也可生吃。烧灰治疗金疮。又治丹毒。煎汤洗痔，非常灵验。下气解热。

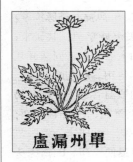
卢漏州单

漏卢【释名】

也称野兰、荚蒿、鬼油麻。

【集解】[弘景说]乔山是黄帝所葬处，在上郡。今漏卢出产于近道。时人取苗用，把根取名鹿骊根，苦酒磨后可以疗疮疥。[恭说]此药俗名荚蒿，茎叶似白蒿，花黄，生荚，长似细麻之荚，大如箸许，有四五瓣，七八月后皆黑，异于众草，属于蒿类。常用其茎、叶、子，未见用根。[藏器说]南人用苗，北土用根，为树生，如茱萸树，高二三尺，有毒杀蛊，山人以它洗疮疥。

根苗【气味】苦、咸，寒，无毒。

【主治】皮肤热毒，恶疮疽痔，湿痹，下乳汁。久服轻身益气，耳目聪明，不老延年。止遗溺，热气疮痒如麻豆，可作浴汤。通小肠，泄精尿血，肠风，风赤眼，小儿壮热，扑损，续筋骨，乳痈瘰疬金疮，止血排脓，补血长肉，通经脉。

【发明】[时珍说]漏卢可催乳汁，消热毒，排脓止血，生肌杀虫。故东垣以它为手足阳明

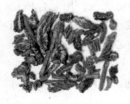
根苗[主治]皮肤热毒，恶疮疽痔，湿痹，下乳汁。久服轻身益气，耳目聪明，不老延年。

药。古方治痈疽发背，是由于漏卢汤的功用。

【附方】 1.**腹内蛔虫**。用漏卢为末，每取一匙，和饼子肉汤同服。2.**小儿疳病肚胀，或常泄痢，冷热不调**。用漏卢一两，研细。每服一钱，加猪肝一两或盐少许同煮熟，空心一次服完。3.**冷劳泄痢**。用漏卢一两、艾叶炒四两，共研末。取末一半，加醋三升同熬成膏，把另一半药末加入，和成丸子，如梧桐子大。每温水送下三十丸。4.**产后带下**。治方同上。5.**乳汁不下，乳内胀痛，积久成痈**。用漏卢二两半、蛇蜕十条炙焦、瓜蒌十个烧存性，共研末。每服二钱，温酒调下。6.**风痛，筋脉拘挛**。用漏卢麸炒半两、地龙去土炒半两，共研末；另用生姜二两，取汁，加入三两蜜，同煎开几次，又加好酒五合，收存待用。服药时，取上制的药末，以收存的汤剂煨温后送下。7.**一切痈疽**。用漏卢、连翘、生黄芪、沉香各一两，生粉草半两，大黄微炒一两，共研末。每服二钱，姜枣汤调下。服至热退便停药。8.**白秃头疮**。用漏卢草烧灰，加猪油调匀涂搽。

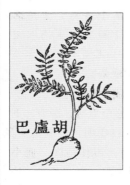

胡卢巴 【释名】

又称苦豆。

【集解】[禹锡说]胡卢巴出广州并黔州。春生苗，夏结子，子作细荚，至秋采。现在人们多用岭南采来的。

【修治】[时珍说]凡入药，淘净，以酒浸一宿，晒干，蒸熟或炒过用。

【气味】 苦，大温，无毒。

【主治】 元脏虚冷气。得附子、硫黄，治肾虚冷，腹胁胀满，面色青黑。治冷气疝瘕，寒湿脚气，益右肾，暖丹田。

【发明】[宗奭说]膀胱气，用此合桃仁麸炒等分，为末。半为散，半以酒糊和丸梧桐子大。每服五七十丸，空心盐酒下。其散以热米饮下，与丸子相间，空心服。日各一二服。

【附方】1.**小肠气痛**。胡卢巴炒研末，每

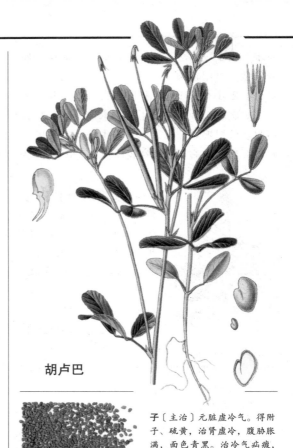

胡卢巴

子〔主治〕元脏虚冷气。得附子、硫黄，治肾虚冷，腹胁胀满，面色青黑。治冷气疝瘕，寒湿脚气，益右肾，暖丹田。

服二钱，茴香酒下。2.**肾脏虚冷，腹胁胀满**。胡卢巴炒二两，熟附子、硫黄各七钱五分，为末，酒煮曲糊丸梧桐子大，每盐汤下三四十丸。3.**冷气疝瘕**。胡卢巴酒浸晒干，荞麦炒研面，各四两，小茴香一两，为末，酒糊丸梧桐子大。每服五十丸，空心盐汤或盐酒下。服至两月，大便出白脓，则除根。4.**阴癞肿痛、偏坠，或小肠疝气，下元虚冷，久不愈者，沉香内消丸主之**。沉香、木香各半两，胡卢巴酒浸炒，小茴香炒，各二两，为末，酒糊丸梧桐子大。每服五七十丸，盐酒下。5.**气攻头痛**。胡卢巴炒，三棱酒浸焙，各半两，干姜炮二钱半，为末，姜汤或温酒每服二钱。6.**寒湿脚气，腿膝疼痛，行步无力**。胡卢巴酒浸一宿焙，破故纸炒香，各四两，为末。以木瓜切顶去瓤，安药在内令满，用顶合住签子固定，烂蒸，捣丸梧桐子大。每服七十丸，空心温酒下。

大青

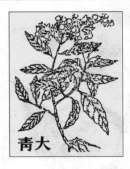

【释名】

[时珍说]其茎叶皆深青，故名。

【集解】[时珍说]处处有之。高二三尺，茎圆。叶长三四寸，面青背淡，对节而生。八月开小花，红色成簇。结青实大如椒颗，九月色赤。

茎叶 【气味】苦、微咸，大寒，无毒。

【主治】时气头痛，大热口疮。除时行热毒，甚良。治瘟疫寒热。治热毒风，心烦闷，渴疾口干，小儿热疾风疹，及金石药毒。主热毒痢、黄疸、喉痹、丹毒。

【发明】[颂说]古方治伤寒黄汗、黄疸等，有大青汤。又治伤寒头身强、腰脊痛，葛根汤内亦用大青。大抵时疾多用之。

【附方】 1.**喉风喉痹**。大青叶捣汁灌之，取效止。 2.**小儿口疮**。大青十八铢，黄连十二铢，水三升，煮一升服。一日二服，以瘥为度。3.**热病下痢**。大青汤：用大青四两，甘草、赤石脂三两，胶二两，豉八合，水一斗，煮三升，分三服，不过二剂瘥。4.**小儿突然肚皮青黑**，乃血气失养，风寒乘之，危恶之候也。大青为末，纳口中，以酒送下。

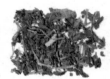

叶〔主治〕时气头痛，大热口疮。除时行热毒，甚良。治瘟疫寒热。治热毒风，心烦闷，渴疾口干，小儿身热疾风疹，及金石药毒。主热毒痢，黄疸、喉痹、丹毒。

蠡(lí)实

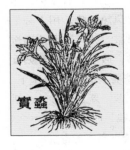

【释名】也称荔实、蠡实、马楝子、马薤、马帚、马蔺子、铁扫帚、剧草、旱蒲。

【集解】[颂说]今陕西各郡及鼎、澧州也有蠡实，靠近汴州最多。它的叶似薤而长厚，三月开紫碧花，五月结果有棱角，如麻大但为红色有棱角。周定王在《救荒本草》中说，它的嫩苗苦，可煮熟后换掉水，浸去苦味，用油盐调食。

实 【气味】甘，平，无毒。

【主治】皮肤寒热，胃中热气，风湿性关节炎，强筋骨，令人嗜食。久服轻身，止心烦，利大小便，令肌肤肥健。治金疮内出血，痈肿，妇女血气烦闷，产后出血不止，眩晕昏仆，非经期阴道出血。消一切疮痛，止鼻出血吐血，通小肠，消酒精毒，治黄疸杂毒，敷蛇虫咬伤。治小腹疝痛，腹内冷积，水痢等病。

花、茎、根、叶 【主治】去白虫，治咽喉肿痛，多服会使人泄稀薄的大便。主要用于治痈疽恶疮。

【附方】 1.**寒疝诸疾**。用蠡实一升，每日取一把，拌面煮食，食尽一升见效。2.**喉痹肿痛**。用蠡实一合，升麻五分，加水一升，煎至三合，再加蜜少许搅匀慢慢饮下。又一方：蠡实八钱、牛蒡子六钱，共研末，每服一匙，空心服，温水送下。又一方：蠡实根叶二两，加水一升半，煮成一碗，慢慢饮下。又一方：用蠡实根捣汁三合，蜜一合，慢火合熬，点喉部，一日五至七次。3.**水痢百病**。用蠡实和等量的面粉或牛骨灰，空心服一匙，米汤送下。又一方：蠡实、干姜、黄连各等分，研为散，每服二匙，热汤送下。效果极显著。忌猪肉和冷水。4.**肠风下血**。用蠡实研破，酒浸数日，晒干一斤，何首乌半斤，雄黄、雌黄各四两，共研末，以浸泡蠡实的酒调末成丸，如梧桐子大。每服三十丸，温酒送下。一日三次。5.**小便不通**。用马蔺花炒、茴香炒、葶苈炒，共研末。每服一钱，酒送下。6.**一切痈疽**。用马蔺花和牛膝一同煎服。

苘(qīng)麻

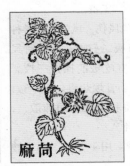

【释名】又称白麻。

【集解】[时珍说]苘麻也是今天的白麻。多生于湿地，人们可以种它。叶大似桐叶，团而有尖。六七月开黄花。结实如半磨形，有齿，嫩青老黑。中子扁黑，状如黄葵子。其茎轻虚洁白。北人取皮作麻。以茎蘸硫黄做灯，引火甚速。其嫩子，小儿可以吃。

实 【气味】 苦，平，无毒。

【主治】 赤白冷热痢，炒研为末，每蜜汤服一钱。痈肿无头者，吞一枚。

根 【主治】 亦治痢。古方用之。

【附方】 1. **一切眼疾**。苘麻子一升，为末。以癀猪肝劈片，蘸末炙熟，再蘸再炙，末尽乃为末。每服一字，陈米饮下，日三服。2. **目生翳膜，久不愈者**。用苘实，以柳木作磴，磨去壳，马尾连筛取黄肉去焦壳，每十两可得四两，非此法不能去壳也。用猪肝薄切，滚药慢炙熟，为末，醋和丸梧桐子大。每服三十丸，白汤下。又一方：以苘实内袋中蒸熟，曝为末，蜜丸，温水下。

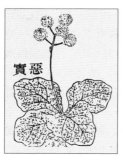

恶实 【释名】 也称鼠粘、牛蒡、大力子、蒡翁菜、便牵牛、蝙蝠刺。

【集解】 〔时珍说〕古人种恶实，用肥沃的土壤栽培它。剪嫩苗淘洗干净当蔬菜吃，挖根煮后晒干做成果脯，很营养人，现在的人已经很少吃了。三月长苗，长出来的茎高的有三四尺。四月成丛状开花，淡紫色，结的果实像枫球但要小些，花萼上的细刺百十根攒聚在一起，一个有几十颗子。它的根粗的有手臂粗，长的近一尺，为浅青灰色。七月采子，十月采根。

子 【气味】 辛，平，无毒。

【主治】 明目补中，除风伤，风毒肿，各种瘘管。研末浸酒服，每日服二三盏，除各种风症，去丹石毒，利腰部。在吃饭前揉捏三枚恶实子吞服，可散各种结节筋骨烦热毒。吞一枚，出痈疽根。炒研煎饮，通利小便，润肺散气，利咽膈，去皮肤过敏，通十二经，消斑疹毒。

【附方】 1. **身肿欲裂**。用牛蒡子二两，炒

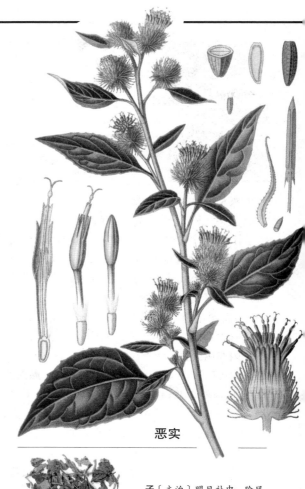

恶实

子〔主治〕明目补中，除风伤，风毒肿，各种瘘管。

过，研细。每服二钱，温水送下。一日服三次。2. **风热浮肿，咽喉闭塞**。用牛蒡子一合，炒半生半熟，研细。每服一匙，热酒送下。3. **头痛连睛**。用牛蒡子、石膏，等分研末，茶调服。4. **悬痈喉痛**。用牛蒡子炒、甘草生，等分研末。水煎，含咽。5. **风热痘疹**。用牛蒡子炒、浮萍，等分研末。每服二钱，以薄荷汤送下。6. **牙痛**。用牛蒡子炒，煎水含漱。7. **妇女吹乳**。用牛蒡子二钱、麝香少许，温酒送下。8. **关节肿痛**。用牛蒡子三两、新豆豉炒、羌活各一两，共研末。每服二钱，白开水送下。

根、茎 【气味】 苦，寒，无毒。

【主治】 伤寒寒热出汗，中风面肿，口

渴，尿多。久服会轻身耐老。治齿痛劳疟，各种风症引起的双脚无力，慢性湿疹、咳嗽伤肺、肺脓疡和腹内积块，冷气积血。浸酒后服用可以去风和恶疮。和着叶子捣碎，敷贴在杖疮、金疮上，永不畏风。又治面目烦闷，四肢不健；通十二经脉，洗五脏恶气，可常作菜吃，令人身体轻灵。把根切细，拌上豆、面粉煮饭吃，可消胀壅。把茎叶煮汤，洗浴身体，可消除皮肤瘙痒。还可加入盐花生捣烂，消除一切肿毒。

【附方】 1. **时气余热不退，烦躁发渴，四肢无力，不思饮食**。用牛蒡根捣汁服一小碗，效果显著。2. **伤寒搐搦**。用牛蒡根十条，麻黄、牛膝、天南星各六钱，先锉后研，加好酒一升，再同研，榨药取汁，煎成黑膏。每服一钱，温酒送下。日服三次。3. **一切风疾，年久不愈**。用牛蒡根一升，生地黄、枸杞子、牛膝各三升，装在袋子里，泡在三升酒内。每天取饮适量。4. **老人中风**。用牛蒡根去皮，切一升，晒干，打成面，加大米四合，和做成饼，在豉汁中煮熟，添葱椒五味。经常空心取食，效果显著。5. **头面忽肿，或连手足红肿**。用牛蒡根洗净研烂，加酒煎成膏，摊布上贴肿处。同时以热酒送服根末一二匙，即感肿消痛减。6. **头风白屑**。用牛蒡叶捣汁，熬浓涂头上。次日晨，以皂荚水洗去。7. **喉中热肿**。用牛蒡根一升，加水五升，煎成一升，分三次服。8. **牙龈肿痛**。用牛蒡根一斤，捣汁，加盐花一钱，在银器中熬成膏，涂牙龈。9. **小便不通、脐腹急痛**。用牛蒡叶汁、生地黄汁各二合，和匀，加蜜二合。每取一合，又加水半碗，煎开几次，调滑石末一钱服下。10. **经期胀痛**。用牛蒡根二斤，锉小，蒸三遍，装入布袋，在二斗酒中泡五天。饭前温服一碗。

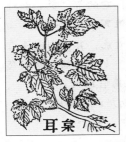

耳枲

苍耳【释名】也称胡枲、常思、卷耳、爵耳、猪耳、耳珰、地葵、道人头、喝起草、野茄、縑丝草等。

【集解】［时珍说］按周定王《救荒本草》说，苍耳的叶为青白色，类似于黏糊菜叶。在秋天结果实，比桑葚短小且多刺。嫩苗可以炊熟食用，用水浸淘拌来吃，可以充饥。其子炒去皮，研成面，可做成饼吃，也可熬油点灯。

茎、叶【气味】 苦、辛，微寒，小毒。

【主治】 中风伤寒头痛，大风癫痫，头风湿痹，毒在骨髓，腰膝风毒。久服可耳聪目明，轻身强志。煮酒服用，主治狂犬咬毒。

实【气味】 甘，温，有小毒。

【主治】 风寒头痛，风湿麻痹，四肢拘挛痛，恶肉死肌疼痛。久服益气。治肝热，明目，治一切风气，填髓，暖腰脚，治瘰疬疥疮。炒香浸酒服，祛风补益。

【附方】 1. **万应膏**。治一切背上毒疮，无名恶疗，臁疮杖疮，牙疼喉痹。在五月五日采苍耳根、叶数担，洗净晒干，切细，用五口大锅，加水煮烂，用筛滤去滓，用丝布再滤一次。然后倒入干净锅里，用武火煎滚，文火熬稠搅成膏，用新罐贮封，常常敷贴即愈。牙疼敷牙上，喉痹敷在舌上或噙化，二三次即效果显著。每日用酒服一匙，效果非常显著。2. **一切风毒，杀三虫**。割取附着地面的苍耳叶，洗净晒干后捣烂筛滤，每次服方寸匕，用酒下，日服二次，晚服三次，病轻的人每日服二次。若肌体战栗，或出麻痘，这是风毒被挤出来的缘故，可用针刺破，除去黄汁便好。七夕重九的时候，都可采用。3. **一切风症**。苍耳嫩叶一石，切碎，和麦蘖五升作块，在蒿艾中放二十天成曲。取米一斗，煮作饭，加入三升曲酿酒。封十四天，成熟，每次空腹暖服，疗效非常好。封此酒，可用两层布，勿太严密，太严密就会溢出来，忌食猪肉。4. **急性咽喉感染**。苍耳根一把，老姜一块，研汁入酒服，立刻见

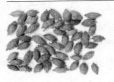

实〔主治〕治肝热，明目，治一切风气，填髓，暖脚，治瘰疬疥疮。炒香浸酒服，祛风补益。

效。5. **水肿、小便不利**。苍耳子灰、葶苈末各等分，每日用水下二钱。6. **大风疬疾**。用嫩苍耳、荷叶等分，研成末，每次服二钱，温酒送下。又一方：将苍耳叶研末，用大枫子油和成梧桐子大的丸，每次服三四十丸，以茶水下，每日服二次。又一方：五月五日，或六月六日，在五更带露时采苍耳草，捣取汁，熬作锭子。取鳢鱼即黑鱼一尾，须半斤重者，剖开不去肠，入药一锭，用线缝好，以酒二碗，慢火煮熟后吃，不过三五个鱼就痊愈了。忌盐、酱一百日。7. **女人血虚，风邪攻脑，头旋闷绝，忽然倒地，不知人事**。用苍耳草的嫩心，阴干研末，以酒送服一钱，其功效迅速。也治男子各种眩晕。8. **一切疔疮恶疮**。用苍耳草根、叶，捣烂和小儿尿绞汁，冷服一升，每日服三次，除疮根非常灵验。又一方，用苍耳根、苗烧灰，和醋淀涂搽，干后再涂，不超出十次，即拔出疮根。又一方，用苍耳根三两半，乌梅肉五个，连须葱三根，酒二盅，煎至一盅，热服取汗。9. **鼻血不止**。苍耳茎叶捣汁一小盏服。10. **痔疾下血**。五月五日采苍耳的茎和叶制成末，水送服一方寸匕，效果显著。瘟疫盛行时，全家都用冷水送服二钱，能辟邪恶，不沾染病。11. **下痢脓血**。苍耳草不拘多少，洗净，用水煮烂，去渣加入蜂蜜，用武火熬成膏，每次服一二匙。温水送服。12. **产后痢疾**。苍耳叶捣烂绞汁，温服半盏，每日服三四次，效果甚佳。13. **牙齿痛肿**。苍耳子五升，水一斗，煮取五升，趁热含在嘴里，冷后便吐出，吐后又含，不过一剂即愈。茎叶也可。或者加入少许盐。

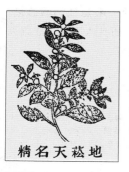

天名精 【释名】

也称天蔓菁、天门精、地菘、玉门精、麦句姜、蟾蜍兰、蛤蟆蓝、豕首、彘颅、活鹿草、皱面草、母猪芥。果实名鹤虱，根名杜牛膝。

【集解】[时珍说]

天名精，嫩苗呈绿色，类似皱叶菘芥，微有狐臭，淘洗浸泡焙熟后也可食用。一生长便抽茎，开小黄花，像野菊花。结的果实如同虱子，最粘人的衣服。狐臭很重，炒熟后却很香。真名叫鹤虱，生长在波斯国的最好。

叶、根【气味】甘，寒，无毒。

【主治】 瘀血及经期腹胀腰痛欲死，下血，止血痢，利小便，除小虫，祛麻木，除胸中积热，止烦渴，消水肿。生肌血，止鼻出血，杀寄生虫，除各种毒肿、疔疮、瘘痔，刀枪内伤。身体瘙痒不止者，用天名精叶和根擦拭，立即止痒。

实【气味】苦，辛，小毒。

【主治】 研末，用肥肉汁调服一方寸匕，杀蛔虫、蛲虫。

【附方】 1. **吐血不止**。用天名精，晒干为末，每次服一二钱，用茅花泡汤调下，一日二次。2. **咽喉堵塞**。痰涎壅滞，饮水困难。用鹤虱草，即天名精，连同叶捣汁，用鹅毛扫入咽喉，祛痰即愈。3. **急性咽喉炎**。用天名精，研细后，再用生蜜和成弹子大的丸，每次含化一二丸，即愈。4. **诸骨鲠咽**。用天名精、马鞭草各一把去根，同白梅肉一个，白矾一钱，捣碎做成弹子大的丸，用棉布包裹后含在嘴里咽汁，骨刺便自软而脱。5. **脊背痈疽**。用天名精捣汁一升，每日服二次，即愈。6. **大肠生虫不断，坐卧不安**。用水调鹤虱末半两服用，不久自愈。

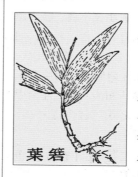

莱箬

箬 (ruò) 【释名】

也称箸、篛叶。

【集解】[时珍说]箬生长在南方的沼泽地。它的根和茎都像小竹，它的节、笋壳和叶都像芦荻，叶子的上面是青色，背面则是淡青色，十分柔韧。新旧交替，四季常青。南方人用它的叶子包粽子，做笠和包茶、盐，女人则用以衬鞋底。

叶【气味】甜，寒，无毒。

【主治】 吐血，鼻出血，呕血，咯血，下血（都用根、茎、节壳、叶等一同烧存性用，温热汤服一钱。）又能通小便，润肺顺气，治咽喉疼痛，消痈肿。

【附方】 1.咽喉闭痛。用箬叶、灯心草，烧灰，等分吹喉部，效果好。2.月经不止。用箬叶灰、蚕纸灰，等分研末。每服二钱，米汤送下。3.小便不通。用干箬叶一两，烧灰，加滑石半两，研末。每服三钱，米汤送下。4.妇女乳痈。用端阳节包粽子的箬叶烧灰，每服二钱，酒送下。

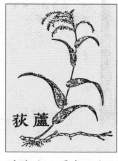

芦 【释名】 又称苇、葭，花名蓬蕽，笋名蘿。

【集解】 [恭说]芦根生下湿地。茎叶似竹，花若荻花，名蓬蕽。二月、八月采根，曝干用。[敩说]芦根须要逆水生，并黄泡肥厚者，去须节并赤黄皮用。

根 【气味】 甘，寒，无毒。

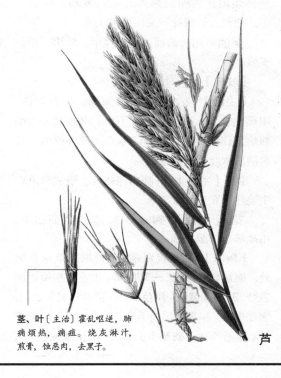

茎、叶[主治]霍乱呕逆，肺痛烦热，痈疽。烧灰淋汁，煎膏，蚀恶肉，去黑子。

芦

【主治】 消渴客热，止小便利。疗反胃呕逆不下食，胃中热，伤寒内热，弥良。解大热，开胃，治噎哕不止。寒热时疾烦闷，泻痢人渴，孕妇心热。

笋 【气味】 小苦，冷，无毒。

【主治】 膈间客热，止渴，利小便，解河鲀及诸鱼蟹毒。解诸肉毒。

【发明】 [时珍说]按雷公《炮炙论·序》中说：益食加筋，须煎芦、朴。注：用逆水芦根并厚朴二味等分，煎汤服。盖芦根甘能益胃，寒能降火。

【附方】 1.骨蒸肺痿，不能食者，苏游芦根饮主之。芦根、麦门冬、地骨皮、生姜各十两，橘皮、茯苓各五两，水二斗，煮八升，去滓，分五服，取汗乃瘥。2.呕哕不止，厥逆者。芦根三斤切，水煮浓汁，频饮二升，必效。若以童子小便煮服，不过三服愈。3.五噎吐逆，心膈气滞，烦闷不下食。芦根五两，锉，以水三大盏，煮取二盏，去滓温服。4.反胃上气。芦根、茅根各二两，水四升，煮二升，分服。5.霍乱烦闷。芦根三钱，麦门冬一钱，水煎服。6.霍乱胀痛。芦根一升，生姜一升，橘皮五两，水八升，煎三升，分服。

茎、叶 【气味】 甘，寒，无毒。

【主治】 霍乱呕逆，肺痛烦热，痈疽。烧灰淋汁，煎膏，蚀恶肉，去黑子。芦竹皮治金疮，生肉灭瘢。

【发明】 [时珍说]古方煎药多用劳水及陈芦火，取其水不强，火不盛也。芦中空虚，故能入心肺，治上焦虚热。

【附方】 1.霍乱烦渴，腹胀。芦叶一握，水煎服。又方：芦叶五钱，糯米二钱半，竹茹一钱，水煎，入姜汁、蜜各半合，煎两沸，时时呷之。2.吐血不止。芦荻外皮烧灰，勿令白，为末，入蚌粉少许，研匀，麦门冬汤服一钱。三服可救一人。3.肺痈咳嗽，烦满微热，心胸甲错。苇茎汤：用苇茎切二升，水二斗，煮汁五升。入桃仁五十枚，薏苡仁、瓜瓣各半升，煮取二升，服。当吐出脓血而愈。

蓬蕽【气味】 甘，寒，无毒。

【主治】 霍乱。水煮浓汁服，大验。煮汁服，解中鱼蟹毒。烧灰吹鼻，止衄血。亦入崩中药。

【附方】 1.干霍乱病，心腹胀痛。芦蓬茸一把，水煮浓汁，顿服二升。2.诸般血病。水芦花、红花、槐花、白鸡冠花、茅花等分，水二盏，煎一盏服。

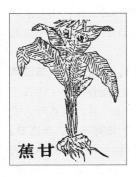

蕉甘

甘蕉 【释名】

也称芭蕉、天苴、芭苴。

【集解】〔时珍说〕《异物志》说，甘蕉，即芭蕉，是草类。看上去像树子，每株有一围多大。叶长有一丈多，宽有二尺多。它的茎部虚软如芋，都是重重叠叠的皮子互相包裹着。它的根像芋头，青色，大如车轮的中轴。花长在茎的末端，像酒杯那样大，形状和颜色像莲花。果子各有一个花房，果实随着花生长，每朵花都各自完整地闭合着，花中有六果，先后有序，但果子并非都能成熟，花自然也不是全都凋落。甘蕉的果有三种，未成熟时苦涩，成熟时甜而脆，像葡萄，可以充饥解渴。有一种果大小如拇指，长六七寸，果子的前端锐利得像羊角，每两个果子抱在一起的，名叫羊角蕉。剥去它的皮呈黄白色，味道最甜美。有一种果大小如鸡蛋，似牛乳的，名叫牛乳蕉，味道稍逊。有一种果子大小如莲子，长四五寸，形状成正方形的，味道最差。三种都可以用蜜制成果品。

【气味】 甘，大寒，无毒。

【主治】 生吃，止渴润肺。蒸熟晒裂，春出果仁吃，可通血脉，长骨髓。止金疮溃烂流脓，解酒毒。晒干的甘蕉，可解热闷口渴，去小孩咳嗽，发热、口渴、舌红、便秘等症，压丹石毒。

根 【气味】 甘，大寒，无毒。

【主治】 痈肿结热。捣烂后敷在溃烂处，

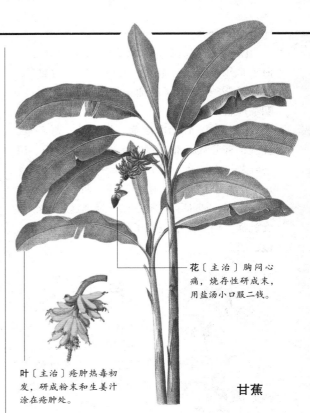

花〔主治〕胸闷心痛，烧存性研成末，用盐汤小口服二钱。

叶〔主治〕疮肿热毒初发，研成粉末和生姜汁涂在疮肿处。

甘蕉

可清热解毒。把根捣烂后服汁，主治产后出血、下腹胀闷。另外，治黄疸以及天行热狂，消渴烦闷，患痈疽热毒并金石发动，躁热口干，把根绞烂服汁。又治游风头痛。

蕉油 用竹筒插入芭蕉皮中，取出，用瓶子盛装。

【气味】 甘，冷，无毒。

【主治】 头中风热，解烦渴，以及烧伤。用蕉油梳头，使女人头发不落，又长又黑。癫痫病发作时，流口涎，眩晕心闷要昏倒的，饮蕉油后取吐，效果很好。

叶 【主治】 疮肿热毒初发，研成粉末和生姜汁涂在疮肿处。

花 【主治】 胸闷心痛，烧存性研成末，用盐汤小口服二钱。

【附方】 1.**脊背毒疮**。芭蕉根捣烂涂在患处，能愈合疮口。2.**一切肿毒**。用芭蕉根捣烂涂患处。3.**小儿惊风**。用芭蕉汁、薄荷汁煎熬混匀，涂在头顶，但要留囟门不涂；涂在四肢，但须留手心足心不涂。效果十分显著。4.**伤寒发狂**。用芭蕉根捣成汁饮服。5.**风虫牙痛**。用芭蕉根取汁一碗，煎热含漱。6.**血淋涩痛**。用芭蕉根、旱莲草等分，水煎服。日服两次。7.**肿毒初发**。用芭蕉叶烧存性，研末，和生姜汁涂搽。

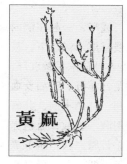

黄麻

麻黄

【释名】也称龙沙、卑相、卑盐。

【集解】［别录说］麻黄生于晋地及河东，立秋采茎，阴干。［时珍说］其根皮色黄赤，长者近尺。

茎 【修治】［弘景说］折去麻黄节根，水煮十余沸，以竹片掠去水面上沫。根节能止汗。

【气味】 苦，温，无毒。

【主治】 中风伤寒头痛，温疟，发表出汗，去邪热气，止咳逆上气，除寒热，破癥坚积聚。五脏邪气缓急，风胁痛，字乳余疾，止好睡，通腠理，解肌，泄邪恶气，消赤黑斑毒。不可多服，令人虚。治身上毒风，皮肉不仁，主壮热瘟疫，山岚瘴气。通九窍，调血脉，开毛孔皮肤。去营中寒邪，泄卫中风热。散赤目肿痛，水肿风肿，产后血滞。

【发明】［时珍说］麻黄为肺经专药，治肺病多用。张仲景治伤寒，无汗用麻黄，有汗用桂枝。历代医家解释，皆随文傅会，没有明其精微之人。时珍常常思考，认为，津液为汗，汗即血。津液在营为血，在卫为汗。若寒伤营，营血内涩，不能外通于卫，卫气闭固，津液不行，故无汗发热而憎寒。若风伤卫，卫气外泄，不能内护于营，营气虚弱，津液不固，故有汗发热而恶风。然而，风寒之邪，皆从皮毛入。肺主卫气，包罗一身，天之象。此证虽属于太阳，而肺实受邪气。表现在：面赤怫郁，咳嗽有痰，喘而胸满。这不是肺病吗？由于皮毛外闭，邪热内攻，而肺气郁积。故用麻黄、甘草、桂枝，引出营分之邪，达于肌表，佐以杏仁泄肺而利气。出汗后无大热，仅喘者，加以石膏。夏至后加石膏、知母，皆为

泄肺火之药。因此，麻黄汤虽为太阳发汗重剂，实为发散肺经火郁之药。腠理不密，则津液外泄，而肺气自虚。虚则补其母脾。故用桂枝、甘草，外散风邪以救表，内伐肝木以防脾。佐以芍药、泄木而固脾，泄东以补西。使姜、枣，以行脾之津液而和营卫。泻下后微喘者加厚朴、杏仁，以利肺气。发汗后脉沉迟者加人参，以益肺气。朱肱加黄芩为阳旦汤，以泻肺热。皆是脾肺之药。因此，桂枝虽为太阳解肌轻剂，实为理脾救肺之药。若少阴病发热脉沉，则有麻黄附子细辛汤、麻黄附子甘草汤。

根节 【气味】 甘，平，无毒。

【主治】 止汗，夏月杂粉扑之。

【附方】 1.**流行热病**。用麻黄一两，水煎至半干，去渣留汁，加米及豉，煮成粥。先以热水洗澡，然后食粥，汗出即愈。2.**伤寒黄疸**。

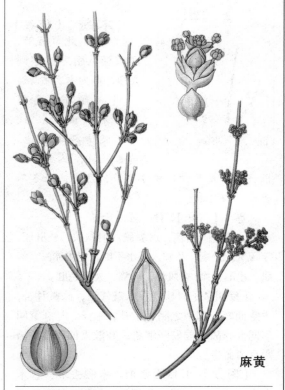

麻黄

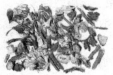

根〔主治〕止汗，夏月杂粉扑之。

用麻黄一把，去节，棉裹，加酒五升，煮至半升，一次服完，微汗见效。3. **脉沉、小便不利**。用麻黄四两，加水五升煮，去沫，再加甘草二两，煮成三升。每服一升。盖厚被让出汗。不汗，须再次服药。注意避风寒。4. **风痹冷痛**。用麻黄去根五两、桂心二两，共研末，加酒二升，以慢火熬成糖稀。每服一匙，热酒调下，汗出见效。5. **产后腹痛，血下不止**。用麻黄去节，研成末。每服一匙，一日二三服，血下尽即止。 6. **盗汗阴汗**。用麻黄根、牡蛎粉，共研末，扑身上。又一方：麻黄根、椒目，等分研末。每服一钱，酒送下。外用麻黄根、旧蒲扇，共研末，扑身上。7. **诸虚自汗，夜卧更甚，久则枯瘦**。用黄芪、麻黄根各一两，加牡蛎淘米水浸洗后煅过一起制成散剂。每服五钱，以水二碗，小麦百粒煎服。

木贼 【释名】

[时珍曰] 此草有节，面糙涩。用之搓擦则光净，称为木之贼。

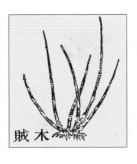

贼木

【集解】[禹锡说] 木贼出秦、陇、华、成诸郡近水地。苗长尺许，丛生。每根一干，无花叶，寸寸有节，色青，经冬不凋枯。四月采。

茎 【气味】甘、苦，无毒。

【主治】目疾，退翳膜，消积块，益肝胆，疗肠风，止痢，及妇人月水不断，崩中赤白。解肌，止泪止血，去风湿，疝痛，大肠脱肛。

【发明】[时珍说] 木贼气温，味微甘苦，中空而轻，阳中之阴，主升，主浮。与麻黄同形同性，故亦能发汗解肌，升散火郁风湿，治眼目诸血疾。

【附方】1. **目昏多泪**。木贼去节、苍术淘米水泡过各一两，共研末。每服二钱，茶调下。或加蜜做成丸子吞服亦可。2. **急喉痹塞**。用木贼在牛粪火上烧存性，每服一钱，冷水送下，血出即安。3. **肠痔下血**。用木贼、枳壳

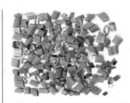

茎 [主治] 目疾，退翳膜，消积块，益肝胆，疗肠风，止痢，及妇人月水不断，崩中赤白。解肌，止泪止血，祛风湿，疝痛，大肠脱肛。

各二两，干姜一两，大黄二钱半，一起在锅内炒黑存性，研细。每服二钱，粟米汤送下。甚效。4. **大肠脱肛**。用木贼烧存性研末，敷肛部，并把它托入体内。药中加龙骨亦可。5. **妇女血崩**。用木贼、香附子各一两，朴硝半两，共研末。每服三钱，血色黑者用酒一碗煎，血色赤者用水一碗煎，连渣服下。日服二次。脐下痛者，加乳香、没药、当归各一钱同煎。忌食生冷硬物及猪、鱼、面等。6. **月经不净**。用木贼炒三钱，加水一碗煎至七成，温服，每天服一次。7. **胎动不安**。用木贼去节、川芎，等分研末。每服三钱，水一碗，加金银一钱煎服。8. **小肠疝气**。用木贼锉细，微炒为末。沸汤送服二钱，效果显著。以热酒送下亦可。

龙常草 【释名】

又称粽心草。

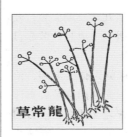

草常龍

【集解】[别录说] 龙常草生于河水旁，状如龙刍，冬夏生。

茎 【气味】咸，温，无毒。

【主治】轻身，益阴气，疗痹寒湿。

灯心草 【释名】也称虎须草、碧玉草。

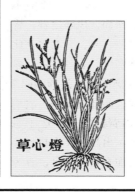

草心燈

【集解】[时珍说] 此药属于龙须一类，但龙须紧小而瓢实，此草稍粗而瓢虚白。吴人栽种，取瓢为灯炷，以草织席及蓑。外丹家以它伏硫、砂。

茎、根 【气味】甘，寒，无毒。

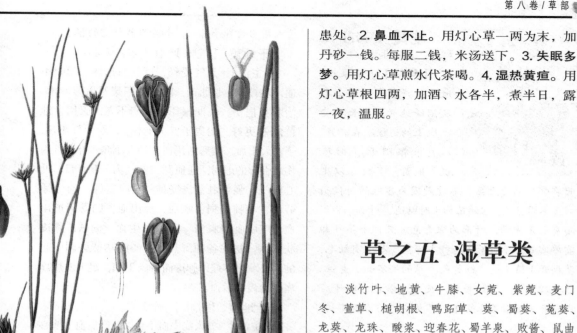

灯心草

患处。2. **鼻血不止**。用灯心草一两为末，加丹砂一钱。每服二钱，米汤送下。3. **失眠多梦**。用灯心草煎水代茶喝。4. **湿热黄疸**。用灯心草根四两，加酒、水各半，煮半日，露一夜，温服。

草之五 湿草类

淡竹叶、地黄、牛膝、女菀、紫菀、麦门冬、萱草、槌胡根、鸭跖草、葵、蜀葵、菟葵、龙葵、龙珠、酸浆、迎春花、蜀羊泉、败酱、鼠曲草、决明、鹿蹄草、款冬花、地肤、瞿麦、王不留行、剪春罗、金盏草、蓼荩、车前、狗舌草、马鞭草、女青、蛇含、鼠尾草、陆英、鳢肠、狼把草、甘蓝、连翘、蓝、青黛、水蓼、蓼、毛蓼、荭草、火炭母草、狗尾草、三白草、虎杖、萹茿、蒺藜、蒺藜、谷精草、海金沙、地杨梅、水杨梅、地蜈蚣草、半边莲、紫花地丁、鬼针草、见肿消、攀倒甑

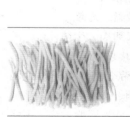

茎、根〔主治〕泻肺，治阴窍涩不利，行水，除水肿癃闭。降心火，止血通气，散肿止渴。

【主治】 五淋，生煮服。败席煮服，更良。泻肺，治阴窍涩不利，行水，除水肿癃闭。急喉痹，烧灰吹之甚捷。烧灰涂乳上，饲小儿，止夜啼。降心火，止血通气，散肿止渴。烧灰入轻粉、麝香，治阴疳。

【附方】 1. **伤口流血**。用灯心草嚼烂敷

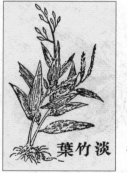

葉竹淡

淡竹叶 【释名】它的根叫碎骨子。

【集解】〔时珍说〕淡竹叶处处原野都有。春天长苗，高数寸，茎细叶绿，很像竹米落地所生的细竹的茎叶。它的根一棵有几十条须，须上结有子，与麦门冬一样，只是更坚硬而已。随时都可采集，八九月抽茎，结细小而长的穗。民间把它的根苗采来捣汁，和米做酒曲，有浓烈的芳香。

【气味】 甘、寒，无毒。

叶 【主治】 去烦热，利小便，清心。根，能堕胎催生。

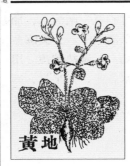

黄地

地黄 【释名】 也

称芐、芑、地髓。

【集解】［别录说］地黄原产在咸阳的山川及沼泽地带，以长在黄土地上的为佳。在二月、八月采根阴干。［时珍说］地黄，多数人以生长在怀庆的为上品，不过是因为各地随时代而兴废不同罢了。它的苗初生时贴地，叶如山白菜而有毛无光泽，叶面为深青色。又似小芥叶却要厚实些，不分丫杈。叶中撺茎，茎上有细毛，茎梢开小筒子花，红黄色。结的果实如小麦粒。根长四五寸，细如手指，皮呈赤黄色，晒干后成黑色。生食有土气味，俗称它的苗为婆婆奶。

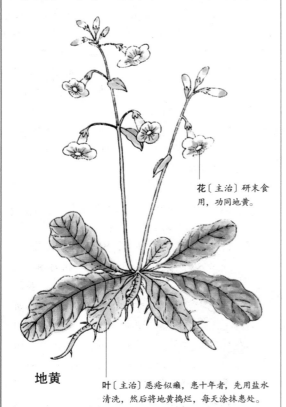

花〔主治〕研末食用，功同地黄。

叶〔主治〕恶疮似癞，患十年者，先用盐水清洗，然后将地黄捣烂，每天涂抹患处。

地黄

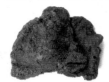

熟地黄〔主治〕填骨髓，长肌肉，生精补血，滋补五脏。治内伤引起的虚弱，通血脉，利耳目，黑发须等。

古人用它的种子播种，如今只栽植它的根。

干地黄 【气味】 甘，寒，无毒。

【主治】 元气受伤，逐气血虚弱，闭阻不通，填骨髓，长肌肉，除寒热积聚及风湿麻木。治跌打损伤。长期服用可轻身不老，服用生地黄疗效更好。治男子五劳七伤，妇女中气不足、子宫大出血，破恶血溺血，利大小肠，补五脏内伤后引起的虚弱，通血脉，益气力，利耳目。助心胆气，强筋壮骨，提神，安魂定魄。治惊悸劳伤、心肺受损、吐血、鼻出血、妇女阴道出血、产后血虚腹痛。能凉血生血，润肤，除皮肤疾病，祛除各种湿热。主心脏功能失调引起的手心发热疼痛，脾虚而卧床不起，足下发热疼痛。治齿痛唾血。

生地黄 【气味】 性大寒。

【主治】 妇人崩中血不止，及产后血上薄心闷热，通月水，利水道。捣贴心腹，能消瘀血。

【发明】［戴原礼说］如果阴衰阳盛，则阳火炽盛，迫击阴位，日渐煎熬，为虚火之症，符合地黄的滋阴退阳的属性。

熟地黄 【修治】［时珍说］熟地黄近时制法：拣取沉水而肥大的地黄，用加了砂仁末的好酒拌匀，放入柳木甑后在瓦锅内蒸，透气，晾干，再用砂仁酒拌匀蒸晾，如此反复九次。这是因为地黄性泥，得砂仁之香后功效进发，从而调理五脏冲和之气，归宿到丹田的缘故。只有用酒煮熟的不能用。

【气味】 甘、苦，微温，无毒。

【主治】 填骨髓，长肌肉，生精补血，滋补五脏。治内伤引起的虚弱，通血脉，利耳目，黑须发，治男子五劳七伤，女子伤中胞漏、子宫出血、月经不调、产前后百病。滋肾水，补阴，去脐腹急痛。病后胫股酸痛，不能久坐，双目模糊。

【发明】［元素说］生地黄性大寒可凉血，血热人可用；熟地黄性微温可补肾，血衰人可用。另脐下疼痛属肾经，非熟地黄不能除，是通肾的良药。［好古说］生地黄可治心火亢盛，手足心发热，人手足少阴厥阴，能益肾水，凉心血。脉搏洪实的人宜用。若脉虚弱，就适宜用熟地黄，凭借火力蒸九次，可补肾中元气。张仲景的八味丸中，以地黄为众药之首，这是天一所生之源。汤液四物汤，治藏血也以地黄为君，癸乙同归一治。

【附方】 1. 利血生精。用地黄切二合，与米同煮，熟后以酥二合、蜜一合同炒香放入，再煮熟食下。2. 明目补肾。用生、熟地黄各二两，川椒红一两，共研末，加蜜和成丸子，如梧桐子大。每服三十丸，空心服，盐汤送下。3. 病后虚汗，口干心躁。用熟地黄五两，加水三碗煎成一碗半，分三次服，日服完。4. 咳嗽唾血，痈疽劳瘵。用生地黄汁十六斤、人参末一斤半、白茯苓末三斤、白沙蜜十斤，拌匀，小火熬三昼夜，成膏。每服一匙，开水或酒送下。5. 吐血便血。用地黄汁六合，铜器煮开，加牛皮胶一两，等化尽后再加姜汁半杯。分三次服完。6. 月经不调，久不受孕。用熟地黄半斤、当归二两、黄连一两，在酒中泡一夜，取出焙干研细为末，加炼蜜做成丸子，如梧桐子大。每服七十丸，米汤或温酒送下。7. 妊娠胎动。用生地黄捣汁，煎开，加鸡蛋白一枚，搅匀服下。8. 产后血痛。熟地黄一斤、陈生姜半斤，同炒干为末。每服二钱，温酒调下。9. 产后中风。用生地黄五两，捣出汁，生姜五两，也捣成汁。以生地黄渣浸姜汁中，生姜渣浸生地黄汁中，过一夜。次日取两药炒黄，焙干，研细。每服一匙，酒送下。10. 热闷昏迷。用生地黄汁一碗灌下。如大渴饮水不止，则用生地黄根、生薄荷叶等分捣烂，榨取汁，加麝香少许，冷水调服。觉心下顿凉，即不再服药。11. 跌打损伤，瘀血在腹。用生地黄汁三升，加酒一升半，共四升半煮成二升半，分三次服完。12. 眼睛红痛。用生地黄、黑豆各二两，捣成膏，休息时先以盐汤洗眼，再以药膏涂盖在眼皮上。次日晨，用水把药膏浸湿、洗掉。13. 牙疳脓血。用生地黄一斤、盐二合，共捣成团，外用面裹住，投火中烧焦，剥去面壳，药中加麝香一分，研匀，贴患处。14. 耳鸣。用生地黄一截塞耳中，一天换几次。生地黄煨熟塞耳更好。15. 犬伤。用地黄捣汁，饭饼涂之，百度愈。

叶 【主治】 恶疮似癞，患十年者，先用盐水清洗，然后将地黄捣烂，每天涂抹患处。[时珍说] 根据《抱朴子》中记载，韩子治用地黄苗喂五十岁的老马，结果这匹马生下三个马驹，又活了一百三十岁才死。《朝野金载》说，野鸡被鹰啄伤后，取地黄叶来治伤口。

实 【主治】 四月份采集，阴干，捣成末，用水送服，每日三次，功效与地黄相当。

花 【主治】 研末食用，功同地黄。如肾虚腰脊疼痛，将其研末，用酒送服一方寸匕，每日三次。

牛膝

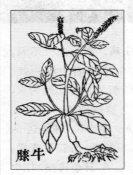

膝牛

【释名】也称牛茎、百倍、山苋菜、对节菜。

【集解】 [别录说] 牛膝原长在黄河流域的河谷。[时珍说] 处处都有牛膝，惟以北方和巴蜀人家栽种的最良。秋季收种子，到春天便种植，嫩苗可作蔬菜。

根 【气味】 苦、酸，平，无毒。

【主治】 寒湿引起的四肢无力、麻木，阵发寒战、高热、小便涩痛及各种疮、四肢痉挛、膝痛不能屈伸。逐血气，疗伤热火烂，堕胎。补中气不足，益精而利阴气，实骨髓，止头发变白，除头痛和腰脊痛，妇女月经不调。治阴痿，补肾，助十二经脉，逐恶血；产后心腹痛及流血不止，落死胎。强筋，补肝脏气血不足。

茎叶 【主治】 寒湿痿痹，老疟淋秘，诸疮。功同根，春夏宜用之。

【附方】 1. 劳疟积久。用长牛膝一把，生切，加水六升，煮成二升，三次服完。2. 消渴不止，下元虚损。用牛膝五两，研细，浸入生地黄汁五升中。日晒夜浸，直到汁尽。加蜜和丸，如梧桐子大。每服三十丸，空心服，温酒送下。久服身体有益。3. 妇女血病，月经淋

茎叶〔主治〕寒湿痿痹，老疟淋秘，诸疮。功同根，春夏宜用之。

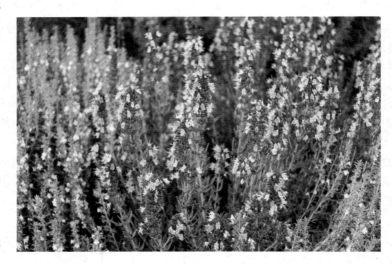

牛膝

闭，月经不来，绕脐寒疝痛，产后血气不调，腹中结癥瘕不散诸病。牛膝于酒中浸一晚，取出焙干；另用干漆炒令烟尽。各一两为末，加生地黄汁一升，慢火上熬成浓糊，团成丸子，如梧桐子大。每服三丸，空心服，米汤送下。**4. 产后尿血**。用川牛膝水煎常服。**5. 口舌疮烂**。用牛膝浸酒含漱，亦可煎饮。**6. 牙齿疼痛**。用牛膝研末含漱，也可以用牛膝烧灰敷患处。**7. 痈疖已溃**。用牛膝根略刮去皮，插入疮口中，留半寸在外，以嫩橘叶及地锦草各一把，捣后涂疮。

女菀 【释名】

又称白菀、织女菀、女复、茆。

【集解】[别录说] 女菀生汉中山谷或山阳。正月、二月采，阴干。[时珍说] 白菀，即紫菀之色白者也。雷敩言，紫菀白如练色的，叫羊须草，恐怕就是此物。

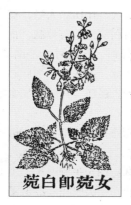

菀白卽菀女

根 【气味】 辛，温，无毒。

【主治】 风寒洗洗，霍乱、泄痢，惊痫寒热百疾。疗肺伤咳逆出汗，久寒在膀胱支满，饮酒夜食发病。

【发明】[时珍说] 按葛洪《肘后方》记载，治人面黑令白方：用女菀三分，铅丹一分，为末。醋浆服一刀圭，日三服。十日大便黑，十八日面如漆，二十一日全白便止，过此太白矣。年三十后不可服。忌五辛。孙思邈《千金方》用酒服，男十日，女二十日，黑色都从大便中出来。又《名医录》说：宋兴国时，有女任氏长相美貌，聘进士王公辅，不随心意，郁郁不闷，日久面色渐渐变黑。母家求医。一道人用女真散，酒下二钱，一日二服。数日面貌微白，一月如故。恳求其方，则用黄丹、女菀二物等分尔。据此，则葛氏之方，已试有验者矣。然则紫菀治手太阴血分，白菀手太阴气分药也。肺热则面紫黑，肺清则面白。三十岁以后则肺气渐减，不可多次腹泻，所以说不可服用。

紫菀 【释名】 也

称青菀、紫蒨、返魂草、夜牵牛。

【集解】[弘景说] 紫菀在路边处处都有。铺地生长，花呈紫色，根有白毛。根很柔细有白毛的，叫白菀。[颖说] 将它连根带叶取来浸泡在醋里，加入少

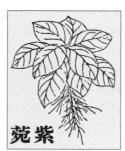

菀紫

许盐收藏做菜，辛香，号称仙菜。盐不宜多，否则会腐烂。

根 【气味】苦，温，无毒。

【主治】咳嗽气喘，胸中寒热结气。能去腹内寄生虫及双足萎弱无力，安五脏。疗咳嗽唾脓血，止哮喘、心悸、五劳体虚，补中气不足、小儿惊痫。还可治高烧休克，补虚顺气，劳气虚热，各种邪恶怪气。能调中消痰止渴，润肌肤，添骨髓，益肺气，主治右胁下包块。

【附方】1.肺伤咳嗽。用紫菀花五钱，加水一碗，煎至七成，温服。日服三次。2.久咳不愈。紫菀、款冬花各一两，百部半两，捣筛为末。每服三钱，以姜三片、乌梅一个，煎汤调下。日服两次。3.吐血咳嗽。用紫菀、五味子炒过，共研末，加蜜做成丸子，如芡子大。每次含化一丸。

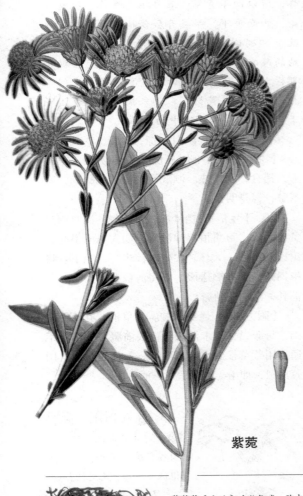

紫菀

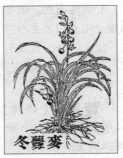

冬蘴麥

麦门冬 【释名】

秦国名乌韭，齐国名爱韭，楚国名马韭，越国名羊韭。并称禹韭、禹余粮、忍冬、忍凌、不死草、阶前草。

【集解】[颂说]麦门冬处处都有生长。叶青似莎草，长及尺余，四季不凋。根黄白色有须，根如连珠形。四月开淡红花，如红蓼花。实碧而圆如珠。江南出者叶大，或说吴地产者尤佳。

根 【气味】甘，平，无毒。

【主治】心腹结气，伤中伤饱，胃络脉绝，羸瘦短气。久服轻身不老不饥。疗身重目黄，心下支满，虚劳客热，口干燥渴，止呕吐，愈下肢麻痹，强阴益精，消谷调中保神，定肺气，安五脏，令人肥健，美颜色，有子。去心热，止烦热，寒热体劳，下痰饮。治五劳七伤，安魂定魄，止嗽，治肺痿吐脓，时疾热狂头痛。治热毒大水，面目肢节浮肿，下水，主泄精。治肺中伏火，补心气不足，主血妄行，及经水枯，乳汁不下。久服轻身明目。

【发明】[元素说]麦门冬若要治肺中伏火、脉气欲绝，须加五味子、人参二味为生脉散，补肺中元气不足。[时珍说]赵继宗《儒医精要》中记载，麦门冬以地黄为使，服用令人头不白，补髓，通肾气，定喘促，令人肌体滑泽，除身上

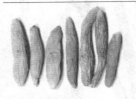

紫菀花[主治]咳嗽气喘，胸中寒热结气。能去腹内寄生虫及双足萎弱无力，安五脏。疗咳嗽吐脓血，止哮喘、心悸、五劳体虚，补中气不足。

根[主治]心腹结气，伤中伤饱，胃络脉绝，羸瘦短气。久服轻身不老不饥。疗身重目黄，心下支满，虚劳客热，口干燥渴，止呕吐。

一切恶气不洁之疾，因为有君而有使。

【附方】 1. **消渴饮水**。苦瓜捣成汁，泡麦门冬二两，过一夜，麦门冬去心、捣烂，加黄连去皮毛研末，做成丸子，如梧桐子大。每服五十丸，每日二次饭后服。两天可见效。2. **吐血鼻血**。用麦门冬去心一斤，捣烂取汁，加蜜三合，调匀，分两次服下。3. **齿缝出血**。用麦门冬煎汤漱口。4. **下痢口渴**。用麦门冬去心三两、乌梅肉二十个，锉细，加水一升，煮成七合，细细饮下，效果显著。

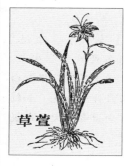
草萱

萱草 【释名】

又叫忘忧、疗愁、丹棘、鹿葱、鹿剑、宜男。[时珍说]萱的本意是"谖"。"谖"，就是忘掉的意思。《诗》说：焉得谖草，言树之背。说的就是因为忧思不能自遣，便以种萱草欣赏玩味来忘掉忧愁。吴地的人称它为"疗愁"。董子说，如有人想忘掉忧愁，就送他丹棘，故萱草也叫忘忧。萱草的苗可食用，气味像葱，而鹿所吃的九种解毒草中，萱草是其中之一，所以也叫鹿葱。周处在《风土记》中说，怀孕的妇女如果佩戴萱草花就会生男孩，所以又叫宜男。李九华《延寿书》载，采摘萱草的苗做菜吃，会令人昏昏然像醉酒似的，所以叫作忘忧。

【集解】 [时珍说]萱草适宜生长在潮湿的地方，冬季长得很好，一丛丛的，叶子像蒲、蒜，柔弱而且颜色翠绿，新旧不断相替，所以四季青翠。五月抽茎开花，花有六瓣，四面垂下，早晨开放傍晚即蔫，在深秋就全部凋谢了。花有红、黄、紫三种颜色，结的果实有三个角，里面有子，且有梧桐子那样大，黑色，有光泽。萱草的根与麦门冬相似，最容易繁衍。人们采摘它的花苞，晒干后贩卖，成为菜馔中的上品。

苗花 【气味】 甘，凉，无毒。

【主治】 治小便赤涩，身体烦热，除酒疸，消食，利湿热。制成酸菜吃，利胸膈，安五脏，轻身明目。

根 【主治】 治沙淋，下水气。满身酒疸黄色的人，可将根捣汁服用。如大热而引起鼻出血，研汁一大杯，加生姜汁半杯，咽下。将根捣碎后用播酒送服，并将渣敷在乳头上，可催乳，治乳痈肿痛。

【附方】 1. **通身水肿**。萱草根、叶晒干研细，每服二钱，米汤送下，饭前服。2. **小便不通**。用萱草根煎水随时取饮。3. **便后带血**。用萱草根，加生姜油炒适量，酒冲服。

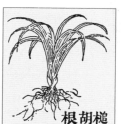
根胡槌

槌（chuí）胡根

【集解】 [藏器说]生江南川谷荫地，苗如萱草，其根似天门冬。凡用抽去心。

【气味】 甘，寒，无毒。

【主治】 润五脏，止消渴，除烦去热，明目，功如麦门冬。

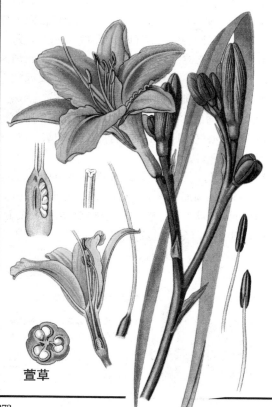
萱草

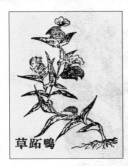

鸭跖（zhí）草

【释名】 也叫鸡舌草、碧竹子、竹鸡草、竹叶菜、淡竹叶、耳环草、碧蝉花、蓝姑草。

【集解】［时珍说］鸭跖草处处平原都有。在三四月的时候生苗，茎呈紫色，像竹叶，嫩的时候可食。四五月开花像飞蛾的形状，两片叶子像蛾翅，碧色可爱。结的角尖曲，像鸟的嘴，种子在角中，大如小豆。豆中有仁，灰黑色而皱，形状像蚕屎，巧匠采集它的花，取汁做画画的颜料，描绘的羊皮灯，颜色青碧如翠黛。

苗 【气味】 苦，大寒，无毒。

【主治】 寒热、神志昏迷、狂妄多言、体内积水过多，疔肿，腹内肉块不消，又治小儿丹毒，发热癫痫，腹胀结块，全身气肿，热痢，还治蛇犬咬伤、痈疽等毒。和赤小豆煮食，可下水气，治风湿性关节炎，利小便，消咽喉肿痛。

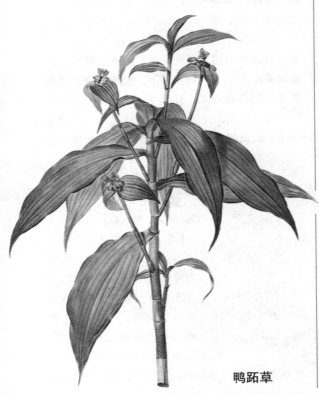

鸭跖草

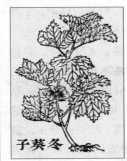

葵

【释名】 也称露葵、滑菜。

【集解】［颂说］葵，处处都有。将苗叶做菜，味更甜美。［时珍说］葵菜，古人种来作为家常菜，现在很少有人种了。葵有紫茎和白茎二种，以白茎为佳。它的叶大而花小，花为紫黄色，其中花最小的叫鸭脚葵。它的果实大如指尖，皮薄而扁，果仁轻虚如榆荚仁。四五月种的可留子，六七月种的叫秋葵，八九月种的叫冬葵，经年收采。正月复种的叫春葵，而宿根到春天也可再生。

苗 【气味】 甘，寒、滑，无毒。［时珍说］凡被狂犬咬伤的人，永远不能吃葵，一吃即病发。食葵一定要用蒜，无蒜就不要吃。

【发明】［时珍说］《外台秘要》中记载，发天花时，片刻间周身流白浆，这是恶毒气。高宗永徽四年，这种疮自西域流行到中原，但煮葵菜叶，加蒜末食用就止住了。另外《圣惠方》也载，小儿发斑，用生葵菜叶绞汁，一点一点地喂，能散恶毒气，此即今痘疮。如今治此病，唯恐病人大小便频繁，伤了元气，痘发不出来。而葵菜性滑通窍，看来很不适宜，但过去人们却依赖它，难道是古今的时尚不同，所以治法也随之而变了吗？

根 【气味】 甘，寒，无毒。

【主治】 恶疮、淋症，利小便，解蜀椒毒。如小儿误吞铜钱无法取出，煮汁饮下则奇效如神。能利窍滑胎，止消渴，散恶毒气。

冬葵子 【气味】 甘，寒、滑，无毒。

【主治】 五脏六腑、寒热羸瘦、体弱多病，利小便。久服壮骨，长肌肉，轻身延年，

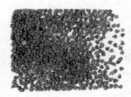

冬葵子［主治］五脏六腑、寒热羸瘦、体弱多病，利小便。久服壮骨，长肌肉，轻身延年，还可治妇女乳汁内闭，肿痛。除痈疽病根，下丹石毒。通大便，消水气，滑胎，治痢。

还可治妇女乳汁内闭，肿痛。除痈疽病根，下丹石毒。通大便，消水气，滑胎，治痢。

【附方】1. **流行性斑疮**。煮葵菜叶，与蒜齑合吃，效果很好。2. **瘘疮不合**。先以温热的淘米水洗净患处，再用葵叶微火烘暖贴上，贴过二三百叶，把脓引尽，即可合口生肉。忌鱼、蒜、房事。3. **汤火伤疮**。用葵叶研末，敷患处。4. **消渴利便**。葵根五两，加水三碗煮汁，天明后服下。日服一次。5. **漏胎下血，血尽子死**。用葵根、茎烧灰，酒冲服一匙。日服三次。6. **产后淋沥**。用葵子一合，朴硝八分，加水二升，煎成八合先煎葵子，后下朴硝，一顿服完。7. **乳汁不通或乳房胀痛**。用葵子炒香、缩砂仁，等分研末，热酒送服二钱，效果灵验。8. **胞衣不下**。用葵子一合、牛膝一两，加水二升，煎一升服下。9. **脸上疮疖**。用葵子、柏子仁、茯苓、瓜瓣各一两，共研末，每服一匙，饭后服，酒送下，日服三次。

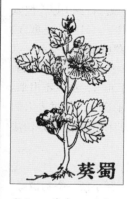

蜀葵
【释名】也称戎葵、吴葵。

【集解】［时珍说］家家都有种植蜀葵。初春播种，冬季宿根也自生。苗嫩时可食用。叶似葵菜稍大，也像丝瓜叶，有分叉。过小满后，抽茎高五六尺。花像木槿而稍大些，有深红、浅红、紫色、黑色、白色。叶有单叶、千叶之分。以前的人描绘它茎疏叶密，叶翠花艳，有金黄色花粉，如檀心，颇为详尽。

苗 【气味】甘，微寒、滑，无毒。

【主治】除客热，利肠胃。煮食，治疗丹石发热，大人小孩热毒下痢。作蔬菜食，滑润七窍，治疗淋症，润燥，妇女易生产。捣烂涂火疮，烧研涂金疮。

根茎 【主治】客热，利小便，散脓血恶水。

【附方】1. **小便淋痛**。把蜀葵根洗净、锉细，加水煎开几次，服之极效。2. **小便尿血**。

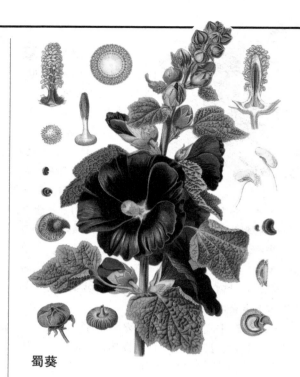

蜀葵

用蜀葵茎研细，每服一匙，酒送下。日服三次。3. **肠胃生痈，即内痈。败血腥秽，脐腹冷痛**。单叶红蜀葵根、白芷各一两，白枯矾、白芍药各五钱，研末，加熔化了的黄蜡和成丸子，梧桐子大，每次空心服二十丸，米汤送下。4. **诸疮肿痛**。用蜀葵根去黑皮，捣烂，加水调稠贴患处。5. **妇女带下，脐腹冷痛，面色萎黄**。蜀葵花一两，阴干为末，每服一小匙，空心服，温酒送下。治赤带用红花，治白带用白花。6. **酒皶赤鼻**。用蜀葵花研末，加猪油调匀，晚上敷涂，白天洗去。

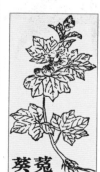

菟（tú）葵
【释名】也称天葵、雷丸草。

【集解】［恭说］菟葵苗如石龙芮，叶有光泽，花呈白色像梅花般，茎为紫黑色，煮吃很爽口。菟葵生长在低凹的沼泽和田间。［时珍说］据郑樵《通志》中记载，菟葵，就是天葵，生长在崖石之间，凡炼丹石的人，得到它后才能使丹石发挥出神效。所以《雷公炮炙论》载，如要使身体强壮，怎能忘记用紫背天葵？说是它能制铅。这种说法出自天台山的一个和尚。又根据《峋嵝神书》载，紫背天葵，生长在四川，是一种有灵性的草。一般都长在水边。

苗 【气味】 甘，寒，无毒。

【主治】 尿中带石的各种淋症，止虎蛇毒。患各种疮，可捣汁饮用。涂在疮上，能解毒止痛。

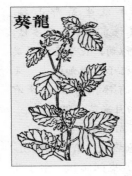

龙葵 【释名】 又叫苦葵、苦菜、天茄子、天泡草。

【集解】 ［恭说］龙葵到处都有。关河一带称其为苦菜。叶圆花白，果实像李子，成熟前呈青色，成熟后则呈黑色。只能煮食，不能生吃。［时珍说］龙葵、龙珠，为一类二种，到处都有。四月生苗，嫩时可食，柔软而润滑。逐渐长高到二三尺，茎大如筷子，又像灯笼草而无毛。叶像茄叶而小。五月以后开小白花，五开五谢，花蕊呈黄色。结的果实浑圆形，大如五味子，果上长有小蒂，数颗同缀。果实味酸，里面有细子，也像茄子的子。但果实生青熟黑的是龙葵，生青熟赤的为龙珠，性味相差不多。

苗 【气味】 苦、甘，滑，寒，无毒。

【主治】 解除疲劳，减少睡眠，去虚热浮肿，治风症，补益男子元气虚竭，女人败血。消热散血，压丹石毒。

子 【主治】 疗肿，明目轻身，治风疾，益男子元气，妇女败血。

茎、叶、根 【主治】 捣烂，和土敷疗疮、火丹疮，效果良好。治痈疽肿毒、跌打损伤，能清肿散血。根与木通、胡荽煎汤服，可通利小便。

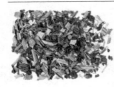

茎、叶、根〔主治〕捣烂，和土敷疗疮、火丹疮，效果良好。治痈疽肿毒、跌打损伤，能清肿散血。根与木通、胡荽煎汤服，可通利小便。

通利小便。

【附方】 1. **脊背痈疽**。用龙葵一两为末，麝香一分，研匀涂。2. **损伤**。取老鸦眼睛草的茎叶，即龙葵，捣汁服，再用渣敷患处。

龙珠 【释名】 也称赤珠。

【集解】 ［藏器说］生长在道路边。果子圆如龙葵。把它的叶揉搓去汁后可食用。

苗 【气味】 苦，寒，无毒。

【主治】 白发转黑，令人兴奋不睡。治各种热毒，石气发动，调中解烦。

子 【主治】 治疗肿。

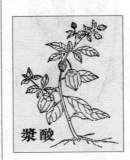

酸浆 【释名】 也称醋浆、苦葴、苦耽、灯笼草、皮弁草、天泡草、王母珠、洛神珠。

【集解】 ［时珍说］酸浆与龙葵，是同一类型的两个品种，苗、叶子都相似，只不过酸浆的茎上有毛，而与龙葵不同罢了。从五月份到进入秋天，都开小白花，五开五谢，花蕊呈黄色，花像杯子，无瓣，但有五个尖。结有一个像铃的壳，壳上有五个棱，一枝一颗，如悬挂的灯笼，所以又称为灯笼草。它的叶子嫩时可食。

苗、叶、茎、根 【气味】 苦，寒，无毒。

【主治】 热烦闷，定志益气，利水道。捣汁服，治各种黄病效果较好。可治呼吸急促、咳嗽、风热，明目。治慢性传染病、高热不退、腹内热结、眼仁发黄、无食欲、大小便滞涩、骨热、周身无力贪睡、呕吐痰壅、腹部痞块胀闷、小儿无名瘰疬、风火邪毒引起的寒热，腹肿大，还可杀寄生虫，催产，去各种虫毒。都可用酸浆煮汁饮。也可生捣汁服。

子 【气味】 酸，平，无毒。

【主治】 烦热，定志益气，利水道。难产时服，即刻产下。可除热，治黄病，尤其益儿童。治阴虚内热及虚劳发热，身体消瘦如柴，胁痛热结。

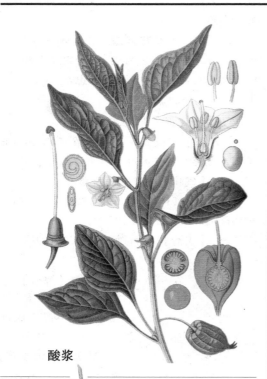

酸浆

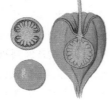

子〔主治〕烦热，定志益气，利水道。难产时服，即刻产下。可除热，治黄病，尤其益儿童。治阴虚内热及虚劳发热，身体消瘦如柴，胁痛热结。

【附方】 1. **热咳咽痛**。用酸浆草为末，开水送服。还可以醋调药末敷喉外。2. **痔疮**。用酸浆叶贴疮上。3. **肠胃伏热**。用酸浆果实五两、芡实三两、蠹实炒、大盐榆白皮炒各二两、柴胡、黄芩、栝楼根、茼茹各一两，共研末，加炼蜜做成丸子，如梧桐子大。每服三十丸，木香汤送下。

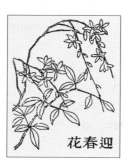

花春迎

迎春花 【集解】

［时珍说］迎春花到处都有人家栽种。丛生，高的可长到二三尺，茎呈方形，叶厚。叶像初生的小椒叶但无齿，叶色面青背淡。节节生小枝，每枝长

三片叶。正月初开小花，形状像瑞香花，黄色，不结果实。叶可食用。

叶 【气味】 苦涩，平，无毒。

【主治】 肿毒恶疮，取它的叶阴干，研末，酒服二三钱，出汗即愈。

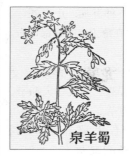

泉羊蜀

蜀羊泉 【释名】

又称羊泉、羊饴、漆姑草。

【集解】［别录说］蜀羊泉生蜀郡山谷。［恭说］此草俗名漆姑，叶似菊，花紫色，子类枸杞子，根如远志，无心有糁。所在平泽有之，生阴湿地，三月、四月采苗叶阴干。

【气味】 苦，微寒，无毒。

【主治】 秃疮，恶疮热气，疥瘙痂癣虫。疗龋齿，女子阴中内伤，皮间实积。主小儿惊，生毛发，捣涂漆疮。

【附方】 **黄疸疾**。漆姑草一把，捣汁和酒服。不过三五次，即愈。

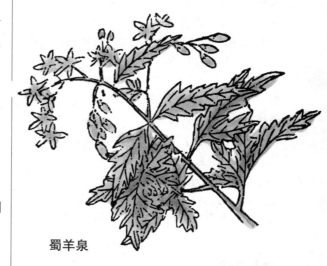

蜀羊泉

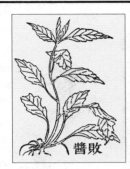

酱败

败酱【释名】也称苦菜、泽败、鹿肠、鹿首、马草。

【集解】［时珍说］败酱处处原野都有，山里人将它拿来食用。江东人每次采来后都储藏。初春生苗，直到深冬才开始凋谢。初生时，叶铺地而生，像菘菜叶而狭长，有锯齿，绿色，面深背浅。夏秋茎高二三尺而柔弱，数寸一节，节间长叶，四面散开如伞，顶端开成簇的白花。南方人采嫩的急火蒸后当菜吃，颇有酱的气味。

根【气味】苦，平，无毒。

【主治】暴热火疮赤气，疥瘟疽疮，马鞍热气。除痈肿浮肿结热、风湿麻木、产后痛。治毒风所引起的萎缩麻木，破多年凝血。化脓为水，治产后各种病症，止腹痛、余疹烦渴。又可治血气胸腹痛，除腹内包块，催生落胎，治鼻出血吐血，白带夹血，红眼病和眼内息肉，耳流脓，疮疔疥癣丹毒，排脓补瘘。

【附方】1.**腹痛有脓**。用薏苡仁十分、附子二分、败酱五分，共捣为末。每取一匙，加水二升，煎成一升，一次服下。2.**产后恶露**。用败酱五两，加水四升，煮成二升，每服二

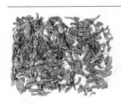

根〔主治〕暴热火疮、赤气疥癣、痔疮、马鞍热气。除痈肿浮肿热结、风湿麻木、产后痛。治毒风所引起的萎缩麻木，破多年凝血。

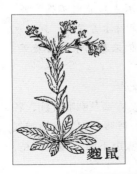

麴鼠

合，日服三次。3.**蝼蛄尿疮**。用败酱煎汁涂搽，效果显著。

鼠曲草【释名】也称米曲、鼠耳、佛耳草、无心草、香茅、黄蒿、茸母。

【主治】鼠耳：主痹寒寒热，止咳。调中益气，止泄除痰，压时气，去热嗽。杂米粉作糗食，甜美。治寒嗽及痰，除肺中寒，大升肺气。

【发明】［震亨曰］治寒痰嗽，宜用佛耳草；热痰嗽，宜用灯笼草。

决明【释名】［时珍说］此为马蹄决明，以明目之功而出名。又有草决明、石决明，功效同决明一样。草决明即青葙子，是陶氏所谓的姜蒿。

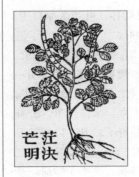

芒茳明决

【集解】［别录说］决明子生于龙门川泽，十月十日采，阴干百日。［弘景说］龙门在长安北。今处处都有。叶如茳芒。子的形状似马蹄，称其为马蹄决明，用时当捣碎。又别有草决明，是姜蒿子，在下品中。［时珍说］决明有二种：一种马蹄决明，茎为三四尺，叶大于首蓿，而本小末参，昼开夜合，两两相贴。秋开淡黄花五出，结角如初生细豇豆，长五六寸。角中子数十粒，参差相连，状如马蹄，青绿色，入眼目药最好。一种茳芒决明，《救荒本草》所谓山扁豆是也。苗茎像马蹄决明，但叶之本小末尖，正似槐叶，夜间也不合。秋开深黄花五出，结角大如小指，长二寸许。角中子成列，状如黄葵子而扁，其色褐，味甘滑。两种苗叶皆可作酒曲，俗称独占缸。但茳芒嫩苗及花与角子，皆可煮茹及点茶食；而马蹄决明苗角皆韧苦，不可食。

子【气味】咸，平，无毒。

【主治】治青光眼、眼睛浑浊、结膜炎、白内障、红眼病流泪，久服令人炯炯有神，轻身，助肝气。用水调末，可涂肿毒。熏太阳穴可治头痛。又可用来贴在胸口上，止鼻涕过多。作枕头，可治阵发性头痛，明目，效果比黑豆好。益肾解蛇毒。每天早晨取一匙，压碎后空腹

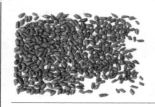

决明子〔主治〕治青光眼、眼睛混浊、结膜炎、白内障、红眼病流泪、久服令人炯炯有神。

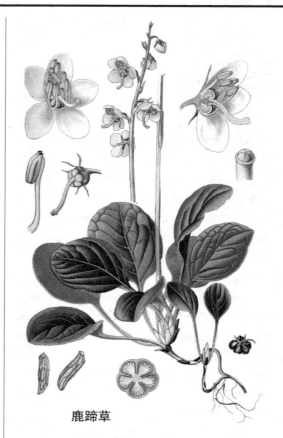

鹿蹄草

吞下，百日后夜晚可看见物体。叶当蔬菜食用，利五脏，明目的效果也很好。

【附方】 1. **多年失明**。决明子二升研末。每食粥以后饮服一匙。2. **青盲雀目**。用决明一升、地肤子五两，共研末，加米汤做成丸子，如梧桐子大，每服二三十丸，米汤送下。3. **补肝明目**。决明子一升，蔓菁子二升，以酒五升煮，曝干为末。每饮服二钱，温水下。日二服。4. **目赤肿痛、头风热痛**。决明子炒研，茶调敷两太阳穴，干则易之，一夜即愈。5. **癣疮延蔓**。决明子一两为末，入水银、轻粉少许，研不见星，擦破上药，立瘥，此为奇效良方。6. **背疮初起**。草决明生用一升捣，生甘草一两，水三升，煮一升，分二服。大抵血滞则生疮，肝主藏血，决明和肝气，不会损伤元气。

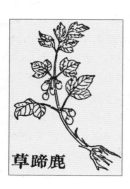

草蹄鹿

鹿蹄草 【释名】又称小秦王草、秦王试剑草。

【集解】［时珍说］按轩辕《述宝藏论》中所说：鹿蹄多生江广平陆及寺院荒处，淮北绝少，川陕亦有。苗似堇菜，而叶颇大，背紫色。春生紫花。结青实，如天茄子。可制雌黄、丹砂。

【主治】 金疮出血，捣涂即止。又涂一切蛇虫犬咬毒。

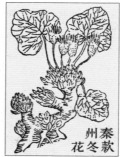

州秦
花冬款

款冬花 【释名】
也称款冻、颗冻、氐冬、菟奚、橐吾、虎须。

【集解】［颂说］如今款冬花生长在关中、雍州、华州的溪边。叶像葵而大，根呈紫色。在十二月开黄花，有青紫色的花萼，离地一二寸，初出时像菊花的萼，通直而肥实，不结种子。各种草木中只有它不畏冰寒，春天一到就率先长出。虽被冰雪覆盖，到时也照样发芽生长。春天人们采集它来代替蔬菜，味道香美可口。

【气味】 辛，温，无毒。

【主治】 咳嗽气喘、哮喘及咽喉肿痛，各种惊痫寒热邪气。消渴、呼吸急促。又治肺气及心跳急促、热劳咳、咳声不断、涕唾稠粘，

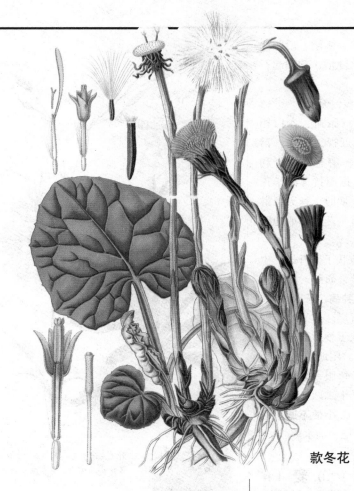

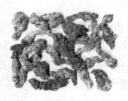

款冬花〔主治〕咳嗽气喘、哮喘及咽喉肿痛，各种惊痫寒热邪气、消渴、呼吸急促。又治肺气及心跳急促、热劳咳、咳声不断、涕唾稠黏、肺部疼痛、吐脓血。能润心肺，益五脏，除烦消痰，清肝明目，治中风等疾病。

款冬花

肺部疼痛、吐脓血。能润心肺，益五脏，除烦消痰，清肝明目，治中风等疾病。

【附方】 **1. 久咳不愈。** 早晨取款冬花一小团，拌蜜少许，放在瓦罐内烧烟，罐留一孔，让烟出，以口吸烟咽下。**2. 痰嗽带血。** 用款冬花、百合，经蒸、焙后，等分研末，加蜜做成丸子，如龙眼大。每天临睡时嚼服一丸，姜汤送下。**3. 口中疳疮。** 用款冬花、黄连，等分研末，以唾液调成饼子，以蛇床子煎汤漱口，将饼子敷患处。

地肤 【释名】 也称地葵、地麦、落帚、独帚、王帚、扫帚、益明、涎衣草、白地草、鸭舌草。

菵地

【集解】［别录说］地肤原长在荆州的溪流、沼泽田野里。［颂说］今四川、关中一带到处都有地肤。初生时贴地，长五六寸，根的形状如蒿，茎赤叶青，像荆芥那样大。三月开黄白花，结青白色的子。八九月采果实。《神仙七精散》中记载，地肤子，是星星的精灵，嫩苗可当蔬菜吃。一株长有数十颗，攒簇成团，团直向上生长，很柔弱，干枯时可用来做扫帚。

子 【气味】 苦，寒，无毒。

【主治】 膀胱热，利小便，益精气。令人耳聪目明，轻身，不易衰老。去皮肤内热，使

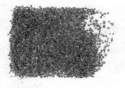

地肤子〔主治〕膀胱热，利小便，益精气。令人耳聪目明，轻身，不易衰老。去皮肤内热。可散恶疮、疝瘕、滋阴。治阴卵诸疾，去热风，治阳痿。

人肌肤润泽。可散恶疮、疝瘕、滋阴。治阴卵诸疾，去热风，将地肤子煮水洗浴，和阳起石一同服用，治阳痿。

苗、叶 【气味】 苦，寒，无毒。

【主治】 捣汁服，主治痢脓血、赤白相杂。煎汤洗眼睛，可除眼热近视、涩痛。治大肠泄泻，顺气，肠胃不通，解恶疮毒，利小便和各种淋症。[时珍说]据虞抟《医学正传》中载，虞抟的兄长在七十岁时，秋天患淋症二十几日，百医不效，后得一药方，取地肤草，捣汁服后就通了。

【附方】 1.**风热赤眼**。地肤子一升焙、生地黄半斤取汁，共做饼，晒干，研细。每服三钱，空心服，酒送下。2.**头面肿痛、恶寒发热、大似伤寒**。用地肤子同生姜研烂，热酒冲服汗出即愈。3.**小儿疝气**。用地肤子炒后研细。每服一钱，酒送下。4.**血痢不止**。用地肤子五两，地榆、黄芩各一两，共研末。每服一匙，温水调下。5.**妊娠患淋**。用地肤子十二两，加水四升，煎至二升半，分次服下。6.**小便不通**。用地肤草榨汁服，或用地肤草一把，加水煎服。

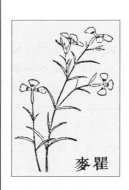

麥瞿

瞿 (qú) 麦 【释名】 也称蘧麦、巨句麦、大菊、大兰、石竹、南天竺草。

【集解】 [颂说]处处都有瞿麦。苗高一尺左右，叶像初生小竹叶且细窄。茎纤细有节。二月至五月，茎中间开花。七月结果实成穗，像麦。长在田野的瞿麦，花大如铜钱，红紫色。而人们栽种的瞿麦，花稍小妩媚，有红白、粉红、紫红、斑斓等色，俗称洛阳花。果实又如燕麦，只不过里面有小黑子。将它的嫩苗炸熟，用水淘洗后即可食用。

穗 【气味】 苦，寒，无毒。

【主治】 腹部胀满、小便不通，出刺，去痈肿，明目去眼角膜上的白斑，破血堕胎，下瘀血。滋养肾气，逐膀胱邪气，止霍乱，长毛发。

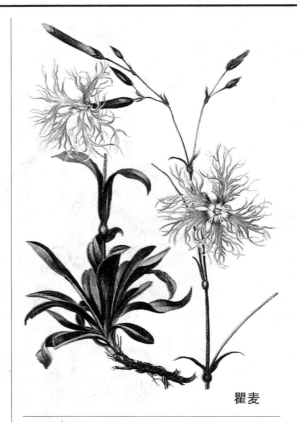

瞿麦

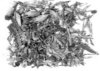

叶〔主治〕痔瘘并泻血，做汤粥食。又治小儿蛔虫，以及丹石药发，眼睛肿痛及肿毒。捣烂擦拭，治脓疮、妇人阴疮。

主治各种淋症及月经不通，破血块，排脓。

叶 【主治】 痔瘘并泻血，做汤粥食。又治小儿蛔虫，以及丹石药发，眼睛肿痛及肿毒。捣烂擦拭，治脓疮、妇人阴疮。

【附方】 1.**小便石淋**。用瞿麦子捣为末，每服一匙，酒送下。日服三次，三日后可下石。2.**小便不利**。用瞿麦二钱半，栝楼根二两，大附子一个，茯苓、山芋各三两，共研末，加蜜和丸，如梧桐子大。每服三丸，日服三次，如无效，每服可加至七八丸，以小便通畅、腹中温暖为见效。3.**下焦结热，小便淋闷或有血出，或大小便出血**。用瞿麦穗一两、甘草炙七钱五分、山栀子仁炒五钱，共研末。每次取七钱，加连须葱头七个、灯心草五十根、生姜五片、水二碗，煎至七成，随时饮服。4.**胎死腹中，或生产几天还**

生不下。用瞿麦煮成浓汁服下。5.**目赤肿痛**。瞿麦炒黄、研细。以鹅涎调匀涂眼边。用瞿麦捣汁涂眼亦效果显著。6.**咽喉骨鲠**。用瞿麦研末，每服一匙，水送下。日服二次。

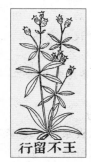

行留不王

王不留行 【释名】
也称禁宫花、剪金花、金盏银台。

【集解】［弘景说］王不留行今处处都有。叶似酸浆，子似菘子。多人痈瘘方用。［颂说］今江浙及并河近处都有王不留行。苗茎俱青，高七八寸左右。根黄色如荠根。叶尖如小匙头，也有似槐叶者。四月开花，黄紫色，随茎而生，如菘子状，又似猪蓝花。五月采苗茎，晒干用。［时珍说］王不留行多生麦地中。苗高者一二尺。三四月开小花，如铎铃，红白色。结果实如灯笼草子，壳有五棱，壳内包一实，大如豆。实内细子，如菘子，生白熟黑，正圆如细珠般可爱。

【气味】 苦，平，无毒。

【主治】 金疮止血，逐痛出刺，除风痹内寒。久服轻身耐老增寿。止心烦鼻衄，痈疽恶疮瘘乳，妇人难产。治风毒，通血脉。游风风疹，妇人血经不匀，发背。下乳汁。利小便，出竹木刺。

【发明】［时珍说］王不留行能走血分，乃阳明冲任之药。民间有"穿山甲、王不留，妇人服了乳长流"一说，可见其性行而不住。王执中《资生经》上说，一妇人患淋日久，诸药不见效果。他按方治诸淋，用剪金花十余叶煎汤，让妇人服。第二天早上，其夫来说，病情减了八分。再服，病愈。

【附方】 1.**鼻血不止**。用王不留行连茎、叶阴干，煎成浓汁温服，很快见效。2.**大便下血**。用王不留行研末，每服一钱，水送下。3.**刀伤失血**。用王不留行十分，蒴藋叶十分，桑根白皮十分，川椒三分，甘草十分，黄芩、干姜、芍药、厚朴各二分，前三味，烧存性，后六味，研末。两组和匀。治大伤，每服一匙，水送下；治小伤，只须用末敷伤处即可。妇女产后亦可服用。4.**妇女乳少**。用王不留行、穿山甲炮、龙骨、瞿麦穗、麦门冬，等分研末。每服一钱，热酒调下，服药后再吃猪蹄汤，并一日数次用木梳乳，助乳汁流出。5.**痈疽诸疮**。用王不留行、桃枝、茱萸根皮各五两，蛇床子、牡荆子、苦竹叶、蒺藜子各三升，大麻子一升，以水二斗半，煮取一斗，多次洗患处。

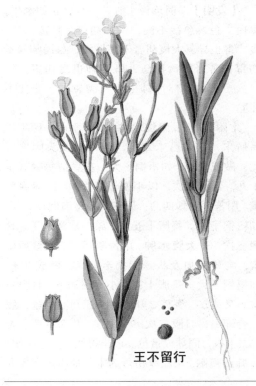

王不留行

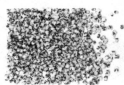

炒王不留行〔主治〕金疮止血，逐痛出刺，除风痹内寒。久服轻身耐老增寿。止心烦鼻衄，痈疽恶疮瘘乳，妇人难产。治风毒，通血脉。游风风疹，妇人血经不匀，发背。下乳汁。

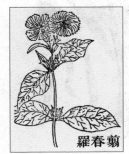

羅春翦

剪春罗 【释名】
又称剪红罗。

【集解】［时珍说］剪春罗二月生苗，高尺余。柔茎绿叶，叶对生，抱茎。入夏开花，深红色，花大如钱。结实大如豆，内有细子。人家多种之为玩。又有剪红纱花，茎高三尺，叶旋覆，夏秋开花，状如石竹花而稍大，四围如剪，鲜红可爱。结穗亦如石竹，穗中有细子。药方里看不到用它。计其功，应利小便、主痈肿。

【气味】 甘，寒，无毒。

【主治】 火带疮绕腰生者，采花或叶捣烂，蜜调涂之。为末亦可。

金盏草 【释名】
也称杏叶草、长春花。

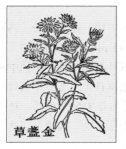

草盏金

【集解】[颂说]金盏草，生长在常州。藤蔓延生长在篱下，叶叶相对。秋后结果子如艾实，子中变生一虫，脱出后能爬行。中夏采花。[时珍说]金盏草夏季结果实在萼内，宛如尺蠖虫多枚盘曲着的形状，故苏氏说它化成虫，其实不是真正的虫。

【气味】 酸，寒，无毒。

【主治】 肠痔下血久不止。

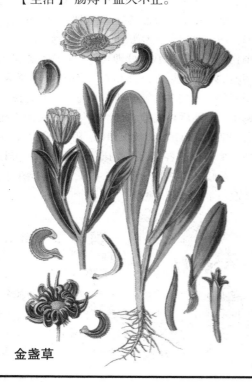

金盏草

葶苈 (tíng lì)

【释名】 也称丁历、大室、大适、狗荠。

【集解】[别录说]葶苈生于藁城平泽及田野，立夏后采实，阴干。[时珍说]郭璞说，实、叶都与芥相似，一名狗荠。狗荠即是葶苈。因此葶苈有甜苦二种。狗荠味微甘，即甜葶苈。

子【气味】 辛，寒，无毒。

【主治】 癥瘕积聚结气，饮食寒热，破坚逐邪，通利水道。下膀胱水，伏留热气，皮间邪水上出，面目浮肿，身暴中风热痱痒，利小腹。久服令人虚。疗肺壅上气咳嗽，止喘促，除胸中痰饮。通月经。

【发明】[时珍说]甘苦二种，正如牵牛，黑白二色，急缓不同；又如葫芦，甘苦二味，良、毒也异。大概甜者下泻性缓，虽泻肺却不伤胃；苦者下泻性急，既泻肺也易伤胃，故以大枣辅佐。然而肺中水气满急者，非此不能除。

【附方】 1. **阳性水肿**。用甜葶苈一两半炒后研末、汉防己末二两，和鸭血及头同捣极烂，做成丸子，如梧桐子大。视病情每服五至十丸，日服三次，以小便通畅为验。2. **通身肿满**。用苦葶苈炒四两，研细，和枣肉做成丸子，如梧桐子大。每服十五丸，桑白皮汤送下。日服三次。3. **大腹水肿**。用苦葶苈二升，炒后研末，与雄鸡血及头一起捣至极烂，做成丸子，如梧桐子大。每服十丸，小豆汤送下。日服三次。又一方：葶苈二升，用酒五升泡一夜，服一合即通，日服三次。又一方：葶苈一两，杏仁二十枚，同熬成黄色。取出捣烂，分十次服。4. **肺湿痰喘**。用甜葶苈炒为末，加枣肉和成丸

葶苈子〔主治〕疗肺痈上气咳嗽，止喘促，除胸中痰饮。通月经。

子服下。5. **咳嗽上气，不能睡卧，或遍体气肿，或单面肿、足肿。**用葶苈子三升，经微火熬研后，装入布袋，泡在清酒五升中。几日后饮酒，每次一杯。一天饮四次。如病急，等不到酒泡透，可以榨汁服。6. **肺壅喘急。**用葶苈炒黄，研末，加蜜和成丸子，如弹子大。服药时先用大枣二十枚，加水三升，煎取二升，然后放入葶苈一丸，继续煎水至一升，一次服下。7. **月经不通。**用葶苈一升，研末，加蜜做成丸子，如弹子大，棉裹，纳入阴道中。过一夜，换药一次，汗出即可停药。8. **虫蚀齿。**葶苈、雄黄，等分研末，调腊月猪油点痛处。

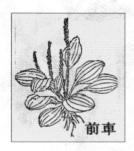

前車

车前【释名】也称当道、马舃、牛遗、牛舌、车轮菜、地衣、蛤蟆衣。

【集解】〔颂说〕四方各地、淮河流域以及接近河南北部的地方都有生长车前草。初春长出幼苗，叶子分布在地面上如同匙面。连年生长的有一尺多长，从中间长出几根茎，结长穗像鼠尾。穗上的花长得很细密，色青微红，结的果实如葶苈，红黑色。如今人们在五月采苗，七八月采果实。有的也在园圃里种植车前草，蜀中一带尤其时兴。将它的嫩苗当作蔬菜吃，润肠。

子【气味】甘，寒，无毒。

【主治】下腹至阴囊胀痛、小便不畅或尿后疼痛，利尿，除湿痹。长期服用轻身耐老。治男子伤中，女子尿急、尿频、尿痛不思饮食，养肺强阴益精，使人有子，明目，疗目赤肿痛。去风毒，肝中风热，毒风冲眼，赤痛眼浊，头痛，流泪。压丹石毒，除心胸烦热。治妇人难产，养肝，清小肠热，止夏季因湿气伤脾引起的痢疾。

【发明】〔时珍说〕按《神仙服食经》中记载，车前又叫地衣，是雷的精灵，服了可隐形，在八月采收。现在的车前草五月子已经老了，而说在七八月老的，只是土壤和气候有所不同。

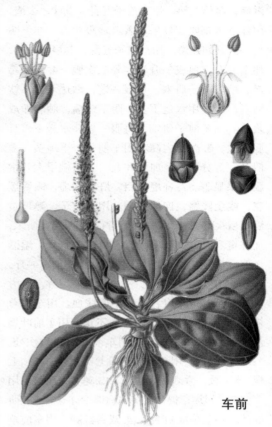

车前

车前子〔主治〕下腹至阴囊胀痛、小便不畅或尿后疼痛，利尿，除湿痹。治男子伤中，女子尿急、尿频、尿痛不思饮食，养肺强阴益精，疗目赤肿痛。祛风毒，肝中风热，赤痛眼浊，头痛，流泪。治妇人难产，养肝，清小肠热。

唐朝张籍作诗说："开州五月车前子，作药人皆道有神。惭愧文君怜病眼，三千里外寄闲人。"如此看来，也以在五月采开州的车前子为好，又可见车前子治疗眼病的功效。欧阳公曾患痢疾，暴下如注，国医不能医治。夫人便到寻常药店求药，服后竟痊愈。于是极力询问其药方，原来是将一味车前子研末，用米汤送服二钱。说此药能利水道而不动气，通畅则清浊分明，而谷藏自止了。

【附方】1. **小便血淋作痛。**用车前子晒干研细，每服二钱，车前叶煎汤送下。2. **老人**

淋病，身体发热。用车前子五合，煮汁，去渣，用汁煮米粥吃，效果显著。常服此方，亦可明目。3. 妊妇热淋。用车前子五两、葵根切一升，加水五升，煎成一升半，分三次服。4. 滑胎易产。用车前子研末，每服一匙，酒送下。不饮酒者，可改用水送下。5. 阴下痒痛，肿满即成险症。用车前子研细，每服一匙，水送下，日服二次。6. 久患内障。用车前子、干地黄、麦门冬，等分研末，加蜜和丸，如梧桐子大。常服效果显著。7. 补虚明目，肝肾均虚，眼昏黑花，或生障翳，迎风流泪。用车前子、熟地黄酒蒸后火焙各三两，菟丝子酒浸五两，共研末，加炼蜜和丸，如梧桐子大。每服三十丸，温酒送下。日服二次。8. 小便不通。用车前草一斤，加水三升煎取一升半，分三次服。一方：上方再加冬瓜汁或桑叶汁。9. 小便尿血。用车前草捣汁五合，空心服。10. 鼻血不止。用车前叶捣汁饮下。11. 刀伤血出。用车前叶捣烂敷伤处。12. 湿气腰痛。用车前叶连根七棵、葱白连须七棵、枣七枚，煮酒一瓶常服。13. 喉痹、乳蛾。用车前草、凤尾草捣烂，加霜梅肉少许煮酒，共研取汁。鸡毛蘸取刷喉。14. 双目红肿。用车前草汁调朴硝末，卧时涂眼泡上，次日早晨洗去。

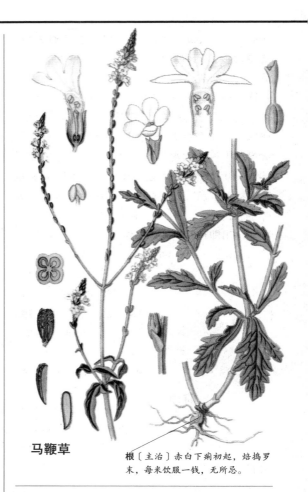

马鞭草

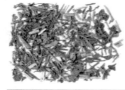

根〔主治〕赤白下痢初起，焙捣罗末，每米饮服一钱，无所忌。

苗、叶〔主治〕阴疮，肿癖血瘕，久疟，破血杀虫。妇人血气肚胀，月候不匀，通月经。治金疮，行血活血。捣涂痈肿，蠼螋尿疮，男子阴肿。

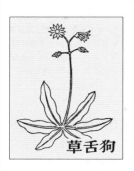

草舌狗

狗舌草

【集解】〔恭说〕狗舌生渠堑湿地，丛生。叶似车前而无纹理，抽茎开花，黄白色。四五月采茎，晒干。

【气味】苦，寒，小毒。

【主治】蛊疥瘙疮，杀小虫。研末和涂，即瘥。

马鞭草 【释名】也称龙牙草、凤颈草。

【集解】〔弘景说〕乡村墟陌有很多马鞭草。茎似细辛，花紫色，叶微似蓬蒿。〔颂说〕今衡山、庐山、江淮州郡都有马鞭草。苗类益母而茎圆，高二三尺。又说，龙牙草生于施

州，高二尺以上。春夏有苗叶，至秋冬而枯。采根洗净可用。〔时珍说〕马鞭草春月生苗，方茎，叶似益母，对生，夏秋开细紫花，作穗如车前穗，子如蓬蒿子而细，根白而小。

苗、叶 【气味】苦，微寒，无毒。

【主治】阴疮，癥瘕血瘕，久疟，破血杀虫。捣烂煎取汁，熬如饴，每空心酒服一匕。妇人血气肚胀，月候不匀，通月经。治金疮，行血活血。捣涂痈肿，蠼螋尿疮，男子阴肿。

根 【气味】辛，涩，温，无毒。

【主治】赤白下痢初起，焙捣罗末，每米

饮服一钱，无所忌。

【附方】 1.**疟痰寒热**。用马鞭草捣汁五合，加酒二合，分二次服。2.**鼓胀烦渴，身干黑瘦**。用马鞭草锉细，晒干，加酒或水同煮至味出，去渣温服。3.**大腹水肿**。用马鞭草、鼠尾草各十斤，加水一石，煮取五斗，去渣，再次浓煎，和粉做成丸子，如大豆大。每服二三丸，渐加至四五丸，效果甚好。4.**阴囊肿痛**。用马鞭草捣烂，涂搽。5.**妇女经闭，结成瘕块**。用马鞭草的根和苗五斤，锉细，加水五斗，煎成一斗，去渣熬成膏，每服半匙，热酒化下。日服二次。6.**乳痈肿痛**。用马鞭草一把、酒一碗、生姜一块，共捣汁内服，以渣敷患处。7.**赤白下痢**。用马鞭草五钱、陈茶一撮，水煎服。病初起时，用马鞭草根焙干，捣碎成末，每服一匙，米汤送下。

女青 【释名】 又称雀瓢。

【集解】［别录说］女青，蛇衔根也。生朱崖，八月采，阴干。［藏器说］萝摩是白环藤，雀瓢是女青，二物相似，不能分别，终非一物也。

根 【气味】 辛，平，有毒。

【主治】 蛊毒，逐邪恶气。

【附方】 1.**人卒暴死**。捣女青屑一钱，安咽中，以水或酒送下，立活也。2.**吐利卒死**。及大人小儿，卒腹皮青黑赤，不能喘息。急用女青末纳口中，酒送下。

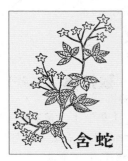

蛇含 【释名】 又称蛇衔、威蛇、小龙牙、紫背龙牙。

【集解】［别录说］蛇含出益州山谷，八月采，阴干。［弘景说］蛇衔处处有之。有两种，并生石上，亦生黄土地。当用细叶有黄花者。［时珍说］此二种：细叶者名蛇衔，大叶者名龙衔。龙衔亦入疮膏用。

【气味】 苦，微寒，无毒。

【主治】 惊痫，寒热邪气，除热，金疮疽

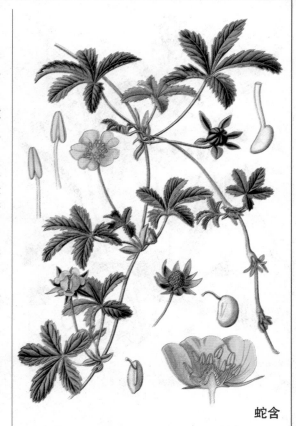

蛇含

痔，头疡。疗心腹邪气，腹痛湿痹，养胎，利小儿。治小儿寒热丹疹。止血协风毒，痈肿赤眼。解蛇毒蜂毒。治咽喉中痛，含咽之便效。

【发明】［颂说］古今治丹毒疮肿方通用蛇含。《古今录》验治赤疹，用蛇衔草，捣极烂敷之即瘥。赤疹由冷湿搏于肌中，甚即为热，乃成赤疹。天热则剧，冷则减是也。

【附方】 1.**产后泻痢**。小龙牙根一握，浓煎服之甚效，即蛇含是也。2.**金疮出血**。蛇含草捣敷之。3.**身面恶癣**。紫背草入生矾研，敷二三次断根。

鼠尾草 【释名】 也称山陵翘、乌草、水青。

【集解】［别录说］鼠尾生平泽中，四月采叶，七月采花，阴干。

【发明】［弘景说］古方疗痢多用它。浓煮可丸服，或煎如饴服。今人也用作饮，或研

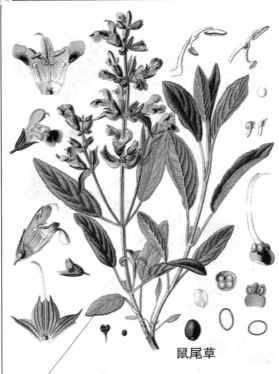

鼠尾草

花、叶〔主治〕鼠瘘寒热，下痢脓血不止。白花者
主白下，赤花者主赤下。疟疾水蛊。

末服。日服三次。

花、叶 【气味】 苦，微寒，无毒。

【主治】 鼠瘘寒热，下痢脓血不止。白花者主白下，赤花者主赤下。全疟疾水蛊。

陆英 【集解】 ［别录说］陆英生于熊耳川谷及冤句，立秋采。［时珍说］陶、苏《本草》、甄权《药性论》，都说陆英是蒴藋，并有所根据。马志、寇宗奭虽破其说，

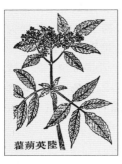

陆英蒴藋

而无的据。仍当是一物，分根茎花叶用，如苏颂所云也。

【气味】 苦，寒，无毒。

【主治】 骨间诸痹，四肢拘挛疼酸，膝寒痛，阴痿，短气不足，脚肿。能捋风毒，脚气上冲，心烦闷绝，水气虚肿。风瘙皮肌恶痒，

煎汤入少酒浴之，妙。

鳢（lǐ）肠 【释名】 又称莲子草、旱莲草、金陵草、墨烟草、墨头草、墨菜、猢孙头、猪牙草。

【集解】 ［恭说］鳢肠生下湿地，所在坑渠间多有。苗似旋覆。二月、八月采，阴干。［时珍说］旱莲有二种：一种苗似旋覆而花白细的，是鳢肠；一种花黄紫而结房如莲房的，是小连翘。

草 【气味】 甘、酸，平，无毒。

【主治】 血痢。针灸疮发，洪血不可止者，敷之立已。汁涂眉发，生速而繁。乌髭发，益肾阴。止血排脓，通小肠。

【附方】 1.偏正头痛。鳢肠草汁滴鼻中。2.一切眼疾，翳膜遮障，凉脑，治头痛，能生发。五月五日平旦合之。莲子草一握，蓝叶一握，油一斤，同浸，密封四十九日。每卧时，以铁匙点药按摩顶上，四十九遍，久久甚佳。3.小便溺血。金陵草、车前草各等分，杵取自然汁。每空心服三杯，愈乃止。4.肠风脏毒，下血不止。旱莲子草，瓦上焙，研末。每服二钱，米饮下。5.痔漏疮发。旱莲草一把，连根须洗净，用石臼擂如泥，以极热酒一盏冲入，取汁饮之，渣敷患处，重者不过三服即安。

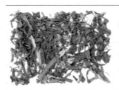

鳢肠〔主治〕血痢。针灸疮发，洪血不可止者，敷之立已。汁涂眉发，生速而繁。乌髭发，益肾阴。止血排脓，通小肠。

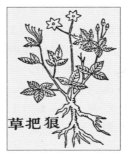

狼把草

狼把草 【释名】 又称郎耶草。

【集解】 ［藏器说］狼把草生于山道旁，与秋穗子并可染皂。［又说］郎耶草生于山泽间，高三四尺，叶作雁齿，如鬼针苗。鬼针，即鬼钗也。其叶有桠，如钗脚状。［禹锡说］

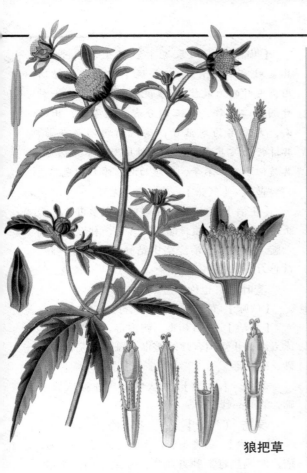

狼把草

狼把草出近道，古方中未见用到它，只有在《陈藏器》提到它但不详细。

【气味】 苦，平，无毒。

【主治】 黑人发，令人不老。狼把草：主赤白久痢，小儿大腹痞满，丹毒寒热。取根茎煮汁服。狼把草：主丈夫血痢，不疗妇人。根：治积年疳痢。取草二斤，捣绞取汁一小升，纳白面半鸡子许，和匀。空腹顿服。极重者，不过三服。或收苗阴干，捣末，蜜水半盏，服一方寸匕。可染须发，治积年癣，天阴即痒，搔出黄水者，捣末擦之。

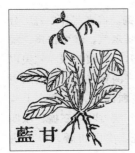

甘蓝 【释名】也称蓝菜。

【集解】 ［藏器说］甘蓝叶宽大可食。［时珍说］甘蓝属大叶冬蓝一类。河东、陇西、羌胡一带多种食，汉族地方少有。它的叶宽大而厚，煮来吃很甘美。耐严寒能过冬不死。春天也开黄色的花，生角结种子，功效与蓝相似。

【气味】 甘，平，无毒。

【主治】 长期食用甘蓝，大有益于肾，补脑髓，利五脏六腑。利关节，通经络中结气，心下胀气。能明耳目，使人精力旺盛，睡眠减少，益心力，壮筋骨。做成酸菜隔夜即变成黄色。和盐食用，治黄毒。

子 【主治】 人多睡。

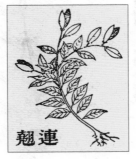

翘连

连翘 【释名】也称连、异翘、旱莲子、兰华、三廉。根名连轺、竹根。

【集解】 ［颂说］今河中、江宁、润、淄、泽、兖、鼎、岳、利诸州都有。有两种：大翘生下湿地或山冈上，青叶狭长，如榆叶、水苏，茎赤色，高三四尺，独茎，梢间开花黄色，秋结实似莲，内作房瓣，根黄如蒿根，八月采房；小翘生冈原上，花叶实皆似大翘而细。南方生者，叶狭而小，茎短，才高一二尺，花亦黄，实房黄黑，内含黑子如粟粒，也称旱莲，南人用花叶入药。

【气味】 苦，平，无毒。

【主治】 寒热鼠瘘瘰疬，痈肿恶疮瘿瘤，结热蛊毒。去白虫。通利五淋，小便不通，除心家客热。通小肠，排脓，治疮疖，止痛，通月经。散诸经血结气聚，消肿。泻心火，除脾胃湿热，治中部血证，以为使。治耳聋。

【发明】 ［时珍说］连翘状似人心，两片合成，其中有仁很香，是少阴心经、厥阴包络气分主药。诸痛痒疮疡皆属心火，故为十二经疮家圣药，兼治手足少阳手阳明三经气分之热。

茎、叶 【主治】 心肺积热。

翘根 【气味】 甘，寒、平，小毒。

【主治】 下热气，益阴精，令人面悦好，明目。久服轻身耐老。以做蒸饮酒病人。治伤

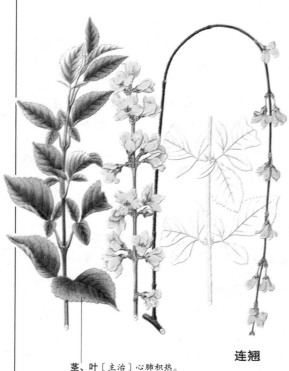

茎、叶〔主治〕心肺积热。

连翘

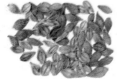

连翘〔主治〕寒热鼠瘘瘰疬，痈肿恶疮瘿瘤，结热蛊毒。通利五淋，小便不通，除心家客热。通小肠，排脓，治疮疖，止痛，通月经。散诸经血结气聚，消肿。泻心火，除脾胃湿热，治中部血症，以为使。治耳聋。

寒瘀热欲发黄。

【附方】 1. 瘰疬结核。用连翘、芝麻等分研末，随时吞服。2. 痔疮肿痛。用连翘煎汤熏洗，后以绿矾加麝香少许敷贴。3. 痈疽肿毒。用连翘草及根各一升，加水一斗六升，煮成三升服，至出汗。

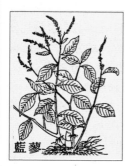

蓝蓼

蓝 【释名】［时珍说］按陆佃《埤雅》云：月令仲夏令民无刈蓝以染。郑玄言恐伤长养之气也。然则刈蓝先王有禁，制字从监，以此故也。

【集解】［别录说］蓝实生河内平泽，其茎叶可以染青。［弘景说］即今染襟碧所用，尖叶的为最佳。［恭说］蓝有三种：一种叶围径二寸许，厚三四分者，堪染青，出岭南，太常名为木蓝子；陶氏所说乃是菘蓝，其汁抨为淀甚青者，本经所用乃是蓼蓝实也，其苗似蓼而味不辛，不堪为淀，唯作碧色尔。

蓝实 【气味】 苦，寒，无毒。

【主治】 解诸毒。杀蛊蚑疰鬼螫毒。久服头不白，轻身。填骨髓，明耳目，利五脏，调六腑，通关节，治经络中结气，使人健少睡，益心力。疗毒肿。

蓝叶汁 也称蓼蓝。

【气味】 苦、甘，寒，无毒。

【主治】 杀百药毒。解狼毒、射罔毒。汁涂五心，止烦闷，疗蜂螫毒，斑蝥、芫青、朱砂、砒石毒。

马蓝 【主治】 妇人败血。连根焙捣下筛，酒服一钱匕。

吴蓝 【气味】 苦、甘，冷，无毒。

【主治】 寒热头痛，赤眼，天行热狂，疔疮，游风热毒，肿毒风疹，除烦止渴，杀疳，解毒药毒箭，金疮血闷，毒刺虫蛇伤，鼻衄吐血，排脓，产后血运，小儿壮热。解金石药毒、狼毒、射罔毒。

【发明】 ［震亨说］蓝属水，能使败血分归经络。［时珍说］各种蓝形虽不同，而性味不远，故能解毒除热。只有木蓝叶力似少劣，蓝子则专用蓼蓝者也。至于用靛与青布，则是刈蓝浸水入石灰澄成，性味不能不少异，不可与蓝汁一概而论。有人病呕吐，服玉壶诸丸不效，用蓝汁入口即定，可取其杀虫降火。如此之类，不可不知。

【附方】 1. 小儿赤痢。捣青蓝汁二升，分四服。2. 上气咳嗽，呷呀息气，喉中作声，唾粘。以蓝叶水浸捣汁一升，空腹频服。须臾以杏仁研汁，煮粥食之。一两日将息，依前法更服，吐痰尽方瘥。3. 飞血赤目，热痛。干蓝叶切二升，车前草半两，淡竹叶三握，水四升，煎二升，去渣温洗。冷即再暖，以瘥为

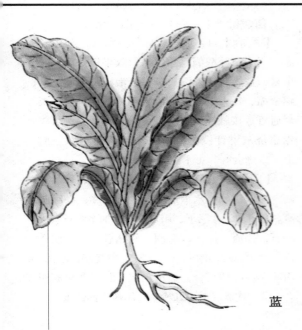

蓝

蓝叶汁 也称蓼蓝。〔主治〕杀百药毒。解狼毒、射罔毒。汁涂五心，止烦闷，疗蜂螫毒，斑蝥、芫青、朱砂、砒石毒。

度。4.**服药过剂，烦闷，及中毒烦闷欲死**。捣蓝汁服数升。5.**唇边生疮，连年不瘥**。以八月蓝叶一斤，捣汁洗之，不过三度瘥。6.**天泡热疮**。蓝叶捣敷之，效果良好。7.**疮疹不快**。板蓝根一两，甘草一分，为末。每服半钱或一钱，取雄鸡冠血三二点，同温酒少许调下。

青黛

【释名】又称靛花、青蛤粉。

【集解】〔志说〕青黛从波斯国来。今以太原并庐陵、南康等处，染靛瓮上沫紫碧色者用之，与青黛同功。

【气味】咸，寒，无毒。

【主治】解诸药毒，小儿诸热，惊痫发热，天行头痛寒热，井水研服之。亦磨敷热疮恶肿，金疮下血，蛇犬等毒。《开宝》：解小儿疳热，杀虫。小儿丹热，和水服之。同鸡子白、大黄末，敷疮痈蛇虺螫毒。泻肝，散五脏郁火，解热，消食积。去热烦，吐血咯血，斑疮阴疮，杀恶虫。

【发明】〔宗奭说〕青黛乃是蓝转化而成的。有一妇人患脐下腹上，下连二阴，遍生湿

疮，状如马爪疮，他处并无，痒而痛，大小便涩，出黄汁，食亦减，身面微肿。医作恶疮治，用鳗鲡鱼、松脂、黄丹之药涂之，更加热痛。问她是不是爱酒食，喜欢吃鱼蟹发风等物。急令洗其膏药，以马齿苋四两，杵烂，入青黛一两，再研匀涂之。立刻热减，痛痒皆去。仍以八正散，日三服之。分败客热。药干即上。如此二日，减三分之一，五日减三分之二，二十日愈。此盖中下焦蓄风热毒气也。若不出，当作肠痈内痔。仍须禁酒色发风物。然不能禁，后果患内痔。

【附方】 1.**心口热痛**。姜汁调青黛一钱服之。2.**内热吐血**。青黛二钱，新汲水下。3.**肺热咯血**。青饼子：用青黛一两，杏仁以牡蛎粉炒过一两，研匀，黄蜡化和，做三十饼子。每服一饼，以干柿半个夹定。湿纸裹，煨香嚼

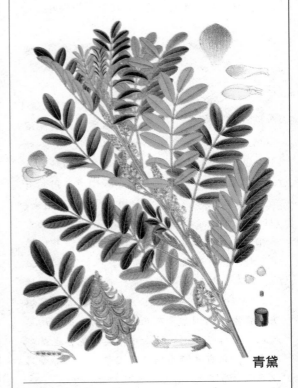

青黛

青黛〔主治〕解诸药毒，小儿诸热，惊痫发热，天行头痛寒热，井水研服之。亦磨敷热疮恶肿，金疮下血，蛇犬等毒。

食，粥饮送下。日三服。4.小儿惊痫、小儿夜啼。青黛量大小，水研服之。5.烂弦风眼。青黛、黄连泡汤，日洗。6.诸毒虫伤。青黛、雄黄等分，研末，新汲水服二钱。

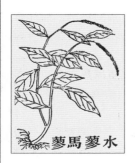

蓼马蓼水

水蓼 (liǎo)

【释名】也称虞蓼、泽蓼。

【集解】[恭说]水蓼生长在低凹潮湿处和水边，叶子像马蓼，比家种的蓼大，茎呈赤色，用水洗净就可食，味道比蓼子好。

茎、叶 【气味】辛，无毒。

【主治】治蛇伤，把水蓼的茎、叶捣后敷在伤口上。绞汁服，可止蛇毒入腹引起胸闷。治脚气肿痛成疮，用水煮汁，捋患处，效果好。

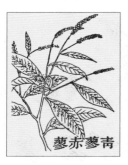

蓼赤蓼青

蓼

【释名】蓼类皆高扬，故字从翏，高飞貌。

【集解】[别录说]蓼生长在雷州的河流沼泽地。[弘景说]现在处处都有蓼，它的种类也很多。人们所食用的有三种：一是青蓼，人们常食用，叶子有圆有尖，以圆的为佳，食用的就是这种。二是紫蓼，与青蓼相似，只是颜色为紫色。三是香蓼，相似于前两种，但有香气，微有辛味，人们很喜欢吃。[时珍说]古人种蓼为蔬菜，收种子入药，故《礼记》载：烹饪鸡、猪、鱼、鳖时，都把蓼填塞在腹中，而调制羹及鱼、肉片时，也须切蓼放入。但后世人们的饮食中不再用它，也就不再栽种，只有造酒曲的还要用蓼的汁。如今只以平原沼泽所生的香蓼、青蓼、紫蓼为好。

实 【气味】辛，温，无毒。

【主治】明目温中，耐风寒，下水气，除面部浮肿、痈和溃疡。治鼻炎，除肾气，治花斑癣，止霍乱，治小儿头疮。

苗、叶 【主治】辛，温，无毒。

【主治】口疾病，大小肠邪气，利中益志。用干苗叶酿酒，治风寒，效果极好。做菜生食，益腰脚。煮汤捋脚，可治霍乱引起的两腿挛缩。每天煮汁饮，治腹部或肋部癖块。捣烂后可敷接触性皮炎。脚突然软弱无力，可将赤蓼烧灰淋汁浸泡，再将桑叶蒸热后盖在脚上，立刻会好。可杀虫，伏砒霜。

【附方】1.霍乱烦渴。蓼子一两、香薷二两，每服二钱，水煎服。2.治胃脘冷，冬卧脚冷。秋日取，蓼晒干，用六十把，加水六石煮成一石，去渣，拌米饭造酒。酒熟后，每日饮适量。十天以后，眼明气壮。3.肝虚转筋，吐泻。用蓼茎、叶切三合，加水一碗、酒三合煎成四合，分二次服。4.小儿冷痢。用蓼叶捣汁服。

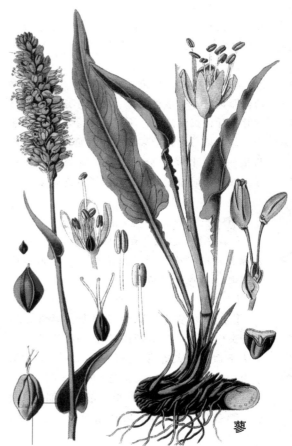

蓼

茎、叶〔主治〕治蛇伤，把水蓼的茎、叶捣后敷在伤口上。绞汁服，可止蛇毒入腹引起胸闷。治脚气肿痛成疮，用水煮汁，捋患处，效果好。

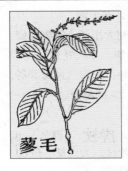

蓼毛

毛蓼【集解】［藏器说］毛蓼生山足，似马蓼，叶上有毛，冬根不死。

茎、叶【气味】辛，温，有毒。

【主治】痈肿疽瘘瘰疬，杵碎纳疮中，引脓血，生肌。亦作汤，洗兼濯足，治脚气。

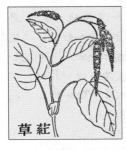

草荭

荭（hóng）**草**

【释名】也称茏古、游龙、石龙、天蓼、大蓼。

【集解】［别录说］荭草生长在水边，像马蓼但略大些，现多长在低洼处。［时珍说］荭草茎粗如拇指，有毛。叶大如商陆叶。花色浅红，成穗。深秋子成熟，形状扁如酸枣仁稍微小些，颜色赤黑而子仁白，微有辛味。熟后可食。

实【气味】咸，微寒，无毒。

【主治】消渴，去热，明目，益气。

【附方】1. **慢性淋巴结炎**。水荭花子，不论多少，一半微炒，一半生用，一同研末，饭后用好酒调服二钱，一日三次。不管是否溃烂，坚持服，效果很好。2. **癥癖腹胀**。用水荭花子一升，再研三十个去皮的独头蒜，刚取的狗脑一个，皮硝四两，放在石臼内捣烂，摊在患处，盖上一层油纸，再用线捆好。在酉时贴上，次日辰时取。若不见效，再贴二三次。如果化脓溃疡，不要见怪，再看虚实，每天兼服消积类的药，双管齐下。服至半月，最多一个月，没有不愈的。有喘满不止的为实，不喘的为虚。

花【主治】散血，消积，止痛。

【附方】1.**胃脘血气**。水荭花一大撮，水二盅，煎取一盅服，这是百户毛菊庄屡经试验过的药方。2.**心气疼痛**。把水荭花研末，热酒送服二钱。另一方：男子用酒、水各一半煎服，女子用醋、水各一半煎服。

花〔主治〕散血，消积，止痛。

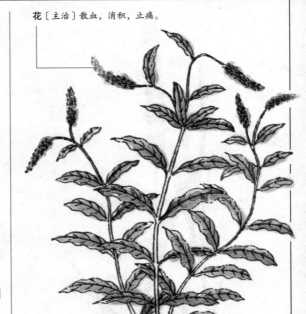

荭草

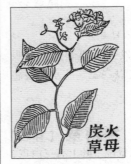

炭火草母

火炭母草【集解】［颂说］火炭母草生长在恩州原野中。茎红且柔软，像细蓼。叶端尖细，接近梗的地方成方形。夏季开白花，秋季结果实如椒，青黑色，味甜可食。

叶【气味】酸，平，有毒。

【主治】去皮肤风热，流注骨节，痈肿疼痛。捣烂用盐酒炒后敷肿痛处，每日更换。

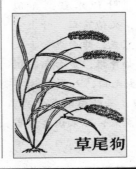

草尾狗

狗尾草【释名】也称莠、光明草、阿罗汉草。

【集解】［时珍说］原野垣墙多有生长狗尾草。苗叶似粟而小，穗也似粟，黄白色而

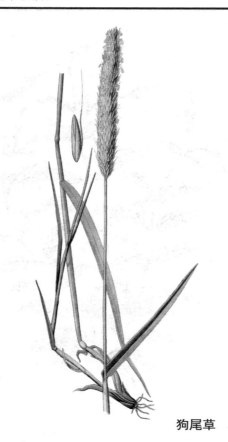

狗尾草

无实。采茎以竹筒盛，治目病。

【主治】 疣目，贯发穿，即干灭。赤眼卷毛倒睫者，翻转目睑，以一二茎蘸水刮去恶血，效果很好。

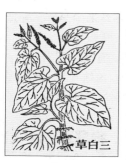

三白草 【释名】

［弘景说］叶上有三白点，俗因以名。

【集解】［恭说］三白草生池泽畔，高尺许。叶似水荭，亦似蓣，又似菝葜。叶上有三黑点，非白也。古人秘之，隐黑为白尔。根如芹根，黄白色而粗大。［藏器说］此草初生无白，入夏叶端半白如粉。农人候之莳田，三叶白则草便秀。故称其为三白。若云三黑点，苏未识矣。其叶如薯蓣，亦不似水荭。

【气味】 甘、辛，寒，有小毒。

【主治】 水肿脚气，利大小便，消痰破癖，除积聚，消疔肿，捣绞汁服，令人吐逆，除疟及胸膈热痰，小儿痞满。根：疗脚气风毒胫肿，捣酒服，亦甚有验。又煎汤，洗癣疮。

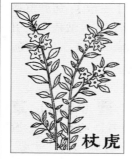

虎杖 【释名】也

称苦杖、大虫杖、斑杖、酸杖。

【集解】［保升说］处处都有虎杖。生长在潮湿的地方。三月生苗，茎如红蓼，叶圆如杏仁。六七月开花如菊，花有四瓣花瓣，颜色红如桃花，次第开到九月中旬才停止。在陕西西山的山脚潮湿处尤其多。

根 【气味】 微苦，温，无毒。

【主治】 调经，破瘀血瘀块。浸酒服，治腹痛腹胀。治骨节风痛和血瘀，则煮汁用酒服。治大热烦躁，止渴，利小便，压一切热毒。治产后子宫大量出血，恶心，恶血不下，胸闷腹胀。

【发明】［权说］人们在夏季，将虎杖的根和甘草，一同煎为饮品，颜色如琥珀，味道甜美可爱。如把瓶放置在井中令其冷如冰，称为冷饮，胜过茶，极解暑毒。将虎杖汁和入米粉中做糕吃味道也很美。泡酒服用，化瘀血通闭经。孕妇忌服。

【附方】 **1. 小便五淋**。用虎杖为末，每服二钱，米汤送下。**2. 月经不通**。用虎杖三两、凌霄花、没药各一两，共研末。每服一钱，热酒送下。又一方：虎杖一斤，去头，晾干，研细，在水中浸一夜，煎取二斗。加土瓜根汁、

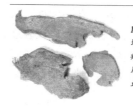

虎杖根〔主治〕调经，破瘀血瘀块。治腹痛腹胀。治骨节风痛和血瘀。治大热烦躁，止渴，利小便，压一切热毒。治产后子宫大量出血，恶心，恶血不下，胸闷腹胀。

牛膝汁各二斗，一起熬浓，状如糖稀。每服一合，酒送下。昼两服，夜一服，月经即通。

3. 腹内结块，坚硬如石，痛如刺。 用虎杖根一石，洗干净，捣成末，掺入五升米饭中搅匀，倒好酒五斗泡起来。每饮一升半，忌食鲜鱼和盐。**4. 消渴引饮。** 用虎杖、海浮石烧过、乌贼骨、丹砂，等分研末，渴时，以麦门冬汤冲服二钱。日服三次，忌酒、鱼、面、生冷、房事。

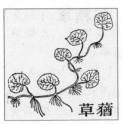

草蒻

菸 (yōu) 草

【释名】又称马唐、马饭、羊麻、羊粟、蔓于、轩于。

【集解】［别录说］马唐生下湿地，茎有节生根，五月采。［藏器说］生南方废稻田中，节节有根，着土如结缕草，堪饲马。又说：菸生水田中，状如结缕草而叶长，马可以吃它。

【气味】甘，寒，无毒。

【主治】马唐：调中，明耳目。《别录》：煎取汁，明目润肺。又说：菸，消水气湿痹，脚气顽痹虚肿，小腹急，小便赤涩，并合赤小豆煮食，勿与盐。绞汁服，止消渴。捣汁，敷毒肿。

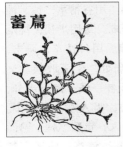

蓄萹

萹蓄

【释名】也称扁竹、扁辨、扁蔓、粉节草、道生草。

【集解】［颂说］萹蓄春天铺地而生，散布在路旁。苗似瞿麦，叶似落帚叶，但不尖。细茎节节外蔓。三月开红花。可采茎叶食用。

【气味】苦，平，无毒。

【主治】浸淫疥瘙疽痔，杀三虫。疗女子阴蚀。煮汁饮小儿，可疗蛔虫。主霍乱黄疸，小便不通及魖魖病，小儿未断奶母亲又怀孕所导致的小儿往来寒热，形瘦腹大，毛发散乱，情思不悦，微下痢的病。

【附方】1. 霍乱吐利。用萹蓄放豉汁中，

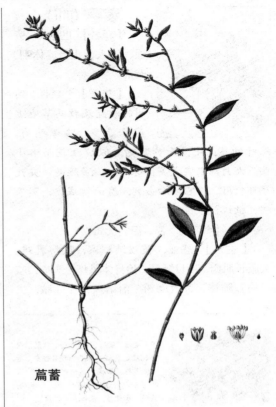

萹蓄

下五味，煮羹汤吃。2. 腹内蛔虫。用萹蓄十斤，锉细，加水一石煎至一斗。去渣，再次煎浓。头天晚上禁食，次日空心服一升，虫即可打下。3. 痔发肿痛。用萹蓄捣烂取汁服一升。无效可再服。另取萹蓄汁和面做饼，一天吃三次。4. 恶疮痂痒。用萹蓄捣烂封患处，痂落病愈。

荩 (jìn) 草

【释名】又称黄草、绿竹、绿蓐、菉草、王刍、鸱脚莎。

【集解】［别录说］荩草生青衣川谷，九月、十月采，可以染作金色。［恭说］青衣县名，在益州西。今处处平泽溪涧侧皆有。叶似竹而细薄，茎亦圆小。荆襄人煮以染黄，色极鲜好。俗名绿蓐草。

【气味】苦，平，无毒。

【主治】久咳上气喘逆，久寒惊悸，痂疥白秃疡气，杀皮肤小虫。治身热邪气，小儿身热。洗一切恶疮，有效。

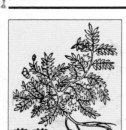

蒺藜

蒺藜 (jí lí)

【释名】也称茨、旁通、屈人、止行、休羽、升推。

【集解】［颂说］同州的沙苑及牧马草地上蒺藜最多，路旁也有。绿叶细蔓，七月开黄紫花，似豌豆花而略小些。九月结果实成荚，味甜，微带腥臭。灾荒年可食用，将它炒后去刺，磨面做成饼，蒸来吃，救饥荒。

子 【气味】苦，温，无毒。

【主治】恶血，破癥结积聚，喉痹乳难。久服长肌肉，明目轻身。治身体风痒，头痛，咳逆伤肺肺痿，可做摩粉。治诸风，疗吐脓，去

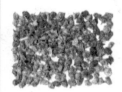

子［主治］恶血，破肿痕积聚，喉痹乳难。久服长肌肉，明目轻身。治身体风痒，头痛，咳逆伤肺肺痿，可做摩粉。治诸风，疗吐脓，去燥热，益精，小便多，及蛔虫心腹痛。

燥热，益精，小便多，及蛔虫心腹痛。

白蒺藜 【气味】甘，温，无毒。

【主治】补肾，治腰痛泄精，虚损劳乏。

【附方】1.腰脊引痛。用蒺藜子捣成末，加蜜做成丸子，如胡豆大，每服二丸，酒送下。日服三次。通身浮肿。用杜蒺藜每日煎汤洗。2.大便风秘。用蒺藜子炒一两、猪牙皂荚去皮、酥炙五钱，共研末。每服一钱，盐茶汤送下。3.月经不通。用杜蒺藜、当归，等分研末。每服三钱，米汤送下。4.难产。用蒺藜子、贝母各四两，共研末，米汤冲服三钱。过一会儿如仍不下，可再次服药。5.腹内蛔虫。用初秋采集的蒺藜子，阴干收存。每服一匙，日服三次。6.多年失明。用初秋采集的蒺藜子，阴干捣成散，饭后服，水送下。日服二次。7.牙齿松动。用蒺藜去角，生研五钱，加淡浆水半碗，盐少许，温时漱口，甚效。或以蒺藜根烧灰贴牙，亦能固齿。8.多年鼻塞，不闻香臭。用蒺

藜两把，加水一大碗煮取半碗，先令病人仰卧。满口含饭，随后以药汁一合灌入鼻中，如不通，可再灌。至鼻中喷出一两个小肉坨子息肉，病即愈。9.面上瘢痕。用蒺藜子、山栀子各一合，共研末。加醋调匀。夜涂脸上，清晨洗去。10.白癜风。用白蒺藜子六两，生捣为末。每服二钱，热水送下。日服二次。一月后断根。服至半月时，白处见红点，即预示效果显著。

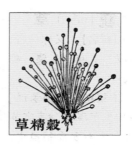

草精穀

谷精草 【释名】

也称戴星草、文星草、流星草。

【集解】［颂说］谷精草处处都有。春生于谷田中，叶茎俱青，根花并白色。［时珍说］此草收谷后，荒田中生，江湖南北多有。丛生，叶似嫩谷身。抽细茎，高四五寸，茎头有小白花，点点如乱星。九月采花，阴干。

花 【气味】辛，温，无毒。

【主治】喉痹，齿风痛，诸疮疥。头风痛，目盲翳膜，痘后生翳，止血。

【发明】［时珍说］谷精体轻性浮，能上行阳明分野。凡治目中诸病，须加用。明目退翳之功，似在菊花之上。

【附方】1.脑痛眉痛。用谷精草二钱、地龙三钱、乳香一钱，共研末。每用半钱，烧烟筒中，熏鼻。2.偏正头痛。用谷精草，研末，加白面糊调匀摊纸上贴痛处，干了改换。又一方：用谷精草末、铜绿各一钱，硝石半分，混匀，随头痛的左、右边，吸入左右鼻孔中。3.鼻血不止。用谷精草为末，每服二钱，熟面汤送下。4.目中翳膜。用谷精草、防风，等分研末，米汤冲服，甚验。5.小儿雀盲。用羊肺，张绍棠《味古斋》版本是用羊肝一具，原物不洗，竹刀剖开，放入谷精草一撮，瓦罐煮熟，每天吃一些，效果显著。忌用铁器。如不肯吃，可炙熟后捣烂做成丸子，如绿豆大。每服三十丸，茶送下。

海金沙 【释名】

又称竹园荽。

【集解】［时珍说］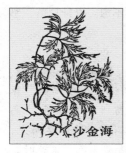江浙、湖湘、川陕皆有，生于山林下。茎细如线，引于竹木上，高尺许。其叶细如园荽叶而甚薄，背面皆青，上多皴纹。皴处有沙子，状如蒲黄粉，黄赤色。不开花，细根坚强。其沙及草皆可入药。

【气味】 甘，寒，无毒。

【主治】 通利小肠。得栀子、马牙硝、蓬沙，疗伤寒热狂。或丸或散。治湿热肿满，小便热淋、膏淋、血淋、石淋茎痛，解热毒气。

【发明】［时珍说］海金沙，小肠、膀胱血分药也。热在二经血分者宜之。

【附方】 1.**热淋急痛**。海金沙草阴干为末，煎生甘草汤，调服二钱，此陈总领方也。一加滑石。2.**小便不通，脐下满闷**。海金沙一两，腊南茶半两，捣碎，每服三钱，生姜甘草煎汤下，日二服。亦可末服。3.**脾湿肿满，腹胀如鼓，喘不得卧**。海金沙散：用海金沙三钱，白术四两，甘草半两，黑牵牛头末一两半，为末。每服一钱，煎倒流水调下，得利为妙。

海金沙〔主治〕通利小肠。得栀子、马牙硝、蓬沙，疗伤寒热狂。或丸或散。治湿热肿满，小便热淋、膏淋、血淋、石淋茎痛，解热毒气。

地杨梅 【集解】

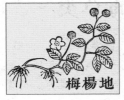

［藏器说］生江东湿地，苗如莎草，四五月有子，似杨梅也。

【气味】 辛，平，无毒。

【主治】 赤白痢，取茎、子煎汤服。

水杨梅 【释名】

又称地椒。

【集解】［时珍说］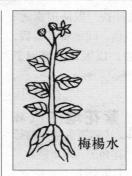生水边，条叶甚多，生子如杨梅状。《庚辛玉册》云：地椒一名水杨梅，多生近道阴湿处，荒田野中亦有之。丛生，苗叶似菊。茎端开黄花，实类椒而不赤。实可结伏三黄、白矾，制丹砂、粉霜。

【气味】 辛，温，无毒。

【主治】 疗疮肿毒。

地蜈蚣草 【集解】

［时珍说］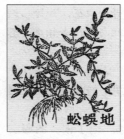地蜈蚣草生村落田野间。左蔓伸向右边，右蔓伸向左边。叶密而对生，如蜈蚣形，穗长，人称过路蜈蚣。蔓延上树者，称为飞天蜈蚣。根、苗皆可用。

【气味】 苦，寒，无毒。

【主治】 解诸毒，及大便不通，捣汁。疗痈肿，捣涂，并末服，能消毒排脓。被蜈蚣伤者，加入盐少许捣涂，或末敷。

半边莲 【集解】

［时珍说］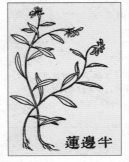半边莲，小草也。生阴湿塍堑边。就地细梗引蔓，节节而生细叶。秋开小花，淡红紫色，只有半边，如莲花状，故名。又称急解索。

【气味】 辛，平，无毒。

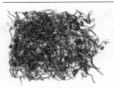

〔主治〕蛇虺伤，捣汁饮，以渣围涂之。又治寒齁气喘，及疟疾寒热，同雄黄各二钱，捣泥，碗内覆之，待色青，以饭糊丸梧桐子大。每服九九，空心盐汤下。

【主治】 蛇虺伤，捣汁饮，以渣围涂之。又治寒疝气喘，及疟疾寒热，同雄黄各二钱，捣泥，碗内覆之，待色青，以饭糊丸梧桐子大。每服九丸，空心盐汤下。

紫花地丁

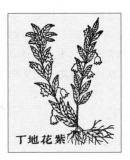

紫花地丁

【释名】 又称箭头草、独行虎、羊角子、米布袋。

【集解】［时珍说］处处都有。其叶似柳而微细，夏开紫花结角。平地生者起茎，沟壑边生者起蔓。《普济方》中说：乡村篱落生者，夏秋开小白花，如铃儿倒垂，叶微似木香花之叶。此与紫花者相戾，恐怕是另外一种。

【气味】 苦、辛，寒，无毒。

【主治】 一切痈疽发背，疔肿瘰疬，无名肿毒恶疮。

【附方】 1. 黄疸内热。地丁末，酒服三钱。2. 痈疽恶疮。紫花地丁，连根，同苍耳叶等分，捣烂，酒一盅，搅汁服。3. 痈疽发背，无名诸肿，贴之如神。紫花地丁草，三伏时收，以白面和成，盐醋浸一夜贴之。一切恶疮：紫花地丁根，曝干，以罐盛，烧烟对疮熏之，出黄水，取尽愈。4. 喉痹肿痛。紫花地丁叶，入酱少许，研膏，点入取吐。

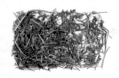

茎、叶〔主治〕一切痈疽发背，疔肿瘰疬，无名肿毒恶疮。

鬼针草

【集解】［藏器说］生池畔，方茎，叶有桠，子作钗脚，着人衣如针。北人谓之鬼针，南人谓之鬼钗。

【气味】 苦，平，无毒。

【主治】 蜘蛛、蛇咬，杵汁服，并敷。涂蝎蚕伤。

【附方】 割甲伤肉，不愈。鬼针草苗、恶实子根捣汁，和腊猪脂涂。

见肿消

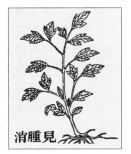

消腫見

【集解】［颂说］生于筠州。春生苗叶，茎紫色，高一二尺，叶似桑而光，面青紫赤色，采无时。

【气味】 酸，涩，有微毒。

【主治】 消痈疽肿及狗咬，捣叶贴之。

【附方】 一切肿毒，及伤寒遗毒，发于耳之前后，及项下肿硬。用见肿消草、生白及、生白蔹、土大黄、生大蓟根、野苎麻根捣成饼，入芒硝一钱，和贴留头，干即易之。若加金线重楼及山慈姑尤妙。

攀倒甑 （zēng）

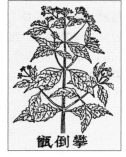

甑倒攀

【集解】［颂说］生于宜州郊野，茎叶如薄荷。一名斑杖，一名接骨。［时珍说］斑杖名同虎杖，接骨名同蒴藋，不知是不是一类。

【气味】 苦，寒，无毒。

【主治】 解利风热，烦渴狂躁，捣汁服，甚效。

草之六 毒草类

大黄、商陆、狼毒、防葵、狼牙、茵茹、泽漆、大戟、甘遂、续随子、莨菪、云实、蓖麻、常山（蜀漆）、藜芦、附子、木藜芦、漏篮子、乌头、射罔、白附子、虎掌（天南星）、由跋、蒟蒻、半夏、蚤休、鬼臼、射干、凤仙、曼陀罗花、玉簪、羊踯躅、芫花、醉鱼草、鸢尾、石龙芮、毛茛、牛扁、荨麻、海芋

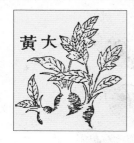

大黄 【释名】

也称黄良、将军、火参、肤如。

【集解】［恭说］出产于蜀中。赤茎，大叶。茎高达六七尺而且脆，味酸，可以生吃。根大如碗。

根 【气味】 苦，寒，无毒。

【主治】 下瘀血，血流不畅，寒热，破胸腹肿块，消化不良。清洁肠胃，推陈致新，通利水谷，调中化食，安和五脏。平胃下气，除痰实，肠间积热，心腹胀满，女子寒血闭胀，小腹痛，老血凝结。通女子经候，利水肿，利大小肠，除热肿毒，小儿寒热食积，烦热蚀脓。通宣一切气，调血脉，利关节，泄壅滞水气，温瘴热疟。泻诸湿热不通，除下焦湿热，消宿食，泻心下肿块。主下痢赤白，里急腹痛，小便淋沥，湿热燥结，潮热谵语，黄疸诸火疮。

【附方】 1. **吐血鼻血，心气不足**。用大黄二两，黄连、黄芩各一两，加水三升，煮成一升，热服。下泻即验。2. **伤寒痞满，心下满而不痛**。用大黄二两、黄连一两，泡入麻沸汤中。过一会儿，绞渣取汁，分二次温服。此方名大黄黄连泻心汤。3. **热病谵狂**。用大黄五两，锉细，炒到微红，加水煎成膏子，每服半匙，冷水送下，此方亦治伤寒发黄。4. **腰脚风气作痛**。用大黄二两，切成小块，加少许酥油炒干，不能炒焦。捣烂筛过。每服二钱，空心服，煮开过多次的姜汤送下。泻出冷脓恶物，痛即止。5. **风热积壅**。用大黄四两、牵牛子半炒半生四两，共研末，加炼蜜做成丸子，如梧桐子大。每服十丸，白开水送下。如要微泻，每服可加十至二十丸。6. **腹中痞块**。用大黄十两，研末，加醋三升、蜜两匙，和匀，煎成丸子，如梧桐子大。每服三十丸，生姜汤下。能吐泻即验。又一方：陈石灰半斤，瓦器上炒至极热，等稍冷后，加大黄末炒热一两、桂心末略炒半两，以醋调成膏，摊在布上贴患处。又一方：大黄二两、朴硝一两，共研末，以大蒜同

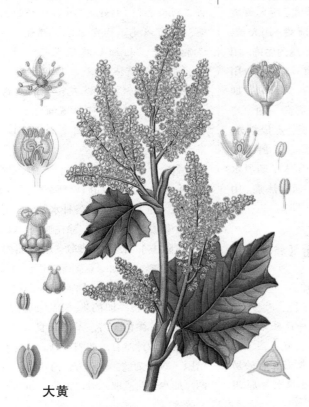

大黄

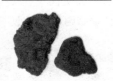

大黄炭〔主治〕下瘀血，血流不畅，寒热，破胸腹肿块，消化不良。清洁肠胃，调中化食。除痰实，肠间积热，心腹胀满，女子寒血闭胀，小腹痛。

捣成膏贴患处。**7. 脾癖痞积。**用大黄末三两，加醋熬成膏，倒在瓦上日晒夜露三天；再加硫黄一两，以形如琥珀者为好、宫粉一两，一起研匀。十岁以下小孩，每服半钱，大人每服一钱半，米汤送下。忌生冷鱼肉，只吃白粥半月。如一服不愈，半月之后再服。**8. 小儿诸热。**用大黄煨熟、黄芩各一两，共研末，加炼蜜做成丸子，如麻子大。每服五至十丸，蜜汤送下。**9. 赤白浊淋。**用大黄研末，每次取六分，放入破了顶的鸡蛋中，搅匀，蒸熟，空心吃下。三次见效。**10. 大便秘结。**用大黄末一两、牵牛头末半两，和匀每服三钱。有心烦现象者，酒送下。无此现象者，蜜汤送下。**11. 伤寒霍乱，涎流吐逆，不能言语，牙齿动摇，喘气闷绝。**用大黄、人参各半两，加水二碗，煎成一碗，热服即安。**12. 食后即吐。**用大黄一两、甘草二钱半，加水一升，煮成半升，温服。**13. 产后血块。**用大黄末一两，加头醋半升，熬膏做成丸子，如梧桐子大。每服五丸，温醋化下。**14. 男子疝气。**用大黄末调醋涂患处，药干即换。**15. 头眼昏眩。**用酒炒大黄，研末，清茶送服二钱。**16. 风热牙痛。**用大黄烧存性，研末，早晚擦牙。**17. 口腔糜烂。**用大黄、枯矾，等分研末，擦牙，吐涎。**18. 鼻内生疮。**用生大黄、杏仁捣匀，加猪油调涂。又一方：用生大黄、黄连各一钱，麝香少许，共研末，加生油调涂。**19. 损伤瘀血。**用大黄酒蒸一两、杏仁去皮三七粒，共研细，加酒一碗，煎成六分，鸡鸣时服。至晚间有瘀血排下为验。**20. 肿毒初起。**用大黄、五倍子、黄檗，等分研末，新汲水调匀涂患处。每天四至五次。**21. 痈肿热痛。**用大黄研末，加醋调匀涂患处。药干即换。

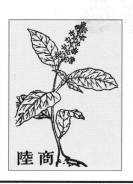

商陆 【释名】也称当陆、章柳、白昌、马尾、夜呼。

【集解】〔时珍说〕以前的人种商陆是当成蔬菜，根、苗、茎、叶都可以蒸来吃。有的用灰汁来煮也很好。服用

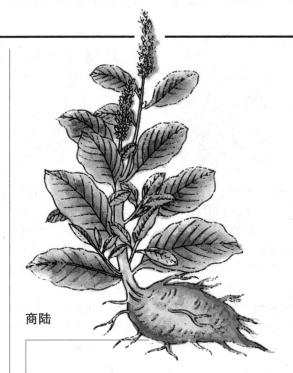

商陆

根〔主治〕水肿疝瘕麻痹，腹胀。疏通五脏，散水气，通大小肠，消各种水肿症。另可治喉痹不通，切成薄片用醋炒，涂在喉外，效果好。

丹石的人吃了它更好。其中赤色与黄色两种，有毒，不可以吃。周定王在《救荒本草》里说，章柳茎干，粗细如鸡冠花干，上面微有棱线，颜色微有点紫赤。非常容易生长种植。《雷公》里面说：商陆花白色的叫白菖，仙人采摘它制成糕点，可以下酒吃。另一种叫赤昌，苗和叶都与白菖相像，不可以吃，有伤筋骨、消肾之毒。

根 【气味】辛，平，有毒。

【主治】 水肿疝瘕麻痹，腹胀。疏通五脏，散水气，通大小肠，消各种水肿症。另可治喉痹不通，切成薄片用醋炒，涂在喉外，效果好。

【附方】 **1. 湿气脚软。**用商陆根切成小豆大，先煮熟，再加绿豆同煮成饭，每日进食，病愈为止。**2. 水气肿满。**用商陆根去皮，切成豆大颗粒，装一碗，加糯米一碗，同煮成粥，每日空心吃下。微泻为好，不得杂食。又一方：白商陆六两，取汁半合，加酒半升，看病人情况适量给服，腹泻为效。又一方：白商陆一升、羊肉六两，加水一斗煮取六升，去渣，和葱豉一起煨汤

吃。3.**腹中症结**。用商陆根捣汁或蒸烂，摊布上，放在患处，药冷即换，昼夜不停。4.**产后腹大、坚满，喘不能卧**。用商陆根三两、大戟一两半、甘遂炒一两，共研末。每服二三钱，热汤调下，腹泻即停药。

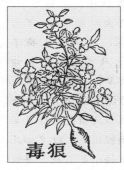

狼毒

【释名】[时珍说]观其名，知其毒矣。

【集解】[弘景说]宕昌也出狼毒。曾说只有数亩地生，蝮蛇食其根，故为难得。也用太山所生长的。现在所用的出自汉中及建平。云与防葵同根，但置水中沉者是狼毒，浮者是防葵。俗用亦稀，作为治疗腹内病的药耳。[保升说]根似玄参，唯浮虚者为劣也。[时珍说]狼毒出秦、晋地。现在的人往往以草茼茹为之，是错误的。

根 【气味】辛，平，有大毒。

【主治】咳逆上气，破积聚饮食，寒热水气，杀飞鸟走兽。除胸下积癖。治痰饮癥瘕，亦杀鼠。合野葛纳耳中，治聋。

【附方】1.**心腹连痛，作胀**。用狼毒二两，附子半两，捣筛，蜜丸梧桐子大。一日一丸，二日二丸，三日三丸止；又从一丸起，至三丸止，以瘥为度。2.**九种心痛**。一虫，二蛀，三风，四悸，五食，六饮，七冷，八热，九气也。又治连年积冷，流注心胸，及落马坠车，瘀血中恶等症。九痛丸：用狼毒炙香，吴茱萸汤泡，巴豆去心，炒取霜，干姜炮、人参各一两，附子炮去皮三两，为末，炼蜜丸梧桐子大，每空腹温酒下一丸。腹中冷痛，水谷阴结，心下停痰，两胁痞满，按之鸣转，逆害饮食。用狼毒三两，附子一两，旋覆花三两，捣末，蜜丸梧桐子大。每服三丸，食前白汤下，日三服。3.**一切虫病**。用狼毒杵末，每服一钱，用饧一皂子大，砂糖少许，以水化开，卧时空腹服之，次早即下虫。4.**干癣生痂，搔之黄水出，每逢阴雨即痒**。用狼毒末涂之。

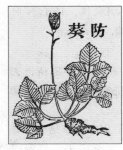

防葵

【释名】又称房苑、梨盖、利茹。又名爵离、方盖、农果。

【集解】[别录说]防葵生临淄川谷，及嵩高、太山、少室。三月三日采根，曝干。[普说]茎叶如葵，上黑黄。二月生根，根大如桔梗根，中红白。六月花白，七月、八月实白。三月采根。

【正误】[弘景说]防葵现在都用建平生长的。本与狼毒同根，犹如附子、天雄、乌头，其形亦相似，但放在水中不下沉。而多年的狼毒，也不能沉。[藏器说]二物一是上品，一是下品，善恶不同，形质又别。陶氏以浮沉为别，后人因而用之，将以防葵破坚积为下品之物，与狼毒同功。今古因循，遂无甄别，殊为谬误。

根 【修治】[敩说]凡使须拣去被虫咬坏的末，用甘草汤浸一宿，漉出曝干，用黄精自然汁一二升拌了，土器中炒至汁尽用。

【气味】辛，寒，无毒。

【主治】疝瘕肠泄，膀胱热结，溺不下，咳逆湿暗，癫痫惊邪狂走。久服坚骨髓，益气轻身。疗五脏虚气，小腹支满胪胀，口干，除肾邪。中火者不可服。久服主邪气惊狂。膀胱宿水，血气瘤大如碗者，悉能消散。

【发明】[时珍说]防葵乃神农上品药。黄帝、岐伯、桐君、雷公、扁鹊、吴普皆言其无毒；《独别录》言中火者服之，令人恍惚见鬼。

【附方】1.**肿满洪大**。防葵研末，温酒服一刀圭，至二三服。身瞤及小不仁为效。2.**伤寒动气**。伤寒汗下后，脐左有动气。防葵散：用防葵一两，木香，黄芩、柴胡各半两。每服半两，水一盏半，煎八分，温服。

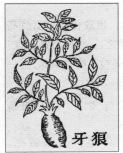

狼牙

【释名】也称牙子、狼齿、狼子、犬牙、抱牙、支兰。

【集解】[别录说]

狼牙生淮南川谷及冤句。八月采根，晒干。[时珍说]狼牙生于建康及三辅，色白者善。

根 【气味】 苦，寒，有毒。

【主治】 邪气热气，疗瘑恶疡疮痔，去白虫。治浮风瘙痒，煎汁洗恶疮。杀腹脏一切虫，止赤白痢，煎服。

【附方】 1. **小便尿血**。用狼牙草焙干、蚌粉炒、槐花炒、百药煎，等分研末。每服三钱，空心服，淘米水调下。2. **妇女阴痒**。用狼牙二两、蛇床子三两，煎水热洗。3. **妇女阴蚀，阴部溃烂**。用狼牙三两，加水四升煎取半升，洗患处。一天四至五次。4. **毒蛇伤螫**。用狼牙根或叶捣烂，加猪油调匀涂搽。

茼（lú）茹 【释名】

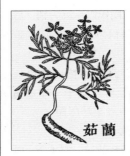

茹茼

又称离娄、掘据。白者名草茼茹。

【集解】[别录说]茼茹生代郡川谷。五月采根阴干。黑头的较好。[普说]草高四五尺，叶圆黄，四四相当。四月华，五月实黑。根黄，有汁亦黄色。三月采叶，四月、五月采根。[弘景说]今第一出高丽，色黄。初断时汁出凝黑如漆，故云漆头。次出近道，名草茼茹，色白，皆烧铁烁头令黑，以当漆，非真也。

根 【气味】 辛，寒，有小毒。

【主治】 蚀恶肉败疮死肌，杀疥虫，排脓恶血，除大风热气，善忘不寐。去热痹，破癥瘕，除息肉。

【发明】[宗奭说]治马疥尤善，服食方用至少。

【附方】 1. **伤寒咽痛，毒攻作肿**。真茼茹爪甲大，纳口中，嚼汁咽之。当微觉异为佳。2. **疥疮瘙痒**。茼茹末，入轻粉，香油调敷之。

泽漆 【释名】 又称漆茎、猫儿眼睛草、绿叶绿花草、五凤草。

【集解】[别录说]泽漆，大戟苗也。

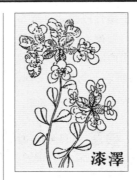

漆泽

生太山川泽。三月三日、七月七日，采茎叶阴干。[时珍说]陶氏、《别录》都说泽漆是大戟苗，日华子又说是大戟花，其苗可食。然而大戟苗泄人，不可为菜。今考《土宿本草》及《宝藏论》诸书，都说泽漆是猫儿眼睛草，一名绿叶绿花草，一名五凤草。江湖原泽平陆多有。春生苗，一棵分枝成丛，柔茎如马齿苋，绿叶如苜蓿叶，叶圆而黄绿，颇似猫眼，故名猫儿眼。茎头凡五叶中分，中抽小茎五枝，每枝开细花青绿色，复有小叶承之，齐整如一，故又名五凤草、绿叶绿花草。掐茎有白汁黏人，其根白色有硬骨。或以此为大戟苗者，

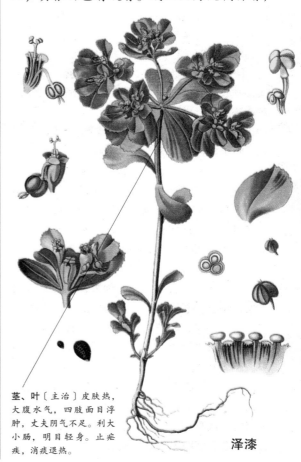

茎、叶[主治]皮肤热，大腹水气，四肢面目浮肿，丈夫阴气不足。利大小肠，明目轻身。止疟疾，消痰退热。

泽漆

是错误的。五月采汁，煮雄黄，伏钟乳，结草砂。据此，则泽漆是猫儿眼睛草，并非大戟苗。如今药方中用其治水盅、脚气有效。尤与《神农》本文相合。自汉人集《别录》，误以为大戟苗，故诸家传袭下来。用的时候宜警慎。

茎、叶 【气味】苦，微寒，无毒。

【主治】皮肤热，大腹水气，四肢面目浮肿，丈夫阴气不足。利大小肠，明目轻身。止疟疾，消痰退热。

【发明】［时珍说］泽漆利水，功类大戟，故人们见其茎有白汁，遂误以为大戟。然大戟根苗皆有毒泄人，而泽漆根硬不可用，苗亦无毒，可作菜食而利丈夫阴气。

【附方】1.**肺咳上气脉沉者，泽漆汤主之。**泽漆三斤，以东流水五斗，煮取一斗五升，去滓。入半夏半升，紫参、白前、生姜各五两，甘草、黄芩、人参、桂心各三两，煎取五升。每服五合，日三服。2.**水气盅病**。生鲜猫眼睛草，晒干为末，枣肉丸弹子大。每服二丸，白汤化下，日二服。觉腹中暖，小便利，为度。3.**脚气赤肿，行步脚痛**。猫儿眼睛草、鹭鸶藤、蜂窠等分。每服一两，水五碗，煎三碗，熏洗之。4.**牙齿疼痛**。猫儿眼睛草一把，研烂，汤泡取汁，含漱吐涎。5.**癣疮有虫**。猫儿眼睛草，晒干为末，香油调搽之。

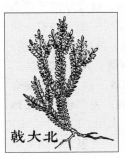

戟大北

大戟 (jǐ) 【释名】

也称邛钜、下马仙。

【集解】［时珍说］大戟生于平泽。直茎高二三尺，中空，折断有白胶浆。叶长狭如柳叶而不团，梢叶密攒向上。杭州紫大戟为上，江南土大戟次。

【修治】［时珍说］去骨，晒干用。

根 【气味】苦，寒，有小毒。

【主治】盅毒，十二水，腹满急痛积聚，中风皮肤疼痛，吐逆。颈腋痈肿，头痛，发汗，利大小便。泻毒药，泄天行黄病温疟，破癥结。下恶血癖块，腹内雷鸣，通月水，堕胎孕。治

癫疹风，及风毒脚肿，并煮水，每日热淋。

【发明】［时珍说］痰涎之为物，随气升降，无处不到。入于心，则迷窍而成癫痫，妄言妄见；入于肺，则塞窍而成咳唾稠黏，喘急背冷；入于肝，则留伏蓄聚，成胁痛干呕，寒热往来；入于经络，则麻痹疼痛；入于筋骨，则颈项胸背腰胁手足牵引隐痛。痰之本，是水、湿。得气与火，则凝滞为痰、饮、涎、涕、癖。大戟能泄脏腑水湿，甘遂能行经隧水湿，白芥子能散皮里膜外痰气，只有善用者，能收到奇特功效。

【附方】1.**水肿喘急**。用大戟炒二两、干姜炮半两，共研末，每服三钱，姜汤送下。以大小便通畅为度。2.**水病肿满**。用大戟、当归、橘皮各一两，切碎，加水二升，煮取七合，一次服下。病重者，再服一次可愈。病愈后，一年之内须慎饮食，不吃刺激性大的东西。3.**水肿腹大，遍身浮肿**。用枣一斗，放锅内，上面盖着大戟的根、苗，不加盖煮熟，随时取枣吃下，枣尽病愈。又一方：大戟、白牵牛、木香，等分研末。每取一钱，纳入剖开的猪肾中，用湿纸包好煨熟，空心吃下。4.**牙齿疼痛**。把大戟放口中齿痛处，咬定。止痛效果好。

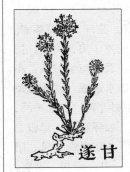

遂甘

甘遂 (suí) 【释名】

也称甘藁、陵藁、陵泽、甘泽、重泽、苦泽、白泽、主田、鬼丑。

【集解】［别录说］甘遂生于中山川谷。二月采根，阴干。［颂说］今陕西、江东也有。苗似泽漆，茎短小而叶有汁，根皮赤肉白，似连珠，如指头般大。

根 【修治】［时珍说］今人多以面裹煨熟用，以去其毒。

【气味】苦，寒，有毒。

【主治】大腹疝瘕，腹满，面目浮肿，留饮宿食，破癥坚积聚，利水谷道。下五水，散膀胱留热，皮中痞，热气肿满。能泻十二种水

疾，去痰水。泻肾经及隧道水湿，脚气，阴囊肿坠，痰迷癫痫，噎膈痞塞。

【发明】［元素说］苦气寒，苦性泄，寒胜热，直达水气所结之处，为泄水之圣药。水结胸中，非此不能除，张仲景"大陷胸汤"用了它。但有毒，不可轻用。［时珍说］肾主水，凝则为痰饮，溢则为肿胀。甘遂能泄肾经湿气，为治痰之本。

【附方】 1. **水肿腹满**。用甘遂炒二钱二分、黑牵牛一两半，共研末，煎为水剂，随时服用。2. **身面洪肿**。用甘遂二钱半，生研末，放入猪肾中，外包湿纸煨熟吃下。每日吃一次至四五次。如觉腹鸣，小便亦通畅，见效快。3. **肾水流注，腿膝挛急，四肢肿痛**。用上方加木香四钱，每用二钱，煨熟，温酒嚼下。泻下黄水为验。4. **大小便不通**。用甘遂五钱半生半炒、胭脂坯子十文，共研匀。每服一钱，加白面四两，和水做成面片，煮熟淡食。待大小便通畅后，再服平胃散加熟附子，每取二钱煎服。5. **水肿气喘**。用甘遂、大戟各一两，慢火炙后，共研末。每取二三分，加水半碗，煎开几次，待温服下。6. **脚气肿痛**。用甘遂半两，木鳖子仁四个，共研末。每取四钱，放入猪肾中，湿纸包好煨熟，空心吃，米汤送下。7. **疝气偏肿**。用甘遂、茴香，等分研末。每服二钱，酒送下。8. **痞证，发热、盗汗、胸背疼痛**。用甘遂包在面中，放浆水内煮十沸，去面。把甘遂在微火上炒黄，研末。大人每服三钱，小儿每服一钱，卧时服，冷蜜水送服。忌油腻鱼肉。9. **消渴引饮**。用甘遂麸炒半两、黄连一两，共研细，加蒸饼做成丸子，如绿豆大。每服二丸，薄荷汤送下。忌甘草。10. **癫痫心风**。用甘遂二钱，研末，放在猪心里。缚紧，纸裹，煨熟。取药出，加辰砂末一钱，分成四份。每服一份，将用过的猪心煎汤调下。以大便下恶物为效，否则须再次服药。11. **小儿风热喘促，闷乱不安**。用甘遂包面中，煮过一钱半，辰砂水飞二钱半，轻粉少许，共研末。服时，先取少许浆水，滴入一点油，然后放药末二三分在油上。等药下沉，去浆灌服。麻木疼痛：用

甘遂二两、蓖麻子仁四两、樟脑一两，共捣做饼，贴患处。12. **耳卒聋闭**。用甘遂半寸，棉裹插耳内，口中嚼少许甘草。

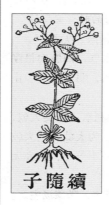
子随續

续随子【释名】又称千金子、千两金、菩萨豆、拒冬、联步。

【集解】［志说］续随子生蜀郡，处处亦有之。苗如大戟。［时珍说］茎中亦有白汁，可结水银。

【修治】［时珍说］凡用去壳，取色白者，以纸包，压去油，取霜用。

【气味】 辛，温，有毒。

【主治】 妇人血结月闭，瘀血癥瘕疝癖，心腹痛，冷气胀满，利大小肠，下恶滞物。积聚痰饮，不下食，呕逆，及腹内诸疾。研碎酒服，不过三颗，当下恶物。宣一切宿滞，治肺气水气，日服十粒。泻多，以酸浆水或薄醋粥吃，即止。又涂疥癣疮。

【发明】［颂说］续随下水最速，然有毒损人，不可过多。［时珍说］续随与大戟、泽漆、甘遂茎叶相似，主疗亦相似，其功皆长于利水。唯在用之得法，亦皆要药也。

【附方】 1. **小便不通，脐腹胀痛不可忍，诸药不效者，不过再服**。用续随子去皮一两，铅丹半两，同少蜜捣作团，瓶盛埋阴处，腊月至春末取出，研，蜜丸梧桐子大。每服二三十丸。木通汤下，化破尤妙。病急亦可旋合。2. **水气肿胀**。续随子一两，去壳研，压去油，重研，分作七服。每治一人用一服，丈夫生饼子酒下，妇人荆芥汤下，五更服之，当下痢，至晓自止。后以厚朴汤补之。频吃益善。忌盐、醋一百日，乃不复作。3. **阳水肿胀**。续随子炒去油二两，大黄一两，为末，酒水丸绿豆大。每白汤下五十丸，以去久积糟粕。4. **蛇咬肿闷欲死**。用重台六分，续随子仁七粒，捣筛为散。酒服方寸匕。兼唾和少许，涂咬处，立效。

叶及茎中白汁【主治】 剥人面皮，去污

垢。敷白癜疬疡。捣叶，敷蝎蜇立止。

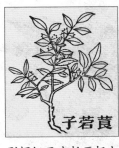

子茛菪

茛菪 (làng dàng)

【释名】 也称天仙子、横唐、行唐。

【集解】［别录说］茛菪子生于海滨、川谷及雍州。五月采子。［弘景说］今处处都有。子形颇似五味核而极小。

子 【修治】［敩说］修事茛菪子十两，以头醋一二十两，煮干为度。用黄牛乳汁浸一宿，至明日乳汁黑，为真。晒干捣筛用。

【气味】 苦，寒，有毒。

【主治】 齿痛出虫，肉痹拘急。久服轻身，使人健行，走及奔马，强志益力，通神见鬼。多食令人狂走。疗癫狂风痫，颠倒拘挛。安心定志，聪明耳目，除邪逐风，变白，主疟癖。取子洗晒，隔日空腹，水下一指捻。勿使子破，破则令人发狂。炒焦研末，治下部脱肛，

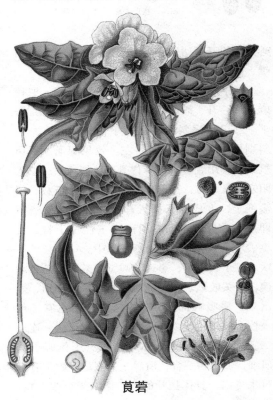

茛菪

止冷痢。主蛀牙痛，咬之虫出。烧熏虫牙，及洗阴汗。

【发明】［权说］以石灰清煮一伏时，漉出，去芽曝干，与附子、干姜、陈橘皮、桂心、厚朴制丸服。去一切冷气，积年气痢。不可生服，拾针狂乱。

【附方】 1. **突发癫狂**。用茛菪三升，研细，酒泡。去渣，煎成浓汁。分三次饮完。如觉头中似有虫行，额部及手脚现红点，即是病快要好的现象。2. **风痹厥痛**。和茛菪三钱炒，大草乌头、甘草各半两，五灵脂一两，共研末。加糊做成丸子，如梧桐子大，以螺青为衣。每服十丸，男子用菖蒲酒送下，女子用芫花汤送下。3. **久咳不止，痰有脓血**。用茛菪子五钱，先煮后炒，研细，加酥油如鸡子大，大枣七枚，同煎至油尽。取枣日食三枚。又一方：取茛菪子三撮吞服，日服五六次，极验。4. **长期水泻**。用干枣十个，去核，填入茛菪子，扎定，烧存性。每服一钱，粟米汤送下。5. **赤白下痢**。用大黄煨半两、茛菪子炒黑一撮，共研末。每服一钱，米汤送下。6. **脱肛不收**。用茛菪子炒过，研末，敷患处。7. **风牙虫牙**。用茛菪子一撮，放在小口瓶内烧烟。以小管引烟入病齿处。又一方：把茛菪子装入瓶内，热汤淋药得气，吸入口中，药冷即换。8. **风毒咽肿，瘰疬咽肿，吞水不下**。用茛菪子研末，每服两小匙，水送下。极效。9. **乳痈坚硬**。用新茛菪子半匙，清水一碗送服。注意不得把药嚼破。10. **跌打损伤**。用茛菪子研末，加羊油调涂伤处。

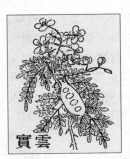

實雲

云实 【释名】 又称员实、云英、天豆、马豆、羊石子。苗名草云母、臭草、粘刺。

【集解】［别录说］云实生河间川谷。十月采，曝干。［普说］茎高四五尺，大叶中空，叶如麻，两两相值。六月花，八月、九月

实，十月采。[时珍说]此草山原甚多，俗名粘刺。赤茎中空，有刺，高者如蔓。其叶如槐。三月黄花，累然满枝。荚长三寸许，状如肥皂荚。内有子五六粒，正如鹊豆，两头微尖，有黄黑斑纹，厚壳白仁，咬之极坚，重有腥气。

实 【修治】[敩说]凡采得，粗捣，相对拌浑颗橡实，蒸一日，拣出曝干。

【气味】辛，温，无毒。

【主治】肠澼、杀虫蛊毒，止痛，除寒热。消渴、治疟多用。

根 【主治】骨鲠及咽喉痛，研汁咽之。

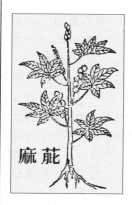

麻蓖

蓖麻

【释名】[颂说]蓖麻的叶似大麻，子的形状宛如牛蜱，所以命其名。

【集解】[时珍说]茎有赤有白，中空。叶大如瓠叶，每叶有五尖。夏秋间桠里抽出花穗，累累黄色。每枝结实数十颗，上有刺，攒簇如猬毛而软。凡三四子合成一颗，枯时劈开，状如巴豆，壳内有子大如豆。

子 【修治】[时珍说]取蓖麻油法：用蓖麻仁五升捣烂，以水一斗煮，有沫撇起，待沫尽则止。

【气味】甘、辛，平，有小毒。

【主治】水癥，水研二十枚服。吐恶沫，加至三十枚。三日一服。又主风虚寒热，身体疮痒浮肿，尸疰恶气，榨取油涂。研敷疮痍疥癞。涂手足心，催生。治瘰疬，取子炒熟去皮，每卧时嚼服二三枚，渐加至十数枚，效果显著。主偏风不遂，口眼㖞斜，失音口噤，头风耳聋，舌胀喉痹，鼻喘脚气，毒肿丹瘤，汤火伤，针刺入肉，女人胎衣不下，子肠挺出，开通关窍经络，能止诸痛，消肿追脓拔毒。

【发明】[时珍说]蓖麻仁甘辛有毒热，气味颇近巴豆，也能利人，故下水气。其性

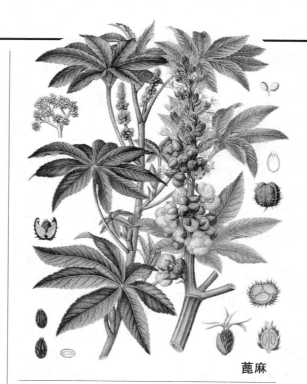

蓖麻

子[主治]水肿，吐恶沫。又主风虚寒热，身体疮痒浮肿。主偏风不遂，口眼㖞斜，失音口噤，头风耳聋，鼻喘脚气，毒肿丹瘤，女人胎衣不下。开通关窍经络，能止诸痛，消肿追脓拔毒。

善走，能开通诸窍经络，故能治偏风、失音口噤、口目㖞斜、头风七窍诸病。

【附方】1.**半身不遂，失音不语**。取蓖麻子油一升、酒一斗，在铜锅中煮熟，细细服下。2.**口目㖞斜**。用蓖麻子仁捣成膏，左边斜则贴右，右边斜则贴左。效果显著。3.**风气头痛**。用乳香、蓖麻仁等分，捣成饼，贴太阳穴。又一方：蓖麻仁半两、枣肉十五枚，捣涂纸上，卷成筒子插入鼻中，有清鼻涕流下即愈。4.**鼻塞不通**。用蓖麻子仁二十粒、大枣去皮一枚，捣匀，棉裹塞鼻中。一天换药一次。三十天以后，鼻通，嗅觉恢复。5.**急性喉痹，牙关咬紧**。用蓖麻仁研烂，纸卷作筒，烧出烟，熏吸喉部。6.**咽中疮肿**。用蓖麻子仁一枚、朴硝一钱，同研细，新汲水送服，连进二三服，很见效。7.**水气胀满**。用蓖麻子仁研细，加水得三合，清晨一顿服尽，中午有青黄水排出。身体强壮的人，蓖麻子可服五粒。

8. 脚气病。用蓖麻子七粒，去壳，研烂，同苏合香调匀贴足心，痛即止。9. 小便不通。用蓖麻仁三粒，研细，包成纸捻，插入尿道，即通。10. 一切毒肿。用蓖麻子仁捣烂，敷患处。11. 疬风鼻塌，手指挛曲，指节疼痛。用蓖麻子一两，去皮，黄连一两，锉如豆大，同泡在水一升中，几日后，取蓖麻子一枚劈破，以泡药的水送服。以后蓖麻子每次可增四五枚。肚子稍泻，并不碍事。泡药的水用完后，可添加新水。两月后，试吃大蒜猪肉。如不发病，即服药已经收效。如仍发病须继续服药。12. 脸上雀斑。用蓖麻子仁、密陀僧、硫黄各一钱，共研末。以羊脑髓和匀，每夜敷斑上。13. 突然耳聋。用蓖麻子一百个，去壳与大枣十五枚，一起捣烂，稍加人乳，做成锭子。用时取一枚裹棉花中塞耳内。一天换药一次。以二十日病愈。14. 汤火灼伤。用蓖麻子仁、蛤粉，等分研末，汤伤以油调搽，火灼以水调搽。

常山（蜀漆）

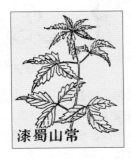

漆蜀山常

【释名】 也称恒山、互草、鸡屎草、鸭屎草。

【集解】［恭说］常山生山谷间。茎圆有节，高者不过三四尺。叶似茗而狭长，两两相当。三月生白花，青萼。五月结实青圆，三子为房。草晒干后，色青白，可用。阴干则易坏。

【修治】［敩说］采时连根苗收。如用茎叶，临时去根，与甘草细锉，同水拌湿蒸。

常山 【气味】 苦，寒，有毒。

【主治】 伤寒寒热，热发温疟，胸中痰结吐逆。疗水胀，恶寒，鼠瘘。治诸疟，吐痰涎，治项下瘤瘿。

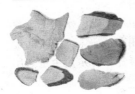

根〔主治〕伤寒寒热，胸中痰结吐逆。

蜀漆 【主治】 辛，平，有毒。

【主治】 疟及咳逆寒热，腹中癥坚痞结，积聚邪气，蛊毒鬼疰。疗胸中邪结气，吐去之。治瘴、鬼疟多时不瘥，温疟寒热，下肥气。破血，洗去腥。与苦酸同用，导胆邪。

【发明】 ［时珍说］常山、蜀漆有劫痰截疟之功，但须在发散表邪及提出阳分之后。用法得宜，神效立见；用失其法，真气必伤。疟疾有六经疟、五脏疟、痰湿食积瘴疫鬼邪诸疟，须分清阴阳虚实，不可一概而论。

【附方】 1. 截疟诸汤。用常山三两、浆水三升，泡一夜，煎取一升。发病前一次服完，能吐为好。又一方：用常山一两，秫米一百粒，加水六升，煮成三升，分三次服。又一方：常山酒煮后晒干，知母、贝母、草果各一钱半，加水一杯，煎半熟，五更时热服。药渣泡酒，发病前取饮。2. 截疟诸丸。用常山一两，酒一升，泡二三日后，分三次服完：清早一服，过一会儿再服，发病前第三次服。又一方：治久疟不止。常山一钱半、槟榔一钱、丁香五分、乌梅一个，酒一盏，泡药一夜，五更时饮下。一服便止，永不发病。截疟诸丸：常山三两，研末。加鸡蛋白和成丸子，如梧桐子大。瓦器内煮熟，取出晒干收存。每服二十丸，竹叶汤送下，五更一服，天明后一服，发病前一服。数年不愈的疟疾，服两剂即愈；一月左右者，只须一剂。又一方：常山捣成末，取三两，真丹一两，加白蜜共捣匀，做成丸子，如梧桐子大。病发前服三丸，过一会儿再服三丸，临发病时又服三丸，酒送下。又一方：常山二两、黄丹半两、乌梅连核瓦焙一两，共研末，加糯米粉糊成丸子，如梧桐子大。每服三五十丸，凉酒送下。先一夜一服，天明时一服，午后才进食。又一方：用常山三两、知母一两、甘草半两，共研末，加蜜和丸，如梧桐子大。发病前服十丸，稍后服七丸，再后服五六丸。又一方：治一切疟。用常山四两、炒存性，草果二两、炒存性，共研末，加薄糊做成丸子，如梧桐子大。每卧时服五十丸，冷酒送下。五更时再服一次。忌鹅羊热物。又一方：常山八两，酒浸后先蒸后焙，加槟榔二两，生研末，加糊做丸，如梧桐子大。如上方服丸子。又一方：常山、槟榔各一两，生研，加穿山甲的甲片煨焦一两半，共研末。以糯米粉和末做成丸子，如绿豆大，黄丹为衣。每服三十至五十丸，服法同上。**3. 牝疟独寒。**蜀漆、云母煅三日夜、龙骨各二钱，共研末。每服半钱，临发病之时早晨一服，发病前再服，浆水调下。**4. 牡疟独热。**蜀漆一钱半、甘草一钱、麻黄二钱、牡蛎粉二钱，先以水二杯，煎麻黄、蜀漆，去沫，再将其余各药倒入同煎至一杯，未发病前温服，得吐则疟止。**5. 妊娠疟疾。**用常山酒蒸、石膏煅各一钱，乌梅炒五分，甘草四分，加水一碗、酒一碗泡一夜，天明时温服。

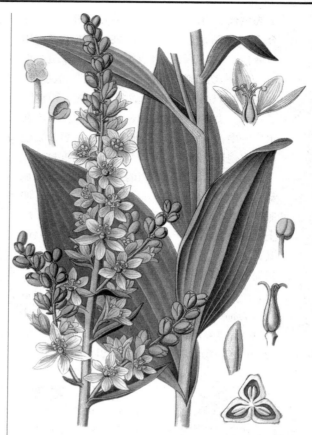

藜芦

藜芦 (lí lú)

【释名】 也称山葱、葱苒、丰芦、憨葱。

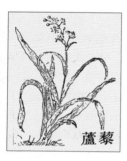

蘆藜

【集解】 [颂说] 今陕西、山南东西州郡都有藜芦，辽州、均州、解州的最好。三月生苗。叶青，似初出棕心，又似车前。茎似葱白，青紫色，高五六寸。上有黑皮裹茎，似棕皮。有花肉红色。根似马肠根，长四五寸，黄白色。二月、三月采根阴干。

根 【气味】 辛，寒，有毒。[时珍说]畏葱白。服之吐，饮葱汤即止。

【主治】 蛊毒咳逆，泄痢肠澼，头疡疥瘙恶疮，杀诸虫毒，去死肌，疗哕逆，喉痹不通，鼻中息肉，马刀烂疮。不入汤用。主上气，去积年脓血泄痢。吐上膈风涎，暗风痫病，小儿鲳鮒痰疾。治马疥癣。

【发明】 [时珍说]哕逆用吐药，亦反胃用吐法去痰之义。吐药不一：常山吐疟痰，糖冬瓜吐热痰，乌附尖吐湿痰，莱菔子吐气痰，藜芦吐风痰。

【附方】 **1. 诸风痰饮。**用藜芦十分、郁金一分，共研末。每服二三分，温浆水一碗送

下。**2. 中风不省，牙关紧闭。**用藜芦一两，去苗头，在浓煎的防风汤中泡过，焙干，切细，炒成微褐色，研末。每服半钱，小儿减半。温水调药灌下。以吐风涎为效，未吐再服。又一方：治中风后口吐涎沫，喉中发拉锯声：取藜芦一分、天南星一个去浮皮，挖一小坑，倒入醋少许，在火上烘成黄色，共研末，加生面和成丸子，如小豆大。每服三丸，温酒服下。**3. 痰疟积疟。**用藜芦末半钱，温齑水调下。引吐为好。又一方：藜芦、皂荚炙各一两，巴豆二十五枚，熬黄，研成末，加蜜和成丸子，如小豆大。每空心服一丸，未发病时服一丸，临发病时又服一丸。**4. 黄疸肿疾。**用藜芦在火灰中炮过，取出研细。每服小半匙，水送下。数服可愈。**5. 牙齿疼痛。**用藜芦研末，填入病齿孔中，有特效。但不能吞汁。**6. 疥癣虫疮。**用藜芦末调生油涂搽。

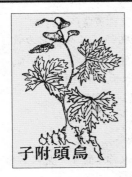

附子 【释名】其

母称乌头。

【集解】[时珍说]乌头有两种：出于彰明者即附子之母，今人称之为川乌头。春末生子，故称春天采的为乌头。冬天则生子已成，今人称之为草乌头。汁煎为射罔。

【气味】 辛，温，大毒。

【主治】 风寒咳逆邪气，温中，寒湿脚跛，拘挛膝痛，不能行步，破肿硬积聚血瘕，金疮。腰脊风寒，脚疼冷弱，心腹冷痛，霍乱转筋，下痢赤白，强阴，坚肌骨，又堕胎，为百药长。温暖脾胃，除脾湿肾寒，补下焦之阳虚。除脏腑沉寒，三阳厥逆，湿淫腹痛，胃寒蛔动。治经闭，补虚散壅。督脉为病，脊强而厥。治三阴伤寒，阴毒寒疝，中寒中风，痰厥气厥，癫痫，小儿慢惊，风湿麻痹，肿满脚气，头风，肾厥头痛，暴泻脱阳，久痢脾泄，寒疟瘴气，久病呕哕，反胃噎膈，痈疽不敛，久漏冷疮。合葱涕，塞耳治聋。

乌头 （即附子母）【主治】 诸风，风痹血痹，半身不遂，除寒冷，温养脏腑，肝风虚。助阳退阴，功同附子而稍缓。

【发明】[虞抟说]附子禀赋雄壮之质，有斩关夺将之气。能引补气药行十二经，以追复散失之元阳；引补血药入血分，以滋养不足之真阴；引发散药开腠理，以驱逐在表之风寒；引温暖药达下焦，以祛除在里之冷湿。[震亨说]气虚甚热，宜少用附子，可用参、芪。胖人多湿，也适宜加少量乌、附以运行经脉。附子走而不守，取其健悍走下之性，以行地黄之滞，极效。[时珍说]乌、附为毒药，非危病不用，补药中少加引导，其功甚好。

【附方】 1.少阴伤寒，初得二三日，脉微细，但昏昏欲睡，小便白色。用麻黄去节二两、甘草炙二两、附子炮去皮一枚，水七升。先煮麻黄去沫，再加入其余二药，煮汁成三升，分作三次服下。令病人发微汗。2.少阴发热，少阴病初得，反发热而脉沉。用麻黄去节二两、附子炮去皮一枚、细辛二两，水一斗。先煮麻黄去沫，再加入其余二药，煮汁成三成，分作三次服下。令病人发微汗。3.少阴下利，下利清谷，里寒外热，手足厥逆，脉微欲绝。身不恶寒，反而面赤，或腹痛，或干呕，或咽痛。用大附子一个去皮，切成片，甘草炙二两、干姜三两，加水三升，煮成一升，分两次温服，脉出现即愈。面赤，加葱九根；腹痛，加芍药二两；干呕，加生姜二两；咽痛，加桔梗一两；痢止，而脉不出，加人参二两。4.中风厥昏，口眼歪斜。用生川乌头、生附子，都去掉皮脐，各取半两，生南星一两，生木香二钱五分。混合，每取五钱，加生姜十片、水二碗煎成一碗，温服。5.口眼歪斜，语音塞涩，步履不正。用川乌头去皮脐，五灵脂各五两，共研末，加龙脑、麝香温酒送下。日服三次。服至五七丸，便觉手能抬动，脚能移步。吃至十丸，可以梳头。6.风寒痹麻。用香

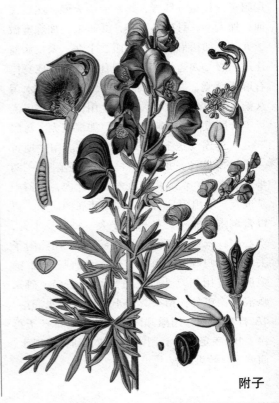

附子

白米煮粥一碗，加入生川乌头末四钱，慢熬适当，下姜汁一匙、蜜三大匙，空腹服下。或加薏苡末二钱亦可。**7. 小儿抽筋，涎壅厥逆。**用生川乌头去皮脐一两、全蝎十个去尾，分作三次服，每服用水一碗、姜七片煎药饮下。**8. 小儿囟陷。**用乌头附子生，去皮脐二钱，雄黄八分，共研末。以葱根捣和做饼贴陷处。**9. 脚气肿痛。**用黑附子一个生，去皮脐，研末，加生姜汁调成膏涂肿痛处。药干再涂，到肿消为止。**10. 多年头痛。**用川乌头、天南星，等分研末，葱汁调涂太阳穴。**11. 耳鸣不止。**用乌头烧作灰、菖蒲，等分研末，棉花裹着塞耳内。一天换药两次。**12. 牙齿疼痛。**用附子一两烧灰、枯矾一分，共研末，擦牙。又一方：川乌头、川附子，生研面糊成丸子，如小豆大。每次以棉包一丸咬口中。又一方：用炮附子末纳牙孔中，痛乃止。虚寒腰痛：用鹿茸去毛，酥炙微黄，附子炮去皮脐各二两、盐花三分，共研末，加枣肉和丸，如梧桐子大。每服三十丸，空心服，温酒送下。**13. 寒热疟疾。**用附子一枚重五钱者，裹在面中火煨，然后去面，加人参、丹砂各一钱，共研末，加炼蜜做成丸子，如梧桐子大。每服二十丸，未发病前连进三服。如药效显著，则有呕吐现象或身体有麻木感觉，否则次日须再服药。**14. 水泻久痢。**用川乌头二枚，一枚生用，另一枚以黑豆半合同煮熟，一起研为丸，如绿豆大。每服五丸，黄连汤送下。**15. 阳虚吐血。**用生地黄一斤，捣成汁，加酒少许。另以熟附子一两半，去皮脐，切成片，放入地黄汁内，石器中煮成膏，取出附片焙干，同山药三两研末，再以膏调末成丸子，如梧桐子大。每服三十丸，空心服，米汤送下。**16. 月经不调。**用熟附子去皮，当归等分。每服三钱，水煎服。**17. 痈疽肿毒。**用川乌头炒、黄檗炒各一两，研末唾液调涂患处，留头。药干则以淘米水润湿。**18. 疔疮肿痛。**用醋和附子末涂患处。药干再涂。**19. 手足冻裂。**用附子去皮，研末，以水、面调涂，效果显著。

木藜芦

【释名】又称黄藜芦、鹿骊。

【集解】[时珍说]鹿骊，俚人称它为黄藜芦，是小树。叶如樱桃叶，狭而长，多皱纹。四月开细黄花。五月结小长子，如小豆大。

【气味】苦、辛，温，有毒。

【主治】疥癣，杀虫。

漏篮子

【释名】又称木鳖子、虎掌。

【气味】苦、辛，有毒。

【主治】恶痢冷漏疮。恶疮病风。

【发明】[时珍说]按杨士瀛《直指方》中所说：凡漏疮年久的人，若想恢复他的元气，当用漏篮子辈，加减用之。如不当用而轻用之，又恐热气乘虚变移结核，最后带来害处。又按《类编》中所说：一人两足生疮，臭溃难近。夜宿五夫人祠下，梦神授方：用漏篮子一枚，生研为末，入轻粉少许，井水调涂。依法治之，果愈。盖此物不堪服饵，只宜入疮科也。

【附方】**一切恶痢、杂下及休息痢。**用漏篮子一个大者，阿胶、木香、黄连、罂粟壳各半两，俱炒焦存性，入乳香少许为末，糊丸梧桐子大。每一岁一丸，米汤送下。

乌头

【释名】也称乌喙、草乌头、土附子、奚毒、耿子、毒公、帝秋、金鸦。苗名茛、芨、独白草、鸳鸯菊。汁煎名射罔。

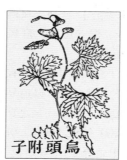

子附头乌

【集解】[别录说]乌头、乌喙生朗陵山谷。正月、二月采，阴干。长三寸以上者为天雄。[大明说]土附子生去皮捣，滤汁澄清。晒干取膏，名为射罔，毒性很烈。

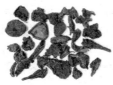

制草乌头〔主治〕中风恶风，洗洗出汗，除寒湿痹，咳逆上气，破积聚寒热。消胸上痰冷，食不下，心腹冷疾，脐间痛，肩胛痛，不可俯仰，目中痛，不可久视。

【修治】［时珍说］草乌头或生用，或炮用，或以乌大豆同煮熟，去其毒用。

乌头 【气味】 辛，温，大毒。

【主治】 中风恶风，洗洗出汗，除寒湿痹，咳逆上气，破积聚寒热。其汁煎之名射罔，杀禽兽。消胸上痰冷，食不下，心腹冷疾，脐间痛，不可俯仰，目中痛，不可久视。又堕胎。主恶风憎寒，冷痰包心，肠腹痛，痃癖气块，齿痛，益阳事，强志。治头风喉痹，痈肿疔毒。

乌喙 一名两头尖。

【气味】 辛，性微温，大毒。

【主治】 风湿，男子肾湿阴囊痒，寒热历节，掣引腰痛，不能行步，痈肿脓结，又堕胎。男子肾气衰弱，阴汗，瘰疬岁月不消。主大风顽痹。

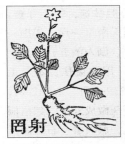

罔射

射罔（wǎng）

【气味】 苦，大毒。

【主治】 尸疰癥坚，及头中风痹。瘘疮疮根，结核瘰疬毒肿及蛇咬。先取涂肉四畔，渐渐近疮，习习逐病至骨。疮有热脓及黄水，涂之；苦无脓水，有生血，及新伤破，即不可涂，立杀人。

【发明】［时珍说］草乌头、射罔，是至毒之药。不如用川乌头、附子，人所栽种者，加以酿制，杀其毒性。若非风顽急疾，不可轻投。

【附方】 1. 中风瘫痪，手足颤动，言语塞涩。用草乌头炮，去皮四两，川乌头炮，去皮二两，乳香、没药各一两，共研末；生乌豆一升，以斑蝥三至七个，去头翅，同煮豆熟，取豆，焙干为末，加入上述药末中，以醋、面调成丸子，如梧桐子大，每服三十丸，温酒送下。 2. 瘫痪顽风，风节疼痛，下元虚冷，一切风疮。用草乌头、川乌头、两头尖各三钱，硫黄、麝香、丁香各一钱，木鳖子五个，共研末。再以熟艾揉软，合在一起用草纸包裹。烧熏病处。腰脚冷痛：用乌头三个，去皮脐，研细，醋调贴痛处。 3. 久患头风。用草乌头尖生一分、赤小豆三十五粒、麝香二分，共研末。每服半钱，冷薄荷汤送下。 4. 喉痹口噤。用草乌头、皂荚，等分研末，加麝香少许擦牙，并吸入鼻内，牙关自开。又一方：用草乌尖、石胆，等分研末，每用一钱，以醋煮皂荚的液汁调稀，扫涂肿上，流涎几次，其毒即破。 5. 脾寒厥疟，先寒后热，名寒疟；但寒不热，面色黑者名厥疟；寒多热少，面黄腹痛，名脾疟。用上等草乌头削去皮，开水泡几次，密盖一段时间，取出切细、焙干，研末，加稀糊做丸子，如梧桐子大。每服三十丸，清早服，以姜十片、枣三枚、葱三根煎汤送下，隔一两小时再服药一次。 6. 腹中癥结。用射罔二两、椒三百粒，共捣为末，加鸡蛋白和成丸子，如麻子大。每服一丸，渐至三丸，病愈为止。 7. 内痔不出。草乌头研末，口水调和，点肛门内，痔即反出，后用枯痔药点。 8. 疔毒恶肿。用生草乌头切片，加醋熬成膏，摊贴患处，次日即可把根拔出。又一方：两头尖一两、巴豆四个，捣烂贴患处，疔自拔出。 9. 遍身生疮。用草乌头一两，盐一两，化水泡一夜，炒红，研末；另取猪腰子一个，去膜煨熟。竹刀切细、捣烂，加醋糊调药末为丸，如绿豆大。每服三十丸，空心服，盐汤送下。 10. 瘰疬初起未破，发寒发热。用草乌头半两、木鳖子二个，加米醋磨细，再投入捣烂的葱头和蚯蚓粪少许，调匀敷患处，外贴纸条，留通气孔。

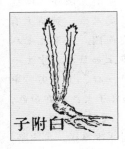

子附白

白附子 【集解】

［别录说］白附子生蜀郡。三月采。［时珍说］根如草乌头，长寸许，干者皱纹有节。

【气味】 辛、甘，大温，小毒。

【主治】 心痛血痹，面上百病，行药势。中风失音，一切冷风气，面䵟瘢疵。诸风冷气，足弱无力，疥癣风疮，阴下湿痒，头面痕，入面脂用。补肝风虚。风痰。

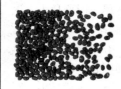

白附子〔主治〕心痛血痹，面上百病，行药势。中风失音，一切冷风气，面色瘢疵。诸风冷气，足弱无力，疥癣风疮，阴下湿痒，头面痕，入面脂用。补肝风虚。风痰。

【发明】［时珍说］白附子是阳明经药，因与附子相似，故得此名。

【附方】1. **中风口㖞，半身不遂。**用白附子、白僵蚕、全蝎等分，生研末，每服二钱，热酒调下。2. **风痰眩晕，头痛，胸膈不利。**用白附子炮，去皮脐半斤，石膏煅红半斤，朱砂二两二钱半，龙脑一钱，共研末，加粟米饭做成丸子，如小豆大。每服三十丸，饭后服，茶或酒送下。3. **喉痹肿痛。**用白附子末、枯矾，等分研细，涂舌上，有涎水吐出。4. **偏坠疝气。**用白附子一个，研末，加口涎调填脐上，再以艾灸三壮或五壮，很快愈合。5. **慢脾惊风。**用白附子半两、天南星半两、黑附子一钱，并炮去皮为末。每服二钱，加生姜五片，水煎服。此方亦治大人风虚，止吐化痰。

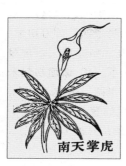

虎掌（天南星）

【释名】也称虎膏。

【集解】［颂说］虎掌今河北州郡都有。初生时根如豆大，渐长大似半夏而扁，年久者根圆及寸，大者如鸡卵。周围生圆牙三四枚或五六枚。三四月生苗，高尺余。独茎上有叶如爪，五六出分布，尖而圆。一窠生七八茎，有时也一茎作穗，直上如鼠尾。中生一叶如匙，裹茎作房，旁开一口，上下尖。中有花，微青褐色。结实如麻子大，熟即白色，自落布地，一子生一窠。九月苗残取根。

【修治】［颂说］九月采虎掌根，去皮脐，入器中汤浸洗净，以白矾汤或皂荚汁，浸三日夜，日日换水，晒干用。若熟用，需在黄土地掘一小坑，深五六寸，以炭火烧赤，以好酒浇。后置南星于内，瓦盆覆定，一夜取出用。

【气味】苦，温，大毒。

【主治】心痛，寒热结气，积聚伏梁，伤筋痿拘缓，利水道。除阴下湿，风眩。主疝瘕肠痛，伤寒时疾，强阴。主中风麻痹，除痰下气，利胸膈，攻坚积，消痈肿，散血堕胎。金疮折伤瘀血，捣敷。蛇虫咬，疥癣恶疮。去上焦痰及眩晕。主破伤风，口噤身强。补肝风虚，治痰功同半夏。治惊痫，口眼歪斜，喉痹，口舌疮糜，结核，解颅。

【附方】1. **中风口噤，眼闭。**天南星研末，加白龙脑等分调匀。用手指点末擦齿二三十遍，口自开。2. **小儿惊风。**用一两重的天南星一个，放酒中浸透。取出，安新瓦上，周围用炭火炙裂。放冷，出火毒。研末，加朱砂一分。每服半钱，荆芥汤调下。日空心服一次。午时再服一次。3. **角弓反张。**用天南星、半夏，等分研末，姜汁、竹沥灌下一钱。同时烘灸印堂。4. **痰迷心窍，心胆被惊，神不守舍，恍惚健忘，妄言妄见。**用天南星一斤，先掘一土坑，以炭火三十斤烧红，倒入酒五升，渗干后，把天南星安放在内，用盆盖住，勿令走气。次日取出研末，加琥珀一两、朱砂二两，共研细，以生姜汁调面将药做成丸子，如梧桐子大。每服三十至五十丸，煎人参、石菖蒲汤送下。日服三次。5. **吐泄不止，四肢厥逆，甚至不省人事。**用天南星研末，每服三钱，加枣三枚，水二盅，煎取八成，温服。6. **小儿解颅，囟门不合，鼻塞不通。**用天南星炮过，去皮，研末，加淡醋调匀摊布上，贴囟门，再把手烘热，频频在囟门处摩熨。7. **喉风喉痹。**用天南星一个，挖空，放入白僵蚕七枚，纸包煨熟，研末，姜汁调服一钱。病重者灌下，吐涎即愈。

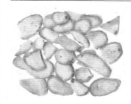

根〔主治〕心痛，寒热结气，利水道。除阴下湿，风眩。治伤寒时疾，强阴。主中风麻痹，除痰下气，利胸膈，攻坚积，消痈肿，散血堕胎。

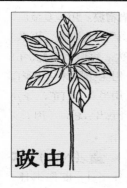

由跋（bā）

【集解】［恭说］由跋是虎掌新根，大于半夏一二倍，四畔未有子牙，其宿根即是虎掌。［藏器说］由跋生于树林下，苗高一尺，似蒟蒻，根如鸡卵。［保升说］春抽一茎，茎端有八九叶，根圆扁而肉白。［时珍说］此即天南星之小者，其气未足，不堪服食，故医方罕用；只有重八九钱至一两多的，气足乃佳。正如附子之侧子，不如附子之义也。

【正误】［弘景说］由跋本出始兴，今人亦种之。状如乌翣而布地，花紫色，根似附子。苦酒抹涂肿，效果好。［恭说］陶氏所说，乃是鸢尾根，即鸢头也。又说虎掌似半夏，是以鸢尾为由跋，以由跋为半夏，非唯不识半夏，亦不识鸢尾与由跋也。今南人犹以由跋为半夏。

【气味】 辛、苦，温，有毒。

【主治】 毒肿结热。

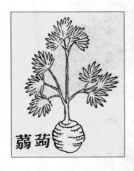

蒟蒻（jǔ ruò）

【释名】 也叫蒟头、鬼芋、鬼头。俗称魔芋。

【集解】［时珍说］福建人也栽种它。春天时长苗，五月移栽时，长一二尺，与南星苗相似，但斑点要多些。老根也可自己长出苗。经过二年生的，根大得像碗和芋魁。其外表纹理为白色，味道麻人。秋天后掘出根，须擦洗干净，捣烂或者切成片状，以醋灰汁煮沸十几次，再用水淘洗五遍，即成冻子。不用灰汁就不能制成。切成细丝，用沸水烫后，再放入五味调和后吃，其形状像水母丝。

【根】 【气味】 辛，寒，有毒。

【主治】 治痈肿风毒，磨烂敷在患处。捣碎用灰汁煮了制成饼，加五味调和后吃，主消渴。

【发明】［机说］《三元延寿书》中记载，有人患瘰，百物不忌，看见邻居家里有蒟蒻，乞求了一些来吃，味道较美，于是就常吃，因而把结核病治好了。另有几个患腮腺炎病的人，经常吃它，病也痊愈了。

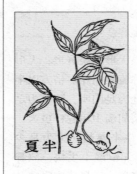

半夏 【释名】 也称守田、水玉、地文、和姑。

【集解】［别录说］半夏生于槐里川谷。五月、八月采根，曝干。［恭说］到处都有。生于平泽中者，名羊眼半夏，圆白为上。［颂说］二月生苗一茎，茎端三叶，浅绿色，颇似竹叶，生于江南者似芍药叶。根下相重，上大下小，皮黄肉白。五月、八月采根，以灰裹二日，汤洗曝干。

【修治】［时珍说］洗皮垢，以汤泡浸七日，逐日换汤，晾干切片，姜汁拌焙入药。或研末，以姜汁入汤澄三日，沥去涎水，晒干用，谓之半夏粉。或研末以姜汁和做饼，晒干用，称之半夏饼。

【根】 【气味】 辛，平，有毒。

【主治】 伤寒寒热，心下坚，胸胀咳逆，头眩，咽喉肿痛，肠鸣，下气止汗。消心腹胸膈痰热满结，咳嗽上气，心下急痛坚痞，时气呕逆，消痈肿，疗痿黄，悦泽面目，堕胎。消痰，下肺气，开胃健脾，止呕吐，去胸中痰满。生者：抹痈肿，除瘤瘿气。治吐食反胃，霍乱转筋，肠腹冷，痰疟。治寒痰，及形寒饮冷伤肺而咳，消胸中痞，膈上痰，除胸寒和胃气，燥脾湿，治痰厥头痛，消肿散结。治眉棱骨痛。补肝风虚。除腹胀。目不得瞑，白浊梦遗带下。

【发明】［好古说］肾主五液，化为五湿。自入为唾，入肝为泣，入心为汗，入脾为痰，入肺为涕。有痰曰嗽，无痰曰咳。痰者，因咳而动脾之湿也。半夏能泻痰之标，不能泻痰之

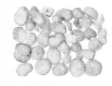

清半夏〔主治〕消心腹胸膈痰热满结，咳嗽上气，消痈肿，疗痿黄，悦泽面目，堕胎。消痰，下肺气，开胃健脾，止呕吐，去胸中痰满。

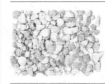

法半夏〔主治〕伤寒寒热，心下坚，胸胀咳逆，头眩，咽喉肿痛，肠鸣，下气止汗。

本。泻本者，泻肾也。咳无形，痰有形；无形则润，有形则燥，所以称流湿润燥。俗方以半夏为肺药，错了。止呕吐为足阳明，除痰为足太阴。柴胡为之使，故柴胡汤中用它；虽为止呕，也助柴胡、黄芩主往来寒热，又为足少阳、阳明。〔时珍说〕脾无留湿不生痰，故脾为生痰之源，肺为贮痰之器。半夏能主痰饮及腹胀，因为其体滑而辛温。涎滑能润，辛温能散也能润，故行湿而通大便，利窍而泄小便。洁古张氏说，用半夏、南星治痰，咳嗽自愈。

【附方】 1. 老人风痰。用半夏泡七次，焙过，硝石各半两，共研末，加入白面捣匀，调水做成丸子，如绿豆大。每服五十丸，姜汤送下。2. 热痰咳嗽，烦热面赤，口燥心痛。用半夏、天南星各一两，黄芩一两半，共研末，加姜汁浸蒸饼做成丸子，如梧桐子大。每服五十至七十丸，饭后服，姜汤送下。3. 湿痰咳嗽，面黄体重，嗜卧惊，食不消。用半夏、天南星各一两，白术一两半，共研末加薄糊做成丸子，如梧桐子大。每服五十至七十丸姜汤送下。4. 气痰咳嗽，面白气促，洒淅恶寒，忧愁不乐，脉涩。用半夏、天南星各一两，官桂半两，共研末，加糊做成丸子，如梧桐子大。每服五十丸，姜汤送下。5. 呕吐反胃。用半夏三升、人参三两、白蜜一升、水一斗二升，细捣过，煮成三升半，温服一升。日服两次。6. 黄疸喘满，小便自利，不可除热。用半夏、生姜各半斤，加水七升，煮取一升五合，分两次服下。7. 老人便结。用半夏泡炒、生硫黄，等分研末，加自然姜汁煮糊做成丸子，如梧桐子大。每服五十丸，空心服，温酒送下。8. 吐血下血，

崩中带下，喘急痰呕，中满宿瘀。用半夏捶扁，包在以姜汁调匀的面中，放火上煨黄，研末，加米糊成丸子，如梧桐子大。每服三十丸，白开水送下。9. 喉痹肿塞。用生半夏末吸鼻内，涎出见效。10. 骨鲠在咽。用半夏、白芷，等分研末，取一匙，水冲服，当呕出。忌食羊肉。

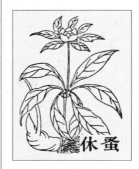

休蚤

蚤（zǎo）休

【释名】 也称蚩休、螫休、紫河车、重台、重楼金线、三层草、七叶一枝花、草甘遂、白甘遂。

【集解】〔时珍说〕重楼金线处处都有，生于深山阴湿之地。一茎独上，茎当叶心。叶绿色似芍药，凡二三层，每一层七叶。茎头夏月开花，一花七瓣，有金丝蕊，

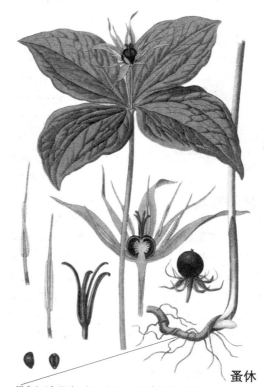

蚤休

根〔主治〕惊痫，摇头弄舌，热气在腹中，癫疾，痈疮阴蚀，下三虫，去蛇毒。生食一升，利水。治胎风手足搐，能吐泄瘀。去疟疾寒热。

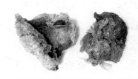

紫河车〔主治〕是足厥阴经药。凡惊痫、疟疾、瘰疬、痈肿者宜用。

长三四寸。王屋山产者叶至五七层。根如鬼臼、苍术，外紫中白，有粳、糯二种。外丹家采它制三黄、砂、汞。入药洗切焙用。

根 【气味】 苦，微寒，有毒。

【主治】 惊痫，摇头弄舌，热气在腹中，癫疾，痈疮阴蚀，下三虫，去蛇毒。生食一升，利水。治胎风手足搐，能吐泄瘰疬。去疟疾寒热。

【发明】 ［时珍说］紫河车，是足厥阴经药。凡惊痫、疟疾、瘰疬、痈肿者宜用。而道家有服食法，不知是否真有益处。

【附方】 **小儿胎风**。手足抽搐。用蚤休研末，每服半钱，冷水下。

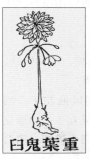
重叶鬼臼

鬼臼 (jiǔ) 【释名】

又称九臼、天臼、鬼药、解毒、爵犀、马目毒公、害母草、羞天花、术律草、琼田草、独脚莲、独荷草、山荷叶、旱荷、八角盘、唐婆镜。

【集解】 ［别录说］鬼臼生九真山谷及冤句。二月、八月采根。［弘景说］鬼臼生于山谷之中。八月采，阴干。似射干、术辈，又似钩吻。有两种：出钱塘、近道者，味甘，上有丛毛，最胜；出会稽、吴兴者，大而味苦，无丛毛，力劣。今马目毒公状如黄精根，其臼处似马眼而柔润。如今药方中多用鬼臼而少用毒公，不知这两种哪个效果更好。

根 【气味】 辛，温，有毒。

【主治】 杀蛊毒鬼疰精物，辟恶气不祥，逐邪，解百毒。杀大毒，疗咳嗽喉结，去目中肤翳。不入汤。下死胎，治邪疟痈疽，蛇毒射工毒。

【发明】 ［颂说］古方治五尸鬼疰、百毒恶气多用到它。又说，今福州人三月采琼田草根叶，焙干捣末，蜜丸服，治风疾。

【附方】 1.**子死腹中，胞破不生，此方累效，救人岁万数也**。鬼臼不拘多少，黄色者，去毛为细末，不用筛罗，只捻之如粉为度。每服一钱，无石灰酒一盏，同煎八分，通口服，立生如神。2.**黑黄急病**。面黑黄，身如土色，不妨食，脉沉，若青脉入口者死。宜烙口中黑脉、百会、玉泉、章门、心俞。用生鬼臼捣汁一小盏服。干者为末，温水服用。

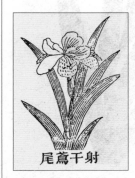
射干鸢尾

射干 【释名】

也称乌扇、乌吹、乌蒲、凤翼、鬼扇、扁竹、仙人掌、紫金牛、野萱花、草姜、黄远。

【集解】 ［别录说］射干生于南阳山谷田野。三月三日采根，阴干。［颂说］人家都有种植，春生苗，高一二尺。叶大类蛮姜，而狭长横张，疏如翅羽状，故有乌扇、乌翼、鬼扇等名。叶中抽茎，似萱草茎而强硬。六月开花，黄红色，瓣上有细纹。秋结实作房，中子黑色。射干生于山崖之间，其茎细小，也类木。故荀子说，西方有木，名曰射干，茎长四寸，生于高山之上。

根 【气味】 苦，平，有毒。

【主治】 咳逆上气，喉痹咽痛，不得消息，散结气，腹中邪逆，食饮大热。疗老血在心脾间，咳唾，言语气臭，散胸中热气。苦酒摩涂毒肿。治疰气，消瘀血，通女人月闭。消痰，破癥结，胸膈满腹胀，气喘疝癖，开胃下食，镇肝明目。治肺气喉痹为佳。去胃中痈疮。利积痰疝毒，消结核。降实火，利大肠，治疟母。

【发明】 ［震亨说］射干属金，有木与火，运行太阴、厥阴之积痰，使结核自消。

【附方】 1.**咽喉肿痛**。用射干花根、山豆

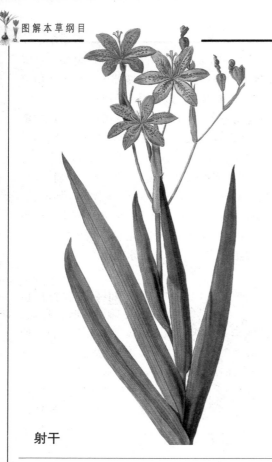

射干

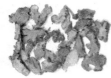

根〔主治〕咳逆上气，喉痹咽痛，不得调养，散结气，腹中邪逆，食饮大热。通女人月闭。消瘀，破留结，胸膈满腹胀，气喘痃癖，开胃下食，镇肝明目。

根，阴干为末，吹喉部，有效。2. **喉痹不通**。射干一片，口含咽汁。3. **腹部积水、阴疝肿刺，皮肤发黑**。用射干根捣汁服一杯，水即下。4. **乳痈初起**。取射干根要像僵蚕状和萱草根，共研末，加蜜调敷，效果极显著。

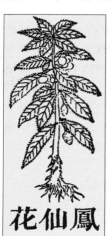

花仙凤

凤仙【释名】也称急性子、旱珍珠、金凤花、小桃红、夹竹桃、染指甲草、菊婢。

【集解】［时珍说］人们家里庭院的台阶和园圃里多有种植，很容易成活。二月份播下种子，五月份可以再种。苗高二三尺，茎有红白二色，其大如手指，中心空而且脆。叶子长而且尖，边有锯齿。柂间开花，有黄有白，或红或紫，也有淡青色或杂色的。初夏到秋天末，不断开谢。结的果实堆叠的样子，大如樱桃，其形状稍长一些，颜色如毛桃，生时呈青色，成熟后变黄色，碰触到它就自己裂开，皮卷起如拳头一样。苞中间有子，像萝卜子但小些，呈褐色。人们采它的粗茎做酱，有的用盐腌制后收藏起，脆美可口。嫩花用酒浸一夜，也可以吃。

子【气味】微苦，温，小毒。

【主治】难产，骨刺卡喉，散积块，透骨通窍。

【发明】厨师烹调硬肉时，投入几粒，易煮烂。

花【气味】甘、滑，温，无毒。

【主治】蛇伤，擂酒服下就好。另治腰胁疼痛难忍，晒干研成粉末，空腹时用酒每次服用三钱，活血消积。

根、叶【气味】苦、甘、辛，小毒。

【主治】鸡鱼骨刺卡在喉咙，误吞铜铁，跌打肿痛。散血通经，软坚透骨。

【附方】1. **噎食不下**。用凤仙花子，酒浸三夜，晒干，研末，加酒调成丸子，如绿豆大。每服八粒，温酒送下。2. **咽中骨鲠**。用白凤仙子研水一大口，倒在竹筒中灌入咽内，鲠物即可变软，或把凤仙子研末吹喉亦可。不宜着齿，免齿受损。3. **蛇虫咬伤**。凤仙花捣酒服。4. **跌伤肿痛**。用凤仙叶捣成泥，涂肿破处，药干即换，一夜血散。冬季则用预采的干叶研末，水调涂。

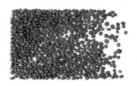

凤仙子〔主治〕难产，骨刺卡喉，散积块，透骨通窍。

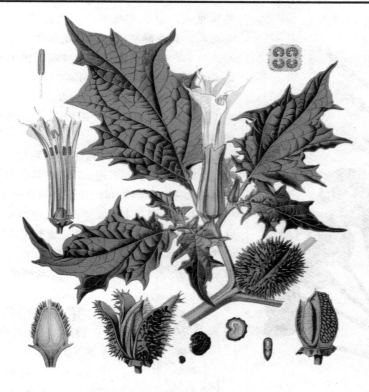

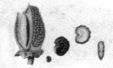

花、子〔主治〕诸风及寒湿脚气，煎汤洗。又主惊痫及脱肛，并入麻药。

曼陀罗花

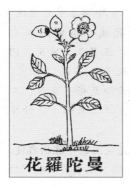

花羅陀曼

曼陀罗花

【释名】也称风茄儿、山茄子。

【集解】［时珍说］曼陀罗生于北方，也有栽种。春生夏长，独茎直上，高四五尺，生不旁引，绿茎碧叶，叶如茄叶。八月开白花，六瓣，状如牵牛花大。攒花中裂，对叶外包，朝开夜合。实圆，有丁拐，中有小子。八月采花，九月采实。

花、子 【气味】辛，温，有毒。

【主治】诸风及寒湿脚气，煎汤洗。又主惊痫及脱肛，并入麻药。

【发明】［时珍说］相传，此花笑着采去酿酒饮，令人发笑；舞着采去酿酒饮，令人起舞。我常试验它，饮至半酣，再让一人或笑或舞以引导，很灵验。八月采此花，七月采火麻子花，阴干，等分研末。热酒调服三钱，少顷昏昏如醉。割疮炙火，宜先服此药，则不觉苦。

【附方】1. **脸部生疮**。用曼陀罗花晒干，研末，取少许敷贴疮上。2. **小儿慢惊**。用曼陀罗花七朵，天麻二钱半，全蝎炒十枚，天南星炮、丹砂、乳香各二钱半，共研末。每服半钱，薄荷汤调下。3. **大肠脱肛**。用曼陀罗子连壳一对、橡树果实十六个，同锉，水煎开三五次，加入朴硝少许洗患处。4. **疼痛麻醉**。秋季采曼陀罗花、火麻子花，阴干，等分研末，热酒调服三钱。割疮、炙火宜先服此，即不觉痛苦。

玉簪 (zān)

【释名】也称白鹤仙。

【集解】［时珍说］玉簪处处人家栽为花草。二月生苗成丛，高尺许，柔茎如白菘。叶大如掌，团而有尖，叶上纹如车前叶，青白色，十分娇莹。

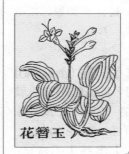

花簪玉

六七月抽茎，茎上有细叶。中出花朵十数枚，长二三寸，本小末大。未开时，正如白玉搔头簪

叶〔主治〕蛇虺蜇伤，捣汁和酒服，以渣敷，留孔泄气。

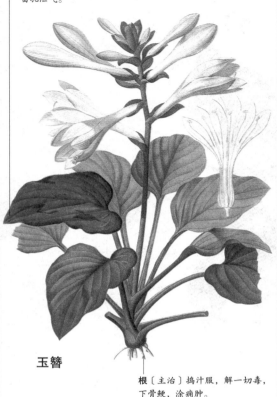

玉簪

根〔主治〕捣汁服，解一切毒，下骨鲠，涂痈肿。

形，又如羊肚、蘑菇状；开时微绽四出，中吐黄蕊，很香，不结子。其根连生，如鬼臼、射干、生姜，有须毛。

根 【气味】 甘、辛，寒、有毒。

【主治】 捣汁服，解一切毒，下骨鲠，涂痈肿。

叶 【气味】 同根。

【主治】 蛇虺螫伤，捣汁和酒服，以渣敷，留孔泄气。

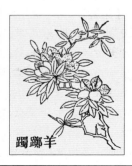

蹰蹰羊

羊 蹰 蹰 (zhí zhú)

【释名】 也称黄蹰蹰、黄杜鹃、羊不食草、闹羊花、惊羊花、老虎花、玉枝。

【集解】 [颂说] 许多地方均有生长。[时珍说] 唐《李绅文

集》里说，骆谷有很多"山枇杷"，毒性能杀死人。其花鲜艳，与杜鹃花相似，砍柴的人认识它。他说的东西像羊蹰蹰，但不知道是不是它，也可能是它的同类。

花 【气味】 辛，温，大毒。

【主治】 贼风在皮肤中淫痛，温疟热疾诸痹，邪气蛊毒。

【附方】 1.风痰注痛。用羊蹰蹰花、天南星，生捣做饼，蒸四五遍，以稀布袋收存。用时取焙为末，加蒸饼和成丸子，如梧桐子大。每服三丸，温酒送下。腰脚骨痛，空心服；手臂痛，饭后服。2.**风湿痹痛，肢节疼痛，言语謇涩。**凌晨蹰蹰花，酒拌后蒸过，晒干，研末。每服五分，以牛乳一合、酒二合调服。

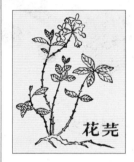

花芫

芫 (yuán) 花

【释名】 也称杜芫、赤芫、去水、毒鱼、头痛花、儿草、败华。根名黄大戟、蜀桑。

【集解】 [别录说] 芫花生于淮源川谷之中。三月三日采花，阴干。[保升说] 近道处处有。苗高二三尺，叶似白前及柳叶，根皮黄似桑根。正月、二月花发，紫碧色，叶未生时收采晒干。叶生花落，就不可用了。

【修治】 [时珍说] 芫花留数年陈久者良。用时以好醋煮十数沸，去醋，以水浸一宿，晒干用，则毒灭。或以醋炒。

【气味】 辛，温，有小毒。

【主治】 咳逆上气，喉鸣喘，咽肿短气，蛊毒鬼疟，疝瘕痈肿。杀虫鱼。消胸中痰水，喜唾，水肿，五水在五脏皮肤及腰痛，下寒毒肉毒。根：疗疥疮。可用毒鱼。治心腹胀满，去水气寒痰，涕唾如胶，通利血脉，治恶疮、风痹湿，一切毒风，四肢挛急，不能行步。疗咳，瘴疟。治水饮痰癖，胁下痛。

【发明】 [时珍说] 张仲景治伤寒太阳证，表不解，心下有水气，干呕发热而咳，或喘或

利者，以"小青龙汤"主治。若表已解，有时头痛出汗，不恶寒，心下有水气，干呕，痛引两胁，或喘或咳者，以"十枣汤"主治。因为小青龙治未发散表邪，使水气从毛窍而出，此为《内经》所谓"开鬼门法"。十枣汤驱逐里邪，使水气大小便而泻，是《骨经》所谓洁净府、去久积糟粕之法。饮症有五种：内啜水浆，外受湿气，郁蓄而为留饮；流于肺则为支饮，令人喘咳寒热，吐沫背寒；流于胁下则为悬饮，令人咳唾，痛引缺盆两胁；流于心下则为伏饮，令人胸满呕吐，寒热眩晕；流于肠胃，则为痰饮，令人腹鸣吐水，胸胁支满，或作泄泻，忽肥忽瘦；流于经络，则为溢饮，令人沉重注痛，或作水气浮肿。芫花、大戟、甘遂之性，逐水泄湿，能直达水饮窠囊隐僻之处。

【附方】 1. 突发咳嗽。用芫花一升，加水三升煮汁一升，以枣十四枚，放入汁中煮干，一天吃五枚，必愈。2. 咳嗽有痰。用芫花一两炒，加水一升，煮开四次，去渣，再加入白糖半斤。每服约一个枣子大的量。忌食酸咸物。3. 干呕胁痛，伤寒头痛，心下痞满，痛引两胁，干呕短气，汗出而不恶寒。用芫花熬过、甘遂、大戟，等分研末。以大枣十枚、水一升半，煮成八合后，去渣纳药。体壮者服一钱，弱者半钱，清晨服下。能下泻则病除，否则次晨再服药。4. 浑身水肿。用上方十枣汤加大黄、甘草，五物各一两，大枣十枚，同煮，如上法服。另方：药中再加芒硝一两。5. 腹胁坚痛。用芫花炒二两，朱砂五钱，共研末，加蜜做成丸子，如梧桐子大。每服十丸，枣汤送下。6. 水盅胀满。用芫花、枳壳等分，先以醋把芫花煮烂，再加枳壳煮烂，一起捣匀做丸子，如梧桐子大。每服三十丸，白汤送下。7. 子宫结块，月经不通。用芫花根三两，锉细，炒黄，研末。每服一钱，桃仁煎汤调下。泻下恶物即愈。8. 牙痛难忍，诸药不效。用芫花末擦牙令热。痛定后，温水漱口。9. 痈肿初起。芫花末和胶涂搽。10. 痔疮疼痛。用芫根一把，捣烂，慢火煎成膏，将丝线于膏内度过，以线系痔，当有微痛的感觉。等痔疮干落后，即以纸捻蘸膏纳入肛门中，可以使痔疮断根。另一方：只捣汁浸线一夜即用，不需熬膏。

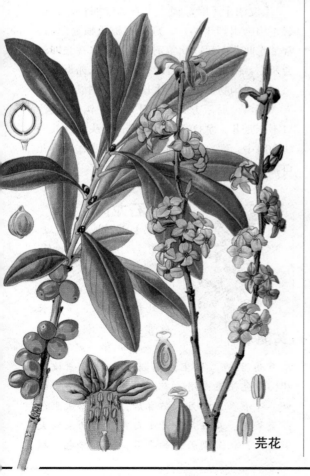

芫花

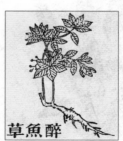

草鱼醉

醉鱼草 【释名】

又称闹鱼花、鱼尾草、槐木。

【集解】[时珍说]醉鱼草在南方处处都有。多在堑岸边，作小株生，高者三四尺。根状如枸杞。茎似黄荆，有微棱，外有薄黄皮。枝易繁衍，叶似水杨，对节而生，经冬不凋。七八月开花成穗，红紫色，俨如芫花一样。结细子。渔人采花及叶以毒鱼，尽围圈而死，呼为醉鱼儿草。池沼边不可种。此花色状气味如同芫花、毒鱼一样，但它们的花开却在不同的时间。

花、叶 【气味】 辛、苦，温，有小毒。

【主治】 痰饮成齁，遇寒便发，取花研末，和米粉做果，炙熟食之。又治误食石斑鱼子中毒，吐不止，及诸鱼骨鲠者，捣汁和冷水少许咽之，吐即止，骨即化也。久疟成癖者，以花填鲫鱼腹中，湿纸裹煨熟，空心食之，仍以花和海粉捣贴，便消。

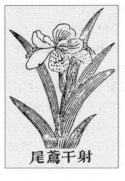

尾鸢干射

鸢（yuān）尾

【释名】 也称乌园。根的名称叫作鸢头。

【集解】［别录说］鸢尾生在九疑山谷。五月采。［时珍说］此即射干之苗。地肥则茎长根粗，地瘠则茎短根瘦。花有数色。

【气味】 苦，平，有毒。

【主治】 蛊毒邪气，鬼疰诸毒，破癥瘕积聚，去水，下三虫。杀鬼魅，疗头眩。

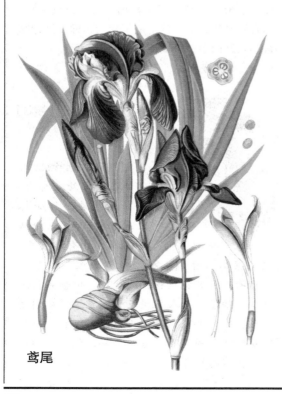

鸢尾

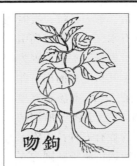

吻钩

钩吻

【释名】 又叫野葛、毒根、胡蔓草、断肠草、黄藤、火把花。

【集解】［时珍说］钩吻的叶圆而且光滑。春夏的嫩苗毒性特别大，秋冬枯死后稍有减弱。五六月开花似榉柳花，几十朵一起成穗状。长在岭南的花为黄色，长在滇南的花为红色。以前天姥曾对黄帝说"黄精益寿，钩吻杀人"，就是指的这种植物。

【气味】 辛，温，大毒。

【主治】 金疮乳痉，中恶风，咳逆上气，水肿，杀蛊毒。破癥积，除脚膝痹痛，四肢拘挛，恶疮疥虫，杀鸟兽。捣汁入膏，不入汤饮。主喉痹咽塞。

【发明】［时珍说］李石《续博物志》记载，钩吻出产于两广，广人有被负债逼急时，常常吃此草而死以欺骗别人。用急水吞立即就会死亡，慢水吞，死得慢些。有的人抓毒蛇来杀死，用钩吻覆盖，浇水长出菌，制成毒药害人。葛洪《肘后方》载，凡是中了钩吻毒者，口不能张开，拿打通的大竹筒，用头支撑其两胁和脐中，灌冷水入筒中，换几次水，一会儿口就会张开，以便喂下药物解救他。

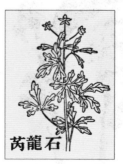

芮龙石

石龙芮（ruì）

【释名】 也称地椹、天豆、石能、鲁果能、苦堇、堇葵、胡椒菜、彭根。

【集解】［时珍说］到处都有生长，多数长在靠近水下潮湿的地方。高的有一尺左右。二月份生苗，丛生，茎圆有分枝。一枝三叶，青色而且光滑，有三尖，叶有很多小缺口。江淮人三四月采苗煮后，晒干蒸成黑色当蔬菜吃。四五月份开小黄花。结的果实大小如豆，状如刚长出的桑葚，为青绿色。搓

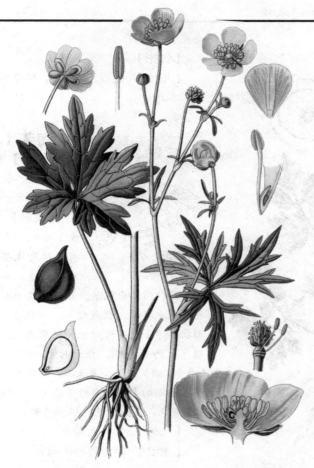

子〔主治〕风寒湿痹，心
腹邪气，利关节，止烦
满。常服轻身明目不老，
补阴气不足，遗精，外阴
冷厥。令皮肤有光泽。逐
风寒湿痹。

石龙芮

散后子更细小，像葶苈子，即石龙芮。

子【气味】苦，平，无毒。

【主治】风寒湿痹，心腹邪气，利关节，止烦满。常服轻身明目不老，补阴气不足，遗精，外阴冷厥。令皮肤有光泽。逐风寒湿痹。

水堇【气味】甘，寒，无毒。

【主治】捣汁，洗马毒疮，并口服。又涂蛇蝎毒及痈肿。久食除心下烦热，主寒热鼠瘘，疮疹结核，散瘀血，止腹泻。捣成汁服或洗敷，治各种疮毒、痈肿及蛇蝎毒。

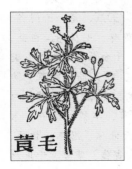

毛茛（gèn）

【释名】又称毛建草、水茛、毛堇、天灸、自灸、猴蒜。

【集解】［时珍说］

低洼潮湿的地方有很多。春天生苗，高的有尺余。一枝三叶，叶有三尖及细小的缺口。四五月份开小黄花，非常鲜艳。结的果实形状像要绽青的桑葚。葛洪说：菜中有水茛，叶圆而且光亮，生长在水旁，蟹常吃它。大毒。人若误吃了它，会中毒抽搐而死。

叶、子【气味】辛，温，有毒。

【主治】恶疮痈肿，疼痛未溃，捣汁敷。和姜捣后涂腹，可破血冷。

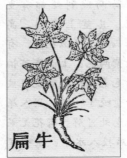

牛扁【释名】又称扁特、扁毒。

【集解】［别录说］牛扁生桂阳川谷。［保升说］今出宁州。叶似石龙芮、附子等。二月、八月采根，曝干。

【气味】苦，微

会死亡。

【气味】 辛、苦，寒，大毒。

【主治】 蛇毒，捣汁涂。风疹初起，以此点，一夜就好。

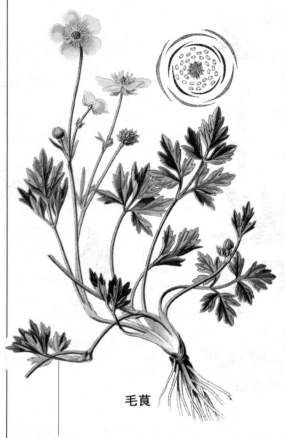

毛茛

叶、子〔主治〕恶疮痈肿，疼痛未溃，捣叶敷。和姜捣后涂腹，可破血冷。

寒，无毒。

【主治】 身皮疮热气，可作浴汤。杀牛虱小虫，又疗牛病。

荨(qián)麻

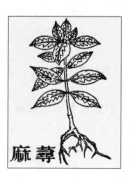

麻荨

【集解】 ［时珍说］川黔两地到处都有生长。其茎上有刺，高二三尺。叶似花桑，有青紫两色，上面有可怕的毛毛刺，碰到就像被蜂蜇咬了一般，用人尿洗患处可解。有花无果实，凌冬不凋谢。揉搓后投入水中，鱼吃了

海芋(yū)

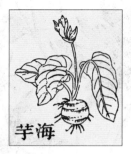

芋海

【释名】 也称观音莲、羞天草、天荷、隔河仙。

【集解】 ［时珍说］生于蜀中，现在到处都有。春天生苗，高四五尺。大叶如芋叶而且有干。夏秋间抽出花茎，开的花像一瓣莲花，碧色。花中有蕊，长成穗状，如观音在圆光中的形状。方士说：可以把铜铁变为金。其根似芋魁，大的如升碗，长六七寸，属野芋那一类。《庚辛玉册》里说，羞天草，是阴草。长在江广深谷水涧的旁边。其叶子很大，可以遮雨。叶背呈紫色，花如莲花。根、叶都大毒。

【气味】 辛，大毒。

【主治】 疟瘴毒肿风癞。

草之七 蔓草类

菟丝子、五味子、覆盆子、悬钩子、蛇莓、使君子、木鳖子、番木鳖、马兜铃、独行根、梅藤子、预知子、牵牛子、紫葳、营实（墙蘼）、栝楼、月季花、王瓜、葛、天门冬、何首乌、百部、萆薢、菝葜、土茯苓、白蔹、伏鸡子根、女萎、鹅抱、千金藤、山豆根、黄药子、解毒子、白药子、威灵仙、剪草、防己、茜草、通草、通脱木、钓藤、白花藤、白英、萝摩、乌蔹莓、葎草、羊桃、络石、木莲、扶芳藤、常春藤、天仙藤、忍冬、甘藤、紫金藤、南藤、清风藤、省藤、紫藤、千里及

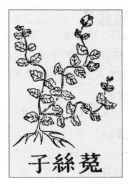

菟丝子 【释名】

也称菟缕、菟累、菟芦、菟丘、赤网、玉女、唐蒙、火焰草、野狐丝、金线草。

【集解】［别录说］菟丝子生于朝鲜川泽田野之中，蔓延于草木之上。九月采实，曝干。色黄而细者为赤网，色浅而大者为菟丝。功用并同。［颂说］今近道也有，以冤句出产者为胜。夏生苗，初如细丝，遍地不能自起。遇别草梗则缠绕而生，其根渐绝于地而寄空中。［时珍说］宁献王《庚辛玉册》载，火焰草即菟丝子，为阳草。多生荒园古道。其子入地，初生有根，攀附到草木时，其根自断。无叶有花，白色微红，香气袭人。结实如秕豆而细，色黄，生于梗上尤佳，唯怀孟林中多有，入药更良。

【气味】 辛、甘、平，无毒。

【主治】 续绝伤，补不足，益气力，肥健人。养肌强阴，坚筋骨，主茎中寒，精自出，溺有余沥，口苦燥渴，寒血为积。久服明目轻身延年。治男女虚冷，添精益髓，去腰疼膝冷，消渴热中。久服去面斑，悦颜色。补五劳七伤，治鬼交泄精，尿血，润心肺。补肝脏风虚。

【附方】 1. 消渴不止。用菟丝子煎汁随意饮服，以止为度。2. 白浊遗精，思虑太过，心肾虚损，真阳不固，渐有遗沥，小便白浊，梦中泄精。菟丝子五两、白茯苓三两、石莲肉二两，共研末，加酒糊成丸子，如梧桐子大。每服三十至五十丸，空心服，盐汤送下。3. 小便淋沥。用菟丝子煮汁饮服。4. 小便赤浊，心肾不足，精少血燥，口干烦热，头晕心慌。用菟丝子、麦门冬，等分研末，加蜜做成丸子，如梧桐子大，每服七十丸，盐汤送下。5. 腰膝疼痛，顽麻无力。用菟丝子洗过一两、牛膝一两，酒泡过，取出晾干，研末，将原酒煮糊调药成丸如梧桐子大。每服二三十丸，空心服，酒送下。6. 肝伤目暗。用菟丝子三两，泡酒中三天，取出晾干，研末，以鸡蛋白和药成丸，如梧桐

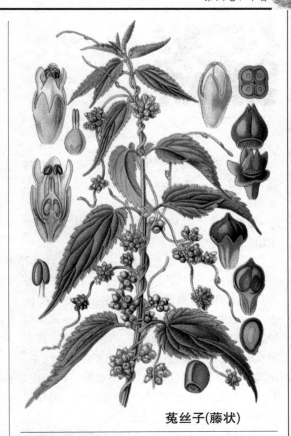

菟丝子(藤状)

菟丝子〔主治〕补不足，益气力，肥健人。养肌强阴，坚筋骨，主茎中寒，精自出，溺有余沥，口苦燥渴，寒血为积。治男女虚冷，添精益髓，去腰疼膝冷，消渴热中。久服去面斑，悦颜色。

子大。每服二十丸，空心服，温酒送下。7. 身、面浮肿。用菟丝子一升，在酒五升中浸泡两三夜，每饮一升。一天三次，肿不消，继续服药。8. 眉炼癣疮。用菟丝子炒过，研末，加油调匀敷疮上。9. 痔疮疼痛。用菟丝子熬成黄黑色，研末，加鸡蛋白调匀涂搽。

五味子 【释名】

也称玄及、会及。

【集解】［颂说］今河东、陕西州郡最多，杭、越间也有。春初生苗，引赤蔓于高木，长六七尺。叶尖圆

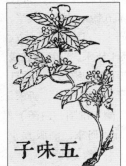

子味五

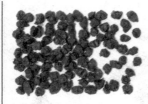

五味子〔主治〕益气，咳逆上气，劳伤羸瘦，补不足，强阴，益男子精。养五脏，除热，生阴中肌。治中下气，止呕逆，补虚劳，令人体悦泽。

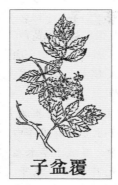

子盆覆

似杏叶。三四月开黄白花，似莲花。七月结实，丛生于茎端，如豌豆许大，生时青色，熟则红紫，入药生曝不去子。

【修治】[时珍说] 入补药熟用，入嗽药生用。

【气味】酸，温，无毒。

【主治】益气，咳逆上气，劳伤羸瘦，补不足，强阴，益男子精。养五脏，除热，生阴中肌。治中下气，止呕逆，补虚劳，令人体悦泽。明目，暖水脏，壮筋骨，治风消食，反胃霍乱转筋，疝癖奔豚冷气，消水肿心腹气胀，止渴，除烦热，解酒毒。生津止渴，治泻痢，补元气不足，收耗散之气，瞳子散大。治喘咳燥嗽，壮水镇阳。

【发明】[思邈说] 五六月宜常服五味子汤，以益肺金之气，在上则滋源，在下则补肾。方法：以五味子一大合，木臼捣细，放瓷瓶中，以百沸汤浸泡，加少许蜜，封好，置火边良久，汤成可饮。[元素说] 孙真人《千金月令》说，五月常服五味，以补五脏之气。夏月，困乏无力，无气以动。与黄芪、人参、麦门冬，少加黄檗，煎汤服。使人精神顿加，两足筋力涌出。

【附方】1. 久咳肺胀。五味子二两，粟壳白饧炒过半两，研末，制白饧丸弹子大，每日一丸。2. 久咳不止。五味子五钱，甘草一钱半，五倍子、风化消各二钱，研末，干噙。又一方：五味子一两，真茶四钱，晒干研末。以甘草五钱煎膏，制丸绿豆大，每服三十丸，沸汤下，数日即愈。3. 痰嗽并喘。五味子、白矾等分，研末。每服三钱，以生猪肺炙熟，蘸末细嚼，白汤下。4. 阳事不起。新五味子一斤，研末。酒服方寸匕，日三服。忌猪鱼蒜醋。尽一剂，即可。

覆盆子

【释名】也称西国草、毕楞伽、大麦莓。

【集解】[藏器说] 佛说苏密拿花点灯，说的正是这种花。

【气味】甘，平，无毒。

【主治】益气轻身，令头发不白。补虚续绝，强阴健阳，悦泽肌肤，安和五脏，温中益力。治疗痨损风虚、补肝明目、男子肾精虚竭，每天用水服三钱。女子吃它，可治不孕。使人颜色变好。榨成汁涂头发，不会变白。益肾，缩小便。取汁同少许蜜糖煎成稀膏

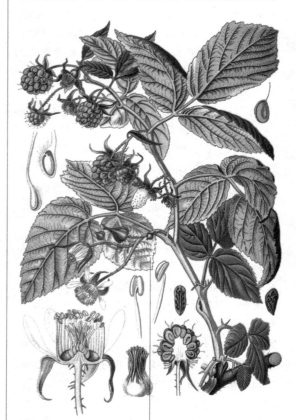

覆盆子

叶〔主治〕绞取汁滴在眼里，去肿赤，明目止泪，收湿气。

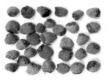

根〔主治〕痘后白内障或伤后疮痕，取根洗捣，澄粉晒干，和少许蜜糖，点入眼中，每天二三次自然可消散。百日内易治。

点服，治疗肺气虚寒。

叶 【气味】 微酸、咸，平，无毒。

【主治】 绞取汁滴在眼里，去肿赤，明目止泪，收湿气。

【发明】 ［时珍说］按照洪迈的《夷坚志》里记载，潭州赵太尉的母亲得了烂弦疳眼病二十年，有一老妇说：你眼中有虫，我帮你除掉它。她便进山里去采来覆盆子叶，咀嚼留汁入筒中，又用皂纱蒙上眼睛，滴汁入眼中，眼病就治好了。后来多次用来治人眼病都很灵验。覆盆子的叶子，是治疗眼病的好药材。

根 【主治】 痘后白内障或伤后疤痕，取根洗捣，澄粉晒干，和少许蜜糖，点入眼中，每天二三次自然可消散。百日内易治。

【附方】 阳事不起。取覆盆子，用酒浸泡后焙干，再研末。每天早晨用酒服三钱。

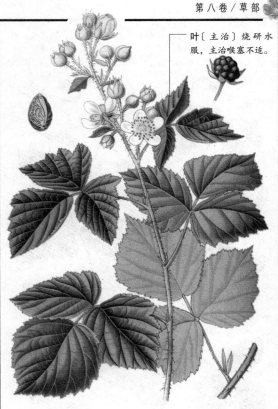

叶〔主治〕烧研水服，主治喉塞不适。

悬钩子

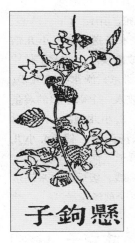

悬钩子 【释名】 也称沿钩子、木莓、山莓、树莓。

【集解】［藏器说］悬钩子生长在江淮林泽之间。茎上有刺。其果子如莓，酸美，人们常吃它。［时珍说］悬钩子属树生，高四五尺，其茎白色有倒刺。其叶有细齿，青色无毛，背后淡青，很像樱桃叶但要狭长些。又像地棠花叶，四月开小白花。结红色果实，味道酸美好吃。

【气味】 酸，平，无毒。

【主治】 醒酒，止渴，除痰，去酒毒。捣成汁服，解射工、沙虱毒。

叶 【主治】 烧研水服，主治喉塞不适。

根、皮 【气味】 苦，平，无毒。

【主治】 治宫内死胎不下，破血，妇人赤白带，久患腹泻，脓血腹痛。杀虫毒、卒下血，煮浓汁喝。

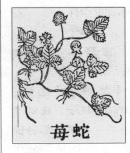

蛇莓 【释名】又称蛇藨、地莓、蚕莓。

【集解】［弘景说］蛇莓园野多有之。子赤色极似莓子，而不堪啖，亦无以此为药者。［时珍说］此物就地引细蔓，节节生根。每枝三叶，叶有齿刻。四五月开小黄花。出了五月，结鲜红的果实，状似覆盆，而面与蒂则不同也。其根甚细，《本草》用汁，当是取其茎叶并根也。

汁 【气味】 甘、酸，大寒，有毒。

【主治】 胸腹大热不止。伤寒大热，及溪毒、射工毒，甚良。通月经，敷蛇伤。主孩子口噤，以汁灌之。敷汤火伤，痛即止。

【附方】 1. 口中生疮。天行热甚者。蛇莓自然汁半升，稍稍咽之。2. 水中毒病。蛇莓根捣末服之，并导下部。亦可饮汁一二升。夏月

汁〔主治〕胸腹大热不止。伤寒大热，及溪毒、射工毒，甚良。通月经，敷蛇伤。主孩子口噤，以汁灌之。敷汤火伤，痛即止。

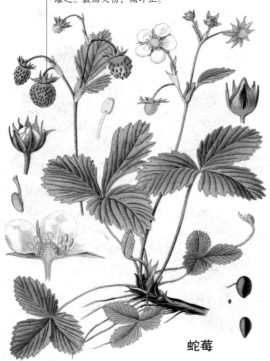

蛇莓

欲入水，先以少末投中流，更无所畏。又辟射工。家中以器贮水、浴身亦宜投少许。

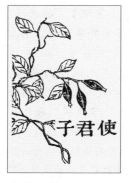

使君子 【释名】

也称留求子。

【集解】［志说］它形状如栀子，棱瓣深而两头尖，像诃黎勒但轻些。［时珍说］原产于海南、交趾，现在闽的绍武，蜀的眉州，都有栽种，也容易栽活。

其藤如葛，绕树而上。叶青如五加叶。五月开花，一簇一二十葩，红色，轻盈如海棠。其果实长一寸左右，五瓣合成，有棱，初时呈淡黄色，老了就呈紫黑色。其中间的核仁长如榧子仁，色味又如栗。久了就呈油墨色，不可以食用。

【气味】 甘，温，无毒。

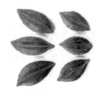

使君子〔主治〕小儿心、肺、肝、肾疳病，小便白浊。杀虫，疗腹泄痢疾，健脾，除虚热。治小儿百病，疮癣。

【主治】 小儿心、肺、肝、肾等疳病，小便白浊。杀虫，疗腹泄痢疾，健脾，除虚热。治小儿百病，疮癣。

【发明】［时珍说］凡是杀虫药，多数是辛、平，只有使君子和榧子，味甜而且能杀虫，与其他不同。凡是大人小儿得了虫病，在每月上旬，早晨空腹吃使君子仁数枚，或用壳煎汤咽下，次日虫都被杀死而被排出体外。有的认为，七颗生吃、七颗煨热吃，效果也很好。服药期间忌饮热茶，犯了禁忌就会得腹泻。此物甘，气温，既能杀虫，又益脾胃，所以能收敛虚热而止腹泄痢疾，为治疗小儿各种病的要药。

【附方】 1. 小儿脾疳。用使君子、芦荟，等分研末。每服一钱，米汤送下。2. 小儿痞块腹大，肌瘦面黄，渐成疳疾。用使君子仁三钱、木鳖子仁五钱，共研末，滴水做成丸子，如龙眼大。每取一丸，放入一个破了顶的鸡蛋中，饭上蒸熟，空心服。3. 小儿蛔痛。用使君子仁为末，五更时以米汤调服一钱。4. 小儿虚肿，阴囊浮肿。用使君子一两，去壳，加蜜五钱炙药，研细。每服一钱，饭后服，米汤送下。5. 虫牙疼痛。用使君子煎汤频漱。

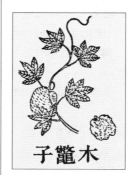

木鳖子 【释名】

也称木蟹。

【集解】［志说］产于朗州及南中，今湖广各州都有生长。［颂说］春天生苗，作藤生。叶子有五桠，形状像山药，青色正面光滑。四月开黄花，六月结果实。生时为青色，成熟后为红黄色，肉上有软刺。每一个果实有三四十枚核，其形状扁得像鳖，八九月采摘。岭南人常采摘嫩果实及苗叶当作食物，蒸来吃。[时珍说]木鳖核形状扁，大小如围棋子，其核仁为青绿色。

仁 【气味】 甘，温，有毒。

【主治】 骨折伤，消结肿恶疮，生肌肉，止腰痛，除粉刺。另治妇人乳痈、肛门肿痛。用醋按摩，消肿。治慢性消化不良、利大肠、腹泻痢疾、痔疮结核。

【发明】 [时珍说]南方人常采摘其苗及嫩果实来吃，无恙，是因为毒未显示出来。古人发生死亡情况或者是与猪肉不相适应，或者是违犯了其他禁忌，不可以完全归咎于木鳖。

【附方】 1.**酒疸脾黄**。用木鳖子磨醋服一二碗，腹泻即见效。2.**脚气肿痛**。用木鳖子仁，先切开。麸炒过，再切碎重炒，去油至尽，每两加厚桂半两，研末。每服二钱，热酒送下，发汗即愈。3.**阴疝偏坠**。木鳖子一个，磨醋调黄檗、芙蓉两药细末，涂敷患处。4.**腹中痞块**。用木鳖子仁五两，分别放入切开的两副猪肾中，煨熟，捣烂，再加黄连末三钱，与蒸饼一起和成丸子，如绿豆大。每服三十丸，开水送下。5.**肛门痔痛**。用木鳖仁三枚，捣成泥，倒入百沸汤一碗，趁热先熏后洗。每日三次。6.**多年瘰疬**。用木鳖仁二个，去油，研细，加鸡蛋白，蒸熟于饭后服下。每日一服，半月见效。7.**小儿丹瘤**。用木鳖子仁研成泥，调醋敷患处，一日用药三五次，效果显著。8.**风牙肿痛**。用木鳖子仁磨醋涂搽。

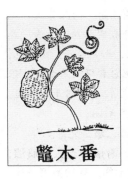

番木鳖 【释名】
又称马钱子、苦实把豆、火失刻把都。

【集解】 [时珍说]番木鳖生回回国，今西土邛州诸处皆有之。蔓生，夏开黄花。七八月结实如栝楼，生青熟赤，亦如木鳖。其核小于木鳖而色白。彼人言治一百二十种病，每证各有汤引。有人说用豆腐制过用起来比较好。有的说能毒死狗。

仁 【气味】 苦，寒，有毒。

【主治】 伤寒热病，咽喉痹痛，消痞块。并含之咽汁，或磨水嚼咽。

【附方】 1.**喉痹作痛**。番木鳖、青木香、山豆根等分，为末吹之。2.**癍疮入目**。苦实把豆（即马钱子）半个，轻粉、水花、银朱各五分，龙脑、麝香、枯矾少许为末。左目吹右耳，右目吹左耳，日二次。

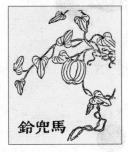

马兜铃 【释名】
又称都淋藤、独行根、土青木香、云南根、三百两银药。

【集解】 [颂说]马兜铃今关中、河东、河北、江、淮、夔、浙州郡都有。春生苗，作蔓绕树而生。叶如山蓣叶，而厚大背白。六月开黄紫花，颇类枸杞花。七月结实如大枣，状似铃，作四五瓣。其根名云南根，微似木香，大如小指，赤黄色。七八月采实，曝干。

实 [修治] [敩说]凡采得实，去叶及蔓，以生绢袋盛于东屋角畔，待干劈开，去革膜，取净子焙用。

【气味】 苦，寒，无毒。

【主治】 肺热咳嗽，痰结喘促，血痔瘘疮。肺气上急，坐息不得，咳逆连连不止。清肺气，补肺，去肺中湿热。

【发明】 [时珍说]马兜铃体轻而虚，熟则悬而四开，有肺之象，故能入肺。气寒味苦微辛，寒能清肺热，苦辛能降肺气。钱乙补肺阿胶散用它，并非取其补肺，而是取其清热降气，邪气去则肺安。其中所用阿胶、糯米，则是补肺的药。汤剂中用多会使人作吐，故崔氏方用以吐蛊。其不能补肺，又可推矣。

【附方】 1.**水肿腹大**，喘急。马兜铃煎汤，日服之。2.**肺气喘急**。马兜铃二两，去壳及膜，酥半两，入碗内拌匀，慢火炒干，甘草炙一两，为末。每服一钱，水一盏，煎六分，温呷或嚼之。3.**一切心痛**。大马兜铃一个，灯

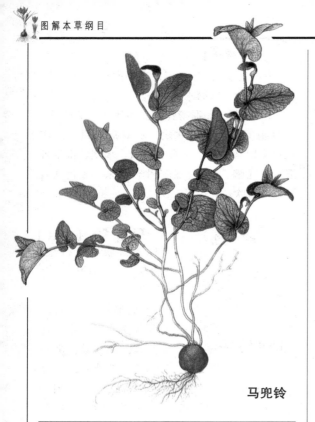

马兜铃

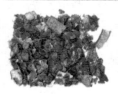

实〔主治〕肺热咳嗽，痰结喘促，血痔瘘疮。肺气上急，坐息不得，咳逆连连不止。清肺气，补肺，去肺中湿热。

上烧存性，为末。温酒服，立效。4.解蛇蛊毒，饮食中得之。咽中如有物，咽不下，吐不出，心下热闷。兜铃一两，煎水服，即吐出。5.痔瘘肿痛。以马兜铃于瓶中烧烟，熏病处良。

独行根 【气味】辛、苦，冷，有毒。

【主治】诸毒热肿，蛇毒。水磨为泥封之，日三四次，立瘥。水煮一二两，取汁服，吐蛊毒。又捣末水调，涂丁肿，大效。治血气。利大肠，治头风瘙痒秃疮。

【附方】 1.肠风漏血。马兜铃藤、谷精草、荆三棱，川乌头炒过，三味各等分，煎水，先熏后洗之。2.疔肿复发。马兜铃根捣烂，用蜘蛛网裹敷，少时根出。3.恶蛇所伤。青木香半两，煎汤饮之。

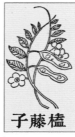

子藤楮

楮藤子 【释名】又称象豆、楮子、合子。

【集解】[藏器说]按《广州记》中所载：楮藤子生广南山林间。作藤着树，如通草藤。其实三年方熟，角如弓袋，子若鸡卵，其外紫黑色。其壳用贮丹药，经年不坏。取其中仁入药，炙用。

仁 【气味】涩，甘，平，无毒。

【主治】五痔蛊毒。以仁为粉，微熬，水服一二匕。亦和大豆澡面，去面黑气。治小儿脱肛血痢泻血，并烧灰服。或以一枚割瓤熬研，空腹热酒服二钱。不过三服，必效。解诸药毒。

【附方】 1.喉痹肿痛。楮藤子烧研，酒服一钱。2.五痔下血。楮藤子烧存性，米饮服二钱有功。3.肠风下血。华佗《中藏经》用楮藤子二个，不蛀皂荚子四十九个。烧存性，为末，每服二钱。温酒下，少顷再饮酒一盏，趁口服，极效。《圣惠方》用楮藤子三枚。厚重者，湿纸七重包，煨熟去壳，取肉为末。每服一钱，食前黄芪汤下，日一服。

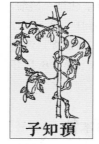

子知預

预知子 【释名】又称圣知子、圣先子、盍合子、仙沼子。

【集解】[颂说]旧不著所出州土，今淮、蜀、黔、壁诸州皆有。作蔓生，依大木上。叶绿，有三角，面深背浅。七月、八月有实作房，生青，熟深红色，每房有子五七枚，如皂荚子，斑褐色，光润如飞蛾。如今蜀人把它看得极为贵重，很难得。采无时。其根冬月采之，阴干。治蛊，其功胜于子也。山民目为圣无忧。

子、仁 【气味】苦，寒，无毒。

【主治】杀虫疗蛊，治诸毒。去皮研服，有效。治一切风，补五劳七伤，其功不可备述。消宿食，止烦闷，利小便，催生，中恶失音，发落，天行温疾。涂一切蛇虫蚕咬，治一切病，每日吞二七粒，不过三十粒，永瘥。

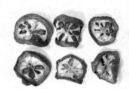

子、仁〔主治〕杀虫疗蛊，治诸毒。治一切风，补五劳七伤。消宿食，止烦闷，利小便，催生，中恶失音，发落，天行温疾。

根【气味】 苦，冷，无毒。

【主治】 解毒。石臼捣筛，每用三钱，温水服，立刻见效。

【附方】 1.**心气不足，精神恍惚，语言错妄，怔忡烦郁，忧愁惨戚，喜怒多恐，健忘少睡，夜多异梦，寤即惊魇，或发狂眩晕不知人，并宜服此。**预知子去皮、白茯苓、枸杞子、石菖蒲、茯神、柏子仁、人参、地骨皮、远志、山药、黄精蒸熟、朱砂水飞，等分，为末。炼蜜丸芡子大。每嚼一丸，人参汤下。2.**耳卒聋闭。**八九月取石榴开一孔，留盖，入米醋满中，盖定，面裹塘火中煨熟取出，入少仙沼子、黑李子末，取水滴耳中，脑痛勿惊。如此二夜，又点一耳。

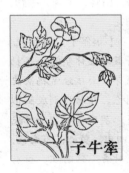

子牛牵

牵牛子 【释名】

也称黑丑、草金铃、盆甑草、狗耳草。

【集解】〔时珍说〕牵牛有黑白二种，黑的处处都有，多为野生。其藤蔓有白毛，折断后有白汁。叶子有三尖，如枫叶。花不作瓣，像旋花但大。其果实有蒂包裹着，生时呈青色，干枯时泛白色。其核与棠棣子核一样，颜色为深黑色。白的多是人工栽种，其藤蔓微红无毛，有柔刺，弄断它有浓汁。叶子圆形，有斜尖，如同山药的茎叶。其花比黑牵牛花小，浅碧带红色。其果实和蒂有一寸左右长，生时呈青色干枯时呈白色。其核为白色，人们也采摘嫩果实和蜜糖煎制成果品来吃，因其蒂像茄子，又称为天茄。

子 【气味】 苦，寒，有毒。

【主治】 下气，治下肢水肿，除风毒和一切气壅滞。治腹部痛胀而有气块，利大小便。

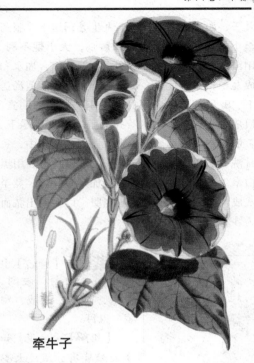

牵牛子

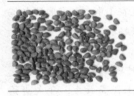

子〔主治〕下气，治下肢水肿，除风毒和一切气壅滞。治腹部痛胀而有气块，利大小便。治腰痛，排体内毒性产物。

另可治腰痛，排体内毒性产物。和山茱萸一起服，去虚肿。除气分湿热、三焦壅结。祛痰消饮，通大肠气秘风秘，杀虫，达命门。

【附方】 1.**三焦壅塞。**指胸膈不快、头昏目眩、涕唾痰涎、精神不爽。利膈丸：皂荚酥炙二两，研末，生姜自然汁煮糊，制丸梧桐子大。每服二十丸，荆芥汤下。2.**一切积气，宿食不消。**黑牵牛头研末四两，将萝卜剜空，把末装进，用纸封好蒸熟，取出后加入白豆蔻末一两，制丸梧桐子大。每服一二十丸，白汤下。3.**大便不通。**用牵牛子半生半熟，研末。每服二钱，姜汤送下。又一方：加大黄等分。又一方：加生槟榔等分。4.**水蛊胀满。**用白牵牛、黑牵牛各取头末二钱，大麦面四两，和成烧饼，临睡时烙熟食下，以茶送服。5.**水肿尿涩。**用牵牛研末，每服一匙，以小便通利为度。6.**脚部水肿。**用牵牛子捣成末，加蜜做成丸子，如小豆大，每服五丸生姜汤送下。服药至小便通利为止。7. **小儿肿病，大小便不利。**用黑牵牛、白牵牛各二两，炒取头末，加水和成丸子，如绿豆大。每服二十丸，萝卜煎汤送下。8. **风热赤眼。**用白牵牛末，加葱白同煮，研成丸子，如绿豆大。每服五丸，葱汤送下。9. **脸上粉刺。**用黑牵牛末，调入面脂药中，每日洗搽脸部。10. **一切痈疽，无名肿毒。**用黑白牵牛各一合，布包捶碎，加好醋一碗，熬至八成，露一宿，次日五更温服。以大便出脓血为妙。

紫葳

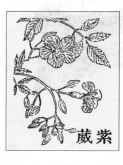

葳紫

【释名】也称凌霄、陵苕、陵时、女葳、芰华、武威、瞿陵、鬼目。

【集解】［颂说］如今处处皆有紫葳，大多生在山中，农家园圃也偶有栽种。初为蔓生，依大木，久延至巅。花黄赤，夏天始盛。今医家多采花，入女科药用。［时珍说］凌霄野生，蔓才数尺，遇木则攀缘而上，高数丈，年久者藤大如杯。春初生枝，一枝数叶，尖长有齿，深青色。自夏至秋开花，一枝十余朵，大如牵牛花，头开五瓣，赭黄色，有细点，秋深更赤。八月结荚如豆荚，长三寸许，子轻薄如榆仁、马兜铃仁。根长也似兜铃根，秋后采，阴干。

花 【气味】酸，微寒，无毒。

【主治】妇人产乳余疾，崩中，癥瘕血闭，寒热羸瘦，养胎。产后奔血不定，淋沥，主热风风痫，大小便不利，肠中结实。酒齇热毒风刺风，妇人血膈游风，崩中带下。

茎、叶 【气味】苦，平，无毒。

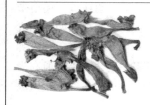

花 ［主治］妇人产乳余疾，崩中，肿瘕血闭，寒热羸瘦，养胎。产后奔血不定，淋沥，主热风风痫，大小便不利，肠中结实。

【主治】四肢痿弱，足不能行，益气。热风身痒，游风风疹，瘀血带下，花及根功同。治喉痹热痛，凉血生肌。

【发明】［时珍说］凌霄花及根，甘酸而寒，茎叶带苦，手足厥阴经药也。行血分，能去血中伏火。故主产乳崩漏诸疾，及血热生风之症。

【附方】1. **妇女血崩。**凌霄花为末，每服二钱，酒送下。后服四物汤。2. **便后下血。**凌霄花浸酒，随时饮服。3. **消渴引饮。**凌霄花一两，捣碎，加水一碗半，煎成一碗，分二次服下。4. **通身风痒。**凌霄花为末，服一钱，酒送下。5. **大风疬疾。**凌霄花五钱，地龙焙、僵蚕炒、全蝎炒各七个，共研末。每服二钱，温酒送下。以出汗为效。6. **月经不畅。**凌霄花为末，每服二钱，饭前服，温酒送下。

营实（墙蘼）

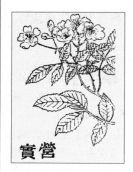

實營

【释名】也称蔷薇、山棘、牛棘、牛勒、刺花。

【集解】［时珍说］蔷薇野生林堑间。春抽嫩芽，小孩经常掐去皮刺吃。稍长，则成丛似蔓，茎硬多刺。小叶尖薄有细齿。四五月开花，四出，黄心，有白色、粉红二者。结子成簇，生时青，熟则红。核有白毛，如金樱子核，八月采。

营实 【气味】酸，温，无毒。

【主治】痈疽恶疮，结肉跌筋，败疮热气，阴蚀不瘳，利关节。久服轻身益气。治上焦有热。

根 【气味】苦、涩，性冷，无毒。

【主治】止泄痢腹痛，五脏客热，除邪逆气，疮癣诸恶疮，金疮伤挞，生肉复肌。治热毒风，除邪气，止赤白痢，肠风泻血，通结血，治牙齿痛，小儿疳虫肚痛，痈疽疔癣，头疮白秃。除风热湿热，缩小便，止消渴。

【发明】［时珍说］营实、蔷薇根，能入阳明经，除风热湿热，生肌杀虫，故痈疽疮癣

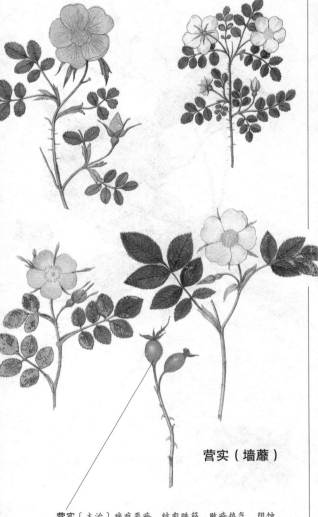

营实（墙蘼）

营实〔主治〕痈疽恶疮，结肉跌筋，败疮热气，阴蚀不瘳，利关节。久服轻身益气。治上焦有热。

古方常用。

【附方】 1. **消渴尿多**。用蔷薇根一把，水煎，每日服用。2. **小儿尿床**。用蔷薇根五钱，煎酒夜饮。3. **口咽痛痒，发声不出**。用蔷薇根皮、射干各一两，甘草炙半两，每取二钱，水煎服。4. **口舌糜烂**。用蔷薇根，打去土，煮成浓汁，温含口中，冷即吐去。5. **痈肿疖毒**。用蔷薇皮交替炙热熨患处。6. **刀伤肿痛**。用蔷薇根烧灰，每服一匙，开水送下。日服三次。7. **眼热昏暗**。用营实、枸杞子、地肤子各二两，共研末。每服三钱，温酒送下。

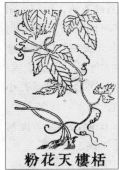

粉花天樓栝

栝楼 【释名】

也称果赢、瓜蒌、天瓜、黄瓜、地楼、泽姑。根名白药、天花粉、瑞雪。

【集解】［时珍说］栝楼根直下生，年久者长数尺。秋后掘者结实有粉。实圆长，青时如瓜，黄时如熟柿，山上人家小儿常食。内有扁子，大如丝瓜子，壳色褐，仁色绿，多脂，作青气。炒干捣烂，水熬取油，可点灯。

实、根 【修治】［敩说］功效各别。栝者，圆、黄，皮厚蒂小；楼者，形长，赤皮蒂粗。阴人服楼，阳人服栝，去壳皮革膜及油。用根亦取大二三围者，去皮捣烂，以水澄粉用。

【气味】 苦，寒，无毒。

【主治】 胸痹，悦泽人面。润肺燥，降火，治咳嗽，涤痰结，利咽喉，止消渴，利大肠，消痈肿疮毒。子：炒用，补虚劳口干，润心肺，治吐血，肠风泻血，赤白痢，手面皱。

【发明】［震亨说］栝楼实治胸痹，因为它甘性润。甘能补肺，润能降气。胸中有痰者，乃肺受火逼，痰不能降。甘缓润下，则痰自降，所以它是治嗽要药。且又能洗涤胸膈中垢腻郁热，为治消渴之神药。

茎、叶 【气味】 酸，寒，无毒。

【主治】 中热伤暑。

【附方】 1. **痰咳不止**。用仁一两、文蛤七分，共研末，以浓姜汁调成丸子，如弹子大，噙口中咽汁。又一方：熟栝楼十个、明矾二两，共捣成饼，阴干，研末，加糊做成丸子，如梧桐子大。每服五十至七十丸，姜汤送下。2. **干咳不止**。用熟栝楼捣烂，加蜜等分，再加白矾一钱，共熬成膏，随时口含咽汁。3. **痰喘气急**。用栝楼二个、明矾如枣大一块，同烧存性，研细，以熟萝卜蘸食。药尽病除。4. **肺痿咯血**。用栝楼五十个连瓤瓦焙、乌梅肉五十个焙过、杏仁去皮尖炒二十一个，共研末；另将猪肺一片切薄，掺末一小撮入内，炙熟，冷嚼咽下。

一天二次。 5.**妇女痰嗽，月经不调，形瘦。**用栝楼仁一两，青黛、香附各一两五钱，共研末，加蜜调匀，口中噙化。6.**小儿黄疸。**用青栝楼焙过，研末。每取一钱，加水半碗，煎至七成，临睡时服，五更有黄物泻下，即为见效。7.**小便不通，腹胀。**用栝楼焙过，研末。每服二钱，热酒送下。服至病愈为止。8.**吐血不止。**泥封栝楼，煅存性，研末。每服三钱，糯米汤送下。日服二次。9.**肠风下血。**用栝楼一个，烧灰，加赤小豆半两，共为末。每服一钱，空心服，酒送下。10.**咽喉肿痛，不能发声。**用栝楼皮、白僵蚕炒、甘草炒各二钱半，共研末。每服三钱半，姜汤送下。日服二次。或以棉裹半钱含咽亦可。11.**诸痈发背。**用栝楼捣为末，每服一匙，水送下。12.**风疮疥癣。**用生栝楼一二个，打碎，酒泡一夜，取酒热饮。13.**消渴引饮。**取大栝楼根，去皮，切细，水泡五天，每日换水。五日后取出捣碎，过滤，澄粉，晒干。每服一匙，水化下。日服三次。亦可将药加入粥中及乳酪中吃下。又一方：用栝楼根切薄，炙过，取五两加水五升煮至四升，随意饮服。14.**小儿热病。**栝楼根末半钱，乳汁调服半钱。15.**天泡湿疮。**天花粉、滑石，等分研末，水调搽涂。16.**折伤肿痛。**栝楼根捣烂涂患处，厚布包住，热除，痛即止。17.**痘后目障。**天花粉、蛇蜕洗焙等分，为末，羊子肝劈开，入药在内，米泔煮熟，切食。次女病此，服之旬余而愈。

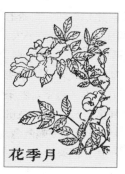

花季月

月季花 【释名】

也称月月红、胜春、瘦客、斗雪红。

【集解】[时珍说]处处人家多有栽插，属蔷薇类。青茎长蔓硬刺，叶小于蔷薇，花深红，千叶厚瓣，逐月开放，不结子。

【气味】 甘，温，无毒。

【主治】 活血，消肿，敷毒。

【附方】 **瘰疬未破。**月季花头二钱，沉香

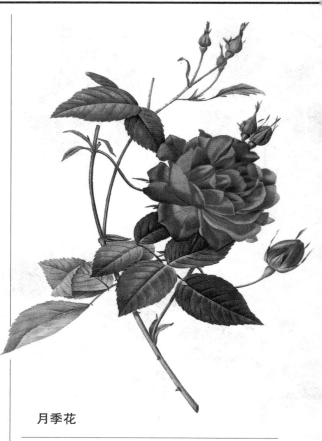

月季花

花〔主治〕活血，消肿，敷毒。

五钱，芫花炒三钱，碎锉，入大鲫鱼腹中，就以鱼肠封固，酒、水各一盏，煮熟食，即愈。

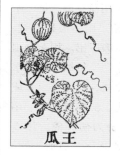

瓜王

王瓜 【释名】又

称土瓜、老鸦瓜、马㼝瓜、赤雹子、野甜瓜、师姑草、公公须。

【集解】[时珍说]王瓜三月生苗，其蔓多须，嫩时可茹。其叶圆如马蹄而有尖，面青背淡，涩而不光。六七月开五出小黄花成簇。结子累累，熟时有红黄二色，皮亦粗涩。根不似葛，但像

栝楼根这么小的，澄粉甚白腻，须深掘二三尺乃得正根。江西人栽之沃土，取根作蔬食，味道像山药。

根 【气味】 苦，寒，无毒。

【主治】 消渴内痹，瘀血月闭，寒热酸疼，益气愈聋。散痈肿留血，妇人带下不通，下乳汁，止小便数不禁，逐四肢骨节中水，治马骨刺人疮。天行热疾，酒黄病，壮热心烦闷，热劳，排脓，消扑损瘀血。主蛊毒，小儿闪癖，痞满痰疟。并取根及叶捣汁，少少服，当吐下。利大小便，治面黑面疮。

【附方】 1. **小儿发黄**。土瓜根生捣汁三合与服，不过三次。2. **黄疸变黑**。医所不能治，用土瓜根汁，平旦温服一小升，正午黄水当从小便出。不出再服。小便如泔，乃是肾虚。用王瓜根一两，白石脂二两，菟丝子酒浸二两，桂心一两，牡蛎粉一两，为末。每服二钱，大麦粥饮下。3. **小便不通**。土瓜根捣汁，入少水解之，筒吹入下部。4. **大便不通**。上方吹入肛门内。二便不通，前后吹之，取通。5. **乳汁不下**。土瓜根为末。酒服一钱，一日二服。杨氏产乳方。经水不利带下，少腹满，或经一月再见者，土瓜根散主之。土瓜根、芍药、桂枝、土鳖各三两，为末。酒服方寸匕，日三服。6. **一切漏疾**。土瓜根捣敷之，燥则易。7. **耳聋灸法**。湿土瓜根，削半寸塞耳内，以艾灸七壮，每旬一灸，愈乃止。

子 【气味】 酸、苦，平，无毒。

【主治】 生用：润心肺，治黄病。炒用：治肺痿吐血，肠风泻血，赤白痢。主蛊毒，反胃吐食。

【附方】 1. **消渴饮水**。霜瓜去皮。每食后嚼二三两，五七度瘥。2. **反胃吐食**。王瓜灯上烧存性一钱，入好枣肉，平胃散末二钱，酒服，食即可下。即野甜瓜，北方多有之。3. **痰热头风**。悬栝楼一个，王瓜七个焙，大力子（即牛蒡子）焙四两，为末。每食后茶或酒服三钱。忌动风发热之物。筋骨痛挛王瓜子炒开口，为末。酒服一钱，日二服。4. **赤目痛涩，不可忍**。小圆瓜蒌，篱上大如弹丸、红色、皮

上有刺者，九月、十月采，晒干，槐花炒、赤芍药等分，为末。每服二钱，临卧温酒下。卫生家宝方。瘀血作痛王瓜烧存性，研末。无灰酒空心服二钱。5. **大肠下血**。王瓜一两烧存性，地黄二两，黄连半两，为末，蜜丸梧桐子大。米饮下三十丸。

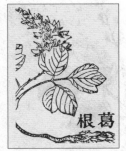

根葛

葛 【释名】 又叫鸡齐、鹿藿、黄斤。

【集解】〔颂说〕到处都有生长，江浙一带尤其多。春天生苗，引藤蔓生，长一二丈，紫色。七月份开花，粉紫色，像豌豆花，不结果实。根的形状大小像手臂，紫黑色。在五月五日午时采根曝晒干，以入土深的那种为最好。现在的人多做成粉来吃。鹿吃九种草，这是其中的一种。〔时珍说〕葛有野生、家种两类。其根外呈紫色而里呈白色，长约七八尺。其叶子有三尖，像枫叶而略长一点，正面青色背面淡青色。其花成穗，累累相缀，红紫色。其荚如小黄豆荚，也有毛。其子绿色，扁扁的如盐梅子核，生嚼有腥气，八九月份采集它，称为葛谷。花晒干后，也可以炸来吃。

根 【气味】 甘、辛，平，无毒。

【主治】 消渴，身大热，呕吐，诸痹，起阴气，解诸毒。疗伤寒中风头痛，解肌发表出汗，开腠理，疗金疮，止胁风痛。治天行上气呕逆，开胃下食。排除瘀血，通小肠，散郁火。治糖尿病、呃逆上气、伤风感冒头痛、各种痹症、皮肤疮毒，以及腹泻便血等病症。另可助消化，解酒醉，利大小便，去烦热。外敷可治小儿热疮，蛇虫咬伤。捣成汁喝，可治小儿热病、关节红肿、疯狗咬伤等。解野葛、巴豆的药毒。生的可以堕胎。蒸食，解酒毒。去烦热，压丹石，敷小儿热疮。

谷 【气味】 甘，平，无毒。

【主治】 小儿腹泻及下痢十年以上。解酒毒。

花 【主治】 消酒，治肠风下血。

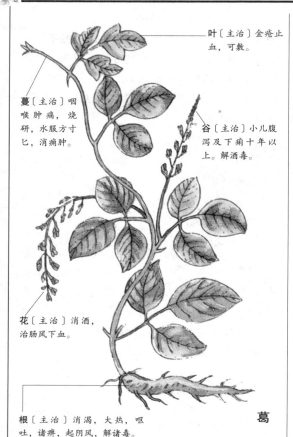

叶〔主治〕金疮止血，可敷。

蔓〔主治〕咽喉肿痛，烧研，水服方寸匕，消痈肿。

谷〔主治〕小儿腹泻及下痢十年以上。解酒毒。

花〔主治〕消酒，治肠风下血。

根〔主治〕消渴，大热，呕吐，诸痹，起阴风，解诸毒。

葛

叶 【主治】 金疮止血，可敷。

蔓 【主治】 咽喉肿痛，烧研，水服方寸匕，消痈肿。

【附方】 1. **伤寒头痛，内热脉洪**。用葛根四两，加水两升，豉一升，同煮成半升服。加生姜汁更好。2. **烦躁热渴**。用葛粉四两，拌入泡过粟米一夜的水中，煮熟，加米汤同服。3. **心热吐血**。用生葛根捣汁半升，一次服完。4. **热毒下血**。用生葛根二斤，捣汁一升，加藕一升服下。5. **酒醉不醒**。饮生葛根汁二升便愈。6. **疖子初起**。用葛蔓烧灰，水调敷涂。7. **鼻血不止**。生葛捣汁，每次服一小盏，日服三次。8. **金疮中风，痉强欲死**。生葛根四两，以水三升，煮取一升，去渣分服，牙关紧闭者灌服。9. **毒药中毒，上吐下泻**。葛根煮成汁，时常服用。

天门冬 【释名】

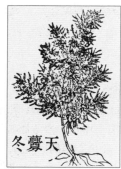

冬虋天

也称颠勒、颠棘、天棘、万岁藤。

【集解】［别录说］天门冬产于奉高山谷。［颂说］今处处都有。春天生藤蔓，大如钗，高达一丈多。叶如茴香，极尖细而稀疏光滑，有逆刺；也有不光滑而无刺的，叶子如丝，杉而细散，都叫天门冬。夏季开细白花，也有黄色及紫色的。秋天结黑色的果子，在根枝旁。夏季入伏后花便凋谢了，藏有浆果。天门冬的根呈白色，或黄、紫色，大如手指，长二三寸，可用来救荒充饥。可将天门冬蒸煮吃。

根 【气味】 苦，平，无毒。

【主治】 各种由风、寒、湿引起的肢体疼痛或麻木，强骨髓，驱虫，去伏尸。长期服用轻身益气，延年不饥。保定肺气，去寒热，养肌肤，利小便，冷而能补。主肺气咳逆，喘息促急，肺痿生痈吐脓。清热，通肾气。止消渴，去热中风，治湿疥。镇心，润五脏，补五劳七伤。治吐血咳嗽，化痰润燥，滋阴，清热降火。阳事不起者，宜经常服用。

【附方】 1. **服食法**。孙真人《枕中记》中记载，八九月采天门冬根晒干为末。每日服一方寸匕，一日三次。无论神仙还是凡人，长期服用补中益气。治虚劳绝伤，年老体衰，半身不遂，风湿疼痛，冷痹，恶疮，痈疽癫疾，鼻腔溃烂，服用后脱皮而病虫出。酿酒服，除腹部积块，风痰癫痫，脾胃生虫。去湿痹，轻身益气，令人不饥。服用百日后延年耐老。用天门冬酿酒初熟时微带酸味，久贮后则香美，各种酒都不及它。但忌食鲤鱼。又：用干天门冬十斤，杏仁一斤，捣末蜜渍，每次服一方寸匕，名仙人粮。2. **辟谷不饥**。天门冬二斤，熟地黄一斤，炼蜜丸如弹子大小，每次温酒送化三丸，一日服三次。居住在山中及远行的人可用来作为粮食。服用十天，能轻身明目；服用二十天，则百病痊愈，面色红润；服用三十天，白发变黑，齿落重生；服用五十天，行如奔马；服用百日延年不老。3. **天门冬膏**。润肺，治咳嗽失血，化痰。润五脏，杀腹虫，除瘟疫。轻身益气，令人不饥。把天门冬用流水泡过，去皮和心，捣烂取汁，倒在砂锅里用文武炭火煮，不能大沸。以十斤为准，熬至三斤，加入蜜四两，熬至膏糊状，放入瓶里，埋入土中一匕左右，去火毒。每日早晚用白开水调服一匙。如引起大便不适，可用酒送服。4. **肺痿咳嗽，吐涎，咽燥而不渴**。用生天门冬捣汁一斗、酒一斗、饴一升、紫苑四合，浓煎成丸子。每服一丸，如杏仁大。日服三次。5. **肺劳风热**。用天门冬去皮、心煮食，或曝干为末，加蜜做成丸子服下。6. **风癫发作，耳如蝉鸣，引胁牵痛**。天门冬去心、皮，晒干，捣为末。每服一匙，酒送下。日服三次。7. **小肠偏坠**。

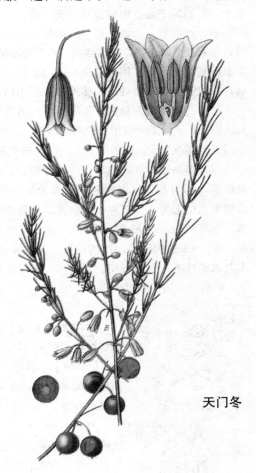

天门冬

用天门冬三钱、乌药五钱，水煎服。

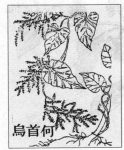

乌首何

何首乌 【释名】

也称交藤、夜合、地精、陈知白、马肝石、桃柳藤、九真藤、赤葛、疮帚、红内消。

【集解】［颂说］何首乌最早出于顺州南河县，现到处都有。岭外江南各州皆有，其中以西洛嵩山和河南柏城县最佳。春生苗，后蔓延于竹木墙壁间。茎呈紫色，叶叶相对，像山药但无光泽。夏秋开黄白花，如葛勒花。子有棱角，像荞麦但比其细小，同粟米大小相似。秋冬采根，拳头般大，各有五个棱，瓣似小甜瓜，有赤、白两种，赤色为雄，白色为雌。春采根，秋采花，九蒸九晒，可当粮食。此草原名交藤，因何首乌服用这种草效果显著才得此名。何首乌，是顺州南河县人，唐元和七年，僧人文象遇茅山老人，传此事。又传何首乌长了三百年的，如栲栳大，号称山精，纯阳之体，久服成地仙。

根【修治】［时珍说］制作的方法是：用何首乌赤、白各一斤，竹刀刮去粗皮，用淘米水浸一夜，切片，用黑豆三斗，每次用三升三合三勺，以水泡过，在砂锅内铺一层豆，一层首乌，层层铺尽，然后蒸。豆子熟后将它取出来，将何首乌晒干，再用豆如前面的方法蒸，九蒸九晒，使用才佳。

【气味】苦、涩，性微温，无毒。

【主治】颈部淋巴结核，消肿块，疗头面风疮，治各种内外痔，止心痛，益血气，黑髭发，悦颜色。久服长筋骨，益精髓，延年不老，令人有子。也治妇人产后及带下各种疾病，治腹脏一切顽疾寒气，便血，消肝火。

【发明】［时珍说］宋怀州知州李治，与一武臣同官，奇怪他已七十有余还很轻健，面如渥丹，食欲旺盛，询问原由，则是因为服用了何首乌丸，这才传下此方。后来李治得病，在盛夏时半身无汗已二年，暗自忧虑。于是造

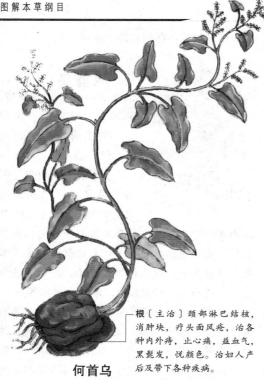

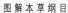

根〔主治〕颈部淋巴结核，消肿块，疗头面风疮，治各种内外痔，止心痛，益血气，黑髭发，悦颜色。治妇人产后及带下各种疾病。

何首乌

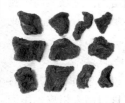

炙首乌〔主治〕颈部淋巴结核，消肿块，疗头面风疮，治各种内外痔，止心痛，益血气，黑髭发，悦颜色。久服长筋骨，益精髓，延年不老，令人有子。也治妇人产后及带下各种疾病，治腹脏一切顽疾寒气，便血，消肝火。

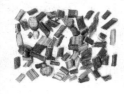

首乌藤〔主治〕颈部淋巴结核，消肿块，疗头面风疮，治各种内外痔，止心痛，益血气，黑髭发，悦颜色。久服长筋骨，益精髓，延年不老，令人有子。也治妇人产后及带下各种疾病，治腹脏一切顽疾寒气，便血，消肝火。

丸服用一年多，身体便开始流汗，此丸活血治风的功效，对人体大有补益。其方用赤、白何首乌各半斤，淘米水浸三夜，竹刀刮去皮，切片焙干，石臼杵为末，炼蜜丸如梧桐子大，每日空腹酒下五十丸。服末也可以。

【附方】 1. 七宝美髯丹。何首乌赤、白各一斤，同前面的制作方法一样九蒸九晒后研末。赤、白茯苓各一斤，去皮研末，以水淘去筋膜及悬浮物，取沉淀的捻成块，以人乳十碗，浸匀晒干研末；牛膝八两，酒浸一日，同

蒸了七次的何首乌蒸到第九次时止，然后晒干；当归八两，酒浸一日后晒干。枸杞子八两，酒浸后晒干；菟丝子八两，酒浸生芽，研烂晒干；补骨脂四两，同黑芝麻一起炒香。忌用铁器，用石臼杵成末，炼蜜和成弹子大的丸，共一百五十丸。每日服三丸，清晨温酒送下，午时姜汤送下，卧时盐水送下。其余的和成梧桐子大的丸，每日空腹用酒送服一百丸。一剂后，乌须发，壮筋骨，固精气，续嗣延年。2. **骨软风疾，腰膝疼痛，遍身瘙痒，行步困难**。何首乌大而有花纹者为最好、牛膝各一斤，同在好酒中泡七夜，取出晒干，捣烂，加枣肉和成丸子，如梧桐子大。每服三十至五十丸。空心服，酒送下。3. **皮里作痛，不问何处**。用何首乌末，姜汁调成膏涂搽，搽后用布包住，以火烘鞋底熨按。4. **自汗不止**。用何首乌末，调唾液，封脐上。5. **肠风下血**。用何首乌二两，研末。每服二钱，饭前服，米汤送下。6. **破伤血出**。用何首乌末敷上即止。7. **瘰疬结核，或破或不破，下至胸前者皆可治**。用何首乌根洗净，每日生嚼，并取叶捣烂涂患处。8. **痈疽毒疮**。用何首乌不限量，在文火上熬煎，加酒等量，再煎开几次后，存酒，随时饮用；取药渣焙干，研末，以酒煮面调成丸子，如梧桐子大。每服三十丸，空心服，温酒送下。病愈后，药可常服。9. **大风疠疾**。用何首乌以大而有花纹者为好一斤，泡淘米水中七天，反复蒸、晒数次，加胡麻四两，再蒸再晒，研末，每服二钱，酒送下，日服二次。10. **疥癣满身**。用何首乌、艾叶等分，水煎浓汤洗浴，可以解痛、生肌肉。用何首乌茎、叶煎汤洗浴，效果显著。

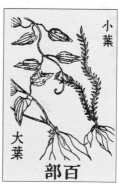

百部 【释名】也称婆妇草、野天门冬。

【集解】〔弘景说〕山野间处处都有。春天生苗作藤蔓，叶大而尖长，颇似竹叶，叶面青色而有光泽。茎呈青色，肥嫩的时候可煮来食用。

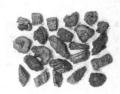

炙百部〔主治〕泡入酒中，空腹饮，可治疥、癣，除去虫蚕咬毒。

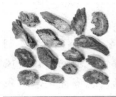

百部〔主治〕咳嗽喘气，肺热，润肺，散身体内热。治面黄肌瘦、腹部膨大，对蛔虫、寸白虫，以及一切树木蛀虫，一杀即死。

根 【气味】甘，微温，无毒。

【主治】咳嗽喘气，肺热，润肺，散身体内热。治面黄肌瘦、腹部膨大，对蛔虫、寸白、蛲虫，以及一切树木蛀虫，一杀即死。杀虱子及苍蝇蠓虫。做汤洗牛身，可除虱子且效果显著。将百部烤后泡入酒中，空腹饮，可治疥、癣，除去虫蚕咬毒。

【附方】1.长期咳嗽。用百部根泡酒，每温服一升，日服三次。又一方：用百部、生姜，各捣汁，等分，取二合煎服。又一方：用百部藤根捣自然汁，加蜜等分，以沸汤煎成膏，噙咽。2.遍身黄肿。用新鲜百部根，洗净，捣烂，敷脐上，以糯米饭半升，拌水酒半合，揉软，盖在药上，外用布包好。一二天之后，口内有酒气，水从小便出，肿亦渐消。3.熏衣去虱。和百部、秦艽，共研末，烧烟熏衣，虱自落。用上两药煮汤洗亦可。

萆薢 【释名】又称赤节、百枝、竹木、白菝葜。

【集解】[别录说]萆薢生真定山谷。二月、八月采根，曝干。[弘景说]今处处有之。

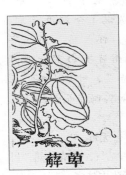

根似菝葜而小异，根大，不甚有角节，节色小浅。[时珍说]萆薢蔓生，叶似菝葜而大如碗，其根长硬，大者如商陆而坚。如今人们都以土茯苓为萆薢，这是错误的。茎叶根苗皆不同。吴普《本草》又以萆薢为狗脊，也是错误的。

根 【气味】苦，平，无毒。

【主治】腰脊痛强，骨节风寒湿周痹，恶疮不愈，热气。伤中恚怒，阴痿失溺，老人五缓，关节老血。冷风痹痹，腰脚瘫缓不遂，手足惊掣，男子臀腰痛，久冷，肾间有膀胱宿水。头旋痫疾，补水脏，坚筋骨，益精明目。中风失音。补肝虚。治白浊茎中痛，痔瘘坏疮。

【发明】[时珍说]萆薢，足阳明、厥阴经药也。厥阴主筋属风，阳明主肉属湿。萆薢之功，长于祛风湿。所以能治缓弱瘫痹遗浊恶疮诸病之属风湿。萆薢、菝葜、土茯苓三物，形虽不同，而主治之功不相远，岂亦一类数种乎？

【附方】1.腰脚痹软，行履不稳者。萆薢二十四分，杜仲八分，捣筛。每旦温酒服三钱匕，禁吃牛肉。2.小便频数。川萆薢一斤，为末，酒糊丸梧桐子大。每盐酒下七十丸。3.白浊频数，漩面如油，澄下如膏，乃真元不足，下焦虚寒。萆薢分清饮：用萆薢、石菖蒲、益智仁、乌药等分。每服四钱，水一盏，入盐一捻，煎七分，食前温服，日一服，效乃止。肠风痔漏，用萆薢、贯众去土等分，为末。每服三钱，温酒空心服之。4.头痛发汗。萆薢、旋覆花、虎头骨酥炙等分，为散。欲发时，以温酒服二钱，暖卧取汗，立瘥。

菝葜 【释名】也称菝虆、金刚根、铁菱角、王瓜草。

【集解】[别录说]生山野。二月、八月采根，曝干。[时珍说]菝葜，山野中甚多。其茎似蔓而坚强，植生有刺。

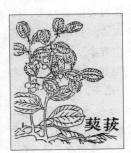

其叶团大，状如马蹄，光泽似柿叶，不类冬青。秋开黄花，结红子。其根甚硬，有硬须如刺。其叶煎饮酸涩。野人采其根叶，入染家用，名铁菱角。吴普《本草》把菝葜当作狗脊，并非如此。

根 【气味】 甘、酸，平、温，无毒。

【主治】 腰背寒痛，风痹，益血气，止小便利。治时疾瘟瘴。补肝经风虚。治消渴，血崩，下痢。

【发明】 ［时珍说］菝葜，足厥阴、少阴药。气温味酸，性涩而收，与萆薢仿佛。孙真人元旦所饮辟邪屠苏酒中亦用之。［颂说］取根浸赤汁，煮粉食，辟瘴。

【附方】 1. **小便滑数**。金刚骨为末。每服三钱，温酒下，睡片刻。2. **沙石淋疾重者**。取去根本，用菝葜二两，为末。每米饮服二钱，后以地椒煎汤浴腰腹，须臾即通也。3. **消渴不止**。菝葜，用口将药物咬碎半两，水三盏，乌梅一个，煎一盏，温服。4. **下痢赤白**。金刚根、腊茶等分，为末。白梅肉捣丸芡子大。每服五七丸，小儿三丸，白痢用甘草汤服下，赤痢用乌梅汤服下。

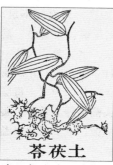

苓茯土

土茯苓 【释名】

也称刺猪苓、山猪粪、草禹余粮、仙遗粮、冷饭团、硬饭。

【集解】 ［时珍说］土茯苓，楚蜀山树木丛生的山谷中有很多。像菝一样蔓生，上有细小的斑点。叶不对生，形状颇似大竹叶但厚滑些，如瑞香叶但要长五六寸。根圆大像鸡鸭蛋，连缀而生。相距远的有一尺左右，相距近的只有几寸，肉柔软，可以生吃。有赤、白二种，以白的为佳。《中山经》说，鼓镫山有一种草，名叫荣草。其叶如柳，其根如鸡蛋，食用止风病，指的就是这种东西。以前的人不知道使用它，弘治、正德年间，因流行杨梅疮，人们便草率地使用轻粉药来治疗，结果疮毒留在了筋骨间，致使全身溃烂。因此人们把土茯苓当作治梅疮的要药，因它的甘淡平和，所以能解浸淫之毒，而无后患，其良效没有能与之相比的。

根 【气味】 甘、淡，平，无毒。

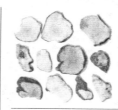

根 ［主治］把它当粮食吃不会感到饥饿，调中止泻，健行不睡。健脾胃，强筋骨，祛风湿，利关节，治拘挛骨痛，恶疮肿块。解汞粉、银朱毒。

【主治】 把它当粮食吃不会感到饥饿，调中止泻，健行不睡。健脾胃，强筋骨，去风湿，利关节，治拘挛骨痛，恶疮痛块。解汞粉、银朱毒。

【附方】 1. **梅毒**。用土茯苓四两、皂荚子七个，煎水代茶饮。2. **治小儿杨梅毒疮**。起于口内，延及全身。将土茯苓末用乳汁调服，月余自愈。3. **骨挛痈漏，筋骨疼痛，溃烂成痈，积年累月，终身成为废疾**。用土茯苓一两，有热，加芩、连；气虚，加人参、白术、甘草、白茯苓；血少，加当归、生地黄、白芍药、川芎。水煎代茶，月余即愈。又一方，用冷饭团四两，加四物汤一两，皂荚子七个，川椒四十九粒，灯草七根，煎水每日饮。4. **瘰疬溃烂**。用土茯苓切片，或研末，水煎服，或加在粥内吃下。多吃为好。

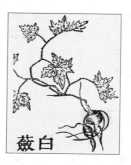

蔹白

白蔹 【释名】

也称白草、白根、兔核、猫儿卵、昆仑。

【集解】 ［别录说］白蔹生于衡山谷中。［颂说］今江淮及荆、襄、怀、孟、商、齐诸州皆有白蔹。二月生苗。多在林中作蔓，赤茎，叶如小桑。五月开花，七月结实。根如鸡鸭卵而长，三五枚同一窠，皮黑肉白。

根 【气味】 苦，平，无毒。

【主治】 痈肿疽疮，散结气，止痛除热，目中赤，小儿惊痫温疟，女子阴中肿痛，带下赤白。杀火毒。治发背瘰疬，面上疱疮，肠风痔漏，血痢，刀箭疮，扑损，生肌止痛。解狼毒之毒。

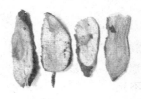

白蔹根〔主治〕痈肿疽疮，散结气，止痛除热，目中赤，小儿惊痫温疟，女子阴中肿痛，带下赤白。杀火毒。治发背瘰疬，面上疱疮，肠风痔漏，血痢，刀箭疮，扑损，生肌止痛。解狼毒之毒。

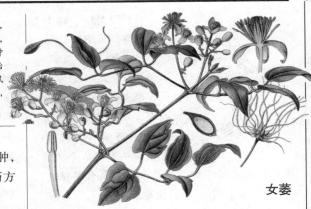

女萎

【发明】［弘景说］生取根捣。敷痈肿，效果显著。［颂说］今医治风及金疮、面药方多用。往往与白及相须。

【附方】1.疔疮初起。水调白蔹末涂搽。2.一切痈肿。白蔹、赤小豆、网草，共研末，加鸡蛋白调匀涂搽。又一方：白蔹二分、藜芦一分，共研末，酒调涂搽，一日三次。3.面部粉刺。用白蔹二分、杏仁半分，鸡屎白一分，研末，加蜜和杂水拭面。4.冻耳成疮。白蔹、黄檗，等分研末，加生油调匀搽耳。5.汤火灼伤。白蔹研末敷涂。6.风痹筋急。白蔹二分、熟附子一分，共研末。每服一小撮，酒送下。日服二次，以身中暖和为度。忌食猪肉、冷水。

淋酒蒸，从巳时至未时出，晒干。

【气味】辛，温，无毒。

【主治】止下痢，消食。主风寒，霍乱泄痢肠鸣，游气上下无常，惊痫寒热百病，出汗。

伏鸡子根

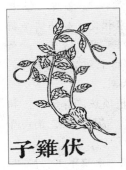

【释名】又称承露仙。

【集解】［藏器说］生四明天台山。蔓延生，叶圆薄似钱，根似鸟形者较好。

【气味】苦，寒，无毒。

【主治】解百药毒，诸热烦闷，急黄，天行黄疸，疟瘴中恶，寒热头痛，疽疮。马黄牛疫：水磨服之，新者尤佳。亦敷痈肿，与陈家白药同功。

女萎 【集解】

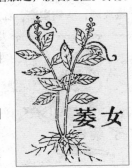

［恭说］女萎叶似白蔹，蔓生，花白子细。

【修治】［敩说］采得阴干，去头并白蕊，于槐砧上锉，拌豆

鹅抱 【集解】

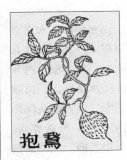

［颂说］生宜州山林下，附石而生，作蔓，叶似大豆。其根形似莱菔，大者如三升器，小者如拳。二月、八月采根，切片阴干用。

【气味】苦，寒，无毒。

【主治】风热上壅，咽喉肿痛，及解蛮箭药毒，捣末酒服有效。亦消风热结毒，酒抹涂之，立愈。

千金藤 【集解】［藏器说］千金藤

有数种，南北名目不同，大略主疗相似，或是皆近于藤也。生北地者，根大如指，色似漆；生南土者，黄赤如细辛。舒、庐间有二种藤似木蓼，又有乌虎藤，绕树生，冬青，亦名千金藤。江西林间有草生叶，头有瘿子，似鹤膝，叶如柳，亦名千金藤。又一种似荷叶，只大如钱许，亦呼为千金藤，又名古藤，主痈及小儿大腹。

【主治】一切血毒诸气，霍乱中恶，天行虚劳疟瘴，痰嗽不利，痈肿大毒，药石发，癫痫，悉主之。

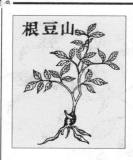

根豆山

山豆根 【释名】

也称解毒、黄结、中药。

【集解】[颂说] 山豆根，生剑南及宜州、果州山谷，今广西亦有，以忠州、万州者为佳。苗蔓如豆，叶青，经冬不凋，八月采根。广南者如小槐，高尺余，石鼠食其根。

【气味】 甘，寒，无毒。

【主治】 解诸药毒，止痛，消疮肿毒，发热咳嗽，治人及马急黄，杀小虫。含之咽汁，解咽喉肿毒，极妙。研末汤服五分，治腹胀喘满。酒服三钱，治女人血气腹胀，又下寸白诸虫。丸服，止下痢。磨汁服，止卒患热厥心腹痛，五种痔痛。研汁涂诸热肿秃疮，蛇狗蜘蛛伤。

【附方】 1.五般急黄。山豆根末，水送服二钱。2.赤白下痢。用山豆根末，加蜜做成丸子，如梧桐子大。每服二十丸，空心服，白开水送下。三服后即可止痢。3.水蛊腹大，皮肤变黑。用山豆根研末，酒送服二钱。4.头风热痛。山豆根末，调油涂太阳穴。5.牙龈肿痛。山豆根一片，含痛处。6.喉中发痈。用山豆根磨醋，噙口中。病重不能言语者，不断地以鸡毛扫药汁入喉，引出涎水，即可言语。7.疥癣虫疮。用腊猪油调山豆根末涂搽。8.喉风急证，水米不下。用山豆根、白药等分，水煎噙咽。

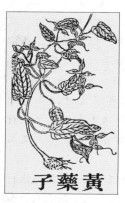

子藥黃

黄药子 【释名】

又称木药子、大苦、赤药、红药子。

【集解】[时珍说] 黄药子现在到处都有栽种。其茎高二三尺，柔而有节，似藤实非藤也。叶大如拳，长三寸许，亦不似桑。其根长者尺许，大者围二三寸，外褐内黄，亦有黄赤色者，肉色颇似羊蹄根。人皆捣

其根入染蓝缸中，说容易变颜色。

【根】 【气味】 苦，平，无毒。

【主治】 诸恶肿疮瘘喉痹，蛇犬咬毒。研水服之，亦含亦涂。凉血降火，消瘿解毒。

【附方】 1.吐血不止。黄药子一两，水煎服。2.咯血吐血。用蒲黄、黄药子等分，为末，掌中舐之。另一方用黄药子、汉防己各一两，为末。每服一钱，小麦汤食后调服，一日二服。3.产后血运，恶物冲心，四肢冰冷，唇青腹胀，昏迷。红药子一两，头红花一钱，水二盏，妇人油钗二只，同煎一盏服。大小便俱利，血自下。

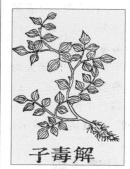

子毒解

解毒子 【释名】

又称地不容、苦药子。

【集解】[恭说] 地不容生于川西山谷，采无时，当地人称其为解毒子。[颂说] 出戎州。蔓生，叶青如杏叶而大，厚硬，凌冬不凋，无花实。根黄白色，外皮微粗褐，累累相连，如药实而圆大，采无时。又开州、兴元府出苦药子，大抵与黄药相类，春采根，曝干，亦入马药用。

【根】 【气味】 苦，大寒，无毒。

【主治】 解蛊毒，止烦热，辟瘴疠，利喉闭及痰毒。治五脏邪气，清肺压热。消痰降火，利咽喉，退目赤。

【附方】 1.咽喉肿痛，水浆不下。苦药、山豆根、甘草、硝石各一分，射干、柑皮、升麻各半两，为末，蜜丸，噙之。2.眉棱骨痛，热毒攻眼，头痛眉痛，壮热不止。解毒子、木香、川大黄各三分，为末，浆水调膏摊贴，干即易之。

白药子 【集解】

[恭说]白药子出原州。三月生苗，叶似苦苣。四月抽赤茎，长似葫芦

蔓。六月开白花，八月结子，名为瓜蒌。九月叶落枝折，采根洗切，晒干，根皮黄色，名白药子。

根 【气味】 辛，温，无毒。

【主治】 金疮生肌。消肿毒喉痹，消痰止嗽，治渴并吐血。治喉中热塞不通，咽中常痛肿。解野葛、生金、巴豆、药毒。刀斧折伤，干末敷，能止血、痛。散血降火，消痰解毒。

【附方】 1. **咽喉肿痛**。白药末一两、龙脑一分，加蜜和成丸子，如芡子大，每次含咽一丸。2. **吐血不止**。白药烧存性，每服三钱，糯米汤送下。3. **眼烂生翳**。白药子一两、甘草半两，共研末，取五钱掺入切开的猪肝中，煮熟吃下。4. **痈肿不散**。生白药根，捣烂置患处。干则易之。

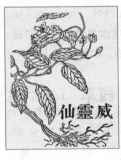

威灵仙 【释名】

[时珍说]威，言其性猛也。灵仙，言其功神也。

【集解】[志说]出商州上洛山及华山并平泽，以不闻水声者良。生先于众草，方茎，数叶相对。冬月丙丁戊己日采根用。[恭说]九月末至十二月，采根阴干。余月并不堪采。[时珍说]其根每年旁引，年深转茂。一根丛须数百条，长者二尺许。初时黄黑色，干则深黑，俗称铁脚威灵仙以此。别有数种，根须一样，但色或黄或白，都不可用。

根 【气味】 苦，温，无毒。

【主治】 诸风，宣通五脏，去腹内冷滞，心膈痰水，疝癖气块，膀胱宿脓恶水，腰膝冷疼，疗折伤。久服无有温疾疟。推新旧积滞，消胸中痰唾，散皮肤大肠风邪。

【发明】[震亨说]威灵仙属木，治痛风之要药也，在上下者都可用，服之尤效。其性好走，亦可横行，故崔元亮言其去众风，通十二经脉，朝服暮效。凡采得闻流水声者，知其性好走也，须不闻水声者乃佳。[时珍说]

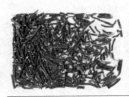

根[主治]诸风，宣通五脏，去腹内冷滞，心膈痰水，疝癖气块，膀胱宿脓恶水，腰膝冷疼，疗折伤。久服无有温疾疟。推新旧积滞，消胸中痰唾，散皮肤大肠风邪。

威灵仙气温，味微辛咸。辛泻气，咸泻水。故风湿痰饮之病，气壮者服之有捷效。其性大抵疏利，长期服用恐损真气，气弱者不可服用。

【附方】 1. **脚气入腹，胀闷喘急**。用威灵仙末，每服二钱，酒下。痛减一分，则药亦减一分。2. **腰脚诸痛**。用威灵仙末，空心温酒服一钱。逐日以微利为度。3. **肾脏风壅，腰膝沉重**。威灵仙末，蜜丸梧桐子大。温酒服八十丸。平明微利恶物，如青脓胶，即是风毒积滞。如未见效，再服一百丸。取下后，食粥补之。一月仍常服温补药。4. **筋骨毒痛**。因患杨梅疮，服轻粉毒药，年久不愈者。威灵仙三斤，水酒十瓶，封煮一炷香，出火毒。逐日饮之，以愈为度。5. **破伤风病**。威灵仙半两，独头蒜一个，香油一钱，同捣烂，热酒冲服。汗出即愈。6. **手足麻痹，时发疼痛，或打扑伤损，痛不可忍，或瘫痪等证**。威灵仙炒五两，生川乌头、五灵脂各四两，为末，醋糊丸梧桐子大。每服七丸，用盐汤下。忌茶。7. **停痰宿饮，喘咳呕逆，全不入食**。威灵仙焙，半夏姜汁浸焙，为末，用皂荚水熬膏，丸绿豆大。每服七丸至十丸，姜汤下，一日三服，一月为验。忌茶、面。8. **腹中痞积**。威灵仙、楮桃儿各一两，为末。每温酒服三钱。名化铁丸。9. **大肠冷积**。威灵仙末，蜜丸梧桐子大。一更时，生姜汤下十丸至二十丸。10. **肠风泻血**。威灵仙、鸡冠花各二两，米醋二升，煮干，炒为末，以鸡子白和作小饼，炙干再研。每服二钱，陈米饮下，日二服。11. **痔疮肿痛**。威灵仙三两，水一斗，煎汤，先熏后洗，冷再温之。 12. **诸骨鲠咽**。威灵仙一两二钱，砂仁一两，砂糖一盏，水二盅，煎一盅。温服。

剪草 【集解】[藏器说]剪草生山泽间，叶如茗而细，江东的人都用它。[颂说]

生润州。二月、三月采，曝干用。

根 【气味】 苦，凉，无毒。

【主治】 诸恶疮疥癣风瘙，瘘蚀有虫，浸酒服。主一切失血。

【附方】 1.**风虫牙痛**。剪草、细辛、藁本等分，煎水热漱，少顷自止。2.**风疮瘙痒**。治风邪客于肌中，浑身瘙痒，致生疮疥，及脾肺风毒攻冲，生疮于湿，日久不瘥。用剪草七两不见火，轻粉一钱，为末，擦之。干者麻油调擦。

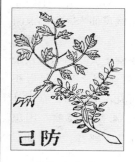

防己 【释名】

也称解离、石解。

【集解】 ［别录说］防己生于汉中川谷。二月、八月采根，阴干。［弘景说］今出于宜都、建平。大而青白色、虚软者好。

【修治】 ［时珍说］今人多去皮锉，用酒洗后晒干用。

【气味】 辛，平，无毒。［之才说］与殷蘗相使，杀雄黄毒，恶细辛。畏草薢、女菀、卤碱。伏硝石。

【主治】 风寒温疟，热气诸痫，除邪，利大小便。疗水肿风肿，去膀胱热，伤寒寒热邪气，中风手脚挛急，通腠理，利九窍，止泄，散痈肿恶结，诸病疥癣虫疮。治湿风，口面歪斜，手足拘痛，散留痰，肺气喘嗽。治中下湿热肿，泄脚气，行十二经。主治男子肢节中风，毒风不语，散结气痈肿，温疟风水肿，治膀胱。

【发明】 ［元素说］去下焦湿肿及痛，并泄膀胱火邪，必用汉防己、草龙胆为君，黄蘗、知母、甘草为佐。防己是太阳本经药。

【附方】 1.**皮肤附肿**。水气在皮肤中，按之下陷，但不怕风。防己、黄芪、桂枝各三两，茯苓六两，甘草二两，混合后，每取一两，加水一升，煎成半升服下。日服二次。2.**关节风湿**。用防己一两、黄芪二两二钱半、白术七钱半、炙甘草半两，共锉为末。每取五

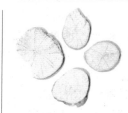

根〔主治〕风寒温疟，热气诸痫，除邪，利大小便。疗水肿风肿，去膀胱热，伤寒寒热邪气，中风手脚挛急，通腠理，利九窍，止泄，散痈肿恶结，诸疥癣虫疮。

钱，加生姜四片、枣一枚，水一碗半，煎至八成，温服。过一段时候再服。3.**小便淋涩**。木防己、防风、葵子各二两，捣碎加水五升，煮成二升半，分三次服。4.**膈间支饮，其人喘满，心下痞坚，面黧黑，其脉沉紧**。用木防己三两、人参四两、桂枝二两、石膏如鸡蛋大者十二枚，加水六升煮成二升，分次服。如无效，可去石膏，加茯苓、芒硝。5.**伤寒喘急**。用防己、人参，等分研末。每服二钱，桑白汤送下。6.**肺痿喘嗽**。用汉防己末二钱，加浆水一碗，煎至七成，细细饮服。7.**咯血多痰**。用汉防己、葶苈，等分研末。每服一钱，糯米汤送下。

茜草 【释名】

又称蒨、茅蒐、茹蔂、地血、染绯草、血见愁、风车草、过山龙、牛蔓。

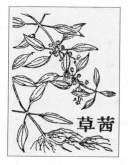

【集解】 ［别录说］茜根生于乔山山谷。二月、三月采根曝干。又说：茜根生山阴谷中，蔓草木上，茎有刺，实如椒。［时珍说］茜草十二月生苗，蔓延数尺。方茎中空有筋，外有细刺，数寸一节。每节五叶，叶如乌药叶而糙涩，面青背绿。七八月开花，结实如小椒大，中有细子。

根 【修治】 ［敩说］凡使，用铜刀于槐砧上锉，曝干，勿犯铅铁器。勿用赤柳草根，其相似，只是味酸涩。误服令人患内障眼，速服甘草水止之，即毒气散。

【气味】 苦，寒，无毒。

【主治】 寒湿风痹，黄疸，补中。止血，内崩下血，膀胱不足。久服益精气，轻身。可以

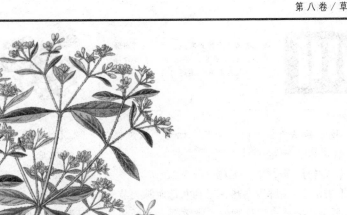

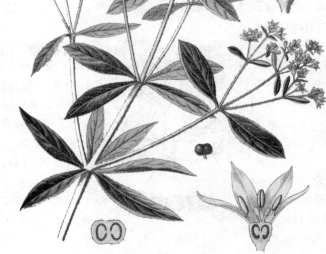

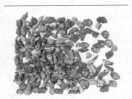

〔主治〕寒湿风痹，黄疸，补中。止血，内崩下血，膀胱不足。久服益精气，轻身。

茜草

染绛。又苗根：主痹及热中伤跌折。治六极伤心肺，吐血泻血。止鼻衄严重尿血，产后血运，月经不止，带下，扑损瘀血，泄精，痔瘘疮疖排脓。酒煎服：通经脉，治骨节风痛，活血行血。

【发明】［藏器说］茜草主蛊毒，煮汁服。［震亨说］俗人治痛风，用草药取速效。如石丝为君，过山龙等佐之。皆性热而燥，不能养阴，却能燥湿病之浅者。湿痰得燥而开，瘀血得热而行，故亦暂效。若病深而血少者，则愈劫愈虚而病愈深矣。

【附方】1.吐血不定。茜根一两，捣末。每服二钱，水煎冷服。亦可水和二钱服。2.吐血燥渴，及解毒。用茜根、雄黑豆去皮、甘草炙等分，为末，井水丸弹子大。每温水化服一丸。3.鼻血不止。茜根、艾叶各一两，乌梅肉二钱半，为末，炼蜜丸梧桐子大。每乌梅汤下五十丸。4.五旬行

经。妇人五十后，经水不止者，作败血论。用茜根一两，阿胶、侧柏叶、炙黄芩各五钱，生地黄一两，小儿胎发一枚烧灰，分作六贴。每贴水一盏半，煎七分，入发灰服之。5.黑髭乌发。茜草一斤，生地黄三斤，取汁。以水五大碗，煎茜绞汁，将滓再煎三度。以汁同地黄汁，微火煎如膏，以瓶盛之。每日空心温酒服半匙，一月髭发如漆也。忌萝卜、五辛。6.脱肛不收。茜根、石榴皮各一握，酒一盏，煎七分，温服。

通草 【释名】又叫木通、附支、丁翁、万年藤。子名燕覆。

【集解】［别录说］生在石城山谷。［恭说］粗的直径有二三寸，每节有

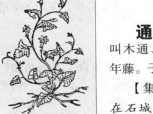

通木即草通

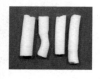

藤〔主治〕除脾胃寒热，通利九窍血脉关节，令人不忘，去恶虫。主水肿浮大。利诸经脉寒热不通之气。

藤〔主治〕小儿寒热，十二惊痫。小儿惊啼，风痫热痛，客忤胎风。大人头旋目眩，平肝风，除心热，小儿内钓腹痛，发斑疹。

二三枝，枝头有五片叶。子长三四寸，核黑瓤白，食用味道甘美。

【气味】 辛，平，无毒。

【主治】 除脾胃寒热，通利九窍血脉关节，令人不忘，去恶虫。疗脾疸，常欲眠，心烦哕，出音声，治耳聋，散痈肿诸结不消，及金疮恶疮，衄鼻息肉，堕胎，去三虫。治五淋，利小便，开关格。主水肿浮大。利诸经脉寒热不通之气。安心除烦，止渴退热，明耳目，治鼻塞，通小肠，下水，破积聚血块，排脓，治疮疖，止痛，催生下胞，女人血闭，月水不匀，天行时疾，头痛目眩。令人心宽，下气。主诸瘘疮，咽喉肿痛。通经利窍，导小肠火。

通脱木 【释名】

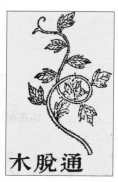

也称通草、离南。

【集解】［颂说］郭璞说，通草生长在江南，高一丈左右，叶子很大像荷叶，但还要肥厚些，茎中的瓤洁白。现在园圃也有种植，用蜜煎，充当水果吃，味道甘美。

【气味】 甘、淡，寒，无毒。

【主治】 利尿道及肛门，治五淋，除水肿癃闭，泻肺，解各种毒虫痛，明目退热，下乳催生。

花上粉

【主治】 瘘管、恶疮、痔疾。又治颈部淋巴结核。

钓藤 【释名】［时珍说］其刺曲如钓钩，取其力锐尔。亦作吊藤。［弘景说］钓藤出产于建平。疗小儿，不入余方。

【气味】 甘，微寒，无毒。

【主治】 小儿寒热，十二惊痫。小儿惊啼，风痫热痛，客忤胎风。大人头旋目眩，平肝风，除心热，小儿内钓腹痛，发斑疹。

【发明】［时珍说］钓藤，是手足厥阴药。足厥阴主风，手厥阴主火。惊痫眩晕，皆肝风相火之病。

白花藤 【集解】

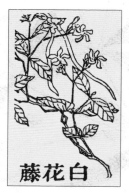

［恭说］生岭南、交州、广州平泽。苗似野葛。叶似女贞，茎叶俱无毛而白花。其根似葛而骨柔，皮厚肉白，大疗毒，用根不用苗。［保升说］蔓生白花，叶有细毛，根似牡丹，骨柔皮白而厚，凌冬不凋。

【气味】 苦，寒，无毒。

【主治】 解诸药、菜、肉中毒。渍酒，主虚劳风热。

白英 【释名】也称榖菜、白草、白幕、排风。子名鬼目。

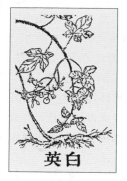

【集解】［时珍说］正月生苗，白色，可以食用。秋天开小白花，子如龙葵子，熟后为紫赤色。江东的人在夏季采它的茎叶煮粥吃，极解热毒。

根苗 【气味】 甘，寒，无毒。

【主治】 寒热疸病，消渴，补中益气。久服轻身延年。

叶 【主治】 做羹吃，可治痨病。煮汁饮，治烦热，风疹丹毒，小儿结热。

毒，即化成脓排出毒。

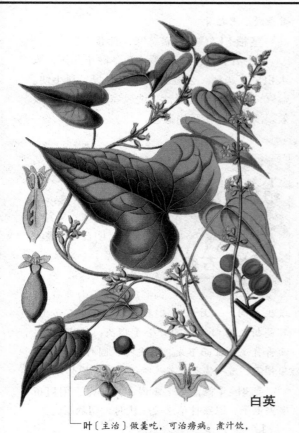

叶〔主治〕做羹吃，可治瘰病。煮汁饮，
治烦热，风疹丹毒，小儿结热。

白英

萝摩 【释名】 也称白环藤。实名雀瓢、
矴合子、羊婆奶、婆婆针线包。

【集解】［时珍说］矴合子即萝摩子，
三月生苗，在篱笆和墙上蔓延生长，非常容
易繁衍。它的根白且软，叶子长，前面尖后
面大，折断它的根和茎叶都有白汁。六七月
开小长花，如铃的形状，紫白色。结的果实
长二三寸，像马兜铃一样大，一头是尖的。
果实的壳青且软，里面有白绒和浆汁。到
霜降后就地自行枯裂，里面的子便会脱落出
来，其子轻薄，就像兜铃子。取里面白绒做
褥，非常轻巧暖和。

子 【气味】 甘、辛，温，无毒。

【主治】 虚劳，补益精气，强阴道。把子
捣烂，敷金疮，可生肌止血。捣叶，可敷肿毒。
取汁敷丹毒和蛇虫毒，即可消毒。蜘蛛咬伤，
久治不愈的，捣汁敷贴患处二三次，便能烂丝

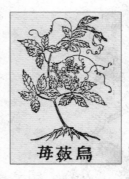

莓蔹乌

乌蔹莓 【释名】
又称五叶莓、茏草同拔、
茏葛、赤葛、五爪龙、
赤泼藤。

【集解】［恭说］
蔓生平泽，叶似白蔹，
四月、五月采之。［时
珍说］塍堑间甚多。其
藤柔而有棱，一枝一
须，凡五叶。叶长而光，有疏齿，面青背
淡。七八月结苞成簇，青白色。花大如粟，
黄色四出。结实大如龙葵子，生青熟紫，内
有细子。其根白色，大者如指，长一二尺，
捣之多涎滑。

【气味】 酸、苦，寒，无毒。

【主治】 痈疖疮肿虫咬，捣根敷之。风毒
热肿游丹，捣敷并饮汁。凉血解毒，利小便。
根擂酒服，消疖肿，神效。

【附方】 1. 小便尿血。五叶藤阴干为末。
每服二钱，白汤下。2. 喉痹肿痛。五爪龙草、
车前草、马兰菊各一握，捣汁，慢慢咽下。
3. 一切肿毒，发背乳痈，便毒恶疮，初起者。
并用五叶藤或根一握，生姜一块，捣烂，入好
酒一碗绞汁。热服取汗，以渣敷之，即散。一
用大蒜代姜，亦可。4. 跌扑损伤。五爪龙捣汁，
和童尿、热酒服之。出汗。

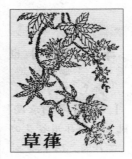

草葎

葎草 【释名】也
称勒草、葛勒蔓、来莓草。

【集解】［恭说］
葎草生于故墟道旁。叶
似蓖麻而小且薄，蔓
生，有细刺。一名葛葎
蔓。古方时用。

【气味】 甘、苦，
寒，无毒。

【主治】 主瘀血，止精溢盛气。主五淋，
利小便，止水痢，除疟虚热渴。煮汁或生捣汁

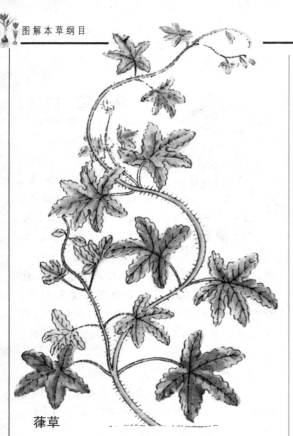

葎草

服。生汁一合服，治伤寒汗后虚热。疗膏淋，久痢，疥癞。润三焦，消五谷，益五脏，除九虫，辟瘟疫，敷蛇蝎伤。

【附方】 1. **小便石淋**。取葎草根汁一升饮服，石当出，不出再服。2. **小便膏淋、尿血淋沥**。取葎草根生汁三升、醋二合，混匀一次服下。3. **新久疟疾**。用葎草末、常山末等分，以淡浆水两碗，泡药露一夜，五更时煎成一碗，分二次服。以吐痰涎为愈。4. **遍体癞疮**。葎草煎成浓汤洗身。

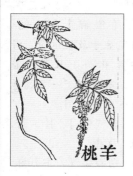

羊桃 【释名】也称鬼桃、羊肠、苌楚、姚弋、御弋、细子。

【集解】［别录说］羊桃生于山林川谷及田野。二月采，阴干。［时珍说］羊桃茎大如指，似树而弱如蔓，春长嫩条柔软。叶大如掌，上绿下白，有毛，状似苎麻而团。

其条浸水有涎滑。

茎根 【气味】 苦，寒，有毒。

【主治】 发热，身暴赤色，除小儿热，风水积聚，恶疡。去五脏五水，大腹，利小便。益气，可作浴汤。煮汁，洗风痒及诸疮肿，极效。浸酒服，治风热羸老。

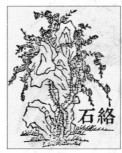

络石 【释名】又称石鲮、石龙藤、悬石、耐冬、云花、云英、云丹、石血、云珠。又名略石、领石、明石、石磋。

【集解】［别录说］络石生太山川谷，或石山之阴，或高山岩石上，或生人间。五月采。［时珍说］络石贴石而生。其蔓折之有白汁。其叶小于指头，厚实木强，面青背淡，涩而不光。有尖叶、圆叶二种，功用相同，盖一物也。苏恭所说不误，但欠详细。

茎叶 【修治】 ［雷说］凡采得，用粗布揩去毛子，以熟甘草水浸一伏时，切晒用。

【气味】 苦，温，无毒。

【主治】 风热死肌痈伤，口干舌焦，痈肿不消，喉舌肿闭，水浆不下。大惊入腹，养肾，主腰髋痛，坚筋骨，利关节。久服轻身明目，润泽好颜色，不老延年，通神。主一切风，变白宜老。腹蛇疮毒心闷，服汁并洗之。刀斧伤疮，敷之立瘥。

【发明】 ［时珍说］络石性质耐久，气味平和。神农列之上品，李当之称为药中之君。其功主筋骨关节风热痈肿，变白耐老。

【附方】 1. **喉痹肿塞，喘息不通，须臾欲绝，神验**。用络石草一两，水一升，煎一大盏，细细呷之，少顷即通。2. **痈疽焮痛止痛**。灵宝散：用鬼系腰，生阴湿竹篱石岸间，络石而生者好，络木者无用。其藤柔细，两叶相对，形生三角。用茎叶一两，洗晒，勿见火，皂荚刺一两，新瓦炒黄，甘草节半两，大瓜蒌一个，取仁炒香，乳香、没药各三钱。每服二钱，水一盏，酒半盏，慢火煎至一盏，温服。

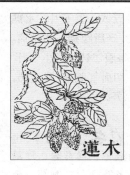

莲木

木莲 【释名】也称薛荔、木馒头、鬼馒头。

【集解】［时珍说］木莲在树木墙上蔓延生长，四季不凋零。叶片厚实坚硬，不开花就能结果。果实如杯子般大，形状有一点像莲蓬但稍长些，正如无花果的果实。六七月果实里空而红。八月后里面就结满了细小的子，大如稗子，每一颗子都有一根须。味道微微有点涩，鸟类及小孩子喜欢吃它。

汁 【主治】风疡疥癣，用汁涂患处。

叶 【气味】酸，平，无毒。

【主治】背上恶疮，把干叶研末服用，下痢即愈。还主风血，暖腰脚。治血淋痛涩，可用藤叶一把，炙甘草一分，每天煎服。

【发明】［艾晟说］宜兴县有个举人，七十多岁，背上长了恶疮，村中无药可治，急取木莲叶研烂绞汁，同蜜一起饮了几升，并将渣敷贴在患处，然后再用其他药敷贴，很快便好了。

木莲 【气味】甘、涩，平，无毒。

【主治】壮阳，固精消肿，散毒排脓，催乳。治久痢，肠痔，心痛。

【附方】1.**遗精盗汗**。用木莲炒、白牵牛，等分研末，每服二钱，米汤调服。2.**肾囊肿大**。用木莲烧存性，研末，酒送服二钱。又一方：木莲子、小茴香，等分研末。每服二钱，空心服，酒送下。3.**大便下血**。用木莲烧、枳壳炒，等分研末。每服二钱，槐花酒送下。又一方：用木莲、棕榈皮，各烧存性，加乌梅去核、粉草炙，等分研末。每取二钱，加水一碗煎服。4.**大肠脱下**。用木莲连皮、子切细，炒过，加茯苓、猪苓，等分研末。每服二钱，米汤送下。痈疽初起：用木莲四十九个，揩去毛，研细，酒化开，温服。作用与忍冬草一样。5.**乳汁不通**。用木莲二个、猪前蹄一个，煮烂连汁服，一日即可通乳。

扶芳藤 【释名】又称滂藤。

【集解】［藏器说］生于吴郡。藤苗小时如络石，蔓延树木。山人取枫树上者用，亦如桑上寄生之意。忌采冢墓间者。隋朝稠禅师做青饮进炀帝止渴者，即此。

茎叶 【气味】苦，小温，无毒。

【主治】一切血，一切气，一切冷，大主风血腰脚，去百病。久服延年，变白不老。磨细，浸酒饮。

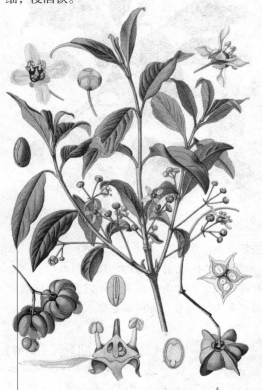

茎叶〔主治〕一切血，一切气，一切冷，大主风血腰脚，去百病。久服延年，变白不老。磨细，浸酒饮。

扶芳藤

常春藤 【释名】也称土鼓藤、龙鳞薛荔。

【集解】［藏器说］常春藤生于林间，作蔓绕草木上。叶头尖。结子正圆，熟时如珠，碧色。

【气味】茎、叶：苦。子：甘，温，无毒。

【主治】风血赢老，腹内诸冷血闭，强腰肢，变白。煮服、浸酒皆宜。凡一切痈疽肿毒初起，取茎叶一把，研汁和酒温服，利下恶物，

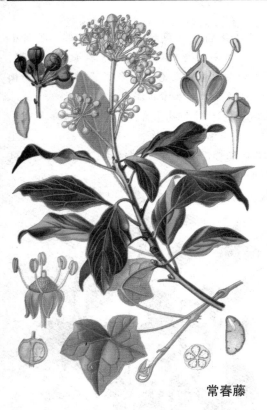

常春藤

去其根本。

【附方】1. 疔疮黑凹。用发绳扎住，将尖叶薜荔捣汁，和蜜一盏服。外以葱、蜜捣敷四围。2. 衄血不止。龙鳞薜荔研水饮。

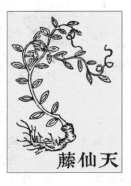

藤仙天

天仙藤 【集解】

[颂说]生于江淮及浙东山中。春生苗，蔓作藤，叶似葛叶，圆而小，有白毛，四时不凋。根有须。夏月采取根苗。南方人多用它。

【气味】苦，温，无毒。

【主治】解风劳。同麻黄，治伤寒，发汗。同大黄，堕胎气。流气活血，治心腹痛。

【附方】1. 疝气作痛。天仙藤一两，好酒一碗，煮至半碗，服之神效。2. 痰注臂痛。天仙藤、白术、羌活、白芷梢各三钱，片子姜黄六钱，半夏制五钱。每服五钱，姜五片，水煎服。仍间服千金五套丸。3. 产后腹痛，儿枕痛。天仙藤五两，炒焦为末。每服二钱，炒生姜汁、童子小便和细酒调服。一切血气腹痛：即上方，用温酒调服。

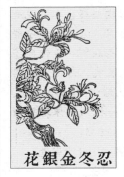

忍冬金银花

忍冬 【释名】

也称金银藤、鸳鸯藤、鹭鸶藤、老翁须、左缠藤、金钗股、通灵草、蜜桶藤。[弘景说]处处都有。藤生，凌冬不凋，故名忍冬。

【集解】[别录说]忍冬，十二月采，阴干。[时珍说]忍冬处处有。附树蔓延，茎微紫色，对节生叶。叶似薜荔而青，有涩毛。三四月开花，长寸许，一蒂两花二瓣，一大一小，如半边状，长蕊。花初开者，蕊瓣俱色白；经二三日，则色变黄。新旧相参，黄白相映，故呼金银花，气味芬芳。四月采花，阴干；藤叶不拘时采，阴干。

【气味】甘，温，无毒。

【主治】寒热身肿。久服轻身长年益寿。治腹胀满，能止气下澼。热毒血痢水痢，浓煎服。治一切风湿气，及诸肿毒，痈疽疥癣，杨梅诸恶疮，散热解毒。

【发明】[弘景说]忍冬，煮汁酿酒饮，补虚疗风。此既长年益寿，可常采服，而仙经少用。[时珍说]忍冬，茎叶及花，功用皆同。忍冬酒，治痈疽发背，初发便当服此，其效奇特。

【附方】1. 五痔诸瘘，疔疮便毒，喉痹乳蛾。用忍冬草或根、茎、花、叶皆可，不拘多少，泡酒中，煨一夜，取出晒干，加甘草少许，共研末，用泡药的酒调面和药糊成丸子，如梧桐子大。每服五十至百丸，开水或酒送下。一切肿毒，不问已溃未溃，或是初起发热。用忍冬的花及茎叶，取自然汁半碗煎至八成服下。同时用药渣敷患处。2. 恶疮不愈。用忍冬藤一把，捣烂，加雄黄五分，水二升，放入瓦罐中煎熬，纸封数重，穿一孔，令气出。

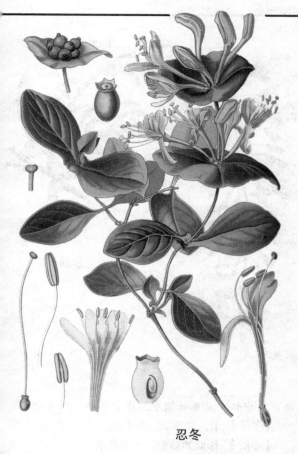

忍冬

以疮对孔热熏，待疮大出黄水，再用生肌药，病即愈。3.热毒血痢。用忍冬藤煎浓饮服。4.脚气作痛，筋骨引痛。用忍冬为末。每服二钱，热酒调下。

甘藤 【释名】也称甜藤、感藤。

【集解】［藏器说］甘藤生长在江南的山谷中。藤粗如鸡蛋，形状像木防己。将藤砍断吹气，气从另一头出来，汁甘美如蜜。

汁 【气味】甘，平，无毒。

【主治】调中益气，通血气，解各种热，止渴，除烦闷，利五脏，治肾钓气。叶，研末敷蛇虫咬，解热痢及膝关节肿痛。

紫金藤 【释名】又称山甘草。

【集解】［颂说］生于福州山中。春初单生叶青包，至冬凋落。其藤似枯条，采皮晒干。

【主治】丈夫肾气。消损伤瘀血。捣敷恶

疮肿毒。

【附方】1.紫金藤丸。补肾脏，暖丹田，兴阳道，减小便，填精髓，驻颜色，润肌肉，治元气虚，面目黧黑，口干舌涩，梦想虚惊，耳鸣目泪，腰胯沉重，百节酸疼，项筋紧急，背胛劳倦，阴汗盗汗，及妇人子宫久冷，月水不调，或多或少，赤白带下，并宜服之。用紫金藤十六两，巴戟天去心三两，吴茱萸、高良姜、肉桂、青盐各二两，研末，酒糊丸梧桐子大。每温酒下二十九，日三服。2.死胎不下。紫金藤、葵根各七钱，土牛膝三两，土当归四钱，肉桂二钱，麝香三分，研末。米糊丸梧桐子大，朱砂为衣。每服五十丸，乳香汤下。

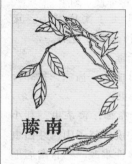

藤南

南藤 【释名】

也称石南藤、丁公藤、丁公寄、丁父、风藤。

【集解】［时珍说］今江南、湖南诸大山有。细藤圆腻，紫绿色，一节一叶。叶深绿色，似杏叶而微短厚。茎贴树处，有小紫瘤疣，中有小孔。四时不凋，茎叶皆臭而极辣。白花蛇食其叶。

【气味】辛，温，无毒。

【主治】金疮痛。延年。主风血，补衰老，起阳，强腰脚，除痹，变白，逐冷气，排风邪。煮汁服，冬月浸酒服。煮汁服，治上气咳嗽。

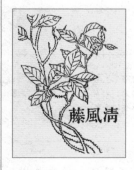

藤風清

清风藤 【释名】

又称青藤、寻风藤。

【集解】［颂说］生台州天台山中。其苗蔓延木上，四时常青。当地人采茎用。

【主治】风疾。治风湿流注，历节鹤膝，麻痹瘙痒，损伤疮肿。入酒药中用。

【附方】1.风湿痹痛。青藤根三两，防己

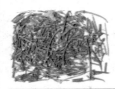

藤〔主治〕风疾。治风湿流注，历节鹤膝，麻痹瘙痒，损伤疮肿。入酒药中用。

一两，切碎，入酒一瓶煮饮。**2. 一切诸风。**青藤膏：用青藤，出《太平》荻港上者，二三月采之。不拘多少，入釜内，微火熬七日夜成膏，收入瓷器内。用时先备梳三五把，量人虚实，以酒服一茶匙毕，将患人身上拍一掌其后遍身发痒，不可挡，急以梳梳之。要痒止，即饮冷水一口便解，风病皆愈也。避风数日良。

省藤 【释名】又称赤藤、红藤。

【集解】〔藏器说〕生于南地深山。皮为红色，大如指，堪缚物，片片自解。

【气味】苦，平，无毒。

【主治】蛔虫，煮汁服之。齿痛，打碎含之。治诸风，通五淋，杀虫。

【发明】〔时珍说〕赤藤，善杀虫，利小便，洪迈的《夷坚志》中说：赵子山苦寸白虫病。医生令其戒酒，而素性难改。一日寓居邵武天王寺，夜半醉归，口渴甚，见庑间瓮水，映月莹然，即连酌饮之，芳香甘甜。追晓虫出盈席，心腹顿宽，过了一晚病全愈。众人很惊叹，视所饮水，乃寺仆织草履，浸红藤根水。

【附方】**五淋涩痛。**赤藤即做草鞋者、白茯苓、苎麻根等分，为末。百沸汤下，每服为一钱。

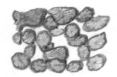

红藤〔主治〕蛔虫，煮汁服之。齿痛，打碎含之。治诸风，通五淋，杀虫。

紫藤 【集解】〔藏器说〕藤皮着树。
从心重重有皮。四月生紫花可爱，长安人种植它装饰庭池，江东称为招豆藤。其子作

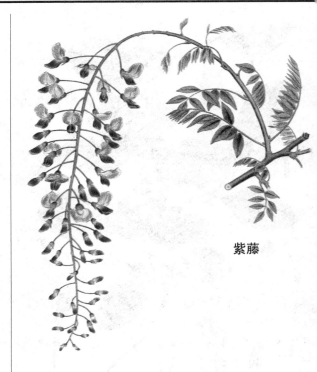

紫藤

角，角中仁，熬香放酒中，令酒不败。

【气味】甘，性微温，有小毒。

【主治】作煎如糖服，下水癞病。

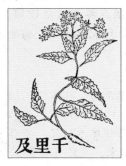

千里及 【集解】
〔藏器说〕千里及，藤生道旁篱落间，叶细而厚。宣湖间也有。〔颂说〕千里急，生天台山中。春生苗，秋有花。土人采花叶入服药。又筠州有千里光，生浅山及路旁。叶似菊而长，背有毛。枝干圆而青。春生苗，秋有黄花，不结实。采茎叶入眼药，名黄花演。就是这一种。

【气味】苦，平，有小毒。

【主治】天下疫气结黄，瘴疟蛊毒，煮汁服，取吐下。亦捣敷蛇犬咬。同甘草煮汁饮，退热明目，不入众药。同小青煎服，治赤痢腹痛。

【附方】**烂弦风眼。**九里光草，以笋壳叶包煨熟，捻汁滴入眼中。

草之八 水草类

蕲草、泽泻、羊蹄、菖蒲、酸模、菰、水萍、白菖、香蒲（蒲黄）、萍蓬草、莕菜、越王余算、海藻、莼、水藻、海带、昆布

蕲草 【释名】又称蕲菜、蕲荣。

【集解】［恭说］蕲菜所在有之，生于水边。叶圆，似泽泻而小。花青白色。亦堪蒸啖，江南人用蒸鱼食甚美。五六月采茎叶，曝干用。

【气味】甘，寒，无毒。

【主治】暴热喘息，小儿丹肿。

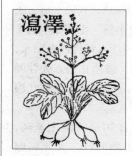
瀉澤

泽泻 【释名】也称水泻、鹄泻、及泻、禹孙。

【集解】［颂说］今山东、河、陕、江、淮都有，汉中者为佳。春生苗，多在浅水中。叶似牛舌，独茎而长。秋时开白花，作丛似谷精草。秋末采根，曝干。

根 【气味】甘，寒，无毒。

【主治】风寒湿痹，乳难，养五脏，益气力，肥健，消水。久服，耳目聪明，不饥延年，

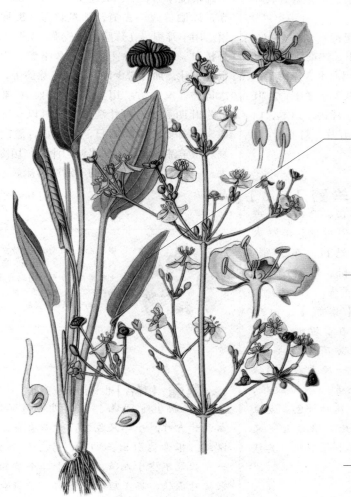

叶〔主治〕大风，乳汁不出，产难。

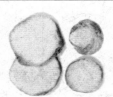

根〔主治〕风寒湿痹，乳难，养五脏，益气力，肥健，消水。补虚损五劳，除五脏痞满。主肾虚精自出，利膀胱热，宣通水道。

泽泻

轻身面生光，能行水上。补虚损五劳，除五脏痞满，起阴气，止泄精消渴淋沥，逐膀胱三焦停水。主肾虚精自出，利膀胱热，宣通水道。主旋耳虚鸣，筋骨拳缩，通小肠，止尿血。主难产，补女人血海，令人有子。入肾经，去旧水，养新水，利小便。消肿胀，渗泄止渴。去脬肿留垢，心下水痞。渗湿热，行痰饮，止呕吐泻痢，疝痛脚气。

【发明】[元素说]泽泻是除湿之圣药，入肾经，治小便淋沥，去阴间汗。无此疾服之，令人目盲。[时珍说]泽泻气平，甘而淡。淡能渗泄，气味俱薄，所以利水而泄下。脾胃有湿热，则头重而目昏耳鸣。泽泻渗去其湿，则热亦随去，而土气得令，清气上行，天气明爽，故泽泻有养五脏、益气力、治头旋、聪耳明目之功。

叶【气味】咸，平，无毒。

【主治】大风，乳汁不出，产难。

【附方】1. **水湿肿胀**。用白术、泽泻各一两，做成丸子。每服三钱，茯苓汤送下。2. **吐泻头晕，渴饮，小便不利**。用泽泻、白术、白茯苓各三钱，加水一碗、姜五片、灯心十根，煎至八成，温服。

羊蹄 【释名】

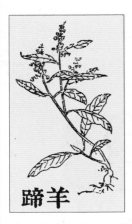

也称蓄、秃菜、败毒菜、牛舌菜、羊蹄大黄、鬼目、东方宿、连虫陆、水黄芹。子名金荞麦。

【集解】[时珍说]在靠近水和潮湿的地方有很多羊蹄。叶长一尺左右，形状似牛舌，不似波棱，

进入夏季起茎，开花结子，花叶一色。夏至枯萎，深秋又生，凌冬不死。根接近一尺长，赤黄色，如大黄、胡萝卜等形状，其茎叶可以煮来吃味道好。

根【气味】苦，寒，无毒。

【主治】头秃疥瘙，除热症，女人妇科炎症，杀一切虫，治疗血吸虫及癣症。加醋磨粉贴肿毒患处。捣汁二三匙，入半盏水煎，空腹温服，治产后风秘。灵验。

叶【气味】甘、滑，寒，无毒。

【主治】小儿肠道生虫，杀胡夷鱼、鲑鱼、檀胡鱼毒。做成菜吃，止痒。令人下气，不宜多吃。连根一起蒸烂后吃一碗，治肠痔泻血效果显著。

子【气味】苦、涩，平，无毒。

【主治】赤白杂痢，妇人血气。

【附方】1. **结肠便闭**。用羊蹄根一两，加水一大碗，煎至六成，温服。2. **肠风下血**。用羊蹄根洗净，切细，加连皮老姜各半碗，同炒赤，以酒淬过，去渣，适量饮服。3. **喉痹不语**。用羊蹄根，在陈醋中研成泥。先以布把喉外擦红，再把药涂上。4. **癣久不瘥**。用羊蹄根绞出汁，加轻粉少许，调成膏涂癣上，三五次即愈。又一方：用羊蹄根五升，在桑柴火上煮开四五次，取汁洗癣，同时以羊蹄汁和矾末涂搽。5. **癣痒数日，出黄水，愈后易复发**。用羊蹄根捣烂，和醋调匀涂搽，用冷水洗去。一天治一次。采得的羊蹄磨醋涂癣，效果甚奇。

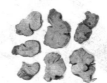

根 [主治]头秃疥瘙，除热症，女人妇科炎症，杀一切虫，治疗血吸虫及癣症。加醋磨粉贴肿毒患处。捣汁二三匙，入半盏水煎，空腹温服，治产后风秘。灵验。

菖蒲 【释名】也称昌阳、尧韭、水剑草。

【集解】[颂说]菖蒲到处都有生长，春天长青叶，一二尺左右，叶心有脊，形状像剑。根旁边引出三四根，旁根的节更密，一寸长就不少于九节，也有十二个节的。刚采摘时虚软，晒干后才变坚实。折断看中心

呈微红色，嚼尝它辛香少渣。人们多种植在干燥的砂石土中，腊月移栽更容易成活，这叫石菖蒲，可治各种心痛病。

根 【气味】 辛，温，无毒。

【主治】 风寒湿痹，咳逆上气，开心孔，补五脏，通九窍，明耳目，出声音，治耳聋。长吃使人年轻，不健忘，不迷惑，延年益心智，高志不老。主四肢湿痹、不得屈伸，小儿温疟，身积热不解。可作浴汤。治耳鸣头昏泪下，鬼气，杀诸虫，恶疮疥瘙。除风，下气，丈夫水脏，女人血冷。又治中风癫痫。捣成汁能解巴豆、大戟毒。

【发明】［时珍说］《道藏经》中有《菖蒲传》一卷，上说，菖蒲，水草中的精英，神仙般的灵丹妙药。方法是：采摘紧小似鱼鳞的那种一斤，用清水和淘米水各泡一夜，刮去皮后切开，晒干后捣碎筛选，用糯米粥和匀，再放入蜜糖搅拌，制成如梧桐子大的药丸，用稀葛袋装，置风口处风干。每日服三十丸，睡前再服三十丸。其药以五德配五行，叶青、花赤、节白、心黄、根黑。能治一切风症、手足顽固性麻痹，瘫痪手足不遂，肝、脾、肾、心、肺劳伤，补血补脑，坚骨髓，长精神，润五脏六腑，开胃口，和血脉，益口齿，明耳目，除肠虫。妇人带下，产后血晕，并且要用酒服。如果能够长期服用，能使白发变黑，牙齿落了再生。河内叶敬的母亲中风，服菖蒲一年病就好了。郑鱼、曾原等人，都是服用了菖蒲而得道。

叶 【主治】 洗疥疮、大风疥。

【附方】 1.**癫痫风疾**。用菖蒲捣成末，以猪心一个剖开，砂罐煮汤。调服三钱。2.**喉痹肿痛**。用菖蒲根嚼汁，烧铁秤锤淬酒一杯饮服。3.**鼓胀食积、气积、血积**。用石菖蒲八两，锉细，斑蝥四两，去翅足，同炒黄后，去掉斑蝥，研为细末，加醋糊做成丸子，如梧桐子大。每服三十至五十丸，温水送下。4.**肺损吐血**。用九节菖蒲末、白面等分，每服三钱，新汲水送。日服一次。5.**赤白带下**。用石菖蒲、破故纸等分，共炒为末。每服二钱，以菖蒲泡酒调服。日服一次。6.**产后流血不止**。菖蒲一两半，加酒二碗，煎成一碗，去渣，分三次服。饭前温服。7.**病后耳聋**。用菖蒲汁滴耳中。8.**热毒湿疮**，**遍身生疮**，**痛而不痒**，**粘着衣被**，**不能安睡**。用菖蒲三斗，晒干，研末，撒床上，令病人裸卧，遍体着药，再盖衣被。

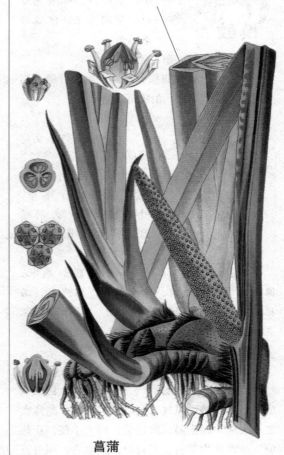

叶〔主治〕洗疥疮、大风疥。

菖蒲

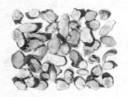

根〔主治〕风寒湿痹，咳逆上气，开心孔，补五脏，通九窍，明耳目，出声音，治耳聋。

既不粘衣，又可得睡，其疮如失。

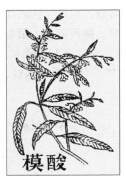

酸模 【释名】也称山羊蹄、山大黄、酸母、当药。

【集解】［大明说］居住的地方常有生长酸模，形状像羊蹄叶比其小，茎叶细，味酸美可口。节间生子，像益母草的形状。

【气味】 酸，寒，无毒。

【主治】 暴热腹胀，新鲜的捣成汁服，当下利。杀皮肤小虫，治疥疮。

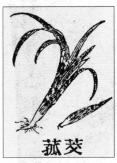

菰 【释名】又称茭草、蒋草。

【集解】［保升说］菰根生于水中，叶如蔗、荻，久则根盘而厚。夏月生菌堪啖，名菰菜。三年者，中心生白苔如藕状，像小儿臂一样白软，中有黑脉，堪啖者，名菰首也。［藏器说］菰首小者，剖开内有黑灰如墨者，名乌郁，人可以食。

菰笋一名茭笋，也称茭白、菰菜。

【气味】 甘，冷，滑，无毒。

【主治】 利五脏邪气，酒齄面赤，白癞疬疡，目赤。热毒风气，卒心痛，可盐、酢煮食之。去烦热，止渴，除目黄，利大小便，止热痢。杂鲫鱼为羹食，开胃口，解酒毒，压丹石毒发。

菰笋一名菰菜，也称茭白、茭粑。

【气味】 甘，冷，滑，无毒。

【主治】 心胸中浮热风气，滋人齿。煮食，止渴及小儿水痢。

菰根 【气味】 甘，大寒，无毒。

【主治】 肠胃痛热，消渴，止小便利。捣汁饮之。烧灰，和鸡子白，涂火烧疮。

【附方】 风疮久不愈者。用茭白烧研，敷之。毒蛇伤啮。菰蒋草根烧灰，敷之。

叶 【主治】利五脏。

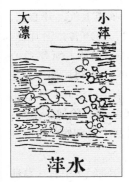

水萍 【释名】也称水花、水白、水苏、水廉。

【集解】［时珍说］浮萍在池泽有水的地方生长很多，到春天开始生长。有的说是杨花变化而来。一叶经一夜就能生长出好几叶。叶子下面有微须，是其根。一种两面都是绿色。一种正面是青色而背面是紫色，赤如血，称为紫萍。

【气味】 辛，寒，无毒。

【主治】 暴热身痒，下水气，胜酒。常服使身体轻灵。用来沐浴，可生毛发。另主下气可治热毒、风热症、疔疮肿毒、汤火伤、风疹。捣成汁服，主治水肿，利小便。研成末，酒服二钱，治人中毒。主风湿麻痹、脚气、跌打损伤、眼红视物不清、口舌生疮、吐血鼻出血、瘫风丹毒。

【发明】［时珍说］浮萍，其性轻浮，入肺经，达皮肤，所以能发邪汗。民间流传宋朝东京开河，掘出一石碑，碑上有用梵书大篆体刻的诗一首，没有人能知晓。真人林灵素逐字辨别翻译，原来是一治疗中风的药方，名为祛风丹。诗里写道："天生灵草无根干，不在山间不在岸。始因飞絮逐东风，泛梗青青飘水面。神仙一味去沉疴，采时须在七月半。选甚瘫风与大风，些小微风都不算。豆淋酒化服三丸，铁镤头上也出汗。"其方法是：把紫色浮萍晒干，捣成细粉末，和蜜糖一起炼成弹子大小的丹丸。每次服一粒，用豆淋酒化下，治左瘫右痪、三十六种风、偏正头风、口眼歪斜、一切无名风及脚气、跌打折伤，及胎孕有伤。服用百粒以上，可完全康复。此药方后人改名为紫萍一粒丹。

【附方】 1. **夹惊伤寒。** 用紫背浮萍一钱、

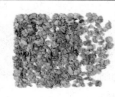

水萍〔主治〕暴热身痒，下水气，胜酒。常服使身体轻灵。主下气可治热毒、风热症、疔疮肿毒、汤火伤、风疹。主风湿麻痹、脚气、跌打损伤、眼红视物不清、口舌生疮、吐血鼻血、癜风丹毒。

犀角屑半钱、钓藤钩几个，共研末。每服半钱，蜜水调下，以出汗为度。**2. 消渴饮水。** 用浮萍捣汁服。又一方：用干浮萍、栝楼根，等分研末，加入乳汁和成丸子，如梧桐子大，每空腹服二十丸。痛三年者，服药数日可愈。**3. 水气洪肿，小便不利。** 用浮萍晒干，研末。每服一匙，开水送下。日服二次。**4. 吐血不止。** 用紫背浮萍焙半两、黄芪炙二钱半，共研末。每服一钱，姜蜜水调下。**5. 大肠脱肛。** 用紫背浮萍为末，干敷患处。**6. 风热瘾疹。** 用浮萍蒸过，焙干，牛蒡子酒煮，晒干，炒各一两，共研末。每服一至二钱，薄荷送下。日服二次。**7. 风热丹毒。** 用浮萍捣汁涂搽。**8. 汗斑癜风。** 夏季收紫背浮萍晒干，每以四两煎水洗浴，并以萍直接搽抹。水中加汉防己二钱亦可。**9. 大风疠疾。** 春末采浮萍草，淘三五次，窨藏三五日，焙为末。避日光收存。每服三钱，饭前服，温酒送下。忌食猪肉。又一方：用浮萍曝干为末，入消风散五两。每服五钱，水煎，频饮。同时以浮萍煎汤洗浴。**10. 毒肿初起。** 用浮萍捣烂敷患处。**11. 烧烟去蚊。** 夏季取浮萍阴干烧成灰，可将蚊虫熏去。

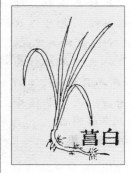

菖白

白菖 【释名】又称水昌蒲、水宿、茎蒲、昌阳、溪荪、兰荪。

【集解】［别录说］白菖十月采。［时珍说］白菖有二种：一种根大而肥白节疏者，是白菖，俗称泥菖蒲；一种根瘦而赤节稍密者，是溪荪，俗称水菖蒲。叶俱无剑脊。溪荪气味胜似白菖，并可杀虫，不可服食。

【气味】甘，无毒。

【主治】食诸虫。主风湿咳逆，去虫，断蚤虱。研末，油调，涂疥瘙。

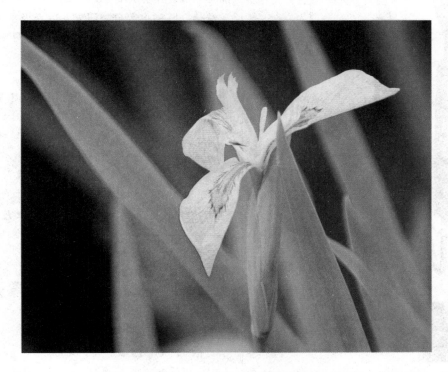

白菖

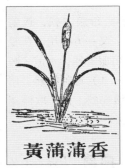

黄蒲蒲香

香蒲（蒲黄）

【释名】 也称甘蒲、醮石。花上黄粉名蒲黄。

【集解】［时珍说］蒲丛生在水边，似莞但狭小，有脊但柔软，二三月生苗，采其嫩根，煮后再腌制，过一夜可吃。也可以炊吃、蒸吃及晒干磨粉做成饼吃。《诗》里说："其蔌伊何？惟笋及蒲。"八九月收叶作为席，也可以当作扇子，软滑而且温暖。江南还有一种青茅，又名三脊茅，其形状像香蒲，以前的人进献给宗庙用来过滤酒。

蒲蒻（一名蒲笋）食物　蒲儿根

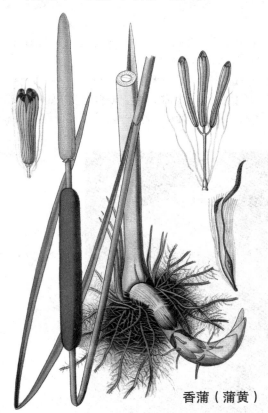

香蒲（蒲黄）

蒲黄炭〔主治〕五脏心下邪气，口中烂臭。固齿，明目聪耳，久服轻身耐老。

【气味】 甘，平，无毒。

【主治】 五脏心下邪气，口中烂臭。固齿，明目聪耳，久服轻身耐老。生吃，止消渴，去热燥，利小便，补中益气，和血脉。捣成汁服，治孕妇劳热烦躁，胎动下血。

【附方】 妒乳乳痈。蒲黄草根捣糊敷，并煎汁服。**热毒下痢：**蒲根二两，粟米二合，水煎服，一日二次。

蒲黄 【气味】 甘，平，无毒。

【主治】 心腹膀胱寒热，利小便，止血，消瘀血。长期服用能轻身强壮体魄，延年益寿。治便血、鼻血、吐血、尿血等各种血症。又可止女子月经过多、月经不调、血气心腹痛、孕妇流血或流产。排脓，消疮痔游风肿毒，下乳汁，止泄精，凉血活血，止心腹诸痛。

【附方】 1. 舌胀满口。用手蘸蒲黄的粉末捏舌，或者加点干姜粉末更好。也治重舌，语言不清。2. 肺热鼻血。蒲黄、青黛各一钱，新汲水服。3. 吐血唾血。蒲黄末二两，每日温酒或冷水服三钱。4. 肠痔出血。蒲黄末方寸匕，水服，每日三次。5. 胎动欲产，日月未足者。蒲黄二钱，井华水服。6. 产妇催生。蒲黄、地龙洗焙，陈橘皮等分，研末。以新汲水煎服。7. 关节疼痛。取蒲黄八两，熟附子一两，捣为末，每次服一钱，凉水服下。

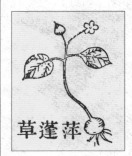

草蓬萍

萍蓬草 【释名】

也称水粟、水栗子。

【集解】［时珍说］萍蓬草，三月出水，茎大如指。叶子像荇叶但大些，径四五寸，开初时像荷叶，六七月开黄花。结的果实像角黍，长二寸左右，内有细子一包，如罂粟。农夫采摘，洗擦后去皮曝蒸，捣碎取米可以做成粥饭吃。其根大如栗，似鸡头块根，有藕香粟子味。

子 【气味】 甘、涩，平，无毒。

【主治】 助脾厚肠，令人不饥。

根 【气味】 甘，寒，无毒。

【主治】 煮食，补虚劳、增强体力，厚肠胃，久食不饥。

莕菜

【释名】 也称凫葵、水葵、水镜草、屠子菜、金莲子、接余。

【集解】［时珍说］莕与莼，是一个种类二个品种。根连在水底，叶浮于水上，其叶子像马蹄且圆形的，是莼；叶子如莼但微尖长的，是莕。夏月都开黄色花，也有开白花的。结的果实大如棠梨，内中有细子，江南人常吃它。

【气味】 甘，性冷，无毒。

【主治】 消渴，去热淋，利小便。捣成汁服，疗寒热。

【附方】 1. 一切痈疽。用莕丝菜或根，马蹄草茎或子，各取半碗，同苎麻五寸去皮，以石器捣烂，敷患处。2. 谷道生疮。用叶捣烂，棉裹纳入下部，每日三次。3. 毒蛇螫伤。牙入肉中，痛不可堪者。勿令人知，私以莕叶覆

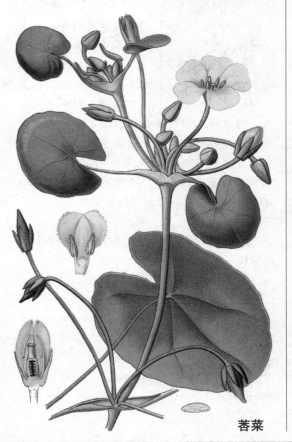

莕菜

其上穿，以物包之，一时折牙自出也。4. 点眼去翳。莕丝菜根一钱半，捣烂，即叶如马蹄开黄花者，川楝子十五个，明矾七分，石决明五钱，皂荚一两，海螵蛸二钱，各为末，同菜根，以水一钟浸二宿，去滓。一日点数次，七日见效也。

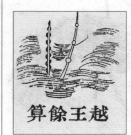

算餘王越

越王余算

【释名、集解】［珣曰］越王余算生于南海的水中，像竹算子，长一尺左右。刘敬叔《异苑》中说：昔晋安越王渡南海，将黑角白骨作算筹，其有余者，弃于水中而生此。故叶白者似骨，黑者似角，遂用其名。相传可以吃。

【气味】 咸，温，无毒。

【主治】 水肿浮气结聚，宿滞不消，腹中虚鸣，并煮服之。

【附录】［时珍说］按刘恂《岭表录异》有沙箸，似是余算之类，今附于此。云：海岸沙中生沙箸，春吐苗，其心若骨，白而且劲，可为酒筹。凡欲采者，须轻步向前拔之。不然，闻行声遽缩入沙中，不可得也。

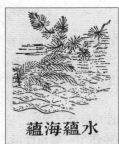

蕴海蕴水

海蕴

【释名】［时珍说］蕴，乱丝也。其叶似之，故名。

【气味】 咸，寒，无毒。

【主治】 瘿瘤结气在喉间，下水。主水癪。

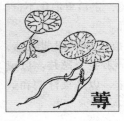

蓴

莼

【释名】也称茆、水葵、露葵、马蹄草。

【集解】［时珍说］莼生长在南方河泽中，只有江南人喜欢吃它。叶如莕菜但不太圆，形似马蹄。其茎紫色，柔

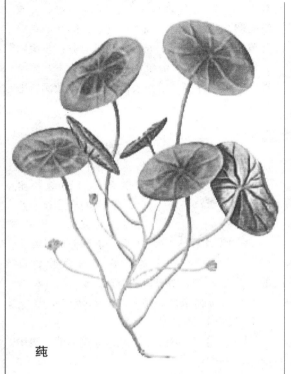

莼

软光滑可做羹。夏月开黄花，结果实呈青紫色，大小如棠梨，中有细子。春夏天嫩茎没有长叶的名为稚莼。叶稍有些舒展的名为丝莼，其茎像丝一样。到秋天老后就叫葵莼，或者叫猪莼，只可以用来喂猪。

【气味】甘，寒，无毒。

【主治】消渴热痹。和鲫鱼做成汤吃，有下气止呕功能。补大小肠虚气，但不宜过多。治热疸，滋补肠胃，安下焦，利尿去水肿，解百药毒和毒物。

【发明】[弘景说]莼性冷而补，下气。与乌鱼做成汤吃，有利尿消肿作用。然而性滑，美食家不可以多用。[恭说]莼，长期吃对人大有好处。和鲋做做成汤吃，主治胃消化不良。并对老人有宜，应列为上品。

【附方】1.一切痈疽。春夏用莼菜茎，冬月用子，捣烂敷患处。2.头上恶疮。以黄泥包豆豉煨熟，取出研末，以莼菜汁调和敷患处。

水藻

【集解】[时珍说]藻有二种，水中很多。水藻叶子二三寸长，两两对生，即是马藻；聚藻，叶子细如鱼鳃状，节节连生，就是水蕴，俗名叫鳃草，又叫牛尾蕴。《尔雅》里说，著，是牛藻。郭璞注释道，细叶蓬草，如丝可爱。一节数寸长，长的有二三十节，就是蕴。二藻都可以吃。《左传》里记载，荸和藻可作为蔬菜。

【气味】甘，大寒、滑，无毒。

【主治】去暴热、热痢，有止渴功能，方法是捣成汁服。小儿赤白游疹、火焱热疮，捣烂敷上就好。

【发明】[思邈说]凡天下最冷的，没有超过藻菜的。患有热毒肿并有丹毒的人，取水中的藻菜捣烂后敷上，厚达三分，其效无比。

海藻

【释名】也称落首、海萝。

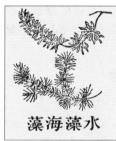

水藻海藻

【集解】[弘景说]海藻生长在海岛上，黑色如乱发。有二种：马尾藻，长在浅水中，如短马尾；大叶藻，生长在深海中，叶如水藻而大，海边的人用绳系住腰，潜入水中去摘取它。五月以后，有大鱼出来伤人，就不能去摘取了。现在一些靠近海边的地方采取的，又叫作海菜，这是立个名而已，将其卖往四方各地，或用姜、醋把它腌制成酸菜。

【气味】苦、咸，寒，无毒。

【主治】甲状腺肿大，颈部包块痈肿，腹部包块。安神，利小便。

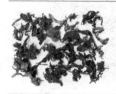

海藻[主治]甲状腺肿大，颈部包块痈肿，腹部包块。安神，利小便。

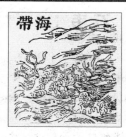

海带 【集解】

［禹锡说］海带产于东海水中的石头上。像海藻但粗些，柔韧而且长，人们常吃它，医家则用它下水。

【气味】 咸，寒，无毒。

【主治】 催生，治妇人病及风下水。治地方性甲状腺肿大。功能与海藻相同。

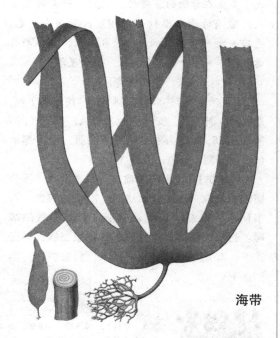

海带

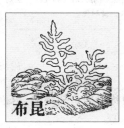

昆布 【释名】

也称纶布。

【集解】［藏器说］昆布生长在海中。叶子像手，大小像蒲苇，紫赤色，柔韧可以吃。［时珍说］出产在登、莱两州的，一般都搓成绳索；出产在闽、浙的，叶子大而像菜。

【气味】 咸，寒，滑，无毒。

【主治】 各种甲状腺肿大，颈淋巴结核溃烂。将其含在嘴里吸其汁，治阴部疝肿。另外，还可去面肿，消十二种水肿。

【发明】［诜说］昆布下气，长期服用会叫人变瘦。无甲状腺病的人不要常吃。住在海岛上的因为没有什么好菜，只有吃它。吃久适应后，病也不生了，于是将它的功用传给北方人。北方人吃了以后都生病，是因为水土不服的缘故。所以凡是海中菜，都对人有损害，不可多吃。

【附方】 1. 膀胱结气，小便不通。用高丽昆布一斤，淘米水浸一夜，洗去咸味，用一斛水煮熟，劈细，放入葱白一把，切成一寸长的小节，再煮到很烂，放盐醋，掺姜橘椒粉末，调和后吃。2. 项下渐肿。用昆布、海藻，等分研末，加蜜做成丸子，如杏核大。随时含咽。

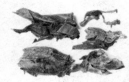

昆布〔主治〕各种甲状腺肿大，颈淋巴结核溃烂。将其含在嘴里吸其汁，治阴部疝肿。另外，还可去面肿，消十二种水肿。

草之九 石草类

石斛、石韦、骨碎补、虎耳草、金星草、景天、石胡荽、酢浆草、地锦、离鬲草、仙人掌草、仙人草、佛甲草、崖棕

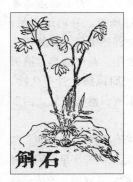

石斛 【释名】也

称金钗、禁生、林兰、杜兰。

【集解】［时珍说］石斛丛生石上。根纠结甚繁，干则白软。茎叶生皆青色，干则黄色。开红花。节上自生根须。人折下，以沙石栽种，或以物盛装挂在屋下，经年不死，俗称千年润。

【气味】 甘，平，无毒。

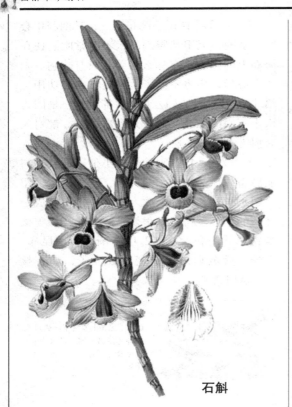

石斛

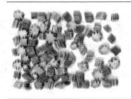

石斛〔主治〕伤中，除痹下气，补五脏虚劳羸瘦，强阴益精。

【主治】 伤中，除痹下气，补五脏虚劳羸瘦，强阴益精。久服，厚肠胃。补内绝不足，平胃气，长肌肉，逐皮肤邪热痱气，脚膝疼冷痹弱，定志除惊，轻身延年。益气除热，治男子腰脚软弱，健阳。逐皮肌风痹，骨中久冷，补肾益力。壮筋骨，暖水脏，益智清气。治发热自汗，痈疽排脓内塞。

【发明】［时珍说］石斛气平，甘、淡、微咸，阴中之阳，主降，是足太阴脾、足少阴右肾之药。囊湿精少，小便余沥者，宜加。一法：每以二钱入生姜一片，水煎代茶饮，甚清肺补脾。

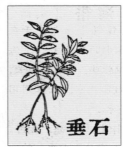

垂石

石韦【释名】

也叫石皮、石兰。

【集解】［恭说］石韦一般都丛生在石旁的阴处，也不牵藤。生在古瓦房上的叫瓦韦。石韦的叶子如柳叶，叶背有毛，却长有斑点，就像树皮，三月开花，二月采叶阴干用。［时珍说］多生在背阴的崖缝处，它的叶子大的长近尺，宽有寸余，柔韧如同树皮，背面有黄毛。也有一种叶如杏叶的，生长在石上，其性与前者相同。其中叶背有金星的，叫金星草。

【气味】 苦，平，无毒。

【主治】 劳热邪气，利小便，可止烦下气，通膀胱，补五劳，安五脏，去恶风，益精气，治遗尿淋沥。炒后为末，用冷酒调服，治背部痈疽。主崩漏、金疮，清肺气。

【附方】 1. 小便淋痛。石韦、滑石，等分研末，每取一小撮，水送服。2. 便前有血。石韦研末，以茄子枝煎汤送服二钱。3. 气热咳嗽。石韦、槟榔，等分研末，每服二钱，姜汤送下。4. 崩中漏下。石韦研末，每服三钱，温酒送下。

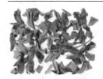

〔主治〕劳热邪气，利小便，可止烦下气，通膀胱，补五劳，安五脏，去恶风，益精气，治遗尿淋沥。炒后为末，用冷酒调服，治背部痈疽。主崩漏、金疮，清肺气。

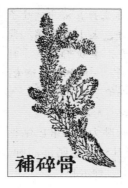

補碎骨

骨碎补【释名】

也称猴姜、胡孙姜、石毛姜。

【集解】［志说］骨碎补生于江南。根寄树石上，有毛。［颂说］今淮、浙、陕西、夔路州郡皆有骨碎补。生木或石上。多在背阴处，引根成条，上有黄赤毛及短叶附之。抽大叶成枝。叶面青绿色，有青黄点；背青白色，有赤紫点。春生叶，至冬干黄。无花实，采根入药。［时珍说］根扁长，略似姜形。叶有桠缺，颇似贯众叶。

根 【气味】 苦，温，无毒。

【主治】 破血止血，补伤折。主骨中毒气，风血疼痛，五劳六极，足手不收，上热下冷。恶疮，蚀烂肉，杀虫。研末，猪肾夹煨，空心食，治耳鸣，及肾虚久泄，牙疼。

【发明】［颂说］骨碎补，入妇人血气药。

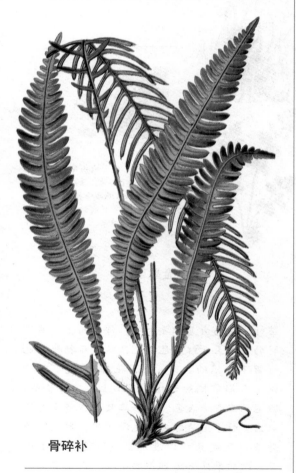

骨碎补

根〔主治〕破血止血，补伤折。主骨中毒气，风血疼痛，五劳六极，足手不收，上热下冷。恶疮，蚀烂肉，杀虫。研末，猪肾夹煨，空心食，治耳鸣，及肾虚久泄，牙疼。

蜀人治闪折筋骨伤损，取根捣筛，煮黄米粥，和裹伤处效果显著。［时珍说］骨碎补，是足少阴药，故能入骨，治牙，及久泄痢。

【附方】 1.**虚气攻牙，齿痛血出**。用骨碎补二两，锉细，慢火炒黑，研末，常以擦齿，有口津，吐出或咽下均可。2.**耳鸣耳闭**。用骨碎补削作细条，炮过，趁热塞耳中。3.**长久泄痢**。用骨碎补研末，放入猪肾中煨熟吃下，即止。

虎耳草 【释名】

又称石荷叶。

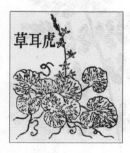

草耳虎

【集解】［时珍说］虎耳生阴湿处，人亦栽于石山上。茎高五六寸，有细毛，一茎一叶，如荷盖状。人称为石荷叶，叶大如钱，状似初生小葵叶，及虎之耳形。夏开小花，淡红色。

【气味】 微苦、辛，寒，有小毒。

【主治】 瘟疫，擂酒服。生用吐利人，熟用则止吐利。痔疮肿痛者，阴干，烧烟筒中熏之。

金星草 【释名】

又称金钏草、凤尾草、七星草。

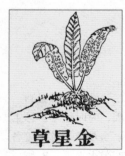

草星金

【集解】［颂说］七星草生于江州山谷石上。叶如柳而长，作蔓延，长二三尺。其叶坚硬，背上有黄点如七星。采无时。

【气味】 苦，寒，无毒。

【主治】 发背痈疮结核，解硫黄丹石毒，连根半斤，酒五升，用银器煎服，先服石药悉下。亦可作末，冷水服方寸匕。涂疮肿，殊效。根浸油涂头，大生毛发。乌髭发，解热，通五淋，凉血。

【附方】 1.**五毒发背**。金星草和根净洗，慢火焙干。每四两入生甘草一钱，捣末，分作

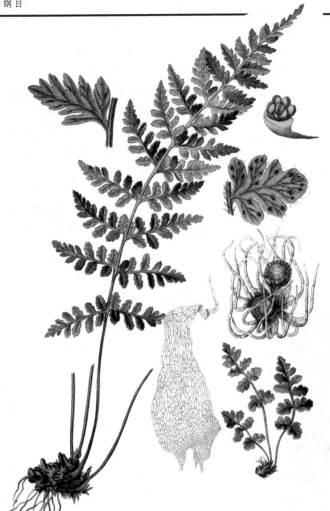

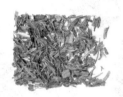

叶［主治］发背痈疮结核，解硫黄丹石毒。涂疮肿，殊效。根浸油涂头，大生毛发。乌髭发，解热，通五淋，凉血。

金星草

四服。每服用酒一升，煎二三沸，更以温酒三二升相和，入瓶器内封固，时时饮之。忌生冷油肥毒物。**2. 热毒下血。**金星草、陈干姜各三两，为末。每服一钱，新汲水送下。**3. 脚膝烂疮。**金星草背上星，刮下敷之，即干。

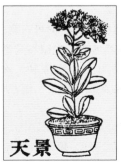

景天　【释名】也称慎火、戒火、救火、据火、护火、辟火、火母。

　【集解】［颂说］人们种植在院庭里，或者栽在屋上。春天生出苗叶，像马齿苋但要大些，作层而上。茎很脆弱。夏至开红紫色碎花，秋天后枯死，也有留下老根的。苗、叶、花都可用。［时珍说］人们常把景天栽在石山上。二月长苗，脆茎，微带赤黄色。高一二尺，折断它有汁流出。叶子呈淡绿色，光泽柔厚，形状像长匙头以及胡豆叶但没那么尖。夏天开小白花，结的果实如连翘但要小些，内中有像粟粒一样的黑子。其叶子味微甘苦，烧熟水淘后可以吃。

　【气味】苦，平，无毒。

　【主治】大热火疮，去身体烦热及邪恶气。各种蛊毒，寒热风痹，各种不足。疗金属外伤，止血。煎水给小儿洗澡，去烦热惊气。风疹恶痒，小儿丹毒及发热热狂，赤眼头痛，寒热游风，妇人带下。

花 【主治】 治女人白带不断，赤白，轻身明目。

【附方】 1. **小儿中风。**用景天干半两，麻黄、丹参、白术各二钱半，共研末。每服半钱，浆水调服。三四岁的小儿可服一钱。2. **婴儿风疹及疮毒。**用景天苗叶五两和盐三两，同研细，绞取汁，以热手抹涂，一天两次。3. **热毒丹疮。**用景天捣汁涂搽。一昼夜宜搽一二十次。4. **眼中生翳，涩痛难开。**用景天捣汁，一天点三五次。

石胡荽 【释名】

也称天胡荽、野园荽、鹅不食草、鸡肠草。

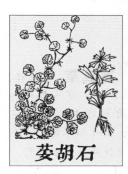

石胡荽

【集解】［时珍说］生于石缝及阴湿处。高二三寸，冬月生苗，细茎小叶，形状宛如嫩胡荽。气辛熏不堪食，鹅也不食。夏开细花，黄色，结细子。极易繁衍，僻地则铺满。孙思邈《千金方》载，一种小草，生于近水渠中湿处，状类胡荽，名天胡荽，又名鸡肠草。即此草。

【气味】 辛，寒，无毒。

【主治】 通鼻气，利九窍，吐风痰。去目翳。疗痔病。解毒，明目，散目赤肿云翳，耳聋头痛脑酸。治痰疟，鼻塞不通，塞鼻自落，又散疮肿。

【发明】［时珍说］鹅不食草，气温而升，味辛而散，为阳，能通于天。头与肺为天，故能上达头脑，治顶痛目病，通鼻气而落息肉；内过肺经，而治咳痰，散疮肿。其除翳之功，尤显神妙。

【附方】 1. **咳痰气喘。**用石胡荽研汁，和酒服。2. **翳障目赤肿胀，羞明昏暗，隐涩疼痛，鼻塞头痛，外翳扳睛诸病。**用石胡荽晒干

二钱，青黛、川芎各一钱，共研末。先含水一口，取药末如米大一小撮嗅入鼻内，以泪出为度。有的配方中减去青黛。3. **牙痛难忍。**用棉裹鹅不食草，绵裹怀干研末，嗅入与牙痛同侧的鼻孔中。4. **一切肿毒。**用石胡荽一把、穿山甲烧存性七分、当归尾三钱，共捣烂，加酒一碗，绞汁服，以渣敷患处。5. **湿毒胫疮。**夏季采石胡荽，晒收为末，每取五钱、汞粉五分，加桐油调成膏。先以茶洗净患处，然后贴膏包好。将有黄水流出。五六日病愈。6. **脾寒疟疾。**用石胡荽一把，捣取汁半碗，加酒半碗服下，甚效。7. **痔疮肿痛。**用石胡荽捣烂敷贴。

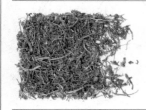

根〔主治〕通鼻气，利九窍，吐风痰。去目翳。疗痔病。解毒，明目，散目赤肿云翳，耳聋头痛脑酸。治痰疟，鼻塞不通，塞鼻自落，又散疮肿。

酢浆草 【释名】

也称酸浆、三叶酸、三角酸、酸母、醋母、酸箕、鸠酸、雀儿酸、雀林草、小酸茅、赤孙施。

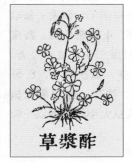

酢浆草

【集解】［时珍说］此小草苗高一二寸，丛生布地，极易繁衍。一枝有三叶，每叶分成两片，晚上自动合贴在一起，如一整体。四月开小黄花，结小角，角长一二分，内有细子。冬季也不凋谢。

【气味】 酸，寒，无毒。

【主治】 小便淋沥，白带浊黄，杀各种寄生虫。捣烂后敷涂，治恶疮痔瘘，治烧伤、烫伤及蛇蝎咬伤。食用，解热渴。同地钱、地龙一起治尿路结石。煎汤洗痔、脱肛，效果显著。治妇人血结。

【附方】 1. **小便血淋。**酢浆草捣汁，煎五苓散服下。2. **二便不通。**酢浆草一把、车前

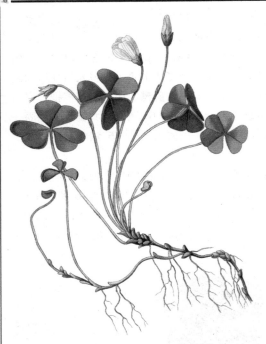

酢浆草

草一把，共捣取汁，加砂糖一钱调服，不通可再服。**3. 赤白带下。**酢浆草阴干，研末。每取三匙，空心服，温酒送下。**4. 痔疮出血。**酢浆草一大把，加水二升，日服三次，效果显著。**5. 癣疮作痒。**酢浆草涂搽，数次即愈。**6. 牙齿肿痛。**用酢浆草一把，洗净，加川椒去核四十九粒，同捣烂，捏成豆大小粒。每以一粒塞痛处，效果显著。

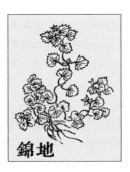

錦地

地锦 【释名】也称地朕、地噤、夜光、承夜、草血竭、血见愁、血风草、马蚁草、雀儿卧单、酱瓣草、猢狲头草。

【集解】［禹锡说］地锦草生近道田野，出于滁州者尤良。茎叶细弱，蔓延于地。茎赤，叶青紫色，夏中茂盛。六月开红花，结细实。取苗子用。

【气味】 辛，平，无毒。

【主治】 主心气，女子有阴疝血结。通流血脉，亦可治气。主痈肿恶疮，金刃扑损出血，血痢下血崩中，能散血止血，利小便。

【附方】 **1. 脏毒赤白。**地锦草洗净、晒干，研末，米汤送服一钱。**2. 妇女血崩。**嫩地锦草蒸熟，加油、盐、姜调食，并喝酒一二杯送下。又一方：地锦草阴干，研末，姜、酒调服一二钱，一服即止。**3. 小便血淋。**地锦草加水捣服。**4. 刀伤出血。**地锦草捣烂涂上。**5. 风疮癣疥。**地锦草同满江红草一起捣成末，敷患处。**6. 趾间鸡眼。**先割破，令出血，用地锦草捣烂敷上，甚效。**7. 脾劳黄疸。**用地锦草、羊膻草、桔梗、苍术各一两，甘草五钱，共研末；另以陈醋二碗与皂矾四两，同熬匀后，将药末投入，再加白面适量和成丸子，如小豆大。每服三十至五十丸，空心服，醋汤送下。日服二次。

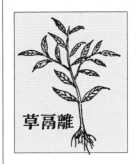

草鬲離

离鬲草 【集解】［藏器说］常生长在人家阶庭湿处，高三二寸，苗叶似幂菴。江东有这种草，北方没有。

【气味】 辛，寒，有小毒。

【主治】 瘰疬丹毒，小儿无辜寒热，大腹痞满，痰饮膈上热。生研汁服一合，当吐出宿物。去疟为上。

仙人掌草 【集解】［颂说］生于合州、筠州，多长在石上贴壁而生。形状像人的手掌，故以此命名。叶细而长，春生，至冬犹有。四季都可采。

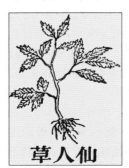

草人仙

【气味】 苦，涩，寒，无毒。

【主治】 肠痔泻血，与甘草浸酒服。焙末油调，擦小儿白秃疮。

仙人草 【集解】［藏器说］仙人草生

长在庭院间，高二三寸，叶细有齿，像离蔫草。北方不能生长。

【主治】 小儿酢疮、疮头小而硬的，则煮汤洗浴，同时捣烂后敷搽。丹毒入腹的，可饮冷药，并用此药洗浴。另外，捣取汁滴目，明目去翳。

佛甲草 【集解】

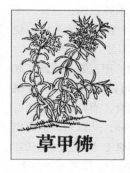

草甲佛

[颂说]佛甲草生于筠州。多附在石上并向阳而生，像马齿苋而细小且长，有花黄色，不结实，四季都有。[时珍说]二月生苗成丛，高四五寸，脆茎细叶，柔泽如马齿苋，尖长而小。夏开黄花，经霜则枯。人多栽于石山瓦墙上，称其为佛指甲。

【气味】 甘，寒，微毒。

【主治】 汤火灼疮，研末贴用。

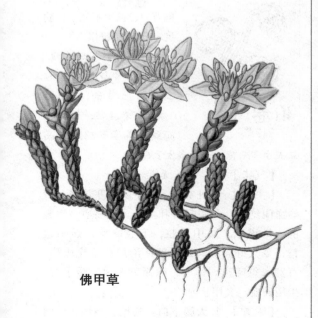

佛甲草

崖棕 【集解】

[颂说]生于施州石崖上。苗高一尺左右，其状如棕，四季有叶无花。当地人采根去粗皮，入药。

【气味】 甘、辛，温，无毒。

【主治】 妇人血气并五劳七伤。以根同半天回、鸡翁藤、野兰根，四味洗焙为末。每服二钱，温酒下。丈夫无所忌，妇人忌鸡、鱼、湿面。

草之十 苔类

陟厘、干苔、石蕊、地衣草、昨叶何草、卷柏、桑花、马勃、石松

陟厘 【释名】

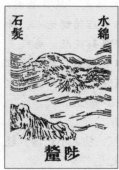

鳌陟

也称侧梨、水苔、石发、水衣、水绵。

【集解】[时珍说]陟厘有生长在水中及石上的两种，蒙茸如发。有种独自长在没有石头的、停积不流的污水中，缠牵如丝绵的形状。现在人们将其晾干，制成苔蒲，可以吃。青苔也可以制成脯来吃，都对人有利。

【气味】 甘，大温，无毒。

【主治】 心腹大寒，温中消谷。助消化不良，止腹泻。捣成汁服，治天行病心闷。制成脯吃，止渴疾。禁食盐。捣烂后外敷治丹毒。

干苔 【集解】

[时珍说]这是一种海苔。有人晾干后制成脯。海水咸，故与陟厘不同。张华的《博物志》里说，干苔像头发一样生长在海水中有石头的地方，长尺余，大小如韭菜。肉和它掺在一起蒸来吃，非常鲜美。

【气味】 咸，寒，无毒。

【主治】 甲状腺肿大，呕吐、腹泻和肠道寄生虫，煮汁服。心腹烦闷者，用冷水研细，

喝下即好。除金属毒和药毒。放入木孔中，杀蠢虫。消茶积。烧成粉末吹入鼻中可止衄血。捣烂浸泡可敷手背消肿痛。

【发明】［时珍说］《夷坚志》里面讲，河南有一寺庙的僧人全部患了甲状腺肿大，有个洛阳的僧人同他们住在一起，每次吃晚饭时都取出苔脯来吃。过了几个月，僧人颈部肿大的甲状腺恢复了正常，才知道海里的东西能治此疾病。

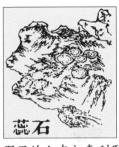

石蕊

【释名】也称石濡、石芥、云茶、蒙顶茶。

【集解】［时珍说］蒙顶茶，生长在兖州蒙山石上。因烟雾熏染，日久结成，属苔衣类。那里的人在初春刮取曝晒干后馈赠他人，称其为云茶。状呈白色，轻薄如花蕊。香气美如草，甘涩如茗。不可以煎来喝，只适宜咀嚼以及浸成水喝，清凉有味。庾褒入山把它当糕点吃，只是用以代替茶而已。

【气味】甘，温，无毒。

【主治】明目，益精气，使人不饥渴，轻身延年。生津润喉，解热化痰。

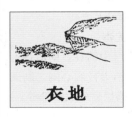

地衣草

【释名】也称仰天皮、掬天皮。

【集解】［大明说］地衣草即阴湿地被日晒起的苔藓。

【气味】苦，性冷，微毒。

【主治】卒心痛中恶。主马反花疮，生油调敷。明目。研末，新汲水服，治中暑。

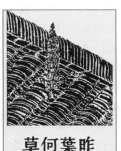

昨叶何草

【释名】也称瓦松、瓦花、向天草。赤者名铁脚婆罗门草、天王铁塔草。

【集解】［恭说］昨叶何草生于上党屋上，如莲。初生高尺余，远望如松栽。［志说］昨叶何草处处都有。生于年久瓦屋上。六七月采苗，晒干。

【气味】味酸，平，无毒。

【主治】口中干痛，水谷血痢，止血。生眉发膏为要药。行女子经络。大肠下血，烧灰，水服一钱。又涂诸疮不敛。

【附方】1. 小便沙淋。用瓦罐煎浓汤，趁热熏洗小腹，约两时后可以下沙通便。2. 通经破血。用鲜瓦花五两熬膏，当归须、干漆各一两，烧烟尽，当门子二钱，共研末，加枣肉和成丸，如梧桐子大。每服七十丸，红花汤送下。3. 头风白屑。用瓦松晒干，浇灰淋汁热洗。六七次后即见效。4. 汤火灼伤。用瓦松、柏叶同捣烂，敷涂。5. 恶疮不敛。用瓦松阴干，研末。先以槐枝、葱白汤洗净患处，然后以药末涂搽。

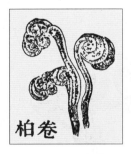

卷柏

【释名】也称万岁、长生不死草、豹足、求股、交时。

【集解】［别录说］卷柏生于常山山谷石间。五月、七月采，阴干。［颂说］春生苗，似柏叶而细，拳挛如鸡足，高三五寸。无花、子，多生于石上。

【气味】辛，温，无毒。

【主治】五脏邪气，女子阴中寒热痛，癥瘕血闭绝子。久服轻身和颜色。止咳逆，治脱肛，散淋结，头中风眩，下肢麻痹，强阴益精，令人好容颜。通月经，治尸疰鬼疰腹痛，百邪鬼魅啼泣。镇心，除面奸头风，暖水脏。生用破血，炙用止血。

【附方】1. 大肠下血。卷柏、侧柏、棕榈等分，烧存性为末。每服三钱，酒下。亦可饭丸服。2. 远年下血。卷柏、地榆焙等分。每用

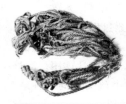

〔主治〕五脏邪气，女子阴中寒热痛，肿瘕血闭绝子。久服轻身和颜色。止咳逆，治脱肛，散淋结，头中风眩，瘰疬，强阴益精。通月经。镇心，除面头风，暖水脏。

一两，水一碗，煎数十沸，一次喝完。

桑花

【释名】 也称桑藓、桑钱。

【集解】 ［大明说］生于桑树上的白藓，如地钱花。刀刮取炒用。不是桑葚花。

【气味】 苦，暖，无毒。

【主治】 健脾涩肠，止鼻洪吐血，肠风，崩中带下。治热咳。

【附方】 大便后血。桑树上白藓花，水煎服，或末服。亦止吐血。

马勃

【释名】 也称灰菰、牛屎菰。

【集解】 ［别录说］马勃生于园中久腐处。［弘景说］紫色虚软，状如狗肺。

【修治】 ［时珍说］以生布张开，将马勃于上摩擦，下以盘承，取末用。

【气味】 辛，平，无毒。

【主治】 恶疮马疥。敷诸疮甚良。去膜，以蜜拌揉，少以水调呷，治喉痹咽疼。消肺散血，解热毒。

【发明】 ［时珍说］马勃轻虚，是上焦肺经药。故能清肺热、咳嗽、喉痹、衄血、失音诸病。

【附方】 1. 咽喉肿痛，不能咽物。用马勃一分、蛇蜕一条，烧为末，棉裹一钱，含咽。2. 声失不出。用马勃、马牙硝，等分研末，加砂糖和成丸子，如芡子大。噙口内。3. 久咳

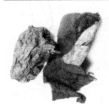

〔主治〕恶疮马疥。敷诸疮甚良。去膜，以蜜拌揉，以水调呷，治喉痹咽疼。消肺散血，解热毒。

不止。用马勃研末，加蜜做成丸子，如梧桐子大。每服二十丸，白汤送下。4. 积热吐血。用马勃研末，加砂糖做成丸大，如弹子大。每服半丸，冷水化下。5. 妊娠吐血、鼻血。用马勃研末，浓米汤送服半钱。

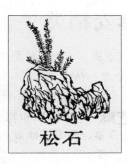

松石

石松 【集解】

［藏器说］石松生于天台山石上，似松，高一二尺。山人取根茎用。

［时珍说］石松即玉柏之长者。名山都有。

【气味】 苦、辛，温，无毒。

【主治】 久患风痹，脚膝疼冷，皮肤不仁，气力衰弱。久服去风血风瘙，好颜色，变白不老。浸酒饮，良。

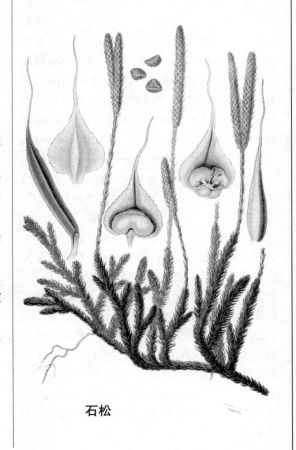

石松

第九卷 谷部

谷之一 麻麦稻类

芝麻、亚麻、大麻、小麦、大麦、矿麦、雀麦、荞麦、苦荞麦、稻、粳、籼

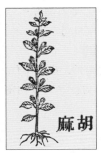

麻胡

芝麻

【释名】 也称巨胜、方茎、狗虱、油麻、脂麻、胡麻。叶名青蘘。

【集解】［时珍说］胡麻就是脂麻，分迟、早两种，有黑、白、红三种颜色，它的茎秆都呈方形，秋季开白花，也有呈紫色艳丽的花。它每节都长角，长达一寸多。茎呈四棱、六棱的果实小并且米少；七棱、八棱的果实大且米多。胡麻雌雄同种，生长迅速，长势茂盛。《本事诗》中有诗说："胡麻好种无人种，正是归时又不归。"汉明帝永平十五年间，剡县的刘晨、阮肇两个人，到天台山去采药，迷失了道路，忽然看见一条小溪，他们渡过小溪，邂逅二位仙女，她们使用胡麻招待他们。所以有唐诗说："御羹和石髓，香饭有胡麻。"

芝麻 【气味】 甘，平，无毒。

【主治】 伤中虚羸，补五脏，益气力，长肌肉，增智力。久服，轻身不老，使人筋骨强壮，耳聪目明，耐饥渴，延年益寿。止心惊，利大小肠，耐寒暑，驱逐湿气、游风、头风，能催生使胞衣尽快剥离，补产后体虚疲乏。研末涂抹于头发，可促使头发生长。将胡麻和白蜜蒸成糕饼，可治百病。用它来炒着吃，使人不生风病。精神错乱者长期食用会行走正常，不妄言。嚼烂涂抹在小孩的头疮上，有疗效。也可将它煎成汤用来洗浴恶疮和治疗妇女的阴道炎。

白油麻 【气味】 甘，大寒，无毒。

【主治】 疗体虚，劳累过度，滑肠胃，舒经络，通血脉，去头皮屑，滋润肌肤。哺乳期妇女服用，使孩子不生病。做成汁饮用，治外来邪热。生嚼胡麻，敷治小孩头上的各种疮，效果很好。熟食可以辟谷不饥。

【发明】 ［时珍说］脂麻就是胡麻，本来生长于大宛，在五谷中居首位。长期服用它，可以知万物，通神明，令人延年益寿。《参同契》记载，胡麻可以使人延年长寿，入口回甜。苏东坡给程正辅的信中说，凡患有痔疮的人，宜禁吃酒、肉、盐酪、酱菜、大味和粳米饭，只能吃淡面和蒸过九次的胡麻即黑脂麻，和去皮的茯苓，加入少许白糖，做成面吃。长期食用可使人气力不衰，百病自行除去，痔疮渐消，此为长寿的要诀。

【附方】 1.腰脚疼痛。新胡麻一升，熬香

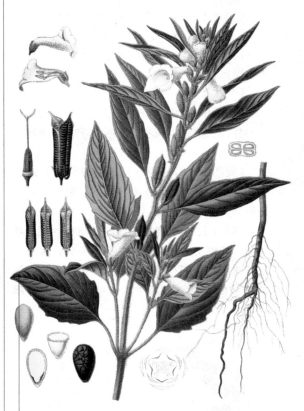

叶〔主治〕能吐风痰食毒，涂痈肿热毒。又治犬咬伤，以灌疮口，甚良。

芝麻

后，捣烂。每日吞服适量，以姜汁、蜜汤、温酒送下均可。2. **手脚酸痛，微肿**。胡麻熬熟，研末，取五升加酒一升，泡一夜后随意饮用。3. **偶感风寒**。胡麻炒焦，趁热捣烂泡酒饮用。饮后暖卧，以出微汗为好。4. **热淋茎痛**。胡麻子、蔓菁子各五合，炒黄，装袋中，以水三升浸泡，每饭前取服一钱。5. **疗肿恶疮**。胡麻烧灰、针砂，等分研末，加醋调敷患处。6. **痔疮肿痛**。胡麻子煎汤洗。7. **坐板疮疥**。生胡麻嚼烂敷涂。8. **妇女乳少**。胡麻炒过，研细，加盐少许服下。9. **汤火灼伤**。用胡麻生研如泥，涂搽伤处。10. **痈疮不合**。用胡麻炒黑，捣烂敷涂。

胡麻油 ［弘景说］生榨者较好。若蒸炒者，只可供食及燃灯，不入药用。［时珍说］入药以乌麻油为最好，白麻油次之，自己榨的较好。若从市面上买来的，不知道已经蒸炒过的，而又掺杂其他的。

【气味】 甘，微寒，无毒。

【主治】 利大肠，产妇胞衣不落。生油抹疮肿，生秃发。去头面游风。主天行热闷，肠内结热。服一合，取利为度。主暗哑，杀五黄，下三焦热毒气，通大小肠，治蛔心痛。敷一切恶疮疥癣，杀一切虫。取一合，和鸡子两颗，芒硝一两，搅服。少时，即泻下热毒，甚良。陈油：煎膏，生肌长肉止痛，消痈肿，补皮裂。治痈疽热病。解热毒、食毒、虫毒，杀诸虫蝼蚁。

【发明】 ［藏器说］大寒，乃常食所用，而发冷疾，滑精髓，发脏腑渴，困脾脏。令人体重损声。［士良说］有牙齿疾及脾胃疾的人，切不可吃。治饮食物，须逐日熬熟用。若经宿，即动气也。［刘完素说］油生于麻，麻温而油寒，同质而异性也。

【附方】 1. **解河豚毒**。一时仓卒无药，急以清麻油多灌，取吐出毒物，即愈。2. **解砒石毒**。麻油一碗，灌之。3. **伤寒发黄**。生乌麻油一盏，水半盏，鸡子白一枚，和搅服尽。4. **小儿发热，不拘风寒，饮食时行痘疹，并宜用之**。以葱涎入香油内，手指蘸油摩擦小儿五心、头面、项背诸处，最能解毒凉肌。5. **小**

儿初生，**大小便不通**。用真香油一两，皮硝少许，同煎滚。冷定，徐徐灌入口中，咽下即通。6. **卒热心痛**。生麻油一合，服之良。7. **漏胎难产，因血干涩也**。用清油半两，好蜜一两，同煎数十沸。温服，胎滑即下。他药无益，以此助血为效。8. **产肠不收**。麻油五斤，炼熟盆盛。令妇坐盆中，饭久。先用皂荚炙，去皮研末。吹少许入鼻作嚏，立上。9. **痈疽发背，初作即服此，使毒气不内攻**。以麻油一斤，银器煎二十沸，和醇醋二碗。分五次，一日服尽。10. **肿毒初起**。麻油煎葱黑色，趁热用手掌旋涂，自消。11. **喉痹肿痛**。生麻油一合灌之，立愈。12. **发落不生**。生胡麻油涂之。13. **令发长黑**。生麻油、桑叶煎过，去渣，沐发，令长数尺。14. **滴耳治聋**。生麻油日滴三五次。候耳中塞出，即愈。15. **打扑伤肿**。熟麻油和酒饮之，以火烧热地卧之，觉即疼肿俱消。

灯盏残油 【主治】 能吐风痰食毒，涂痈肿热毒。又治猘犬咬伤，以灌疮口，甚良。

青蘘（ráng） 【释名】 即胡麻叶。

【气味】 甘，寒，无毒。

【主治】 五脏邪气，风寒湿痹。益气，补脑髓，筋骨强壮。久服，耳聪目明，不感饥饿不衰老，可延长人的寿命。用它熬成汁来洗头，可去头屑，润滑肌肤，增添血色。将一升青蘘捣烂，用热水淋成汁，服用半升，用它来治疗月经不调。

胡麻花 【主治】 秃顶生发，润滑大肠。人身上的赘肉，擦之即愈。

【附方】 **眉毛不生**。用胡麻花阴干，研末，泡麻油中，每日取擦眉部。

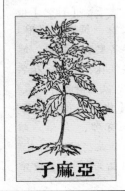

子麻亚

亚麻 【释名】 又称鸦麻、壁虱胡麻。

【集解】 ［颂说］亚麻子出兖州、威胜军。苗叶俱青，花白色。八月上旬采其实用。［时珍说］今陕西人也有种亚麻的，即壁虱胡麻也。其

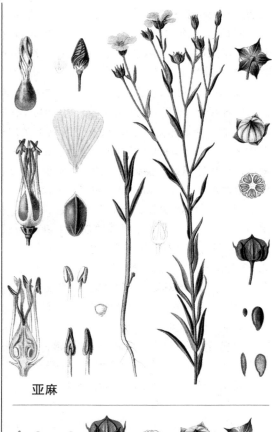

亚麻

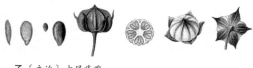

子〔主治〕大风疮癣。

实也可榨油点灯，气恶不堪食。其茎穗颇似芜蔚，子不同。

子 【主治】 甘，微温，无毒。

【主治】大风疮癣。

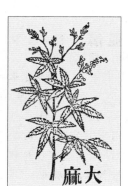

麻大

大麻 【释名】也叫火麻、黄麻、汉麻。雄者名枲麻、牡麻，雌者名苴麻、荸麻。花名麻蕡，实名麻勃。

【集解】[时珍说]大麻有雌，有雄。雄株叫作枲，雌株叫苴。如同脂麻，叶子狭窄

细长，形状像益母草叶，一枝有七片或九片叶。五六月间开小黄花抽穗，随即结果，果实大小像胡荽子，可以榨油。剥去果实皮，可以用它来织布。它的秸秆呈白色有棱角，麻须可以用来做成烛心。大麻的果实成熟时，拔去雄株；如没成熟，先将雄株拔去，大麻将不能结果。

麻勃 【释名】 就是麻花。

【气味】 辛，温，无毒。

【主治】 一百二十种恶风，周身发黑发痒，驱各种风恶血，治女子月经不调。

【发明】[弘景说]占卜家把它与人参放在一起服食，可以推算未来之事。

【附方】 1. 瘰疬初起。用初秋收取的麻花、中夏收取的艾叶各等分，做炷灸患处百壮。2. 金疮内漏。用麻勃一两、蒲黄二两，共研末。每服一小匙，酒送下。日服三次，夜服一次。3. 风病麻木。用麻花四两、草乌一两炒存性，共研末，加炼蜜调成膏。每服三分，开水送下。

麻蕡（fén）【释名】 即连壳的大麻果实。

【气味】 辛，平，有毒。

【主治】 五劳七伤。多服，使人产生幻觉。它对五脏有利，能破积下血，止痹散脓。长时间服用，可以通神明，使人年轻。

【附方】 风癫百病。麻子四升，水六升，猛火煮令芽生，去渣煎取二升，空腹服。或发或不发，或多言语，勿怪之。但令人按手足，顷定。再吃三剂即愈。

麻根 【主治】 捣汁或煮汁服主瘀血和尿路结石。主破血，通小便。治难产，破血壅胀，崩中带下不止，则用水煮服。

麻仁 【释名】 即去壳的果实。

【气味】 甘，平，无毒。

【主治】 补中益气。长时服食，轻身健康强壮，犹如神仙。治中风出汗，治水肿，利小便，破积血，疏通血脉，治妇女产后的疾病。用它来洗头，可以生发润发。孕妇胎位不正，吞下二十七枚麻仁后即能正产。还可以滋润五脏，治大肠热、便秘。补虚劳，逐一切风

气，长肌肉，益毛发，通乳汁，止消渴，催生难产。取汁熬粥，去五脏风，润肺，治关节不通，亦治发落，止呕逆。利女人经脉，调大肠下痢。涂诸疮癞，杀虫。取汁煮粥食，止呕逆。

叶 【气味】 辛，有毒。

【主治】 捣汁服五合，下蛔虫；捣烂敷蝎毒，俱效。浸汤沐发长润，不生白发。

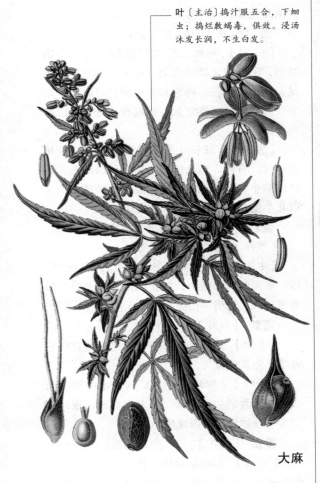

叶〔主治〕捣汁服五合，下蛔虫；捣烂敷蝎毒，俱效。浸汤沐发长润，不生白发。

大麻

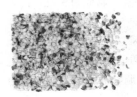

麻仁〔主治〕补中益气。治中风出汗，治水肿，利小便，破积血，疏通血脉，治妇女产后的疾病。

【附方】 1. **大便秘，小便数。** 用麻子仁二升，芍药半斤，厚朴一斤，大黄、枳实各一斤，杏仁一升，一起熬研，加炼蜜和成丸子，如梧桐子大。每服十丸浆水送下。日服三次。2. **月经不通，两三月或半年一次。** 用麻子仁二升、桃仁二两，研匀，熟酒一升中浸泡一夜，每天服药一升。3. **消渴日饮，小便赤涩。** 用秋麻子仁一升，加水三升，煮开四五次。饮汁。4. **血痢不止。** 用麻子仁汁煮绿豆空心吃，极效。5. **刀伤瘀血腹中。** 用大麻仁三升、葱白十四枚，捣烂，加水九升煮成一升半，一次服完，血出即愈。不尽时可再次服药。6. **小儿头疮。** 用麻仁五升，研细，水绞取汁，蜜调搽疮上。7. **发落不生。** 用麻仁汁煮粥常吃。用大麻油熬黑敷头上，治发落不生。8. **除腹内蛔虫。** 用大麻叶捣汁服五合。9. **疟疾。** 用大麻叶，炒香，过一会儿，研末，临发病前用茶或酒送服适量。

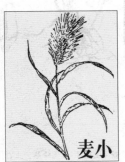

麦小

小麦 【释名】也称来。[时珍说]许慎《说文解字》中说，天降瑞麦，像芒刺之形，故称来。

【集解】[颂说]大小麦秋季播种，冬季生长，春季开花，夏季结果。它具备四季中和之气，所以是五谷中价值最高的。气候暖和的地方可以春季播种，到了夏季便可收获。然而它和秋季种植的相比显得四气不足，所以品质欠佳。[时珍说]北方人播种麦，乱撒；南方人播种麦一窝窝地撒。所以北方的麦子皮薄面多，南方的麦子则皮厚面少。收获的麦子和以蚕沙，可以防虫蛀。或者在立秋之前，将苍耳碾碎，和在小麦中晾晒，也可以防虫蛀。秋季过后蛀虫生长，这是因为小麦性恶湿的缘故，所以如生长期内长时间受到雨淋，那小麦多半不能成熟。

小麦 【气味】 甘，微寒，无毒。

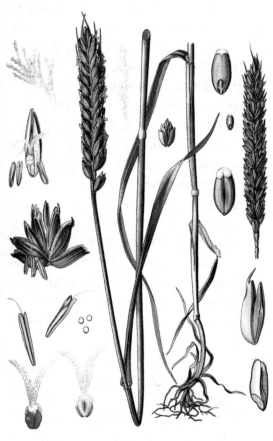

小麦

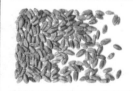

浮麦〔主治〕益气除热，止自汗盗汗。治大人、小孩结核病虚热，妇人劳热。

【主治】除客热，止烦渴，咽喉干燥，利小便，补养肝气，止漏血唾血，可以使女人易于怀孕。补养心气，有心病的人适宜食用。将它煎熬成汤食用，可治暴淋。磨成末服用，能杀蛔虫。将陈麦煎成汤饮用，还可以止虚汗。将它烧成灰，用油调和，可涂治各种疮及汤火伤灼。

浮麦 即水淘时漂浮起来的小麦，烘干后用。

【气味】甘、咸，寒，无毒。

【主治】益气除热，止自汗盗汗。治大人、小孩结核病虚热，妇人劳热。

麦麸 【主治】时疾热疮、汤火疮烂，扑损伤折瘀血，醋炒敷贴。和面做饼，止泄痢，调中去热健人。以醋拌蒸热，袋盛，熨烫冷湿腰脚伤折处，止痛散血。醋蒸，熨手足风湿痛，汗湿脚气，直至出汗。将它研成末服用，能止虚汗。

【发明】〔时珍说〕凡人身体疼痛及疮肿溃烂流脓，或者小孩夏季出痘疮，溃烂不能睡卧，都可以用夹褥盛麦麸缝合来垫铺，因麦麸性凉并且柔软，这的确是个好方法。

面 【气味】甘，温，微毒。

【主治】补虚，长时间食用，使人肌肉结实，助肠胃，增强气力。它可以养气，补不足，有助于五脏。将它和水调服，可以治疗中暑、马病肺热。将它敷在痈疮损伤处，可以散血止痛。

【发明】〔颖说〕东南地区潮湿，小麦接受地气，有毒。用汉椒，吃萝卜可以解毒。长江以南小麦花晚上开，所以能诱发疾病；长江以北小麦花白天开，所以对人有益。

麦粉 即用麸皮洗筋澄出的浆粉。

【气味】甘，性凉，无毒。

【主治】补中，益气脉，和五脏，调经络。炒一碗麦粉和汤服下，能止痢疾。将麦粉和醋熬成膏状，能消一切痈肿、汤火伤。

面筋 【气味】甘，性凉，无毒。

【主治】解热和中，有劳热之人适宜将它煮吃。能宽中益气。

【发明】〔时珍说〕它是麸在水中揉洗而成，是素食的主要物品，煮着吃性凉，现在人们多用油炒而食，则性热。

麦苗 【气味】辛，寒，无毒。

【主治】消酒毒暴热、酒疸目黄。将它捣烂绞成汁，每日饮用。它还可以解虫毒，即将麦苗煮成汁服用。此外，可以解除瘟疫狂热，除烦闷消胸膈热，利小肠。制成粉末吃，使人面色红润。

【附方】1. **白癜风**。用小麦摊石上，烧铁物压出油，搽涂患处。2. **汤火伤**。用小麦炒黑，研末，加轻粉，调油涂伤处。勿接触冷水。3. **产后虚汗**。用小麦麸、牡蛎，等分研为末，加猪肉汁调服二钱。日服二次。4. **身上瘢痕**。春夏用大麦麸，秋冬用小麦麸，筛粉，调油敷涂。5. **小便尿血**。麦麸炒香，以肥猪肉蘸食。6. **阴冷闷痛**。用醋拌麦麸熨贴。7. **内伤吐血**。用面粉略炒，以京墨汁或藕节汁调服二钱。8. **咽喉肿痛，不能吞食**。用白面和醋调匀，涂喉外肿处。9. **乳痈不消**。用白面半斤，炒黄，加醋煮成糊敷涂，即消。10. **刀伤血出**。用生面干敷，五七日即愈。11. **脚上起泡**。水调生面涂上，一夜即消。12. **火烧成疮**。用炒面加栀子仁末，调油涂搽。13. **预防受孕**。用白面一升、酒一升，煮沸去渣，分三次服，下来月经的头一天晚上、第二天黎明及大明以后各服一次。14. **一切疔肿**。用腊猪油调面封患处，效果显著。15. **痈肿发背，无名肿毒**。用陈年麦粉，久炒成黄黑色，冷定后，研末。加陈米醋调成糊，熬如黑漆，收存瓷罐中。同时摊纸上，剪孔贴患处，疼痛渐消。

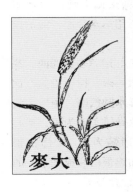

大麦【释名】也称牟麦。

【集解】[时珍说]它和小麦的功效大致相同。有黏性的大麦，叫糯麦，可以用来酿酒。

【气味】咸，温、微寒，无毒。

【主治】消渴除热，益气调中。滋补虚劳，使血脉强壮，对肤色有益，充实五脏，消化谷食，止泻，不动风气。长时间食用，可使人长得又白又胖，肌肤滑腻。做成面，则胜于小麦，不燥热，能平胃止渴，消食治疗腹胀。长时间食用，可使人头发不白。用它和针砂、没石子等药物，还可以将头发染成黑色。它还能宽胸下气，凉血，消食开胃。

【发明】[宗奭说]大麦平凉，口感滑腻。曾有人患喉炎，吃东西难以下咽，用大麦面做成稀糊，吃后助胃气。

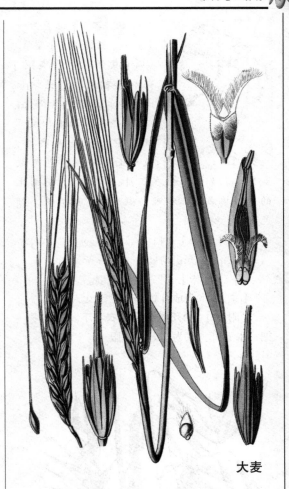

大麦

【附方】1. **食饱烦胀**。用大麦面熬香，每服一匙，开水送下。2. **汤火灼伤**。用大麦炒黑，研末，搽伤处。3. **小便不通**。用陈大麦秸煎浓汁一次服。

矿（kuàng）麦【释名】矿指壳厚而粗之意。

【集解】[炳说]四川人种植它来吃。山东、河北人在正月之时种植它，称为春矿。它的形状和大麦相像。

【气味】甘，微寒，无毒。

【主治】使人舒爽，消除热毒。长期食用能使人身体强健善于行走。用它做药温中消食，补中焦，不动风气。将它做成饼吃很好。

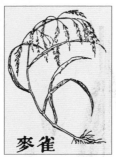

雀麦 【释名】又名燕麦、杜姥草、牛星草。

【集解】[宗奭说]苗和麦相同，但穗细长而稀少。唐朝刘梦得说："菟葵燕麦，动摇春风。"就是它。雀麦春去皮，做成面蒸着吃，也可做成饼吃。如今人们在正月、二月间，将刚生的青叶捣成汁，和米粉做成饼，蒸着吃，颜色青翠，味道香。

米 【气味】甘，平，无毒。

【主治】充饥滑肠。

苗 【气味】甘，平，无毒。

【主治】煮成汁饮用，主治女人难产。

【附方】胎死腹中及胞衣不下。用雀麦一把，水五升，煮为二升，温服。

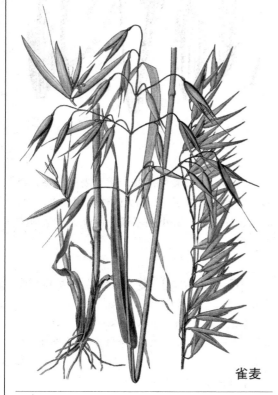

雀麦

米〔主治〕充饥滑肠。

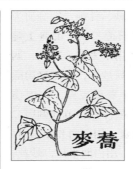

荞麦 【释名】也称荍麦、乌麦、花荞。

【集解】[时珍说]南北方都有种植荞麦，在立秋前后播种，八九月份收割。它生性怕霜，苗高达一二尺，红茎绿叶，开白色的小花，繁密点点，果实累累。北方多种植，将它磨制成面，做成煎饼，配大蒜吃，或做成汤饼，称之为河漏，作为平日食物。它光滑细腻像面粉，但没有麦面好。南方种植较少，只能做成粉或做成糕饼吃，是农家冬季的粮食。

【气味】甘，平、寒，无毒。

【主治】充实肠胃，增长气力，提精神，除五脏的滓秽。做成饭吃，能解丹石毒，效果很好。用醋和粉调好，可涂治小孩丹毒红肿热疮。它能降气宽肠，消积滞，消热肿风痛，除白浊白带，脾积泄泻。用砂糖水调和炒面二钱服食，能治痢疾。将它炒焦用热水冲服，能治绞肠沙痛。

【附方】 1. 咳嗽上气。用荞麦粉四两、茶末二钱、生蜜二两，加水一碗，搅至极匀，饮服。引气下降，即愈。2. 水肿气喘。用生大戟一钱、荞麦面二钱，加水做饼炙熟为末，空心服，茶送下。以大小便通畅为度。3. 赤白带下。用荞麦炒焦为末，加鸡蛋白和成丸子，如梧桐子大。每服五十丸，盐汤送下。日服三次。4. 禁口痢疾。每服荞麦面二钱，砂糖水调下。5. 痈疽发背。用荞麦面、硫黄各二两，共研末，加水做成饼，晒干收存，每取一饼磨水敷疮。6. 汤火灼伤。用荞麦面炒黄，研末，水调敷伤处，有特效。7. 蛇盘瘰疬。用荞麦炒，去壳，海藻、白僵蚕炒，去丝，等分研末，白梅浸汤取肉，取一半和药末做成丸子，如绿豆大。每服六七十丸，睡卧时米汤送下。日服五次。8. 小肠疝气。用荞麦仁炒，去尖，胡卢巴酒浸、晒干各四两，小茴香炒一两，共研末，加酒糊做成丸子，如梧桐子大。每服五十丸，

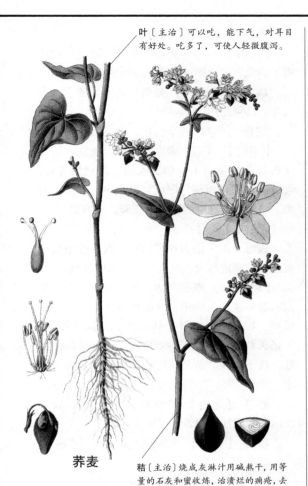

叶〔主治〕可以吃，能下气，对耳目有好处。吃多了，可使人轻微腹泻。

荞麦

秸〔主治〕烧成灰淋汁用碱熬干，用等量的石灰和蜜收炼，治溃烂的痈疮，去除坏死组织和面疮，效果最好。

空心服，盐酒送下。9. **腹痛微泻**。用荞麦做饭。连食三四次，即愈。

叶 【主治】 可以吃，能下气，对耳目有好处。吃多了，可使人轻微腹泻。

秸 【主治】 烧成灰淋汁用碱熬干，用等量的石灰和蜜收炼，治溃烂的痈疮，去除坏死组织和面疮，效果最好。

苦荞麦 【集解】

〔时珍说〕生长在南方，春季前后播种。茎青枝多，叶像荞麦但比其叶尖。开绿色花，果实也跟荞麦很像，稍尖有棱角，但

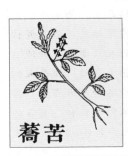

荞苦

不锋利。味道苦涩。农家将它磨捣成粉并蒸煮使其涩气散去，滴去黄汁后才可做成糕点吃。苦荞麦是粮食之中最差的，只用来救济荒年。

【气味】 甘、苦，温，有小毒。

【附方】 **明目枕**。苦荞麦、黑豆皮、绿豆皮、决明子、菊花，同做枕，至老明目。

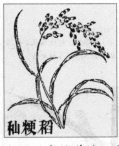

籼粳稻

稻 【释名】也称秫、糯。

【集解】〔时珍说〕糯稻，多种植于南方水田中。有黏性，可以酿酒，可以用来祭祀，可用来蒸糕，可用来煮粥，也可用来炒着吃。它的种类也很多，谷壳有红、白二种颜色，有的有毛，有的无毛。米也有红、白二种颜色，颜色红的糯米用来酿酒，酒多糟少。古人酿酒多用秫，秫就是糯粟。

稻米 【气味】 甘，温，无毒。

【主治】 作饭温中，使人多热，大便干结。使人气血充足，通畅，可解莞青、斑蝥的毒。有益气止泻的功能，把一碗糯米碾碎后和水服用，可以止霍乱后呕吐不止。把它与骆驼脂调和后做成煎饼服食，可以治痔疮。把它做成粥服食，可以消渴。李时珍认为它能暖脾胃，止虚寒泄痢，缩小便，收自汗，发痘疮。

【发明】〔时珍说〕糯米温，酿酒则热，熬粥更甚，所以脾肺虚的人宜食用。如果同时患有痰热风病及消化不良，吃糯米能成积致病。有人认为糯米寒，既然糯米酿酒最为宜，又怎么会寒呢？冬天农家用它做成糍团，来喂牛以免其冻伤，就是由于糯米性热而不寒的道理。

【附方】 1. **霍乱烦渴，消渴饮水**。用糯米三合、水五升、蜜一合，研汁分服，或煮汁服。2. **下痢禁口**。用糯谷一升，炒出白花，去壳，以姜汁拌湿，再炒，研末。每服一匙，开水送下。三服即可止痢。3. **鼻血不止**。用糯米微炒黄，研末，每服二钱，新汲水调下，同时吹少许入鼻中。4. **自汗不止**。用糯米、小麦麸同炒，研末。每服三钱，米汤送下。或煮猪

肉蘸末食。**5. 妇人白带。**用糙糯米、花椒等分，炒为末，加醋糊成丸子如梧桐子大。每服三四十丸，饭前服，醋汤送下。**6. 胎动不安，下黄水。**用糯米一合，黄芪、川芎各五钱，加水一升煎成八合，分次服。**7. 腰痛虚寒。**用糯米二升，炒熟装袋中，拴靠在腰痛处。另以八角茴香研酒内服。

米泔（gān）【气味】 甘，凉，无毒。

【主治】 益气，止烦渴霍乱，解毒。食鸭肉不消化者，立即饮一杯，即可消除病症。

糯稻花 【主治】 放置于阴凉处晾干，有白牙、乌须作用。

稻秆 【气味】 辛、甘，热，无毒。

【主治】 黄疸，将它煮成汁，浸洗，接着又将谷芒炒黄研末，和酒服用。将它烧成灰，可以医治跌打损伤。烧成灰浸水喝，可以止消渴。将稻秆垫在鞋内，可以暖脚，去寒湿气。

【发明】［时珍说］一人虱虫进入耳内，头痛难忍，用了很多种药都不见效。改用稻秆灰煎成汁滴进耳内，虱虫马上死后随汁流出。

【附方】 **1. 喉痹肿痛。**稻草烧取墨烟，醋调吹鼻中或灌入喉中，吐出痰涎即愈。**2. 下血成痔。**稻秆烧灰淋汁，热浸洗三五次，可愈。**3. 汤火灼伤。**稻秆灰冷水中淘七遍，带湿摊伤处，药干即换。若是湿疮，则将稻秆灰淘后焙干，加油调涂。二三次可愈。

谷芒 【主治】 黄疸病。制成粉末，和酒服用。煎成汁饮用，又可解虫毒。

糯糠 【主治】 齿黄，烧取白灰，旦旦擦之。

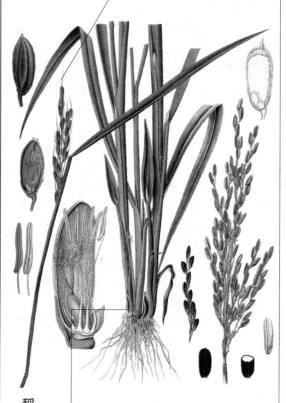

谷芒〔主治〕黄疸病。制成粉末，和酒服用。煎成汁饮用，又可解虫毒。

稻

稻秆〔主治〕黄疸，将它煮成汁，浸洗，接着又将谷芒炒黄研末，和酒服用。将它烧成灰，可以医治跌打损伤。烧成灰浸水喝，可以止消渴。将稻秆垫在鞋内，可以暖脚，去寒湿气。

稻米〔主治〕温中，使人发热，大便干结。使人气血充足，通畅，可解芫青、斑蝥的毒。有益气止泻的功能。

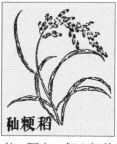

籼粳稻

粳 【释名】 也称秔。［时珍说］粳是稻谷的总称，有早、中、晚三季，有黏性的是糯稻，没有黏性的是粳稻；软的是糯米，硬的就是粳米。糯者，懦也；粳者，硬也。但入解热药，以晚粳为上。

【集解】［时珍说］粳有水、旱二稻。南方雨水多，适宜种植水稻。北方土地平坦，只有润泽的地方适宜种植旱稻。西南少数民族也有烧山地为田，种植旱稻的习俗，并称这种旱稻为火米。古时的人只要播下种便可成田园，所以祭祀称水稻为嘉蔬，现今人们都用秧苗来栽插它。它的品种有近百种，各不相同，都是随土质的不同而栽种。其谷的光、芒、长、短、大、细，各不相同。其米的红、白、紫、乌、坚、松、香，也不相同。它的温、凉、寒、热，也因产地的不同而导致形状、颜色各不相同。真腊地方有一种水稻，高一丈多，傍水而生。南方有一年再熟稻。苏北的香粳，米长且色泽白如玉，可以作为御贡。这些都是粳中稍特殊的品种。

粳米 【气味】 甘、苦，平，无毒。

【主治】 益气，止烦，止渴，止泄痢。温中，和胃气，长肌肉。健壮筋骨，益肠胃，通血脉，调和五脏，益精强志，聪耳明目。用粳米和芡实一起煮粥食用更好。初生的小孩，将粥煮成乳汁状适量地喂食，可开胃、助食。常吃干粳饭，令人不噎。

【发明】 ［颖说］粳有早、中、晚三季，以晚白米居第一。各地出产的种类很多，气味必有相异，但也相差不远。天生五谷，之所以养人，得到它能生存，得不到就会死亡，是因为谷米得了天地中和之气，与造化生育的功效相同，所以不是其他东西可以相比的，它入药的功能在此省略。

【附方】 1. **霍乱吐泻**，烦渴欲绝。用粳米二合，研成粉，加水二碗，再研成汁，和淡竹沥一合，一次服下。2. **自汗不止**。用粳米粉代扑粉，经常扑身上，效果显著。3. **卒心气痛**。用粳米二升加水六升煮开六七次服下。4. **胎动腹痛**。用粳米五升、黄芪六两，加水七升煎成二升，分四次服下。5. **赤根疔肿**。用粳米粉熬黑，调蜜敷涂。

炒米汤 【主治】 益胃除湿，不去火毒，令人作渴。

禾秆 【主治】 解砒毒。先将它烧成灰，然后以刚打出的井水淋汁，所得汁再过滤清澈，冷服一碗，毒当下可排除。

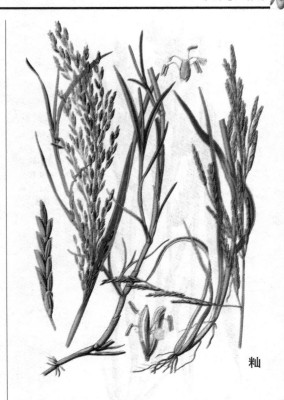

籼

派遣使者到福建，取得三万斛籼米，把它分给各府作为种子。所以现在各处都有，高原地区也可以种植，成熟期最早，六七月便可收获。它的品种也有很多，有红、白二种颜色，和粳米大同小异。

【气味】 甘，温，无毒。

【主治】 温中益气，养胃和脾，除湿止泄。

谷之二 稷粟类

稷、梁、黍、蜀黍、粟、玉米、穄子、稗、秫、狼尾草、薏苡、罂子粟、阿芙蓉

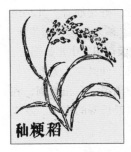

籼粳稻

籼(xiān)【释名】也称占稻、早稻。

【集解】［时珍说］籼和粳相似但颗粒小。最开始由福建人在占城国种植。后来宋真宗

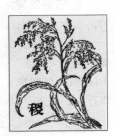

稷

稷(jì)【释名】也称穄、粢。

【集解】［颂说］稷在能种粟的地方都有种植，现在的人对它不太重视，只有祭祀时才用

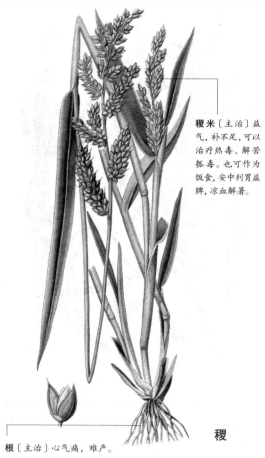

稷米〔主治〕益气，补不足，可以治疗热毒、解苦瓠毒。也可作为饭食，安中利胃益脾，凉血解暑。

根〔主治〕心气痛，难产。

稷

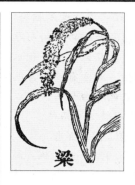

粱　【释名】［时珍说］粱是谷类中的良种，是粟。查考《周礼》，九谷、六谷的名称，有粱而没有粟。从汉代以后，才开始把果实大并且毛长的称为粱，把果实小并且毛短的称为粟。现在都通称为粟，而粱这个名称反而失传了。现今世俗把穗大芒长，颗粒粗大并且有红毛、白毛、黄毛这几个品种的粟称为粱。黄粱、白粱、青粱、红粱就是根据颜色而命名的。

【集解】［恭说］粱虽然属于粟类，但细究起来还是有区别的。黄粱生产于蜀、汉、商、浙一带，穗大毛长，谷、米都比白粱大，收取的果实不多，并且不耐水旱。食用时味香美，超过其他品种的粱。白粱穗大，毛多、谷粗大扁长，不像粟那样圆润，米粒大且颜色洁白，味也香美，仅次于黄粱。青粱谷穗有毛，并且颗粒呈青色，米也微青，颗粒比黄粱、白粱的颗粒小，米粒颇像青稞稍大，成熟季节较早但收成少。夏季食用，使人有清凉之感。但是它的味道欠佳，颜色不正，不如黄粱、白粱，所以已很少有人种植它了。用它做粥，色清白，胜过其他米。

黄粱米　【气味】甘，平，无毒。

【主治】益气，和中，止泄。除客风顽痹，止霍乱，利小便，除烦热。

【发明】［宗奭说］青粱、白粱这两种，性都微凉，只有黄粱甘、平，这正是它能得土的中和之气的原因。

白粱米　【气味】甘，微寒，无毒。

【主治】除热，益气，舒缓筋骨。凡是患有胃虚并且呕吐的人，用二碗米汁，一碗姜汁，一起服用，效果很好。做饭食用，中止烦渴。

青粱米　【气味】甘，性微寒，无毒。

【主治】胃痹，热中消渴。有止泄痢，利小便，益气补中，使人年轻长寿的作用。煮成粥吃，能健脾，治泄精。

它。农家只是在青黄不接时才以它为粮。稷与黍，属于同一类的两个品种。质黏的是黍，不黏的是稷，稷可以作为饭食，黍可以用来酿酒。这就像稻类里有粳米和糯米两个品种一样。

稷米　【气味】甘，寒，无毒。

【主治】益气，补不足，可以治疗热毒、解苦瓠毒。也可作为饭食，安中利胃宜脾，凉血解暑。

【附方】1.**补中益气**。用羊肉一斤，熬汤，加稷米、葱、盐，煮粥吃。2.**痈疽发背**。用稷米粉熬黑，加鸡蛋白调匀，涂布上，剪孔贴患处，药干即换。极效。

根　【主治】心气痛，难产。

【附方】1.**心气疼痛**。用稷根煎汤温服。2.**横生难产**。用稷根阴干，烧存性，研末，以酒冲服二钱。

【发明】[时珍说]现在粟中颗粒大且色呈青黑色的就是青粱米。它的谷芒多而米少，因它承受金水之气，所以性最凉，而对病人有宜。

【附方】 1.**霍乱大渴**。黄粱米五升，水一斗，煮成三升，稍稍呷饮。2.**小儿鼻干，脑热**。用黄米粉、生矾末，每次一钱，水调后贴囟门上，每日二次。3.**小儿丹毒**。用土番黄米粉和鸡蛋清敷，即愈。4.**小儿生疮**。黄粱米研粉，用蜜水调涂搽，治好即停用。5.**霍乱不止**。用白粱米五合，水一升，一起煮粥食。6.**手足生疣**。取白粱米粉，铁铫炒红研成末，以众人唾沫和之，厚一寸，涂上立即消。7.**脾虚泄痢**。用青粱米半升，神曲一合，日日煮粥食，即愈。8.**老人血淋**。用车前子五合，绵裹煮汁，加青粱米四合，煮汁常食。9.**一切药毒，烦闷不止**。用甘草三两，水五升，煮剩二升，去渣，加入青粱粉一两，白蜜三两，煎食。

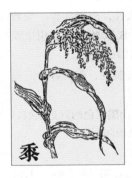

黍 (shǔ)【释名】白黍为芑，黑黍为秬。

【集解】[颂说]汴州、洛阳、河南、陕西一带都有种植。[时珍说]它又有红、白、黄、黑几个品种。白黍米黏性次于糯米，红黍米黏性最强，可以蒸着吃，也可煮粥，将黍米用菰叶裹成粽子吃。现今人们称为角黍。

黍米 【气味】甘，温，无毒。

【主治】 益气，补中。将它烧成灰后，用油调和，涂抹于棒伤处，可以止痛。还可以将它嚼成浓汁，涂治小孩的鹅口疮。

丹黍米 【气味】甘，微寒，无毒。

【主治】 咳嗽哮喘，霍乱，止泄痢，除热，止烦渴。下气，止咳嗽，退热。食鳖引起的包块，用新收的红黍米的淘米水，生服一升，不超过两三天就可以治愈。

穰茎并根 【气味】辛，热，有小毒。

【主治】 煮汁饮之，解苦瓠毒。浴身，去

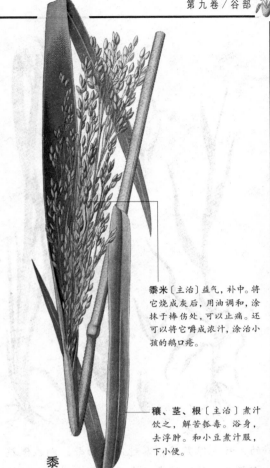

黍米〔主治〕益气，补中。将它烧成灰后，用油调和，涂抹于棒伤处，可以止痛。还可以将它嚼成浓汁，涂治小孩的鹅口疮。

穰、茎、根〔主治〕煮汁饮之，解苦瓠毒。浴身，去浮肿。和小豆煮汁服，下小便。

黍

浮肿。和小豆煮汁服，下小便。

【附方】 1.**男子阳痿**。黍米二两，煮成稀粥，和酒同饮，发汗至足即愈。2.**心痛不愈**。黍米淘汁温服。3.**关节脱臼**。用黍米粉、铁浆粉各半斤，葱一斤，同炒存性，研成末。用醋调服三次后，水调入再加少许醋贴之，效果明显。4.**小儿鹅口疮，不吃乳**。丹黍米嚼汁涂搽。

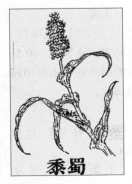

黍蜀

蜀黍【释名】也称蜀秫、芦粟、木稷、荻粱、高粱。

【集解】[时珍说]蜀黍适宜种植在土里。春季播种，秋季收获。茎秆高一丈多，形状像芦苇，但中间是实心

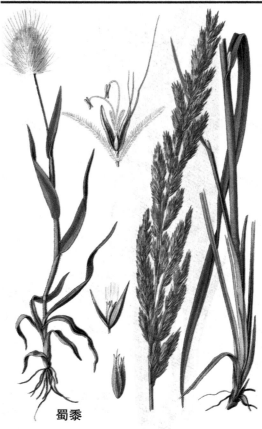

蜀黍

的，叶也像芦苇，黍穗像大扫帚，颗粒像花椒般大，呈红黑色。米质地坚实，有黏性的蜀黍可以和糯米酿酒做饵，没有黏性的可以做糕煮粥，它可以积蓄用来救济荒年，也可以用来饲养牲口。黍梢可以制作成扫帚，茎可以编织帘子和篱笆，或用来烧火做饭，很有用处。现在的人祭祀时用它来替代稷，这是错误的。它的谷壳浸泡水后呈红色，可以用来酿造红酒。《博物志》中说，种植蜀黍的地，时间长了，多生蛇。

【气味】 甘、涩，温，无毒。

【主治】 暖中焦，涩肠胃，止霍乱。有黏性的蜀黍和黍米有相同的功效。

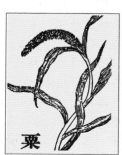

粟 【释名】 也称籼粟。

【集解】 [时珍

说]粟就是梁。谷穗大并且毛长颗粒大的就是高粱；谷穗小并且毛短颗粒小的就是粟。粟的成熟分早、晚，大多早熟的粟皮薄米多，晚熟的粟皮厚米少。

粟米 【气味】 咸，微寒，无毒。

【主治】 养肾气，除脾胃中热，益气。陈粟米，苦，寒。主治胃热消渴，利小便，止痢，抑制丹石毒。加水煮服用，能治热腹痛和鼻出血。制成粉末，用水过滤成汁，能解多种毒，能治霍乱以及转筋入腹，又能镇静安神。能解小麦毒，发热、反胃和热痢。用它煮成粥食用，对丹田有好处，可以补虚损，开肠胃。

【附方】 1. 胃热消渴。以陈粟米煮饭，干后食用，效果很好。2. 反胃吐食，脾胃气弱，消化不良，汤饮不下。用粟米半升磨成粉，加水调成梧桐子大的丸七枚煮熟，放点盐，空腹和汁吞下。3. 鼻衄不止。粟米粉同水煮服用。4. 小儿丹毒。嚼粟米敷患处。5. 汤火灼伤。将粟米炒焦加水，澄清后取汁，煎稠如糖。频敷患处，能止痛，消瘢痕。6. 异物进目。用生粟米七粒，嚼烂取汁，洗后即出。

粟糠 【主治】 痔漏脱肛，配合各种药熏患处。

粟奴 粟苗抽穗时长出黑煤色的就是粟奴。

【主治】 利小肠、除烦闷。

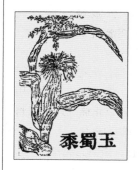

黍蜀玉

玉米 【释名】也称玉高粱、玉蜀黍。

【集解】 [时珍说]这一种类出于西部地区。它的苗和叶都像蜀黍，长得粗壮、矮小，也和薏苡相似。苗有三四尺高。六七月份开花成穗，与秕麦的样子相似。苗心长出一个小苞，形状如同棕鱼，苞上生有白须缕，经过一段时间，苞上长有米粒，一颗颗聚集在一块。米大小像粽子，颜色呈黄白色，可以用油炸炒着吃。爆成白花，就像炒糯谷的样子。

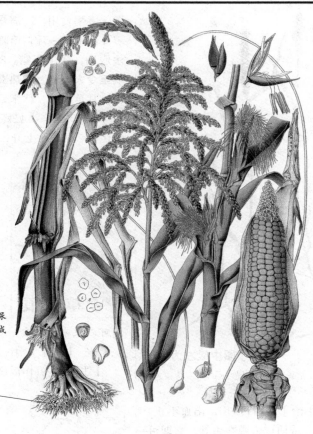

根叶 〔主治〕小便淋沥及泌尿道结石，疼痛难忍，将它煎成汤连续饮用几次。

玉米

米 【气味】 甘，平，无毒。

【主治】 调中开胃。

根叶 【主治】 小便淋沥及泌尿道结石，疼痛难忍，将它煎成汤连续饮用几次。

穇 (cǎn) 子

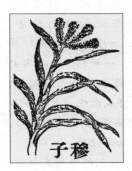

子穇

【释名】 又名龙爪粟、鸭爪穇。

【集解】 [时珍说] 穇子，五月在山东、河南之地种植，它的苗像芰黍，八九月抽茎，有三棱。花小，一丝丝结穗就像粟穗，但可分出许多支穗，形状就像鹰爪。里面有小的果实就像黍粒般细小，呈红色。果实的皮很薄，味道粗糙涩口。

【气味】 甘，涩，无毒。

【主治】 补中益气，厚肠胃，可充饥。

稗 (bài)

【释名】 稗为卑贱者，故从卑。

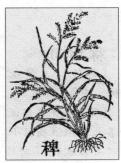

稗

【集解】 [时珍说] 稗子到处野生，同秧苗极为相似。它的茎叶和穗的颗粒都像黍稷。一斗稗子能获得稗子米三升。所以有"五谷没有成熟时，还不如稊稗"的说法。稗稗的苗像稗而它的穗像粟，有紫色的毛，就是乌禾。稗有水稗、旱稗两种。水稗生在田中，颜色呈深绿色，根下的叶带紫色，梢头生出扁穗，结的果实像黍粒，呈茶褐色，味道稍苦，温。稗子米用来煮粥、做饭，或磨成面食用都可以。

稗米 【气味】 辛、甘、苦，微寒，无毒。

【主治】 做成饭食，益气宜脾，所以曹植称它为"芳菰精稗"。

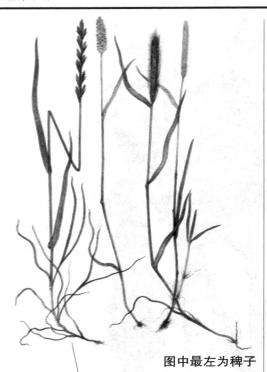

图中最左为稗子

根、苗〔主治〕跌打损伤，出血不止。方法是将它们捣碎或研成末敷在患处，立即可以止血。

根、苗 【主治】 跌打损伤，出血不止。方法是将它们捣碎或研成末敷在患处，立即可以止血。

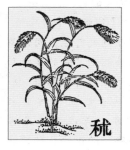

秫 (shú)

【释名】又名众、糯秫、糯粟、黄糯。

【集解】[禹锡说]和黍米相似但颗粒小。可以用来酿酒。[时珍说]粟米就是有黏性的梁米。它有红、白、黄三种颜色，都可以用来酿酒、熬糖、做糍糕食用。

秫 【气味】 甘，性微寒，无毒。

【主治】 治寒热，利大肠，可治疗漆疮。能治筋骨挛急，除疮疥毒热。将生秫米捣碎和上鸡蛋清，敷于青肿患处，效果很好。被狗咬伤或生冻疮，秫米嚼碎敷于伤处，有好处。又能治阳盛阴虚、失眠。

【附方】 1.**赤痢不止**。秫米一把，鲫鱼一条，煮粥食用。2.**筋骨挛急**。用秫米一石，曲三斗，地黄一斤，茵陈蒿炙黄半斤，按照酿酒法服用，效果不错。3.**肺疟寒热，痰聚胸中，病至令人心寒，寒热交替伴惊恐不安**。恒山三钱，甘草半钱，秫米三十五粒，水煎，未发病时分作三次服。4.**妊娠下水，黄色如胶**。秫米、黄芪各一两，水七升，煎成三升，分三次服。

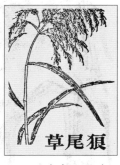

狼尾草 【释名】

也称稂、狼茅、孟、宿田翁、守田。

【集解】[时珍说]狼尾草生长在沼泽地。它的茎、叶、穗粒都像粟，穗的颜色呈紫黄色，有毛。饥荒年间可以采来做粮食。

米 【气味】 甘，平，无毒。

【主治】 可作饭食。

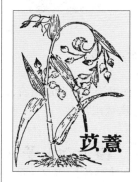

薏苡 (yì yǐ)

【释名】 也称解蠡、芑实、赣米、回回米、薏珠子。

【集解】[时珍说]薏苡到处都有种植，二三月间老根长出，叶子像初生的芭茅。五六月间抽出茎秆开花结果。它有两个品种：一种粘牙齿，实尖壳薄的，就是薏苡。它的米呈白色像糯米，可以用来煮粥、做饭及磨成面吃，也可以和米一起酿酒。还有一种实圆壳厚而坚硬的，就是菩提子，米很少，就是粳穳。可以将它串起来穿成念经的佛珠。它们的根都呈白色，根大小如汤匙柄，根须相互交结，味甜。

薏苡仁 【气味】 甘，微寒，无毒。

【主治】 筋急拘挛，不能伸展弯曲，久患风湿麻痹，可通气。久食，使人舒爽益气。消除筋骨中的邪气，利于肠胃，消水肿，开胃。

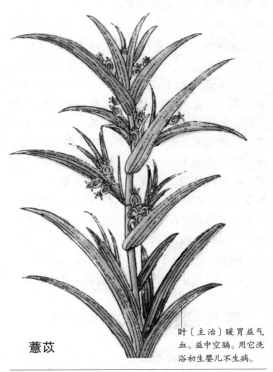

薏苡

叶 [主治] 暖胃益气血。益中空膈。用它洗浴初生婴儿不生病。

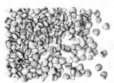

薏苡仁 [主治] 筋急拘挛不能伸展弯曲，久患风湿麻痹，可通气。

黄三两，杏仁二十枚，甘草、薏苡仁各一两，加水四升，煮成二升，分两次服。2. **水肿喘急**。郁李仁三两，研细，以水滤取汁，煮薏苡仁饭，一天吃两次。3. **沙石热淋**。薏苡仁子、叶、根皆可，加水煎热饮，夏月冷饮，以通为度。4. **消渴引饮**。薏苡仁煮粥吃。5. **肺痿咳嗽、脓血**。用薏苡仁十两，捣破，加水三升煎成一升，以酒少许送服。6. **痈疽不溃**。吞服薏苡仁一枚。7. **虫牙疼痛**。薏苡仁、桔梗研末点服。8. **小儿疝疾**。薏苡以东壁黄土炒过，加水煮成膏服下。

根 【气味】 甘，微寒，无毒。

【主治】 除肠虫。煮汁至烂可以打蛔虫，效果显著。也能用它来堕胎，以及治疗心急腹胀、胸胁痛，只需将它锉破后煮成浓汁服下三升即可。将它捣成汁和酒服用，能治黄疸。

【附方】 1. **蛔虫心痛**。薏苡根一斤，磨细，加水七升煮成三升服下，能将虫杀死打出。2. **月经不通**。薏苡根一两，水煎服。3. **牙齿风痛**。薏苡根四两，水煮含漱。

叶 【主治】 将它作为饮料，味道清香，益中空膈。在夏季煎熬饮服，能暖胃益气血。初生婴儿用它洗浴，可以使孩子不生病。

做饭或面食，能使人不饿。将它煮粥喝，解渴，杀蛔虫。还可治肺部慢性疾病、积脓血、咳嗽流鼻涕、气喘。煎熬服用，解毒肿。还可治脚气，健脾益胃，补肺清热，祛风胜湿。做饭食，用以煮饭，治冷气。煎饮，利小便热淋。

【发明】 [时珍说] 古人辛稼轩曾长一疽，大小如杯子，重重地往下垂。有一个道人教他把薏苡仁用东墙上的黄土炒后，用水煮成膏状服用。经过几次服食后，疽便消了。程沙后来也得了这种病，辛稼轩将这种方法教给他，也效果显著。《济生方》中记载，将猪肺煮熟切成片，蘸薏苡仁末，空腹吃，可治肺损咯血。这是因为薏苡仁可以补肺，猪肺可以疏通经脉。赵君依照这个药方多次服用，效果显著。

【附方】 1. **风湿身疼**，日晡加剧。用麻

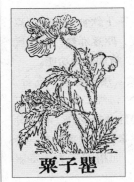

粟子罂

罂(yīng)子粟(sù)

【释名】 也称米囊子、御米、象谷。

【集解】 [藏器说] 罂粟花有四瓣，红、白二色，叶口有浅红色晕子。囊形状如同箭囊，囊中有小米。[颂说] 罂粟到处都有种植，人们将它做成饰物。花有红、白两种，微带腥气。果实形状像小口大腹的瓶子，内有很小的米粒。庄稼人隔一年用粪浇一次地，九月播种，到第二年春天，才生新苗，长得极为繁茂，否则就不会生长。即使长出来也不茂盛。等到果实泛黄时，就可以采摘。

米 【气味】 甘，平，无毒。

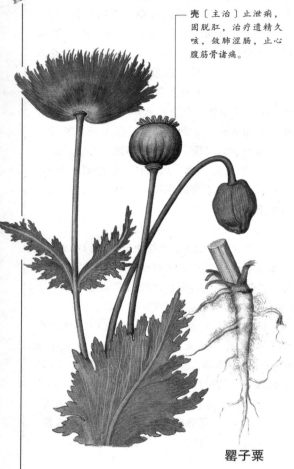

壳〔主治〕止泄痢，固脱肛，治疗遗精久咳，敛肺涩肠，止心腹筋骨诸痛。

罂子粟

【主治】 丹石发动，不下饮食。和竹沥煮作粥食，极美。驱风通气，驱逐邪热，治疗反胃胸中痰滞。能治疗泻痢，有润燥的功能。

【附方】 1. **反胃吐食**。用白罂粟米三合、人参末三钱、生山芋五寸切细，加水一升二合，煮成六合，再加生姜汁及盐少许，和匀分服。 2. **泄痢赤白**。用罂粟米炒、罂粟壳炙，等分研末，加炼蜜成丸子，如梧桐子大。每服三十丸，米汤送下。

壳 【气味】 酸、涩，微寒，无毒。

【主治】 止泻痢，固脱肛，治疗遗精久咳，敛肺涩肠，止心腹筋骨诸痛。

【发明】 [杲说]它能收敛稳固元气，能入肾，所以对治骨病尤其效果显著。

【附方】 1. **热痢便血**。用粟壳醋炙一两、陈皮半两，共研末。每服三钱，乌梅汤送下。

2. **久痢不止**。用粟壳醋炙为末，加蜜成丸子，如弹子大。每服一丸，以水一碗、姜三片，煎至八成温服。又一方：粟壳十两去膜，分作三分，一分醋炒，一分蜜炒，一分生用，并研末，加蜜做成丸子，如芡子大。每服三十丸，米汤送下。又一方：用粟壳蜜炙、厚朴姜制各四两，共研末。每服一钱，米汤送下。忌食生冷。 3. **水泄不止**。用罂粟壳一枚去蒂膜，乌梅肉、大枣肉各十枚，加水一碗，煎至七成，温服。 4. **久咳不止**。用粟壳，去筋，蜜炙为末。每服五分，蜜汤送下。 5. **久咳自汗**。用粟壳二两半，去蒂膜。醋炒，取一两与乌梅半两焙干研末。每服二钱，临卧时开水送下。

嫩苗 【气味】 甘，平，无毒。

【主治】 可当蔬菜，除热润燥，开胃厚肠。

阿（ā）芙蓉 【释名】 也称阿片，俗称鸦片。

【集解】 [时珍说]阿芙蓉是罂粟花的津液。罂粟结成青苞时，午后用大针刺破它外面的青皮，不要伤损里面的硬皮，刺破三五处，第二天早晨津液流出，用竹刀刮取，收集到瓷器中，阴干后可用。

【气味】 味酸、涩，温，微毒。

【主治】 治疗泻痢脱肛不止，能收涩男子的精气。

【附方】 1. **久痢**。阿芙蓉小豆大小，空腹温水服下。若渴，饮蜜水解。 2. **赤白痢下**。鸦片、木香、黄连、白术各一分，研末，饭丸小豆大。壮者一分，老幼半分，空心米汤下。忌酸物、生冷、油腻、茶、酒、面，无不止者。白痢用白花者。

谷之三 菽豆类

大豆、赤小豆、绿豆、白豆、稆豆、豌豆、蚕豆、豇豆、扁豆、刀豆

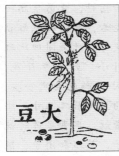

豆大

大豆

【释名】也称菽，角名荚，叶名藿，茎名萁。

【集解】[时珍说]大豆有黑、白、黄、褐、青、斑等数种颜色。黑色的叫乌豆，可以做药及充当粮食，可以做成豆豉；黄色的大豆可以用来做豆腐，用来榨油，做酱油；其余的只可以做豆腐和炒着吃。它们都是在夏至前后播种，苗长达三四尺，叶呈圆形但有尖。秋季开出成丛的小白花，结成豆荚长达一寸多，逢霜雪就枯萎。

黑大豆 【气味】甘，平，无毒。

【主治】研碎，涂在疮肿处，有一定疗效。将它煮成汁喝，能杀鬼毒，止痛。它能治水肿，消除胃中热毒，伤中淋露，去瘀血，散去五脏内寒，除乌头毒。炒成粉末服用，能止腹胀助消化。煮食，治温毒水肿。调中下气，通关脉，制金石药毒，治牛马温毒。把它煎成浓汁服用，可解礜石、砒石、甘遂、天雄、附子、射罔、巴豆、芫青、斑蝥、百药之毒及蛊毒。入药，治下痢脐痛。冲酒，治风痉及阴毒腹痛。牛胆贮存，止消渴。炒黑，趁热放入酒中饮用，能治风痹瘫痪口吃，及产后伤风头痛。食后生吞半两，去心胸烦热，热风恍惚，明目镇心，滋补人。长时间服用，可以润泽肌肤，使人长生不老。煮食性寒，下热气肿，压丹石烦热。捣汁，消肿。主治中风脚弱、产后诸疾。同甘草煮汤饮，去一切热毒气，治风毒脚气。煮食，治心痛筋挛、膝痛胀满。同桑柴灰汁煮食，下水鼓腹胀。和饭捣，消一切毒肿。治疗男女阴肿。治肾病，利水下气，制诸

风热，活血，解诸毒。

【发明】[颖说]黑豆加入盐煮，经常吃，能补肾，这大概是豆的形状像肾，而又因黑色通肾，再加上少许盐，所以补肾。[时珍说]古代药方中称黑豆能解百药之毒，每次试验，结果却不是这样，但加上甘草后，便出奇灵验。这些事情，不可不知。

【附方】1.**服食大豆**。令人长肌肤，益颜色，填骨髓，增气力，补虚能食，不过两剂。大豆五升，如做酱法，取豆黄捣末，以猪油炼膏和丸如梧桐子大。每服五十丸到百丸，温酒服下，神验秘方。2.**豆淋酒法**。治产后百病或血热，产后余血水肿，或中风瘫痪，或肌肉强直不能语，或烦热口渴，或全身肿，或身痒呕吐直视，或手足顽痹，头晕目眩，这些都是虚热中风的症状。用大豆三升熬熟，至微烟出，入瓶中，以酒五升泡。泡一日以上。服酒一升，盖被令汗出，身润即愈，不能说话者，加独活半斤，微微捶破，同泡。产后宜常服，以防风邪。又治男子中风，口眼歪斜，同上方。3.**突发中风，四肢挛缩不能行**。取大豆三升，

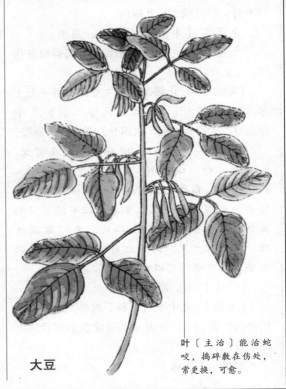

叶 [主治] 能治蛇咬，捣碎敷在伤处，常更换，可愈。

大豆

淘净后湿蒸，以醋二升，倾入瓶中，铺于地上，设席豆上，令病人卧。仍重盖五六层衣，豆冷渐渐去衣，仍令一人于被内外引挽挛急处，又蒸豆重复上述方法，并饮荆沥汤，如此三日三夜即愈。**4. 中风入脏。**以大豆一斗，水五斗，煮取一斗二升，去渣。入美酒一斗半，煎至九升。晨服，以汗出为愈。**5. 中风不语。**用大豆煮汁，煎稠如饴，含，并饮其汁。**6. 阴毒、伤寒。**将黑豆炒干投酒，热饮或灌，吐则复饮，汗出为宜。**7. 巴豆毒，下痢不止。**大豆一升煮汁，饮，又可解砒石毒、河鲀毒。**8. 腰胁疼痛。**大豆炒二升，酒三升，煮至二升，顿服。**9. 突然腰痛。**大豆六升，加水拌湿，炒热，布裹熨之，冷即换，乃张文仲所用之法。**10. 身面浮肿。**用黑豆一升，水五升，煮汁三升，入酒五升，再煮为汤三升，分三次温服。治身面浮肿，将黑豆炒干，研末，每次服二钱，用米汤饮下。**11. 浑身水肿。**用大豆一斗，水一斗，煮至八升，去豆，加酒八升，再煮为八升服用。水能从小便中排出，效果显著。

大豆皮　【主治】　生用，治疗痘疮和目视物不清。嚼烂敷涂小儿痘疮。

大豆花　【主治】　治目盲，翳膜。

大豆叶　【主治】　能治蛇咬，捣碎敷在伤处，常更换，可愈。

【附方】　1. **止渴急方。**大豆苗嫩者三五十茎，涂酥炙黄为末。每服二钱，人参汤下。2. **小便血淋。**大豆叶一把，水四升，煮二升，顿服。

黄大豆　【集解】［时珍说］大豆有黑、青、黄、白、斑几种，只有黑色大豆可入药，而黄、白色大豆可炒来吃或做豆腐，制作酱油或榨豆油，已很普遍，但不能不识别其性味。黄豆的苗高一二尺，其叶像黑豆叶，比黑豆叶大，结的豆角比黑豆角略微肥大些，其叶嫩时可以吃。

【气味】　甘、温，无毒。

【主治】　宽中下气，利于调养大肠，消水胀肿毒。研成末，加开水调和涂在出痘后感染的地方。

豆油　【气味】　辛、甘、热，微毒。

【主治】　涂疮疥。

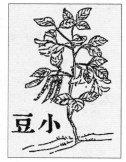

豆小

赤小豆　【释名】

也称赤豆、红豆。

【集解】［时珍说］赤小豆到处都有。在夏至后播种，豆苗茎高一尺左右，其枝叶像豇豆的枝叶，叶微圆但比豇豆叶小。到秋季开花，像豇豆的花但比豇豆花小，颜色要淡一些，呈银褐色，有异味。结的豆荚长二三寸，比绿豆荚稍大，皮色微白带红，半青半黄时就收割。同米粉一起做粽子、蒸糕和团子、馄饨馅儿都很好。

【气味】　甘、酸，平，无毒。

【主治】　下水肿，排除痈肿和脓血。消热毒，止腹泻，利小便，除胀满、消渴，吐逆卒澼。消热毒，散恶血，除烦闷，通气，健脾胃。捣末和蛋清，涂上除一切热毒痈肿。煮汁，洗小儿黄烂疮，不过三度。缩气行风，坚筋骨，去关节烦热，令人心孔开。暴痢后，气满不能食者，煮食一顿即愈。同鲤鱼煮食，治脚气。煮汁，解酒病。和鲤鱼、蠡鱼、鲫鱼、黄雌鸡煮食，利水消肿。

【附方】　1. **水气肿胀。**用赤豆半升，大蒜一颗，生姜五钱，商陆根一条，一起研碎，加水煮烂，除去药，空腹吃赤豆，慢慢将药汁喝完，水肿现象很快消失。又一方：治水肿从脚起，若水肿至腹就会致命。取赤豆一斗，加水煮到极烂，取其汁水五升，温热时浸泡足膝。若已肿至腹部，就吃赤豆，不要吃其他东西，也会好。2. **治腹肿、腹水，皮肤出现黑色。**用赤豆三升，白茅草根一把，同水煮后吃赤豆，以消尽腹水为宜。又一方：治水肿。用东行花、桑枝烧灰一升，淋上汁，煮赤豆一升，用来当饭吃，效果很好。3. **热毒下血，或因吃烫的东西而发作。**将赤豆末和水调和后服方寸匕。4. **痔疮出血。**取赤豆二升，苦酒五升，煮熟后在太阳下晒到酒干为止，研成末，和酒服一钱，每日三次。5.舌上出血。用赤豆一升，捣碎，和三升水，绞出汁服下。6.尿痛尿血。用赤豆三合，炒后研成末，再加一茎葱用微火煨好，加酒搅和，调服二钱。7.小儿鹅口疮。将赤豆末和醋涂于患处。8.丹毒如火。将赤豆末和鸡蛋清时常涂于患处。9.腮颊热肿。将赤豆末和蜂蜜涂于患处，一夜就能消肿。若再加上芙蓉叶末就更好。10.风疹瘙痒。将赤豆、荆芥穗等量，研成末，用鸡蛋清调和涂于患处。11.乳汁不通。用赤豆煮汁喝下。

叶 【主治】 去烦热，止尿频。煮食，可明目。

【附方】 1.小便频数。小豆叶一斤，入豉汁中煮，做羹食之。2.小儿遗尿。用赤豆叶捣汁服下。

芽 【主治】 漏胎和房事伤胎，则研芽为末，温酒服方寸匕，每日三次。

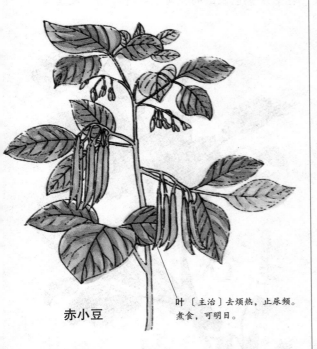

赤小豆

叶 〔主治〕去烦热，止尿频。煮食，可明目。

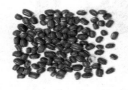

赤小豆〔主治〕下水肿，排除痈肿和脓血。消热毒，止腹泻，利小便，除胀满、消渴、吐逆卒澼。

绿豆 【释名】 绿以色名。

【集解】 ［时珍说］到处都可栽种，三、四月间下种，其苗高一尺左右，其叶小而且有细毛，到秋天开小花，其豆荚像赤豆荚。颗粒粗大、颜色鲜艳的，称为官绿；皮较薄而粉质含量较多、颗粒细小、颜色深的，称为油绿；早苗的称为摘绿，可以多次采摘；晚苗称为拔绿，只能摘一次。在北方用处很广，可用来做豆粥、豆饭、豆酒、烤食、炒食或磨成面，澄清过滤后取其淀粉，可以用来做糕，它皮质酥软，是食物中的好东西。用水浸使它发芽，豆芽又是蔬菜中最清洁的美味。

【气味】 甘，寒，无毒。

【主治】 煮来吃，可消肿通气、清热解毒。医治丹毒、烦热风疹、药石发动、热气奔豚，补肠胃。可做枕头，使眼睛清亮。可治伤风头痛，消除呕吐。经常吃，补益元气，和调五脏，安神，通行十二经脉，除去皮屑，滋润皮肤，煮汁，止消渴。解一切药草、金石之毒。治痘毒，利肿胀。

【发明】 ［时珍说］绿豆肉平、皮寒，能解金石、砒霜、草木的毒，适宜连同豆皮生研后和水服下。曾经有人喝附子酒太多，头肿得如斗一般大，嘴唇干裂流血，急忙用绿豆、黑豆各数碗嚼来吃下，同时熬成汤喝下，才解了酒毒。

绿豆粉 【气味】 甘，凉，平，无毒。

【主治】 清热，补益元气，解酒食等毒。治发于背上的痈疽疮肿，烫伤烧伤、痘疮不结痂，用干豆粉扑在上面，效果显著。治霍乱抽筋，解蘑菇毒、砒毒。

豆皮 【气味】 甘，寒，无毒。

【主治】 清热解毒，能退眼睛内的白翳。

豆荚 【主治】 疗长期赤痢，经久不愈的，用绿豆荚蒸来吃，效果很好。

豆芽 【气味】 甘，平，无毒。

【主治】 解酒毒和热毒，利三焦。

叶 【主治】 呕吐下泄，用绿豆叶绞出汁和少许醋，温热时服。

【附方】 1.小儿丹肿。用绿豆五钱、大黄二钱，共研末，加生薄荷汁和蜜，调匀敷涂。 2.**赤痢不止**。用大麻子加水研末滤汁，煮绿豆吃，极效。 3.**痘后痈毒**。用绿豆、赤小豆、黑大豆，等分研末，醋调匀时扫涂患处。4.**全身水肿**。用绿豆二合半、大附子一只去皮脐，切作两片，加水三碗，煮熟，临卧时空腹食豆。次日将原附子两片又各切为二，另以绿豆二合半如前煮食。第三日照第一日，第四日照第二日食豆。水从小便下，肿自消。未消可多吃几次，忌食生冷、毒物、盐、酒。5.**霍乱吐利**。用绿豆粉、白糖各二两，新汲水调服即愈。 6.**暑天痱疮**。用绿豆粉二两、滑石一两，调匀扑患处。药中亦可加蛤粉二两。

白豆 【释名】又叫饭豆。

【集解】［时珍说］白豆又叫饭豆，无论煮稀粥还是米饭都可将饭豆掺在里面当食物。有的是白色，也有土黄色，像绿豆一般大，但比绿豆长。四五月间下种，其苗像赤豆苗但比赤豆苗稍大一些，可以吃。

【气味】 甘，平，无毒。

【主治】 补五脏，调中，助十二经脉。还可暖肠胃，驱除鬼气。是补肾的食物，患肾病的人应该吃。

叶 【主治】 煮来食用，利于调养五脏，下气。

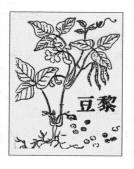

稆 (lǚ) 豆 【释名】［时珍说］稆乃自生稻名也。此豆原是野生，故其名。如今的人们把它种在地下。

【集解】［藏器说］稆豆生田野，小而黑，堪作酱。［时珍说］此即黑小豆也。小科细粒，霜后乃熟。陈氏指为戎菽，是错误的。《尔雅》中也无此文。戎菽乃胡豆。萱草豆乃鹿豆。在四月份成熟。

【气味】 甘，温，无毒。

【主治】 去贼风风痹，妇人产后冷血，炒令焦黑，及热投酒中，渐渐饮之。

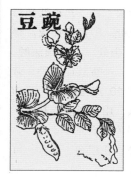

豌豆 【释名】也称胡豆、戎菽、回鹘豆、青小豆、青斑豆、麻累。

【集解】［时珍说］豌豆苗柔弱，弯弯曲曲，因此而得到豌豆这个名称。种子出于胡地，豌豆嫩时呈青绿色，老时则是麻斑花色，因此又有胡豆、戎豆、青豆、斑豆、麻豆等许多名称。现在北方很多，八、九月间下种，豆苗柔弱像攀缘缠绕的蔓草，有须。叶像蒺藜的叶子，两片两片对生，嫩的时候可以吃。三、四月间开像小飞蛾似的小花，花呈淡紫色。结的豆荚长一寸左右，果实像

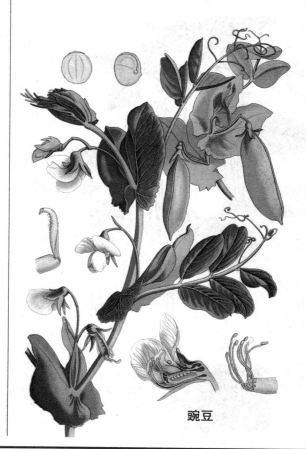

豌豆

药丸一样圆，也像甘草的果实。出产在胡地的果实像杏仁一般大。煮、炒都很好。用来磨面粉又白又细腻。

【气味】 甘，平，无毒。

【主治】 消渴，去呕吐，止下泄痢疾。调颜养身，益中平气，催乳汁。煮成汤喝，可除邪毒心病，解除乳石毒发作。研末，可涂痈肿痘疮。用豌豆粉洗浴，可除去黵黯，使人面色光亮。

【发明】 ［时珍说］豌豆属土，所以主治脾胃之病。元时饮酒用膳，每次都将豌豆捣碎除去皮，与羊肉同食，说是可以补中益气。

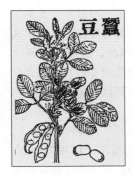

蚕豆 【释名】也称胡豆。

【集解】 ［时珍说］现在南方栽种蚕豆很普遍，四川特别多。八月份下种，冬天生长的嫩苗可以吃，其茎呈四方形，中间是空的。叶子的样子像饭勺头，靠近叶柄处微圆而末端则较尖，面向阳光一面呈绿色，背着阳光的呈白色，一根茎上生三片叶子。二月间开像飞蛾的紫白色花，又像豇豆花。结豆荚连缀起来像大豆一般，很像蚕的形状。

【气味】 甘、微辛，平，无毒。

【主治】 利胃肠排泄，调和五脏六腑。炒来吃，或做茶点，无不适宜。

【发明】 ［时珍说］曾经有一女子不小心将针吞入腹中，许多医生都不能医治。有人教她将煮熟的蚕豆同韭菜一起吃下，针便从大便中排出。由此也可以证明，蚕豆有调养脏腑之功效。

苗 【气味】 苦、微甘，温。

【主治】 酒醉不醒，用油盐将苗炒熟加上水煮成汤灌进醉酒之人的嘴里，效果良好。

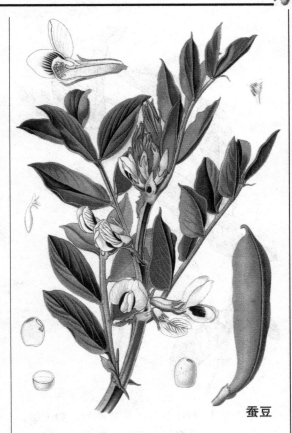

蚕豆

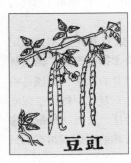

豇豆 【释名】此豆红色居多，荚必双生，故名。

【集解】 ［时珍说］各个地方都是在三、四月种豇豆。有一种是蔓生的，茎长一丈有余，还有一种是藤蔓较短的。它的叶都是根部大末端尖的形状，叶嫩时可以吃。其花有红色、白色两种。豆荚有白色、红色、紫色、赤色、斑色几种，长的有两尺长，像带子一般，叫裙带豆，嫩时可以当蔬菜吃，老了则可收获它的果实；短的不到一尺长，叫𢶈豇，豆荚的壳不能吃，但它的果实却更加鲜美，和入饭中很好吃。豇豆可做菜，可做果品，可做粮食，用处最多，是豆类中的上等品。

【气味】 甘、咸，平，无毒。

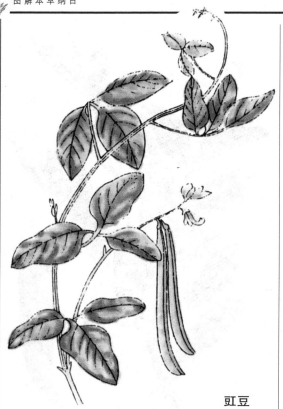

豇豆

【主治】 理中益气，补肾健胃，和五脏，调颜养身，生精髓，止消渴，治呕吐、痢疾，止尿频，可解鼠蛇之毒。

【发明】［时珍说］豇豆开花结荚，一定是两两一起下垂。豇豆果实微微弯曲，像人肾的形状。人们所说的豆是肾的粮食，应该是指豇豆。昔日卢廉夫教人补充肾气，每天空腹吃煮熟的豇豆，加入少量的盐，大概就是根据这种道理吧。吃豇豆补肾与其他疾病不相克，只有患水肿的人不能补肾，不宜吃豇豆。

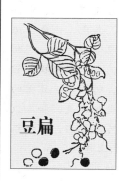

扁豆 【释名】也称沿篱豆、蛾眉豆。

【集解】［时珍说］扁豆在二月间下种，其枝叶蔓生缠绕，叶子像茶杯一样大，圆而带尖。其花形像小飞蛾，也有翅尾的形状。其豆荚共有十余种，有的长，有

的圆，有的像衣袖，有的像龙爪、虎爪，还有的像猪耳朵，像镰刀，形状各不相同，层层叠叠地结在茎上。白露以后果实更加多，嫩时可以当作蔬食和茶料，老了则收获其果实煮熟吃，味道很鲜美。果实有黑色、白色、赤色、斑色四种颜色。有一种豆荚坚硬不能吃。其中有豆子呈圆形又是白色的可以入药。

白扁豆 【气味】 甘，性微温，无毒。

【主治】 补养五脏，止呕吐。长久服食，可使头发不白。可解一切草木之毒，生嚼吃和煮汁喝，都效果显著。使人体内的风气通行，治女子白带多，又可解酒毒、河鲀鱼之毒。可止痢疾，消除暑热，温暖脾胃，除去湿热，止消渴。

【发明】［时珍说］硬壳白扁豆，其果子饱满，温平，得以和中，能补脾。进入太阴通气，畅达三焦，能化清降浊，故专治中宫之病，能消除暑热湿气，也能解毒。其中荚壳是软的，颜色像黑鹊一样，其性微凉，只可拿来当食物吃，也可调养脾胃。

花 【主治】 干花研成末，同米一起吃下，可医治女子月经不调和白带多。可做馄饨吃，治疗痢疾。干花粉擂水喝，解一切中药毒将死之人。其功用同扁豆相同。

叶 【主治】 治霍乱呕吐下泻不止，呕吐泻下后抽筋，捣烂一把生扁豆叶，加入少许醋绞出汁液服下，立即就愈。浇上醋炙烤后研成末服用，可治结石。杵烂后敷在被蛇咬伤的地方可解毒。

藤 【主治】 治霍乱，同芦藦，也就是芦柴外部落下的老壳、人参、仓米等量一起煎服。

【附方】 1. 霍乱吐利。用扁豆、香薷各一升，加水六升煮成二升，分次服。2. 赤白带下。将白扁豆炒为末，每服二钱，米汤送下。3. 血崩不止。将白扁豆花焙干研为末。每服二钱，

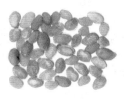

白扁豆〔主治〕补养五脏，止呕吐。长久服食，可使头发不白。可解一切草木之毒，生嚼吃或煮汁喝，都效果显著。

空心服，炒米煮汤加盐少许送下。**4. 泄痢。**用白扁豆花正开放者，择取洁净的，勿以水洗，只以滚水烫过后，即和猪脊肉一条、葱一根、胡椒七粒，加酱汁一起拌匀，将烫花的水和面包成小馄饨，炙熟食下。

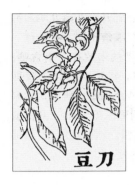

豆刀

刀豆

【释名】也称挟剑豆。

【集解】[时珍说]现在种植刀豆的人很多，三月下种，藤蔓可长到一二丈长，叶子像豇豆的叶子但比豇豆的叶子稍长些、稍大些。五、六、七月开紫色的形状像飞蛾一样的花，结豆荚，其豆荚长接近一尺，有点儿像皂荚，但比皂荚扁而且有剑脊，三个棱很分明。嫩时可煮吃，做成酱吃，用蜂蜜煎来吃都很好。老时则收获其果实，果实像大拇指一般大，呈淡红色。

【气味】甘，平，无毒。

【主治】温中通气，利于调养肠胃，止呃逆，益肾补元气。

【发明】[时珍说]关于刀豆，旧书已没有记载，只有近来一段时间一般书籍记载其性暖而补益阳气。有人在病后呕吐不止，惊动了邻居。有人叫他将刀豆的果实烧成灰，用白开水调和，服下二钱就可止住。这也是因为它通气归元，而呕吐自然也就停止了。

谷之四 造酿类

大豆豉、豆黄、豆腐、陈廪米、饭、粥、糕、粽、寒具、蒸饼、黄蒸、神曲、红曲、蘖米、饴糖、酱、醋、酒、烧酒、葡萄酒、糟、米秕

大豆豉

【释名】[时珍说]豉，通嗜，调和五味，故名。

【集解】[时珍说]熟大豆都可做成豆豉，用黑豆做成的可入药。豆豉有淡豉、咸豉，治疗时多使用淡豉汁和咸豉汁，至于是使用哪一种豉汁是根据不同情况而定。豉心指装盛豆豉的中心部分。造淡豉的方法：将黑大豆二三斗淘干净，用水浸泡一夜后沥干，再蒸熟摊在席上，等到微温时，用蒿叶盖在上面。每三天查看一次，等候发酵的菌丝布满表面，但不能使菌丝太厚。然后在簸箕中晒干并簸干净，用水拌和，干湿应该恰如其分，以汁流出时间为准。再将这些黑豆豉放在瓮中密封，在上面盖三寸厚的桑叶，用泥密封起来，在太阳下晒七天，取出后再暴晒一个时辰，再加水拌和装入瓮中，像这样反复七次。最后再在火上蒸透，摊去火气，放入瓮中封藏就算做成了。造咸豆豉的方法：用大豆一斗，水泡三天，淘蒸摊腌，

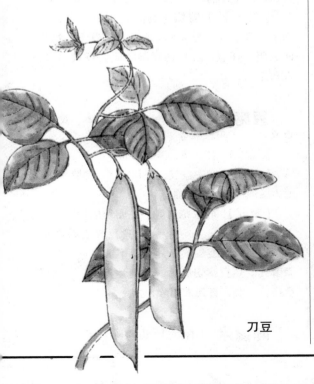

刀豆

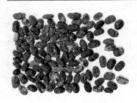

豆豉[主治]伤寒头痛，瘴气恶毒，烦躁满闷，虚劳气喘，两脚疼冷。止盗汗，除烦。治寒热风，胸中生疮，治血性腹泻腹痛，治疟疾、阴虚发热，解毒除胀和治犬咬。

等到有了菌丝时取出来簸干净，再在水中淘洗沥干。每四斤大豆加盐一斤，姜丝半斤，再用适量的椒、橘、苏、茴、杏仁拌匀，放进瓮中，加水浸泡，水面比豆高一寸，再用树叶盖上封口，晒上一个月便可造成。造豉汁的方法：十月到正月这一段时间，用上好的豆豉三斗，清麻油熬至无烟，用一升熬好的清麻油与豆豉拌匀放在火上蒸熟，摊冷晒干，用清麻油拌匀再蒸透。这样反复一共三遍。用白盐一斗捣和，再用汤淋豆豉出汁液三四斗，放进干净的铁锅中，再放些椒、姜、葱、橘丝一起煎熬，煎好剩三分之二的汁液，将煎好的豉汁放入不透气的容器中贮藏，味道香美绝佳。麸、豉、瓜豉、酱豉等都可做豉汁，但只做食品不能做药用。

【发明】［弘景说］豆豉是常见的食物。春夏之气不调和，蒸炒后用酒浸渍服用效果最佳。依照康伯的方法，先用醋、酒浸泡蒸熟晒干，用麻油和匀，再蒸晒，总共三遍。用椒、姜末调和后进食，效果远比今天的油豉好。脚有疾病的人经常用酒泡豆豉喝，再把剩下的豆豉渣涂抹在脚上，脚病就都会治愈。

淡豉 【气味】苦，寒，无毒。

【主治】伤寒头痛，瘴气恶毒，烦躁懑闷，虚劳气喘，两脚疼冷。时疾热病发汗。熬末止盗汗，除烦；生捣为丸服，治寒热风，胸中生疮。煮服，治血性腹泻腹痛。研末涂阴茎生疮处。另治疟疾阴虚发热，解毒除胀和治犬咬。下气调中，治伤寒温毒，发瘢呕逆。

蒲州豉 【气味】味咸，寒，无毒。

【主治】解烦热热毒，治寒热虚劳，调中发汗，通关节，杀腥气，治伤寒鼻塞。陕州豉汁也能除烦热。

【附方】1.**治伤寒发汗、头痛、身热、脉洪**。用葱白一小把、豉一升，用棉裹住，加水三升，煮成一升，一次服下。如不出汗，再服一次，并加葛根三两。又不出汗仍需再服，并加麻黄三两。又一方：用葱汤煮米粥，加盐豉吃下，取汗。另一方：用豉一升，煎一升，分次服，取汗。2.**伤寒不止，胸中闷恶**。用豉一升、盐一合，加水四升，煮成一升半，分次服，取吐。3.**血痢不止**。用豉、大蒜等分，捣成丸子，如梧桐子大。每服三十丸，盐汤送下。4.**疟疾寒热**。煮豉汤饮服，大吐即愈。5.**盗汗不止**。用豉一升，微炒香，放清酒三升中泡三天，取汁服，冷热均可。如无效，可多服几剂。6.**膝挛骨痛**。用豉心五升，九蒸九晒，泡酒中，每空心饮适量。7.**喉痹不语**。煮豉汁一升服，盖被发汗。同时把桂末放在舌下含咽。8.**口舌生疮，胸膈疼痛**。将焦豉末含一夜即愈。9.**小儿丹毒**。用豉炒至烟尽，研末，油调敷涂。10.**筋骨跌伤**。用豉三升、水三升，煎成浓汁饮服。11.**服药过量**。饮豉汁。12.**脚部肿痛**。饮豉汁，以渣敷肿处。

豆黄 【释名】［时珍说］造法：将黑豆一斗蒸熟，铺席上，以蒿覆之，如盦酱法，待上黄，取出晒干，捣末收用。

【气味】甘，温，无毒。

【主治】湿痹膝痛，五脏不足气，胃气结积，壮气力，润肌肤，益颜色，填骨髓，补虚损，能食，使人肥健。以炼猪脂和丸，每服百丸，神验秘方也。肥人勿服。生嚼涂阴痒汗出。

【附方】1.**脾弱不食**。大豆黄二升，大麻子三升熬香，为末。每服一合，饮下，每日四五服，任意。2.**打击青肿**。研大豆黄为末，水和涂抹。

豆腐 【集解】［时珍说］黑豆、黄豆、白豆、豌豆和绿豆等，都可用来制作。

【气味】甘、咸，寒，小毒。

【主治】宽中益气，调和脾胃，消除胀满，通大肠浊气，清热散血。

【附方】1.**杖疮青肿**。豆腐切成片贴在疮上，不停更换。方法：烧酒煮豆腐后贴在疮上，豆腐颜色变红换一片，至不红停止。2.**烧酒醉死**。热豆腐切成片，贴满全身，冷了就再更换，又贴，直到人苏醒为止。

陈廪米 【释名】也叫陈仓米、老米、火米。

【集解】[时珍说]制作糒米，北方人多用粟米，南方人多用粳米和籼米，都用水浸泡后蒸熟晒干制成，也有用火烧过后制成的。因为入仓贮存很久，都散去了气味，变了颜色，所以古人把它叫作红粟红腐，实在是因为太陈腐了。

【气味】咸、酸，温，无毒。

【主治】通气，除烦躁口渴，调养胃，止下泄。滋五脏，但不易消化。可暖脾，除去疲乏，适宜煮汤吃。烧饭吃，止痢疾，补中益气，壮筋骨，通血脉，壮阳。将饭和醋捣碎敷于毒疮之上，马上就会好。北方人把饭放入瓦缸里，用水浸泡令其发酸，然后再拿来吃，可暖五脏六腑。研碎糒米服下，可止突然心绞痛，宽中消食。吃多了会有饥饿的感觉。用陈糒米煮饭米汤不浑，开始时无气味，清淡可以滋养胃。古人多用来煮水煎药，也取决于它能调养肠胃、利于小便、除去湿热的功效。

【发明】[时珍说]《千金方》记载，痢疾不停，就炒糒米研成末和开水喝下，也是取它的这种功效。但不能同马肉一起吃，否则引发旧病。

饭【集解】[时珍说]各种粮食都可用来做饭。而各种饭食可以治的疾病又是不相同的，应当特别提出。大概都是用粳米、籼米、粟米。

荷叶烧饭【主治】厚脾胃，通三焦，资助生发之气。

【发明】[李杲说]枳术丸，是用荷叶包好烧成的饭做成的丸子。荷叶这种植物，颜色青翠而中间空直，很像八卦中震卦的风木。用荷叶烧饭和药，与白术相配合，以滋养元气，使胃变结实不至于再被食物所伤，作用非常广泛。用荷叶烧饭，就是用新鲜荷叶煮水，再放入粳米、白术做成饭，各种东西的气味都有。

粥【释名】又叫糜。

【发明】[时珍说]用各种粮谷做粥，详看本章。更有用药物、果品来做粥，能治各种病，下面附诸物粥谱。

小麦粥【主治】止消渴烦热。

寒食粥用杏仁和各种花制成。

【主治】消除咳嗽，通血气，调中。

糯米粥　秫米粥　黍米粥

【气味】甘，温，无毒。

【主治】益气，治脾胃虚寒，下泄呕吐，小儿出痘疮面色苍白。

粳米粥　籼米粥　粟米粥　粱米粥

【气味】甘，温、平，无毒。

【主治】利小便，止烦渴，滋养脾胃。

【发明】[时珍说]罗天益在《宝鉴》一书中记载，用粳米、粟米做成的粥，气味淡，阳中带阴，所以清淡舒畅，能利小便。有一人病危，但从不吃药。医生叫他专吃粟米粥，杜绝其他食物，十天过后病情好转，一个月过后痊愈。这就是五谷都能治病的原理。

赤小豆粥利小便，能消水肿和脚气，能驱除邪气。

绿豆粥解热毒，止烦渴。

薏苡仁粥除湿热，利肠胃。

莲子粉粥健脾胃，止腹泻。

芡实粉粥固精气，明耳目。

菱实粉粥补益肠胃，消除体内的烦热。

栗子粥补益肠胃，补充肾气，有益于腰脚强健。

薯蓣（yù）粥即山药粥，可补充肾的精气，固肠胃。

芋粥宽肠胃，使人不觉得饿。

百合粉粥润肺调中。

萝卜粥消食利膈。

胡萝卜粥宽中下气。

马齿苋粥治痹消肿。

油菜粥调中下气。

菠菜粥能和中润燥。

荠菜粥明目利肝。

芹菜粥去伏热，利肠。

芥菜粥豁痰辟恶。

葵菜粥润燥宽肠。

韭菜粥　温中暖下。

葱豉粥　发汗解肌。

茯苓粉粥　清上实下。

松子仁粥　可润心肺，调养大肠。

酸枣仁粥　治烦热，益胆气。

枸杞子粥　补精气，益肾气。

薤白粥　治老人冷利。

生姜粥　温中辟恶。

花椒粥　辟瘴御寒。

茴香粥　和胃治疝。

苏子粥　下气利膈。

竹叶汤粥　止渴清心。

猪肾粥　羊肾粥，补肾虚。

羊肝粥　鸡肝粥，补肝虚，明目。

鸭汁粥　鲤鱼汁粥，消水肿。

牛乳粥　补虚羸。

酥蜜粥　养心肺。

炒面加粥　食止白痢。

烧盐加粥　食止血痢。

糕　【释名】又叫粢。

【气味】甘，温，无毒。

【主治】粳糕：养胃厚肠，益气和中。粢糕：能益气暖中，减少小便，使大便成形。

【发明】〔时珍说〕粳米糕容易消化，糯米糕却最难消化，能损害脾胃，有的形成积食，小孩尤其不能吃。

粽　【释名】又叫角黍，俗称粽子。

【气味】甘，温，无毒。

【主治】农历五月初五取粽子尖，作为治疟疾的药，效果好。

寒具　【释名】又叫捻头、环饼、馓。

【集解】〔时珍说〕用面粉做成环状，放在油锅里炸熟，名叫馓子，用来供奉菩萨。或用糯米粉和面，加少许盐，揉搓后捻成环钏的形状，用油煎来吃。苏东坡在《寒具诗》中写道："纤手搓成玉数寻，碧油煎出嫩黄深。夜来春睡无轻重，压扁佳人缠臂金。"

【气味】甘、咸，温，无毒。

【主治】利大小便，能润肠，温中补气。

蒸饼　【释名】〔时珍说〕饼，从并，把面发酵并合并之意。有蒸饼、汤饼、胡饼、索饼、酥饼等种类，都是根据它们的形状来命名的。

【集解】〔时珍说〕用小麦做成的食品很多，蒸饼出现最早，它是由酵糟发酵而成。在饼中包上果肉、蔬菜、糖、蜂蜜等东西，是日常小吃佳品。

【气味】甘，平，无毒。

【主治】能消积食，调养脾胃，温中化滞，补益气血，止出虚汗，利三焦，利尿。

【发明】〔时珍说〕《爱竹谈薮》上说，宋宁宗为郡王时，小便失常，一夜要解无数次。国医茫然失措，不知怎么办，有人推荐孙琳给他治病。孙琳用蒸饼、大蒜、淡豆豉三种食品捣碎捏成丸子，叫宋宁宗用温水服下三十丸，并说："今天服三次，病应该减轻三分之一，明天也服三次，这样坚持三天，病就除去了。"果然如此。宋宁宗便赐给他一千匹绢。有人问到这个传说时，孙琳说："小儿为何尿床？这是尿道失禁，而蒸饼、大蒜、淡豆豉三种食品都能调理泌尿系统。"

黄蒸　【释名】又称黄衣、麦黄。

【集解】〔恭说〕黄蒸，磨小麦粉拌水和成饼，用麻叶裹，等它变成黄色，取出晒干。〔藏器说〕黄蒸与麨子相似。北方人用小麦，南人用粳米，六七月作之，生绿尘者佳。

【主治】温补，能消诸生物。温中下气，消食除烦。治食黄、黄汗。

【附方】阴黄疸疾，或黄汗染衣，涕唾皆黄。用好黄蒸二升，每夜以水二升，浸微暖，于铜器中，清晨绞汁半升，极效。

神曲　【释名、集解】〔时珍说〕过去人用曲，多是造酒的曲。后医用的是神曲，专以供药，效果更好。取诸神聚会之日

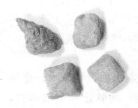

神曲〔主治〕化水谷宿食，健脾暖胃。药性养胃气，治赤白痢。消食下气，除痰逆霍乱，泄痢胀满诸疾，其功与曲同。闪挫腰痛者，煅过淬酒温服有效。妇人产后回乳。

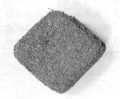

红曲〔主治〕消食活血，健脾燥胃，治痢疾。酿成酒可活血，治疟疾、跌打损伤。治妇女痛经，产后恶血不尽。

造之，故得神名。叶氏《水云录》中说，五月五日，或六月六日，或三伏日，用白面百斤，青蒿自然汁三升，赤小豆末、杏仁泥各三升，苍耳自然汁、野蓼自然汁各三升，以配白虎、青龙、朱雀、玄武、勾陈、滕蛇六神，用汁和面，豆、杏仁做饼，麻叶或楮叶包罨，如造酱黄法，待生黄衣，晒收之。

【气味】 甘、辛，温，无毒。

【主治】 化水谷宿食，健脾暖胃。药性养胃气，治赤白痢。消食下气，除痰逆霍乱，泄痢胀满诸疾，其功与曲同。闪挫腰痛者，煅过淬酒温服有效。妇人产后欲回乳者，炒研，酒服二钱，日二即止，甚验。

【发明】 [时珍说] 按倪维德《启微集》里说，神曲治目病，生用能发其生气，熟用能敛其暴气也。

【附方】 1. **胃虚不克**。神曲半斤，麦芽五升，杏仁一升，各炒为末，炼蜜丸弹子大。每食后嚼化一丸。壮脾进食，疗痞满暑泻。曲术丸：用神曲炒，苍术泔制炒，等分研末，糊丸梧桐子大。每米饮服五十丸。冷者加干姜或吴茱萸。2. **健胃思食、虚寒反胃**。消食丸：治脾胃俱虚，不能消化水谷，胸膈痞闷，腹胁膨胀，积年累月，食减嗜卧，口苦无味。神曲六两，麦蘖炒三两，干姜炮四两，乌梅肉焙四两，为末，蜜丸梧桐子大。每米饮服五十丸，一日服三次。3. **暴泄不止**。神曲炒二两，茱萸汤泡炒半两，为末，醋糊丸梧桐子大，每服五十丸，米饮下。4. **产后运绝**。神曲炒为末，水服方寸匕。5. **食积心痛**。陈神曲一块烧红，淬酒二大碗服之。

红曲 【集解】 [时珍说] 红曲在过去的《本草》中没有记载，因为这种方法出自近代，也是一种奇妙的方法：用白粳米一担五斗，用水淘后浸泡一夜做饭。分为十五处，加入曲母三斤，搓揉均匀，放在一起，用布帛密封，等到发热后就去掉布帛，将饭摊开，感觉温度急剧下降时，再把它密封起来。第二天中午又分成三堆，过一个时辰后再分成五堆，再过一个时辰就把它合成一堆，再过一个时辰又分成十五堆，微热时又合成一堆，这样分几次。到第三天，用大桶装上刚打的井水，竹箩装曲母分作五六份，井水将曲母蘸湿后合成一堆，用前面的方法再做一次。到第四天，又像第三天那样蘸水。如曲母半沉半浮，再按照前面的方法做一次，又蘸上水。如果曲母全部浮起来，红曲就做成功了，取出来晒干收藏好。米过了心的称为生黄，放入酒和腌菜里，鲜红可爱。

【气味】 甘，温，无毒。

【主治】 消食活血，健脾燥胃，治痢疾。酿成酒可活血，治疟疾、跌打损伤、妇女痛经，以及产后恶血不尽，将红曲擂在酒中喝下。

【发明】 [时珍说] 食物进入胃，受到来自中焦的湿热熏蒸，使精气受益，自然就变成红色，并散布于脏腑经络，这就是人体的气血，自然造化的微妙之处。制作红曲的人，用白米饭受到湿热的闷蒸而变成红色，就是本色，长久不会变，这得益于人类善于观察自然并能巧用。所以红曲有治胃养血气的功效，并同精气相辅相成。

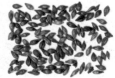

焦麦芽〔主治〕消食和中，破冷气，去心腹胀满，开胃，止肠胃炎，除烦闷消积痰。破结石，能催生落胎。补脾胃虚弱，宽肠通气，腹胀。消积食。

蘖（niè）米 【释名】[弘景说]这是由米做成蘖用来酿酒的，并不是其他米的名称。

【集解】[时珍说]凡是粮食都可以制作。有用粟、黍、谷、麦、豆等各种粮食，都经水浸泡发胀，等到发芽时晒干去掉根须，取出其中的米，磨成粉吃，味道越甜美的，越能消食化积。

粟蘖又叫粟芽。

【气味】苦，温，无毒。

【主治】寒中下气，除热除烦，消积食，开胃。研成末和油脂敷脸，皮肤有光泽。

秬麦蘖又叫麦芽。

【气味】味咸，温，无毒。

【主治】消食和中，破冷气，去心腹胀满，开胃，止肠胃炎，吃麦芽可除烦闷消积痰。破结石，能催生落胎。补脾胃虚弱，宽肠通气，腹胀可用麦芽来医治。能帮助消化米、面、各种水果引起的积食。

【附方】1.**快膈进食**。用麦蘖四两，神曲二两，白术、橘皮各一两，共研末，加蒸饼做成丸子，如梧桐子大。每服三五十丸，人参汤送下。2.**谷劳病**。四肢无力，昏昏欲睡。有大麦蘖一升，椒一两，一起炒过，加干姜三两，共捣为末，每服一匙，白开水送下。日服三次。3.**腹中虚冷，消化不良**。有大麦蘖五升、小麦面半斤、豉五合、杏仁二升，共熬至黄香，捣碎筛过，加糊做丸，如弹子大。每服一丸，开水送下。4.**产后便秘**。不宜妄服药丸。宜用大麦芽炒黄为末。每服三钱，开水调下。与粥交替饮服。5.**堕胎**。用麦蘖一升、蜜一升，合服。又一方：有大麦芽一升，加水三升煮至二升，分三次服，有特效。6.**回乳产妇、无子食乳，乳不消散，令人发热恶寒**。大麦蘖二两，炒为末。每服五钱，开水送下。

饴（yí）糖 【释名】也称饧。

【集解】[时珍说]饴饧是用麦蘖或谷芽同米熬煎而成的。古人零食大都为饧。

【气味】甘，大温，无毒。

【主治】补虚，止渴去血，益气力，止肠鸣咽痛。止吐血、消痰，润肺止嗽，健脾胃，补中。治疗吐血，打损瘀血的人，将饴糖熬焦用酒服用，能下恶血。治疗伤寒引起的咳嗽，将饴糖放在蔓菁、萝汁中煮沸，服下，效果好。可用作配药，解附子、草乌头之毒。

【发明】[时珍说]《集异记》中说，邢曹进是河朔这个地方的猛将，因为飞箭射中了眼睛，拔出了箭杆而箭头却留在了眼中，夹住箭头往外拔却拔不动，痛苦不堪等死。忽然他梦见一个僧人叫他将米汁灌入眼中，就会好。他到处询问，没有一个人知晓其中道理。有一天，一僧人前来化缘，这个僧人像梦中所见，于是邢曹向其打听其中的原因，僧人说，用饧涂在眼中就行了。按照这个办法去治眼睛，又酸又痛，到了晚上，痒时，用力夹住箭头一拔便拔出来了，眼睛立刻感到清凉，不久就完全好了。

【附方】1.**老人烦渴**。大麦一升，加水七升煎至五升，再加入赤饧二合，渴即取饮。2.**毒疮、火烧伤、鱼脐疔疮**。用饴糖涂搽，效果很好。

酱 【释名】[时珍说]酱，从将。能够解食物之毒，如将之平暴恶。

【集解】[时珍说]面酱有大麦、小麦、甜酱、麸酱等种类；豆酱有大豆、小豆、豌豆及豆油等种类。大豆酱做法：用黄豆一斗，煮糜烂，搓揉如泥，用麦面三斗拌匀，在竹笆或芦席上摊开发酵三昼夜，等到其热如火，湿气尽出，色黄如金时，将盐十斤、井水四十斤一同放入缸内，在三伏天的烈日下暴晒，一月的时间味道就好了。小豆酱做法：将豆磨碎，和面罨黄，第二年再将其磨细。每十斤加盐五斤，用腊水淹没，然后晒出味道即可。甜面酱做法：用小麦面和匀切

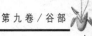

成片，蒸熟罨黄，再装在簸箕中晒干。每十斤，加盐三斤，熟水二十斤，晒出味道即可。

【气味】 咸，冷，无毒。

【主治】 除热止烦，杀百药及火毒，杀一切鱼肉、菜蔬、蕈毒，并治蛇、虫、蜂、蚕等毒。酱汁灌肠，治大便不通；灌于耳中，治飞蛾、虫、蚁入耳。涂在狂犬咬伤及烫伤、烧伤还没有成疮的部位，很有疗效。中砒毒的，调水服即可解除毒性。

醋 【释名】又名酢、醯、苦酒。

【集解】［恭说］醋有十几种：米醋、麦醋、曲醋、糠醋、糟醋、饧醋、桃醋，以及用葡萄、大枣等制作的各种杂果醋，也很酸烈。［时珍说］米醋：三伏天用仓米一斗，淘净蒸成饭，摊冷罨黄，再装在簸箕中晒，用水淋干净。另外用仓米二斗，蒸成饭，与晒干淋净的饭和匀装入瓮中，用水将其淹没，密封后放置在温暖处，二十一天就做成了。糯米醋：秋天，用糯米一斗，淘洗后蒸饭，用六月六日造成的小麦曲与之和匀，再用水二斗，放入瓮中封酿，二十一天就可做成。小麦醋：将小麦用水浸三日，蒸熟罨黄入瓮，水淹四十九天便可酿成。大麦醋：用大麦一斗，水浸蒸饭罨黄，晒干水淋，再用麦饭二斗混匀，放进水中封好，二十一天就酿成了。

【气味】 酸、苦，温，无毒。

【主治】 消痈肿，散水气，杀邪毒，理诸药。产后血晕，除癥色块坚积，消食，杀恶毒，破结气、心中酸水和痰饮。下气除烦，止金疮出血，昏晕，杀一切鱼肉菜毒。磨青木香，止胸痛、血气痛；浸黄蘗含服，治口疮；调大黄末，涂治肿毒；煎生大黄服，治胸腹胀痛效果很好。散瘀血，治黄疸、黄汗。

【发明】［时珍说］孙光宪《北梦琐言》中说，有一奴婢抱着一小儿，不慎落在炭火上被烧伤，用醋泥涂在烧伤的地方，不久就好了，没留什么痕迹。又有一少年，眼中常常看见一面镜子，赵卿对少年说，明天早晨用鱼鲙奉候你。第二天早晨少年按时到达，但久不见有鱼鲙，少年非常饥饿，见茶几上有一小盆芥醋，就将醋喝了下去，立刻觉得胸中开朗，眼睛不花。赵卿说，你吃鱼太多，鱼怕芥醋，所以暂且哄一下你以治愈你的疾病。从这两件事来看，可证明醋有治痈杀邪毒的作用。大抵醋能治各种疮肿积块，心腹疼痛，痰水血病，杀鱼、肉、菜及各种虫的毒气，无不是取醋的酸能收敛消瘀的功用。李鹏飞说，饮少量的醋，可驱寒，比酒效果还好。

【附方】 1. **霍乱吐利**。用盐、醋煎服。2. **脚转筋**。用旧棉泡醋中。蒸热裹痛处，棉冷即换，直至痛止。3. **腋下狐臭**。用三年酽醋，和石灰敷涂。4. **牙齿疼痛**。用米醋煮枸杞、白皮一升，取半升含漱。5. **汤火灼伤**。用酸醋淋洗，并以醋泥涂伤处，效果显著，亦无瘢痕。6. **乳痈坚硬**。用罐装醋，烧热石投入二次，即以热醋敷痈，醋冷则再次烧石热之。如此热敷数次即愈。

酒 【释名】［时珍说］许慎在《说文解字》中讲，酒，就也。所以就人之善恶也。一说，酒字篆文，像酒在卤中之形。酒之清者为酿，浊者为盎，厚为醇，薄为醨，重酿为酎，一宿为醴，美为醑，未榨为醅，红为醍，白为醝。

【集解】［时珍说］东阳酒即金华酒，也就是古代的兰陵酒。李太白诗中所说的"兰陵美酒郁金香"就是指的这种酒，它自古以来就很闻名。山西的"襄陵酒"、蓟州的"薏苡酒"，都清烈味美。陕西、四川有"咂嘛酒"，是用稻、麦、黍、秫做曲，封在一种腹大口小的瓶子中酿制而成，然后用筒吸饮，但这种酒谷气很杂，所以酒不清美。

【发明】［时珍说］酒，是天之美禄。面曲之酒，少量饮用可和血行气，壮神御寒，消愁遣兴，叙情合欢；痛饮就会伤神耗血，损胃亡津，生痰助火。陶靖节先生有诗道，读书不求甚解，饮酒最喜微醉。邵康节也有诗说，美酒饮至微醉后，好花看到半开时。这些都是得到了饮酒的妙法，也就是所说的"醉中趣、壶中天"。如果沉溺无度，经常醉酒，那么轻微的会患上疾病、败坏行为，严重的就会丧国亡家，伤害性命，其害处说得完吗？这便是大禹之所以疏远仪狄，周公之所以著"酒诰"，为世人定下规范准则的原因。

米酒 【气味】 苦、甘、辛，大热，有毒。[时珍说]酒后吃芥菜和辛辣之物，可使人筋骨松弛。酒后饮茶，伤肾脏，导致腰脚重坠、膀胱冷痛，并会患喉头水肿痰多、口渴、全身疼痛的疾病。一切用酒配制的毒药是难以解治的。但酒遇咸可以解除酒性，这是水可制火，酒上升而咸润下的缘故。另外酒怕葛花、赤豆花、绿豆粉等东西，是寒能制热的缘故。

【主治】 杀百邪恶毒气。通血脉，壮肠胃，润皮肤，散湿气，消忧发怒，宣言畅意。并养脾气，扶肝，除风下气。解马肉、桐油之毒及丹石发动。

糟底酒 在三年腊糟下取。开胃下食，暖水脏，温肠胃，消宿食，御风寒，杀一切蔬菜毒。止呕吐，治皮肤瘙痒，腰膝疼痛。

老酒 腊月酿造，可经数十年不坏。能和血养气，暖胃辟寒。

春酒 清明酿造，也可久放，但不如冬月酿造的好。常饮此酒可让人白胖。医治泌尿生殖系统寄生虫病，只需饮醉，一会儿便会有像米一样的虫排出。

东阳酒即金华酒。

【气味】 甘、辛，无毒。

【主治】 用制诸良药。

【附方】 1.**蛇咬成疮**。暖酒淋洗疮上，日三次。2.**咽伤声破**。酒一合，酥一匕，干姜末二匕，和服，日二次。十便良方。3.**三十年耳聋**。酒三升，渍牡荆子一升，七日去渣，任性饮之。4.**产后血闷**。清酒一升，和生地黄汁煎服。5.**丈夫脚冷不随，不能行者**。用醇酒三斗，水三斗，入瓮，灰火温之，渍脚至膝。常着灰火，勿令冷，三日止。6.**海水伤裂**。凡人为海水咸物所伤，及风吹裂，痛不可忍。用蜜半斤，水酒三十斤，防风、当归、羌活、荆芥各

二两为末，煎汤浴之。一夕即愈。

【附诸药酒方】 [时珍说]本草及诸书，并有治病酿酒诸方。今辑其简要者，以备参考。药品多者，不能尽录。

愈疟酒 治诸疟疾，频频温饮之。四月八日，水一石，曲一斤为末，俱酘水中。待酢煎之，一石取七斗。待冷，入曲四斤。一宿，上生白沫起。炊秫一石冷酸，三日酒成。

屠苏酒 孙真人说，"屠"就是屠灭鬼气，"苏"就是令人魂苏醒。元旦饮屠苏酒，可驱除一年之中疫疠之气。造法：苍术、桂心七钱五分，防风一两，菝葜五钱，蜀椒、桔梗、大黄各五钱七分，乌头二钱五分，赤小豆十四枚，用三角绛纱做的小口袋装好，除夕悬挂在井底。元旦取出来放在酒中，多次煎沸。全家人面向东方，从年少到年长，依次饮用。

逡巡酒 饮用此酒补虚益气，去一切风痹。长期服用可使人容貌不衰，延年耐老。造法：三月三日收桃花三两三钱，五月五日收马兰花五两五钱，六月六日收芝麻花六两六钱，九月九日收黄甘菊花九两九钱，以上这些花均阴干。十二月八日取腊水三斗。等到春分时，取桃仁四十九粒去皮尖，取白面十斤，与前面所说的各种花一起做曲，做好曲用纸包四十九日。服用时，取白水一瓶，入曲一丸，面一块，不久就做成了，若味道淡了就再加一丸。

五加皮酒 去一切风湿痿痹，壮筋骨，填精髓。用五加皮洗刮去骨煎汁，和曲、米酿成，或将五加皮锉碎，用袋子装好浸在酒中饮用。

女贞皮酒 治风虚，补腰膝。用女贞皮切片浸泡在酒中饮用，效果很好。

仙灵脾酒 治偏风不遂，强筋健骨。仙灵脾一斤，盛入袋中，用二斗无灰酒浸泡、密封三天即可饮用。

薏苡仁酒 去风湿，强筋骨，健脾胃。用薏苡仁粉，同曲、米酿酒，或用袋将薏苡粉装好放在酒中煮后饮用。

天门冬酒 润五脏，和血脉，久服除五劳七伤，癫痫恶疾。常使酒气相接，不能大醉，忌生冷。十日当出风疹毒气，三十日停止，

五十日内不能吹风。在冬月取天门冬去芯，然后煮成汁，与曲、米酿成酒。刚熟时味道微酸，日久味道更好。

百灵藤酒 治诸风，百节疼痛。用百灵藤十斤，水一石，煎汁三斗，加入糯米三斗、神曲九斤，按照一般方法酿制成酒，三五天后另外煮糯米饭放进去就熟了，然后澄清，每日饮用，汗出便达到了药效。

白石英酒 治风湿麻木、肢节疼痛及肾虚耳聋。用白石英、磁石各五两，煅红后醋浸七次，绢袋盛浸酒中，五至六日，温饮，酒减少再添酒。

地黄酒 补虚弱，壮筋骨，通血脉，使头发由白还黑，治腹痛。用生的肥地黄绞汁，同曲、米一起封存在密器中，五至七天打开密器，其中有绿汁，这是真正的精华。应先将其喝下，然后过滤，将滤得的汁液贮藏起来，逐日服用。

牛膝酒 壮筋骨，治痿痹，补虚损，除久疟。用牛膝煎汁，和曲、米酿酒，或者将牛膝切碎用袋装好，浸在酒中煮饮。

当归酒 活血脉，坚筋骨，止诸痛，调经水。用当归煎汁，或酿或浸，同上法。

菖蒲酒 治三十六种风，十二种痹，通血脉，治骨痿。久服耳聪目明，开心益智，延年益寿，返老还童。用石菖蒲，或酿或浸，都如上条。

枸杞酒 补虚弱，益精气，去冷风，壮阳道，止目泪，健腰脚。用甘州枸杞子煮烂捣汁和曲、米酿成，或袋盛浸酒煮饮。

人参酒 补中益气，通治诸虚证。用人参末同曲、米酿成酒，或用袋盛装浸酒饮用。

薯蓣酒 治诸风眩晕，益精髓，壮脾胃。用薯蓣粉同曲、米酿酒，或浸酒煮饮。

茯苓酒 治头风虚眩，暖腰膝，主五劳七伤。用茯苓粉同曲、米酿酒，饮用。

菊花酒 治头风，明耳目，去痿痹，消百病。用甘菊花煎汁，同曲、米酿酒饮用。

黄精酒 壮筋骨，益精髓，变白发，治百病。用黄精、苍术各四斤，枸杞根、柏叶各五

斤，天门冬三斤，煮汁一石。同曲十斤、糯米一石，用一般方法酿成酒饮用。

桑葚酒 补五脏，明耳目。治水肿不下则满，下之则虚，入腹则死无一活。用桑葚捣汁煎过，同曲、米用如常法酿酒饮用。

术酒 治一切风湿筋骨疾病，驻颜色，耐寒暑。用术三十斤，去皮捣烂，用东流水三石，浸渍三十天，取出汁液露放一夜，然后浸泡曲、米，用通常酿酒的办法酿成酒饮用。

蜜酒 治风疹风癣。用砂蜜一斤，糯米饭一升，面曲五两，熟水五升，一起装入瓶内，密封七天后便成酒。饮用后有大功效。

蓼酒 久服耳聪目明，脾胃壮健。用蓼煎成汁，和曲、米按照一般的方法酿成酒饮用。

姜酒 治偏风，中恶怵逆，心腹冷痛。以姜浸酒，暖服一碗即止。一法：用姜汁和曲，如常法造酒，饮服。

葱豉酒 解烦热，补虚劳。治伤寒头痛寒热，及冷痢肠痛，解肌发汗。用葱、豉泡酒饮用。

茴香酒 治突然肾气痛，偏坠牵引及心腹痛。用茴香浸酒煮饮，以舶茴最好。

缩砂酒 消食和中下气，止心腹痛。用砂仁炒研，袋盛浸酒煮饮。

莎根酒 治心中客热，膀胱胁下气郁，常忧不乐。以莎根一斤，切片，熬香，袋装浸酒。常服。

茵陈酒 治风疾，筋骨挛。用茵陈蒿一斤炙黄，秫米一石，曲三斤，如常发酿酒，饮服。

青蒿酒 治虚劳久疟。青蒿捣汁，煎过，如常法酿酒。

百部酒 治一切咳嗽。白部根切片炒，袋装浸酒。频饮。

海藻酒 治瘿气。海藻一斤浸酒，饮服。

黄药酒 治诸瘿气。万州黄药切片，袋装浸酒，煮饮。

通草酒 续五脏气，通十二经脉，利三焦。通草子煎汁，同曲、米酿酒饮。

南藤酒 治风虚，逐冷气，除痹痛，强腰脚。用石南藤煎汁，同曲、米酿酒饮用。

松液酒 治一切风痹脚气。在大松树下挖

一坑，放置一瓮取大松树津液一斤，酿糯米五斗，取酒饮用。

松节酒 治冷风虚弱，筋骨挛痛，脚气缓痹。用松节煮汁，同曲、米酿酒饮用。

柏叶酒 治风痹关节作痛。用向东的侧柏叶煮汁，同曲、米酿酒饮用，或泡酒饮用。

椒柏酒 元旦饮此酒，可以驱除一切疫疠不正之气。除夕用椒三十七粒，和向东的侧柏叶七枝，浸在无灰的酒内，元旦饮用。

竹叶酒 治各种风热病，清心畅意。用淡竹叶煎汁，按通常的方法酿成酒饮用。

牛蒡酒 治诸风毒，利腰脚。用牛蒡根切片，浸酒饮。

巨胜酒 治风虚痹弱，腰膝疼痛。用巨胜子二升，也就是芝麻二升，炒香薏苡仁二升，生地黄半斤，用袋装好，浸在无灰酒内饮用。

麻仁酒 治肠胃风毒及燥结不通。用大麻子中仁，炒香，袋盛，浸酒饮用。

桃皮酒 治水肿，利小便。桃皮煎汁，同秫米酿酒饮。

红曲酒 治腹中及产后诸血。红曲酿酒煮服。

神曲酒 治闪肭腰痛。神曲烧赤，淬酒饮。

磁石酒 治肾虚耳聋。取等量的磁石、木通、菖蒲，用袋子装好浸酒，每天饮用。

花蛇酒 治诸风、顽痹、瘫缓、挛急、疼痛、恶疮疥癞。白花蛇一条，用袋子装好，然后将蛇与曲一同放在缸底，用糯米饭覆盖在上面。二十一天后，取酒饮用，效果很好。

乌蛇酒 功效与酿法同花蛇酒一样。

蚺蛇酒 治诸风痛痹，杀虫辟瘴，癫风疥癣恶疮。用蚺蛇肉一斤，羌活一两，用袋子装好，然后与曲一起放置于缸底，上面盖上糯米饭，酿成酒饮用。也可将蚺蛇肉和羌活放在酒中浸泡。广西有种蛇酒，坛内放蛇，其酿酒所用的曲却采自山中的草药，不可能没有毒。

蝮蛇酒 治恶疮诸瘘，恶风顽痹癫疾。用活蝮蛇一条，加醇酒一斗，封好埋在马排小便的地方，一年后取出，蛇已被酒消化。每次服用数杯，身体就会慢慢好起来。

豆淋酒 破血去风。治男子中风嘴歪，阴毒腹痛以及小便尿血；妇人产后所患一切中风疾病。将黑豆炒焦，用酒淋，温饮。

霹雳酒 治疝气偏坠，妇人崩中下血、胎产不下。将铁锤、铁斧之类的东西烧红后，浸入酒中饮用。

龟肉酒 治用各种方法医治无效的十年咳嗽。用生龟三只，处理方法和食用方法相同，去掉肠子。用水五升煮沸后取三升，浸曲，酿秫四升，像通常一样饮用。如果能将其全部饮用，咳嗽病将永不再发。

虎骨酒 治臂胫疼痛，历节风，肾虚膀胱寒痛。用虎胫骨一具，烤黄捶碎，然后同曲、米用常法酿成酒饮用，也可以将虎骨浸泡在酒中饮用。

麋骨酒 治阴虚肾弱，长期服用可使人长得又白又胖。用麋骨煮汁，同曲、米一起酿成酒饮用。

鹿头酒 治虚劳，消渴，夜梦鬼物，补益精气。将鹿头煮烂捣成泥，连同汁液一起，加入少量的葱、椒，同曲、米一起酿成酒饮用，效果很好。

鹿茸酒 治阳虚痿弱，小便频繁，劳损诸虚。取鹿茸、山药各一两切成片，用绢袋包好放在酒坛中，七天后饮用。

戊戌酒 大补元阳，阴虚的人不适宜饮用。将一整只黄狗的肉煮烂，连同汤汁，和曲、米酿成酒饮用。

羊羔酒 大补元气，健脾胃，益腰肾，这是宣和化成殿的真方。取大米一石，按一般方法浸浆。用嫩肥羊肉七斤，曲十四两，杏仁一斤，一同煮烂，连汁拌末，加入一两木香，一同酿制成酒，不要与水接触，十天便酿好，此酒很甜美。

腽肭脐酒 助阳气，益精髓，消癥结冷气，大补益人。用腽肭脐酒浸捣烂，同曲、米酿成酒饮用。

烧酒 【释名】也称火酒、阿刺吉酒。
【集解】［时珍说］此酒自元代时创制。将浓酒和糟一起放入甑中蒸，待蒸汽上升，用器皿取滴露。凡是酸、坏之酒都可蒸烧。现在只用糯米，或粳米，或黍米，或秫，或大麦蒸熟，加曲在瓮中酿七天，再用甑蒸取。此酒清如水，味道十分浓烈，大概是酒露的缘故吧。[颖说]暹罗酒，用烧酒烧两次，加入珍宝异香。每个酒坛上用数十斤檀香烧烟，熏得坛子漆黑，然后把酒加入，用蜡密封埋在土中两三年，没烟气，才取出饮用。曾有人将这种酒带到船上，饮三四杯就醉了，价值是普通酒的数倍。如果有积年已久的病，饮一二杯就可治愈，且能杀死寄生虫。

【气味】 辛、甘，大热，大毒。

【主治】 消冷积寒气，燥湿痰，开郁结，止水泄。治霍乱疟疾，噎膈心腹冷痛，阴毒欲死，杀虫辟瘴，利小便，坚大便，洗赤目肿痛。

【发明】[时珍说]烧酒是纯阳毒物，酒面上有细花的是真正的烧酒。烧酒与火性质相同，遇火便燃，颜色如同硝焰。北方人一年四季都饮此酒，南方人夏天不喜欢喝此酒。烧酒味道辛而甘，升阳发散，其气燥热，胜湿祛寒。所以它能开抑郁而消沉积，通膈噎而散痰饮，治泄疟而止冷痛。辛味先入肺，如果同水一起饮用，可使辛热下行，通调小便并使小便清亮。热能燥金耗血，大肠受损，所以会使大便燥结。如果和姜、蒜一同饮用就会生痔疮。如果在热天饮此酒，会使人出汗而膈快身凉。用此酒洗赤目，则流泪消肿散赤，这是一个附带的药方。如果大量饮用而不加以节制，此酒杀死人只在顷刻之间，善于养生的人是不应该喝这种酒的。

【附方】 1. **冷气心痛**。加烧酒入飞盐，饮后即止。2. **阴毒腹病**。烧酒温饮，汗出即止。3. **寒湿泄泻，小便清者**。饮烧酒后即止。

葡萄酒 【集解】[时珍说]酿造葡萄酒时取葡萄汁和曲，按照通常酿糯米酒的方法酿制。如果没有葡萄汁，用葡萄干也可以。魏文帝说："葡萄酿酒，甘于曲、米，醉而易醒。"如果是烧的，就取葡萄数十斤，同大曲酿酢，再放入甑内蒸，以器皿承取它的

滴露，颜色鲜红可爱。古时西域人就造这种酒，唐代破高昌国时，才得到它的酿制方法。

【气味】 甘、辛，热，微毒。

【主治】 暖腰肾，驻颜色，耐寒。

葡萄烧酒【气味】 辛、甘，大热，大毒。

【主治】 益气调中，耐饥强志，消痰破癖。

糟 【释名】 也称粕。

【集解】[时珍说]糯、秫、黍、麦，都可以酿酒、醋，或熬煎饧、饴，化成糟粕。酒糟需用腊月和清明、重阳所制的，将其沥干，放少量的盐在里面加以保藏。用酒糟保存物品可使物品不坏，搽在物品上可使物品变软。如果是榨干的，就没有酒味了。醋糟以三伏天造的最好。

酒糟【气味】 甘、辛，无毒。

【主治】 温中消食，除冷气，杀腥，去草、菜毒，润皮肤，调脏腑。治跌损瘀血，浸水洗冻疮，捣烂敷去蛇咬、蜂叮之毒。

【发明】[时珍说]酒糟保持了曲蘖之性，能活血行经止痛，因而治疗伤损很有功效。许叔微在《本事方》中说，治腕折，伤筋骨，痛不可忍的，用生地黄一斤，藏瓜姜糟一斤，生姜四两，将它们炒热，用布裹好罨伤处，冷了再换。

大麦醋糟【气味】 酸，微寒，无毒。

【主治】 气滞风壅，手背脚膝痛，将醋糟炒热后用布裹好热敷患处，换上两三次便可治愈。

干饧糟【气味】 甘，温，无毒。

【主治】 反胃吐食，暖脾胃，化饮食。益气缓中。

【发明】[时珍说]饧是靠酒曲做成的，暖而消导，所以它的糟能化滞缓中，养脾止吐。继洪在《澹寮方》中说，甘露汤能治反胃呕吐不止，服食此汤可利胸膈，养脾胃，进饮食。用干饧糟六两，生姜四两，二味药一起捣烂做成饼，或者焙干或者晒干，再加入炙甘草末二两，盐少许，做汤服用。

【附方】 1. **手足皲裂**。用酒糟、猪油、姜汁盐等分，研烂，炒热搽患处，裂内甚痛，但

不久即合口，再搽数次，冻伤即愈。**2.打伤青肿**。将湿纸铺伤处。纸上厚摊一块捣烂的酒糟先烧过，过一阵，痛处如蚁行，热气上升，肿即消散。**3.反胃、呕吐不止**。用干饧糟六两、生姜四两，同捣做饼，或焙或晒，加炙甘草末二两，盐少许，煎汤服下。**4.脾胃虚弱**。用平胃散一斤加干饧糟炒二斤半、生姜一斤半、红枣三百个煮取肉，焙干，一起研末，逐日煎汤服。

米秕（bǐ）【释名】又称米皮糠。

【集解】［颖说］米秕，即精米上细糠也。昔日陈平食糠核而肥。［时珍说］糠，诸粟谷之壳也。其近米之细者为米秕，味极甜。生活艰苦的人多以豆屑或草木花实可食者，和剂蒸煮，以做救饥。

【气味】甘，平，无毒。

【主治】通肠开胃，下气，磨积块。做糗食不饥，充滑肤体，可以颐养。

第十卷　菜部

李时珍说：草木中凡是可以吃的都叫作菜。有韭、薤、葵、葱、藿五类。《素问》中说，五谷为养，五菜为充。所以，五菜可以辅佐谷气，疏通壅滞。古时候人们发现谷物，把它种植在庭院里，以备荒年之用。我国初周定王《图草木》中记载，可救济生命的草木有四百余种，被尊为《救荒本草》。阴之所生，本在五味；阴之五宫，也因五味而伤。若五味调和，则通脏腑，流气血，柔筋正骨，密实腠理，生命便可以长久。菜对于人来说，非同小可。但五气良毒各不相同，五味食入后所去的脏腑又有不平衡，民生日用却少有知道。所以搜可吃的草，凡一百零五种为菜部。

菜之一　荤菜类

韭、山韭、葱、山葱、胡葱、火葱、大蒜、五辛菜、油菜、白菜、小茴香、白芥、芜菁、萝卜、生姜、干姜、茼蒿、胡萝卜、胡荽、水芹、茴香、白花菜、芹菜、芥、紫堇、罗勒、蕈菜

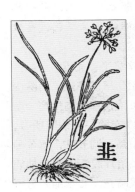

韭

韭 【释名】又叫草钟乳、起阳草。

【集解】〔时珍说〕韭菜，丛生，叶茂盛，韭叶颜色青翠。韭菜可以分根栽种，也可以撒种子种植。叶子长到三寸长时就可以收割，如果要收种子就只割一次。八月份开一丛丛的花，收取后腌制作为菜，叫作长生韭。说的是割后

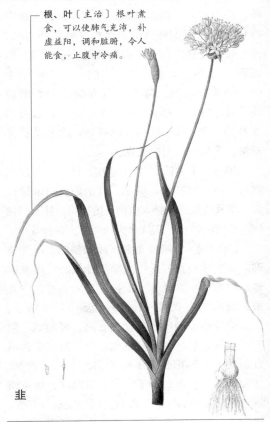

根、叶〔主治〕根叶煮食，可以使肺气充沛，补虚益阳，调和脏腑，令人能食，止腹中冷痛。

韭

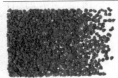

韭菜子〔主治〕梦中遗精，便血。可暖和腰膝，治小便频繁、遗尿，可治妇女白带量过多。

又能长，久久不衰。九月份收种子，其种子呈黑色，形状扁平，需放在通风的地方阴干，不要放在潮湿的地方。北方人到冬天就把它的根移到地窖中，用马粪盖着，如果暖和就能生长。其叶可高达一尺，如果不见阳光，则韭叶呈嫩黄色，称为韭黄，富贵人家都将其列为佳肴。韭菜作为菜，可生吃或熟吃，可以腌制或贮藏，是最有益于身体的一种蔬菜。

【气味】辛、酸涩，温，无毒。

【主治】归心，安抚五脏六腑，除胃中烦热，对病人有益，可以长期吃。和鲫鱼一同煮食，可治急性痢疾。根叶煮食，可以使肺气充

沛，补虚益阳，调和脏腑，令人能食，止腹中冷痛。捣汁服，可治胸部痉痛。解药物毒性，治疗狂犬咬伤。煮食，归肾壮阳，止泄精，温暖腰部膝部，炸熟，以盐、醋调，空腹服十顿，治胸膈噎气。除心腹陈寒痼冷和腹部包块，可治吐血、咯血、流鼻血、尿血，以及妇女月经失调、跌打损伤和膈噎病。将韭菜捣汁澄清，能消散胃内的瘀血。

韭子 【主治】 梦中遗精，便血。可暖和腰膝，治小便频繁、遗尿，可治妇女白带量过多。将其研成末，拌入白糖可治腹泻；拌入红糖则可治腹泻便血。用陈米煮汤服下，有神效。

【附方】 1. **胸痹急痛，痛如锥刺，不能俯仰**。用生韭或根五斤，洗净捣汁服。2. **喘息欲绝**。取韭汁一升饮下。3. **盗汗**。用韭根四十九根，加水二升煮成一升，一次服下。4. **消渴**。用韭苗或炒或做汤。日食三五两，可加酱，但不可加盐。吃至十斤即见效。过了清明节，不宜用此方。5. **痢疾**。多吃韭菜，做汤、煮粥、炒食都行。6. **赤白带下**。将韭根捣汁，加童便露一夜，空心温服。7. **疮癣**。用大韭根炒存性。捣为末。调猪油涂搽。8. **刀伤出血**。用韭汁拌风化石灰，晒干，研末，敷疮上。9. **耳出汁**。用韭汁滴耳中，一天三次。10. **食物中毒**。将生韭汁服数升可解。

山韭 【释名】 也称藿、韱。

【集解】 ［时珍说］金幼孜《北征录》中说，北方云台戍边的地方，多长有野韭菜和沙葱，人们采来吃的就是山韭。还有生长在水边的野生韭菜，也可以吃。如此看来，野韭菜又有山韭和水韭两种，气味或许相差不大。

【气味】 咸涩，寒，无毒。

【主治】 大小便频繁，除烦热，滋润毛发。

【发明】 ［时珍说］韭是补肾的菜，患肾病的人适宜吃。韭菜羹能治老人脾胃虚弱，食欲减退。用韭菜四两，鲫鱼肉五两，煮成羹，调入调料服下并少吃面食。每隔三五天煮一次，能大补身体。

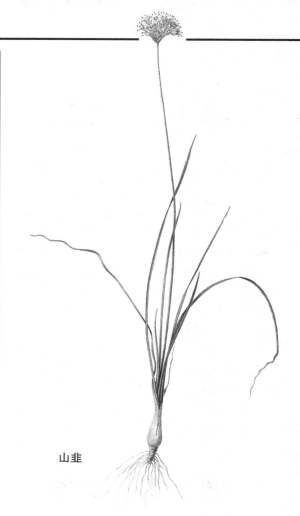

山韭

葱 【释名】 又称菜伯、和事草、鹿胎。

【集解】 ［时珍说］冬葱又叫太官葱，因为它的茎柔软细弱有香味，可以过冬，适宜太官拿去上供。汉葱又叫木葱，因其粗硬而得名。冬葱不结子。汉葱春末开花，成一丛丛的，花呈青白色。它结的子呈黑色，有皱纹，呈三瓣的形状。

葱茎白 【气味】 辛，平，无毒。

【主治】 煮汤，可治伤寒的寒热，消除中风后面部和眼睛浮肿。可治伤寒骨肉疼痛、咽喉麻痹肿痛不通，并可以安胎。可清睛明目，除肝脏中的邪气，通利中焦，调五脏，解各种药物的毒气，通大小肠，治疗腹泻引起的抽筋以及脚气、心腹绞痛，眼睛花，心烦闷。另可通关节，止鼻孔流血，利大小便。治腹泻不止和便中带血。能达表和里，除祛风湿，治全身疼痛麻木，能止住大人虚脱，腹痛难忍，以及小孩肠绞痛，妇女妊娠期便血，还可以促进乳汁分泌，消散乳腺炎症和耳鸣症状。局部外敷可治狂犬咬伤，解蚯蚓之毒，解一切鱼和肉的毒。

【发明】 生葱不能同蜂蜜一起吃，多食则对人体有害。

叶 【主治】 煨烂研碎，敷在外伤化脓的部位，加盐研成细末，敷在被毒蛇、毒虫咬伤的部位，有除毒作用。还可以治疗下肢水肿，利于滋养五脏，益精明目，治黄疸病。

汁 【气味】 辛，温、滑，无毒。

【主治】 喝葱汁可治便血。又可以散瘀血，止流血、疼痛及头痛耳聋。

须 【主治】 通气，治饮食过饱和房事过度，治血渗入大肠、大便带血、痢疾和痔疮。将葱须研成末，每次服二钱，温酒送下。

花 【主治】 心脾如刀割般疼痛，同吴茱萸一起煎水服下，效果显著。

实 【气味】 辛，大温，无毒。

【主治】 明目，补中气不足，养肺，养发。

【附方】 1. **感冒风寒**。用葱白一把、淡豆豉半合，泡汤服，取汗。2. **伤寒头痛**。用连须葱白半斤、生姜二两，水煮，温服。3. **风湿身痛**。将生葱捣烂，加香油几滴，水煎，调川芎、郁金末各一钱服。引吐为好。4. **动胎下血**。用葱白煮浓汁饮下，胎未死即安稳，胎已死即产出。无效再服。药中加川芎亦可。5. **脱阳危症，大吐大泄之后四肢厥冷，不省人事，或在性交后小腹肾痛，外阴搐缩，冷汗厥逆**。先以葱白炒热熨脐，后以葱白与三七根捣烂，酒煮灌服，阳气即回。6. **突然心痛，牙关紧闭**。用老葱白五根，去皮须，捣成膏，以匙送入喉中，再灌入麻油四两，但得下咽即可渐愈。7. **霍乱烦躁**。葱白二十根、大枣二十枚，水三升煎成二升，分次服。8. **小便闭胀**。葱白三斤，锉细，炒过，分包两个布袋中，交替熨小腹，气透即通。9. **大小便闭**。葱白捣烂，调醋封小腹上，同时在封药处灸七壮。10. **阴囊肿痛**。葱白、乳香捣涂，即时痛止肿消。又一方：煨葱，加一点盐，捣成泥，涂肿处。11. **小便溺血**。葱白一把、郁金一两，加水一升煎至二合，温服。日服三次。12. **肠痔有血**。葱白三斤煮汤熏洗，立刻见效。13. **腹中刀伤瘀血**。大葱白二十根、麻子三升，捣碎，加水九升煮取一升半，一次服，吐出。14. **脓血即愈**。如未痊愈，可再次服药。15. **跌打损伤**。葱白连叶煨热，捣烂敷伤处。药冷即换。16. **喉中肿塞**。气不通畅，用葱须阴干，研末。每用二钱，加胆矾末一钱，和匀。取二三分入喉中。

山葱 【释名】 又叫茖葱。

【集解】 ［时珍说］山葱生长在山谷中，茎细而叶大，吃起来比一般的山葱香。山坡平地上都有生长。生长在沙地中的叫沙葱；

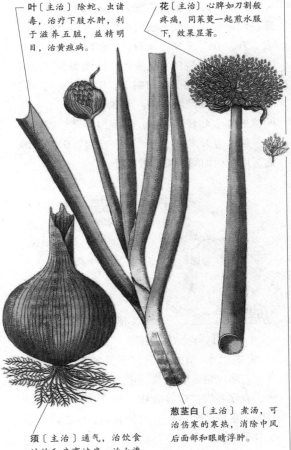

叶〔主治〕除蛇、虫诸毒，治疗下肢水肿，利于滋养五脏，益精明目，治黄疸病。

花〔主治〕心脾如刀割般疼痛，同茱萸一起煎水服下，效果显著。

须〔主治〕通气，治饮食过饱和房事过度，治血渗入大肠、大便带血、痢疾和痔疮。

葱茎白〔主治〕煮汤，可治伤寒的寒热，消除中风后面部和眼睛浮肿。

葱

生长在水泽地里的叫水葱。山葱开白花，结的果实像小葱头一样大。佛门出家人把山葱当作五种荤辛菜之一。

【气味】 辛，微温，无毒。

【主治】 长期食用强智益胆气，将山葱煮水浸泡或捣碎外敷局部。主治各种山中毒物刺伤，山中溪水的沙虱。

子【主治】 泄精。

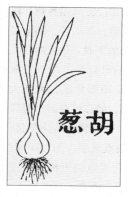

胡葱 【释名】

也叫蒜葱、回回葱。

【集解】[时珍说]叶子像葱而根像蒜，它的气味难闻。江西有一种水晶葱，长有蒜样的根、葱样的叶，大概也是其中的一种吧。

【气味】 辛，温，无毒。

【主治】 温中焦下气，消除积食使人食欲增加，并可杀虫，利五脏气不足。治疗肿毒。

子【主治】 吐血不止，面黄肌瘦，用胡葱子加一升水煮至半升后，冷后服下。

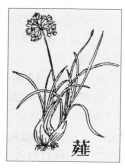

火葱 【释名】又

叫莜子、薤、菜芝、鸿荟。

【集解】[时珍说]八月栽种根，正月分苗移植，适宜在土壤肥沃的地里栽种。一根多茎，叶长得茂盛而根长得很大，其叶形状像韭菜，但是韭菜叶中间是实心而形状是扁的，有剑脊；薤叶则是中空的，像小葱的叶子但又有棱，气味也像葱味。二月开紫白色的细花，根像小蒜，一根有几棵，长在一起互相依存。五月趁叶子青的时候可以挖出，否则根肉不饱满。根可用来煮食、腌制和醋泡。

薤白 【气味】 辛、苦，温，滑，无毒。

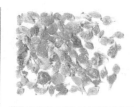

薤白〔主治〕金疮溃烂。不饥耐老。强筋骨，除寒热，去水气。薤白捣碎涂疮，治各种疮中风寒、水气肿痛。

【主治】 金疮溃烂。不饥耐老。强筋骨，除寒热、去水气。薤白捣碎涂疮，治各种疮中风寒、水气肿痛。煮来食用，可耐寒调中补气不足，治慢性腹泻，令人健壮，壮阳恢复元气。另可散血通气，治胸部针刺一样疼痛，并安胎，利于产妇。还可治妇女白带含血，骨刺卡咽喉，吃薤白后刺即吞下。薤有红色、白色两种，白的能滋补，红的能治疗金疮。同蜂蜜一起捣碎涂在烫伤、烧伤的患处，见效很快。

【附方】 1.胸痹胸痛，喘咳气短，喉中燥痒。用栝楼实一枚、薤白半斤，加白酒七升煮成二升，分二次服。又一方：薤白四两，半夏一合，枳实半两，生姜一两，栝楼实半枚，切细，加醋煎服。2.赤白痢下。用薤白一把，同米煮粥吃。3.产后诸痢。多煮食薤白，与羊肾同炒更好。4.妊娠胎动。用薤白一升、当归四两，加水五升煮取二升，分三次服。5.咽喉肿痛。用薤根加醋，捣烂敷肿处。

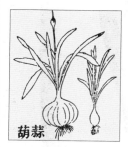

大蒜 【释名】也

称葫、荤菜。

【集解】[时珍说]大、小两种蒜都在八月下种，春天吃蒜苗，夏初则吃蒜薹，五月份则吃其根，秋季收种。

【气味】 辛，温，有毒。

【主治】 消除毒气。下气消积食，化腐肉。去除风湿，破冷气，消腹部包块，通气温补，治疗毒疮、癣等病症。另可强健脾胃，治肾气，止霍乱吐泻引起的抽筋和腹痛。治疗疟疾引起的抽风和寒冷。治伤风冷痛，解蛇虫之毒。用熟醋浸泡多年的大蒜更好。将大蒜捣烂用温水服下，可治疗因中暑导致的昏迷不醒。

捣碎贴于足心，可医治鼻孔流血不止。随大蒜和豆豉丸服下，可治大便出血、小便不通。大蒜捣出汁水后喝下，治吐血和心绞痛。和鲫鱼一起做成丸子吃，可治胸闷胀满。和蛤粉一起做成丸子吃，可消水肿。同黄丹丸一起吃，可治痢疾和孕痢。同乳香丸一起吃，可治腹痛。捣成膏敷在肚脐上，就能通达下焦消水，利于大小便排泄。贴于足心，治急性腹泻，止鼻孔出血。放入肛门中，能使幽门通畅，治疗关格不通。

【发明】［时珍说］大蒜的气烈，能通五脏六腑，使眼耳鼻口七窍畅达，消痈肿，助消化，这就是大蒜的功效。因此，王祯称大蒜是：久放味道不变，可以用来繁殖栽种，也可用来贮存，能化臭腐为神奇，是调味佳品，可代替醋酱调料。旅途中带上它，则发炎、抽风、风雨都无妨，食糖脂中毒也不会有所妨碍。夏季吃后可解除暑气。北方人吃肉面尤其

不能缺少。［颂说］李绛在《兵部手集方》中说，毒疮肿毒导致疼痛呻吟，不能睡卧，神志不清的，用独蒜两颗捣烂，和上麻油后，厚厚敷在疮上，干后便更换再敷。多次用此方法救人，没有不灵验的。

【附方】1. **背部肿硬疼痛**。大蒜十个、淡豉半合、乳香一钱，研细。疮上先铺湿纸，纸上铺药一层，厚约二分。艾灸百壮左右，痛灸至痒，痒灸至痛。2. **大小便不通**。用独蒜烧熟。去皮，棉裹，趁热放在下部，自通。3. **水肿**。用大蒜、田螺、车前子等分，熬膏，摊贴脐中，水从小便排出。数日即愈。4. **突然泄痢**。用大蒜捣烂贴两个足心，也可贴脐中。5. **喘息气塞**。用独蒜头二枚，削去两头，塞鼻中。左患塞右，右患塞左。待口中有脓血出，见效。6. **喉痹**。将大蒜塞耳鼻中。一天换两次。7. **牙痛**。将独蒜煨熟，切小，熨痛处。8. **产后中风不语**。用大蒜三十瓣，加水三升煮成一升，灌下即复苏。9. **妇发阴肿作痒**。做蒜汤洗，见效为止。10. **脚肚转筋**。用大蒜擦足心，令热即安。同时以冷水送食瓣。11. **食蟹中毒**。用干蒜煮汁饮下。

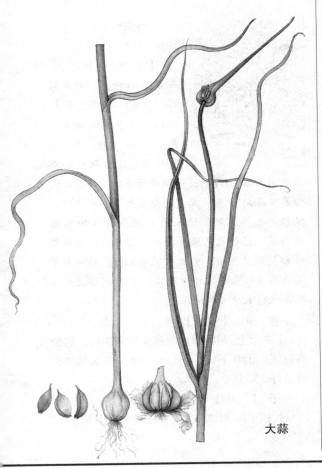

大蒜

五辛菜

【集解】［时珍说］五辛菜，乃元旦立春，以葱、蒜、韭、蓼、蒿、芥辛嫩之菜，杂和食之，取迎新之义，谓之五辛盘，杜甫诗所谓"春日春盘细生菜"说的就是这个。

【气味】辛，温，无毒。

【主治】岁朝食之，助发五脏气。常食，温中去恶气，消食下气。

油菜

【释名】又名寒菜、胡菜、薹菜、薹芥、芸苔。

【集解】［时珍说］九、十月间播种，长出来的叶子形状、颜色有点像白菜。冬、春两季可以采它的薹

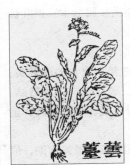

薹薹

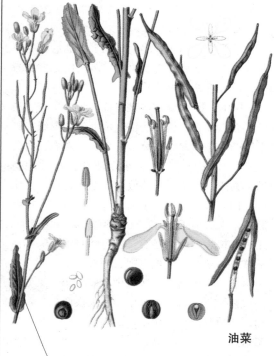

油菜

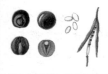

茎叶〔主治〕乳房肿块，破腹内瘕块结血。治产后贫血及瘀血。煮来吃治腰脚麻木。捣叶敷涂女人乳房肿块，散血消肿。

子〔主治〕男子梦中遗精，与鬼交合。取它的油敷头，会让头发长黑。通滞血，破冷气，消肿散结，治难产，产后心腹部各种疾病，赤丹热肿，金疮血痔。

心当菜吃，但到三月就老了不能再吃。油菜开黄色的小花，花有四瓣，像芥花。结荚收子，其子也像芥子，呈灰赤色。炒过后榨油，油为黄色，点灯照明较亮。

茎叶【气味】辛，温，无毒。

【主治】乳房肿块，破腹内瘕块结血。治产后贫血及瘀血。煮来吃治腰脚麻木。捣叶敷涂女人乳房肿块。散血消肿。

子【气味】辛，温，无毒。

【主治】男子梦中遗精。取它的油敷头，会让头发长黑。通滞血，破冷气，消肿散结，治难产，产后心腹部各种疾病，赤丹热肿，金疮血痔。

【附方】1. 热疮初起如痱，渐如水泡，似

火烧疮。将芸苔叶捣汁。调大黄、芒硝、生铁衣等分，涂疮上。风热肿毒。用芸苔苗叶根、蔓菁根各三两，研末。以鸡蛋清调和敷上，即可消肿。无蔓菁，用商陆根代替，效果显著。2. 血痢腹痛。用芸苔叶捣汁二合，加蜜一合，温服。3. 肠风下血。治方同上。另方：用芸苔子生、甘草炙研末。每服二钱，水煎服。4. 产后血运。用芸苔子、生地黄等分，研为末。每服三钱，加姜七片，酒、水各半碗，童便半碗，一起煎至七成，温服即苏醒。5. 伤损接骨。用芸苔子一两、小黄米炒二合、龙骨少许，共研末，加醋调成膏，摊纸上贴患处。6. 汤火伤灼。用菜籽油调蚯蚓屎涂搽。7. 产后血结。用芸苔子炒、当归、桂心、赤芍药等分。每以酒送服二钱，赶下恶物。8. 风热牙痛。用芸苔子、白芥子、茴香等分，研为末，吹鼻中。右侧痛，吹左；左侧痛，吹右。

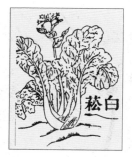

菘白

白菜【释名】也称菘。

【集解】[时珍说]菘菜有两种：一种茎圆厚，微青；一种茎扁薄。它们的叶子都是淡青白色。在燕、赵、辽阳、扬州这些地方所种的菘菜是最大最肥厚的，一棵有十多斤重。南方的白菜在菜地过冬，北方的白菜大多放入窖里储藏过冬。燕京种菜的人还把马粪放入地窖培植菘菜，不让它见风和太阳，因而长出来的苗叶都是嫩黄色的，吃起来脆美无渣，称为黄芽菜，富贵人家将它作为佳品。此种栽培法大概也是效仿韭黄的栽培法。

茎、叶【气味】甘，温，无毒。

【主治】利肠胃，除胸中堵塞烦闷，解酒后口渴。消食下气，止热邪咳嗽，冬天的白菜汁更好，可和中，利大小便。

子【气味】甘，平，无毒。

【主治】榨油，涂在头上可利于长头发。

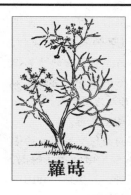

蘹蒔

小茴香 【释名】

也称慈谋勒、莳萝。

【集解】[藏器说]莳萝产于佛誓国和波斯国。[颂说]现在的岭南及近道都有莳萝。三四月长苗，花呈黄色，样子像蛇床花但簇生，果实长圆形，有辛香叶，褐色的子。现在的人们用来做调味品。

苗 【气味】辛，温，无毒。

【主治】下气利膈。

子 【气味】辛，温，无毒。

【主治】肺气，能消食，健脾开胃，温肠，杀鱼、肉毒。补水脏，治肾气不足，壮筋骨。也可治小儿气胀，霍乱呕吐，腹部受凉不能吃东西，两肋胀痛。

白芥 【释名】

又名胡芥、蜀芥。

【集解】[时珍说]白芥到处都可以栽种，但是知道栽种白芥的人却很少。白芥一般八九月下种，初冬时可吃，次年春末茎长到二三尺高，叶呈青白色，茎容易拔起且中心是空的，性脆，最怕狂风大雪，必须谨慎保护它，才能避免被折损。三月开黄花，气味芳香馥郁。结的角像芥角，其子大如粱米，黄白色。还有一

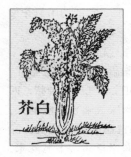

芥白

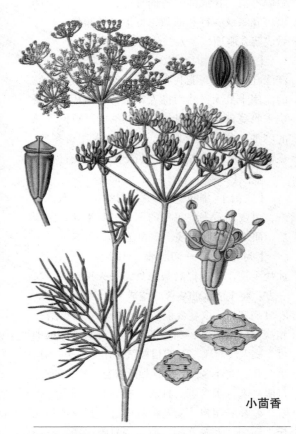

小茴香

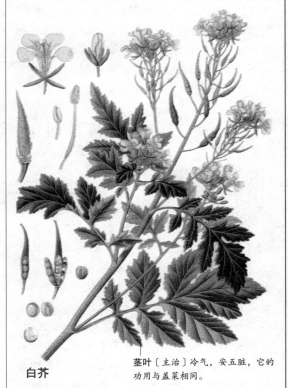

白芥

茎叶〔主治〕冷气，安五脏，它的功用与盖菜相同。

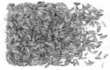

子〔主治〕肺气，能消食，健脾开胃，温肠，杀鱼、肉毒。补水脏，治肾气不足，壮筋骨。也可治小儿气胀，霍乱呕吐，腹部受凉不能吃东西，两肋胀痛。

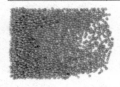

白芥子〔主治〕发汗，治胸膈痰冷，气息急促，面目黄赤。用熨的方法可除恶气风毒肿脓，四肢疼痛。

种白芥，茎粗并且中心是实的，特别高，其子也很大。这种菜虽然属于芥类，但它大大有别于其他的芥子。

茎、叶 【气味】 辛，温，无毒。

【主治】 冷气，安五脏，它的功用与芥菜相同。

子 【气味】 辛，温，无毒。

【主治】 发汗，治胸膈痰冷，气息急促，面目黄赤。用熨的方法可除恶气风毒肿胀，四肢疼痛。患咳嗽不止、胸胀气喘且多唾的人，每次用温酒吞下七粒。它还能利气化痰，除寒暖中，消肿止痛，治咳嗽反胃，下肢麻木，筋、骨、腰部的各种痛。

【附方】 1.**反胃上气**。用白芥子末一二钱，用酒冲服。2.**热痰烦运**。用白芥子、大戟、甘遂、芒硝、朱砂，等分为末，加糊做成丸子，如梧桐子大。每服二十丸，姜汤送下。3.**腹冷气起**。用白芥子一升，微炒，研末，加开水沁过的蒸饼做成丸子，如小豆大。用姜汤送下十丸，效果甚好。4.**肿毒初起**。用白芥子末，加醋调涂。

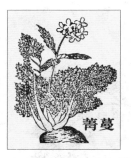

菁蔓

芜菁 (jīng) 【释名】又名蔓菁、九英菘、诸葛菜。

【集解】[颂说]芜菁在南北方都有，北方尤其多，一年四季常生。春天吃苗，夏天吃叶心，心也称为薹子，秋天可以吃茎，冬天吃根。[时珍说]《别录》中认为芜菁、芦菔是一种植物，于是导致众说纷纭。如今考察二物，它们在根、叶、花、籽上都有区别，可见它们并不是一类。蔓菁是芥属，其根长而白，辛、苦，其茎粗，叶大而厚。夏初起薹，开黄花，花开四次与芥菜一样。它的籽均匀且圆，像芥菜籽一样呈紫赤色。而芦菔是菘属，其根圆，也有长的，有红白两种颜色。辛辣带甜，而且叶面粗糙，也有花、叶。夏初起薹，开淡紫色的花。结的角像虫

一样，腹部大尾部尖。它的籽像葫芦籽，大小不均且不圆，呈黄赤色。蔓菁如果是六月下种，它的根大但叶蠹；如果八月下种，它的叶美但根小；唯有七月初下种，它的根和叶都好。如今燕京人用瓶来腌藏它，称之为闭瓮菜。

根叶 【气味】 苦，温，无毒。

【主治】 利五脏，轻身益气。经常吃通中焦，令人健壮。消食，下气治嗽，清热解渴，去胸腹冷痛，以及热毒风肿，乳房结块和因产后乳汁积蓄过多而致乳房胀硬掣痛。

子 【气味】 辛、苦，平，无毒。

【主治】 明目，疗黄疸，利小便。加水煮成汁服用，可以除腹内痞块积聚，服少许，可治霍乱引起的胸腹胀闷。研成末服用，主视物模糊不清。榨成油调入面膏中，可以祛脸上的黑斑和皱纹。籽和油敷，可治蜘蛛咬伤。把籽做成药丸服用，令人健壮，尤其适用于妇人。

【发明】 [时珍说]蔓菁子可升可降，能汗能吐、能下、能利小便，又能明目解毒，它的作用十分大，然而世人却很少知道用它。夏季采收蔓菁子，炒过榨油，其油的颜色同炼熟的麻油一样，没有区别，西域的人用得多些。蔓菁籽油点灯很亮，但它的油烟对眼睛有损害。

花 【气味】 辛，平，无毒。

【主治】 虚弱，疲劳，视力差。久服使人长寿，可夜间看书。每年的三月三日采花，阴干后，研末，每服二钱，空腹送下。

【附方】 1.**一切肿毒**。用生蔓菁根一把，加盐少许，一起捣烂敷患处，一天换三次。又一方：将未沾水的蔓菁根烧成灰，调猪油敷涂。2.**乳痈寒热**。取蔓菁根、叶，去土，不用水洗，和盐捣烂涂患处，药热即换。冬月只需用根即可。病人应避风。3.**明目益气**。用芜菁子一升，水九升，煮汁尽，晒干，如此反复三次，研末。每服一匙，水送下。日服三次。亦可用末煮粥吃。4.**补肝明目**。用芜菁籽淘过一斤、黄精二斤，和匀，九蒸九晒，研末。日服二钱，空心服，米汤送下。日服二次。又一方：蔓菁籽二升，决明子一升，和匀，以酒五升煮干，晒为末。每服二钱，温水服下，日服二次。5.**急性**

黄疸，腹结不通。将芜菁子捣为末，水绞汁服。服后打喷嚏，鼻中出黄水及泻下则愈。以芜菁子榨油，每服一杯更好。**6.二便不通，胀闷欲死。**用芜菁子油一合，空腹服下即通。**7.妊娠尿涩。**用芜菁子末，水冲服一匙。日服二次。**8.眉毛脱落。**用芜菁子四两，炒过，研末，调醋敷涂。

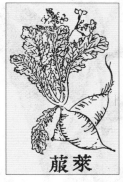

菔菜

萝卜 【释名】也

称莱菔、雹突、紫花菘、温菘、土酥。

【集解】[时珍说]萝卜到处都有。六月下种，秋季采苗，冬季挖根。次年春末抽薹，开紫绿色的小花。夏初结角，角中的子像大麻子一般大，长圆不等，呈赤黄色。五月也可再种。一般来说，生在沙性土壤中的萝卜脆甜，生在瘠薄土壤中的则硬而且辣。萝卜的根、叶都可生吃或熟吃，可腌制可酱制，可豉制可醋制可糖制，可腊制，可以当饭，是蔬菜当中对人很有益的一种。

根、叶 【气味】 辛、甜；辛、苦、温，无毒。

【主治】 消食和中，去痰癖，使人健壮；捣烂后取汁喝，清凉解渴。利关节，养容颜，出五脏恶气，制面毒，行风气，去热气。利五脏，使身体感觉清爽，肌肤白嫩细腻。同时又可消痰止咳，治肺痿、吐血、温中补不足。萝卜和羊肉、银鱼煮食，治劳瘦咳嗽。和猪肉一起吃，有益健康。生萝卜捣烂吃，治吐血和流鼻血。同时还宽胸膈，利大小便。萝卜生吃，止渴宽中；煮熟来吃，化痰消胃肠积滞。萝卜还能除鱼腥味，治豆腐积。主吞酸水，化积滞，解酒毒，散瘀血，效果非常好。把萝卜研成末服，治各种淋症；制成药丸服，治小便白浊；煎水洗脚，治脚气；饮萝卜汁能治痢疾和失音，还可治被烟熏得将要死的人；生萝卜捣烂涂抹在跌打损伤和烧伤、烫伤处，效果显著。

【发明】[炳说]萝卜捣烂制面，做出的面食最好吃，吃得很饱也不会发热。萝卜煎来吃，下胀气。凡是人饮食过量了，生嚼咽之则能消食。[慎微说]江东居民说种芋三十亩，能节约大米三十斛，而种萝卜三十亩，则要多吃大米三十斛。从这就可以知道萝卜能消食。[宗奭说]服地黄、何首乌的人如果吃莱菔，则会使他的胡须、头发变白。世人都以为莱菔辛，所以下气迅速。然而生姜、芥子辛味更重，岂止散气而已。因莱菔辛且甜，所以散气缓慢，而下气又很迅速。故散气需用生姜，下气用莱菔。

子 【气味】 辛、甘，平，无毒。

【主治】 研汁服，治因风邪而引起的风痰症发作。同醋研细后服，消除肿毒。它能下气

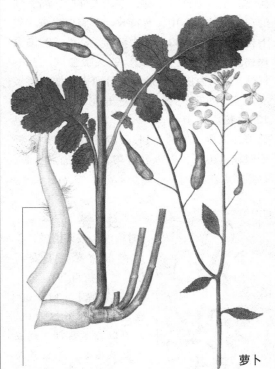

萝卜

根、叶[主治]消食和中，去痰癖，使人健壮；捣烂后取汁喝，清凉解渴。利关节，养容颜，除五脏恶气，制面毒，行风气，去热气。

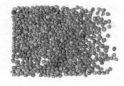

子[主治]研汁服，治因风邪而引起的风痰症发作。消除肿毒。下气定喘治痰，消食除胀，利大小便，止气痛。

定喘治痰，消食除胀，利大小便，止气痛。

【发明】［时珍说］萝卜籽的功用，长于利气。生的能升气，熟的能降气。升气则能吐风痰，散风寒，发疮疹；降气则能定痰、喘、咳嗽，这都是利气的功效。

【附方】1.**反胃**。用蜂蜜煎萝卜细细嚼咽。2.**鼻血不止**。萝卜捣汁半碗，加酒少许，热服，并以汁注入鼻中。或先将酒煎开，加萝卜再煎，饮服。3.**大肠便血**。大萝卜皮烧存性，荷叶烧存性，蒲黄生用，等分研末。每服一钱，米汤送下。4.**沙石诸淋，疼不可忍**。用萝卜切片，泡蜜中，稍待即取出，炙干数次，不可过焦，细嚼后，盐汤送下。日服三次。5.**遍体浮肿**。萝卜、浮麦等分，泡汤饮服。6.**偏正头痛**。生萝卜汁一小杯，令病人仰卧，随头痛的左右侧注入鼻中，有特效。7.**满口烂疮**。萝卜自然汁频频漱口，吐去涎汁。甚效。8.**汤火灼伤**。生萝卜捣汁敷涂。9.**久嗽痰喘**。萝卜籽炒，杏仁去皮尖，炒，等分研末，加蒸饼做成丸子，如麻子大。每服三五丸，时时嚼咽。10.**便秘**。用萝卜炒一合，加水捣烂，和皂荚末二钱服，即通。11.**牙齿疼痛**。有萝卜籽十四粒，生研，以人乳调匀，左侧痛点右鼻，右侧痛点左鼻。

生姜 【释名】

［时珍说］按许慎说，姜为御湿之菜。王安石说，姜能御百邪。

【集解】［时珍说］生姜宜种在低湿沙地。四月取母姜栽种，到五月就长出苗，如嫩芦而叶稍宽如竹叶，对生，

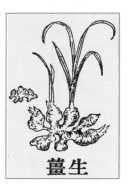

薑生

叶辛香。秋季前后长出新芽，像分开的手指一样，这时采来吃无筋，称它为子姜。秋分后姜经霜就老了。因为姜特别适宜在潮湿而且没有阳光的地方生长，所以秋天很热不会长姜。

【气味】辛，微温，无毒。

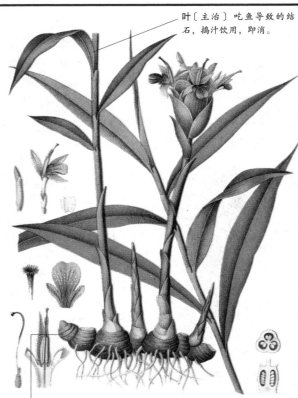

叶〔主治〕吃鱼导致的结石，捣汁饮用，即消。

姜皮〔主治〕消浮肿、腹胀、腹腔内的痞块，调和脾胃，去眼球上的白膜。

生姜

【主治】久服去臭气，通神明。伤寒头痛鼻塞，咳逆气喘，止呕吐，去痰下气，去水肿气胀，治时令外感咳嗽。和半夏能治胃脘部急痛。加入杏仁作煎，治急痛气实，心胸阻膈冷热气。捣烂取汁和蜜服，治中暑呕吐不能下食。散烦闷，开胃。把生姜汁煎服，下一切结石，冲胸膈恶气，有特效，还能破血调中，去冷气。汁解药毒。除恶热，治痰喘胀满，寒痢腹痛，转筋胸闷，去胸中臭气、狐臭，杀腹内寄生虫。开胃健脾，散风寒。姜生用时能发散，熟用和中。能解吃野禽中毒而致的咽喉肿痛处。点入眼中可以治红眼病。和黄明胶熬，贴风湿疼痛处，效果很好。

干生姜【主治】治嗽温中，治胀满，霍乱不止，腹痛，冷痢，血闭。病人虚而冷，宜加它。姜屑，和酒服，治偏风。益肺。

【发明】［时珍说］姜辛而不荤。生吃熟吃，或同醋、酱、糟、盐、蜜煎后调和，无所

不宜。既可做蔬菜、调料，又可入药做果脯，用途非常广泛。凡是早上外出或者走山路，都宜含一块生姜。按《心法附余》记载，凡中风、中暑、中气、中毒、中恶、干霍乱等一切暴病，服用姜汁，立可治愈，因为姜能消痰下气。

姜皮 【气味】 辛，凉，无毒。

【主治】 消浮肿、腹胀、腹腔内的痞块，调和脾胃，去眼球上的白膜。

叶 【气味】 辛，温，无毒。

【主治】 吃鱼导致的结石，捣汁饮用，即消。

【附方】 1.**寒热痰饮咳嗽**。初起时烧姜一块含咽。2.**霍乱转筋，入腹欲死**。用生姜三两，捣烂，加酒一升煮取三两，沸后服，同时以姜捣烂贴痛处。3.**胸胁满痛、心胸、胁下硬痛胀满**。用生姜一斤，捣渣留汁，把渣炒热，包布中熨痛处。渣冷则加汁再次炒热，继续推熨。4.**大便不通**。把生姜削成二寸左右的小条，涂盐插入肛门内即可通便。5.**满口烂疮**。用生姜自然汁频频漱吐，或用生姜研末搽疮亦可。6.**牙齿疼痛**。用老生姜瓦焙，加枯矾末擦痛处。7.**跌打损伤**。用姜汁和酒调生面敷贴。8.**腋下狐臭**。用姜汁涂搽，可断根。9.**赤白癜风**。用生姜频擦。10.**两耳冻疮**。用生姜自然汁熬膏涂搽。11.**诸毒痔漏，久不结痂**。将生姜连皮切成大片，涂白矾末，炙焦，研细，敷患处。

干姜 【释名】 也称白姜。

【集解】 ［弘景说］干姜产于临海章安。荆州有好姜，但并不能制作干姜。制作干姜方法：水淹三日，去皮置流水中六日，刮去皮，然后晒干，置瓷缸中酿三日，乃成。

【气味】 辛，温，无毒。

【主治】 胸满逆上气，温中止血，出汗，

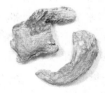

干姜〔主治〕胸满逆上气，温中止血，出汗，寒冷腹痛，中恶霍乱满，风邪诸毒，皮肤间结气，唾血。

寒冷腹痛，中恶霍乱满，风邪诸毒，皮肤间结气，止唾血。除腰肾中冷气，破血去风，通四肢关节。消痰下气，治转筋吐泻，腹脏冷，反胃干呕，瘀血扑损，解冷热毒，开胃，消宿食。主心下寒痞，目睛久赤。

【发明】 ［好古说］干姜，是心、脾二经气分药，故补心气不足。也有人说，干姜辛热而言补脾。今"理中汤"中也有，言泄不言补，为何？因为辛热燥湿，泄脾中寒湿邪气，并非泄正气。［时珍说］干姜能引血药入血分，气药入气分，又能去恶养新，有阳生阴长之意，故血虚者用之；而人吐血、衄血、下血，有阴无阳者，也宜用。

【附方】 1.**脾胃虚冷，吃不下饭**。和白干姜在浆水中煮透，取出焙干，捣为末，加陈米粥做成丸子，如梧桐子大。每服三十至五十丸，白开水送下。其效甚验。2.**头晕吐逆**。用干姜炮二钱半、甘草炒一钱二分，加水一碗半，煎至五成服下。效果显著。3.**脾寒疟疾**。将干姜、高良姜等分研为末，每服一钱，加水一碗，煎至七成服下。又一方：干姜炒黑研为末，临发病时，以温酒送服三钱。4.**咳嗽上气**。用干姜炮、皂荚炮，去皮、籽及有蛀部分，桂心紫色，去皮，一起捣烂，筛过，取等分，加炼蜜调成丸子，如梧桐子大。每服三丸，水送下。咳嗽发时即服，日服三至五次。禁食葱、面、油腥。有特效。5.**吐血不止**。将干姜研为末，童便调服。6.**赤眼涩痛**。用白姜末、水调贴足心。7.**牙痛不止**。用川姜炮、川椒等分研为末，敷搽患处。

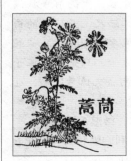

茼蒿 【释名】 又叫蓬蒿。

【集解】 ［时珍说］八九月下种，冬春采摘它的肥茎食用。花、叶微似白蒿，辛、甘，散发蒿气。茼蒿四月起薹，有二尺多高。开深黄色花，花的形状像单瓣菊花。一朵花可结子近

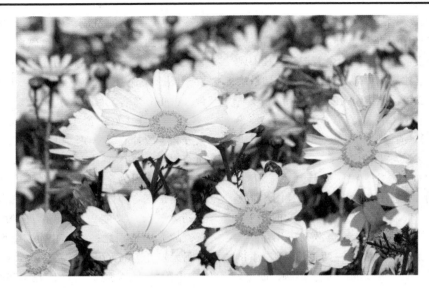

茼蒿

百个，呈球形，如地菘及苦荬子，最易繁茂。

【气味】甘、辛，平，无毒。

【主治】安心气，养脾胃，消痰饮，利肠胃，但多吃动风气，令人气胀。

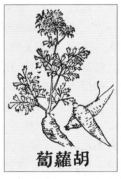

葫蘆胡

胡萝卜 【释名】

元朝时从胡地引种而来，气味有点像萝卜，所以得此名。

【集解】［时珍说］如今到处都有种植。八月份下种，生出的苗像邪蒿，茎肥且有白色的毛和臭味，像蒿不可以吃。冬月时挖根，生熟都可以吃，并且还有水果、蔬菜的功用。根有黄色、红色两种，带点蒿气，五六寸长，大的有手握满那么大。三、四月茎高二三尺，开碎小的白花，攒许多朵在一起，像伞的形状，又似蛇床花。胡萝卜籽也像蛇床子，只是比蛇床子稍长点，且有毛，呈褐色。又像萝卜籽，也可当食物的调料。

【根】【气味】甘、辛，微温，无毒。

【主治】下气补中，利胸膈和肠胃，安五脏，增强食欲，对人体有利无害。

【子】【主治】久痢。

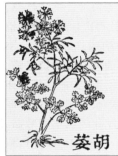

荽胡

胡荽 (hú suī)

【释名】又叫香荽、胡菜、蒝荽。

【集解】［时珍说］如今到处都种植。八月下种，阴天特别好。初生时茎柔叶圆，叶有花歧，根软而白。冬春采来食用，香美可口，也可以把它做酸菜，是道家的五荤之一。立夏后开细花成簇，像芹菜花一样，颜色呈淡紫色。五月收籽，籽大如麻籽，也有辛香。

【根、叶】【气味】辛，温，微毒。

【主治】消食，治五脏，补不足，利大小肠，通小腹气，清四肢热，止头痛。通心窍，补筋脉，开胃。如果治肠风，就用热饼裹胡荽吃，效果很好。和各种菜一同吃，气香，爽口。解鱼毒、肉毒。

【发明】［时珍说］胡荽，辛、温、香窜。内通心脾，外达四肢。所以痘疮难出的，用胡荽能引发出来。按《直指方》载，痘疹不出，宜用胡荽酒喷，以辟恶气。床帐上下左右，都宜挂胡荽，用来除汗气、狐臭、天癸、淫荡之气。对付一切秽恶，无所不可。如果小儿体质虚弱，在天阴寒冷时，食胡荽最好。

【子】【气味】辛、酸，平，无毒。

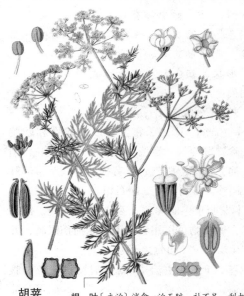

胡荽

根、叶〔主治〕消食，治五脏，补不足，利大肠、小肠，通小腹气，清四肢热，止头痛。解鱼毒、肉毒。

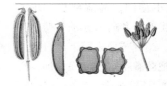

籽〔主治〕消食开胃，解蛊毒治五痔，以及吃肉中毒，吐血，下血，可煮汁冷服。又可以用油煎，涂小儿秃疮。能发痘疹，除鱼腥。

【主治】 消食开胃，解蛊毒治五痔，以及吃肉中毒，吐血，下血，可煮汁冷服。又可以用油煎，涂小儿秃疮。能发痘疹，除鱼腥。

【附方】 1.痘疹出不快。用胡荽二两，切碎，放入两碗酒中煎沸，盖严勿令漏气。待冷定后，去渣，含酒轻喷病孩颈背直至两足，勿喷头面。用后痘疹发出。2.产后无乳。用干胡荽煎汤饮服。3.小便不通。用胡荽二两、葵根一把加水二升煎成一升，再加滑石末一两，分三四次服下。4.肛门脱出。用胡荽一升切碎，烧烟熏患处即入。5.蛇虫螫伤。用胡荽苗、合口椒等分，捣烂涂搽。6.痢及泻血。用胡荽籽一合，炒过，捣为末。每服二钱。赤痢以砂糖水送下，白痢以姜汤送下，泻血以开水送下。日服药二次。7.痔疮疼痛。以胡荽子炒为末，每服二钱，空心服，温酒送下。数服见效。8.牙齿疼痛。用胡荽籽五升，加水五升煮取一升，含漱。

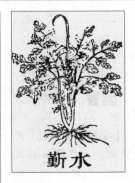

蕲水

水芹 【释名】

又名水英、楚葵。〔弘景说〕蕲字俗作芹字。论其主治，合在上品，未解何意乃在下品？二月、三月作英时，可作菹及熟瀹食。故名水英。〔时珍说〕蕲当作蘄，从中、蕲，谐声也。后省作芹，从斤，亦谐声也。其性冷滑如葵，故《尔雅》谓之楚葵。《吕氏春秋》：菜之美者，有云梦之芹。云梦，楚地也。楚有蕲州、蕲县，俱音淇。罗愿《尔雅翼》云：地多产芹，故字从芹。蕲亦音芹。

【集解】〔时珍说〕芹菜有水芹、旱芹两类。水芹生在江湖池塘沼泽的边上；旱芹则生在陆地，有红、白两种。一般二月长出幼苗，它的叶子成对生长，像芎䓖一样。它的茎上有节棱，中间是空的，其气味芬芳。五月开出细小的白花，像蛇床花，可采摘来充饥，对人身体有益。〔诜说〕水芹生在阴暗潮湿的地方，吃起来不如旱芹惹人喜爱，如果放点酒和酱油，味道香美。在旱地种的白芹都有虫在白芹叶中，吃了这种芹菜会让人生病。

茎 【气味】 甘，平，无毒。

【主治】 女子大出血，且有止血养精、保养血脉、强身补气的功效。令人身体健壮，食欲增强。捣水芹汁服用，又可祛除暑热，消除结石。饮其汁后，小儿可以祛除暴热，大人可治酒后鼻塞及身体发热，又可去头中风热，利口齿和润滑大小肠。同时还可治烦闷口渴，妇科出血及白带增多、五种黄病。

【发明】〔张仲景说〕春秋二时，龙带精入芹菜中。人误食之为病，面青手青，腹满如妊，痛不可忍，作蛟龙病。惧服硬饧三二升，日三度。吐出蜥蜴便瘥。〔时珍说〕芹菜生水涯。蛟龙虽云变化莫测，其精那得入此？大抵是蜥蜴、虺蛇之类，春夏之交，遗精于此故尔。且蛇喜嗜芹，尤为可证。别有马芹见后。

【附方】 1.小儿吐泻。将芹菜切细，煮汁饮服。2. **小便淋痛**。将有白根的水芹菜去叶，捣取汁，水冲服。3. **小便出血**。将水芹捣汁，日服六七合。

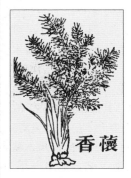

香懷

茴香 【释名】又叫蒜香、八月珠。

【集解】〔颂说〕产于交州、广东等少数民族地区。〔时珍说〕深冬在宿根上长出许多幼苗，茎肥叶细。五六月开花。结出的子像秕谷，很轻而且有细棱。俗名叫大茴香的像麦粒一样大，现在宁夏出产的最好。其他地方的都小，叫作小茴香。从外地用船运来的颗粒大如柏树籽，裂成八瓣，每一瓣中都有大如豆的核，颜色是黄褐色，里面有仁，味道更甜，平时叫八角茴香，也叫舶茴香。广西左右江的山洞中也有，形状、颜色都与中原的截然不同，但气味相同。

籽 【气味】辛，平，无毒。

【主治】诸瘘、霍乱，以及蛇伤和膀胱炎，除胃部冷气，顺肠气，调中，治呕吐，消湿止痛，治干湿脚气、肾劳损、腹疝及腹部肿块、阴疼。开胃下气，暖丹田。

【发明】〔时珍说〕夏天可灭苍蝇，排除臭味，做食物可以用它。因其能损伤眼睛，并能产生燥火，不可食之过量。

茎、叶 【主治】煮食治突然恶心、腹部不适。生的捣成汁一合与热酒一起服下，能通小肠气，突然肾气冲胁，像刀刺一样痛，无法喘息，吃下去马上就好。

【附方】1. **大小便闭，鼓胀气促**。用八角茴香七个、大麻半两，共研末，加生葱白三至七根，同研煎汤，调五苓散末服下。日服一次。2. **小便频数**。把茴香不定量淘净，加少量盐，炒后研末，炙糯米糕蘸食。3. **肾虚腰痛**。用茴香炒过，研细，切开猪肾，掺末入内，裹湿纸中煨熟，空心服，盐酒送下。4. **胁下刺痛**。用茴香一两炒。枳壳五钱麸炒，共研末。每服二钱，盐酒调服。

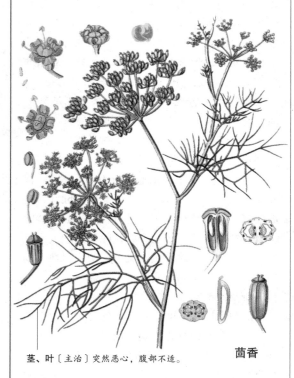

茎、叶〔主治〕突然恶心，腹部不适。　　茴香

籽〔主治〕主治身体脓肿、膀胱炎，除胃部冷气，顺肠气，调中，治呕吐，消湿止痛，治肾劳损，腹疝、阴疼。

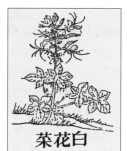

菜花白

白花菜 【释名】也称羊角菜。

【集解】〔时珍说〕白花菜要在三月下种，其茎柔软，像蔓一样生长，一茎上有五片叶子，似拇指大小。秋季开白色的小花，花蕊长二三寸，有小角，白花菜籽呈黑色并且很小，形状似初眠桑蚕的粪，没有光泽。菜叶的气味膻臭，只适合用盐做腌菜来吃。另一种开黄花的，叫黄花菜，形状基本相同。

【气味】苦，辛，微毒。

【主治】 下气。用白花菜煎水洗可治痔疮，捣烂敷可治风湿麻痛。和酒一起饮可治疟疾。

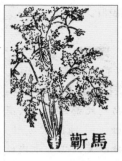

芹菜

芹菜 【释名】

又叫苦芹、马芹、芹葵、堇。

【集解】［恭说］堇菜是野生植物，不是人工种植的。其叶如戬菜，花呈紫色。［禹锡说］用水蒸来吃，甘甜润滑可口。

茎 【气味】 甘，寒，无毒。

【主治】 捣成汁后，可以用来洗马身上的毒疮，同时也可服用。将汁涂抹在蛇、蝎毒痈肿的患处，可治。消除胸腹间的烦闷发热及寒热，治颈淋巴结核病。聚积精气，除下瘀血，止霍乱腹泻。还可以将生堇菜捣成汁取半升服，能够排出体内毒性产物。

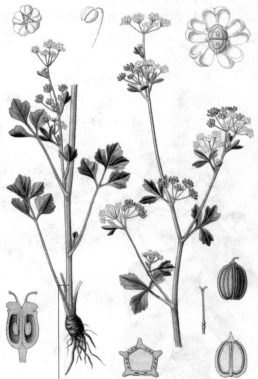

芹菜

茎［主治］杀蛇、蝎的毒，消除胸腹间的烦闷发热及寒热，治颈淋巴结核病。聚积精气，除下瘀血，止霍乱腹泻。

芥 (jiè) 【释名】

也叫芥菜。

【集解】［时珍说］芥菜有数种：青芥，又叫刺芥，像白菜，菜叶上有柔毛。大芥，也叫皱叶芥，叶子大并有皱纹，颜色深绿，味比青芥更辛辣。马芥，叶子像青芥叶。花芥，叶子边缘多呈锯齿状，像萝卜缨。紫芥，茎叶都是紫色，像紫苏。石芥，茎秆低、细。它们都在八九月下种。冬季吃的芥菜，俗称腊菜；春季吃的芥菜俗称春菜；四月间吃的芥菜，称为夏芥。芥菜中心长出的嫩薹，称为芥蓝，煮来吃，味美香脆可口。芥菜三月开花，其花为黄色，开四次。结的荚一二寸长。芥菜籽有苏籽般大，然而它的颜色呈紫色，辛辣，研细成末，用水泡过之后就是芥酱，用来搭配肉吃，辛香可口。

茎、叶 【气味】 辛，温，无毒。

【发明】［时珍说］芥菜性辛热且散气，能够通肺开胃，利气消痰。如果长期吃就容易积温成热，辛散太盛，耗人真元，肝脏受损，使人头晕目眩，引发疮、痔。

籽 【气味】 辛，热，无毒。

【主治】 通鼻，咽喉肿痛。治胃寒吐食、肺寒咳嗽、伤风受寒引起的胸腹腰痛、口噤，消散痈肿瘀血。芥籽的功用与芥菜相同。它的辛能散发，利九窍，通经络，治口噤、耳聋、鼻出血等病症；又能消瘀血、痈肿、痛痹。

【发明】［时珍说］性热温中，能利气化痰，治咳止吐，主治胸腹各种病痛。白色的芥籽更加辛烈，治病尤其好。

【附方】 1. **伤寒无汗**。用水调芥籽末填入肚脐内，然后用热物隔着衣服熨肚脐处，直至出汗为止。2. **身体麻木**。芥菜籽末，加醋调和后，涂抹在身体麻木的地方。3. **牙龈溃烂**。把芥菜秆烧存性，研细为末，频敷患处就可治愈。4. **咽喉肿痛**。将芥菜籽末加水调和后敷咽喉部，等到药干了又换。又一方：将芥菜籽研细成末，调醋取汁，点入喉内。等到喉内有响声，再将陈麻秆点燃，烧烟吸入咽喉，立刻见效。5.夜盲。将紫芥菜籽炒黑研成末，用羊肝一具分作八服。每服将芥籽末三钱捻在羊肝上，再用竹笋皮裹好，煮熟冷却后服用，并用煮它的水送下。6.妇人闭经，脐腹痛，腰腿沉重，寒热往来。将芥菜籽二两研成末。每次用二钱，空腹用酒送下。

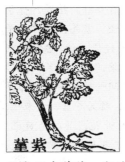

紫菫

紫菫 (jǐn)
【释名】又称赤芹、蜀芹、楚葵、苔菜、水萏菜。

【集解】[时珍说]《土宿真君本草》中记载，赤芹生长在悬崖峭壁、池塘沼泽、靠近水和石头之间的地方。形状类似赤芍药。它的叶面呈深绿色，而叶背很红，茎叶像荞麦，花红得十分可爱，结出的果实也像荞麦。它的根形似蜘蛛，嚼起来有极浓的酸、苦、涩味。江淮地区的人三四

月份采紫菫的苗叶，当蔬菜吃。

苗 【气味】酸，平，微毒。

花 【气味】酸，微温，无毒。

【主治】大人、小孩脱肛。

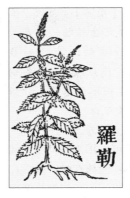

羅勒

罗勒
【释名】又叫兰香、香菜、翳子草。

【集解】[禹锡说]罗勒到处都生长。共有三种：一种像紫苏叶；一种叶大，二十步内就能闻到它的香气；一种能做成凉拌菜。冬季一般使用晒干的制品。罗勒籽可以放入眼中，除去角膜上的沙石。其方法是：将罗勒籽放入眼中，片刻被润湿发胀，罗勒籽就随着眼泪和眼中异物一同排出。

【气味】辛，温，微毒。

【主治】调理中焦脾胃，消化食物。去除恶气，消除水气，适宜生吃。治疗牙齿、牙根

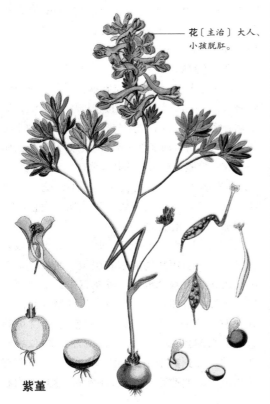

花 [主治] 大人、小孩脱肛。

紫菫

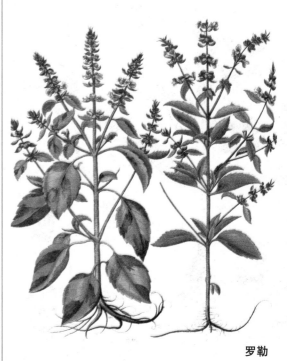

罗勒

烂疮的方法：把罗勒烧成灰调入水中饮用。患呕吐病的人，可取罗勒汁服将半碗或冬天将罗勒晒干煮汁服用。根烧成灰，敷在小儿黄烂疮上，能治愈。罗勒还有治疗各种传染病和排出体内毒物的功效。

葶（hǎn）菜

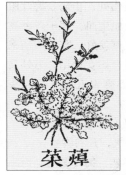

菜葶

【释名】 也称辣米菜。

【集解】［时珍说］葶菜生长于南方，是田园间的小草。冬季满地丛生，长二三寸，梗柔叶细。三月开黄色的小花。结一二分长的细角，角内有细小的籽。野外的人可连根叶一起拔着吃，味很辛辣，称为辣米菜。此菜很少生长在沙地中，所以洪舜俞在《老圃赋》中说，葶菜有拂士的风度。林洪在《山家清供》中记载，朱文

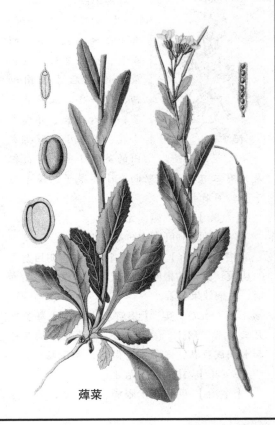

葶菜

公食用此菜后，就拿茎来作为蔬菜供给民众。这大概是盱江、建阳、严陵人都喜欢吃它的原因。

【气味】 辛，温，无毒。

【主治】 去冷气，逐腹内久寒，助消化，增加食欲，利胸膈，化冷痰，去心腹疼痛。

菜之二 柔滑类

菠菜、蓊菜、荠菜、菥蓂、繁缕、鸡肠草、苜蓿、苋、马齿苋、苦菜、莴苣、翻白草、蒲公英、落葵、黄花菜、鱼腥草、蕨、鹿藿、芋、土芋、灰藋、山药、薇、甘薯、百合、翘摇、山丹、竹笋

菠菜

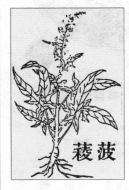

菠薐

【释名】 又叫菠薐、波斯草、赤根菜。

【集解】［时珍说］菠菜在八、九月下种，可备冬天吃；在二月间种植的，可以备春天吃。其茎柔脆且中间空心，叶子呈绿色，细腻而柔软，叶中间长出一个小尖，旁边有两个小尖，像鼓子花叶子的形状，但比鼓子花叶要长、大。其根有数寸长，大如桔梗而且是红色，味道比桔梗更加甘甜香美。四月间起薹，薹一尺左右，有雄雌之分。雄茎上开红色碎小的花，许多花簇聚在一起，不显眼；雌能结出果实，有刺，果实形状像蒺藜子。菠菜播种的时候必须把其种子破开，用水浸泡发胀。约经一个多月才可发芽生长，这是其特殊的地方。

菜及根【气味】 甘，冷，滑，无毒。

【主治】 利五脏，除肠胃热，解酒过量而中毒。疏通血脉，开胸下气，调涩，止口渴，润燥。不能和各种鱼一同煮来吃，容易引起腹泻。

【发明】［诜说］北方人吃肉、面食时，

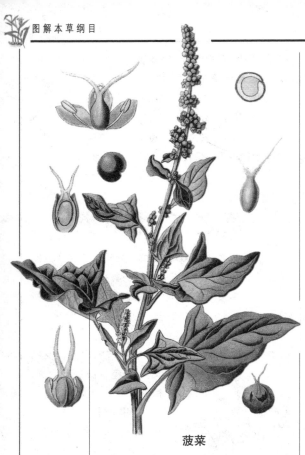

菜菜

菜、根〔主治〕利五脏，除肠胃热，解酒过量而中毒。疏通血脉，开胸下气，调涩，止口渴，润燥。

吃菠菜会起平衡的作用；南方人吃鱼、鳖、虾米时，吃它便于降热。吃多了伤及大、小肠，使人生病。大便不通及有痔疮病的人，应该常吃菠菜、葵菜之类食物。它性滑可以护养窍穴，通利肠道。

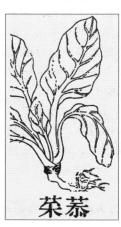

荣蓉

菾（tián）菜

【释名】 也称莙荙菜。

【集解】［时珍说］菾菜正二月份下种，老根能自己生长。叶子呈青白色，像白菜叶，但比白菜叶短些，其茎也与白菜相似，差别微小。生、熟都可以食用，吃时感觉到它稍微

带有泥味。四月份开白色的小花。果实的形状像吴茱萸球，但比吴茱萸球轻，颜色是土黄色，果肉中有细籽。根呈白色。

【气味】 苦、甘，大寒、滑，无毒。

【主治】 瘟疫发热，解风热毒，捣碎取汁饮用即可痊愈。夏天用菾菜做粥吃，解热，止热毒痢。捣烂，敷贴在烫伤处，止痛。捣汁服用，治冷痢、热痢。能止血生肌，用于各种禽兽咬伤，捣烂敷在伤处立刻就好。菾菜煎汤来饮用，开胃，通心膈，适合妇女饮用。另外又能滋补中、下元气，调理脾胃五脏。祛除头风。其能动气，可多吃。

根 【气味】 甘，平，无毒。

【主治】 通经脉，下气，开利胸膈。

子 【主治】 煮至半熟，捣汁服用，治小儿发热。醋浸泡后擦脸，去脸上面疮，令肌肤润泽有光。

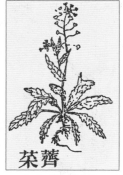

荠菜 【释名】

又称护生草。

【集解】［时珍说］荠茎坚硬而且有毛，叫菥蓂，味道不好。这种菜在冬至后才长出幼苗，下一年二三月长出茎，五六寸长。开白色小花，许多小花簇拥成一朵大花的样子。结出的荚像小萍一样，但是只有三只角。荚里面有小荠菜子，像葶苈子。四月收摘。

【气味】 甘，温，无毒。

【主治】 利肝和中，益五脏。

根 【主治】 可治眼睛疼痛，有明目益胃的功效。荠菜的根叶烧成灰后调水饮用，治赤痢、白痢效果显著。

薹（cuō）实 【集解】［普说］每年三月三日采，阴干。［周王说］灾荒年采摘其籽和水调成块状，或煮粥、做饼，都很粘滑。

【气味】 甘，平，无毒。

【主治】 明目，治眼痛、青光眼，可以滋

腹泻。

菥蓂

【释名】 又称大荠、大戢、马辛。

【集解】［别录说］菥蓂生于咸阳山泽及道旁。四月、五月采，晒干。［时珍说］荠与菥蓂是同一物，但分大、小二种。小者为荠，大者为菥蓂，菥蓂有毛。故其子功用相同，而陈士良称荠实为菥蓂。蒫莀与菥蓂是同类，但菥蓂味甘花白，蒫莀味苦花黄为异耳，或者说菥蓂即甜蒫莀，亦通。

苗 【气味】 甘，平，无毒。

【主治】 和中益气，利肝明目。

菥（xī）蓂子 【气味】 辛，微温，无毒。

【主治】 明目，目痛泪出，除痹，补五脏，益精光。久服轻身不老。疗心腹腰痛，治肝脏结块、眼目赤肿。

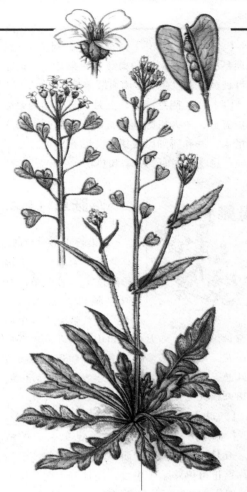

荠菜

根〔主治〕可治眼睛疼痛，有明目益胃的功效。荠菜根叶烧成灰后调水饮用，治赤痢、白痢效果显著。

实〔主治〕明目，治眼痛、青光眼，可以滋补五脏不足。治腹部胀痛，除眼内积尘、治白翳，并解热毒。

花〔主治〕驱虫，又避蚊子、飞蛾。把花阴干研成末，用枣汤送服，每次二钱，治腹泻。

补五脏不足。治腹部胀痛，除眼内积尘、治白翳，并解热毒。如果长期服用，会使眼睛看物更加清晰。

花 【主治】 驱虫，又避蚊子、飞蛾。把花阴干研细成末，用枣汤送服，每次二钱，治

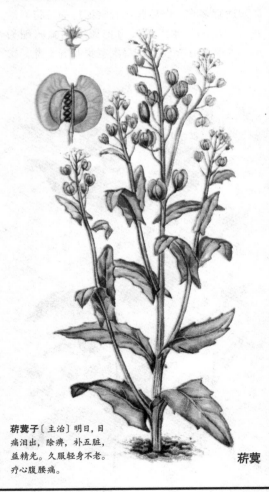

菥蓂子〔主治〕明目，目痛泪出，除痹，补五脏，益精光。久服轻身不老。疗心腹腰痛。

菥蓂

【附方】 **眼目热痛，泪出不止**。薪蓂子捣筛为末。卧时用铜箸点少许入目，当有热泪及恶物出，甚佳。眼中胬肉方同上，夜夜点之。

繁缕（lǚ）

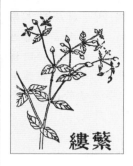

縷繁

【释名】 又名蘩缕、滋草、鹅肠菜。

【集解】 ［别录说］繁缕每年五月五日中午采收，晒干来用。［恭说］繁缕就是鸡肠草。多生长在潮湿的地方或土坑水渠的边上，习惯上通称鸡肠，读书人总是称为"繁缕"。

【气味】 酸，平，无毒。

【主治】 恶疮、痔疮。破除瘀血，催乳汁，产妇适宜多吃。产后腹部有宫缩疼痛，将酒炒繁缕绞出的汁水温服。可把繁缕晒干研细为末，加醋调和糊成丸，每次空腹服五十丸，排恶血。

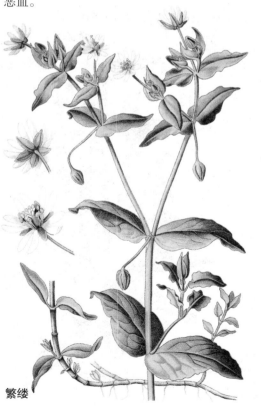

繁缕

【发明】 ［诜说］做成菜吃，对人有益，必须是五月五日采摘的繁缕才效果显著。但是不可长久吃，以避免体内血液流尽。

【附方】 **阴茎溃烂**。五月五日采摘的繁缕烧焦五分，放入蚯蚓刚刚拉的屎中二分，加入少量水，调和研细做成饼状，贴在患处，干了又换，忌吃酒、面、五辛和热物，效果显著。

鸡肠草

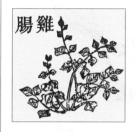

腸雞

【释名】 又叫鸡肠菜。

【集解】 ［时珍说］鸡肠菜生长在低洼潮湿的地方。三月长苗，叶似鹅肠但颜色比鹅肠深。其茎带紫色，中间不空，没有缕。四月间长出小茎，开五瓣紫色的小花。结出小果实，果实中有细子。它的苗可做蔬菜，不如鹅肠味美。生嚼时有黏滑感，可用来捕捉飞虫。

【气味】 微辛、苦，平，无毒。

【主治】 毒肿、尿频。治昆虫引起的疮病。五月五日将其晒干研末加入盐调匀，可治瘙痒；也可捣碎贴于患处，一日五六次。做菜吃，对人有益，还可烧成灰敷疮，也可取它的汁液加蜂糖调和服用，治小儿红、白痢疾，效果很好。研成末或者烧成灰，擦在牙齿上，具有洁齿、去牙垢的功效。

【附方】 1. **小便频数**。用鸡肠草一斤，在豆豉汁中煮过，和米煮粥。2. **小儿下痢**。用鸡肠草捣汁一合，调蜜服，效果显著。3. **风热牙痛**。用鸡肠草、旱莲草、细辛，等分研末。每天擦三次。4. **一切头疮**。将鸡肠草烧灰，和盐涂搽。

苜蓿（mù xu）

【释名】 也称木粟、光风草。

【集解】 ［时珍说］苜蓿最初生长在大宛，后来由张骞出使西域

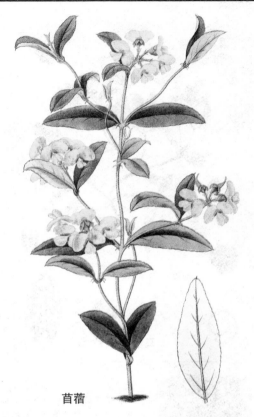

苜蓿

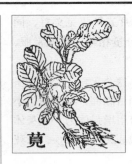

苋（xiàn）

【释名】又叫苋菜。

【集解】［保升说］苋菜一共有六种：赤苋、白苋、人苋、紫苋、五色苋、马苋。人苋、白苋两种，可以做药用。赤苋辛辣，有特别功效。［时珍说］苋都三月撒种，六月后不能吃。老了能抽出像人一样高的茎，开小花结成穗，穗中有细子，籽扁有黑色的光泽，和青葙子、鸡冠子一样，九月收摘。细苋即是野苋，北方人称为糠苋，它的茎柔，叶细，生长出来就结苋子，味道比家苋更好。

菜【气味】甘，冷利，无毒。

【主治】白苋：补气除热使九窍畅通。赤苋：主治赤痢、箭伤和沙虱病。紫苋：消除虫毒，治气痢。六苋：利大肠、小肠，治初痢，滑胎。

才带回中原。如今田野到处都有，陕西、甘肃一带也有栽种，每年苜蓿自生自发。苗可当作蔬菜吃，一年可割三次。二月生新苗，一条根上有几十根茎。一个枝丫上有三片叶子，叶子似决明叶，小得像手指尖一样，有像碧玉一样的绿色。从夏季到秋季，其间开黄色小花。结扁圆形的小荚，周围有刺，结的荚非常多，老了就变成黑色。荚内有米，可以做饭，也可以用来酿酒。

【气味】苦、涩，平，无毒。

【主治】安中调脾胃，对人有益，可长期食用。利五脏，轻身健人，去脾胃间邪热气，通小肠诸恶热毒，煮和酱食，也可做羹。利大、小肠。

根【气味】寒，无毒。

【主治】热病，烦闷，眼睛发黄，小便黄，酒精中毒，捣碎后服一升，呕吐后就可把病治好。也可捣碎取汁煎来饮用，治结石引起的疼痛。

苋实〔主治〕青光眼，明目除邪，利大便、小便排泄，祛除寒热。常服用增强体力，不容易饥饿。治眼疾，杀死蛔虫，益精气。

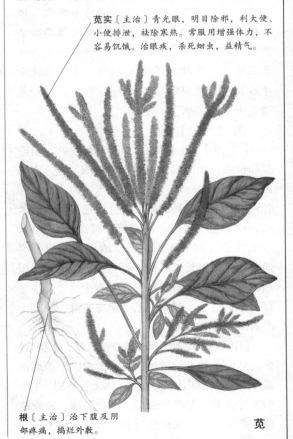

根〔主治〕治下腹及阴部疼痛，捣烂外敷。

苋

【发明】［诜说］五月五日收苋菜籽，同马齿苋一起研末，两者分量相等，孕妇常服，容易分娩。

苋实 **【气味】** 甘，寒，无毒。

【主治】 青光眼，明目除邪，利大便、小便排泄，祛除寒热。常服用增强体力，使身体感觉到轻松，不容易饥饿。又可治眼疾，杀死蛔虫，益精气。

根 **【主治】** 下腹及阴部疼痛，捣烂外敷。

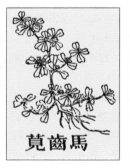

莧齒馬

马齿苋 【释名】

也称马苋、五行草、五方草、长命菜、九头狮子草。

【集解】［时珍说］马齿苋在田园野外都有生长。茎柔软并且铺在地上，叶子小且对称生长。六七月开小花，结尖形的小果实，果实中有葶苈状的马齿苋籽。大都采摘其苗煮熟晒干作为蔬菜食用。另一种叫水马苋，生长在水中，形状和马齿苋相似，也可以洗干净后生吃，这种吃法在王西楼所作的《野菜谱》中可以看到。

菜 **【气味】** 酸，寒，无毒。

【主治】 肿瘘疣目，捣碎涂患处。消除腹部包块，止消渴，增强肠道功能，令人不饥饿。治妇人赤白带。马齿苋汁水可以治反胃和各种淋症，破除局部瘀血。汁水还可治口唇紧闭和皮面上的疮疱。制成膏，可涂抹在湿癣、白发秃头处。煮成粥，可以治痢疾及腹部疼痛。使人头发长年不白。生马齿苋捣碎取汁服用，可治痛疮，杀灭各种肠道寄生虫。马齿苋还有散血消肿、利胸滑胎、解毒通淋、治妇女产后出虚汗的功能。

【附方】 1. **脚气浮肿，心腹胀满，小便涩、少。** 马齿苋和少量粳米、酱汁煮食。2. **产后出虚汗。** 马齿苋研汁，服三合。如无新鲜的，用干的煮汁亦可。3. **产后血痢，小便不通，脐腹疼痛。** 将生马齿苋菜捣汁三合，煎开，加蜜一合

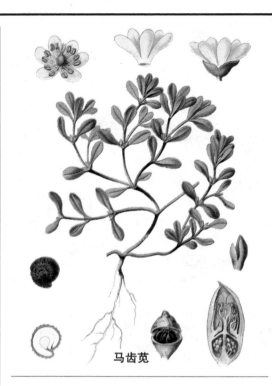

马齿苋

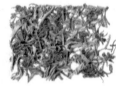

菜〔主治〕消除腹部包块，止消渴，增强肠道功能，令人不饥饿。治妇人赤白带下。散血消肿，利肠滑胎，解毒通淋，有治妇女产后出虚汗的功能。

调服。4. **肛门肿痛。** 马齿苋叶、三叶酸草等分，煎汤熏洗。一日二次，效果显著。5. **赤白带下。** 马齿苋捣汁三合，倒入温热的一两枚鸡蛋的蛋白中，趁微温一次服下。服两次见效。6. **腹中白虫。** 马齿苋煮水一碗，和盐醋空腹吃下。不久有白虫排出。7. **风齿肿痛。** 马齿苋一把，嚼汁浸患处，肿即消退。8. **小儿脐疮。** 马齿苋烧过，研末敷涂。9. **疔疮肿毒。** 马齿苋二分、石灰三分，研末，加鸡蛋白调匀敷涂。

苦菜 【释名】又

名茶、苦苣、苦荬、游冬、褊苣、老鹳菜、天香菜。

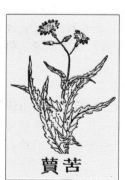

苦蕒

【集解】[时珍说]苦菜在早春时长幼苗，有红茎、白茎两种。苦菜茎中空而脆，折断后有白汁流出。叶像萝卜菜叶一样，颜色绿中带碧。叶柄依附在茎上，叶梢像鹤鸟的嘴巴。每片叶有分叉，相互交撑挺起。开黄花，像野菊。一枝花结子一丛，像苣荬子和鹤虱子，花凋谢时就到了采摘季节，苦菜子上有白茸毛，子随花飘落地，来年便可生长。

菜 【气味】 苦，寒，无毒。

【主治】 五脏邪气，厌食胃痹。常服安心益气。精神饱满，轻身耐老。耐饥饿和寒冷，增强体力。可治腹泻，清热解渴，治恶

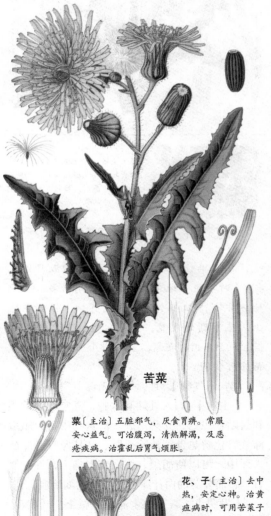

苦菜

菜[主治]五脏邪气，厌食胃痹。常服安心益气。可治腹泻，清热解渴，及恶疮疾病。治霍乱后胃气烦胀。

花、子[主治]去中热，安定心神。治黄疸病时，可用苦菜子加莲子一起研细，水煎后服用。

疮。调节十二经脉，治患霍乱后胃部烦胀。捣汁饮用，可清除面目和舌头下的湿热。汁是白色，涂抹在疔疮肿痛之处，能除病根。汁滴在痈上，使痈溃烂，脓汁排出。点在瘊子上，瘊子自然脱落。还可敷贴在蛇咬处，消蛇毒。明目，治各种痢疾和血淋痔瘘疾病。

【发明】[时珍说]凡是患痔疮，适宜用苦菜，新鲜或晒干都可以，放入锅中煮到熟烂程度，把热苦菜汤放入器皿中，人横坐在凳上，先用热苦菜汤熏，再用苦菜汤洗，直到汤冷。每天洗数次，数日后见效。

【附方】 1.血淋尿血。用苦菜一把，加酒、水各半煎服。2.对口恶疮。将苦菜捣汁一碗，加姜汁一匙，酒送服。同时以药渣敷疮一二次，即愈。

根 【主治】 赤痢、白痢和骨结核，治三种病都可煮汁服用。同时苦菜根还能治血淋，利小便。

花、子 【气味】 甘，平，无毒。

【主治】 去中热，安定心神。治黄疸病时，可用苦菜子加莲花、莲子一起研细，每次取二钱加水煎后服用，每日两次，效果良好。

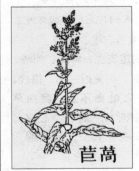

莴苣

莴苣（wō jū）

【释名】 又叫莴菜、千金菜。

【集解】[时珍说]莴苣在正二月下种，最适宜肥地栽种。叶像白苣呈尖形，颜色比白苣稍青，折断后有白汁流出粘手。四月抽薹，薹有三四尺高。剥去莴苣的皮生吃，味像胡瓜，也可以腌制食用。江南人用盐渍，晒干、压实、装入瓮中，以备用，称这种菜为莴笋。

菜 【气味】 苦，冷，微毒。[时珍说]莴苣有毒性，各种虫不敢靠近它。如果蛇虫触到它，就会目瞎看不见东西。人中了此毒，可用姜汁来解。

【主治】利五脏，通经脉，开利胸膈。利气、壮筋骨，去口臭，使牙齿洁白，明目。催乳汁，利小便排泄，解虫毒和蛇毒。

子 【主治】催乳汁，利小便，治阴部肿胀、痔漏出血和扭伤。

【附方】1.乳汁不畅。莴苣菜煎酒服。又一方：莴苣子一合，生甘草三钱，糯米、粳米各半合，煮粥频食。2.小便不通。莴苣菜捣烂，或将莴苣子捣烂做成饼，贴脐中即通。3.百虫入耳。莴苣捣汁滴入，虫自出。4.阴部囊肿。莴苣子一合，捣末，加水一碗煮开五次。温服。

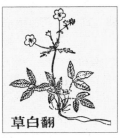

翻白草 【释名】

又叫鸡腿根、天藕。

【集解】［时珍说］鸡腿根生长在沼泽水田，高不足一尺。春天长出弱小的茎，一根茎上有三片叶子，叶子长而厚，叶上有皱纹，边缘有锯齿，叶面呈青色，叶背呈白色。四月开黄色小花。子像胡荽子，子中又有细子。根像小白术头，剥去根的红皮，中间是像鸡肉一样的白色，吃起来比较细腻。小儿喜吹生吃，饥荒年时，人们挖它的根做饭吃。

根 【气味】甘、微苦，平，无毒。

【主治】治吐血和阴道流血，疟疾、痈疮。

【附方】1.崩中下血。鸡腿根一两，捣碎，加酒二碗煎成一碗服。2.吐血不止。翻白草五七根，切细，加水二杯煎成一杯，空心服。3.疟疾寒热。用翻白草根五七个，煎酒服。4.无名肿毒。治方同上。

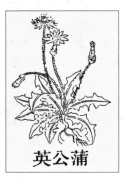

蒲公英【释名】

又名叫耩耨草、金簪草、黄花地丁。

【集解】［保升说］蒲公英生长在平原上、沼泽中。像苦苣，折断后有白汁流出，可以生

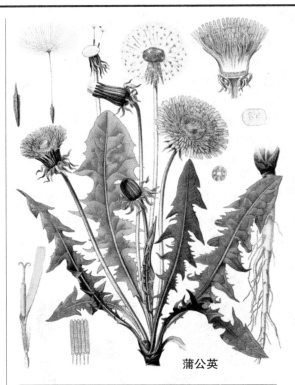

蒲公英

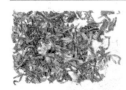

叶〔主治〕治妇人乳痈和水肿。治食物中毒，驱散滞气，化解热毒，消除恶肿、结核及疔肿。可乌发、壮筋骨、治恶刺。

吃，花像单独的菊花但比其大，四五月份采摘。［时珍说］地丁在长江南北有很多，其他地方亦有，但在岭南一带没有。小根铺在地上，花絮到处飞散，其茎、叶、花、絮都像苦荬的茎、叶、花絮，差别微小。蒲公英的嫩苗亦可食用。

苗 【气味】甘，平，无毒。

【主治】妇人乳痈和水肿，煮它的汁饮用和封贴在患处，立刻消肿。治食物中毒，驱散滞气，化解热毒，消除恶肿、结核及疔肿。放入牙中，可以使胡须、头发变得乌黑，滋壮筋骨。将蒲公英的白汁涂在恶刺上立刻治愈。

【发明】［震亨说］蒲公英属土，开黄花，甘。可进入阳明经和太阴经，故能滋阴壮阳、化毒、消肿。蒲公英加忍冬藤煎汤，再加入少量的酒调佐服用，可治乳腺炎。服用后人想睡，这是它的一个作用，入睡后微出汗，病可愈。

【附方】 1.**乳痈红肿**。用蒲公英一两，忍冬藤一两，一起捣烂，加水二碗煎成一碗，饭前服。2.**疳疮疔毒**。将蒲公英捣烂敷涂，同时捣汁和酒煎服。

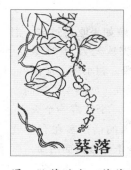

落葵 【释名】

又叫蔠葵、藤葵、藤菜、天葵、繁露、御菜、燕脂菜。

【集解】[时珍说]三月种葵，嫩苗可吃。五月茎蔓延长，叶子像杏叶，但比杏叶肥厚软滑，做菜适宜。落葵在八九月开细小的紫花，果实累累，有五味子那样大，熟后呈紫黑色。将果实揉烂取汁，颜色如胭脂，女人可用来化妆、点唇及染布物，所以把它称为胭脂，也叫染绛子，但时间一长，颜色就会改变。吴地的人所称的紫草也就是落葵。

叶 【气味】 味酸，寒、滑，无毒。

【主治】 滑中，散热，利大小肠。

子 【主治】 制成面脂，润泽肌肤。

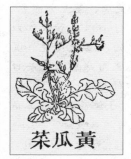

黄花菜 【释名】

又叫黄瓜菜。

【集解】[时珍说]黄瓜菜在二月长出幼苗，田野里遍地都有，根小得像荠菜的根。三至五月开黄花，花、茎、叶都和地丁的相同，差别较小。一棵开许多花，结细籽，不像地丁的花能成絮状飘飞。山中的人有时吃它，也采来饲养鹅儿。

【气味】 甘、微苦，微寒，无毒。

【主治】 通结气，利肠胃。

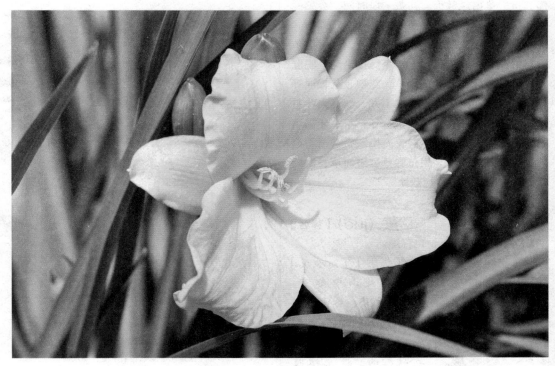

黄花菜

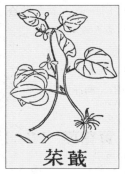

鱼腥草 【释名】

又叫菹菜、蕺。

【集解】[恭说] 蕺生长在潮湿的地方和山谷间阴润的野地，也能蔓生。叶像荞麦却更肥，茎呈紫赤色。太行山以南和长江以北的人喜欢生吃。关中人把它称为菹菜。越王勾践曾尝粪而口臭，就吃蕺菜来除口中的秽气。[时珍说] 鱼腥草其实就是紫蕺，叶子像荞菜，呈三角形，一面红，一面青，可用来喂猪。

叶 【气味】 辛，微温，小毒。

【主治】 治蠼螋尿疮。放在淡竹筒里煨熟，取出捣烂用于敷恶疮、白秃。散热毒肿痛，治痔疮脱肛，断疟疾，解氯物的毒。

【附方】 1.**背疮热肿**。蕺菜捣汁涂，留孔以泄热毒。2.**痔疮肿痛**。鱼腥草一把，煎汤熏洗。洗后，以鱼腥草包敷患处。3.**疔疮作痛**。鱼腥草捣烂敷上。初敷一段时间，会感觉疼痛，需忍住，不可去药。痛后一二日即愈。4.**小儿脱肛**。先以朴硝水洗过患处，然后把鱼腥草捣如泥，放芭蕉叶上，令病孩坐药，脱肛自入。5.**虫牙作痛**。鱼腥草、花椒、菜籽油等分，捣匀，加泥少许，和成小丸，如豆大。左牙痛，塞左耳，右牙痛，塞右耳；左右牙都痛时，不能同时塞两耳，需轮流换塞，否则有损听觉。6.**蛇虫咬伤**。用鱼腥草、皱面草、槐树叶、草决明，一起捣烂敷涂。

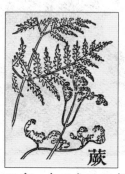

蕨（jué）【释名】

也称鳖。

【集解】[时珍说] 蕨在各处山中都有。二三月生芽，卷曲的形状如小儿的拳头。长成后则像展开的凤尾，三四尺高。蕨茎嫩时可采，在石灰汤里煮去涎滑，然后晒干做蔬菜，甘滑。也可和醋食用。蕨的根呈紫色，皮内有白粉，捣烂后再三洗净，沉淀后，取粉做饼，或刨掉皮做成粉条吃，粉条颜色淡紫，味道滑美。

根 【气味】 甘，寒、滑，无毒。

【主治】 去暴热，利水道，令人睡，补五脏不足，气壅塞在经络和筋骨间。蕨根，烧成灰后和油调匀，敷蛇咬伤处。

【发明】[藏器说] 蕨如果吃得过多，消阳气，使人昏昏欲睡，脚软无力。[时珍说] 蕨的缺点在于它性冷而滑，利小便，泄阳气，降而不升，耗人真气和元气。四皓采食蕨而心逸，夷齐采食蕨而心忧，一个长寿一个夭亡，与蕨有什么关系呢？古人的话，实在有些迂腐。饥饿濒死的人，完全依赖食蕨而活命，可知蕨不无济世之功。

【附方】 **肠风热毒**。焙蕨菜花，研为末。每服二钱，米饮下。

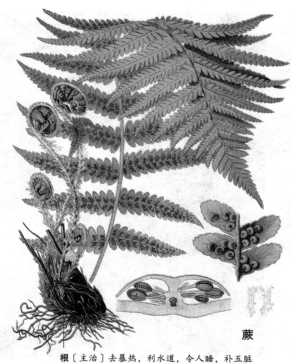

根 [主治] 去暴热，利水道，令人睡，补五脏不足，气壅塞在经络和筋骨间。蕨根，烧成灰后和油调匀，敷蛇咬伤处。

鹿藿 (huǒ)

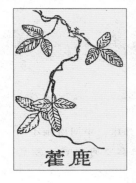

藿鹿

【释名】又叫鹿豆、野绿豆。

【集解】[时珍说] 鹿藿就是野绿豆，多生长在麦地田野中。它的苗、叶都像绿豆苗、绿豆叶，只不过小一些，茎蔓延长。生食、熟食都可。三月时开淡粉紫花，结小豆荚。荚内豆子如椒籽般大，黑色。可煮食，也可将其磨面做饼蒸食。

【气味】 苦，平，无毒。

【主治】 血吸虫病，女子腰腹痛，肠痈和颈淋巴结结核，止头痛。

芋

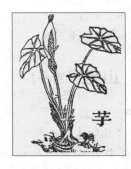

芋

【释名】又叫土芝、蹲鸱。

【集解】[颂说] 芋现在处处都有。尤其是闽、蜀、淮、楚等地，种植较广。芋的种类很多，但其性能、功效大都相近。蜀地的芋，形状圆而大，很像蹲着的鸱鹰，叫作芋魁，当地人种芋当粮食来抵御饥荒。江西、闽中的芋，长而大，细的如卵，长在魁旁，吃起来味道特别好。凡吃芋都必须是人工种植的，因为野芋有大毒，能杀人，不可食。

芋子【气味】 辛，平、滑，有小毒。

【主治】 宽肠胃，养肌肤，滑中。吃冷芋子，疗烦热，止渴。令人肥白，开胃，通肠闭。产妇吃了芋头，破血；饮芋子汤，止血渴。和鱼煮食，能下气，调中补虚。

【发明】[诜说] 白色的芋吃来无味，紫色的芋吃了破气。煮汤饮，止渴。十月后将芋晒干收藏，到冬季吃了不会发病，但在其他的季节却不能吃。另外，芋和鲫鱼、鳢鱼一同煮羹很好。但长期吃芋，会令人虚劳无力。将煮芋的汤用来洗脏衣，会使衣服洁白如玉。

茎、叶【气味】 辛，冷、滑，无毒。

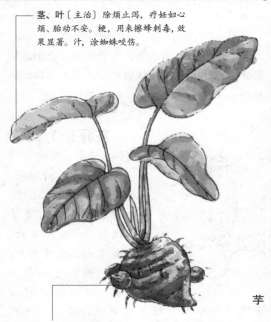

茎、叶[主治]除烦止泻，疗妊妇心烦、胎动不安。梗，用来擦蜂刺毒，效果显著。汁，涂蜘蛛咬伤。

芋

根[主治]解诸药毒，生研水服，吐出恶物就止。煮熟了吃，则味道甘美，养人肠胃，去热嗽。

【主治】 除烦止泻，疗妊妇心烦迷闷、胎动不安。梗，用来擦蜂刺毒效果显著。汁，涂蜘蛛咬伤部位。

【发明】[慎微说] 沈括《梦溪笔谈》中说，处士刘阳隐居在王屋山时，看见一只大蜂误入蜘蛛网，蜘蛛便过来想困住它，反而被大蜂刺伤坠地。不久，只见蜘蛛腹胀欲裂，徐徐爬入草丛中，咬开芋梗，将伤处对着芋梗磨，磨了很久，腹胀才渐渐消失。最后，恢复到原来轻盈的样子。从此以后，凡是有被蜂刺伤的人，将芋梗敷在伤处，即愈。

【附方】 黄水疮。芋苗晒干，烧存性研搽。

野芋【集解】[弘景说]野芋的形状，叶子都和芋相似。人们栽种的芋，如果三年之内不挖掘，则变成野芋，能毒死人。

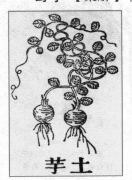

芋土

土芋【释名】又叫土卵、黄独、土豆。

【集解】[藏器说] 蔓生，叶如豆叶，根圆如卵。南方人叫作香芋，北方人称为土豆。

根 【气味】 甘、辛，寒，小毒。

【主治】 解诸药毒，生研水服，吐出恶物就止。煮熟了吃，则味道甘美，养人肠胃，去热嗽。

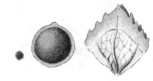

子仁〔主治〕做饭或磨成面食，可杀各种虫。

灰藋(dí) 【释名】

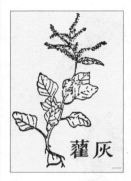

灰藋

也称灰涤菜、金锁天。

【集解】〔时珍说〕原野到处都有灰藋。四月生苗，茎上有紫红线棱。叶尖而有齿，叶面青色，叶背白色。茎心、嫩叶背面都有白灰。这时的灰藋用来做菜也很好。到五月渐老，茎高可达数尺，只可用来做拐杖。灰藋在七八月开细小

的白花。结的果实簇簇如球，中间有细小的种子，将种子蒸晒后取仁，可做饭或磨粉食用。

茎、叶 【气味】 甘，平，无毒。

【主治】 恶疮，虫、蚕、蜘蛛等咬伤，灰藋捣烂后和油敷搽，也可煮来食用。或做汤，治疥癣风瘙。把灰藋烧成灰后放入牙缝中，可消炎。如用来漱口，去疳疮。用灰藋的灰淋汁，可除白癜风、雀斑、面疮。皮肤接触会生疮。

子仁 【气味】 甘，平，无毒。

【主治】 做饭或磨成面食，可杀三虫。

山药 【释名】

又叫土薯、山薯、山芋、薯蓣、玉延。

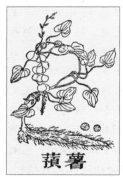

蕷薯

【集解】〔别录说〕山药生长在高山峡谷中。二月、八月采其根来晒干。〔时珍说〕如要将山药做成药，野生的最好；如做食物，

当然是家种的好。山药在四月蔓延生苗。茎紫叶绿，叶有三尖，像白牵牛叶却更光润。五六月开花成穗，淡红色，结一簇一簇的荚，荚都由三个棱合成，坚硬无果仁。子长在一边，形状像雷丸，大小不一。山药子皮为土黄色而肉白，拿来煮了吃，非常甘滑，同山药根一样。

根 【气味】 甘，温、平，无毒。

【主治】 伤中，补虚羸，除寒热邪气，补中，益气力，长肌肉，强阴。久食山药，令人耳聪目明，轻身不饥，延年益寿。还可治头晕目眩，止腰痛，治虚劳羸瘦，充五脏，除烦热，补五劳七伤，去冷风，镇心神，补心气，开

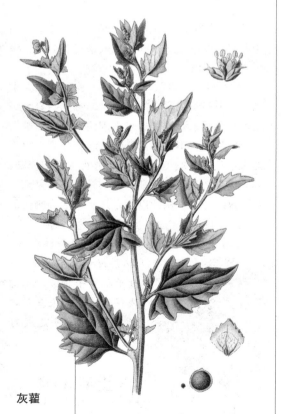

灰藋

茎、叶〔主治〕恶疮，虫、蚕、蜘蛛等咬伤，洗浴疥癣风瘙。治口腔发炎，除白癜风、雀斑、面疮。

钱半，共研末，加水和糊做成丸子，如小豆大小。每服四十至五十丸，米汤送下。**5. 湿热虚泄**。用山药、苍术等分，加饭做成丸子用米汤送服。**6. 肿毒初起**。用带泥的山药、蓖麻籽、糯米等分，水泡过，研细敷涂即散。**7. 手足冻疮**。用山药一截，磨成泥敷上。

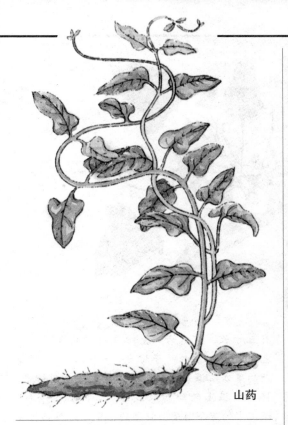

山药

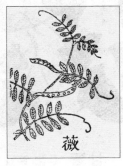

薇

薇 【释名】也称垂水、野豌豆、大巢菜。

【集解】［藏器说］薇生长在水边。叶似浮萍，蒸来吃有利于人。［时珍说］薇生长在麦田中，平原沼泽里也有。所以《诗》中说："山中有蕨薇。"这里所说的不是水草，而是现在的野豌豆，蜀人称为大巢菜。

【气味】甘，寒，无毒。

【主治】久食不饥，调中，利大小肠，利尿，去水肿，润大肠。

根〔主治〕伤中，补虚羸，除寒热邪气，补中，益气力，长肌肉，强阴。

通心窍，增强记忆。还可强筋骨，治泄精健忘。益肾气，健脾胃，止泄痢，化痰涎，润肤养发。把山药捣碎后贴肿毒部位，能消散。

【发明】［权说］凡是体虚羸弱的人，应该多吃山药。［诜说］将山药和蜜一起煮熟，或煎汤，或做成粉吃，都很好，可壮阳滋阴。把晒干的山药拿来入药更妙。

【附方】 **1. 心腹虚胀，手足厥逆，不思饮食**。用山药半生半炒，为末。每服二钱，米汤送下。日服二次。**2. 小便次数多**。山药以矾水煮过、白茯苓，等分研末。每服二钱，水送下。**3. 痰气喘急**。将生山药捣烂，取半碗，加甘蔗汁半碗，和匀，一次饮服。**4. 脾胃虚弱，不思饮食**。用山药、白术各一两，人参七

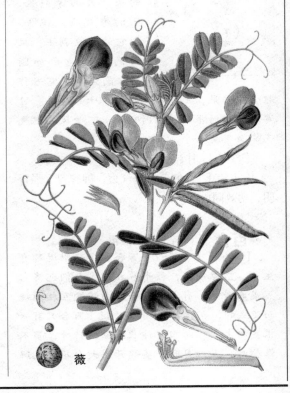

薇

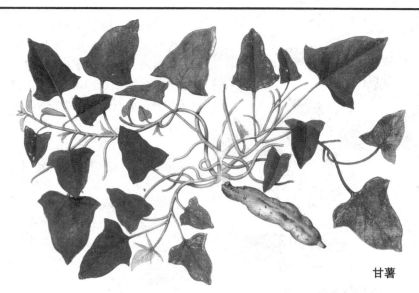

甘薯

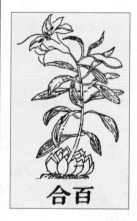

甘薯 【集解】

[时珍说] 甘薯产于两广交界及南方其他地区。农家在二月栽种，十月采收。甘薯根似芋根，也有巨大的头。大的像鹅蛋，小的像鸡蛋、鸭蛋。把它的紫皮剥去，里面的肉则纯白如脂肪。南方人把它当作粮食、水果，蒸烤后，味道都十分香美。甘薯刚成熟时很甜，但时间一长，受风霜之气而味微变淡。

【气味】 甘，平，无毒。

【主治】 补虚乏，益气力，健脾胃，强肾阴，功效同山药一样。

百合 【释名】 又叫强瞿、蒜脑薯。

【集解】[弘景说] 百合在道路附近都有生长，根像胡蒜，数十片相连。人们也将它蒸或煮着吃，有人说百合是由蚯蚓互相缠绕而变成的，也能服食。[时珍说] 百合只有一根茎向上，叶向四方伸长，像短竹叶，而不像柳叶。五六月时，茎端开出大白花，花瓣有五寸长，花有六瓣，红蕊向四周垂下，颜色也不红。红的叶子像柳，叫作山丹。百合结的果实略像马兜铃，它的子也像马兜铃子。将百合根上的瓣拿来栽种，如同种蒜一样。深山中的百合则是由旧年的根年年发芽而长成的，未必都是由蚯蚓化成。况且蚯蚓多的地方不见得都有百合，其说恐怕是相互讹传的。

根 【气味】 甘，平，无毒。

【主治】 邪气心痛腹胀，利大小便，补中益气。除浮肿颅胀、胸腹间积热胀满、全身疼痛、乳难和咽喉肿痛、吞口涎困难，止涕泪。除膈部胀痛，治脚气热咳。安心、定神、益志，养五脏，治癫邪狂叫惊悸，产后大出血引起的血运，杀血吸虫，胁痛、乳痛发背的各种疮肿。也可治百合病，温肺止嗽。

花 【主治】 将百合花晒干研末，和入菜油，可治小儿湿疮，效果很好。

子 【主治】 加酒炒至微红，研末用汤服，可治肠风下血。

【附方】 1.伤寒病后坐卧不安、神志不清、胡言乱语。如已发汗用百合七枚，水泡一夜，次日清晨以泉水煮取一升；另用知母三两，加水二升煮取一升。将百合汁、知母汁合在一起煮成一升半，分次服。如已吐过，则用百合七枚，泉水泡一夜，次日清晨以泉水二升煮取一升，加鸡蛋黄一个，分两次服。如已泻过，则用百合七枚，水泡一夜，次日清晨以泉水二升煮取一升；另用代赭石一两、滑石三两，加水二升煮取一升，和百合汁一起再煮成一升半，分两次服。如未经汗、吐、下，则用百合七枚，水泡一夜，次日清晨以泉水二升煮取一升；另以生地黄汁一升，令两汁合煮成一升半，分两次服。如病已变成消渴，则用百合一升在水一半中泡一夜，取汁温度适宜时洗病人，洗毕，让病人吃白汤饼。如病已变成热症，则用百合一两、滑石三两，共研末，水冲一匙，微泻即见药效。如病已变成腹满作痛，则将百合炒为末，每服一匙，水送下。日服二次。2. 烦闷咳嗽。新鲜百合四两，加蜜蒸软，时时含一片吞津。3. 肺病吐血。新鲜百合捣汁，水送服。煮百合吃亦可。4. 游风隐疹。盐泥二两、百合半两、黄丹二钱、醋一分、唾液四分，捣和敷贴。5. 疮肿不穿。野百合同盐捣泥敷涂。6. 肠风下血。百合籽，酒炒微赤，研末，开水冲服。

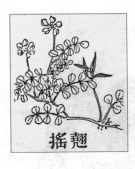

翘摇【释名】又叫摇车、野蚕豆、小巢菜。

【气味】辛，平，无毒。

【主治】破血，止血生肌。利养五脏，明耳目，祛热风，令人轻健，久食不厌，补人。止热疟，活血平胃。

【附方】1. 活血明目。将漂洗后的野蚕豆捣为末，每次用甘草汤服二钱，每日二次。2. 热疟不止。取翘摇捣成汁，口服。

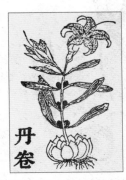

山丹【释名】也称红百合、连珠、川强瞿、红花菜。

【集解】[时珍说]山丹的根似百合的根，但小而瓣少，茎也短小；它的叶子狭长而尖，很像柳叶，与百合的叶迥然有别。四月，山丹开红花，花有六瓣但不向四面垂下，也结小的子。燕、齐一带商人采摘花苞，干后贩卖，叫作红花菜。卷丹的茎叶和山丹的一样，但要稍微大些。卷丹的花也有六瓣，且向四面下垂，比山丹花大。四月在枝叶间结子，秋天从茎的顶端开出花来，很特别。卷丹的根像百合的根一样有瓣，但不中吃，是另一个种类。

根【气味】甘，凉，无毒。

【主治】肿疮、女子经期持续大量出血。

花【气味】同根。

【主治】活血。其蕊，敷疗疮恶肿。

竹笋【释名】也称竹萌、竹芽、竹胎、竹子。

【集解】[颂说]各种竹笋中，苦竹笋最为珍贵。苦竹有两种：一种出自江西，根头非常粗大，笋的味道也特别苦，不中吃；一种出自江浙，竹肉厚而叶长阔，笋的味道微苦，俗称甜苦笋。可用来做食品。[时珍说]宋朝僧人赞宁说，竹笋共有六十种，产地各不相同，而笋也有可食和不可食的。大概因为北方很少有竹，所以只有秦、蜀、吴、楚以南的地方多竹。竹也有雌雄之分，竹根上第一枝双生的，就是雌竹，也就有笋。当地人等到竹根成鞭时掘取嫩笋，叫作鞭笋。江南人、湖南人则在冬季挖掘大竹根下还未出土的冬笋，又叫作苞笋，都是新鲜菜品，很珍贵。还有南方人将阴干的笋叫玉版笋，用盐渍干的叫盐笋，都可作为蔬菜。采掘竹笋宜避风日，见风的则变得坚硬，入水则笋肉也变得坚硬，去掉壳煮食，则会失去美味，而用刀生切竹笋则会失去柔嫩。还应长时间煮，然后再吃，因为生的会损害人的健康。苦笋宜久煮，干笋宜取汁做羹吃。只有蒸食笋，味道最美；煨熟的也不错。

诸竹笋【气味】甘，微寒，无毒。

【主治】消渴，利尿，益气，经久食。利膈下气，清热消痰，爽胃口。

苦竹笋【气味】苦、甘，寒。

【主治】 失眠，去面目及舌上湿热发黄，消渴，明目，解酒毒，除热气，使人健康。理心烦闷，益气力，利尿，下气化痰。理风热脚气，并蒸煮食之。治出汗后中风失音。将干的苦竹笋烧研入盐，可擦牙疳。

堇（jǐn）竹笋 【主治】 消渴风热，益气力，消腹胀，蒸、煮、炒食皆宜。

淡竹笋 【气味】 甘，寒。

【主治】 消痰，除热狂壮热，治头痛头风、妊妇头晕、惊悸、瘟疫迷闷，小儿惊痫天吊。

冬笋 【气味】 甘，寒。

【主治】 煮粥吃，治小儿痘疹不出，解毒。

【发明】［诜说］淡竹笋和冬笋，味道虽然很美，但吃后会诱发胸闷、脚气。多吃各种竹笋会动气发冷，只有吃苦竹笋才主逆气而不发病。［颖说］笋的功用与竹沥相近。有人长期得痰病，吃笋后就好了。［瑞说］淡笋、甘笋、苦笋、冬笋、鞭笋都可长期食用，而其他的杂竹笋，性味不一，不宜多食。

桃竹笋 ［集解］［藏器说］南方人把它叫作黄笋。用灰汤煮过才能吃，不然会戟人的咽喉。竹刚生长时，奇形怪状。［时珍说］竹皮黄色，光滑；竹茎很细，有犀纹，每隔四寸左右长有一个节，可用来编席子。

【气味】 苦，小毒。

【主治】 六畜疮中蛆，捣碎纳之，蛆尽出。

刺竹笋 【气味】 甘，苦，有小毒。食之落人发。

酸笋 ［集解］［时珍说］酸笋出自广东的南边。笋大如臂。采来用沸汤泡去苦水，入冷水中浸二三日取出，缕如丝绳，用醋煮可以食用。

【气味】 酸，凉，无毒。

【主治】 做汤食，止渴，解酒醉昏沉。利膈。

菜之三 瓜菜类

黄瓜、丝瓜、茄、葫芦、冬瓜、南瓜、越瓜、苦瓜

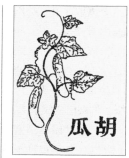

瓜胡

黄瓜
【释名】又叫胡瓜。

【集解】［时珍说］现在处处都有胡瓜。正二月下种，三月生苗牵藤。叶如冬瓜叶，有毛。四五月开黄花，结的瓜有二三寸长，长的可达一尺许。瓜皮青色，皮上有像疣子一样的小结，老的时候则变成黄赤色。黄瓜子与菜瓜子相同。有一种五月下种的，在霜降时结瓜，白而短，生熟都可食用，兼做蔬菜和瓜果用，腌酱后却不及越瓜。

【气味】 甘，寒，小毒。

【主治】 清热解渴，利水道。

【附方】 1. 水病肚胀，四肢浮肿。胡瓜一个，破开，连子以醋煮一半至烂，空心服，一次吃完，不久即可把水排出。2. 咽喉肿痛。用

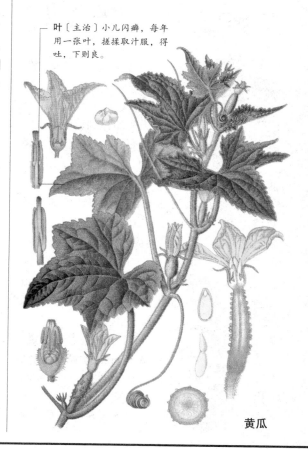

叶［主治］小儿闪癖，每年用一张叶，搓搓取汁服，得吐，下则良。

黄瓜

老黄瓜一根，去子，填满芒硝，阴干研为末。每取少许吹喉内。3. **火眼赤痛**。用老黄瓜一根，上开小孔，去瓤，填满芒硝，悬挂阴凉处，等硝透出来后，刮下收存。点眼，甚效。

叶 【气味】 苦，平，小毒。

【主治】 小儿闪癖，每年用一张叶，生搓揉取汁服，得吐，下则良。

根 【主治】 捣碎后敷狐刺毒肿。

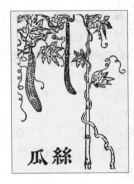

瓜絲

丝瓜 【释名】

又叫天丝瓜、天罗、布瓜、蛮瓜。

【集解】 ［时珍说］丝瓜，在唐宋以前没听说过。如今南北各地都有栽种，成为日常蔬菜。二月下种，生苗牵藤，攀延在树上和竹枝上，有人还给它做棚架。丝瓜的叶，大如蜀葵却多丫，叶尖有细毛刺，取其汁可做绿色染料。茎上有棱。六七月开五瓣的黄花，有些像胡瓜花，花蕊和花瓣都是黄色的。瓜的直径有一寸左右，长一二尺，最长的可达三四尺，深绿色，有皱点，瓜头像鳖头。丝瓜嫩时去皮，可烹饪可晒干，做菜或冲茶都很好。老丝瓜大如春米棒，瓜内筋络缠绕如织成的一样，经霜后就枯萎了。只能用来垫在靴子里，或用来洗锅等，所以乡村人家称它为洗锅罗瓜。瓜内有房隔，每隔内都有瓜子，形状像栝楼籽，黑色，形状扁。丝瓜的花苞、嫩叶和卷须都可食用。

瓜 【气味】 甘，平，无毒。

【主治】 痘疮不出。将枯丝瓜烧存性，入朱砂研末，蜜水调服，效果很好。同鸡、鸭、猪、鱼烹食也佳，能除热利肠。将老丝瓜烧存性服，可去风化痰，凉血解毒，杀虫，通经络，行血脉，下乳汁，治大小便带血、痔漏崩中、黄积、疝痛卵肿、血气作痛、痈疽疮肿、虫牙、痘疹胎毒。能暖胃补阳，固气和胎。

【发明】 ［时珍说］老丝瓜筋络贯穿，房

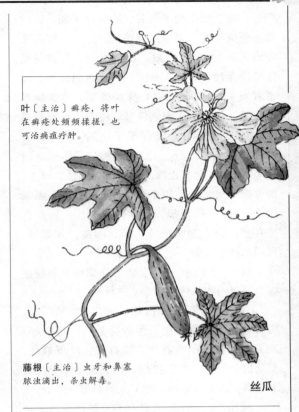

叶〔主治〕癣疮，将叶在癣疮处频频揉搓，也可治痈疽疔肿。

藤根〔主治〕虫牙和鼻塞脓浊滴出，杀虫解毒。

丝瓜

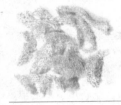

瓜络〔主治〕痘疮不出，除热利肠，祛风化痰，凉血解毒，杀虫，通经络，行血脉，下乳汁。暖胃补阳，固气和胎。

隔联属。能通人脉络脏腑，去风解毒，消肿化痰，祛痛杀虫，以及治各种血病。

【附方】 1. **痘疮不快**。用老丝瓜近蒂三寸，连皮烧存性，研末，砂糖水送服。2. **痈疽不敛，疮口很深**。将丝瓜捣汁频频涂搽。3. **风热腮肿**。将丝瓜烧存性，研末，水调涂搽。4. **坐板疮疥**。将丝瓜皮焙干，研末，烧酒调匀涂搽。5. **手足冻疮**。将老丝瓜烧存性，调腊猪油涂搽。6. **痔漏脱肛**。将丝瓜烧灰，同年石灰、雄黄各五钱，共研末，以猪胆、鸡蛋清及香油调药敷贴，直至脱肠收上。7. **肠风下血**。将霜后干丝瓜烧存性，研末，空心服二钱，酒送下。8. **血崩不止**。将老丝瓜烧灰、棕榈烧灰等分，用盐酒或盐汤送服。9. **乳汁不通**。将丝瓜连子烧存性，研末，酒送服一二钱，厚盖发汗即通。10. **小肠气痛，绕脐冲心**。将老丝瓜连蒂烧存性，研末。每服三钱，热酒调下。病重者服两三次即消。11. **卵肿偏坠**。将老丝瓜烧存性，研末，炼蜜调成膏。每晚以好酒服一匙。12. **腰痛不止**。将丝瓜子炒焦，捣烂，酒送服。以渣敷痛处。13. **喉闭肿痛**。将丝瓜研汁灌下。14. **化痰止咳**。将丝瓜烧存性，研末，加枣肉做成丸子，如弹子大。每服一丸，温酒送下。15. **风气牙痛**。将生丝瓜一根，擦盐火烧存性，研末频频擦牙，涎尽即愈。如腮肿，可用末调水敷贴。此方治蛀牙无效。

叶 【主治】 癣疮，将叶在癣疮处频频揉搓，也可治痈疽疔肿卵癞。

【附方】 1. **汤火伤灼**。丝瓜叶焙研，入辰粉一钱，蜜调搽之。生者捣敷，一日即好。2. **刀疮神药**。用古石灰、新石灰、丝瓜根叶、韭菜根各等份，捣至极烂，做成饼，阴干，研末涂搽。止血，定痛，生肌，有特效。

藤根 【主治】 虫牙和鼻塞脓浊滴出，杀虫解毒。

【附方】 **诸疮久溃**。用丝瓜老根熬水洗搽。

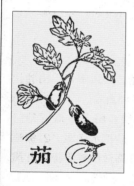

茄

茄 【释名】又叫落苏、昆仑瓜、草鳖甲。

【集解】［颂说］茄，到处都有。其种类也有好几种：紫茄、黄茄，南北各地都有；白茄、青水茄，只有北方才出产；江南有一种藤茄，蔓生，茄皮很薄，像葫芦一样。［时珍说］茄种适宜在九月黄熟时收取，然后将它洗净晒干，二月份即可摘下，然后种植移栽。茄的株有二三尺高，叶子大如手掌。从夏到秋，茄开紫花，五瓣相连，五个棱角犹如绣上了丝线，花蕊黄色，绿色的蒂包在茄上。茄中有瓤，瓤中有子，很像芝麻。茄有圆如栝楼的，四五寸长；有

青茄、紫茄、白茄。白茄也叫银茄，味道胜过青茄。各种茄到老时颜色都会变黄。而苏颂认为黄茄是茄的一种，大概是没有深入研究吧。

【气味】 甘，寒，无毒。

【主治】 治寒热，五脏劳损。也可用醋抹后敷毒肿。将老后裂开的茄烧成灰，可治乳裂。吃茄子，可散血止痛，消肿宽肠。

【发明】［震亨说］茄属土，所以甘而喜降，大肠易动的人应忌吃茄子。老的茄子可治乳头裂；把茄根煮汤可治冻疮；把茄蒂摘下来烧成灰治口疮，都会获得奇特的效果，这与茄的甘甜能缓火有关。［时珍说］段成式在《酉阳杂俎》中说，茄子能厚肠胃，动气发疾。此人全不知茄子性滑，不厚肠胃。

【附方】 1. **妇人血黄**。用黄茄子切开，阴干为末。每服二钱，温酒调下。2. **肠风下血**。用经霜茄连蒂烧存性，研末。每天服二小匙，空心服，温酒送下。又一方：取大茄种三枚，每用一枚包湿纸中煨熟。泡酒一升半。蜡封三天，去茄饮酒（暖饮）。3. **腰脚拘挛，腰脚风血积冷，筋急拘挛疼痛**。取茄子五十斤（这是古秤，所得重量约合今秤的十分之一），切细，以水五斗煮取浓汁，滤去渣，再煮至一升左右，即加入生木粟粉，令稀稠适当，更配以麝香、朱砂末，做成丸子，如梧桐子大。每日服三十丸，秫米酒送下。一月后病愈。磕扑青肿。用大黄茄一个，切片如一指厚，在新瓦上焙、研末。临卧时服两小匙，温酒调服。一夜伤消无痕。4. **热毒疮肿**。用生茄子一枚，割去二分，去瓤二分，如罐子形，合在疮上即消。5. **虫牙疼痛**。用秋茄花干品烧存性，研末涂痛处。

蒂 【主治】 茄蒂烧灰，和入饭中饮服二钱，可治肠风下血不止，及血痔。又可用来治口齿疮。茄蒂生切，可用来擦癜风。

花 【主治】 金属锐器所致的金疮和牙痛。

根及枯茎叶 【主治】 将根、茎叶煮成汤，浸泡冻疮皲裂，效果显著。还可散血消肿，治血淋下血，血痢，子宫脱垂，齿痛和口腔溃疡。

【附方】 1.**血淋疼痛**。用茄叶熏干为末，每服二钱，温酒或盐汤送下。隔年的茄叶更好。2.**久痢不止**。用茄根烧灰，石榴皮，等分研末，砂糖水送服。3.**趾肿疼痛，不能行走**。九月收茄根悬檐下，逐日煎汤洗之。

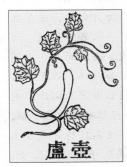

卢壶

葫芦 【释名】又叫瓠瓜、匏瓜。

【集解】［时珍说］葫芦在正二月下种，生苗，引蔓延缘。叶子像冬瓜叶而稍圆，有柔毛，嫩时可摘来食用。所以《诗》中说，幡幡瓠叶，采之烹之。五六月葫芦开白花，结白色的果实，大小长短，各不相同。瓠中的子像牙齿一样排列，却更长，叫作瓠犀。我认为壶匏这类植物，既可烹晒，又可作为器具。大的可做瓮盎；小的可做瓢和酒樽；做舟可以浮水；做笙可以奏乐；皮和瓠可以养猪；将它切成锋利的小块可用来浇灯烛。葫芦的用途可以说太广了。

【气味】 甘，平、滑，无毒。

【主治】 消渴恶疮，鼻口溃疡烂痛。利尿，消热。除烦，治心热，利小肠，润心肺，治泌尿系统结石。

【附方】 腹胀黄肿。将葫芦的亚腰连子烧存性，每服一个，饭前温酒下。不饮酒的人，可用白开水下。效果很好。

叶 【气味】 甘，平，无毒。

【主治】 吃后耐饥。

蔓须花 【主治】 解毒。

【附方】 预解胎毒。七八月或三伏日，或中秋日，剪葫芦须如环子脚者，阴干，于除夜煎汤浴小儿，则可免出痘。

子 【主治】 牙齿肿痛或露出，齿摇疼痛，用葫芦籽八两和牛膝四两，每服五钱，煎水含漱，每日三四次。即可。

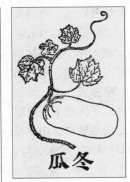

瓜冬

冬瓜 【释名】也称白瓜、水芝、地芝。

【集解】［时珍说］三月，冬瓜生苗引蔓，宽大的叶子，圆而有尖，茎叶都有刺毛。六七月开黄花，大的果实直径超过一尺，长三四尺。瓜嫩时绿色有毛，熟后则呈青色，皮坚厚有粉，瓜肉肥白。瓜瓤叫作瓜练，像絮一样白而虚松，可用来洗衣服。瓤中的子叫瓜犀，排列生长。在霜后摘下冬瓜，瓜肉可以煮吃，也可加蜜糖制成果脯；子仁也可食用。可兼蔬菜、果品用。凡收的瓜应避免接触酒、漆、麝香和糯米，否则必烂。

白冬瓜 【气味】 甘，性微寒，无毒。

【主治】 小腹水胀，利小便，止渴。捣汁服，止消渴烦闷，解毒。益气耐老，除心胸胀满，去头面热。可消热毒痈肿。切片摩擦痱子，效果很好。利大小肠。

【发明】［诜说］冬瓜热吃味佳，冷吃使人消瘦。煮食养五脏，能下气。想体瘦轻健，可以多吃冬瓜；要长胖的人则不要吃。［震亨说］用冬瓜，散热毒很好。但久病阴虚的人要忌吃。丹溪认为这是因它的性喜降而急。孙真人说，九月不要吃冬瓜，否则令人反胃。只有经霜后的冬瓜吃了最好。

【附方】 1.**消渴不止**。冬瓜一枚，削皮，

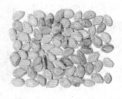

瓜子［主治］令人面色润泽，益气不饥。久服，能轻身耐老，除烦闷。可用来敷面脂，去皮肤风及黑斑，润肌肤。还可治肠内结块。

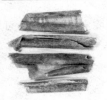

瓜皮［主治］制成丸服用，也可做面脂，治伤折损痛。

埋湿地中一月，取出破开，饮其汁水，或将瓜烧熟，绞汁饮服亦可。2.**十种水气，浮肿喘满**。用大冬瓜一枚，切盖去瓤，填入赤小豆，加盖封固，晒干，埋糯糠中火煨，火尽后，取瓜切片，同豆焙干为末，加水、糊做成丸子，如梧桐子大。每服七十丸，煎冬瓜子汤送下。日服三次，以小便畅通为度。3.**痔疮肿痛**。用冬瓜煎汤洗。4.**食鱼中毒**。冬瓜汁饮用，效果良好。

瓜练（即瓤）【气味】甘，平，无毒。

【主治】绞汁服，可止烦躁热渴，利小肠，治五淋，压丹石毒。瓜练洗面浴身，去黑斑，令人肌肤润泽白皙。

【附方】1.**消渴烦乱**。用干冬瓜瓤一两煎水服。2.**水肿烦渴**。用冬瓜瓤煎水服。

白瓜子【气味】甘，平，无毒。

【主治】令人面色润泽，益气不饥。久服，能轻身耐老，除烦闷。可用来做面脂，去皮肤风及黑黚，润肌肤，还可治肠内结块。

【附方】1.**补肝明目**。用冬瓜仁七升，包布袋内，投三沸汤中几次，取出晒干，再在清酒中泡两晚。晒干研末。每天服一匙。又一方：取瓜子三五升，去皮为丸，每日空心服三十丸。2.**润泽面容**。白瓜仁五两，桃花四两，白杨皮二两，研为末。食后饮服一匙。日服三次。3.**男子白浊、女子白带**。用陈冬瓜仁炒研末。每服五钱，空心服，米汤送下。

瓜皮【主治】制成丸服用，也可做面脂。可治伤折损痛。

【附方】1.**跌打损伤**。用干冬瓜皮一两、真牛皮胶一两，锉入锅内，炒存性，研末。每服五钱，好酒热后送下。服药后厚盖静卧，有微汗，痛即减。2.**损伤腰痛**。用冬瓜皮烧研，酒送服一钱。

叶【主治】治肿毒，杀蜂，疗蜂叮。糖尿病和尿崩症引起的消渴，治疟疾寒热。将瓜叶焙干研末，敷多年的恶疮。

藤【主治】烧灰，可除文身。煎汤，可洗黑黚及疮疥。捣汁服，能解木耳毒。煎水，洗脱肛。烧灰，可淬铜、铁。

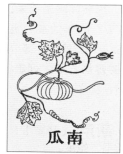

瓜南

南瓜【集解】[时珍说]南瓜出自南方少数民族地区，后传入闽、浙，现在燕京各地也有了。南瓜三月下种，适宜种在肥沃的沙地。四月生苗，藤蔓甚繁，一根蔓可长到十余丈，节节有根，附地而生。南瓜的茎，中间是空的，叶形状像蜀葵大如荷叶。八九月时开黄花，像西瓜花。结的瓜很圆，比西瓜更大，皮上有棱如甜瓜。一根藤可结瓜数十颗，瓜的颜色或绿或黄或红。经霜后将其收置于暖处，可贮存到春天。南瓜子也像冬瓜子，肉厚色黄，不可生吃。唯有去皮瓤后煮来食用，味如山药。同猪肉煮食更良，也可蜜煎。

【气味】甘，温，无毒。

【主治】补中益气。但多食会引发脚气、黄疸，不能同羊肉一起食用，否则令人气壅。

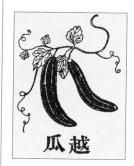

瓜越

越瓜【释名】又叫梢瓜、菜瓜。

【集解】[时珍说]越瓜在南北各地都有。二三月下种生苗，就地牵藤，叶青花黄，都像冬瓜的花而叶却稍小。夏秋之间结瓜，有青、白二色，大的如瓠子，有一种瓜有二尺左右长。越瓜子的形状如胡瓜子，大小如麦粒。越瓜可以生吃，也可做水果、蔬菜。用酱、豉、糖、醋浸泡贮藏都适宜，还可做酸菜。

【气味】甘，寒，无毒。

【主治】利肠胃，止烦渴，利小便，去烦热，解酒毒，宣泄热气。把它烧灰，能敷口吻疮及阴茎热疮。和饭或腌鱼，久食益肠胃。

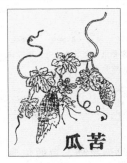

瓜苦

苦瓜【释名】又叫锦荔枝、癞葡萄。

【集解】[时珍说]苦瓜原本出自南番,现在闽、广都有种植。五月下种,生苗牵藤,茎叶卷须,都像葡萄却小。七八月开黄色的小花,花有五瓣而如碗的形状。瓜长的有四五寸,短的只二三寸,青色,皮上有细齿如癞,也像荔枝皮的形状,瓜熟时色黄而自裂,里面有红瓤黑子。瓤甘美可食。苦瓜子形状扁如瓜子,也有很细的齿。南方人将苦瓜去瓤后煮肉及用盐做菜食用。

瓜【气味】苦,寒,无毒。

【主治】除邪热,解劳乏,清心明目。

子【气味】苦,甘,无毒。

【主治】益气壮阳。

菜之四 水菜类

紫菜、石莼、石花菜、鹿角菜、龙须菜

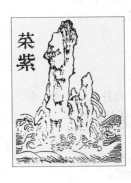

菜紫

紫菜【集解】[时珍说]在闽、越的海边都有紫菜,叶大而薄。当地人将其揉成饼状,晒干后拿去贩卖。颜色纯紫,也属石衣一类。

【气味】甘,寒,无毒。

【主治】煮汁后饮用,治咽喉炎。患有甲状腺肿大结气的人适宜吃紫菜。

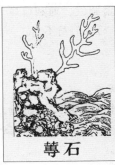

莼石

石莼(chún)【集解】[藏器说]石莼出自南海,附石而生。茎长二三寸,颜色青而涎滑

如脂,又像水晶一般光莹。茎间有桠,桠中生花。石莼的形状像豆,叶子比铜钱大,卷而不舒,像慈姑叶。用姜、豉烹饪石莼,味道格外美。

【气味】甘,平,无毒。

【主治】下水,利小便。主风秘不通,五膈气,小腹结气,可煮汤饮用。胡人用它来治疳疾。

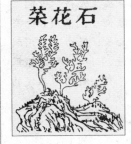

菜花石

石花菜【释名】又叫琼枝。

【集解】[时珍说]石花菜生长在南海的沙石之间。有二三寸高,形状如珊瑚,有红、白两种颜色。它的枝上有细齿。将石花菜放在开水中泡去砂屑后,放上姜、醋,吃来很脆。将它的根埋在沙地中,可再生枝。有一种稍粗像鸡爪的枝,叫鸡脚菜,味道更好。这两种如长时间浸泡,会化成胶而凝固。现在的人将石花菜洗去沙,放入锅中,加少许水煮沸数次,趁热搅拌数十转后,好像膏糊一样,再放入砂仁、椒、姜等末,然后装进盆内,待其稍冷后便凝结而像琥珀、玛瑙,这叫琼脂。

【气味】甘、咸,大寒,滑,无毒。

【主治】去上焦浮热,发下部虚寒。孕妇不宜经常吃。

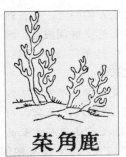

菜角鹿

鹿角菜【释名】也称猴葵。

【集解】[时珍说]鹿角菜生长在东南海中的石崖间。长三四寸,大如铁线,分丫如鹿角的形状,紫黄色。当地人将它采来晒干,作为海货出售。用水清洗鹿角菜后,拌以醋,便膨胀起来,像刚从海里捞出的一样,且味道极其滑美。如果让它在水里长时间浸泡或在开水里泡,就会溶化成胶状,女人梳发时将它抹在头发上,头发便粘而不乱。

【气味】甘，大寒，滑，无毒。

【主治】下热风气，疗小儿骨蒸热劳。解面热。

龙须菜【集解】

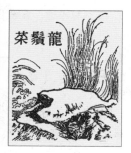

[时珍说]龙须菜生长在东海和南海边的石头上。丛生无枝，叶的形状像柳叶，根须长的有一尺多，呈白色。用醋浸泡后和肉蒸食都很好。有一种名叫石发的菜，就是龙须菜。

【气味】甘，寒，无毒。

【主治】甲状腺肿大热气，利小便。

菜之五 芝耳类

芝、木耳、香蕈、土菌、竹蓐、石耳

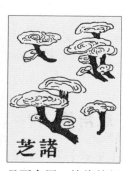

芝【释名】[时珍说]《尔雅》中说，芝也叫作茵。注解说，"一岁三华瑞草"。生长在坚硬地方的叫菌，生长在阴柔地方的叫芝。昔日四皓采芝供群仙服食，因芝也是菌一类的品物，且可食用，故将其归入菜部。

【集解】[时珍说]芝的种类很多，不能不详细记载。《神农经》中记载，吸收山川云雨、四时五行、阴阳昼夜的精华而生长的五色神芝，是供圣王修道用的。《瑞应图》中讲，芝草常在六月生长，春季为青色，夏季呈紫色，秋季呈白色，冬季呈黑色。葛洪《抱朴子》载，芝有石芝、木芝、肉芝、菌芝等数百种。石芝像石，生于海角岛屿的石崖上。肉芝的形状像肉，附生在大石上，头

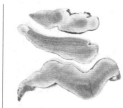

[主治]明目，补肝气，安精魂。经常食用，可轻身不老，增强记忆，增长志气，养筋。

尾俱全，颇有生机。红的如珊瑚，白的似脂肪，黑的像亮漆，青的如翠羽，黄的如紫金，都晶莹透彻如同坚冰。大的芝有十多斤，小的只有三四斤。如要到名山中访求芝草，必须在三月和九月，因为这两月才是山中长出神草仙药的季节。

青芝 一名龙芝

【气味】味酸，平，无毒。

【主治】明目，补肝气，安精魂，能使人具有宽容仁恕的胸怀。经常食用，可轻身不老，增强记忆，增长志气，养筋。

赤芝 一名丹芝

【气味】苦，平，无毒。

【主治】益心气，补中。使人长智慧，聪明，行动敏捷。经常食用，延年神仙。

黄芝 一名金芝

【气味】甘，平，无毒。

【主治】心腹五邪，益脾气，安神，使人忠信和乐。经常食用，延年神仙。

白芝 一名玉芝

【气味】辛，平，无毒。

【主治】咳逆上气，益肺气，通利口鼻，使人意志坚强。经常食用，令人轻身不老。

黑芝 一名玄芝

【气味】味咸，平，无毒。

【主治】可治尿闭或排尿困难、下腹胀满，利尿，益肾气。通九窍，使人聪明。经常食用，令人轻身不老。

紫芝 一名木芝

【气味】 甘，温，无毒。

【主治】 通耳聋，利关节，保精神，益精气，坚筋强骨，令人面色好。经常服用，使人轻身不老。

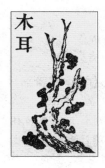

木耳

【释名】又叫木菌、树鸡、木蛾。

【集解】［时珍说］各种树木都能生木耳，它的良毒也由木性而决定，不能不知道。然而现在市面上的木耳也多用杂木而生，只不过大都说是桑、柳、楮、榆等生的木耳罢了。

【气味】 甘，平，小毒。

【主治】 益气不饥，轻身强志，还能断谷疗痔。

【发明】［时珍说］按《生生编》中记载，柳蛾补胃，木耳衰精。是说老柳树上的蛾，吃了能补胃理气，而木耳由朽木所生，得一阴之气，故有衰精冷肾之害。

【附方】 1.**眼流冷泪**。木耳一两烧存性，木贼一两，共研末。每服二钱，以清淘米水煎服。2.**崩中漏下**。木耳半斤，炒见烟，研末。每服二钱一分，加头发灰三分，好酒调服。3.**新久泄痢**。用干木耳一两炒、鹿角胶二钱半炒，研末。每服三钱，温酒调下。日服二次。4.**一切牙痛**。用木耳、荆芥等分，煎汤频漱。

桑耳 【气味】 甘，平，有毒。

【主治】 黑色的，主女子漏下赤白，血病腹内结块、肿痛，阴痛，阴阳寒热，不孕。疗月经不调。止久泄，益气不饥。金色的，可治饮食失节引起的两胁之间的结块，腹痛金疮。治女人崩中带下，月闭血凝，产后血凝，男子胸腹结块。还可止鼻出血，肠风泻血，妇人心腹痛。利五脏，宣肠胃气，排毒气，压丹石热发，可和葱、豉做羹食。

【附方】 1.**脱肛泻血**。用桑黄一两、熟附子一两，研末，加炼蜜做成丸子，如梧桐籽大。每服二十丸，米汤送下。2.**月经不断，血竭暂止，数日复发，稍有劳累，病情加剧**。用桑黄焙干、研细，每服二钱，饭前服，热酒送下。日服二次。3.**赤白带下**。将桑耳切碎，酒煎服。4.**瘰疬溃烂**。用桑耳五钱、水红豆一两、百草霜三钱、青黛二钱，龙脑一分，共研末，以鸡蛋调匀敷涂。敷前，以车前、艾叶、桑皮煎汤洗患处。

槐耳 【气味】 苦、辛，平，无毒。

【主治】 治五痔脱肛、下血心痛、妇人阴中疮痛。治风破血，益力。

【附方】 **蛔虫心痛**。将槐木耳烧存性，研末，水服枣样大一块。若不止痛，饮热水一升，蛔虫即可打下。

榆耳 【主治】 补胃理气。

【附方】 治反胃吐痰，取柳树上的蕈耳五七个，煎汤服即愈。

柘（zhē）**耳** 【主治】 治肺部痈疡、咳唾脓血，且脓血腥臭。不论脓血形成与否，用一两柘耳研末，同百齿霜二钱，糊成梧桐子大小的丸，和米饮下三十丸，效果迅速。

【附方】 **肺痈咯血**。用柘耳一两，研末，同百齿霜二钱，加糊调成丸子，如梧桐子大。每服三十丸，米汤送下。

杨栌（lú）**耳** 【气味】 平，无毒。

【主治】 瘀血结块，可破血止血。煮来服用。

皂荚蕈 【集解】［时珍说］皂荚蕈是生长在皂荚树上的木耳。不可食。采后焙干备用。

【气味】 辛，有毒。

【主治】 积垢作痛，泡汤饮之。微泄效。未已再服。又治肿毒初起，磨醋涂之，效果良好。

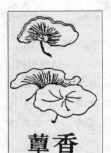

香蕈（xūn）

【释名】［时珍说］蕈从覃。覃，延也。蕈味隽永，有覃延之意。

【集解】［时珍说］蕈的品种不一。宋人陈仁玉在《菌谱》中有详细的记载，现将有关的略为摘录：芝、蕈，气都很盛。商山茹芝及五台山的天花都甲于群汇。天台山和括苍山之间，是神仙居住的地方，丛山直入云霄，是仙灵居住的宫殿，都出产奇异的蕈。仆人经过选择，将长在深山岩石上的蕈拔取来，其实是长得肥厚的藜和苋菜。近来有人将它们作为珍馐拜送王公，成为山珍美食。

一曰合蕈，又叫台蕈。生长在韦羌山。春天即将来临时，冰雪融化，土壤松动，蕈就开始发芽，蕈在这个季节生长，它的表面呈褐色，肌理却很玉洁，芳香无比，韵味十足。一旦将它放入锅中煮，百步之外都能闻到它的香味。山里人将蕈采来晒干后出售，香味已不如初采时。别的山虽然也产香蕈，但其柄高而香味粗劣，不能与其相比。

二曰稠膏蕈。生长在孟溪各山。秋季雨淋露浸，山土黏稠如膏一样肥沃，树木也十分肥壮，便生长出蕈花。稠膏蕈生长在很高的树梢上，初如蕊珠，玲珑别透犹如从酥油上滴下的乳汁，浅黄白色，味尤其甘美。待其长到如张开的手掌般大时，味却改变了。春季也生稠膏蕈，但膏液少。稠膏蕈的食法：将其放入沸水中煮过后沥干，放入各种调料，特别是酒。切勿搅动，否则会变得涎腥而不能吃，也可将它蒸熟后送到外地。

三曰松蕈，生长在松树背阴处，随时可采。凡松蕈长出时，都非常可爱。

四曰麦蕈，生长在溪流边的沙壤中。味道格外美，极像蘑菇。

五曰玉蕈，初寒时生长，洁白可爱，做成羹吃微微有些坚韧。俗名寒蒲蕈。

六曰黄蕈，在山中丛生，黄色，俗名叫黄缵蕈。

七曰紫蕈，呈赭紫色，产于山中，为下品。

八曰四季蕈，生长在林木中，甘而肌理粗峭。

九曰鹅膏蕈，生长在高山中，形状像鹅蛋，久则张开如伞。味格外甘滑，不逊于稠膏蕈。然而其容易与杜蕈相混淆，不可不谨慎。杜蕈，也就是土蕈。

【气味】 甘，平，无毒。

【主治】 益气不饥，治风破血。松蕈：治溲浊不禁，吃后效果显著。

土菌 【释名】 又叫杜蕈、地蕈、菰子、地鸡、獐头。

【气味】 甘，寒，有毒。

【主治】 烧成灰，可敷疮疥。

竹蓐 (rù) 【释名】 又叫竹肉、竹菰、竹蕈。

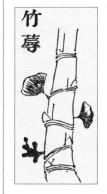

【集解】 [诜说] 慈竹林夏季逢雨，滴汁到地上便生蓐。它的形状似鹿角，白色，可食用。[时珍说] 竹蓐就是竹菰，生长在朽竹的根节上。形状像木耳，红色。《酉阳杂俎》载，江淮有竹肉，大小如弹丸，味如白树鸡。只有生在苦竹上的才有毒。

【气味】 甘、咸，寒，无毒。

【主治】 一切赤白痢，可和姜、酱同食。苦竹肉：经灰汁消过毒后吃，可杀三虫及毒邪气，破老血。

石耳 【释名】 也叫灵芝。

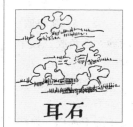

【集解】 [瑞说] 石耳生于天台、四明、河南、宣州、黄山、巴西，以及边疆各山的石崖上，远望如烟。[时珍说] 庐山也有很多石耳。它的形状像地耳。山僧将它采来晒干后，馈赠给远方的客人。把石耳洗去沙土，做食，胜过木耳，是佳品。

【气味】 甘，平，无毒。

【主治】 久食益人面色，到老时容颜不改。令人不饥，大小便少，明目益精。

【附方】 泻血脱肛。石耳五两炒，白枯矾一两，密陀僧半两，共研末，做成梧桐子大的蒸饼丸。每次用米汤送下二十九。

第十一卷 果部

李时珍说：树木的子实叫果，草的果实叫瓜。成熟后可以吃，晒干可以做果脯。丰俭可以济时，疾苦可以备药。可辅助粒食，以养民生。古人观察五地之物发现：山林宜种皂物，即柞、栗之属；河泽宜种膏物，即菱、芡之属；山丘宜种核物，即梅、李之属；平地出产野瓜，场园则出产珍奇的瓜果，并根据时令加以收藏，果瓜的产地不同，性味的好坏也各不相同，因此不能不知物性而纵情嗜食。

果之一 五果类

李、杏、梅、白梅、桃、栗、天师栗、枣、苦枣

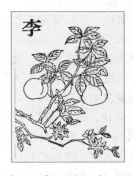

李【释名】又叫嘉庆子。[时珍说]梵书称李为居陵迦。

【集解】[弘景说]京口出产一种麦李，在麦子吐穗、开花时成熟，果小而肥甜。姑熟有南居李，核像杏子的形状。[志说]还有绿李、黄李、紫李、牛李、水李，都甜美好吃。惟独野李味苦，只能取其核仁做药。[时珍说]李，绿叶白花，树的存活期很长，有近百个品种。李子大的像杯或卵，也有像弹丸和樱桃的。它的味道有甘、酸、苦、涩多种，而颜色有青、绿、朱、紫、黄、赤、胭脂、青皮、紫灰等。形状有牛心、马肝、杏李、水李、离核、合核、无核的区别。产地在武陵、房陵等地。最早有在四月成熟的麦李、御李。十月、十一月成熟的叫晚李、冬李。还有季春李，

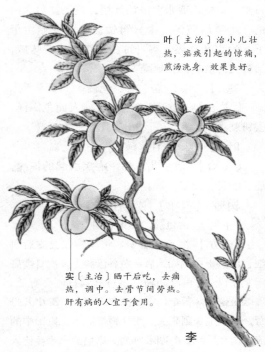

叶〔主治〕治小儿壮热，疟疾引起的惊痫，煎汤洗身，效果良好。

实〔主治〕晒干后吃，去痼热，调中。去骨节间劳热。肝有病的人宜于食用。

李

冬天开花、春天成熟。北方有一种御黄李，形大、肉厚、核小、味道甘甜香美。江南建宁有一种均亭李，紫色而且肥大，味甘如蜜。另有劈李，熟时自然裂开。还有糕李，它的肉肥黏如糕。这些都是李子中的珍品。现代的人将李子用盐晒、糖藏、蜜煎等方法制成干果，惟有晒干的白李有益。制作方法：夏天李子色黄时摘下，加盐揉搓去汁，再和盐晒，最后剥去核晒干即成。用它来下酒或供陈设均佳。

实【气味】 苦、酸、微温，无毒。[时珍说]在水中不下沉的李有毒，不能吃。[大明说]李不能经常吃，会使人发热。[诜说]喝水前吃李会使人发痰疟。不能与麻雀肉一起吃。和蜜吃，会损五脏。

【主治】 晒干后吃，去痼热，调中。去骨节间劳热。肝有病的人宜于食用。

核仁【气味】 苦，平，无毒。

【主治】 主摔跌引起的筋折骨伤，骨痛瘀血。使人面色好。治女子小腹肿胀，利小肠，下水气，除浮肿，治面上黑斑。

根白皮【气味】 大寒，无毒。

【主治】 消渴，止腹气上冲引起的头昏

目眩。治疮。煎水含漱治牙痛，煎汤饮治赤白痢。烤黄后煎汤，次日再饮，治女人赤白带下。治小儿高热，解丹毒。苦李根皮：味咸，治脚气，治热毒、烦躁。

花 【气味】 苦、香，无毒。

【主治】 做成末洗脸，可使人面色润泽，去粉刺黑斑。

叶 【气味】 甘、酸，性平，无毒。

【主治】 治小儿壮热，疟疾引起的惊痫，煎汤洗身，效果良好。

树胶 【气味】 苦，性寒，无毒。

【主治】 治目翳，镇痛消肿。

【附方】 1. 女人面黯。将李核仁去皮后研细，以鸡蛋白调如饴后在黄昏涂脸上。次日清晨用浆水洗去，再涂胡粉。不过五六日便会有效。2. 蝎虿螫痛。苦李仁嚼烂涂在伤口上。3. 小儿丹毒，从双腿长到阴头。用李根烧成末，以田中的流水调和后涂。4. 咽喉肿痛。用皂荚末吹鼻使人打喷嚏，再以李树靠近根的皮磨水涂咽喉外部。5. 女人面黑粉刺。用李花、梨花、白葵花、白莲花、樱桃花、红莲花、川椒各六两，桃花、木瓜花、丁香、沉香、青木香、钟乳粉各三两，蜀水花一两，黄豆末七合，一同研成细末用瓶装起来。每日用它洗手洗脸，百日后便洁白如玉。

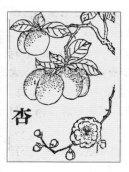

杏 【释名】也称甜梅。

【集解】[颂说]现在处处都有。杏有很多种：黄而圆的叫金杏，相传金杏种最早出自济南郡的分流山，当地的人称它汉帝杏，说是汉武帝上苑的品种。现靠近汴、洛的地方都种它，也成熟得最早。扁而青黄的叫木杏，味不如金杏酸。[时珍说]各种杏，叶都是圆而尖的，二月开红花，也有叶多而不结果的，叫千叶杏。甜而沙的叫沙杏，色黄而带酸味的叫梅杏，青而带黄的叫柰杏。其中金杏大如梨，黄如橘。《西京杂记》载，蓬莱的杏树开花，有五种颜色，确为异种。北方的肉杏非常好，红色，大而扁，有金刚拳之称。凡是杏熟时，都可以榨出浓汁，放在盘中晒干，再刮下来和水调着麦面一起吃，是五果类中最常用的调料。

实 【气味】 酸，热，有小毒。生吃太多则伤筋骨。[颂说]在杏类中像梅的味，酸；像桃的味，甜。[扁鹊说]多吃动旧疾，使人眼盲、须眉脱落。[源说]多吃则生痰热，精神昏乏。产妇尤其要忌食。

【主治】 晒干后当果脯吃，止渴，去冷热毒。它是有益于心的果，有心病的人宜食用。

杏仁 【气味】 甘（苦），性温（冷利），有小毒。

【主治】 咳逆上气如同雷鸣，咽喉肿痛，下气，产乳金疮，寒心贲豚。惊痫，心下烦热，风气往来，季节性头痛，消心下胀痛，杀狗毒，解锡毒。治上腹闷胀不通，发汗，主温病脚气，咳嗽上气喘促。加天门冬煎，润心肺。和酪做汤，润声音。可除肺热，治上焦风燥，利胸膈气逆，治便秘。杀虫，治各种疮疥，消肿，去头脸各种风气引起的水泡样儿的小疙瘩。

【发明】[时珍说]面粉、豆粉碰到杏仁会烂。曾有一个官兵因吃面粉而积食，医师用积气丸、杏仁各等分做成丸，用开水送下，数次即愈。《野人闲话》中记载，翰林学士辛士逊在青城山道院中，数次梦见皇姑对他说，可服杏仁，使你聪明，老而健壮，心力不倦。便问服杏仁的方法：用杏仁一味，每天盥漱完毕，放七枚在口中，良久脱去皮，细嚼后和津液咽下。天天如此，一年后必定精神抖擞，身体轻健。核内有两个杏仁的有毒。

花 【主治】 主补不足，女子伤中，关节红肿热痛及肢体酸痛。

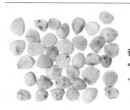

杏仁［主治］咳逆上气如同雷鸣，咽喉肿痛，下气，产乳金疮，寒心如奔豚，惊痫，心下烦热。

叶【主治】急性肿胀，全身浮肿，煮成浓汤热浸，也可口服少许。

枝【主治】治摔伤，取一把加一升水，煮至水减半，加酒三合和匀，分次口服，效果好。

根【主治】因吃杏仁太多导致的迷乱将死，将根切碎煎汤服，即解。

【附方】1. **咳嗽寒热**。杏仁半斤，去皮尖，在童便中浸七日，取出，温水淘洗，研成泥，加童便三升煎如膏。每服一钱，熟水送下。2. **上气喘急**。用杏仁、桃仁各半两，去皮尖，炒研，加水调生面和成丸子，如梧桐子大。每服十丸，姜汤或蜜汤送下。以微泻为度。3. **喘促浮肿，小便淋沥**。用杏仁一两，去皮尖，熬后磨细，和米煮粥，空心服二合。4. **头面风肿**。将杏仁捣成膏，调鸡蛋黄涂布上，包头面。药干再涂，反复七八次可愈。5. **偏风不遂，失音不语**。生吞杏仁七枚，逐日增加至四十九枚，周而复始。食后饮竹沥，直至病愈。6. **喉痹痰嗽**。将杏仁去皮、熬黄，取三分，加桂末一分，调成泥裹含咽汁。7. **喉热生疮**。治方同上。8. **肺病咯血**。杏仁四十个用黄蜡炒黄，研青黛一钱加入，捣烂，包在切开的柿饼中，外裹湿纸，煨熟服用。9. **血崩不止**。用甜杏仁上的黄皮，烧存性，研末。每服三钱，空心热酒送服。10. **痔疮下血**。用杏仁（去皮尖及双仁）加水三升，研磨，滤汁，煎至五成，同米煮粥吃。11. **耳出脓汁**。把炒黑的杏仁捣成膏，裹棉中塞耳内。一天换药三四次。12. **鼻中生疮**。杏仁研末，调乳汁敷涂。13. **虫牙**。用杏仁烧存性，研烂纳虫孔中，杀虫祛风，痛止。重者两次可见效。14. **目生胬肉，或痒或痛，渐掩瞳仁**。用杏仁去皮二钱半、轻粉半钱，研匀，以棉裹箸头蘸药点胬肉上。又方：用生杏仁七枚，去皮细嚼，吐于掌中，趁热以棉裹箸头蘸药点胬肉上，四五次可见效。又方：用杏仁研膏，人乳化开，一天点三次。15. **小儿脐烂成风**。将杏仁去皮研烂，敷脐。16. **停食不化，气胀满**。用红杏仁三百粒、巴豆二十粒，同炒变色，去豆不用，研杏为末，橘皮汤调下。17. **白癜风**。用杏仁连皮尖，每日晨嚼几粒擦患处令发赤，睡前再如法擦一次。18. **诸疮肿痛**。将杏仁去皮，研烂，取膏，加轻粉、麻油调后擦，有奇效。

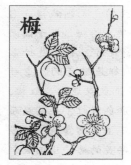

梅【释名】〔时珍说〕"梅"字古文作"呆"，像子生在木上之形。梅乃杏类，故反"杏"为"呆"。书家误为"甘木"，后作"梅"，从"每"。也有人说，梅者媒也，媒合众味。所以

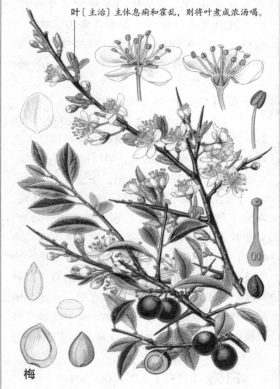

叶〔主治〕主休息痢和霍乱，则将叶煮成浓汤喝。

梅

花〔功效〕令神思清晰。

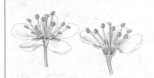

乌梅〔主治〕主下气，除热、安心，治肢体痛，偏枯不灵，死肌，去青黑痣，蚀恶肉。

才有"若作和羹，尔惟盐梅"之说。

【集解】［时珍说］梅属于杏类。树和叶都有些相似，比其他很多树先开花。它的果实酸，晒干成脯，加到羹和肉羹中。范成大《梅谱》载：江梅是野生的，无须栽接，它的花小而香，果子小而硬。消梅，果子圆而松脆，汁多无滓，生吃最好，不宜进行煎制。绿萼梅，树枝和花都是绿色的。重叶梅，花叶重叠，结果多是成双成对。红梅，花的颜色像杏。杏梅，颜色淡红，果实扁而又有斑点，味道和杏差不多。鸳鸯梅，即多叶红梅，并蒂结果。采半黄的梅子用烟熏制而成的是乌梅，用盐腌的青梅便成了白梅。也可将梅蜜煎、糖藏，当果品食用。熟了的梅榨汁可晒成梅酱。乌梅、白梅可以入药，亦可食用。梅酱夏季调水喝，既能解暑渴，又能杀水中的虫毒。

实 【气味】 酸，平，无毒。

【发明】 生吃能止渴。经常吃则损齿伤筋、蚀脾胃，使人发膈上痰热。服黄精的人忌食。吃梅后牙齿酸痛的人，嚼胡桃肉可止痛。

乌梅 【气味】 酸，温，干涩，无毒。

【主治】 主下气，除热，安心，治肢体痛，偏枯不灵，死肌，去青黑痣，蚀恶肉。除痹，利筋脉，止下痢，好唾口干。泡水喝可治伤寒烦热，止渴调中，去痰，治疟瘴，止吐泻，除冷热引起的下痢。还可治肺痨，消酒毒，安神得睡。与建茶、干姜一起制成丸服，止休息痢最为有效。敛肺涩肠，止久嗽，反胃噎膈，消肿涌痰。杀虫，解鱼毒、马汗毒、硫黄毒。

白梅 【释名】又叫霜梅、盐梅。［修治］《书》讲："如果要做汤，只有盐梅最好。"做法：将大青梅用盐水浸泡，白天晒后晚上泡，十天即成。时间一长便会上霜。

【气味】 酸、咸，平，无毒。

【主治】 和药点痣，蚀恶肉。有刺在肉中时，嚼烂敷上即出。治刀箭伤，止血，研烂后敷擦。乳痈肿毒，则杵烂贴敷。治中风惊痫，喉痹痰厥僵仆。牙关紧闭的人，拿梅肉搽擦牙龈，

即开。还治泻痢烦渴、霍乱吐下、下血血崩，功效与乌梅相同。

核仁 【气味】 酸，平，无毒。

【主治】 主明目，益气，不饥。除烦热。治手指肿痛，捣烂和醋浸泡。

花 【气味】 酸、涩，无毒。

【发明】 梅花汤：半开的花，用熔蜡封住，投入蜜罐中，过一段时间后，取一两朵加上一匙蜜用沸水快速服下。梅花粥：将飘落的梅花瓣放入米粥中煮着吃。杨诚斋有"蜜点梅花带露餐"和"脱蕊收将熬粥吃"的诗句，都取梅花粥有助雅致、清神思的功效。

叶 【气味】 酸，平，无毒。

【主治】 主休息痢和霍乱，则将叶煮成浓汤喝。［藏器说］揉梅叶在清水中，再用此水洗蕉葛衣，衣服经盛复的阳光暴晒也不会腐烂。［时珍说］如夏天的衣料长了霉点，用梅叶煎汤洗，即可。

根 【主治】 肢体酸痛，痛而游来无定处。刚生下来的小孩，用梅根和桃、李的根煮水洗身，以后便不会得疮热。煎汤喝还可治霍乱，止休息痢。

【附方】 1. **痈疽疮肿**。将盐梅烧存性，研末，加轻粉少许，以香油涂搽患处四周。2. **喉痹乳蛾**。用青梅二十枚，盐十二两，腌五天；另用明矾三两，桔梗、白芷、防风各二两，皂荚三十个，共研末，拌梅汁和梅，收存瓶中。每取一枚，噙咽津液。凡中风普厥，牙关不开，用此擦牙，很有效。3. **泄痢口渴**。用乌梅煎汤代茶饮。4. **赤痢腹痛**。用陈白梅同茶、蜜水各半煎服。5. **大便下血及久痢不止**。用乌梅三两烧存性，研末，加醋煮米糊和成丸子。每服二十丸，米汤空心送服。6. **小便尿血**。将乌梅烧存性，研末，加醋、糊做成丸子。每服四十丸，酒送服。7. **血崩不止**。用乌梅肉七枚，烧存性，研末，米汤送服。一天服两次。8. **大便不通**。用乌梅十颗，泡热水中去核，做成枣子大的丸子，塞肛门内，不久大便即通。9. **霍乱吐泻**。用盐梅煎汤细细饮服。10. **久咳不已**。用乌梅肉微炒，罂粟壳去筋膜、蜜炒，等分研末。每服二钱，睡时蜜汤调

服。**11.伤寒头痛。**用乌梅十四枚，盐五合，加水一升煎取半升，一次服下取吐，吐后须避风。

桃树桃肉很脆。桃树如果生虫，煮猪头水浇在树上即可。

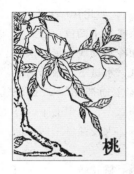

桃 【释名】

[时珍说]桃性早花，容易种植并且果实多，故字从木、兆。

【集解】[时珍说]桃的品种有很多，易于栽种，而且栽种不久即结实。桃树栽种五年后应当用刀割其皮，以流出脂液，则可多活数年。花有红、紫、白、千叶、单瓣的区别。果实有红桃、碧桃、绯桃、白桃、乌桃、金桃、银桃、胭脂桃，都是以颜色命名的；有绵桃、油桃、御桃、方桃、區桃、偏核桃、脱核桃、毛桃、李光桃、半斤桃，是以形状命名的；五月早桃、十月冬桃、秋桃、霜桃，是以时令命名的。以上这些都能吃，只有山中毛桃小而多毛，核黏味差。但它的仁饱满多脂，可入药。冬桃，又叫西王母桃，亦称仙人桃，即昆仑桃，形状如栝楼，里外透红，遇霜才熟。方桃的形状微方。區桃出自南番，形状扁而且肉涩，核的形状像盒子，但它的仁味道甘美，当地人很珍视它，取名波淡树，树很高大。偏核桃出自波斯国，形状薄而尖，头偏，半月状，但它的仁醋似新罗松子，可以吃，性热。元朝御库的蟠桃，核大如碗，被认为是神异之品。汉明帝时，常山献巨核桃，下霜才开花，盛暑时才熟。《玄中经》记载，积石桃，大如斗斛。九疑山出产一种桃核，半边可装一升米。蜀后王有桃核杯，半边可装五升水，过一段时间后，桃核中的水便有酒味了。这些都是最大的。古人称桃为仙果，就是这类桃。生桃切片洗过，晒干成脯当果吃。桃醋制法：将熟透的桃放入瓷中，盖住口七天，滤去皮和核，再密封十天即成醋。《种树书》记载，柿树嫁接桃树则为金桃，李树嫁接桃树则为李桃，梅树嫁接的

实 【气味】辛、酸、甘，热，微毒。多食令人生热。[思邈说]吃很多桃后立即洗浴，易使人患寒热病。[时珍说]多吃生桃会发热

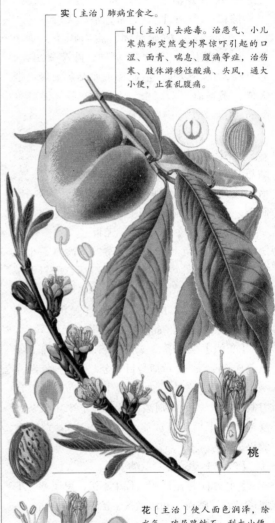

实〔主治〕肺病宜食之。

叶〔主治〕去疮毒。治恶气、小儿寒热和突然受外界惊吓引起的口涩、面青、喘息、腹痛等症，治伤寒、肢体游移性酸痛、头风，通大小便，止霍乱腹痛。

桃

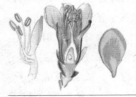

花〔主治〕使人面色润泽，除水气，破尿路结石，利大小便，下三虫，消肿胀，下恶气。治心腹痛及秃疮。

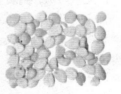

核仁〔主治〕主血滞，肢体游移性酸痛，肺痨病，肝疟寒热，产后血病。

膨胀，发丹石毒，以及长痈疖，有损无益，桃被列为五果中的下品就是据此而来。〔瑞说〕桃与鳖同食，患心痛。服术的人忌食。

【主治】 做果脯食，可养颜。它是肺喜欢的果食，得肺病的人宜吃。

冬桃 【主治】 解劳热。

核仁 【气味】 苦、甘，平，无毒。

【主治】 主瘀血血闭，腹内积块，杀小虫，止咳逆上气，消心下坚硬，除卒暴出血，通月经，止心腹痛，治血秘、血结、血燥，通大便，破畜血，杀三虫。主血滞、肢体游移性酸痛、肝疟寒热、产后血病。

花 【气味】 苦，平，无毒。

【主治】 使人面色润泽，除水气，破尿路结石，利大小便，下三虫，消肿胀，下恶气。治心腹痛及秃疮。利宿水痰饮积滞，治风狂。研末，敷头上的肥疮、手脚痈疮。

叶 【气味】 苦，平，无毒。

【主治】 除尸虫，去疮毒。治恶气，小儿寒热和突然受外界惊吓引起的口涩、面青、喘息、腹痛等症，治伤寒、肢体游移性酸痛，治头风，通大小便，止霍乱腹痛。

茎及白皮 【气味】 苦，平，无毒。

【主治】 除腹痛，去胃中热，治心腹痛，解蛊毒，避疫疠，疗黄疸身目如金，杀各种疮毒。

桃胶 〔修治〕〔时珍说〕桃树茂盛时，用刀割其皮，久了胶则溢出。采收下来用桑灰汤浸泡，晒干后用。如服食，应当按本方炼制，效果最好。

【气味】 苦，平，无毒。

【主治】 炼制后服，保中不饥，忍风寒，下尿道结石，破血，和血益气，治下痢，止痛。

【附方】〔桃叶〕 1. **半身不遂**。用桃仁二千七百枚，去皮尖及双仁，放好酒一斗三升，浸二十一天，取出晒干，捣细做成丸子。每服二十丸，以原酒送服。2. **上气咳嗽，胸满气喘**。用桃仁三两去皮尖。加水一升研汁，和粳米合煮粥食。3. **肺结核**。将桃仁五十枚研成泥，加水煮取四升取吐。4. **崩中漏下**。将桃核烧存性，研末，每服一匙，酒送服。每天服三

次。5. **大便不快，里急后重**。将去皮桃仁三两，吴茱萸二两，食盐一两，同炒熟，去茱萸、食盐，单取桃仁几粒细嚼。6. **风虫牙痛**。将桃仁烧出烟火，安放痛齿上咬住，如此五六次即愈。

〔桃枭〕 1. **疟疾**。将桃枭十四枚、巴豆七粒，黑豆一两，研匀，加冷水调成丸子，朱砂为衣。发病日五更服一丸，水送下。服药两次即可痊愈。此方叫作"家宝通神丸"。2. **盗汗不止**。用桃枭一个，霜梅二个，葱根七个，灯芯二根，陈皮一钱，稻根、大麦芽各一撮，加水二盅煎服。

〔桃花〕 1. **大便艰难**。桃花研末，水送服一匙即可。2. **腰脊作痛**。取桃花一斗一升，水三斗，曲六升，米六斗，如常法酿酒。每服一升，每天服三次。3. **粉刺**。将桃花、丹砂各三两，共研末。每服一钱，空心服，水送下。一天服三次。

〔桃叶〕 1. **二便不通**。用桃叶捣汁半升服（冬季可用桃皮代替桃叶）。2. **鼻内生疮**。将桃叶嫩心捣烂塞鼻内。无叶可用枝代替。3. **身面癣疮**。将桃叶捣汁擦。

〔茎及白皮〕 1. **黄疸**。取筷子粗细的桃根一小把，切细，煎浓汤，空心一次服完。黄散后，可时时饮清酒一杯，则眼黄易散。忌食热面、猪、鱼等食物。2. **肺热喘急**。用桃皮、芫花各一升，加水四升煮至一升。将布巾绞药汁温胸口、四肢等处。3. **喉痹塞痛**。用桃皮煮汁服。4. **热病口疮**。用桃枝煎浓汁含漱。5. **痔痛**。用桃根煎汤浸洗。6. **水肿尿短**。用桃皮三斤，去内外皮，加水二斗煮至一斗。以汁一半泡秫米一斗，加一半泡女曲一升，如常法酿酒。每服一合，每天服三次，以体中有热见药效。忌食生冷及一切毒物。7. **妇女闭经**（数年不通，面色萎黄，唇口青白，腹内成块）。用桃树根、牛蒡根、马鞭草根、牛膝各一斤，锉细，以水三斗煎成一斗，去渣，更以慢火煎成饧状收存，每服一匙，热酒调服。8. **牙疼颊肿**。用桃白皮、柳白皮、槐白皮各等分煎酒热漱，冷即吐去。

〔桃胶〕 1. **虚热作渴**。将弹丸大小桃胶一块含口中，止渴。2. **石淋作痛**。用桃木胶如枣

大一块，夏以冷水三合，冬以开水三合调服。一天服三次，石尽药停。**3. 血淋作痛。**炒桃胶、木通、石膏各一钱，加水一碗，煎至七成，饭后服。**4. 产后下痢，里急后重。**焙干的桃胶、沉香、炒过的蒲黄各等分，研末。每服二钱，饭前米汤送服。

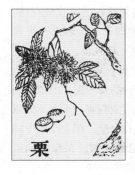

栗

栗 【释名】［时珍说］栗，像花实下垂之状。梵书称为笃迦。

【集解】［颂说］栗处处都有，而兖州、宣州最多。栗树高二三丈，叶子和栎树叶子很像。四月开青黄色的花，长条，似胡桃花。栗果有房猬，大的如拳头，房中有三四个子，小的如桃李，房中只有一二个子。栗熟后房会裂开，子即掉出来。［时珍说］它只能播种而植，不能移栽。《事类合璧》载，栗树高二三丈，苞上多刺如猬毛，每枝有四五个，苞的颜色有青、黄、红三种。苞中的子或单或双，或三个或四个。子生时壳黄，熟时壳变紫，壳内有膜裹住，到九月降霜时方熟。只有自己掉出来的子才能久藏，否则容易腐坏。栗的花呈条状，像筷子头那么大，长四五寸，可做灯芯。栗中大的叫作板栗，中心子扁的叫栗楔，稍小的叫山栗，山栗中圆而顶部尖的叫锥栗。像橡子那样又圆又小的则是莘栗，小如指头的叫茅栗。栗最好是晒干以后收藏。如果收藏新鲜的，最好同润沙和在一起，这样即使到了夏初时节仍像新鲜的。刘恂《岭表录异》载，广中不产栗，只有勤州的山中有石栗，一年才熟，圆如弹子，皮厚而味似胡桃。

实 【气味】咸，温，无毒。［诜说］吴栗虽大但味差，不如北栗。栗只要是晒干后吃，都能下气补益，不然仍有木气而失去补益的功效。用火煨去汗，可除木气味，生吃则发气。蒸炒熟食也会胀气。［恭说］用栗制成的

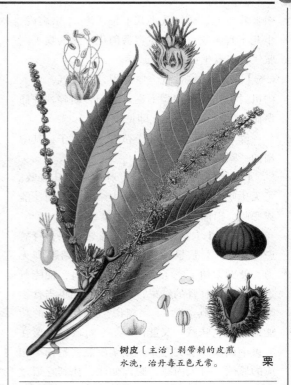

树皮〔主治〕剥带刺的皮煎水洗，治丹毒五色无常。

栗

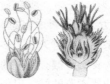

花〔主治〕治颈淋巴结结核。

实〔主治〕主益气，厚肠胃，补肾气，令人耐饥。治腰脚不遂。治筋骨断碎，肿痛瘀血。

栗壳〔主治〕煮汤喝，治反胃消渴，止泻血。毛球〔主治〕煮汤，洗火丹毒肿。

娑罗子〔主治〕长期食用止风宁。

粉喂养小儿，会导致小儿不长牙齿。[宗奭说]小儿不宜多吃，生的不容易消化，熟的吃了则胀气，膈食生虫，往往致病。

【主治】主益气，厚肠胃，补肾气，令人耐饥。生吃可治腰脚不遂。治筋骨断碎，肿痛瘀血，生嚼后涂上，立即见效。

栗楔 【释名】一个苞有三颗栗子，其中扁的一颗叫作栗楔。

【主治】主筋骨风痛，对活血尤其有效。每天生吃七颗，破胸胁和腹中结块。生嚼还能拔恶刺，出箭头，敷颈淋巴结结核肿痛。

【发明】[思邈说]栗是益肾的果，肾病患者宜吃。[弘景说]相传有人感到腰脚无力，便到栗树下吃了个够，如此数日，便能行走了。这是补肾的结果，应生吃。如果当食物吃，宜先将其蒸晒。[宗奭说]栗有补肾的功能，因为它味咸，又能滞气。[时珍说]栗在五果中属水。水灾之年，则栗不熟，是物类相应的原因。有人内寒，腹泻如注，让其吃煨过的栗二三十枚后，顿愈。肾主大便，栗能通肾，由此即可证明。《经验方》中治肾虚、腰脚无力，用袋装生栗悬挂起来晾干，每天吃十多颗，再配以猪肾粥相助，久食必强健。风干的栗比晒干的好，火煨油炒的比煮蒸的好。但仍需细嚼，连津液吞咽才有益。如快速吃饱则会伤脾。苏子由诗："老去自添腰脚病，山翁服栗旧传方。客来为说晨兴晚，三咽徐收白玉浆。"这就是吃栗的要诀。《史记》载，秦国闹饥荒时，应侯请求发五苑的枣、栗。栗厚肠胃、补肾气、令人耐饥，这是有史实根据的。

栗荴 【释名】栗内的薄皮。

【气味】甘，平、涩，无毒。

【主治】捣散和蜜涂脸，可去皱纹，使人皮肤光滑。

栗壳 【释名】栗的黑壳。

【主治】煮汤喝，治反胃消渴，止泻血。

毛球 【释名】栗外面的刺包。

【主治】煮汤，洗火丹毒肿。

花 【主治】颈淋巴结结核。

树皮 【主治】剥带刺的皮煎水洗，治丹毒五色无常。

根 【主治】用酒煎服，治偏肾气。

【附方】 1. 小儿宿疮。嚼生栗子敷上。芦刺入肉，方法相同。2. 小儿口疮。煮熟的大栗每天吃，效果很好。3. 鼻血不止。宣州大栗七颗刺破，连皮烧存性，出火毒，加少许麝香研匀。每次服二钱，温水送服。或者将栗子壳炭研末，做粥吃。4. 骨鲠在咽。将栗子内的薄皮烧存性，研末，吹入咽喉中，骨鲠即下。5. 老人肾虚腰痛。栗子同公狗的肾、葱、盐煮食，一月即愈。6. 跌打损伤。生嚼栗子涂擦，效果佳。7. 膈气。用煅烧过的栗子黑壳与等份的舂米槌上的糠，制成梧桐子大小的蜜丸。每次空腹服三十丸。8. 眼红疼痛。火气上升，眼球有血丝，用七个栗子同黑鱼煮成羹吃。9. 颈淋巴结结核。采栗花同贝母一起制成末，每日用酒送服一钱。

天师栗 【集解】[时珍说]只西蜀青城山才有，别处不产。传说是张真人在此修道时遗留下来的，故而得名。它像栗而味更美，唯独栗苞不似橡。现今武当山所卖的娑罗子，多数就是此物。

【气味】甘，温，无毒。

【主治】长期食用止风挛。

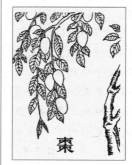

枣

枣 【释名】[时珍说]大为枣，小为棘。棘就是酸枣。

【集解】[颂说]华北地区都产枣，但青州出产的尤佳。晋州、绛州的枣虽大，但不及青州的肉厚，江南出产的枣坚燥少脂，在园圃中移栽，种类繁多。上好的有水菱枣、御枣之类，南方人将枣煮后晒干，使其皮薄而皱，则比其他枣更甜，称为天蒸枣。[时珍说]密云所出的枣，很小，但脆润核细，味道亦十分甜美，都可作为果食。干枣做法：先清扫地面，铺上菰箔之类接住枣。经过日晒夜露后，把烂的扔掉，晒

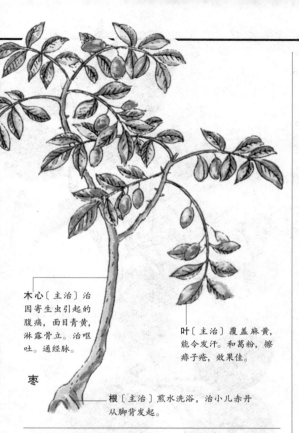

木心〔主治〕治因寄生虫引起的腹痛，面目青黄，淋露骨立。治呕吐。通经脉。

叶〔主治〕覆盖麻黄，能令发汗。和葛粉，擦痱子疮，效果佳。

枣

根〔主治〕煎水洗浴，治小儿赤丹从脚背发起。

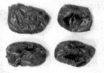

大枣〔主治〕主心腹邪气，安中，平胃气，养脾气，通九窍，助十二经，补少气、津液少、身体虚弱等。

干后即成。切了再晒干的叫枣脯。煮熟后榨出的汁叫枣膏。蒸熟的叫胶枣，加糖和蜜拌蒸则更甜，加麻油叶同蒸则色更润。胶枣捣烂后晒干则成了枣油。具体做法是：选红软的干枣放入锅中，加水至刚好淹平，煮沸后捞出，在砂盆中研细，用棉布包住绞取汁，涂在盘上晒干，其形如油，刮成末后收取。每次用一匙放入汤碗中即成美浆。酸甜味足，用来和米粉，有解饥渴、益脾胃的功效。

生枣 【气味】甘、辛，热，无毒。多食则令人寒热，腹胀滑肠。瘦人尤其不能吃。

大枣 【释名】即晒干的大枣。

【气味】甘，平，无毒。[大明说]有齿病、疳病、虫蟨的人不宜吃，腹中胀满的人不宜吃，小儿不宜多吃。忌与葱同食，否则令人五脏不和。与鱼同食，则令人腰腹痛。[时珍说]现

在的人蒸枣多数用糖或蜜拌过，长期吃会损脾、助湿热。另外，枣吃多了还会令人齿黄生虫。

【主治】主心腹邪气，安中，平胃气，养脾气，通九窍，助十二经，补少气，津液少、身体虚弱，大惊，四肢重，和百药。长期服食能轻身延年。补中益气，除烦闷，疗心下悬，除肠澼。和光粉烧，可治疳痢。和阴阳，调荣卫。

三年陈枣核中仁 【主治】主腹痛邪气、恶气卒疰忤。核，烧研，擦胫疮效果甚佳。

叶 【气味】甘，温，微毒。

【主治】覆盖麻黄，能令发汗。和葛粉，擦痱子疮，效果佳。

木心 【气味】甘、涩，温，有小毒。

【主治】治因寄生虫引起的腹痛，面目青黄，淋露骨立。锉取木心一斛，加水淹过三寸，煮至二斗水时澄清，再煎至五升。每日晨服五合，呕吐即愈。另外，煎红水服还能通经脉。

根 【主治】煎水洗浴，治小儿赤丹从脚背发起。

皮 【主治】枣树皮与等量北向的老桑树皮烧研。每次用一合，以井水煎后，洗目。每月三次，眼昏的人会复明。但须忌荤、酒、房事。

【附方】1.调和胃气。将干枣去核，缓火烤燥，研末，加少量生姜末，开水送服。2.反胃吐食。用一枚去核的大枣和一个去头翅的斑蝥一起煨熟，去斑蝥，空腹开水送服。3.患伤寒病后，口干咽痛、喜唾。用大枣二十枚、乌梅十枚，捣烂，加蜜做成丸，口含咽汁，效果佳。4.妇女悲伤欲哭，精神不正常。用大枣十枚、小麦一升、甘草二两，合并后每取一两煎服。此方叫作"大枣汤"。5.大便燥塞。用大枣一枚去核，加轻粉半钱入枣中，煨熟，枣汤送服。6.烦闷不眠。大枣十四枚、葱白七根，加水三升煮成一升，一次服下。7.上气咳嗽。用枣二十枚，去核，以酥四两，微火煎，倒入枣肉中渍尽酥，取枣收存。常含一枚，微微咽汁。8.肺疽吐血。用红枣（连核烧存性）、煅过的百药煎，等分研末。每服二钱，米汤送服。9.耳聋鼻塞。取大枣去皮核十五枚、去皮蓖麻子三百枚一起捣碎，棉裹塞耳、鼻，一天

一次，经一个多月即可闻声音和辨香臭。先治耳，后治鼻，不可并塞。**10. 诸疮久坏。**用枣膏三升煎水频洗。

苦枣【释名】亦称蹶泄。

【集解】［土良说］苦枣处处都有。色青而小，味苦不堪，人多不食。

【气味】苦，大寒，无毒。

【主治】伤寒热伏在脏腑，狂荡烦满，大小便闭涩。取肉煮研。和蜜丸服。

果之二 山果类

　　梨、鹿梨、林檎、棠梨、木瓜、楑楂、山楂、君迁子、柰、柿、安石榴、酸石榴、橘、柑、橙、柚、枇杷、枸橼、杨梅、樱桃、榛、银杏、胡桃、阿月浑子、橡实、槲实

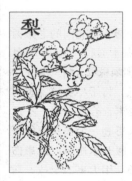

梨【释名】亦称快果、果宗、玉乳、蜜父。

【集解】［颂说］处处都有，但种类差别很大。宣城出产的叫乳梨，皮厚而肉实，味道十分好。有一种叫鹅梨的，南北各地皆有，皮薄而浆多，味稍次却很香。其余的有水梨、消梨、紫糜梨、甘棠梨、赤梨、青梨、茅梨、御儿梨等，确实很多。有一种叫桑梨的，只能同蜜煮来吃，止口干，生吃不益，且冷中。还有紫花梨，可疗心热。唐武宗患了此病，百医不见好。青城山的邢道人便献上紫花梨，绞汁服后，武宗的病即愈。但年久木枯，不再有此种，现在的人已经品尝不到了。［时珍说］梨树高二三丈，叶尖而光腻，且有细齿，二月开六瓣白花。每颗梨核有十余籽，种下后只有一两个籽会发芽长成梨树，其余的都长成棠梨。梨的品种很多，只有棠梨和桑树嫁接过的梨树结果既早又佳。梨有青、黄、红、紫四种颜色。乳梨即雪梨，鹅梨即绵梨，消梨即香水梨，都是果

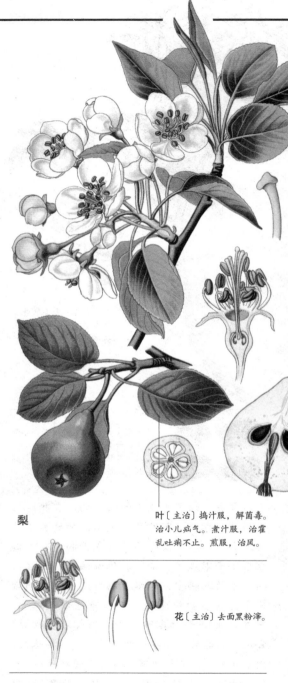

梨

叶〔主治〕捣汁服，解菌毒。治小儿疝气。煮汁服，治霍乱吐痢不止。煎服，治风。

花〔主治〕去面黑粉滓。

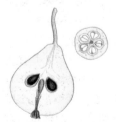

实〔主治〕治热咳，止渴。治咳热，中风不语，伤寒发热，解丹石热气、惊邪，利大小便。

中之上品，可以治病。其他如青皮、早谷、半斤、沙糜等梨都粗涩不堪，只可蒸煮或切后烘制成脯。有种醋梨，经水煮熟后则味道甜美而且食后不伤人。前人说的好梨大都产在北方，南方只有宣城的最好。魏文帝的诏书中说，真定御梨大如拳，甜如蜜，脆如菱，可以解烦释恓。《物类相感志》载，梨与萝卜相间收藏，或削梨蒂插在萝卜上，就可以一年不烂。现在北方人每年在树上将梨包裹起来，过冬后摘，也妙。

实 【气味】甘、微酸，寒，无毒。多食令人寒中萎困。患金疮、妇孺、血虚者，不可食。

【主治】治热咳，止渴。切成片贴烫伤部位，可止痛不烂。治客热，中风不语，伤寒发热，解丹石热气、惊邪，利大小便。除贼风，止心烦热狂气喘。做成浆可吐风痰。急性伤风失音，则可用生梨捣成汁频服。润肺凉心，消痰降火，解疮毒、酒毒。

【发明】[慎微说]孙光宪《北梦琐言》载，有一朝士找奉御梁新看病，梁新诊断后说："风疾已深，请速归去。"这位朝士又去找马医赵鄂看，诊断与梁新相同，只是叫他多吃些消梨，咀嚼但不咽，也可绞成汁喝。朝士回到家里十天，只吃消梨，顿觉身爽。[时珍说]《别录》谈梨，只说其害，不说其功。古人说到病大多与风寒有关，用药都是桂、附，却不知梨有治风热、解毒、润肺凉心、消痰祛火的功用。当今人们的病十有六七是痰病、火病。梨的益处很多，但也不宜吃太多。

花 【主治】去面黑粉滓。

叶 【主治】捣汁服，解菌毒。治小儿疝气。煮汁服，治霍乱吐痢不止。煎服，治风。

【附方】1.**消渴饮水**。将梨捣取汁，加蜜水同熬，收瓶中。每次以热水或冷水调服，直至病愈。2.**卒得咳嗽**。将好梨去核，捣汁一碗，放入椒四十粒，煎开后去渣，加黑饧一两，待化匀后，细细含咽。又方：用梨一个，刺五十孔。每孔放椒一粒，裹一层面在灰火内煨熟，冷后去椒食梨。3.**痰喘气急**。将梨挖空，装入小黑豆填满，留盖合上捆好，放糠火中煨熟，捣成饼，每日食适量，甚效。4.**赤目胬肉**。取好梨一个，

捣汁，以棉裹黄连片一钱浸汁，仰卧点汁入眼即可。5.**反胃，药物不下**。用大雪梨一个，以丁香十五粒刺入。包湿纸几层，煨熟吃梨。

鹿梨

【释名】亦称鼠梨、山梨、罗。

【集解】[颂说]江宁府信州有一种小梨叫鹿梨，叶如茶叶，根如小拇指。当地人采八月的梨皮用来治疮。[时珍说]山梨即野梨，到处都有。梨的大小像杏，可以吃。它的木纹细密，红纹急，白纹缓。陆玑说：鹿梨，齐郡尧山、鲁国、河内皆有，人们也栽种。果实像梨但酸，也有脆而甜的。

实 【气味】酸、涩，寒，无毒。

【主治】煨后吃可治痢疾。

根皮 【主治】煎汁洗治疮疥。

林檎 (qín)

【释名】亦称来禽、文林郎果。[时珍说]此果味甘，能招很多飞禽来林中栖落，所以叫林檎。唐高宗时，李谨得到五色林檎后进献给皇帝，皇帝大喜，封李谨为文林郎，因为这个原因，人们又把林檎叫作文林郎果。

【集解】[志说]现在处处都有，树像柰，都是二月开粉红色花，果子也像柰却较圆，六七月成熟。[颂说]也有甜、酸两种：甜的早熟，而且味道脆美；酸的晚熟，必须熟透后才能吃。[时珍说]林檎即小而圆的柰。其中味酸的是楸子。其他还有金林檎、红林檎、水林檎、蜜林檎、黑林檎，都是用其具有的色和味来命名的。还有的颜色像紫柰，到冬季才结果。林檎熟后，晒干研末点汤服甚美，称作林檎粉。如果林檎树长毛毛虫了，在树下埋蚕蛾或用洗鱼的水浇树即止。

【气味】酸、甘，温，无毒。[志说]经常吃会发热和生疮疖，闭百脉。

【主治】主下气消痰，治霍乱腹痛。患消渴的人宜吃。疗水谷痢、泄精、小儿闪癖。

东行根 【主治】治白虫、蛔虫，消渴好睡。

【附方】1.**水痢不止**。用半熟林檎十枚，加水二升，煎成一升，连同林檎一起吃

下。**2. 小儿下痢**。林檎、枸杞子同捣汁，任意饮服。**3. 小儿闪癖**（头发竖立，发黄，全身瘦弱）。用干林檎脯研末，和醋涂患处。

棠梨 【释名】

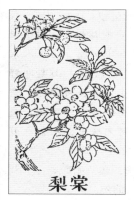

梨棠

亦称甘棠。[时珍说]《尔雅》中记载，杜就是甘棠。红的叫杜，白的叫棠。又说，雌的是杜，雄的是棠。也说，涩的是杜，甜的是棠。

【集解】[时珍说]棠梨是一种野梨，山林处处皆有。树像梨树但略小，叶子像苍术叶，有圆的和三叉的，叶边都有锯齿，叶子颜色灰白。二月开白花，结的果像小楝子那么大，霜后可食。棠梨树与梨嫁

接最好。有甜、酸，红、白两种。陆玑《诗疏》载，白棠即甘棠，子大多甜而滑。赤棠，子涩而酸，木的纹理也是红的，可做造弓箭的材料。《救荒本草》载，它的叶味微苦，嫩时烘熟，用水淘净后，可加油和盐调食，或蒸晒后当茶。它的花也可烘熟吃，或晒干后磨成面做烧饼。

【气味】酸、甘、涩，寒，无毒。

【主治】烧吃止滑痢。

枝叶【主治】治霍乱吐泻不止、转筋腹痛。将一把枝叶同二两木瓜煎汁，细呷。

枝叶〔主治〕治霍乱吐泻不止、转筋腹痛。将一把枝叶同二两木瓜煎汁，细呷。

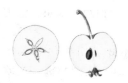

棠梨

实〔主治〕烧吃止滑痢。

木瓜 【释名】亦称楙。

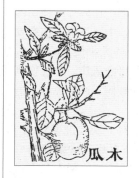

瓜木

【集解】[颂说]木瓜处处都有，以宣城出产的为最佳。树木的形状像柰。春末开深红色的花。果实大的如瓜，小的似拳，皮黄色似着脂粉。宣人栽种尤其谨慎，以致遍满山谷。

实【气味】酸，温，无毒。

【主治】治肌肤麻木、关节肿痛、脚气、霍乱大吐下、转筋不止。治脚气剧痒难忍，嫩木瓜一个，去子煎服。另外做成饮料喝，还可止呕逆，心膈痰唾，消食，治水痢后口渴不止。治水肿冷热痢，心腹痛。助谷气，调营卫。去湿和胃，滋脾益肺，治腹胀善噫，心下气胀不舒。

【发明】[宗奭说]木瓜有木的本性，酸入肝，所以益养筋与血。腰肾有病、脚膝无力，都缺不了它。人们将铅霜或胡粉涂在木瓜上，木瓜便不会酸且无渣。[时珍说]罗天益《宝鉴》载，太保刘仲海每天吃三五个蜜煎的木瓜，同伴数人都患了淋疾，便请教天益。天益说，这是吃酸引起的，停食即可。阴之所生，本在五味；阴之所营，伤在五味。不只是酸，任何东西吃的时候都必须适可而止。俗话说梨有百损而有一益，木瓜有百益而有一损。《诗》说，投我以木瓜，取其有益也。

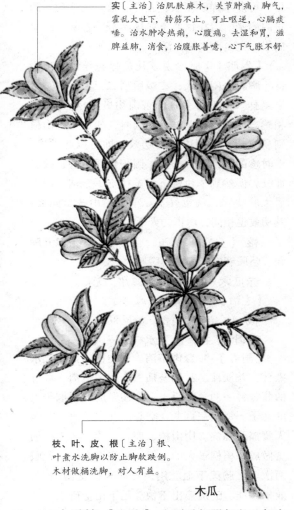

实〔主治〕治肌肤麻木，关节肿痛，脚气，霍乱大吐下，转筋不止。可止呕逆，心膈痰唾。治水肿冷热痢，心腹痛。去湿和胃，滋脾益肺，消食，治腹胀善噫，心下气胀不舒

枝、叶、皮、根〔主治〕根、叶煮水洗脚以防止脚软跌倒。木材做桶洗脚，对人有益。

木瓜

木瓜核 【主治】 主霍乱烦躁气急，每次嚼七粒，温水咽服。

枝、叶、皮、根 【气味】 酸、涩、温，无毒。

【主治】 根、叶煮水洗脚以防止脚软跌倒。木材做桶洗脚，对人有益。

花 【主治】 治面黑粉刺。

【附方】 1. **项强筋急，不可转侧**。木瓜两个，取盖去瓤，没药二两，乳香二钱半，盖严、捆好、蒸烂，然后捣成膏。每用三钱，以生地黄汁半碗、酒二碗暖化温服。2. **脚筋挛痛**。木瓜数枚，加酒水各半煮烂，捣成膏趁热贴于痛处，外用棉花包好。一天换药三五次。3. **霍乱转筋**。用木瓜一两、酒一升，煮服。不饮酒者

煮汤服。另外还用煎汤热敷足部。4. **肝肾脾三经气虚**（表现为肿满、顽痹、憎寒壮热、呕吐、自汗霍乱吐泻）。取大木瓜四个，切盖挖空。一个填入黄芪、续断末各半两，一个填入苍术、橘皮末各半两，一个填入乌药、黄松节末各半两，一个填入威灵仙、苦葶苈末各半两。各瓜以原盖盖好，浸酒中，然后取出蒸，晒干。三浸、三蒸、三晒，最后捣末，以榆皮末加水和糊做成丸子。每服五十丸，温酒或盐汤送下。5. **肾虚胀痛**。用木瓜三十枚，去皮、核，挖空，以甘菊花末、青盐末各一斤填满，蒸熟，捣成膏，再加入新艾茸二斤，做成如梧桐子大的丸子，每服三十丸，米汤送服。一天服两次。

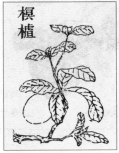

楔楂

楔（míng）楂

【释名】 亦称瘙楂、木李、木梨。

【集解】 [颂说] 是木瓜中大而黄且无重蒂的一类。楂子是木瓜中短小而味酸涩的那类。

【气味】 酸，平，无毒。

【主治】 主解酒去痰。生吃可平恶心，止心中酸水。煨吃可止痢。浸油后梳头可治白发、红发。煮水喝，治霍乱转筋。

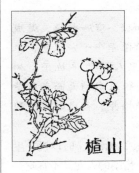

楂山

山楂 【释名】亦称赤爪子、鼠楂、猴楂、杭子、羊梂、山里果。[时珍说]味道像楂子，所以也叫楂。世人习惯写成"查"字，这是错的。"查"读槎，是指水中浮木，跟楂没有关系。

【集解】 [时珍说]山楂树高数尺，叶有五尖，丫间有刺。三月开有五瓣小白花。果实有红、黄两种，大的如小花红果，小的如指头，九月方熟，小孩会采来卖。闽人将

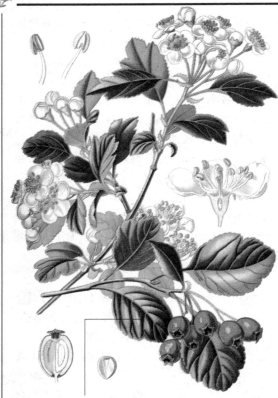

茎、叶〔主治〕煮水洗漆疮。　　　　**山楂**

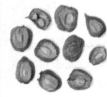

实〔主治〕止水痢。治疮痒。洗漆疮，多愈。治腰痛。能消食积，补脾，治小肠疝气，发小儿疮疹。治妇人产后枕痛，恶露不尽。

核〔主治〕吞下，化食磨积，治睾丸肿硬、坠胀麻木和妇女小腹肿大。

熟山楂去掉皮和核，和糖、蜜一起捣，做成楂糕，做果物。它的核像牵牛子，黑色，很硬。有一种大的，山里人叫作羊杭子。树高丈余，花叶都相同，但果实稍大而颜色黄绿，皮涩肉虚，味道很怪异。初成时味道酸涩，经霜后才能吃。

实　【气味】　酸，冷，无毒。[时珍说]生吃使人烦躁易饥，损齿，齿龋的人尤其不宜吃。

【主治】　煮水吃可止水痢。洗头浴身，治疮痒。煮汁洗漆疮，多愈。治腰痛有效。能消食积，补脾，治小肠疝气，发小儿疮疹。健胃，通结气。还可治妇人产后枕痛，恶露不

尽，可煎水加砂糖服，立即见效。化饮食，消腹内癥结，治痰饮心下肌体不舒、吞酸、滞血痛胀，化血块气块，活血。

【发明】[时珍说]凡是脾弱导致消化不良、胸腹胀闷的人，在饭后嚼二三枚山楂，效果绝佳。但不可多食，否则物极必反。《物类相感志》载，煮老鸡、硬肉时，如加几颗山楂则易煮烂。它消内积的功效，即可以此类推。李时珍的邻家有一小儿，因积食而黄肿，腹胀如鼓。偶然到羊杭树下将羊杭吃了个饱。回去后大吐痰水，病也好了。羊杭与山楂是同类，其功效也相同，博识的人不可不知。

核　【主治】　吞下，化食磨积，治睾丸肿硬、坠胀麻木和妇女小腹肿大。

赤瓜木　【气味】　苦，寒，无毒。

【主治】　治水痢和头风身痒。

根　【主治】　消积，治反胃。

茎叶　【主治】　煮水洗漆疮。

【附方】　1.食肉不消。用山楂肉四两，水煮食，并饮汁。2.偏坠疝气。用山楂肉、炒过的茴香各一两，共研末，加糊做成如梧桐子大的丸子。每服一百丸，空心白开水送服。3.**老人腰痛及腿痛**。用山楂、鹿茸，等分研末，加蜜做成如梧桐子大的丸子。每服百丸，一天服两次。4.肠风下血。用山楂研末，艾汤调下，效果甚佳。5.**痘疹出不快**。用干山楂研末，开水送服。疹即出。又方：用山楂五个，酒煎，加水温服。

君迁子　【释名】

又叫牛奶柿、丁香柿、红蓝枣。

【集解】[藏器说]生长在海南。树有一丈多高。果子中有汁液，像乳汁一样甜美。《吴都赋》中"平仲君迁"指的就是君迁子。[时珍说]君迁即㮕枣，其树像柿且叶长。但结的果小而长，形状像牛的奶头，干熟时则变成紫黑色。一种稍圆如手指头

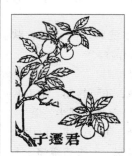

大的，叫作丁香柿，味特别好。《广志》载，椑枣，即小柿子。肉嫩而厚实核少，可以当贡品。

【气味】甘、涩，平，无毒。

【主治】止消渴，去烦热，令人肤色润泽、身体轻健。

奈（nǎi）

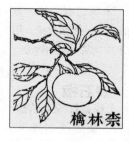

榅林奈

【释名】亦称频婆、苹果。[时珍说]现在北方人也这么叫。

【集解】[时珍说]奈与花红是同类异种。树、果都像花红而稍大，西部最多，可栽种也可嫁接。有白、红、青三种颜色。白的叫素奈，红的叫丹奈，青的叫绿奈，皆在夏天成熟。凉州有冬奈，冬季成熟，呈碧色。《孔氏六帖》说，凉州白奈，大如兔头。《西京杂记》说，上林苑有紫奈，大如

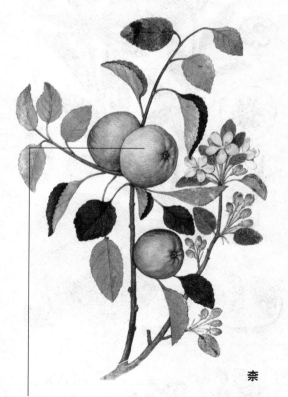

奈

实 [主治] 主补各脏腑气不足，和脾。捣汁服可治暴食引起的饱胀和气壅不通。益心气，耐饥，生津止渴。

升，核紫花青。其汁液如漆，沾在衣服上就洗不掉，也叫脂衣奈。这些都是异种，西部多产奈，家家都将其晒成脯，数十百斛积蓄起来，叫作频婆粮。[弘景说]江南也有，但北方最多。

实 【气味】甘，寒，有小毒。常吃令人肺胀，有病的人更是如此。

【主治】主补各脏腑气不足，和脾。捣汁服可治暴食引起的饱胀和气壅不通。益心气，耐饥，生津止渴。

柿

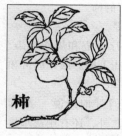

柿

【释名】亦称柿。

【集解】[颂说]南北都有，其种类也很多。红柿到处都有，黄柿产于汴、洛等州。朱柿长在华山，像红柿一样圆小、皮薄，味更甜。椑柿青色，可以生吃。各种柿都味美而且有益于人。还有一种小柿，俗称牛奶柿。相传柿有七绝：一长寿，二多阴，三无鸟巢，四无虫蛀，五霜叶可玩，六嘉宾，七落叶肥滑，可以书写。[时珍说]柿，树高叶大，圆而有光泽。四月开黄白色的小花。结的果实为青绿色，八、九月才成熟。生柿收藏后自行变红的，叫烘柿；晒干的叫白柿；用火熏干的叫乌柿；水泡储藏的叫醂柿。柿有核呈扁状，像木鳖子仁而坚硬。柿根很牢固，叫作柿盘。

烘柿 【释名】[时珍说]不是指用火烘，是将青绿的柿放在器具中让它自然变红、变熟，像火烘出来的一样，而且涩味尽去，味甜如蜜。

【气味】甘，寒，涩，无毒。[弘景说]生柿性冷。不能同蟹一起吃，否则会使人腹痛泄痢。[时珍说]有一人吃了蟹后又吃了很多红柿，结果整夜大吐，以致吐血，不省人事。一位道士讲：只有木香可解。于是将木香磨水灌下，就渐渐醒过来了。

【主治】主通耳鼻气，治肠胃不足，解酒毒，压胃间热，止口干。

白柿、柿霜 [修治][时珍说]白柿，

即干柿长霜。去皮捻扁，日晒夜露至干，放入瓮中，等到生白霜时取出。现在人们叫柿饼，也称柿脯，又叫柿花。它的霜叫作柿霜。

【气味】 甘，平，涩，无毒。

【主治】 补虚劳不足，消腹中瘀血，开胃涩肠，健脾胃气。能化痰止渴，治吐血，润心肺，治疗慢性肺疾引起的心热咳嗽，润声喉，杀虫，温补。经常吃还可祛面斑。治反胃咯血，肛门闭急并便血，痔漏出血。柿霜清心肺热，生津止渴，化痰平嗽，治咽喉口舌疮痛。

乌柿 【释名】火熏干的柿。

【气味】 甘，温，无毒。

【主治】 主杀虫，治疗金疮和烧伤感染，可长肉止痛。治狗啮疮，止下痢。服药口苦和呕吐的人，吃少许即止。

酥（lǎn）柿 【修治】〔时珍说〕，酥即藏柿。除水藏、盐浸的方法外，还有用灰水将熟柿洗三四遍，再将灰水和柿倒入器具中，十天后即可吃。

【主治】 主涩下焦，健脾胃，消宿血。

柿糕 【修治】 用糯米和干柿做成粉，蒸来吃。

【主治】 治小儿秋痢，便血。

柿蒂 【主治】 煮水服，治咳逆哕气。

木皮 【主治】 便血。晒焙后研成末，吃饭时服二钱。烧成灰，和油调敷，治烫火烧伤。

根 【主治】 治血崩、血痢、便血。

【附方】〔烘柿〕 1.**肠风下血**。将干柿烧灰，水送服二钱。2.**小便血淋**。将干柿三枚烧存性，研为末，陈米汤送服。3.**热淋涩痛**。用干柿、灯心等分，水煎，每日饮服。4.**小儿秋痢**。用粳米煮粥，熟时加入干柿末，再煮开两三沸，三次吃下。5.**反胃吐食**。用干柿三枚，连蒂捣烂，酒送服，效果甚好。不能同时服其他药物。6.**痰嗽带血**。将大柿饼在饭上蒸熟，劈开，每用一枚掺青黛一钱，临卧时服，薄荷汤送下。7.**耳聋鼻塞**。将干柿三枚，细切，以粳米三合、豆豉少许煮粥。每日空腹服下。

〔乌柿〕 **杀虫，疗刀伤火伤，生肉止痛**。服药口苦及呕逆者，食少许可缓解症状。

〔柿蒂〕 **呃逆不止**。用柿蒂、丁香各二钱，生姜五片，水煎服。或将两药研为末，开水冲服亦可。此方叫作"济生柿蒂散"。一方：再加人参一钱。一方：再加良姜、甘草等分。一方：再加青皮、陈皮。一方：再加半夏、生姜。

〔柿木皮〕 1.**下血**。用柿木皮晒、焙，研末，米汤送服二钱。服两次可止。2.**汤火疮**。用柿木皮烧灰，调油敷涂。

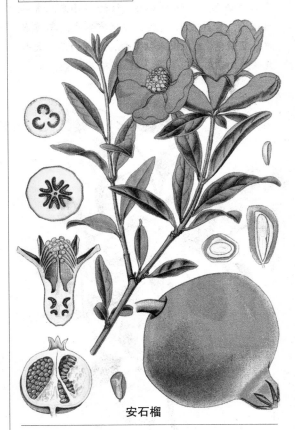

安石榴

【释名】 又叫若榴、丹若、金罂。〔时珍说〕《博物志》记载，汉朝

安石榴

实〔主治〕治咽喉燥渴，理乳石毒，制三尸虫。

张骞出使西域，得到安石国榴种，并带回来，故叫安石榴。《酉阳杂俎》中讲甜的榴叫天浆。道家书上称榴为三尸酒，说三尸虫吃了此果会醉。所以范成大写诗道："玉池咽清肥，三彭迹如扫。"

【集解】〔颂说〕安石榴本来生于西域，如今处处都有种植。树不太高，树枝附干，出地后便成丛生长。它很容易繁殖成活，折一根树条埋在土中也会生长。花有黄、红二色，果有甜、酸两种。另有一种山石榴，形状很像安石榴而且小，花不作房，青州、齐地间很多，用蜜浸后当果品，味道很美。〔时珍说〕榴五月开花，有红、黄、白三色。单叶的结果，千叶的不结果，结果也没有子。果实有甜、酸、苦三种。河阴有一种叫三十八的石榴，果刚好有三十八颗子。另外南中有四季榴，四季都开花，秋天结果，果刚一裂开便又再开花。另外还有红色如火的火石榴，长一二尺高便结果的海石榴，都是异种。《事类合璧》载，榴的大小如杯子，红色而带有黑斑点，皮中如蜂窠，有黄膜隔着，子的形状像人的牙齿，淡红色，也有洁白如雪的。潘岳作赋道："榴是天下的奇树，九州的名果。千房同膜，千子如一。充饥止渴，解酒止醉。"

甘石榴 【气味】 甜、酸、涩、温，无毒。

【主治】 治咽喉燥渴，理乳石毒，制三尸虫。

酸石榴 【气味】 酸、涩、温，无毒。

【主治】治赤白痢、腹痛，同连籽一起捣成汁，顿服一枚。还可止泄痢、崩中带下。

酸榴皮 【主治】 治筋骨风、腰脚不遂、步行挛急疼痛、涩肠。止下痢和滑精。用汁点目，止泪下。煎服，下蛔虫。止泻痢，治便血脱肛、崩中带下。

酸榴东行根 【主治】 主蛔虫、寸白虫。青的可以染发。治口齿病。止涩泻痢、带下。功效与皮相同。

花 【主治】 阴干成末，和铁丹一起服，一年发黑如漆。铁丹，能飞的铁称为丹，也即铁

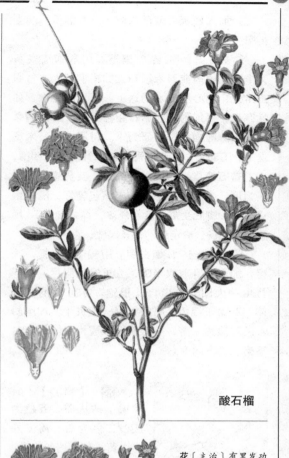

酸石榴

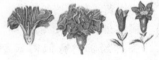

花〔主治〕有黑发功效。治心热吐血。止鼻出血，也可敷金疮出血。

石榴皮〔主治〕治筋骨风，腰脚不遂，步行挛急疼痛，涩肠。止下痢和滑精。

粉。千叶石榴花，治心热吐血。另外，研成末吹入鼻中，止鼻出血，立即见效，也可敷金疮出血。

【附方】〔酸石榴〕 **1. 肠滑久痢**。用酸石榴一个，煅烟尽，出火毒一夜，研为末，仍以酸石榴一块煎汤送下，神效无比。此方称为"黑神散"。**2. 久泻不止**。治方同上。**3. 小便不禁**。将酸石榴烧存性，无石榴时，可用枝烧灰代替。每服二钱，用柏白皮切、焙四钱，煎汤

一碗，加入榴灰再煎至八成，空心温服。晚上再服一次。

〔酸榴皮〕 1.**赤白痢下**。用酸榴皮炙黄为末，加枣肉或粟米饭和丸如梧桐子大。每服三十丸，空心服，米汤送下。每天服三次，如觉寒滑，可加附子、赤石脂各一倍。2.**久痢久泻**。用陈酸榴皮，焙研为末。每服二钱，米汤送下，有奇效。3.**疔肿恶毒**。以针刺肿毒四围，疮上盖石榴皮，四围贴一圈面，艾灸患处，以痛为度。灸后在疔上撒榴末，包裹好，隔夜根自出。4.**脚肚生疮**（黄水浸淫，痒痛溃烂）。用酸榴皮煎汤，冷定后，每日擦洗，直至病愈。

〔酸榴根〕 1.**蛔虫病**。用酸榴根一把，洗锉，加水三升煎取半碗，五更时温服尽，当下打虫一大团，虫患自此根绝。亦可食粥补身体。2.**女子经闭**。将酸榴根一把炙干。加水两大碗浓煎为一碗，空心服。未通再服。3.**赤白下痢**。治方同上。

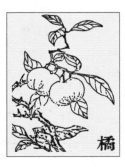

橘

【释名】〔时珍说〕橘从矞。五色为庆，二色为矞。矞云外赤内黄，郁郁纷纷之象。橘实外赤内黄，剖开则香雾纷郁，有似矞云。因此得名。

【集解】〔颂说〕江浙、荆襄、湖岭等地都有。树高一二丈，枝上长刺。夏初开白花，六七月结果实，到冬天才能成熟。内瓣甘润香美，是果中珍品。〔时珍说〕《事类合璧》载，橘树高有一丈多，树枝上有刺。它的叶两头尖，绿色而叶面光滑，一寸大，二寸左右长。四月开很香的小白花。结的果到冬天黄熟，大的如杯，皮壳中有瓣，瓣中有核。宋朝韩彦直《橘谱》三卷写得很详细，大意是：柑橘出自苏州、台州，西至荆州，南部闽、广、抚州都有出产，但都不如温州的好。柑有八个品种，橘有十四个品种，大多嫁接而成。只有种植的味道才尤其好。黄橘扁小且多香雾，是橘中的上品。朱橘小而色红

如火。绿橘绀碧可爱，不用到霜后已色味俱佳，但在隆冬时节采摘才更加新鲜。乳橘形状像乳柑，皮坚瓣多，酸甜可口，芳香沁鼻。塌橘大而扁，皮绿心红，瓣大水多，经过春天便甜美异常。包橘皮薄内盈，其脉瓣隔也可数。绵橘小，极软美可爱，但结的果并不多。沙橘小、甜美。油橘的皮像抹上了一层油，中间坚硬，皮呈黑色，是橘中的下品。早熟的黄橘在秋天过半时已经很红。冻橘八月开花，冬季结果，春天采摘。穿心橘果大皮光，而且中间的空心可穿。荔枝橘产自横阳，肤理皱密像荔子一样。俗传橘下埋鼠，则果实就会多结一倍。《物类相感志》说，橘树得动物的尸体则果实繁多。《周礼》说橘生长在淮北就变成了枳，这是地气不同造成的。

橘实 【气味】甘、酸，温，无毒。〔原说〕不可经常吃，否则就会恋膈生痰，滞肺气。〔瑞说〕不能与蟹一起吃，那样会使人患软痈。

【主治】甘的润肺，酸的止消渴，开胃，除胸中膈气。

黄橘皮 【气味】苦、辛，温，无毒。

【主治】主胸中瘕热逆气，利水谷，下气，治呕咳，治气冲胸中、吐逆霍乱，疗脾不能消

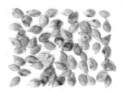

橘核〔主治〕治腰痛、膀胱气痛、肾冷，将橘核炒研，每次温酒送服一钱，或用酒煎服。治酒风鼻赤。炒研，每次服一钱，胡桃肉一个，擂烂用酒服，酌情定量。

橘叶〔主治〕治胸膈逆气，入厥阴，行肝气，消肿散毒。治乳痈胁痛，可以用来行经。

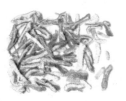

陈皮〔主治〕主气滞，消食，破积结和膈气，去下焦郁诸湿，治左胁肝经积气。小腹疝痛，消乳肿，疏肝胆，泻肺气。

谷，止泄，除膀胱留热停水、五淋，利小便，去寸白虫。清痰涎，治上气咳嗽、开胃，主气痢、胸腹结块肿痛。疗呕哕反胃嘈杂，时吐清水，痰癖疬疬，大肠闭塞，妇人乳痈。久服去臭，下气通神。做调料，解鱼腥毒。

青橘皮 【气味】 苦、辛，温，无毒。

【主治】 主气滞，消食，破积结和膈气，去下焦部诸湿，治左胁肝经积气。小腹疝痛，消乳肿，疏肝胆，泻肺气。

橘瓤（ráng）上筋膜 【主治】 治口渴、吐酒。炒熟后煎汤喝，非常有效。

橘核 【气味】 苦，平，无毒。

【主治】 治腰痛、膀胱气痛、肾冷，将橘核炒研，每次温酒送服一钱，或用酒煎服。治酒风鼻赤。炒研，每次服一钱，胡桃肉一个，擂烂用酒服，酌情定量。

橘叶 【气味】 苦，平，无毒。

【主治】 治胸膈逆气，入厥阴，行肝气，消肿散毒。治乳痈胁痛，可以用来行经。

【附方】〔橘核〕 1. **腰痛**。橘核、杜仲各二两炒，研为末。每服二钱，盐酒送服。2. **小肠疝气及阴核肿痛**。炒橘核五钱研成末，老酒煎服，或加酒、糊做成丸服。

〔青橘皮〕 1. **冷膈气或酒食后饱满**。把一斤青橘皮分成四分：四两用盐汤浸泡，四两用百沸汤浸泡，四两用醋浸泡，四两用酒浸泡。三天后取出，去白切丝，以盐一两炒至微焦，研末。每服二钱，用茶末五分，水煎温服。此方叫作"快膈汤"。2. **理脾快气**。青橘皮一斤，晒干焙过后研成末，加甘草末一两、檀香末半两，和匀收放。每用一二钱放一点盐，开水送服。3. **健胃解酒，安神调气**。青皮一斤泡去苦味，去瓤，加盐五两，炙甘草六两，舶茴香四两，甜水一斗，共煮，煮时要不停搅拌，不要让他们沉底。水尽后用慢火把药焙干，去掉甘草、茴香，只取青皮密封存放备用。4. **疟疾寒热**。青皮一两烧存性，研成末，发病前以温酒送服一钱，发病时再服一次。5. **乳癌**（妇女因久积抑郁，乳房内有核如指头，不痛不痒，五七年成痈，名乳癌）。用青皮四钱，加水一碗半煎成一碗，慢

慢服下。每天服一次，也可以用酒送服。6. **唇燥生疮**。用青皮烧过，研成末，调猪油涂擦。

〔黄橘皮〕 1. **湿痰停滞，咳唾稠黏**。陈橘皮半斤，放砂锅内，下盐五钱，化水淹过煮干；另用粉甘草二两，去皮蜜炙。两味都研成末，蒸饼做成梧桐子大小的丸子。每服百丸，开水送下。此方叫作"润下丸"。2. **脾气不和，胀满**。用橘皮四两、白术二两，都研成末，加酒、糊做成梧桐子大小的丸子。每服三十丸，饭前服，木香汤送服。此方叫作"宽中丸"。3. **伤寒、手足逆冷及一切杂病，干呕**。用橘皮四两、生姜一两，加水二升，煎取一升，慢慢饮服。此方叫作"橘皮汤"。4. **霍乱吐泻**（不拘男女，只要有一点胃气存在，服之再生）。用去白广陈皮五钱、真藿香五钱，加水两碗，煎成一碗，时时温服。5. **反胃吐食**。真橘皮用日照西壁土炒香后研成末，每服二钱。以生姜三片，枣肉一枚，加水二盅，煎成一盅温服。6. **痰膈气胀**。用陈皮三钱，水煎热服。7. **突然失声**。用橘皮半两，水煎慢饮。8. **经年气嗽**。将焙干的橘皮、神曲、生姜等分研末，蒸饼做成梧桐子般大小的丸子。每服三五十丸，饭后、睡前各服一次。9. **化食消痰**。用橘皮半两微熬，研成末，水煎后代茶细细饮服。10. **大肠秘塞**。把酒煮过的陈皮连白焙干，研成末。每次服二钱，温酒送服。11. **风痰麻木**。用橘红一斤，水五碗，煮烂去渣，再煮至一碗，一次服下。取吐为愈，不吐，可加瓜蒂末。12. **脾寒诸疟**。把去白的橘皮切后在生姜自然汁中浸泡，取出熬煮，再焙干研末。每次服三钱，以陈枣十个，加水一碗，煎成半碗，于发病前送下，同时吃枣。13. **产后尿闭**。将陈皮一两去白研成末。每服二钱，空心服，温酒送服。14. **乳痈**（未成者即散，已成者即溃，痛不可忍者即不痛）。陈橘皮在开水中泡过后去白，然后晒干，再加面炒至微黄，研末，每服二钱，以麝香调酒送下。15. **脚指甲嵌肉，不能行走**。用浓煎陈皮汤浸泡患处，甲肉自离，将甲剪去，以虎骨末敷之即安。

柑

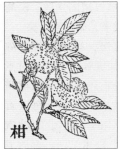

【释名】亦称木奴。

【集解】[时珍说]柑是南方水果，以闽、广、温、台、苏、抚、荆州等地为最盛，川蜀也有但不是很多。其树与橘的区别是刺少一些。柑皮比橘皮色黄且稍厚，肌理稍粗且味不苦。橘可适当久留，柑易腐烂。柑树惧冰雪，橘树略可经受。韩彦直《橘谱》说，乳柑出自温州各地，以泥山产的为最好，因其味似乳酪而得名。当地人称它为真柑，似乎其他柑都是假的。柑树婆娑，叶纤长，花香韵，果圆正，肤理细滑，有六七寸大，皮薄而味珍，脉不粘瓣，食不留渣，一颗里仅有两三枚核，也有无核的，剥开时香雾袭人，是柑中的绝品。生枝柑，不圆，色青皮粗，味微酸，留在枝上，可耐久。待味变甜时，便带叶而折，因而得名。海红柑，树小而果极大，有围达一尺的，色红皮厚，可久藏，现在的狮头柑和海红柑很像。洞庭柑，柑种出自洞庭山，皮细味美，熟得最早。木柑，类似洞庭柑，皮粗糙，瓣大而汁少，所以称为木柑。甜柑，类似洞庭柑，稍大些，每个柑有八瓣，不等霜打即黄。朱柑，类似洞庭柑，而大些，色嫣红，味酸，人们不珍视它。馒头柑，靠近蒂的地方突起如馒头尖，味道香甜。

【气味】甘，大寒，无毒。

【主治】利肠胃热毒，解丹石，止暴渴，通利小便。

皮 【气味】辛、甘，寒，无毒。

【主治】主下气调中。把去白的皮焙干研末，加盐做汤喝，可解酒毒及酒渴。

山柑皮 【主治】治咽喉肿痛，有效。

核 【主治】做涂脸药。

叶 【主治】治耳内流水或脓血，取嫩叶尖七个。加几滴水，杵汁，滴入耳孔中即愈。

【附方】**妇人难产**。柑瓤阴干，烧存性，研末，温酒送服二钱。

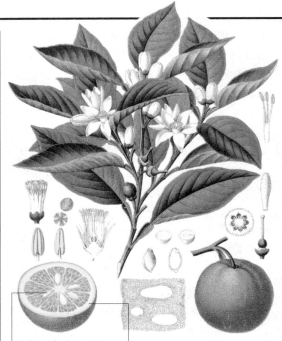

核 [主治]浸湿研后，涂面可治面斑粉刺。

橙皮 [主治]具有散肠胃恶气，消食下气，去胃中浮风气的功效。能止恶心，解酒病。消痰下气、利膈宽中、解酒。

橙

【释名】亦称金球、鹄壳。

【集解】[时珍说]出自南方，果实似柚而香，叶上有刻缺如同两段，也有一种气味臭的。柚是柑类中最大的，黄得早而不易保存；橙是橘类中最大的，熟得晚而耐久。它们都有大小两种。橙树的枝很高，叶不太像橘树叶，有刺。也有的果实大如碗，经霜早熟，色黄皮厚，香气馥郁。可以作为酸酱，也可以成为酱斋；蜜煎，可用糖制成橙丁，也可以蜜制成橙膏。闻起来很香，吃起来味道也很鲜美，真是佳果。

【气味】酸，寒，无毒。

【主治】洗去酸汁，切碎和盐煎后贮食，可止恶心，去胃中浮风恶气。行风气，疗淋巴结核和甲状腺肿大，杀鱼、蟹毒。

橙皮 【气味】苦，辛，温，无毒。

【主治】做酱、醋味道香美，还具有散肠

胃恶气、消食下气、去胃中浮风气的功效。和盐贮食，能止恶心，解酒病。加糖做成橙丁，不仅味道甜美，而且还能消痰下气、利膈宽中、解酒。

核 【主治】 浸湿研后，夜夜涂面可治面斑粉刺。

【附方】 1. **香橙汤**。宽中下气，消酒。橙皮二斤切片，生姜五两切焙擂烂，加烤过的甘草末一两，檀香末半两，和后做成小饼，用加了盐的沸汤送服。2. **闪挫腰痛**。橙核炒研后，用酒送服三钱，即愈。

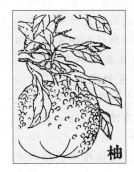

柚 【释名】亦称条、壶柑、臭橙、朱栾。

【集解】［恭说］皮

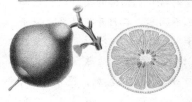

花〔主治〕与麻油一起蒸成香泽的面脂，可长发润燥。

叶〔主治〕同葱白一起捣烂，贴太阳穴，可治头风痛。

柚

皮〔主治〕主下气，消食快膈，散愤懑之气，化痰。

厚味甜，不像橘子皮薄味辛而且苦。它的肉也像橘，有甜有酸，酸的叫壶柑。现在的人称橙为柚，其实不是。《吕氏春秋》载，果中佳品有江浦的橘、云梦的柚。郭璞说，柚产自江南，似橙而果实酸，大小像橘。［时珍说］柚的树、叶都像橙。它的果有大小两种：小的像柑像橙；大的像瓜像升，甚至还有直径超过一尺的，也属于橙类。现在人们说的朱栾，形状浑圆，都类似柑和橙，但皮厚而粗，味甘、气臭，瓣坚硬且酸，不能吃，但它的花却很香。南方人种它的核，长成后用柑、橘嫁接，据说非常好。总之，橙属于橘类，所以皮皱厚且香，味苦而辛；柚属于柑类，所以皮粗厚且臭，味甘而辛。这样，橙和柚就区分清楚了。

【气味】 酸，寒，无毒。

【主治】 主消食，解酒毒，治饮酒的人口臭，去肠胃恶气，疗妊妇厌食、口淡。

皮 【气味】 甘、辛，平，无毒。

【主治】 主下气，消食快膈，散愤懑之气，化痰。

叶 【主治】 同葱白一起捣烂，贴太阳穴，可治头风痛。

花 【主治】 与麻油一起蒸成香泽的面脂，可长发润燥。

枇杷 【释名】［宗奭说］叶形似琵琶，因此得名。

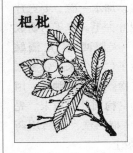

【集解】［颂说］襄、汉、吴、蜀、闽、岭、江西南、湖南北都有。树高一丈多，枝肥叶长，大如驴耳，叶背面有黄毛，阴密婆娑可爱，四季都不凋落。隆冬开白花，到三四月结出像球一样的果，初时大如弹丸，熟时色如黄杏，微有毛，皮肉非常薄，核大如茅栗，黄褐色。［时珍说］杨万里诗云：大叶耸长耳，一枝堪满盘。荔枝分与核，金橘却无酸。

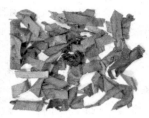

枇杷叶〔主治〕主治嗳气不止，下气，治呕吐不止、妇人产后口干。治渴疾、肺气热咳及肺风疮、胸面上疮。能和胃降气，清热解暑毒，治脚气。

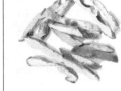

皮瓤〔主治〕主下气，除心头痰水。煮酒饮，治痰气咳嗽。煎汤，治心下气痛。根叶与皮主治相同。

【气味】甘、酸，平，无毒。

【主治】止渴下气，利肺气，止吐逆，主上焦热，润五脏。多吃发痰热，伤脾。与烤肉和热面一起吃，会使人患热黄病。

叶【气味】苦，平，无毒。

【主治】煮水喝，主治嗳气不止，下气。嚼叶的汁咽下，治呕吐不止、妇人产后口干，还治渴疾、肺气热咳及肺风疮、胸面上疮。能和胃降气，清热解暑毒，治脚气。

花【主治】治头风，鼻流清涕。等分的花和辛夷研成末，用酒送服二钱，每天服两次。

木白皮【主治】生嚼咽汁，止吐逆不下食，煮汁冷服效果最好。

【附方】1.肺热咳嗽。以枇杷叶、款冬花、木通、杏仁、紫菀、桑白皮各等分，大黄减半，共研为末，加蜜做成樱桃般大小的丸。饭后和睡前各含化一丸，效果明显。2.反胃呕吐。炙好去了毛的枇杷叶和丁香各一两，人参二两，研成末。每服三钱，加水一碗、姜三片煎服。3.鼻血不止。枇杷叶去毛，焙干后研成末。每次茶服一二钱，一天服两次。4.酒齇赤鼻。等分的枇杷叶、栀子仁研成末。每服二钱，温酒调下。一天服三次。5.痔疮肿痛。用蜜炙的枇杷叶、用焙干的乌梅肉共研成末。先用乌梅汤洗，然后用药末敷上。

类。［颂说］现在闽广、江南都有。它的形状像小瓜一样，光泽可爱的皮则像橙，肉很厚，白如萝卜且松虚。味虽然短但芳香却胜于其他，放在衣柜中数日香味都不会散去。寄到北方，人们把它看得都很珍贵。［时珍说］枸橼产于闽广一带。树像朱栾，叶子尖而长，枝间有刺。种在靠近水的地方就能存活。果实形状像人的手，有指，俗称佛手柑。有长一尺四五寸的，皮像橙柚，厚皱光泽。果的颜色像瓜，生的时候绿色，熟了是黄色。味道不是特别香甜但清香袭人。南方人将其雕刻成花鸟，或蜜煎做果品吃。放在桌子上可供玩赏。

皮、瓤【气味】辛、甘，无毒。

【主治】主下气，除心头痰水。煮酒饮，治痰气咳嗽。煎汤，治心下气痛。根叶与皮相同。

枸橼（yuán）

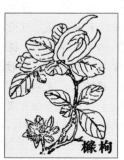

橼枸

【释名】也称佛手柑、香橼。

【集解】［藏器说］生于岭南，属柑、橘之

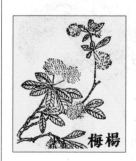

梅杨

杨梅【释名】也称朹子。

【集解】［志说］生在江南、岭南山谷。树像荔枝树，但叶子细小，叶背面颜色青。果实的形状像水杨子，生青熟红，肉在核上，没有皮壳。

四五月采收。南方人将其腌制成果脯后寄给北方的亲朋好友。［时珍说］杨梅的树叶像龙眼和紫瑞香，冬季也不凋零。二月开花结果，果子的形状像楮果子。五月成熟，有红、白、紫三种，红胜于白，紫又胜于红，盐藏、蜜渍、糖收都很好。东方朔《林邑记》载，邑有杨梅，果甚妙。3.**一切损伤**。把盐藏杨梅和核捣成泥，做成小块放在竹筒里收藏。凡遇破伤，研成末敷患处，绝妙。

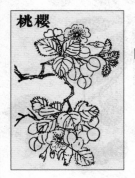
桃樱

樱桃【释名】也称莺桃、含桃、荆桃。[宗奭说]《礼记》中"仲春，天子以含桃荐宗庙"指的即是樱桃。所以王维诗云："才是寝园春荐后，非干御苑鸟衔残。"

【集解】[颂说]樱桃处处都有，而以洛中出产的为最好。樱桃比其他的果实都熟得早，所以古人都很珍爱它。果熟后呈深红色的叫朱樱；紫色，皮中有细黄点的叫紫樱，味道最为甜美；还有正黄色的，叫作蜡樱；小而红的叫樱珠，味道比不上其他的。最大的樱桃像弹丸那么大，核小而肉厚，尤其难得。[时珍说]樱桃树不太高。初春开白花，繁英如雪。叶圆，有尖和细齿。一根枝上结樱桃数十颗，三月熟时需守护，否则就会被鸟吃光。樱桃用盐藏、蜜煎都可以，或者同蜜捣烂做成糕食。林洪《山家清供》载，樱桃淋雨后里面就会长虫，人看不见，用水多泡一会儿虫子就全部出来了，这时才能吃。

【气味】甘、涩，热，无毒。[诜说]多吃会发热，有暗风的人不能吃，吃后即发病。[李鹏飞说]还会伤筋骨，败血气。

【主治】主调中，益脾气，养颜，止泄精、水谷痢。

【发明】[宗奭说]小孩吃得太多，肯定会发热。此果三月底、四月初成熟，得春发正阳之气，所以性热。[震亨说]樱桃属火，性大热而发湿。曾得过热病和喘咳的人，吃了立即会病，而且有病死的可能。[时珍说]据张子和《儒门事亲》载，舞水一富家有两个孩子，喜欢吃紫樱，每天吃一二升。半月过后，大的发肺痈，小的发肺痿，相继死去。唉，百果是养人而不是害人的。富贵人家放纵他们的嗜欲而

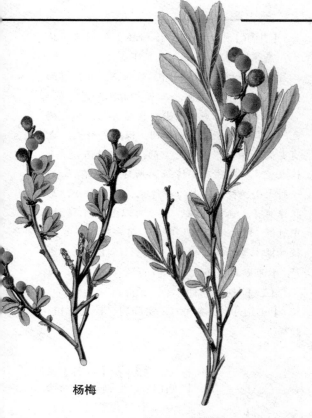
杨梅

像杯碗那么大，青时极酸，熟则如蜜。用来酿酒，号称梅香酎，十分珍贵。赞宁《物类相感志》说，桑树上嫁接的杨梅不酸。如果杨梅树生癞，用甘草钉钉上则无。

【气味】酸、甘，温，无毒。

【主治】盐藏而食，去痰止呕吐，消食下酒。止渴，和五脏，能涤肠胃，除心烦意乱恶气。烧成灰服，断下痢。常含一枚咽汁，利五脏下气。

核仁【主治】治脚气。[时珍说]王性之《挥麈录》载，会稽杨梅为天下冠，童贯苦于脚气，听说杨梅仁可以治，郡守王嶷便送了五十石，童贯用后便好了。取仁法：用柿漆拌核暴晒，核会自己裂开。

树皮及根【主治】煎水，治牙痛。口服，解砒毒。煎汤，洗恶疮疥癣。烧成灰调油，涂烧烫伤。

【附方】1.**下痢不止**。将杨梅烧后研成末，米汤送服，每次二钱，每天两次。2.**头痛不止**。杨梅研成末，以少许入鼻使打喷嚏，效

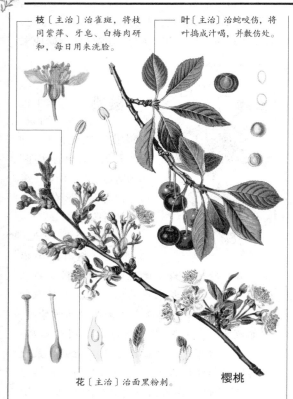

枝〔主治〕治雀斑，将枝同紫萍、牙皂、白梅肉研和，每日用来洗脸。

叶〔主治〕治蛇咬伤，将叶捣成汁喝，并敷伤处。

花〔主治〕治面黑粉刺。

樱桃

【集解】[时珍说]榛树矮小如荆棘，丛生。冬末开花如栎花，成条下垂，二三寸长。二月生叶如初生的樱桃叶，皱纹多，并且有细齿和尖，其果实做苞，三五相粘，一苞一果。它的果像栎果，底大顶尖，生时青色，熟时褐色。壳厚而坚硬，肉白而圆，像杏一样大，也有皮尖。然而很多都是空的，所以谚语说"十榛九空"。按陆玑《诗疏》所述，榛有两种：一种大小、枝叶、皮树都像栗，只是籽小，形状像橡子，味道像栗，枝茎可以当烛用，《诗》中所说"树之榛、栗"即是；另一种高一丈多，枝叶像木蓼，籽如胡桃，辽、代、上党等地盛产，长期贮藏易坏。

仁【气味】甘，平，无毒。

【主治】主益气力，实肠胃，使人不饥，健行。

致死，难道是天命如此吗？邵尧夫在诗中写道："爽口物多终作疾，快心事过必为殃。"真是至理名言。至此，寇、朱二人的话也得以验证了。王维诗云"饱食不须愁内热，大官还有蔗浆寒"，就是说跟寒物一起吃可解其热。

叶【气味】甘，平，无毒。

【主治】治蛇咬伤，将叶捣成汁喝，并敷伤处。

花【主治】治面黑粉滓。

枝【主治】治雀斑，将枝同紫萍、牙皂、白梅肉研和，每日用来洗脸。

东行根【主治】煮水喝，立下寸白蛔虫。

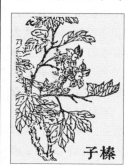

子榛

榛【释名】[时珍说]《礼记》郑玄注，关中甚多此果。关中，即秦地。榛从秦，即为此意。

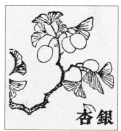

杏银

银杏【释名】又叫白果、鸭脚子。[时珍说]最早出产于江南，叶子像鸭掌，所以得名鸭脚。宋朝初期开始做贡品，因它的形状像小杏，而核是白色的，所以称为银杏，现在叫白果。梅尧臣作诗："鸭脚类绿李，其名因叶高。"欧阳修诗云："绛囊初入贡，银杏贵中州。"的确如此。

【集解】[时珍说]银杏生于江南，树高二三丈。叶薄纵理，俨如鸭掌形，有刻缺，叶面绿而背面淡绿。二月开成簇的青白色花，由于花在夜晚二更开，随即又凋落，所以人们很难见到。一根枝上结百来个果，形状像楝子，经霜才能熟，可捣烂去肉取它的核做果品。其核两头尖，有三个棱角的为雄，两个角的为雌。核仁嫩时呈绿色，久了则会变黄。必须将雌树雄树一起种，两树相望，这样才会结果子；雌树靠水种也可以结果；或者在雌树上凿一个洞，放进一块雄木并砧起来，也能结果。

仁【气味】甘、苦、涩，平，无毒。

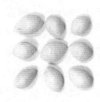

仁〔主治〕生吃引疳解酒，降痰，消毒杀虫，熟后吃益人，温肺益气，定喘咳，缩小便，止白浊。嚼成浆涂鼻脸和手足，治疱、黑斑、皱裂及疥癣等。

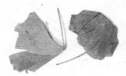

叶〔主治〕生吃引疳解酒，降痰，消毒杀虫，熟后吃益人，温肺益气，定喘咳，缩小便，止白浊。

[瑞说]与鳗鱼一起吃会患软风。

【主治】生吃引疳解酒，降痰，消毒杀虫，熟后吃益人，温肺益气，定喘咳，缩小便，止白浊。嚼成浆涂鼻脸和手足，治疱、黑斑、皱裂及疥癣等。

【发明】[时珍说]从前有个饥饿的人，用白果代替饭，吃得很饱，第二天便死去了。《三元延寿书》也载，吃满一千个白果便会死。小儿尤其不可多吃，多吃会死。

【附方】1.寒嗽痰喘。将白果七个煨熟，以熟艾做成七个丸子，每个果中放入艾丸一颗，纸包再次煨香，去艾吃下。2.哮喘痰嗽。用白果五个、麻黄二钱半、炙过的甘草二钱，加水一杯半，煎至八成，睡前服。此方叫作"鸭掌散"。又：白果二十一个炒黄，麻黄三钱，苏子二钱，法半夏、款冬花、蜜炙的桑白皮各二钱，杏仁去皮尖、黄芩微炒各一钱半，甘草一钱，加水三杯，煎成二杯，分两次服下，不用姜。3.咳嗽失声。用白果仁四两，桑白皮、白茯苓各二两，炒过的乌豆半升，蜜半斤，一起煮熟，晒干研末，以乳汁半碗拌湿，九蒸九晒，做成如绿豆大的丸子，每服三五十丸，开水送服。有奇效。4.小便频数。生白果七枚，煨熟的白果七枚，食之有效。5.小便白浊。用生白果仁十枚，擂水服。一天服一次。病愈为止。6.赤白带下。用白果、江米、莲肉各五钱，胡椒一钱半，共研末，以乌骨鸡一只，去肠填药，瓦器煮烂，空心服。7.肠风下血。把白果煨熟，出火气后米汤送服。8.虫牙。每天饭后嚼一两个生白果，有效。

9.手足皴裂。生白果嚼烂，每夜涂擦。10.头面癣疮。生白果仁切断，频擦患处，直至病愈。

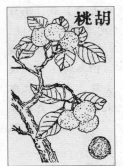

胡桃 【释名】又叫羌桃、核桃。[颂说]原本出自羌胡，汉朝张骞出使西域时得到核桃种，带回在秦中种植，后来传到了东部，故有此名。

【集解】[颂说]现在陕、洛一带很多。核桃树很大，叶厚而枝叶茂盛，果实有房，秋

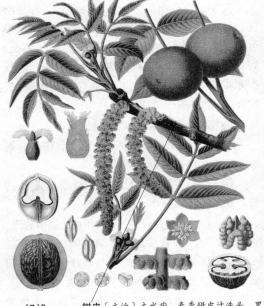

胡桃

树皮〔主治〕主水痢。春季研皮汁洗头，黑发。将皮煎水，可染粗布。

核桃〔主治〕使人健壮，润肌，黑发。利小便，去五痔。敷治颈淋巴结结核溃烂。治疗虚寒喘嗽、腰脚重痛、心腹疝痛、血痢肠风，散肿痛，发痘疮，治铜毒。

壳〔主治〕烧存性，可入下血、崩中的药。

冬成熟时采摘。［时珍说］核桃树高近一丈。初春长叶，长四五寸，像大青叶，两两相对，有很重的恶气。三月开花如栗花，穗呈苍黄色，果实到秋天则像青桃，熟时用水泡烂皮肉，取果核。刘恂《岭表录》载，南方有山核桃，底平像槟榔，皮厚，大而坚硬，多肉而少瓣，它的壳很厚实，需锥才能破开。所以南方虽然有核桃，但品种不佳。现在出自闽广的核桃，体大壳厚，肉常嵌在瓤隔中，外观很美，但吃起来欠佳。产自荆襄的核桃，体小壳薄，味甘，果肉细腻，脱瓤充果最佳。

核仁 【气味】 甘，平、温，无毒。

【主治】 吃了使人健壮，润肌，黑发。多吃利小便，去五痔。将捣碎的核桃肉和胡粉放入毛孔中，会长出黑毛。核桃烧存性，和松脂研，可敷颈淋巴结结核溃烂处。另外，吃核桃可以开胃，通润血脉，骨肉细腻。补气养血，润燥化痰，益命门，利三焦，温肺润肠，治疗虚寒喘嗽、腰脚重痛、心腹疝痛、血痢肠风，散肿痛，发痘疮，制铜毒。

油核桃 【气味】 辛，热，有毒。

【主治】 主杀虫去毒，治痈肿、疠风、扬梅、疥癣、白秃等疮，润须发。

树皮 【主治】 止水痢。春季研皮汁洗头，黑发。将皮煎水，可染粗布。

壳 【主治】 烧存性，可入下血、崩中的药。

【附方】 1.**肾亏溢精**。胡桃肉、白茯苓各四两，附子一枚去皮切片，与姜汁、蛤粉一起焙干研末，加蜜做成如梧桐子般大小的丸子。每服三十丸，米汤送服。2.**小便频数**。胡桃煨熟，卧时嚼服，温酒送服。3.**石淋痛楚**。胡桃肉一升，细米煮浆粥一升，一起服下。4.**痰喘咳嗽**。睡前嚼服胡桃肉三颗、生姜三片，喝几口开水，再服胡桃三颗、生姜三片。次日即可痰消咳止。5.**老人喘咳，醒卧不得**。去皮胡桃肉、去皮尖杏仁、生姜各一两，研为膏，加炼蜜少许，做成如弹子大的丸。临睡前嚼服一丸，姜汤送服。6.**酸物吃多后齿不着力**，细嚼胡桃即解。7.**赤痢不止**。用胡桃仁、枳壳

各七个，无蛀皂荚一个，新瓦上烧存性，研细末，分作八服。睡前服一服，二更一服，五更一服，荆芥茶送服。8.**血崩不止**。用胡桃肉十五枚，灯上烧存性，研作一服，空心温酒送服。9.**小肠气痛**。用胡桃一枚，烧炭研末，热酒送服。10.**一切痈肿**。胡桃十个，煨熟去壳，加槐花一两，研末捣匀，热酒调服。11.**小儿头疮**。胡桃和皮，灯上烧存性，碗盖中出火毒后，加轻粉少许，调生油涂，几次即可痊愈。12.**火烧成疮**。用胡桃仁烧黑研敷。

阿月浑（hún）子 【释名】也叫胡榛子、无名子。

【集解】［藏器说］生长在西域各地，跟胡榛子是同一树种。一年生的叫胡榛子，二年生的叫阿月浑子。徐表《南州记》载，无名树生长在岭南山谷，它的果实像榛子，称作无名子，波斯国称它为阿月浑子。

仁 【气味】 辛、涩，温，无毒。

【主治】 治各种痢，去冷气，使人健壮，治腰冷阴，肾虚痿弱，房中术常用它。

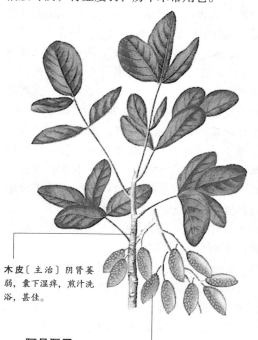

木皮〔主治〕阴肾萎弱，囊下湿痒，煎汁洗浴，甚佳。

阿月浑子

仁〔主治〕治各种痢，去冷气，使人健壮，治腰冷阴，肾虚痿弱，房中术常用它。

木皮 【气味】 辛，大温，无毒。

【主治】 阴肾萎弱，囊下湿痒，煎汁洗浴，甚佳。

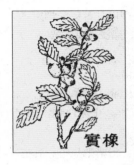

橡实

【释名】又叫橡斗、皂斗、栎梂、柞子。

【集解】[颂说]许多山谷中都有。[宗奭说]木质坚硬却不能做木材，这是木性所致。做成烧炭，其他树木则都不如它。[时珍说]栎有两种，不结果实的叫

棫；结果实的叫栩，其实就是指橡。它的叶像槠叶，而木纹呈斜钩状。四五月开出栗花一样的花朵，黄色。结的果实像荔枝，核有尖。果实的蒂如斗，包着半截果实。仁像老莲肉，山里人在荒年采它做饭食，或捣浸取粉食，丰年则用来养猪。北方也栽种，树二三丈高，坚实而沉重，果实上有斑纹。树大的可以做栋柱，小的做柴。它的嫩叶可以煎水当茶饮。

【气味】 苦，微温，无毒。

【主治】 主下痢，厚肠胃，肥健人。用水淘去涩味，蒸熟吃，荒年可以解饥。

【发明】[时珍说]橡实树结的果实就是橡。荒年时人们都以此充饥。过去挚虞进南山，在万分饥饿的时候捡橡实吃。唐代杜甫客居秦州时，采摘橡、栗以自养。

斗壳 【气味】 涩，温，无毒。

【主治】 止肠风下痢，崩中带下。亦可用来染棉布和黑发。

木皮、根皮 【气味】 苦，平，无毒。

【主治】 治恶疮。因风犯露引起的浮肿，每天煎水洗，直到脓血排尽为止。亦可止痢，消淋巴结结核。

【附方】 1.**水谷下痢**。用橡实二两、炙过的楮叶一两，共研末，饭前服，每次一钱，乌梅汤调服。2.**血痢不止**。治方同上，加半两缩砂仁。3.**下痢脱肛**。用橡斗子烧存性，研末，调猪油敷涂。4.**石痈坚硬**（痈如石，不作脓）。橡子一枚，在青石上磨醋，取汁涂痈，药干即换。十多次后痈可消。

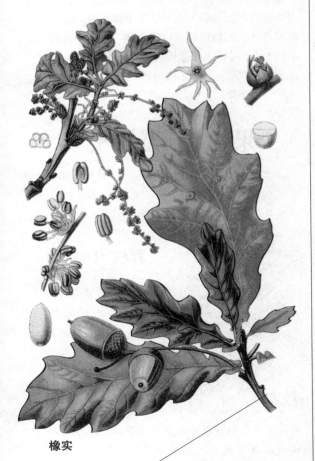

橡实

木皮、根皮[主治]治恶疮。因风犯露引起的浮肿，每天煎水洗，直到脓血排尽为止。亦可止痢，消淋巴结结核。

槲 (hū) 实

【释名】 又名槲檞、朴檞、大叶栎等。

【集解】[颂说]槲，处处山林有之。木高丈余，与栎相类。亦有斗，但小不中用耳。不拘时采。其皮、叶入

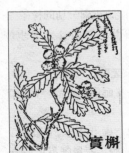

药。[时珍说]槲有二种：一种丛生小者名枹，音孚，见《尔雅》。一种高者名大叶栎。

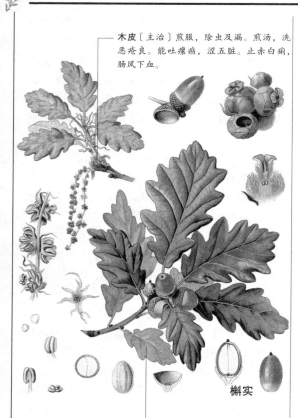

木皮〔主治〕煎服，除虫及漏。煎汤，洗恶疮良。能吐瘰疬，涩五脏。止赤白痢，肠风下血。

槲实

槲若〔主治〕疗痔，止血及血痢，止渴。活血，利小便，除面上皯赤。

树、叶俱似栗，长大粗厚，冬月凋落。三、四月开花亦如栗，八九月结实似橡子而稍短小，其蒂亦有斗。其实僵涩味恶，荒岁人亦食之。其木理粗不及橡木，所谓樗栎之材者指此。

仁 【气味】苦、涩，平，无毒。

【主治】蒸煮做粉，涩肠止痢，功同橡子。

槲若 【修治】〔颂说〕若即叶之名也。入药须微炙令焦。

【气味】甘、苦，平，无毒。

【主治】疗痔，止血及血痢，止渴。活血，利小便，除面上皯赤。

【附方】1. **卒然吐血**。槲叶为末，每服二钱，水一盏，煎七分，和渣服。2. **鼻衄不止**。槲叶捣汁一小盏，顿服即止。3. **肠风血痔**。热多者尤佳。槲叶微炙研末一钱，槐花炒研末一钱，

米饮调服。未止再服。4. **冷淋茎痛**。槲叶研末，每服三钱，水一盏，葱白七寸，煎六分，去渣，食前温服。5. **孩子淋疾**。槲叶三片，煎汤服一鸡子壳，小便即时下也。6. **腋下狐臭**。槲若三升切，水煮浓汁，洗毕，即以甘苦瓠壳烟熏之。后用辛夷、细辛、杜衡末，醋浸一夜，敷之。

木皮 俗名赤龙皮。

【气味】苦、涩，无毒。

【主治】煎服，除虫及漏，甚效。煎汤，洗恶疮良。能吐瘰疬，涩五脏。止赤白痢，肠风下血。

【附方】1. **赤龙皮汤**。治诸败烂疮、乳疮。用槲皮切三升，水一斗，煮五升，春夏冷用，秋冬温用，洗之。洗毕乃敷诸膏。2. **附骨疽疮**。槲皮烧研，米饮每服方寸匕。3. **下部生疮**。槲皮、榉皮煮汁，熬如饴糖，以导下部。4. **赤白久痢**。不拘大人、小儿。用新槲皮一斤，去黑皮切，以水一斗，煎取五升，去渣煎膏，和酒服。

果之三 夷果类

荔枝、龙眼、橄榄、五敛子、榧实、海松子、槟榔、大腹子、椰子、桄榔子、波罗蜜、无花果、马槟榔、枳椇

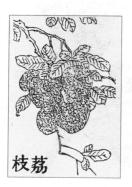

荔枝 【释名】又叫离枝、丹荔。〔时珍说〕诗人白居易曾描述说，此果若离开枝干，一日则色变，二日则香变，三日则味变，四五日后色、香、味都无存，故名离枝。

【集解】〔颂说〕荔枝生长在福建及四川、广东等地。以福建的荔枝品质为最佳，重庆涪陵等地次之，岭南为其下。荔枝树高二三丈，属桂木、冬青之类，绿叶四季常青荣茂不凋。其木质坚韧，其花青白。常并蒂结实，形状如初生的松球。壳

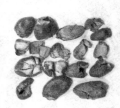

核〔主治〕可治小肠气痛、胃痛和妇女血气刺痛。方法是将一枚核煨存性，研末，以酒调服。

有皱纹如网罗，由青色渐变为红色。果肉色白如玉，味甜汁多。五、六月枝果见红成熟时即可食，多食亦不伤人，如食得过多饮蜜浆一杯即解。据传荔枝源于汉代，最初仅在岭南，后来长在蜀中。如今荔枝以福建四郡所产的最为珍奇，果肉肥厚，甘香莹白，非广蜀所产的荔枝可比。唐朝时福建进贡的白曝荔枝、蜜煎荔枝，皆为珍果。白曝荔枝以嘉实所产的为佳。荔枝经过暴晒便可保留较长时间，便于商贩销往各地，味道犹存。其余百果，均不及此。〔时珍说〕荔枝之果，其树木生长多年，鲜果肉白，经晒干后呈红色。经过日晒火烘、卤浸蜜煎，就可以运到远方。成朵的荔果晒干称为荔锦。蔡襄《荔枝谱》述，广、蜀所出荔枝，早熟而肉薄，味酸甜，还不及闽的中、下等果。福建除四郡有荔枝外，以福州为最多，延亘原野，有时一家有万株。兴化的最为奇特，漳、泉的次之。兴化的上品荔果直径可达一寸，香气清远，色紫壳薄，瓤厚膜红，核如丁香子，剥开如水晶，食来如绛雪。荔枝味甘甜，若果皮厚呈黄色，果核显红色，并吃时有渣、涩之感，虽无酸味，但也为下品。荔枝最忌麝香，若接触到，则花果尽落。莆田荔枝名品均为自然长成，虽然可将核拿来栽种，但亦失去了本来的面目，形状百出，不可强求。荔枝成熟而人未采摘时，则百虫不敢接近。人开始采摘后，乌鸟、蝙蝠等虫无不争先恐后残伤荔枝。故采荔枝时人要众多，在中午一起采摘为宜。

【气味】甘，平，无毒。〔时珍说〕荔枝气味纯阳，新鲜荔枝吃得太多会出现牙龈肿痛、口痛或鼻出血的症状。所以牙齿有病及上火病人忌食。

【主治】止渴，益人颜色，提神健脑。可治头晕、心胸烦躁不安，背膊不适，淋巴结结核，脓肿和疔疮，发小儿痘疮。

核【气味】甘、涩，温，无毒。

【主治】可治小肠气痛、胃痛和妇女血气刺痛。方法是将一枚核煨存性，研末，以酒调服。

壳【主治】治小儿疮痘出不快，煎汤饮服。又可解荔枝热，浸水饮服。

花、皮、根【主治】喉痹肿痛，用水煮汁，细细含咽。

【附方】〔实〕1.**痘疮不发**。用荔枝肉浸酒饮，吃肉饮汁。忌生冷。2.**风牙疼痛**。用荔枝连壳烧存性，研末擦牙即止。3.**呃逆不止**。荔枝七个，连皮核烧存性，研末，开水调服。

〔核〕1.**脾痛不止**。用荔枝核研末，每服二钱，醋送服。2.**疝气癫肿**。炒黑的荔枝核、炒过的大茴香，等分研末。每服一钱，温酒送服。又方：用荔枝核四十九个、带白的陈皮九钱、硫黄四钱，共研末，加盐水调面糊做成绿豆大的丸子。遇痛时空心酒服九丸。不过三服见效。此方叫作"玉环来笑丹"。3.**睾丸肿痛**。用荔枝核、青橘皮、茴等分，各炒过，研细，酒送服二钱，一天服三次。

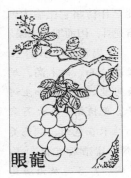

眼龍

龙眼【释名】也称龙目、圆眼、益智、亚荔枝、荔枝奴、燕卵、蜜脾、鲛泪、川弹子。

【集解】〔颂说〕今闽、广、蜀地出荔枝之处皆有。树高二三丈，像荔枝而枝叶微小，冬季不凋枯。春末夏初开细白花。果实七月成熟，壳呈青黄色，有鳞甲纹。外形圆，大如弹丸。肉薄于荔枝，白而有浆，甘甜如蜜。龙眼树结果实很多，每枝二三十颗，如葡萄做穗状。

实【气味】甘，平，无毒。

【主治】主五脏邪气，治厌食及食欲不振，驱肠中寄生虫及血吸虫。长期食用可强体魄，延年益寿，安神健脑长智慧，健脾开胃，补体虚。新鲜龙眼用沸汤淘过食，不会伤脾。

【发明】［时珍说］食品以荔枝为贵，而强身健脑则以龙眼为佳。因为荔枝性热，而龙眼性平和。可治思虑过度伤及心脾。

核【主治】治腋臭。六枚龙眼核同胡椒十四枚研末，出汗时擦患处即可。

【附方】**思虑过度，劳伤心脾，虚烦不眠，健忘怔忡，自汗惊悸。**用龙眼肉、炒过的酸枣仁、黄芪炙、焙干的白术、茯神各一两，木香半两、炙甘草二钱半，切细。各药配齐后，每服五钱，加姜三片、枣一枚、水二盅煎成一盅，温服。此方叫作"归脾汤"。

龙荔【集解】［时珍说］生长于岭南。形状像小荔枝，而肉味如龙眼，其树木、枝叶都像以上二果，故名龙荔。二月开小白花，与荔枝同时成熟，不可生吃，只能蒸食。

【气味】甘，热，有小毒。

【主治】生食可令人产生抽搐症状或幻影。

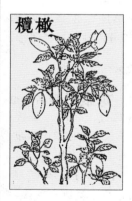

橄榄【释名】亦称青果、忠果、谏果。［时珍说］初食味道苦涩，久后方感甘甜。王元之作诗将它比喻为忠言逆耳，因而取名谏果。

【集解】［志说］生长在岭南。树木高，端直可爱。子实状如生诃子，无棱瓣，八九月采摘。还有一种波斯橄榄，生长在邕州，颜色类似岭南橄榄，但核有两瓣，蜜渍后可食。［珣说］《南州异物志》载，闽、广各地及沿海岛屿间都有生长。树高一丈多，叶似榉柳。二月开花，八月结果，状如长枣，两头尖，青色。核也两头尖而有棱，核内有三个孔，孔中有仁，能吃。［颂说］《岭表录异》载，橄榄树枝皆高耸。果子深秋方熟，南方人喜欢生食，味虽苦涩但芳香胜过鸡舌。野橄榄，结果实繁盛而树枝高大峻峭，人不能攀摘，欲取果子时，

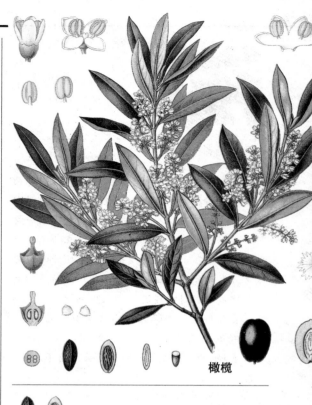

橄榄

仁〔主治〕唇边燥痛，研烂敷患处。

核〔主治〕治各种鱼骨鲠喉及食鱼过多，消化不良，亦治小儿痘疮后生痣。

只需刻根下方寸左右，放盐入内，一夜过后果子皆自行落下，而树木毫无损伤。它的枝节间有脂液如桃胶，南方人采集后和树皮、叶煎汁熬如黑饧，称为榄糖。可用来补船的缝隙，牢如胶漆，着水后易干。［时珍说］橄榄树高，在果子将熟时，用木钉钉树，再放少许盐入树皮内，果实一旦成熟便自落。橄榄果生食甚佳，用蜜渍、盐藏后可贩运到远方。橄榄树枝如黑胶的，烧烤时气味清烈，称为榄香。

【气味】酸、涩、甘、温，无毒。［震亨说］橄榄味涩而甜，醉酒时宜食。然而性热，多食导致上腹胀闷。［时珍说］橄榄经盐渍后即不苦涩，与栗子同食味更香。《延寿书》载，凡食橄榄必去两头，因其性热。过白露后摘食

诸病不生。

【主治】 生食、煮饮，都可解酒醉及河鲀鱼毒。嚼汁咽下，治鱼骨鲠喉及一切鱼、鳖毒。还有生津止渴的作用，治咽喉痛。

【发明】［志说］人误食河鲀鱼肝或子，必中毒致死，只有橄榄及其树木煮汁才能解。用它的树木做桨，鱼碰着后都会浮出。［时珍说］《名医录》载，吴江有一富人，食鳜鱼被鲠。鱼骨在胸中不上不下，疼痛无比，半月后奄奄一息。忽遇渔人张九，告知取橄榄服食，当时没有橄榄，便将橄榄核研末，取急流水调服，骨遂下而愈。如今人们煮河鲀和团鱼，都放橄榄，因知橄榄能解一切鱼、鳖之毒。

仁 【气味】 甘，平，无毒。

【主治】 唇边燥痛，研烂敷患处。

核 【气味】 甘、涩，温，无毒。

【主治】 磨汁服，治各种鱼骨鲠喉及食鱼过多，消化不良，亦治小儿痘疮后生痣，烧后研末敷。

【附方】 1.中河鲀毒。取橄榄及木煮水服即可。2.唇裂生疮。将橄榄炒，研末，调猪油涂擦。3.牙齿脓血。用橄榄烧研，放麝香少许涂患处。 4.唇吻燥痛。取橄榄仁研烂敷。5.肠风下血。用橄榄核灯上烧存性，研末，每二钱，陈米汤调服。6.阴囊癞肿。橄榄核、荔枝核、山楂核等份，烧存性，研末。每服二钱，空心茴香汤调服。7.耳足冻疮。用橄榄核烧研，调油敷涂。

五敛（liǎn）子

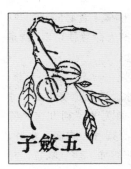

图注：子敛五

【释名】亦称五棱子、阳桃。

【集解】［时珍说］生长在岭南及闽中，闽人称作阳桃。果子如拳头，颜色青黄润绿，形状怪异，皮上有像雕刻而成的五棱。皮肉脆软，初食时味酸而回味甘甜。每年五月、十月成熟两次。一树可结果数十斗。果肉多汁，味酸甜，宜与其他水果掺食。

【气味】 酸、甘、涩，平，无毒。

【主治】 主治风热，生津止渴。

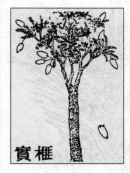

图注：實榧

榧（fěi）实

【释名】 也叫赤果、玉榧、玉山果。

【集解】［时珍说］生长在深山中。它的树枝似桐而树叶似杉，有雌雄之分，雄的开花，雌的结果。冬季开黄圆花，果实如枣般大小。果核长如橄榄核，有尖和不尖之分，无棱而壳薄，黄色。核仁可生食，也可焙收。一树可结果数十斛。

【气味】 甘、涩，平，无毒。［时珍说］《物类相感志》载，榧煮素羹，味甚甜美。榧子同甘蔗食时，其渣自软。用猪油炒榧子，黑皮自脱。

【主治】 主治各种痔疮及寄生虫。有助消化，益筋骨，行荣卫，明目轻身。多食可滑肠。治咳嗽白浊，助阳道。

【发明】［震亨说］榧子是养肺的果。火炒而食，香酥甘美。但多食则容易引火入肺伤及大肠。［原说］榧子能杀肠中各种寄生虫，小儿黄瘦有虫积的，宜食。

花 【气味】 味苦。治水气，去肠虫，使面色好，但不可久服。

【附方】 1.杀体内寄生虫。榧子一百枚，去皮后炒熟吃。胃弱的人用量减半。2.令发不落。榧子三个、胡桃两个、侧柏叶一两，捣烂浸雪水中，梳头发。3.突然吐血。先吃蒸饼两三个，以榧子为末，开水送服三钱。每天服三次。

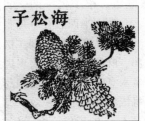

图注：海松子

海松子

【释名】 亦称新罗松子。

【集解】［时珍说］海松子产于辽东、云南及中原，辽东及云南的海松子五叶一丛，球内结子，大如巴豆而有三个棱，一头尖。久存也有油，

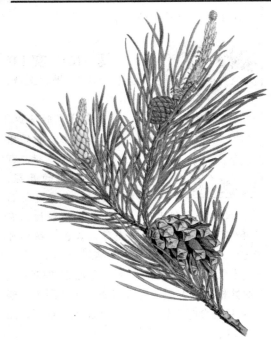

海松子

肉非常香美。中原松子大如柏子，只可入药，不能食。

【气味】 甘，小温，无毒。

【主治】 治骨关节风湿、头眩，润五脏，祛风湿，充饥，逐风痹寒气，补体虚，滋润皮肤。久服轻身，延年益寿。另有润肺功能，治燥结咳嗽。

【发明】 ［时珍说］服食以辽宁、云南所产的海松子为最佳，中原松子只可入药。另据《列仙传》载，偓佺好食松子，体毛长数寸，行走如奔马。又有辆子少在黑山食松子、茯苓，寿至几百岁之说。另外，赤松子好食松仁、天门冬、石脂，齿落更生，发落更出。

【附方】 1.肺燥咳嗽。松子仁一两、胡桃仁二两，共研为膏，和熟蜜半两收存。每服二钱，饭后开水冲服。2.小儿寒嗽或作喘。松子仁五个，炒过的百部、麻黄各三分，去皮尖的杏仁四十个，加少量水煮开，化白砂糖调药做成芡子大的丸子。每饭后含化十丸，效果显著。3.大便虚秘。松子仁、柏子仁、麻子仁，等分研末，溶蜡做梧桐子般大小的丸。每服

五十丸，黄芪汤送服。

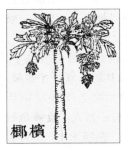

槟榔【释名】亦称宾门、仁频、洗瘴丹。［时珍说］宾与郎都是贵客之称。《南方草木状》载，接待贵宾，必先呈上此果。若不设，便会互相嫌恨。大概"槟榔"之名就来源于此。

【集解】［时珍说］槟榔树初长时如笋竿积硬，引茎直上。茎干颇似椰子桄榔而有节，旁无分枝，条从心生。顶端有叶如甘蕉，风吹时很像羽扇扫天。三月时叶中一房突起，自行裂开并出穗共数百颗，大如桃李。穗下累生刺以护果实。五月成熟，剥去皮，煮其肉而晒干。岭南人将槟榔做果食，说是南方地湿，不吃它不能祛瘴疠。生食槟榔味苦涩，如与扶留藤和蚌子灰一同咀嚼，则柔滑甘美。喻益期说，槟榔树高九丈，树干大的有二围，叶长于顶端，房结叶下。花开房中，子结房外。擢穗似黍，缀实似谷。树皮如桐而厚，有节似竹。屈曲时如彩虹，伸直如缝绳。上不倾，下不斜。匀匀亭亭，千百如一。在其林中散步则神清目朗，六根清净，庇其树荫则凉风习习，令人气定神闲。槟榔树不耐霜，故不宜在北方种植，多长在南方，尤以海南为甚，辽然万里。

【修治】［时珍说］槟榔生食必同扶留藤、蚌子灰合嚼。俗称"槟榔为命赖扶留"。就是说槟榔伤真气，不可多食。

槟榔子【气味】 苦、辛、涩、温、无毒。

【主治】 主消谷逐水，杀肠道寄生虫、寸白虫、伏尸；除湿气，通关节，利九窍，除烦，破腹内结块；还可治脚气、胸痛、水肿、痢疾、大小便不通、腹胀腹痛、痰气喘急，疗恶性疟疾，抵御瘴疠。

【发明】［时珍说］罗大经《鹤林玉露》载，岭南人以槟榔代茶御瘴疠，它的功能有四：一是醒能使之醉，食后不久即头晕颊红，

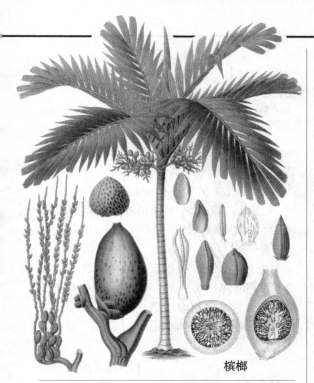

槟榔

槟榔子〔主治〕消谷逐水，杀肠道寄生虫；除烦，破腹内结块；还可治脚气、胸痛、水肿、痢疾、大小便不通、腹胀腹痛等。

炒槟榔〔主治〕消谷逐水，杀肠道寄生虫；除烦，破腹内结块；还可治脚气、胸痛、水肿、痢疾、大小便不通、腹胀腹痛等。

槟榔干〔主治〕消谷逐水，杀肠道寄生虫；除烦，破腹内结块；还可治脚气、胸痛、水肿、痢疾、大小便不通、腹胀腹痛等。

似饮酒。苏东坡所谓"红潮登颊醉槟榔"即是；二是醉能使之醒，酒后嚼槟榔，能宽痰下气，消解醉意。朱晦庵所谓"槟榔收得为祛痰"即是；三是饥能使之饱，空腹食用则感到气盛如饱；四是饱能使之饥，饱后食之食物则很快消化。吴兴章杰《瘴说》载，岭南有一风俗，多吃槟榔，每日十余枚。因为瘴疬都因饮食过度、气痞积结所致，而槟榔能下气消食祛痰，所以平时习惯良好，可预防他日疾患之忧。

【附方】1.**痰涎为害**。用槟榔为末，每服一钱，开水送服。2.**口吐酸水**。槟榔四两、橘皮一两，共研末，每服一匙，空心生蜜汤调服。3.**伤寒胸闷**。槟榔、枳实，等分研末，每服二钱，黄连煎汤送服。4.**心脾作痛**。槟榔、高良姜各一钱半，陈米百粒，水煎服。5.**腰痛**。槟榔研末，酒送服一钱。6.**脚气**。槟榔十二枚，研末，分两次服，以姜汁温酒调服。7.**便秘**。槟榔研末，蜜汤调服二钱。8.**小便淋痛**。用面煨槟榔、赤芍药各半两研末，每取三钱，水煎好，空心服。一天服两次。9.**肠寄生虫**。槟榔十多枚，研末，先以水二升半煮槟榔皮至一升，调末一匙，空心服。经一天即有虫排出，如未排尽，可再次服药。又一方：槟榔半两，炮过，研末，每服二钱，以葱、蜜煎汤调服。10.**口吻生疮**。槟榔烧过，研末，加轻粉敷擦。11.**耳出脓**。用槟榔末吹耳内。

大腹子【释名】亦称大腹槟榔、猪槟榔。

【集解】[时珍说]生长在岭南、滇南，即槟榔中腹大形扁而味涩的一种。当地人习惯用扶留藤、蚶子壳灰拌和服食，以辟除瘴疬。

【气味】辛、涩，温，无毒。

【主治】与槟榔的功用相同。

皮【气味】辛，微温，无毒。

【主治】治热气攻心腹、大肠虫毒。通大小肠，健脾开胃，止霍乱，降逆气，还可消皮肤水肿，治脚气，疟疾痞满不舒及胎孕恶阻胀闷等。

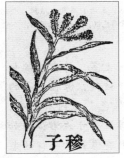

子椰

椰子【释名】亦称越王头、胥余。[时珍说]稽含《南方草木状》载，相传林邑王与越王有怨，便派刺客趁其醉，取下头悬挂在树上，后来就化为了椰子，核上如有两眼，里面的浆如酒，因此俗称越王头。

【集解】[颂说]椰子生长在岭南各州，

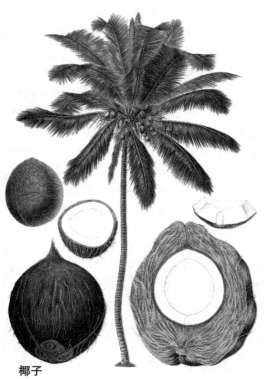

椰子

瓢 【气味】 甘，平，无毒。

【主治】 主益气，治风。食后充饥。令人面色滋润。

汁 【气味】 甘，温，无毒。

【主治】 主消渴，去风热，治吐血水肿。

【发明】［震亨说］椰子生长在海南热带地区，当地人依赖椰汁消解夏热毒渴。

皮 【气味】 苦，平，无毒。

【主治】 能止血。疗鼻出血、吐泻霍乱，还可煮汁饮服。治心绞痛，烧存性，研末，以新汲水送服一盏。

壳 【主治】 可以做盛酒的器具，若酒中有毒则酒沸起或壳裂。又可治杨梅疮及筋骨痛，烧存性，临用时炒热，以滚酒泡服二三钱，盖被取汗，疼痛即止。

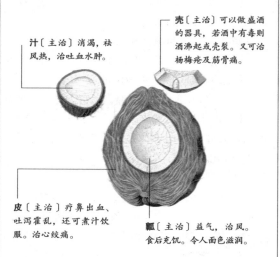

汁〔主治〕消渴，祛风热，吐吐血水肿。

壳〔主治〕可以做盛酒的器具，若酒中有毒则酒沸起或壳裂。又可治杨梅疮及筋骨痛。

皮〔主治〕疗鼻出血、吐泻霍乱，还可煮汁饮服。治心绞痛。

瓢〔主治〕益气，治风。食后充饥。令人面色滋润。

树木像桄榔无枝条，高一丈多，叶在顶端如束蒲；果实大如瓠，垂于枝间，像挂上去的一样。果实外有粗皮，棕色。皮内有坚壳，圆而微长。壳内有肤，厚有半寸左右，白如猪皮，味如胡桃。肤内裹有像乳汁一样的浆四五合，饮来清凉可口，芳香宜人，壳还可做器皿。肉可糖煎寄往远方，做果品甚佳。

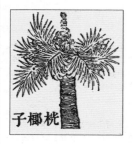

子椰桄

桄榔（guǎng láng）子 【释名】
亦称姑榔木、面木、董棕、铁木。

【集解】［颂说］岭南及两广地区都有。民家的庭院里也有种植。树木似棕榈而坚硬，砍掉皮可以从树中取面，多的可达数十斗，食后不饥。其皮非常柔，坚韧可以做井绳。结的果实如青珠，每条不下百颗，一树近百条，团团悬挂似伞。

【气味】 苦，平，无毒。

【主治】 主破瘀血。

桄榔面 【气味】 甘，平，无毒。

【主治】 做饼烤食，味肥美，令人不饥，补益体虚乏力，腰酸。久服还可轻身辟谷。

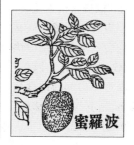

蜜羅波

波罗蜜 【释名】
［时珍说］波罗蜜，梵语，因果味甘，故用此名。

【集解】［时珍说］生长在岭南、滇南等地。树高五六丈，形似冬青而更加黑润。叶极光净，冬夏均不凋枯。树身长至斗大时才结果，不用开花果实出自枝间，多的有十几枚，少的五六枚，大如冬瓜，外有厚皮裹着，像栗球，有软刺。五六月成熟时每颗重达五六斤。剥去外层皮壳，里面的肉重叠如橘瓣，吃来甘甜如蜜，香气四溢。一果有数百核，核大如枣。核仁如粟黄，煮炒食更佳。

【气味】甘、香、微酸，平，无毒。

【主治】止渴解烦，醒酒益气，令人悦泽。

核中仁【主治】补中益气，令人不饥，身体轻健。

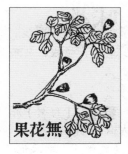

果花無

无花果【释名】

亦称映日果、优昙钵、阿驵。

【集解】[时珍说]生长在扬州及云南，今吴、楚、闽、越等地也有，有人折枝插栽而成。枝叶如枇杷叶，三月长

叶如花构叶。五月间不开花而结果实，果实出自枝间，状似木馒头，里面虚松柔软，采来后用盐渍，压扁，晒干后当果品食。成熟时果实呈紫色，果肉软烂，味甜如柿子，无核。《方舆志》载，广西的优昙钵不需开花便结果，状如枇杷。《酉阳杂俎》载，阿驵出自波斯，拂林人将此树称为底珍树。高丈余，枝叶繁茂，有分丫如蓖麻，无花而实，色红类似楟柿，一月而熟，味亦如柿。这两种指的都是无花果。

实【气味】甘，平，无毒。

【主治】开胃，止泄利。治各种痔、咽喉痛。

叶【气味】甘、微辛，平，有小毒。

【主治】治痔疮肿痛，煎汤频熏洗患处。

[附录]**文光果**出自景州。状如无花果，味如栗子，五月成熟。

天仙果出自四川。树高八九尺，叶似荔枝略小，无花结果，果子似樱桃，累累缀于枝间。六七月成熟，味极甜美。宋祁《方物赞》载，无花果有很多分枝，无花结果，闲时咀嚼，味甜似蜜。

古度子出自两广各州。树叶如栗，无花结果，枝间生子，大如石榴及山楂，色红，味酸，煮后可做粽食。若数日不煮，则化作飞蚁。

叶〔主治〕治痔疮肿痛，煎汤频熏洗患处。

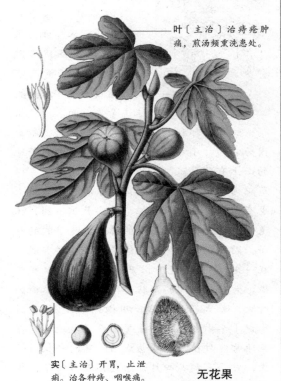

实〔主治〕开胃，止泄痢。治各种痔、咽喉痛。

无花果

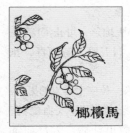

椰檳馬

马槟榔【释名】

亦称马金囊、马金南、紫槟榔。

【集解】[时珍说]生长在滇南的金齿、沅江等少数民族地区，蔓生。结果大如葡萄，紫色味甘。果内有核，颇似大风子而壳薄。核内有仁，也很甜。

实【气味】甘、苦，寒，无毒。

核仁【气味】甘、苦，寒，无毒。

【主治】主难产，临产时细嚼数枚，用井华水送服，不久即产。再用四枚去壳，两手各握两枚，恶水自下。欲断产，可常嚼两枚，用水送服。久服使子宫冷，可致不孕。治伤寒热病，食数枚，冷水送服。治恶疮肿毒，内食一枚，冷水送服。外嚼涂于患处，即愈。

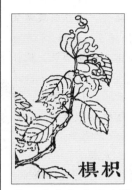

枳椇 (jǔ)【释名】亦称蜜屈律、木珊瑚、木蜜、木饧、鸡距子、鸡爪子；木名白石木、金钩木、交加枝。

【集解】［颂说］树高大如白杨，枝柯不直。果子结在枝端，吃来甘美如饴，八九月成熟。出自江南的味甚美，称为木蜜。能败酒味，若用枳椇木作房屋的柱，则屋中酒味会变薄。据传曾有一南方人用此木修舍，误落一片入酒瓮，酒便化为水了。［藏器说］木蜜树生长在南方，俗称白石木，枝和叶都很甜。嫩叶可生吃，味如蜜，将老枝破后煎汁成蜜，更甜，可以止渴安神。［时珍说］枳椇树高三四丈，叶圆大如桑柘，夏季开花。枝头结果，如鸡爪形。嫩时青色，霜后黄色，嚼来味甘如蜜。有一根枝的末端结有一二个果子，状如蔓荆子，里面有赤色的扁核，似酸枣仁。飞鸟喜欢在枝上做巢。将果实盐藏后用荷叶包裹，可以备冬储。

【气味】甘，平，无毒。

【主治】主头风、小腹拘急，可止渴除烦，去横膈燥热，利大小便，润五脏，解酒毒，止吐逆，辟寄生虫。

【发明】［震亨说］有一位三十多岁的男子，因饮酒发热又兼房劳虚乏，便服补气血之药，并加葛根以解酒毒，微微出汗后，人反而觉得更加懈怠，燥热依旧。这是因为他气血虚经受不住葛根的药性，应服鸡距子方能解毒，于是在煎药中加入鸡距子才治愈。［时珍说］东坡

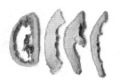

枳皮 ［主治］主头风、小腹拘急，可止渴除烦，去横膈燥热，利大小便，润五脏，解酒毒，止吐逆，辟寄生虫。

说：揭颖臣患消渴病，每天饮水数斗，饭量倍增，小便频数。服消渴药一年多，病情渐重，自认为必死。请蜀医张肱诊断后，他笑道："你差点误死了。"于是取麝香当药引子，以酒濡润，做十余丸，用枳根煎汤吞服，病愈。问其原因，张肱说："这种病因脾弱肾败、土不制水而致。"如今颖臣脾脉极热而肾气不衰，是因为过度食果实、饮酒物，积热在脾而致，所以食多而饮水，水多而小便必频。麝香能制酒果花木；椇亦可制酒物，屋外有此树木，屋内酿酒多不佳。因此用以上二物为药，可解酒果之毒。

果之四 味类

秦椒、蜀椒、崖椒、地椒、胡椒、吴茱萸、食茱萸、盐麸子、茶（茗）

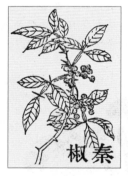

秦椒【释名】亦称大椒、花椒。

【集解】［别录说］生长在泰山、秦岭和琅琊山上。八、九月采摘。［颂说］陆玑《疏义》说树像茱萸而有刺，茎叶坚挺而滑泽，味道辛香。蜀人以此做茶，江苏南部和浙江北部的人当作茗，都是因为它的叶子煮后香美可口。现在成皋等地的山上有竹叶椒，树的形状也像川椒，可以蒸鸡肉和猪肉，供人食用。东海的许多岛上也有椒树，枝叶很相似，果实长但不圆，味道像橘皮一样香。岛上的獐和鹿吃了它的叶子，因此它们的味道就像是椒香和橘香混合在一起。［宗奭说］出产于秦地，所以叫秦椒。大部分椒树的形状都很相似，但秦椒的叶大，粒大而皱纹浅，川椒则皱纹深。［时珍说］秦椒即花椒，最早出产于秦地，现在各地都能种植，很容易成活。它的叶相对而生，尖而有刺。四月开小花，五月结子，生的青色，熟后红色，比川椒大，子实中的子

颗粒大，呈红色。秦椒产于陕西天水，以粒子的为佳。

椒红 【气味】 辛，温，有毒。

【主治】 治风邪气，温中祛寒气引起的肢体酸痛，坚齿、发，明目，经常服用还可轻身，使肤色红润，延年益寿。治疗咽喉肿痛，呕吐肠阻。散瘀血，治产后腹痛。发汗，利五脏，亦可止咳，治风湿病。治恶风遍身、口齿浮肿摇动、四肢麻痹、月经不调、产后血痢、慢性腹泻，治腹中冷痛，生毛发，散疤痕。能消肿除湿。

【附方】 1.**饮少尿多**。秦椒、瓜蒂各二分，研末，每服一匙，水送服。一天服三次。2.**手足心肿**。椒和盐末等分，用醋调匀，敷肿处。3.**久患口疮**。秦椒去掉闭口的颗粒，水洗后和面拌煮为粥，空心服，以饭压下。重者可多服几次，直至治愈。4.**牙齿风痛**。用秦椒煎醋含漱。

蜀椒 【释名】 亦称巴椒、汉椒、川椒、南椒、点椒。

【集解】 [别录说]生长在武都山谷和四川东部等地。[颂说]陕、洛一带的人也大多辟园种植。树高四五尺，形状像茱萸稍矮些，有针棘刺，叶子坚挺而滑，烹煮后可食。四月结子，都生长在枝叶间，颗粒像小豆，紫红色。八月采来用微火烘干。江、淮等地和北方也有，茎叶都很相似，但不如蜀中的好，且皮厚，黑仁，味烈。[时珍说]蜀椒肉厚皮皱，子黑亮，就像人的瞳孔。所以也称为椒目。其他的花椒子虽然黑亮，但都比不上蜀椒，比如土椒就没有什么光泽。现在人们烹煮食物、蔬菜、鸡、鱼、猪肉等，不能缺少，去腥除臭，做调料烹食，甚香。只有煮鳗鱼、鳝鱼等不能用。

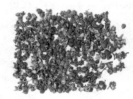

子[主治]主寒湿呕吐，温中，去骨节皮肤死肌，肢体皮肤麻木疼痛。除六腑的寒冷、伤寒温疟大风，治汗不出以及消化不良积食引起的痢疾、泄精，风邪引起的小腹硬块、水肿黄疸。

椒红 【气味】 辛，温，有小毒。[别录说]吃多了让人感到气喘促，伤身。[李鹏飞说]过量食用会使人失明，伤血脉。中毒的人可用凉水麻仁浆来解毒。

【主治】 主寒湿呕吐，温中，去骨节皮肤死肌，肢体皮肤麻木疼痛。长期服用头发不白，轻身益寿。除六腑的寒冷、伤寒温疟大风，治汗不出以及消化不良积食引起的痢疾、泄精，风邪引起的小腹硬块、水肿黄疸，杀虫、鱼毒。长期服用可舒经活血，坚齿发，明目，通关节，耐寒暑。治头风流泪，虚损留结，腰部不适，破瘀血，下腹部水肿。治咳嗽，腹内冷痛。除牙齿痛，破腹内肿块，治胸闷。治流行感冒，产后宫内瘀血，还能壮阳，治疗阴汗，暖腰膝，缩小便。止呕吐。益血，利五脏，下乳汁，灭瘢痕，生毛发。散寒除湿，解郁结，消积食，补肾，通三焦，温脾胃，杀蛔虫，止腹泻。

【发明】 [颂说]服食方，只服椒红则补下焦，适当用蜀椒更好，蜀椒通气，会使其养下焦而不致上冲。[时珍说]椒是纯阳物，是手足太阴、右肾命门气分的药。它的味辛而麻，气温而热。秉承南方之阳，感受西方之阴，所以才能入肺散寒，治咳嗽；入脾除湿，治风寒引起的肢体疼痛，水肿泄痢。入右肾可补火，治阴衰，小便频数，足软久痢等病症。有一七十多岁的妇女，腹泻达五年之久，多方医治无效。后来给她吃五十颗感应丸，两天不下大便。又用平胃散加椒红、茴香、枣肉做成丸，给她服用就好了。每次因为暴食而发病，用此方治腹泻最为有效。这就是除温消食，温脾补肾的验证。《岁时记》说，元旦时饮椒柏酒能解疫病，是因为椒是玉衡星精，服后令人体耐老；柏是百木之精，是仙药，能伏鬼邪。吴猛真人"服椒诀"说，椒禀五行之气而生，皮红、叶青、花黄、膜白、子黑、气馨香。它的性下行，能使火热下达，而不致上熏。在芳草中，各种物品的功效都不及它。椒红丸虽然能补肾，但不分水火，未免偏于热。大多药方，只对脾胃和命门虚寒，有湿气和郁结的人合适。假如肺胃平时就热的人不应该用它。所以丹溪的妻子朱氏说：椒属于火性，有下达的功能，服用时间长了，那么就会从水中生出，因此凡是服用椒的，没有不受其害的。《上清诀》中说，凡是人吃饭吃得过饱，感觉气向上冲，心胸闷，腹中有痞块的人，用水送服生椒一二十颗马上就好。是利用它能通三焦，引正气，下恶气，消积食的特性。有位叫戴原礼的人曾说过：凡是呕吐的人，吃其他的药也吃不进去，腹内一定有蛔虫。蛔虫听到有药的动静，就开始活动，使药吐出而蛔虫却安然无恙。要是在治呕吐的药中加入炒过的川椒十颗，那样效果就会好。估计是蛔虫遇了花椒头就躲了起来。张仲景在治蛔虫的厥乌梅丸中也用了蜀椒，也是此意。许叔微说，凡是肾气上逆的人，必须用川椒引，归经后就好了。

椒目【气味】苦，寒，无毒。

【主治】治水肿胀满，通小便。治十二种水气和肾虚、耳聋、耳鸣、尿急、尿频、气喘。

叶【气味】辛，热，无毒。

【主治】治积食，祛湿气以及内外肾钓，治霍乱转筋。把椒叶和艾、葱碾烂，用醋拌能杀虫，可洗脚气及膝盖上的烂疮。

根【气味】辛，热，微毒。

【主治】治肾与膀胱虚冷以及血尿色瘀，煎成汤慢慢饮。色鲜的则不能服用。

【附方】1. **水气肿满**。用椒目炒捣成膏，每服一匙，酒送服。2. **崩中带下**。用椒目炒过、碾细，每服一匙，温酒送服。3. **眼生黑花，年久不治**。用炒过的椒目和苍术各一两，共研末，加醋、糊做成梧桐子大的丸子。每服二十丸，醋汤送服。4. **元气伤损**，目暗耳聋。用蜀椒，去目及合口者，炒出汗，晒干捣取椒红一斤，另用生地黄捣出自然汁，煎至一升，和椒末做成梧桐子大的丸子。每服三十丸，空心温酒送服。5. **腹内虚冷**。用去掉不开口颗粒的生椒四十粒，浸浆水中一宿，空心水送服。久服暖脏腑，黑发明目。6. **寒湿脚气**。用川椒二三升，装于薄布囊中，每天在囊上踏脚，有效。7. **疮肿作痛**。用生椒末、釜下土、荞麦粉，等

分研末，用醋条，敷患处。8. **手足皲痛**。用椒四合，水煮，去渣，浸泡皲痛处，约过半顿饭时间，让痛处出水干燥。过一会儿再次浸泡，等痛处出水干燥后，涂上猪、羊脑髓，有效。9. **漆疮作痒**。用川椒煎汤洗。又方：凡经过正在涂漆的地方，嚼川椒涂鼻上，则不生漆疮。10. **风虫牙痛**。用川椒红末，调水和白面做成皂荚子大小的丸子，烧热咬之，几次即愈。一方：花椒四钱牙皂五十个、醋一碗，煎汁漱口。11. **痔漏脱肛**。每日空心嚼川椒一钱，凉水送下，三五次即收。12. **肾风囊痒**。川椒、杏仁研膏，涂掌心，合阴囊而卧，有奇效。

崖椒【释名】

亦称野椒。

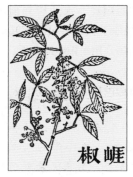
椒崖

【集解】[颂说]施州有一种崖椒，叶子比蜀椒的大，当地人采集来放在食物中食用。[时珍说]这种椒也叫野椒，味道不是很香，籽是灰色的，不黑也不发亮。当地人用崖椒炒鸡、鸭来吃。

【气味】辛，热，无毒。

【主治】治肺气上喘和咳嗽。野姜和在一起，捣成末，用酒送服。

地椒【集解】

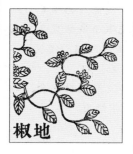
椒地

[禹锡说]出产于上党一带，树苗贴近地面蔓生，茎叶很小，花亦小，紫白色，顺着旧枝长出新的枝叶。[时珍说]地椒出产于北方，也就是蔓椒的小树。地椒树紧贴着地面长出叶子，形状很小，味辛。当地人用它煮羊肉吃，味道香美。

【气味】辛，温，有小毒。

【主治】治疗淋病引起的肿痛，做杀蛀虫的药。

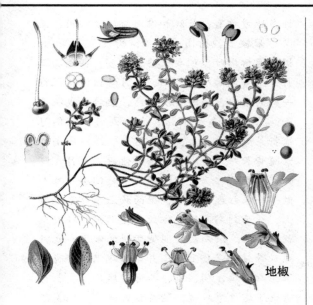

地椒

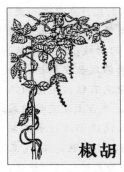

椒胡

胡椒 【气味】也称昧履支。

【集解】［恭说］出产于我国西部少数民族居住的地方，形似鼠李子。用来做调料的，味道很辛辣，与秦椒、蜀椒比起来，口感好些。［慎微说］《酉阳杂俎》记载，胡椒，出产于摩伽陀国，那儿的人称它昧履支。它的树苗蔓生，枝很柔软，叶子长寸半。有的细条与叶子一样长，每条上都结子，并且是两两相对而生。胡椒树的叶子早晨张开、晚上合拢，并且将胡椒子裹在里面。树形像汉椒，味道辛辣，六月是采摘的季节，现在已经成为人们生活中不可缺少的调味品。［时珍说］胡椒，现在南部很多国家以及交趾、云南、海南等地都有。依附在树上攀缘到高处，现架成棚引藤。叶子像扁豆、山药等。正月开黄白色的花，结子甚多，缠绕在藤蔓上，形状像梧桐子，没有核，生的时候是青色，熟后变成红色，青的更辣。四月熟透，五月采收，晒干后变小。现在中国饮食中大多都要用到它。

【气味】辛，大温，无毒。

【主治】主下气温中，能去痰，除脏腑冷气，去胃口的虚冷气，积食不消化，霍乱气逆，心腹疼痛，冷气上冲。能调和五脏，壮肾气，治冷痢，杀死所有鱼、肉、鳖、蕈中的毒。能治冷积阴毒，牙齿肿痛。

【发明】［震亨说］胡椒有火性，性很燥，吃了胸腹舒畅，喜欢吃它的人很多。但长时期吃对脾、胃、肺损伤很大。［时珍说］胡椒辛热，纯属阳性物，肠胃寒湿的人适宜吃。火气大的病人吃了则动火伤气，深受其害。我从小就很喜欢吃胡椒，每年都得眼病，但从来没有怀疑是它的原因。后来渐渐认识到了它的弊端，所以下决心要断绝吃它，随后眼病也好了。有的才吃一两粒，立即感觉昏涩，这是以前从来没有吃过的人。大概也是辛味走气，热又助火，胡椒的火气味道很重的缘故。有咽喉肿痛、口舌生疮的病人，应当忌食。

【附方】1.心腹冷痛。胡椒二十粒，淡酒送服。心下大痛者，用椒五十粒、乳香一钱，研匀，男用生姜汤、女用当归酒送服。2.霍乱

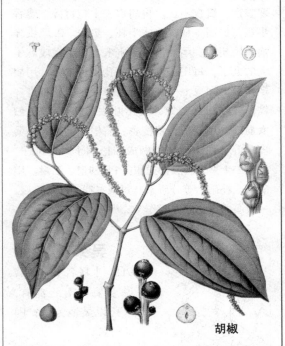

胡椒

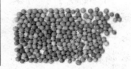

子［主治］主下气温中，能去痰，除脏腑冷气，去胃口的虚冷气，积食不消化，霍乱气逆，心腹疼痛，冷气上冲。

吐泻。用胡椒五十粒、绿豆一百五十粒，共研末，每服一钱，木瓜汤送服。3. **反胃吐食**。用胡椒在醋中泡过，取出晒干，反复七次，研末，加酒、糊做成梧桐子般大的丸子。每服三四十丸，醋汤送下。又方：用胡椒七钱半、煨姜一两，水煎，分两次服。又方：用胡椒、开水泡过的半夏，等分研末，加姜汁和糊做成如梧桐子大的丸子。每服三十丸，姜汤送服。4. **赤白下痢**。用胡椒、绿豆，各依病人一岁用一粒，共研末，加糊做成梧桐子般大的丸子。赤痢用生姜汤，白痢用米汤送服。5. **大小便闭**。胡椒二十粒，打碎，加水一碗煎至六成，去渣，加半两芒硝，煎化后服下。6. **两胁积块，气逆喘急，日溃成痛**。胡椒二百五十粒，蝎尾四个、生木香二钱半，共研末，加粟米饭做成绿豆大小的丸子。每服二十丸，橘皮汤送服。此方叫作"磨积丸"。7. **惊风，眼珠内钓**。胡椒、木鳖子仁，等分研末，加醋调黑豆末，共捣为如绿豆大的丸子，每服三四十丸，荆芥汤送服。8. **伤寒咳逆，日夜不止**。将胡椒三十粒打碎、麝香半钱，加酒一杯，煎成半杯，热服。9. **风虫牙痛**。用胡椒、荜茇，等分研末，加蜡做成麻子大的丸子，每用一丸，塞蛀孔中。又方：用胡椒九粒、绿豆十一粒，布裹捶碎，用丝布裹一粒，放在患处咬定，涎出吐去，即可。10. **妇女血崩**。用胡椒、紫檀香、茜根、郁金、小蘖皮，等分研末，加水做成如梧桐子大的丸子。每服二十丸，阿胶汤送服。11. **沙淋、石淋**。用胡椒、朴硝，等分研末。每服二钱，开水送服。一天服两次。此方叫作"二拗散"。

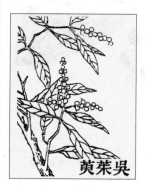

蘖茱吴

吴茱萸 (zhū yū)

【释名】 ［藏器说］茱萸南北都有，入药以吴地为佳，因此得名。

【集解】 ［别录说］生长于上谷和冤句一带，在九月九日采摘。［颂说］现在许多地方都有，长江和淮河流域，四川、武汉一带较多。树高一丈多，树皮呈青绿色。树叶像椿树叶，但要大些、厚些，紫色。三月开红紫色的小花，七、八月结出像花椒籽一样的果实，嫩时显淡黄色，熟后变成深紫色。《风土记》中写道，九月九日，人们习惯折茱萸戴在头上，用来避邪。从前汝南桓景随费长房学道。长房告诉他说，九月九日你家有大祸临头，你必须马上赶回去，每人做一个深红色的袋子，里面放上茱萸系在臂上，然后到高高的地方饮菊花酒，这样灾难就会消除。汝南桓景照他所说的做了，九月九日带领全家登上高山并饮菊花酒。傍晚回家，看到鸡、狗、牛、羊都突然死了。长房听说了这件事后说，这些牲畜代替你们受了难。所以人们后来就习惯到九月九日这一天，头上插上茱萸，登上高处饮菊花酒，就是这个原因。［时珍说］茱萸的树枝很粗但柔软，叶子长得长且有皱，它的果实长在树梢，很多果子结成一簇，果实中没有核，与花椒不同。《淮南万毕术》中说，井台上适宜种植茱萸，叶子落在井水中，人饮用了这种水不会生病。在屋里挂上茱萸籽，可以避鬼怪。《五行志》说，房屋的东面和西面种白杨、茱萸，能延年益寿，避除邪害。

【气味】 辛，温，有小毒。［思邈说］闭口的吴茱萸有毒。吴茱萸吃多了会伤神动火、眼昏、长疮。

【主治】 温中下气，能止痛除湿气，还能治血滞引起的肢体疼痛或麻木。去逐邪风，可治皮肤和皮下肌肉的病。因受寒热引起的咳嗽、呕吐也能治。吴茱萸还能利五脏，去痰止咳，排冷气，治消化不良、受冷气后的心腹疼痛、霍乱转筋、胃受凉、腹痛腹泻、妇女产后

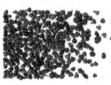

子［主治］温中下气，能止痛除湿气，还能治血滞引起的肢体疼痛或麻木。逐邪风，可治皮肤和皮下肌肉的病。因受寒热引起的咳嗽、呕吐。去痰止咳，排冷气，治消化不良、受冷气后引起的心腹疼痛、霍乱转筋、胃受凉、腹痛腹泻、妇女产后心痛。

心痛。还能治全身疼痛麻木，腰脚软弱，通气，治痔疮。可杀三虫，杀恶虫毒，治龋齿，治传说中鬼怪引起的长期发烧等症。解妇女产后余血，排肾气、脚气水肿，舒经活络，起阳健脾，健胃消食。治反酸，还可治气闭不省人事。治流口水、头痛、阳毒腹痛以及疝气。

【发明】［时珍说］茱萸辛热，能散能温；苦热，能燥能坚。所以它能治的病，能散寒温中，使湿气干燥，郁湿化解。从前有个中丞叫常子正，不能饮用东西，每当多吃或阴晴季节变化，病十日便发作一次，感到头疼背寒，吐酸水，多日卧床不起，求医问药都不见效。宣和初年，他做了顺昌司禄，在太守蔡达道席上，得到了吴仙丹药方。服用后，病就再也没有发作。每当感到饮食过饱、腹胀时，服用五十、七十颗即愈。过一会儿，小便中还能闻到有茱萸味儿，饮的酒也随小便排出。前后吃过的药很多，而效果都不如这种药。药方是：将吴茱萸用热水泡七次，茯苓等分研末，炼成梧桐子大小的蜜丸。每次用热水送服五十颗。又方：用茱萸浸酒三宿，再与茯苓末拌在一起晒干，每次用温酒送服一百颗。有咽喉口舌生疮的，用醋调茱萸末，贴在两足心，一晚上即愈。吴茱萸性虽热但能引热下行，这就是它能治病的原因。

【附方】 1. 中风。茱萸一升、姜豉三升、清酒五升，合煎开数次，冷后每服半升。一天服三次，微汗即可。2. 全身发痒。用茱萸一升，加酒五升，煮成一升半，趁温擦洗，痒即止。3. 冬月感寒。用吴茱萸五钱煎汤服，以出汗为度。4. 呕吐、胸满、头痛。用茱萸一升、枣二十枚、生姜一两、人参一两，加水五升煎成三升，每服七合，一天服两次，此方叫作"吴茱萸汤"。5. 心腹冷痛。用吴茱萸五合，加酒三升煮开，分三次服。6. 小肠疝气。去梗吴茱萸一斤，分三份。四两泡酒，四两泡醋，四两泡水，四两泡童便。一夜后，都取出焙干，加泽泻二两，共研末，以酒和粉调成如梧桐子大的丸子。每服五十丸，空心盐汤或酒送服。此方叫作"夺命丹"，也叫"星斗丸"。7. 妇女阴寒，久不受孕。用吴茱萸、川椒各一升，共研

末，加炼蜜做成弹子大的丸子。以绵裹纳入阴道中，令子宫开即可受孕。8. 胃气虚冷，口吐酸水。把吴茱萸在开水中泡七次，取出焙干，加炮过的干姜等分研末。每服一钱，热汤送服。9. 转筋入腹。炒过的茱萸二两，加酒两碗，煎成一碗，分两次服。得泻即愈。10. 老人多年水泄。用吴茱萸三钱，泡过，取出，加水煎，加少许盐后服。11. 赤白下痢。用吴茱萸、黄连、白芍药各一两，同炒研末，加蒸饼做成梧桐子大的丸子。每服二三十丸，米汤送服。此方叫作"戊己丸"。又方：用川黄连二两、汤浸过七次的吴茱萸二两，同炒香，分别研末，各与粟米饭做成如梧桐子大的丸子，收存备用。每服三十丸。赤痢，以甘草汤送服黄连丸；白痢，以干姜汤送服茱萸丸；赤白痢，两丸各用十五粒，米汤送服。此方叫作"变通丸"。又方：用吴茱萸、黄连各二两，同炒香，各自研末。以百草霜末二两，加饭同黄连做成如梧桐子大的丸子；以白芍药末二两，加饭同茱萸也做成如梧桐子大的丸子，收存备用。每服五十丸。赤痢，以乌梅汤送服连霜丸；白痢，以米汤送服茱芍丸；赤白痢，两种药丸各服二十五粒。此方叫作"二色丸"。12. 腹中积块。茱萸一升捣烂，和酒同煮，取出包软布中熨积块处，冷则炒热再熨。块如移动，熨也移动，直至积块消除。13. 牙齿疼痛。用茱萸煎酒含漱即可。14. 老小风疹。用茱萸煎酒涂擦。 15. 痈疽发背。用吴茱萸一升捣末，加苦酒调涂布上贴患处即可。

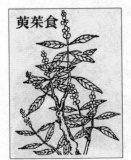

黄茱食

食茱萸【释名】

也称艾子、越椒、辣子。

【集解】［藏器说］出产于闽中江东一带。树像樗一样高大，茎间有刺。它的子实很辛辣就像花椒一样，南方腌制成果品保存，有的也寄给远方的亲朋好友。食茱萸，南北方都有。树木都很高大，有的甚至高一百多尺。枝茎是青黄色，

上面有小白点，叶子像油麻叶，开黄色的花。适宜放入食物的汤类中，能发出辛香味儿。[时珍说]辣子，树高叶大，黄花绿子，一簇一簇长在树枝上。味道辛中带苦。当地人八月采摘，然后捣烂，过滤后取干净的汁，放在石灰中搅拌，做成辣米油，放在食物中，吃起来辛香无比。

【气味】辛、苦，大热，无毒。

【主治】功能与吴茱萸相同，主治心腹受了冷气后疼痛、中恶，能除咳嗽、呕吐，能去五脏六腑的冷气，温中，效果很好。煮水喝，能去因受冷引起的腹病、消化不良，除腥味。治痢疾，白带多，暖胃燥湿。

盐麸（fū）子

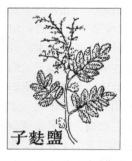

子麸盐

【释名】亦称盐肤子、盐梅子、天盐、木盐、叛奴盐、酸桶。

【集解】[藏器说]生于江苏南部和浙江北部以及四川的山谷中。树的形状像椿树，七月子结成穗，颗粒像小豆，上面还有盐像雪一样，可以调汤用。岭南人把子碾末来吃，味道又酸又咸可止渴，还可防瘴气。[时珍说]盐麸子，东南的山原地方很多，树的形状如椿树，叶子是两两对生，叶子很长，上面有锯齿，上面青色，背面白色，有细毛，味酸。正叶的下面枝节两边，有直叶贴在树干上，像古时候箭的羽毛。五六月开青黄色成穗的花，一枝上开很多。七月开始结子，像小豆一样大，样子是扁的，生时青色，熟后变成微紫色。它的核淡绿色，形状像人的肾脏。核外包着的一层薄皮上附有一层盐，小孩子喜欢吃，云南、四川人采集起来称它为木盐。叶子上长有虫，结成五倍子，八月取下来。《后魏书》说，勿吉国，水气中含有咸味，凝结于树变成盐，说的就是这种东西。与盐麸子相类似的还有咸平树、咸草、酸角等。

【气味】酸、咸，微寒，无毒。

【主治】主消痰去疟，治咽喉热肿，止渴，解酒毒，治黄疸及寒热咳嗽，生发去头屑。能生津降火、化痰润肺、滋润膀胱、消毒止泻、收汗，还可治风湿眼病。

根白皮 【主治】用醋煎浓汁饮下，治各种骨鲠。曾有人被鸡骨所鲠，服三碗此方，骨便吐出。

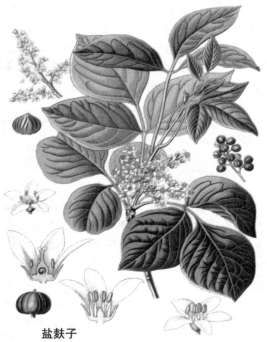

盐麸子

茶（茗）

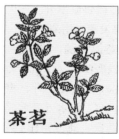

茶茗

【释名】也称苦樣、槚、蔎。[颂说]早采为茶，晚采为茗，蜀人叫作苦茶。[时珍说]茶，即古茶字。《诗》云：谁谓茶苦，其甘如荠。

【集解】《神农食经》说生长于益州和山陵道旁，冬天不死。[颂说]现在闽、浙、蜀、江、湖、淮南山中皆有，都叫作茶。春天开始生嫩叶，蒸了再用微火烘，除苦水，即可饮用。与古人的吃法不同。陆羽《茶经》说，茶是南方嘉木。高从一尺二尺到数十尺，巴山、川、陕山中还有两人合抱的砍倒后再采摘。木如瓜芦，叶像栀子，花像白蔷薇，蒂像丁香，根

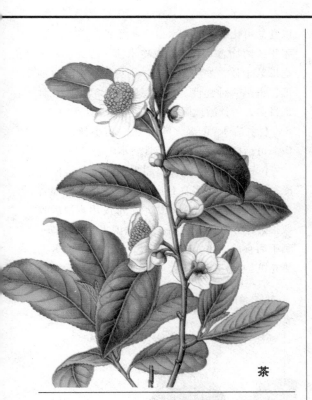

茶

儿茶 [主治] 治疮疮，利小便，去痰热，止渴，令人少睡，有力，悦志。下气消食。破热气，除瘴气，利大小肠。清头目，治中风头昏、多睡不醒，还能治中暑。合醋治泄痢效果好。炒煎饮，治热毒痢疾。同川芎、葱白煎饮止头痛。浓煎，吐风热痰涎。

像胡桃。上等的生在烂石中，中等的生在砾土中，下等的生在黄土中。种植的方法像种瓜一样。三年即可采。阳崖阴林：紫色的好，绿色次之；笋的好，芽次之；叶子卷的好，舒展的次之。在二、三、四月间，茶的笋生长在烂石间，长出四五寸。像蕨开始抽条，凌露采摘。茶之牙者，生长于薄丛，有三、四、五枝，在枝顶采茶，采了蒸后再烘干，有各种各样的。真茶性冷，只有蒙山茶温而主疾。[宗奭说] 陆羽有《茶经》，丁谓有《北苑茶录》，毛文锡有《茶谱》，蔡宗颜有《茶对》，都很详细。古人说茶是雀舌、麦颗，说它特别嫩，又有新芽一发，便长一寸多。像针一样粗的是上品，因为它的根干及水土营养成分非常丰富。雀舌、麦颗又在其下，过去的人并不知道。[时珍说] 茶有野生和种生两种。种生用子，有指头大小，圆形、黑色，它的仁放在口中，始感甜而后味苦，闽人用它来榨油吃。二月下种，一坎放百颗才生一株，大概是空壳太多的缘故。茶树怕水和太阳，适宜生长在坡地荫处。清明前采最好，谷雨前采次之，以后的都是老茶了。采、蒸、揉、焙，制作都各有方法。据考证，大约是唐人开始崇尚茶，茶的品种也越来越多。按陶隐居注苦茶云：酉阳、武昌、庐江、晋陵皆有好茗，饮了对人有宜。除了茶还有木叶、天门冬苗、菝葜叶，饮后对人都会有好处。其余的饮后冷利。巴东县有真茶，饮后人不眠。习俗中多煮檀叶及大皂李叶做茶饮，冷利。南方有像茗的瓜芦木，今人采楮、栎、山矾、南烛、乌药诸叶皆可饮用，假冒茶叶。

叶 [气味] 苦、甘，微寒，无毒。

[主治] 治疮疮，利小便，去痰热，止渴，令人少睡，有力，悦志。下气消食，做饮料，加吴茱萸、葱、姜都很好。破热气，除瘴气，利大小肠。清头目，治中风头昏、多睡不醒，还能治中暑。合醋治泄痢效果好。炒煎饮，治热毒痢疾。同芎䓖、葱白煎饮止头痛。浓煎，吐风热痰涎。

[附方] 1.**热毒下痢**。将炙过的好茶一斤捣末，浓煎服一二碗。久患痢者，服此亦可。又一方：赤痢用蜜水煎茶服。白痢用连皮的自然姜汁同水煎茶服。一方：茶和醋煎，热服即可。2.**大便下血，里急后重**。细茶半斤碾末，川百药煎五个烧存性，每服二钱，米汤送服。一天服两次。3.**产后便秘**。用葱涎调茶末服自通，忌服大黄。4.**腰痛难转**。煎茶五合，加醋二合，一次服下。5.**阴囊生疮**。先用甘草汤洗患处，然后用茶末敷。6.**脚丫湿烂**。把茶叶嚼烂敷上即可。7.**痰喘咳嗽**。好茶末一两、白僵蚕一两，共研末，泡开水一小碗饮服，睡前再加开水泡服一次。

果之五 瓜类

甜瓜、西瓜、葡萄、猕猴桃、甘蔗、砂糖、石蜜

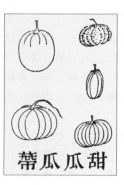

蒂瓜瓜甜

甜瓜 【释名】亦称甘瓜、果瓜。[时珍说]瓜的种类不同，按其作用可分为两种：做果品用的是果瓜，如甜瓜、西瓜等；做菜品用的是菜瓜，如胡瓜，越瓜等。

【集解】[时珍说]甜瓜，北方、中原种植颇多。二三月下种，延蔓而生，叶大数寸，五六月开黄花，六七月成熟。瓜的种类很多，有圆有长，有尖有扁，有棱或无棱，大的可超过一尺，小的将近一寸。颜色有青有绿，或黄斑，或白路。瓜瓤有白有红，瓜子或黄或红、或白或黑。王祯《农书》载，瓜的种类很多，不可枚举。以形状得名的，如龙肝、虎掌、兔头、狸首、羊髓、蜜筒等；以色泽得名的，如乌瓜、白团、黄瓜、白瓜、小青、大斑等。然而它们的味道亦不外乎香甜二字。《广志》中只以辽东、敦煌、庐江之瓜为最好。然而瓜州的大瓜、阳城的御瓜、西蜀的温瓜、永嘉的寒瓜，还不能论其优劣。甘肃甜瓜，皮、瓤都很甘甜，胜过蜜糖，它的皮晒干味道依然很美。浙中产一种阴瓜，种于阴凉处，成熟时色黄如金，皮稍厚，贮藏至第二年春天，仍很新鲜。这些都靠种植技术，不必拘泥于土地。甜瓜子晒裂后取仁，可做果食。凡是瓜类最畏麝香，如接触则减产甚至不收。

瓜瓤 【气味】甘、寒、滑，有小毒。[思邈说]多食会发黄疸，令人虚弱健忘，解药力。病后多食则容易反胃。患脚气后食则病患永不能除。[弘景说]多食瓜会导致腹胀，

以食盐可化解，或入水自渍，可消。[时珍说]张华《博物志》载，人以冷水渍至膝，每顿可吃瓜数十枚，如渍至头项，则更多。水浸可消瓜，也是一种物性。瓜最忌麝香和酒类，凡食瓜过多，可饮酒或服麝香，优于食盐及渍水。

【主治】止渴，除烦热，利小便，通三焦。可治口鼻疮，暑热天食后不中暑。

【发明】[宗奭说]甜瓜虽能解暑，但性冷，消耗阳气，多食会出现腹泻症状。体虚者多食则秋后作痢，最难医治。瓜皮用蜜浸后收藏很好，亦可做羹食用。[时珍说]瓜性最寒，晒干后食冷。王冀《洛都赋》载，瓜可消暑去热充饥。《稽圣赋》说，瓜晒性寒，油煎后则性

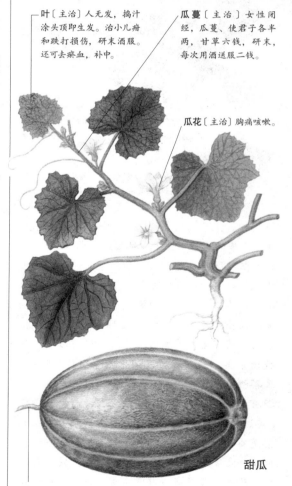

叶[主治]人无发，捣汁涂头顶即生发。治小儿疳和跌打损伤，研末酒服。还可去瘀血，补中。

瓜蔓[主治]女性闭经，瓜蔓、使君子各半两，甘草六钱，研末，每次用酒送服二钱。

瓜花[主治]胸痛咳嗽。

甜瓜

蒂[主治]治大水，全身浮肿，下水，杀虫毒。治胸闷喘气、咳嗽呃逆。去鼻中息肉，治风热眩晕头痛、咽喉肿痛、癫痫、黄疸。得麝香、细辛，可治鼻嗅觉失灵。

冷，这是物性不同的缘故。《奇效良方》载，古时有一男子患脓血恶痢，疼痛难忍，以水浸甜瓜后食数枚，即愈。

瓜子仁【气味】甘，寒，无毒。

【主治】能清肺润肠，止渴和中。主腹内结聚，破溃脓血，是肠胃脾内壅之要药。还可止月经过多，研后去油，口服。

蒂【气味】苦，寒，有毒。

【主治】治大水，全身浮肿，下水，杀虫毒。治胸闷喘气、咳嗽呃逆。去鼻中息肉，治风热眩晕头痛、咽喉肿痛、癫痫、黄疸。得麝香、细辛，可治鼻嗅觉失灵。

瓜蔓【主治】女性闭经，瓜蔓、使君子各半两，甘草六钱，研末，每次用酒送服二钱。

瓜花【主治】胸痛咳嗽。

叶【主治】人无发，捣汁涂头顶即生发。治小儿疳和跌打损伤，研末酒服。还可去瘀血，补中。

【附方】〔瓜子仁〕1.**口臭**。甜瓜子捣末，加蜜调为丸子。每天早晨漱口含一丸。贴齿亦可。2.**腰腿疼痛**。用甜瓜子三两，酒浸十日，研末。每服三钱，空心酒服。一天服三次。3.**小腹肿痛，小便似淋，大便困难，下脓**。用甜瓜子一合、炒过的当归一两、揉碎的蛇蜕一条，混合后每取四钱，加水一碗半煎至一碗，饭前服，去油质，加水调服。

〔瓜蒂〕1.**饮食内伤，胸中积寒**。熬黄的瓜蒂和赤小豆各二钱半，共研末。每服一钱，以香豉一合，热汤七合，煮烂，去渣服下。吐后病除。此方叫作"瓜蒂散"。2.**太阳中暑**（身热、头痛、脉微）。瓜蒂十四个，加水一升，煮成五合，一次服下，吐后病除。3.**诸风诸痫**。瓜蒂炒黄后研末，加酸齑水调服取吐。如为风，再加蝎梢半钱；湿气肿满，加赤小豆末一钱；有虫，加狗油五七滴和雄黄一钱；病重者，再加芫花半钱，可将虫吐出。4.**急黄喘息，心上坚硬，口渴**。用瓜蒂二合、赤小豆一合，共研末，以温浆水五合送服一匙。过一顿饭时间当呕吐，不吐再服。5.**身面浮肿**。用瓜蒂、丁香、赤小豆各七枚，共研末，吹豆大

一团入鼻中，不久有黄水流出。隔日再用药一次。6.**疟疾寒热**。用瓜蒂二枚，加水半碗，浸一宿后一次服下，取吐即可。7.**大便不通**。瓜蒂七枚，研末，棉裹塞肛门中即通。8.**风热牙痛**。瓜蒂七枚炒过研细，加少许麝香，棉裹咬定，流涎，痛渐止。

西瓜【释名】亦称寒瓜。

【集解】〔瑞说〕契丹攻破回纥，始得此种。用牛粪覆盖种植。结实如斗大，圆如瓠，色如青玉，籽实金色或黑芝麻色。〔时珍说〕北方种植很广，现在南方也有，但味道稍差于北方。二月下种，蔓生，花叶均似甜瓜。七八月成熟，有围长超过一尺的，甚至还有达二尺的。皮上棱线或有或无，颜色或青或绿，瓜瓤或白或红，红的味道最佳，种籽或黄或红，或黑或白，白的味劣。瓜瓤的味有甘、淡、酸三种，将瓜子晒裂取仁，可生食、炒食。皮可蜜煎、酱藏。

瓜瓤【气味】甘，寒，无毒。〔时珍说〕《延寿书》载，北方人体质强壮，多食西瓜无妨；南方人体质相对孱弱，多食则容易导致腹泻。西瓜性寒解热，有天生的白虎汤之称，所以也不宜多食。

【主治】主消烦止渴，解暑热，治咽喉肿痛，宽中下气，利尿，治血痢解酒毒。含瓜汁可治口疮。

【发明】〔时珍说〕西瓜、甜瓜皆属生冷食物。世俗之人多自认为聪明绝顶，图其清热止渴之愉快而多食，不知其伤脾助湿之危害。李鹏飞《延寿书》载，有一防州太守陈逢原，为避暑食用过多，至秋后忽觉腰腿痛，活动受限，这就是食瓜过多的害处。洪忠宣《松漠纪闻》载，有人患眼疾，以西瓜切片晒干，日日食，即愈。这是西瓜性冷降火的原因。《相感志》载，食西瓜后再食其瓜子，即不噫瓜气。西瓜近酒及糯米，易烂。若猫踏后则易翻沙。

西瓜水可消一切人、畜毛发。牛、马鬃制品接触后易烂。

皮 【气味】 甘，凉，无毒。

【主治】 主口、舌、唇内生疮，烧研噙含。

瓜子仁 【主治】 与甜瓜仁相同。

【附方】 1.**口舌生疮**。用西瓜皮烧过，研末，口含。2.**闪挫腰痛**。用西瓜青皮阴干，研末，盐酒调服三钱。

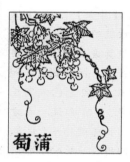
萄蒲

葡萄 【释名】亦称蒲桃、草龙珠。

【集解】［时珍说］葡萄折藤栽种，最易生长。春季萌芭生叶，颇似栝楼叶而有五尖。生须延藤，长数十丈。三月开成穗小花，黄白色仍连着果实，犹如星编珠聚，七八月成熟，有紫色和白色。新疆、甘肃、太原等地的人将葡萄制作成葡萄干贩运到四方。蜀中有绿葡萄，熟时呈绿色。云南的葡萄大如枣，韵味十足。新疆、甘肃一带还有琐琐葡萄，大如五味子无核。《物类相感志》载，用甘草钉钉葡萄树，葡萄树立死。将麝香放入葡萄树皮内，则葡萄藤香气四溢。葡萄藤若穿越枣树，则果实味道更美。《三元延寿书》载，葡萄架下不能饮酒，以免虫屎伤人。《史记》载，大宛国用葡萄酿酒，久藏十几年不坏。张骞出使西域得葡萄种而回，中原从此便开始种植葡萄。

【气味】 甘、涩，平，无毒。

【主治】 主筋骨湿痹，益气增力强志，令人强健，耐饥饿风寒，轻身不老延年。食用或研酒饮还能通利小便，催痘疮快出。

【发明】［颂说］魏文帝诏群臣说，葡萄甘而不饴，酸而不酢，冷而不寒，味美多汁，除烦解渴。又可酿酒，胜于曲药，善醉但易醒。其他诸果，没有能与之相比的。

根、藤、叶 【主治】 煮汁饮，止呕吐和腹泻后恶心。孕妇胎动频繁不适，饮后即安。治腰腿痛，煎汤淋洗。饮汁，利小便，通小肠，消肿胀。

【附方】 1.**热淋涩痛**。取葡萄捣汁，生藕捣汁，生地黄捣汁，各五合，再加白沙蜜五合，和匀，每次温服一碗。2.**胎上冲心**。用葡萄汤饮服，即可。3.**水肿**。用葡萄嫩心十四个、去头尾蝼蛄七个，同研烂，露七日，晒干后研末。每服半钱，淡酒调服。暑天服此方，效果更佳。

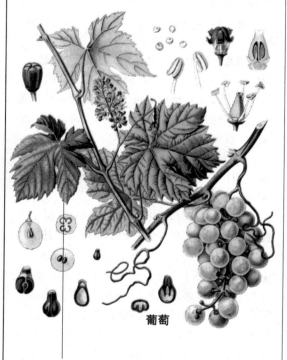
葡萄

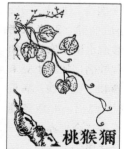
獼猴桃

猕猴桃 【释名】亦称猕猴梨、藤梨、阳桃、木子。

【集解】［志说］生长在山谷中。藤攀树而生，叶圆有毛。果实像鸡蛋，经霜后甘莣可食，皮可用来做造纸原料。猕猴爱吃故得名。［宗奭说］今陕西永兴的军南山有很多，枝条柔弱，高二三丈，多

根、藤、叶〔主治〕煮汁饮，止呕吐和腹泻后恶心。孕妇胎动频繁不适，饮后即安。治腰腿痛，煎汤淋洗。饮汁，利小便，通小肠，消肿胀。

附木而生。果实十月熟，淡绿色。

【气味】 酸、甘，寒，无毒。[藏器说]长年食用太多会令人脏腑寒气太重而导致腹泻。

【主治】 能止暴渴，解烦热，压丹石，主泌尿系统疾病、结石、排尿不畅。可调中下气，治骨关节疾病及瘫痪。

藤中汁 【主治】 和生姜汁服后，治反胃。

枝，叶 【主治】主杀虫。煮汁喂狗，杀寄生虫。

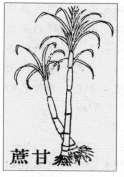

甘蔗 【释名】亦称竿蔗、藷。

【集解】[时珍说]蔗种植在地里，丛生。茎似竹而内充实，长六七尺，粗数寸，根下节密，向上渐疏。八九月收茎，可留到春天做果品用。王灼《糖霜谱》载，蔗有四种颜色：杜蔗（即竹蔗），绿嫩薄皮，味极醇厚，专用作霜；西蔗；蜡蔗可做砂糖；红蔗则只能生吃，不能榨糖。

【气味】 甘、涩，平，无毒。[诜说]甘蔗与酒同食，生痰。[瑞说] 多食发虚热，导致鼻出血。《相感志》载，甘蔗与榧子同食，蔗渣会变软。

【主治】 主下气和中，助脾气，利大肠，消痰止渴，除心胸烦热，解酒毒。还能治呕吐反胃，宽胸膈。

【发明】[时珍说]蔗是脾之果。蔗浆甘寒，能泻火热。如煎炼成糖，则甘温而助湿热。自古以来人们知道蔗浆能消渴解酒。前人只知酒与蔗共食可生痰，难道不知它还有解酒除热的功效吗？又说砂糖能解酒醉，殊不知既已经煎炼，便能助酒为热，与生甘蔗浆的本性正好相反。晁氏《客话》说，甘草遇火则热，麻油遇火则冷，甘蔗煎糖则热，煮水成汤则冷。诸如此类物性的改变，医家不可不知。

【附方】 1. **发热口干、小便赤涩**。将甘蔗去皮，嚼汁咽下。饮浆也行。2. **反胃吐食**。用甘蔗汁七升、生姜汁一升，和匀，每日细饮。3. **干呕不息**。有蔗汁温服半升，每日三次。加姜汁尤佳。4. **虚热咳嗽，口干涕唾**。用甘蔗汁一升半、青粱米四合，煮粥食。每日两次。极润心肺。

砂糖 【集解】[恭说]出产于四川。西戎、江东也出产。用竹篾拧成的绳索捆甘蔗，将甘蔗汁煎成糖，紫色。[瑞说]稀的是蔗糖，干的是砂糖，球状的是球糖，饼状的是糖饼。砂糖的中间凝结成像石头的块，弄破它又像砂。莹白透明的是糖霜。[时珍说]这是紫砂糖，其造法出自西域。唐太宗派人去西域将这种造法带回大唐。让蔗糖汁流入樟木槽，取出来煎成糖。清的就是蔗饧，凝结成砂的是砂糖，用漆瓮造成的，像石头、像霜、像冰的是石蜜、糖霜和冰糖。紫糖也可以煎化，印成鸟兽果物的形状，放到宴席上待客。现在一些商人，在砂糖中掺杂米饧等物，不能不知。

【气味】 甘，寒，无毒。[诜说]多食会

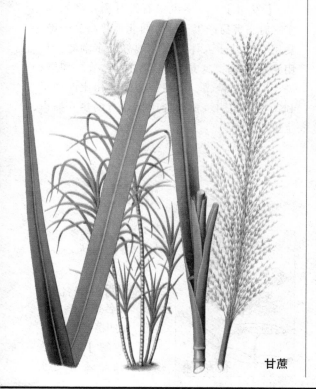

甘蔗

使人心痛，生虫，消肌肉，损牙齿并导致牙龈肿痛。和鲤鱼一起食用，会消化不良、生蛔虫；与葵同吃，生流澼；与笋同吃则不易消化，身重不能行。

【主治】治心腹热胀，口干渴。润心肺和大小肠热，解酒毒。腊月间用瓶封好，窖在坑中，得了风热毒气的病人，绞汁服用效果甚佳。砂糖有和中、助脾、缓肝气的作用。

【发明】[宗奭说]蔗汁清淡，所以煎炼起来很费事，以至颜色呈紫黑色。现在的医家治疗暴热，多用它做先导，兼喂驼马，可以解热。小儿多食是损齿生虫的原因，是因为土制水，而虫属土，遇甘便生的缘故。[震亨说]糖生胃火，是因为湿土生热，所以糖能损齿生虫，和枣吃使齿生病是一个道理，不是土制水的原因。[时珍说]砂糖性温，不同于蔗浆，所以不宜多食。和鱼、笋等同吃，对人体无益。现在的人往往用它来做调料，只是取它适口的一面，却不知会受其害。但是砂糖能和脾缓肝，所以治脾胃及泻肝的药可用它为先导。

【附方】1.下痢禁口。用砂糖半斤、乌梅一个，加水两碗，煎至一碗，随时饮。2.痘不落痂。用砂糖调水服，一天服两次。3.腹中满胀。用酒煮砂糖饮食。4.上气喘嗽。进食即吐。用砂糖、姜汁等分，放一起慢火煎开数次，每服半匙。5.食韭口臭。砂糖可解。

石蜜

【释名】白砂糖。[时珍说]《凉州异物志》载，石蜜并不是石头之类的东西，只是借石头之名。其实是将甘蔗汁煎后晒制而成，因它凝结成一团像石头，却很轻，所以叫石蜜。

【集解】[志约说]出自益州和西戎，煎炼砂糖做成的，可做饼块，呈黄白色。[时珍说]石蜜就是白砂糖。凝结成饼像石头的是石蜜，轻白像霜的是糖霜，坚白像冰的是冰糖，都是同一物品，只不过有精与粗的区别而已。把白糖煎化，用模子印成人物或狮、象等形状的是待客之糖。《后汉书》中所说的猊糖就是这种糖。用石蜜和各种果

仁以及橘皮、橙皮、缩砂、薄荷之类的东西做成饼块的是糖缠。用石蜜和牛奶、酥酪做成饼块的是乳糖。这都是一种东西的不同做法。王灼《糖霜谱》上说，古人只饮蔗浆，后来将蔗浆煎成蔗饧，又将蔗饧晒成石蜜。唐初用蔗做酒，而糖霜则出自大历年间。种植甘蔗的地方，只有福建、四明、番禺、广汉、遂宁才有冰糖，其他地方的冰糖大多颗粒碎、颜色浅、味道淡。只有竹蔗绿嫩味浓，用来做糖霜最好，西蔗就差一点。即使同一瓮糖霜，其中的品色也各有不同。其中堆叠得像假山的是上等品；团枝形状的要次一点；瓮鉴形状的要更次一点；小颗块的再次一点；沙脚是最下等的。紫色和水晶色的是上等品，深琥珀色的是二等品，浅黄色的是三等品，浅白色的则是下等品。

【气味】甘，寒，无毒。

【主治】治心腹热胀、口干渴、目中热膜、明目。和枣肉、巨胜末做成药丸含在口中，可润肺气，助五脏，生津液。润心肺燥热，治嗽消痰，解酒和中，助脾气，缓肝气。

【发明】[震亨说]石蜜甘甜，喜入脾，多吃后病害易产生于脾。西北地势高又干燥，食用它有益于人体；东北地势低多潮湿，食用它都生病，这是气候不同的缘故。[时珍说]石蜜、糖霜、冰糖与紫砂糖相比性稍平和，功用相同。长期食用就会有助热、损齿生虫等害处。

果之六 水果类

莲藕、芰实、芡实、乌芋、慈姑

莲藕

【释名】根名藕，实名莲。茎、叶名荷。也叫菡萏、芙蕖。

【集解】[时珍说]湖泊塘池皆能生

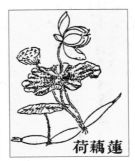

荷藕莲

长，用莲子撒种的生长迟，以藕芽栽种的易生长。清明后抽茎生叶，六七月开花，花有红、白、粉红三种颜色。花心有黄须，蕊长寸余。须内即为莲实。花褪后，莲房成莲子。六七月嫩时采摘，生食脆美。至秋季房枯子黑，坚硬如石，称为石莲子。八九月收获，削去黑壳，称为莲肉。冬季至春挖掘藕食，藕白有孔有丝，大的如肱臂，长六七尺，有五六节。一般野生及开红花的，莲多藕劣；种植及开白花的，莲少藕佳。荷花白的香，红的艳，荷叶多的则不结莲实。另有合欢、夜舒荷、睡莲、金莲、碧莲、绣莲等都是异种。

莲实【释名】亦称藕实、茐、石莲子、水芝、泽芝。

【气味】甘、涩，平，无毒。

【主治】补中养神，除百病。常服可轻身耐老，延年益寿。可补益十二经脉血气，平体内阳热过盛、火旺。益心肾，补虚损，厚肠胃，固精气，强筋骨，利耳目，并除寒湿，止脾泄久痢，治女子非经期出血过多等症。生食过多动气。捣碎和米煮粥饭食，令人强健。

【发明】［时珍说］莲生于污泥中而不被泥染，居于水中而不被水淹没。根、茎、花、实，清洁干净，兼得群美。从嫩的藕芽而节节生茎，生叶，生花，生藕；由荷花而生蕊，生莲，生子，生薏。莲子开始时是黄色，逐渐由黄而青，青而绿，绿而黑，中间有白肉，内藏青心。石莲坚硬，可久存。薏藏生机，可长成藕，藕复萌芽，辗转生生，繁衍不息。根据这个，医家取莲子服食，可除百病。因为莲味甘、气温而性啬，禀清芬之气，得稻谷之味，所以是益脾之果。脾为黄宫，所以能交接水、火，会合金、木。土为元气之母，母气既和，则津液相成，精神自生，故目明而耐老长寿。古人治心肾不交、劳伤白浊，用清心莲子汤；补心肾，益精血，用瑞莲丸，就是依据这个。

藕【气味】甘，平，无毒。［时珍说］《物类相感志》载，藕以盐水浸食不损口，同油炸糯米做果食则无渣。煮时忌用铁器。

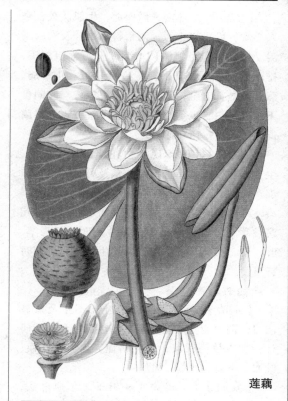

莲藕

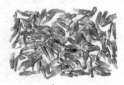

莲子〔主治〕可补益十二经脉血气，平体内阳热过盛、火旺。益心肾，补虚损，厚肠胃，固精气，强筋骨，利耳目。

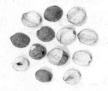

莲子肉〔主治〕可补益十二经脉血气，平体内阳热过盛、火旺。益心肾，补虚损，厚肠胃，固精气，强筋骨，利耳目。

藕节炭〔主治〕治吐血不止及口鼻出血，消瘀血及产后血闷，解热毒。和地黄研汁，加入热酒饮服，可止咯血、血淋、溺血、吐血、下血、血痢、血崩。

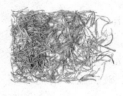

莲须〔主治〕主清心通肾，固精气，补血止血，润发养颜。

【主治】 主热渴，散瘀血，生肌。久食令人心欢。可止怒止泄，消食解酒毒，及病后干渴。捣汁服，可解胸闷心烦，开胃，治腹泻，排产后瘀血。捣膏，掩金疮及骨折。止暴痛。蒸食可滋补五脏，实下焦，开胃口。与蜜同食不生寄生虫，也耐饥饿。藕汁可解蟹毒。将藕捣成粉服食，轻身延年。

【发明】 ［时珍说］白花藕大而孔扁的，生食味甘，煮食不佳；红花藕及野藕，生食味涩，蒸煮则味美。藕为灵根，生于污泥而不染，洁白自若，质柔而穿坚，居下而有节。孔窍玲珑，丝丝内隐。生于嫩芽，而后长为茎、叶、花、实，又复生芽，以续生生之脉。四时皆可食。

藕节【气味】涩，平，无毒。

【主治】 捣汁饮服，治吐血不止及口鼻出血，消瘀血及产后血闷，解热毒。和地黄研汁，加入热酒饮服，可止咯血、血淋、溺血、吐血、下血、血痢、血崩。

【发明】 ［时珍说］一男子患了血淋病，疼痛难忍欲死。用藕汁调发灰，每服二钱，每日三次，血止痛除。《养疴漫笔》载，宋孝宗患痢疾，众医医治无效。高宗偶然看见一个小药房，便召那民医治病。民医问得病史后，诊断是食湖蟹所致的塞痢，于是将新鲜藕节捣烂，热酒调服，数次即愈。高宗大喜，就赐给那民医捣药金杵臼，后人称为金杵臼严防御家。说明藕既能消瘀血，又能解蟹毒。

莲薏 即莲子中青心。

【气味】 苦，寒，无毒。

【主治】 贫血，产后渴。生莲薏研末，米汤饮服二钱。还可治腹泻，清心去热。食莲子不能去心，否则令人作吐。

莲蕊须【气味】甘、涩，温，无毒。

【主治】 主清心通肾，固精气，补血止血，润发养颜。

莲花【气味】苦、甘，温，无毒。

【主治】 主镇心安神，养颜轻身。

莲房【气味】苦、涩，温，无毒。

【主治】 以酒煮服，破瘀血，治血胀腹

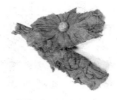

莲房〔主治〕以酒煮服，破瘀血，治血胀腹痛，产后胎盘不下。水煮服可解菌毒，止各种出血病症。

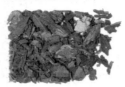

荷叶〔主治〕止渴，落胞破血，治产后烦躁口干。

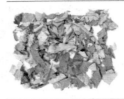

荷叶〔主治〕止渴，落胞破血，治产后烦躁口干。

痛，产后胎盘不下。水煮服可解菌毒，止各种出血病症。

荷叶【气味】苦，平，无毒。

【主治】 止渴，落胞破血，治产后烦躁口干。

【附方】 〔莲实〕 1. **小便频数**。用莲实半升，酒浸二宿，取出放入洗净的猪胃中，缝好煮熟，晒干，研末，加醋、糊做成如梧桐子大的丸子。每服五十丸，饭前温酒送服。2. **白浊遗精**。用石莲子、龙骨、益智仁，等分研末。每服二钱，空心米汤送服。又方：用莲子、白茯苓，等分研末，开水调服。3. **久痢噤口**。将炒过的石莲肉研末，每服二钱，陈米汤调服。加服香连丸尤佳。4. **脾泄肠滑**。方同上。5. **干呕不止**。用莲子六枚，炒成赤黄色，研末，熟水半碗冲服。6. **产后咳逆，呕吐，心忡目昏**。用莲子一两半、白茯苓一两、丁香五钱，共研末。每服二钱，米汤送服。7. **双目红痛**。将莲子去皮，研末，取一碗，加粳米半斤，常煮粥吃。8. **反胃吐食**。石莲肉研末，加少量肉豆蔻粉，米汤调服。

〔藕〕 1. **时气烦渴**。将生藕汁一碗、生蜜一合，和匀服。2. **吐泻**。将生藕捣汁服。3. **上焦痰热**。将藕汁、梨汁各半碗，和匀后服。4. **小便热淋**。将生藕汁、生地黄汁、葡萄汁，各等份。每服半碗，加蜜温服。**5. 跌伤瘀血**。干藕根研末，每服一匙，酒送服。一天服两次。**6. 脚冻发裂**。把藕蒸熟，捣烂后涂患处。

〔藕节〕 **1. 鼻血不止**。将藕节捣汁饮服。**2. 突然吐血**。用藕节、荷蒂各七个，以蜜少许捣烂，加水二杯煎至八成，去渣温服。**3. 大便下血**。藕节晒干研末，每服二钱，人参、白蜜煎汤调服。一天服两次。**4. 遗精白浊**。用藕节、莲花须、莲子肉、芡实肉、山药、白茯苓、白茯神各二两，共研末；另用金樱子二斤，捶碎，加水一斗熬至八成，去渣，再熬成膏，把膏药和药末调匀，再调一点面做成如梧桐子大的丸子，叫"金锁玉关丸"。每服七十丸，米汤送服。

〔莲薏〕 **1. 劳心吐血**。用莲薏七个、糯米二十一粒，共研末，酒送服。**2. 小便遗精**。用莲薏一撮，研末，加辰砂一分。每服一钱，开水送服。一天服两次。

〔莲蕊须〕 **1. 清心通肾，益血止血，亦治久近痔漏**。用莲蕊须、黑牵牛头末各一两半，当归五钱，共研末，每服二钱，空心酒送服。忌食热物。几天见效。

〔莲花〕 **1. 坠跌呕血**。干荷花研末，每次用酒冲服一匙，有奇效。**2. 天泡湿疮**。贴荷花。

〔莲房〕 **1. 月经不止**。将陈莲房烧存性，研末。每服二钱，热酒送服。此方叫作"瑞莲散"。**2. 血崩不止**。将莲房、荆芥穗，各烧存性，等分研末。每服二钱，米汤送服。**3. 漏胎下血**。将莲房烧存性，研末，加面糊成如梧桐子大的丸子。每服百丸，开水或酒送服。一天服两次。**4. 小便血淋**。将莲房烧存性。研末，加麝香少许。每服二钱半，米汤调服。一天服两次。

〔荷叶〕 **1. 浮肿**。用败荷叶烧存性，研末。每服二钱，米汤调服。一天服三次。**2. 各种痈肿**。用叶蒂不限量，煎汤淋洗患处。洗后擦干。**3. 跌打损伤，恶血攻心**。将干荷叶五片烧存性，研末，水调服。**4. 产后恶血不尽或胎衣不下**。荷叶炒香研末，每服一匙，开水调服。**5. 妊娠胎动**。干叶蒂炙研末，淘糯米水一

碗调服。**6. 吐血不止**。用嫩荷叶七个，捣汁服。又一方：干荷叶、生蒲黄，等分研末。每服三钱，桑白皮煎汤调服。又方：将经霜败荷叶烧存性，研末，水送服二钱。**7. 吐血、鼻血**。用生荷叶、生艾叶、生柏叶、生地黄，等分捣烂，做成如鸡蛋大的丸子。每取一丸，加水三碗，煮成一碗，去渣服。此方叫作"四生丸"。**8. 崩中下血**。用烧过研细的荷叶半两，蒲黄、黄芩各一两，共研为末。每次空心酒服三钱。**9. 赤白痢**。荷叶烧过，研细，每服二钱。红痢用蜜水，白痢用砂糖水送服。**10. 脱肛不收**。贴水荷叶焙干、研细，酒送服二钱。**11. 牙齿疼痛**。用荷叶蒂七个，加浓醋一碗，煎成半碗，去渣后熬成膏，时时擦牙，有效。**12. 漆疮发痒**。用干荷叶煎汤洗。**13. 偏头风**。用升麻、苍术各一两，荷叶一张，加水两碗，煎成一碗，饭后温服。或将荷叶一张烧后研末，以升麻、苍术煎汁调服。**14. 阴肿痛痒**。用荷叶、浮萍、蛇床各等分，每日煎水洗。**15. 刀斧伤疮**。将荷叶烧为末涂擦患处。

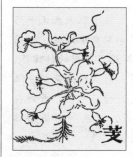

芰（jì）实

【释名】 亦称菱、水栗、沙角。〔时珍说〕其叶支散，故从支。二角为菱，三角、四角为芰。

【集解】〔时珍说〕生长在湖泊中。菱落在泥中，最易生长。有野菱、家菱之分，均在三月生蔓延引。叶浮于水上，扁而有尖，光滑如镜，叶下有茎。五、六月开小白花，背日而生，昼合夜放，随月亮的圆缺而转移。它的果实有四种：无角、两角、三角、四角。野菱生长在湖中，它的叶及果实都小，角很尖锐。颜色嫩时泛青，老时变黑。嫩时剥开食甘美，老则蒸煮食较好。乡村人家剁碎煮饭或煮粥、做糕，都可代替粮食。家菱种于池塘，叶及果实都较大，角脆软，也有两角弯卷如弓形的，颜色有青、红、紫三种。嫩时剥食，皮脆肉美，是日常佳果。老则壳黑而

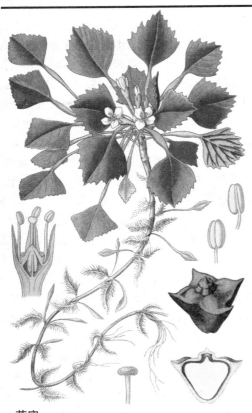

芰实

【集解】［颂说］生长在水泽中，处处都有。它的叶俗称鸡头盘，花下结果。茎嫩时，称役菜。采子去皮，捣仁为粉，蒸煮做饼，可以代替粮食。［时珍说］芡茎三月生叶贴在水面上，比荷叶大，有皱纹如縠，叶面呈青色，背面则呈紫色，茎、叶都有刺。茎长达一丈余，中间也有孔有丝，嫩时剥皮可食。五、六月开紫花，花开时面向阳光结苞，苞上有青刺。花在苞顶，也如鸡喙。剥开后有软肉裹子，壳内有白米，形状如鱼目。七、八月成熟可收获备食。

【气味】甘、涩，平，无毒。

【主治】风湿性关节炎、腰背膝痛。补中益气，提神强志，令人耳聪目明。久服令人轻身不饥。还能健胃助气及补肾，治小便频繁、遗精、脓性白带。

鸡头菜 【气味】咸、甘，平，无毒。

【主治】主烦渴，除虚热，生熟都适宜。

根 【主治】治小腹结气痛，则煮食根。

【附方】1. **小便频数及遗精**。用秋石、莲子、白茯苓、芡实各二两，共研末。加蒸枣

硬，坠入塘底，叫作乌菱。冬季取来后风干为果，生、熟食均可。如夏季用粪水浇叶，则果实异常肥美。《酉阳杂俎》载，苏州的折腰菱，多生两角。荆州的郢城菱，有三角而无刺。汉武帝时，昆明池有浮根菱，叶在水下，菱则在水上。据说玄都有鸡翔菱，碧色，形状如鸡翅，仙人凫伯子常吃此菱。

【气味】甘，寒，无毒。［时珍说］菱花开时常背着阳光，芡花开时向着阳光，故菱性寒而芡性暖。

【主治】主安中补五脏，充饥轻身。可解暑热、丹毒、伤寒积热，能止消渴，解酒毒。捣烂澄粉食用，补中延年。

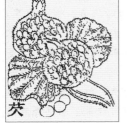

芡（qiàn）实

【释名】亦称鸡头、雁喙、鸿头、鸡雍、雁头、卯菱、水流黄。

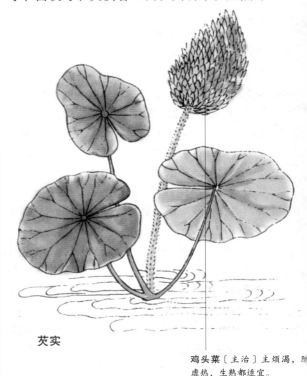

芡实

鸡头菜〔主治〕主烦渴，除虚热，生熟都适宜。

做成如梧桐子大的丸子。每服三十丸，空心盐汤送服。此方叫作"四精丸"。2.白浊。用芡实粉、白茯苓粉，化黄蜡和蜜做成如梧桐子大的丸子。每服百丸，盐汤送服。此方叫作"分清丸"。

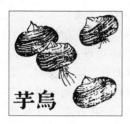

芋乌

乌芋 【释名】亦称凫茨、荸荠、黑三棱、芍、地栗。

【集解】［时珍说］生长在浅水田中，其苗三四月出土，一茎直上，无枝叶，状似龙须。根白嫩，秋后结果，大如山楂、栗子，而脐丛毛，累累向下伸入泥中。野生的色黑而小，食时多涩。种植的色紫而大，食时多汁。芋的脐性能毁铜，在铜器中贮芋脐，极易腐坏。

【气味】甘，微寒，无毒。

【主治】主消渴，祛体内痹热，温中益气。健胃消食，治呃逆，消积食，此果宜饭后食。还可治便血、血崩等血症。研末食，明耳目，消黄疸，令肠胃不饥。

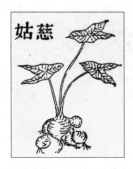

姑慈

慈姑 【释名】亦称借姑、水萍、白地栗。苗名剪刀草、箭搭草、燕尾草。［时珍说］一根生十二子，如慈姑的许多乳子，因此得名。

【集解】［颂说］生于江湖及近水河沟的沙碛中，叶如剪刀，颜色深青绿。每丛有十余茎，茎上分枝，开四瓣小白花，蕊呈深黄色。根大的如杏，小的如栗，色白而莹滑。冬春采摘。煮熟后味道甘甜，常人以充果饵。［时珍说］慈姑生长在浅水中，人工种植亦可，三月生苗，青茎中空，茎上有棱，叶如燕尾，霜后枯萎，根硬结，冬末春初掘来做果食。但必须在灰汤内煮熟，去皮食用，才不至麻涩戟人咽喉。嫩茎可食。

根 【气味】苦、甘，微寒，无毒。

【主治】百毒、产后血瘀、攻心欲死、难产。

叶 【主治】多种疮肿、小儿丹毒，捣烂涂于患处即可。又可治蛇、虫咬伤，捣烂擦患处。

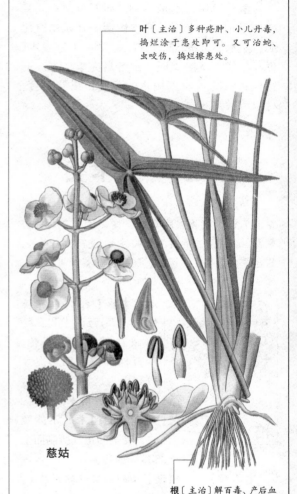

叶［主治］多种疮肿、小儿丹毒，捣烂涂于患处即可。又可治蛇、虫咬伤，捣烂擦患处。

慈姑

根［主治］解百毒、产后血瘀、攻心欲死、难产。

第十二卷 木部

李时珍说：木是植物，居五行之一。其性与土相宜，而山谷原本性湿。开始由气化成，然后成形成质，不管是乔木还是灌木，根叶华实，坚脆美质，都各具完整形态。通过色香气味可辨别树木的品类，果蔬可食，材木可做药器。

木之一 香木类

柏、松、杉、桂、辛夷、月桂、木兰、沉香、丁香、檀香、降真香、楠、樟、乌药、必栗香、枫香脂、乳香（薰陆香）、没药、安息香、苏合香、龙脑香、樟脑、阿魏、芦荟、胡桐泪

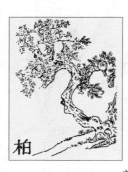

柏 【释名】亦称侧柏。〔宗奭说〕我在陕西做官时，登高望柏，千万株都偏向西边。大概是因为这种树木坚硬，不畏霜雪，得木的正气，是其他的树木所不能及的，受金的正气所制而全部偏向西边。

【集解】〔苏颂说〕柏的果实以乾州最多。三月开花，九月成熟结子，收下来蒸后晒干，春擂取出核仁备用。以密州出产的为更好，虽然与其他柏树相似，但其叶子都侧向而生，功效就有了很大的差别。益州诸葛孔明庙中有一棵大柏树，相传是蜀代时栽种的，当地的人们多采摘来做药，其味甘香，与一般的柏树不同。〔时珍说〕《史记》里称柏为百木之长，树耸直，皮薄，木质细腻，花细琐。它的果实是球形，形状如小铃，霜后四下裂开，中有大小如麦粒的几颗籽，芬香可爱。柏树叶松树身的是桧，它的叶尖而硬，也叫栝，现在人们叫它圆柏，以和侧柏区别。松树叶柏树身的是枞。松桧各占一半的是桧柏。峨眉山中有一种竹叶柏树身的，称它为竹柏。

柏实 【气味】 甘，平，无毒。

【主治】 安心神，润肝肾，主治惊厥，小儿惊痫，神志不清、腹痛出虚汗、小便不利，有安神镇静的功用。味甘而补，辛而能润，其气味清香，能透心肾，益脾胃。长期服用会使人肌肤润泽，耳聪目明，不饥不老，益寿延年，是仙家上乘药物，用来作为滋养品是很合适的。

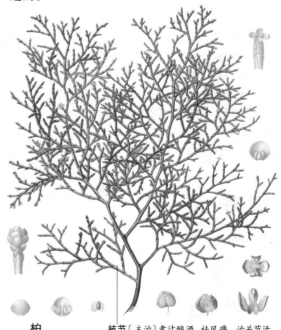

柏

枝节〔主治〕煮汁酿酒，祛风痹，治关节活动不利，烧枝取油，治疥疮、虫癞等病。

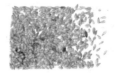

柏实〔主治〕安心神，润肝肾，主治惊厥，小儿惊痫，神志不清、腹痛出虚汗、小便不利，有安神镇静的功用。

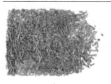

柏叶〔主治〕吐血、鼻出血、痢血、尿血、崩中赤白。主轻身益气，使人耐寒暑，去湿痹，生肌。

【发明】［时珍说］《列仙传》里说，赤松子吃了柏实，牙齿落了又生，行如奔马。这并非假话。

柏叶 【气味】 苦，微温，无毒。

【主治】 治吐血、鼻出血、痢血、尿血、崩中赤白。可轻身益气，使人耐寒暑，去湿痹，生肌。可治冷风导致的关节疼痛及冻疮。烧取汁涂头，可润发。敷汤火伤，止疼痛祛疤癜。做成汤经常服用，杀五脏虫，有益健康。

【发明】［震亨说］柏属阴与金，善守。因此采其叶，根据月的圆缺来配方，取其多得月令之气，这是补阴的妙药。其性多燥，长久服用可益脾润肺。［时珍说］柏性后凋而耐久，禀坚凝之质，是多寿的树木，所以可用来服食。道家用它点汤常饮，元旦用它浸酒辟邪，都是取它的特性。麝吃了它而身体有香气，人吃了它而体轻，也都有据可查。据传有一毛女，秦王宫人。关东贼人到时受惊吓后逃入山中。饿了没有食物吃，有一个老人教她吃松柏叶，刚吃时味道十分苦涩，久了就适应了，于是不再饥饿，冬不寒，夏不热。到汉成帝时，猎人在终南山看见一人，没穿衣服，身上长有黑毛，跳坑越涧如飞，就紧密包围并将她抓获，当时离秦朝已经二百多年了。此故事出自葛洪的《抱朴子》书中。

枝 【主治】 煮汁酿酒，去风痹，治关节活动不利，烧枝取油，治疥疮、虫癞等病。

脂 【主治】 治身面疣目，同松脂一起研细涂患处，几天后即愈。

根白皮 【主治】 治火灼烂疮，长毛发。

【附方】［柏实］ 1. **平肝润肾，延年壮神。**将柏实晒干，去壳，研末。每服二钱，温酒送服。一天服三次。又方：加松子仁等分，以松脂和丸服。又方：加菊花等分，以蜜和丸服。又方：取柏子仁二斤，研末，泡酒中成膏，加枣肉三斤，白蜜、白术末、地黄末各一斤，捣匀做成如弹子大的丸子。每嚼一丸，一日三服。2. **老人便秘。**用柏子仁、松子仁、大麻仁，等分同研末，加蜜、蜡做成如梧桐子大的丸子。每服二三十丸，饭前少黄丹汤调服。一天服二次。3. **肠风下血。**

将柏子十四个，捶碎，贮布袋中，加入好酒三碗，煎至八成服下。4. **小儿惊痫腹满，大便青白色。**柏子仁研末，温水调服一钱。

［柏叶］ 1. **中风。**柏叶一把去枝，葱白一把连根研如泥，加酒一升，煎开多次后温服。2. **吐血。**青柏叶一把、干姜二片、炙过的阿胶一长块，加水二升，煮成一升去渣，另加马通汁一升，再合煎为一升，滤过，一次服下。3. **鼻血不止。**将柏叶、榴花共研末，吹入鼻中。4. **尿血。**将柏叶、黄连焙过，研细，酒送服三钱。5. **大肠下血。**将柏叶烧存性，研末。每服二钱，米汤送服。6. **月经不断。**炙过的侧柏叶、芍药等份，每取三钱，加水、酒各半煎服。对未婚妇女，用侧柏叶、炒至微焦的木贼，等分研末。每服二钱，米汤送服。7. **汤火伤灼。**将柏叶生捣烂涂擦，二三日后，止痛灭瘢。8. **麻风。**将侧柏叶九蒸九晒后研末，加炼蜜做成如梧桐子大的丸子。每服五至十丸。白天服三次，晚间服一次。百日之后，眉毛可再生。9. **头发不生。**将侧柏叶阴干研末，和麻油涂擦。

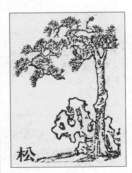

松 【释名】［时珍说］王安石说，松柏为百木之长。松好比公，柏好比伯。因此松从公，柏从白。

【集解】［颂说］到处都有生长。其叶有两鬣、五鬣、七鬣。年岁长了就结很多果实。中原虽有出产，但不如塞上的好。［宗奭说］松黄一如蒲黄，但味差且淡。松子细小味薄。［时珍说］松树挺拔耸直多枝节，其皮粗厚有鳞形，其叶后凋。二三月抽蕤开花，长四五寸，采其花蕊叫作松黄。结的果实形状如猪心，叠成鳞砌，秋后种子长成时鳞裂开，而且叶子有二针、三针、五针的区别。三针的是栝子松，五针的是松子松。其种子如柏子，只有辽海和云南的种子大小如巴豆，可以吃，称作海松子。孙思邈说，松脂以衡山的为佳。衡山以

松叶〔主治〕治风湿疮，生毛发，安五脏，不饥延年。切细，用水及面饮服，或者捣成粉制成丸服，可以断谷及治恶疾。灸治冻疮、风疮效果颇佳。祛风痛脚痹，杀米虫。

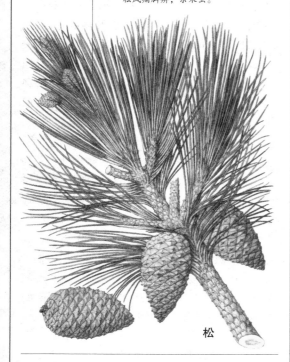

松

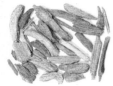

松脂〔主治〕痈疽恶疮、头疮溃疡、白秃及疥瘑虫病，安益五脏，常服能轻身，不老延年。

东五百里，满山遍野所生长的，与其他地方所产的皆不同。苏轼说，镇定的松脂也很优良。《抱朴子》记载，老松树皮中自然凝聚的脂是最好的，胜于凿取和煮成的。若根下有伤痕，在阴暗处的脂是阴脂，尤其好。老松树余气结为茯苓，千年松脂变化成琥珀。

【修治】〔颂说〕凡是取用松脂，需先经炼制。用大釜加水放入瓦器中，用白茅垫在瓦器底部，又在茅上加黄沙，厚一寸左右。然后把松脂散布于上，用桑树引火来烧，汤变少时频加热水。等到松脂全部进入釜中再取出来，然后投入冷水里，冷凝后又蒸热，如此两次。其白如玉，再拿来使用。

【气味】 苦、甘，温，无毒。

【主治】 治痈疽恶疮、头疮溃疡、白秃及疥瘑虫病，安益五脏，常服能轻身，不老延年。除胃中伏热，治咽干、多饮多尿、风痹死肌，其中赤色松脂主治恶痹。煎成膏有止痛排脓的作用，治各种脓血疮瘘烂。塞牙孔，杀虫。还能润心肺，治耳聋，强筋壮骨，利耳目，治白带过多。

【发明】〔时珍说〕松叶松果，服饵所须；松节松心，耐久不朽；松脂则是树的津液精华。在土里不朽烂，流出的脂日子一久就会变成琥珀，可以用来辟谷延年。

松叶 【气味】 苦，温，无毒。

【主治】 治风湿疮，生毛发，安五脏，不饥延年。切细，用水及面饮服，或者捣成粉制成丸服，可以断谷及治恶疾。灸治冻疮、风疮效果颇佳。去风痛脚痹，杀米虫。

松花 也叫松黄。

【气味】 甘，温，无毒。〔震亨说〕多吃会引发上焦热病。

【主治】 主润心肺，益气，除风止血，还可以酿酒。

【发明】〔恭说〕松花即松黄，拂取正似蒲黄，酒服，能轻身治病，比皮、叶和脂都好。〔颂说〕花上黄粉，山里人及时拂取，做汤时放少许，效果很好。但不能长久存放，所以很少寄往远方。〔时珍说〕现在的人用松黄、白砂糖和米粉做成糕饼吃，特别好。

【附方】〔松脂〕 1. **关节酸疼**。松脂三十斤，炼五十遍，每取三升，和炼酥三升，搅稠。每天清晨空心服一匙，一天服三次。服药期间，宜吃面食。忌食血腥、生冷、酸物。百日即愈。2. **肝虚目泪**。用炼过的松脂一斤、米二斗、水七斗、曲二斗造酒频饮。3. **妇女白带**。用松香五两、酒二升，煮干，捣烂，加酒糊做成梧桐子大的丸子。每服百丸，温酒送服。4. **风虫牙痛**。把松脂在滚水中泡化，漱口，痛止。5. **龋齿有孔**。用棉裹松脂塞孔中。6. **久聋不听**。炼松脂三两，巴豆一两，和捣成丸，薄棉裹塞，一日两次。7. **一切肿毒**。松香八两、铜青二钱、蓖麻仁五钱，同捣做膏，贴患处。8.**疥癣湿疮**。松香研末，加轻粉少许，先以油涂疮上，再撒上药末。几次即见效。9.**阴囊湿痒**。将松香末卷入纸筒内，每个筒加花椒三粒，油浸三日，令纸筒燃烧滴油，取油擦患处。擦油前，用淘米水把患处洗净。

〔松节〕 1.**关节风痛**。用松节泡酒，每服一合，一天服五六次。2.**转筋挛急**。取松节一两，锉细，加乳香一钱，慢火炒焦，出火毒，研末，每服一颗二钱，热木瓜酒调服。3.**风热牙痛**。油松节如枣大一块，切碎，加胡椒七颗，浸热酒中，趁热再加飞过的白矾少许，取以漱口。又一方：松节二两，槐白皮、地骨皮各一两，煎汤漱口，热漱冷吐。4.**反胃吐食**。用松节煎酒细饮。5.**跌扑伤损**。用松节煎酒服。

〔松叶〕 1.**预防瘟疫**。将松叶切细，每服一匙，酒送服，一天服三次，能防时疫。2.**中风口斜**。青松叶一斤，捣成汁，放酒中浸两宿，又在火旁温一宿，初服半升，渐加至一升，以头面出汗为度。3.**关节风痛**。用松叶捣汁一升，在酒中浸七日，每服一合。一天服三次。4.**脚气风疮**。取松叶六十斤，锉细，加水四石，煮成五斗，和米五斗照常法酿酒。七日后饮酒，以醉为度。5.**风牙肿痛**。松叶一把、盐一合、酒二升，共煎含漱。6.**大风恶疮**。用松叶二斤、麻黄五两，锉细，泡酒二斗中。几日后，每次温服一小碗，见效止。7.**阴囊湿痒**。用松叶煎汤多洗。

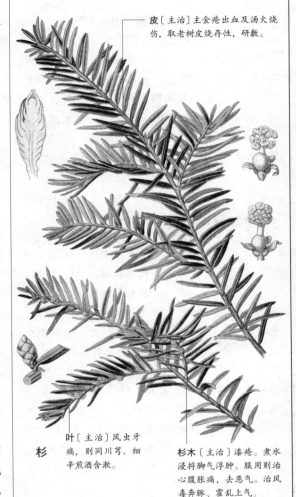

皮〔主治〕主金疮出血及汤火烧伤，取老树皮烧存性，研敷。

叶〔主治〕风虫牙痛，则同川芎、细辛煎酒含漱。

杉

杉木〔主治〕漆疮。煮水浸拧脚气浮肿。服用则治心腹胀痛，去恶气。治风毒奔豚、霍乱上气。

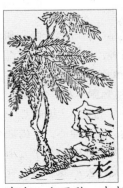

杉 【释名】亦称沙木、㯫木。

【集解】〔时珍说〕杉树的叶硬，微扁而像针，结的果实如枫实。江南的人在惊蛰前后取枝插种，出产在倭国的叫倭木，但不如蜀、黔诸山所产的好。杉木有赤、白两种：赤杉木质实而且多油，白杉则木质虚而干燥。有雉纹一样花纹的叫野鸡斑，做棺木尤其珍贵。杉木不会被虫蛀，烧灰也可做发火药。

杉材 【气味】辛，微温，无毒。

【主治】 治漆疮。煮汤洗没有不痊愈的。煮水浸拧脚气浮肿。服用则治心腹胀痛，去恶气。治风毒奔豚、霍乱上气，都煎汤服。

皮 【主治】 主金疮出血及汤火烧伤，取老树皮烧存性，研敷，或加鸡蛋清调敷，一二日即愈。

叶 【主治】 风虫牙痛，则同芎穷、细辛煎酒含漱。

子 【主治】 疝气痛,一岁用一粒,烧研用酒服。

【附方】 1.**脚气肿满**。用杉木节一升、橘叶(切细)一升(无叶可用皮代)、大腹槟榔一枚连籽打碎,水三升,共煮成一升半,分两次服。若初服即见效,则不必再服。此方叫作"杉木汤"。2.**小儿阴肿**。将老杉木烧灰,加轻粉,调清油敷。3.**刀伤、汤火伤**。取老树皮烧存性,研末敷擦,或调鸡蛋清涂擦。4.**风虫牙痛**。用杉叶同芎䓖、细辛煎酒含漱。

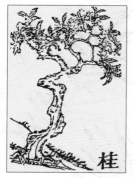

桂 【释名】亦称牡桂。

【集解】 [时珍说]桂有很多种。牡桂,叶长得像枇杷叶,坚硬,有毛和细锯齿,其花白色,其皮多脂;菌桂,叶子像柿叶,尖狭而光净,有三纵纹路而没有锯齿,其花有黄有白,其皮薄而卷曲。现在的商人所卖的都是以上两种。但皮卷的是菌桂,半卷的和不卷的是牡桂。尸子说:春天开花、秋天落英的叫桂。嵇含说:桂生在合浦、交趾,必定生在高山之巅,冬夏常青。桂树自为林,更不会有杂树。这是桂树生长在南方的特点。

肉桂 【气味】 甘、辛,大热,有小毒。

【主治】 利肝肺气,心腹寒热冷痰、霍乱转筋,头痛腰痛出汗,止心烦,咳嗽,堕胎,温中。强筋骨,通血脉,理疏不足,宣导百药。补下焦不足,治沉寒痼冷之病,渗泄止渴,去营卫中风寒,表虚自汗。春夏为禁药,秋冬腹痛,非此药不能止。补命门不足,益火消阴。治寒痹风喑、阴盛失血、泄痢惊痫。

桂心 【气味】 苦、辛,无毒。

【主治】 治九种心痛,腹内冷气、痛不忍、咳逆结气壅痹、脚部痹,止下痢,除三虫,治鼻中息肉,破血,通利月闭,胞衣不下。治一切风气,补五劳七伤,通九窍,利关

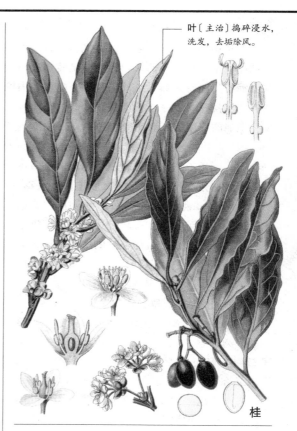

叶〔主治〕捣碎浸水,洗发,去垢除风。

桂

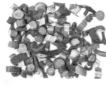

肉桂〔主治〕利肝肺气,心腹寒热冷痰,霍乱转筋,头痛腰痛出汗,止烦,咳嗽,堕胎,温中。

节,益精明目,暖腰膝,治风痹骨节挛缩,生肌肉,消瘀血,破胸腹胀痛,杀草木毒。治咽喉肿痛,失音,阳虚失血。

牡桂 【气味】 辛,温,无毒。

【主治】 治上气咳逆结气,喉痹吐吸,利关节,补中益气,久服通神,轻身延年。可温筋通脉,止烦出汗。去冷风疼痛,去伤风头痛,开腠理,解表发汗,去皮肤风湿,利肺气。

叶 【主治】 捣碎浸水,洗发,去垢除风。

【附方】 1.**产后心痛,恶血冲心,气闷欲绝**。桂心三两研末,加入狗胆汁做如芡子大小的丸子,每次用热酒服一丸。2.**心腹胀痛,气短欲绝**。桂二两,水一升二合,煮至八合,顿服。3.**喉痹不语,中风失音**。取桂放在舌下,

咽汁。又方：桂末三钱，水二盏，煎成一盏，服用取汗。

脑为元神之府，鼻为命门之窍。人如果中气不足，清阳不升，则头晕目眩，九窍不利。辛夷之辛温走气而后入肺，其体轻浮，能助胃中清阳上行通于天。所以能温中，治头面目鼻九窍之病。

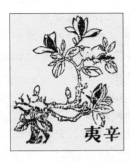

辛夷【释名】亦称辛雉、侯桃、房木、木笔、迎春。［时珍说］夷者，荑也。因为它花苞初生如荑而味辛。

【集解】［别录说］辛夷生于汉中、魏兴、梁州川谷。树似杜仲，高一丈多。子似冬桃而略小。九月采实，晒干，去心及外毛。毛入肺，令人咳。［宗奭说］辛夷处处都有，人家园亭都有种植。先花后叶，即木笔花。花未开时苞上有毛，尖长如笔，故取象而名。花有桃红、紫色两种，入药当用紫者，须未开时采收，已开者不好。［时珍说］辛夷花初出枝头，苞长半寸，尖锐如笔头，有重重青黄茸毛顺铺，长半分许。开时似莲花而小，如灯盏，紫苞红焰，似莲和兰花的香味。也有白色者，人称玉兰。

【修治】［敩说］凡用辛夷，拭去赤肉毛了，以芭蕉水浸一宿，用浆水煮，从巳时至未时，取出焙干。［大明说］入药微炙。

【气味】辛，温，无毒。

【主治】主五脏身体寒热、头风脑痛。久服可下气，轻身明目，增年延老。温中解肌，利九窍，通鼻塞涕出，治面肿引齿痛，眩冒身兀兀如在车船之上者。生须发，除白虫。通关脉，治头痛憎寒，体噤瘙痒。入面脂，生光泽。鼻渊鼻鼽、鼻窒鼻疮、及痘后鼻疮，研末，入麝香少许，葱白蘸数次，甚佳。

【发明】［时珍说］鼻气通于天。天，即头，肺。肺开窍于鼻，而阳明胃脉环鼻而上行。

月桂【集解】［时珍说］吴刚砍月桂树的故事起于隋唐小说，月桂落子的传说起于武则天时代。相传有一梵僧自天竺国鹫岭飞来，所以在八月，天竺国就会常有桂子落下。杭州灵隐寺下落月桂子，繁如雨，大如豆，圆如珠，颜色有白、黄、黑三种，壳如芡实，味辛。

子【气味】辛，温，无毒。
【主治】小儿耳后月蚀疮，研碎敷。

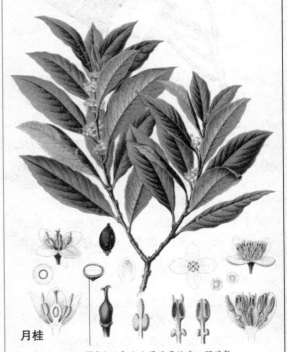

月桂

子［主治］小儿耳后月蚀疮，研碎敷。

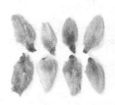

辛夷［主治］主五脏身体寒热、头风脑痛。久服可下气，轻身明目，延年益寿。

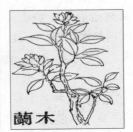

木兰【释名】亦称杜兰、林兰、木莲、黄心。［时珍说］因香气如兰，花艳如莲，故名。
【集解】［别录说］原产在零陵的山谷和泰

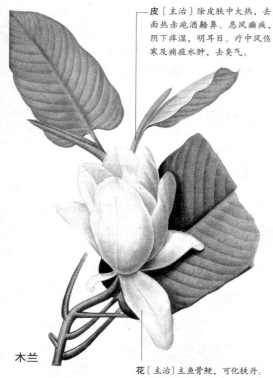

皮〔主治〕除皮肤中大热，去面热赤疱酒齄鼻、恶风癫疾，阴下痒湿，明耳目。疗中风伤寒及痈疽水肿，去臭气。

木兰

花〔主治〕主鱼骨鲠，可化铁丹。

山。皮似桂而香。[弘景说]形如楠树。如今益州也有，但形状像厚朴，气味更辛香。[时珍说]枝叶都很稀疏。花内白外紫，四月初始开，二十日后即谢，也有四季常开的，但都不结果。

皮 【气味】 苦，寒，无毒。

【主治】 主皮肤中大热，去面热赤疱齄，恶风癫疾，阴下痒湿，明耳目。疗中风伤寒及痈疽水肿，去臭气。还能治酒疸，利小便，疗小儿重舌。

花 【主治】 主鱼骨鲠，可化铁丹。

【附方】 1. 小儿重舌。取长一尺、宽四寸的木兰皮，削去粗皮，放入一升醋中，渍汁噙。2. 面上黑斑。用一斤木兰皮细切，以三年的酸浆渍后晒干捣末。每次用浆水送服，一日三次。

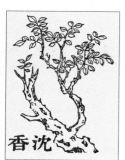

香沈

沉香 【释名】亦称沉水香、蜜香。[时珍

说]因树心放在水中会下沉，所以叫沉水，也叫水沉。其中半沉的是栈香，不沉的是黄熟香。

【集解】[恭说]沉香与青桂、鸡骨、马蹄、煎香同是一种树，出自天竺等国。它的树似榉柳，树皮呈青色。叶似橘叶，经冬不凋。夏季开白而圆的花。秋季结实似槟榔，大如桑葚，色紫而味辛。

【气味】 辛，微温，无毒。

【主治】 主风水毒肿，去恶气、心腹痛、霍乱中恶、邪鬼疰气。能清人神，宜酒煮而服。治各种疮肿，宜入膏中。还可调中，补五脏，暖腰细，益精壮阳，止转筋吐泻冷气，破腹部结块，治冷风麻痹，皮肤瘙痒。也能补右肾命门，补脾胃，止痰涎、脾出血，益气和神，治上热下寒、小便气淋、气逆喘息、大肠虚闭、男子精冷。

【附方】 1. 诸虚寒热。冷香汤：沉香、附子炮等分，加水一盏，煎至七分，露一夜，空腹温服。2. 骨冷久呃。用沉香、白豆蔻仁、紫苏各一钱，研末，每次用柿蒂汤送服五七分。3. 肾虚目黑。用沉香一两，蜀椒去子，炒出汗，取四两研末，再和酒糊成梧桐子大的丸，每次服三十丸，空腹盐汤送服。4. 心神不足。朱雀丸：用沉香五钱，茯神二两，研末，炼蜜和成小豆大的丸。饭后人参汤送服三十丸，一日两次。5. 大肠虚闭。用沉香一两，肉苁蓉酒浸焙二两，各研末，以麻仁研汁做糊，和成梧桐子大的丸。每次用蜜汤送服一百丸。

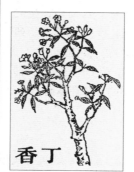

香丁

丁香 【释名】亦称丁子香、鸡舌香。

【集解】[殉说]生长在东海边及昆仑国，高一丈多，似桂树，叶似栎叶。二、三月开花，花圆细。[志说]寒冬不凋。子像钉，长在枝蕊上，长三四分，紫色。其中粗大如山茱萸的俗称母丁香。二月和八月采子和根。

【气味】 辛，温，无毒。

【主治】 主温脾胃，止霍乱拥胀，风毒诸肿，齿疳溃疡。能发出各种香味，除虫辟恶去邪。可治乳头花，止五色毒痢，疗五痔。还能治口气冷气，冷劳反胃，鬼疰蛊毒；杀酒毒，消胁肋间硬条块；治肾气奔豚气，阴痛腹痛，壮阳，暖腰膝。疗呕逆，除胃寒，理元气。但气血旺盛的人勿服。又可治虚哕，小儿吐泻、痘疮胃虚。

【附方】 1. **突然心痛**。丁香末酒服一钱。2. **干霍乱**。丁香十四枚，研末，开水一碗送服。不愈再服。3. **小儿吐泻**。丁香、橘红等分，加蜜做成如黄豆大的丸子，米汤送服。如呕吐

不止，可用丁香、生半夏各一钱，泡姜汁中一夜，晒干研末，以姜汁调面糊做成如黍米大的丸子。每服适量，姜汤送服。4. **婴儿吐乳，便呈青色**。取乳汁一碗，放入丁香十枚、去白陈皮一钱，煎开多次后，细细送服。5. **胃冷呕逆**。用丁香三个、去白陈橘皮一块焙干，水煎，趁热服。6. **朝食暮吐**。丁香十五个，研末，加甘蔗汁、姜汁调成如莲子大的丸子，口中噙咽。7. **反胃，气噎不通**。丁香、木香各一两，每取四钱，水煎服。8. **妇女崩中**。丁香二两，加酒二升，煎成一升，两次服下。9. **妇女难产**。丁香三十六粒、乳香三钱六分，共研末，加活兔胆同捣，做三十六丸。每服一丸，好酒化服，此方叫作"如意丹"。10. **鼻中息肉**。用棉裹丁香塞鼻内。11. **唇舌生疮**。将丁香研末，棉裹含口中。12. **乳痈**。丁香研末，水送服一匙。

丁皮 【主治】 齿痛。心腹冷气诸病。方家用代丁香。

枝 【主治】 一切冷气，心腹胀满，恶心，泄泻虚滑，水谷不消。

根 【气味】 辛，热，有毒。

【主治】 风热毒肿。不入心腹之用。

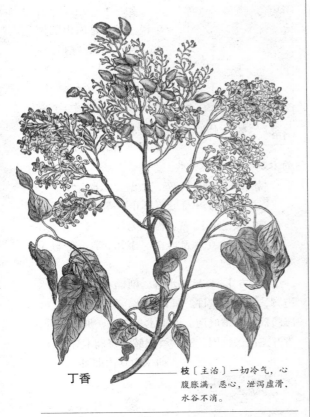

丁香

枝〔主治〕一切冷气，心腹胀满，恶心，泄泻虚滑，水谷不消。

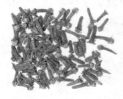

子〔主治〕主温脾胃，止霍乱涌胀，风毒诸肿，齿疳溃疡。可治乳头花，止五色毒痢，疗五痔。治肾气奔豚气，阴痛腹痛，壮阳，暖腰膝。

檀香 【释名】亦称旃檀、真檀。

【集解】〔时珍说〕出自广东、云南及占城、真腊、爪哇、渤泥、三佛齐、回回等地，如今岭南各地皆有。它的树、叶都似荔枝，皮青色而滑泽。其中皮厚而色黄的是黄檀；皮洁而色白的是白檀；皮腐而色紫的是紫檀。它们的树木都坚硬而有清香，以白檀为最佳。

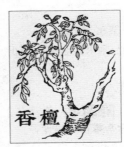

香檀

白檀 【气味】 辛，温，无毒。

【主治】 主消风热肿毒。治中恶鬼气，杀虫。煎服，止心腹痛，霍乱肾气痛。磨水，可涂外肾及腰肾痛处。散冷气，引胃气上升，噎膈吐食。另外如面生黑子，可每夜用浆水洗拭至红，再磨汁涂，甚佳。

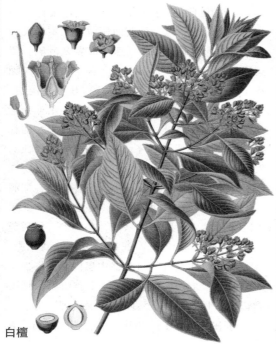

白檀

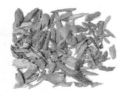

白檀〔主治〕消风热肿毒。治中恶鬼气，杀虫。止心腹痛、霍乱肾气痛。可涂外肾及腰肾痛处。散冷气，引胃气上升，噎膈吐食。

紫檀 【气味】 咸，微寒，无毒。

【主治】 可抹涂风毒。刮末敷金疮，能止血止痛。

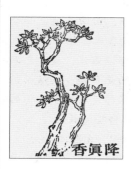

香真降

降真香 【释名】亦称紫藤香、鸡骨香。

【集解】〔时珍说〕今广东、广西、云南、汉中、施州、永顺、保靖诸地皆有。朱辅《溪蛮丛笑》说，鸡骨香即降香，出自海南。今溪峒僻处所出者，劲瘦不太香。周达观真腊记说，降香生于丛林中，其外为白皮，厚八九寸或五六寸。焚之气劲而远。又稽含草木状说，紫藤香，长茎细叶，根极坚实，花白子黑。

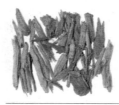

降真香〔主治〕烧可以辟天行时气、宅舍怪异。小儿戴之亦可辟邪恶气。还能疗折伤金疮，止血定痛，消肿生肌。

【气味】 辛，温，无毒。

【主治】 烧可以辟天行时气、宅舍怪异。小儿带之亦可辟邪恶气。还能疗折伤金疮，止血定痛，消肿生肌。

【附方】 1.**金疮出血**。降真香、五倍子、铜花等分研末，敷之。2.**痈疽恶毒**。番降末、枫、乳香等份，做丸，熏之，去恶气甚妙。

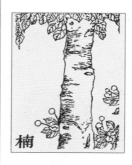

楠

楠 【释名】〔时珍说〕因为是南山的树木，所以字从"南"。

【集解】〔藏器说〕楠木高大，叶如桑叶，生长在云南山中。〔宗奭说〕如今江南一带多用来造船，因为它的木性坚硬且善居水。

楠木 【气味】 辛，微温，无毒。

【主治】 主霍乱吐下不止，煮汁服。

皮 【气味】 苦，温，无毒。

【主治】 主霍乱吐泻、小儿吐乳，暖胃正气，皆可煎服。

【附方】 1.**足部水肿**。削楠木、桐木煮水泡脚，并饮水少许。每日如此，直至痊愈。2.**心胀腹痛，不得吐泻**。取楠木三四两，加水三升，煮开三次，饮服。3.**聤耳出脓**。将楠木烧存性，研末敷耳内即可。

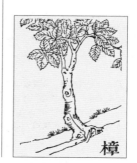

樟

樟 【释名】〔时珍说〕木质多纹理，所以称为樟。

【集解】〔藏器说〕江东造船多用樟木。县名豫章，因木而得名。[时珍说]西南山谷处处都有。木高丈余，叶似楠而尖长，背有黄赤茸毛，四时不凋。夏开细花，结小子，木大者数抱，肌理细而错纵有纹，适于雕刻，气味芬烈。豫、章为两种木名，是一类之二种。

樟材 【气味】 辛，温，无毒。

【主治】 恶气中恶，心腹痛鬼疰，宿食不消，霍乱腹胀，常吐酸臭水，酒煮服。煎药，治脚气疥癣风痒。

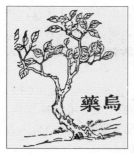

乌药 【释名】亦称旁其、矮樟。[时珍说]以色名之。南方人称为矮樟，以其气似樟之故。

【集解】[藏器说]生于岭南邕州及江南。树生似茶，高丈余。一叶三桠，叶青阴白。根状似山芍药及乌樟，色黑褐，做车毂纹。八月采根。直根者不堪用。[时珍说]吴、楚山中甚多，人们都当作柴薪。根、叶皆有香气，根不大，与芍药相似。嫩者肉白，老者肉褐色。其子如冬青子，生青熟紫，核壳极薄。仁香而苦。

根 【气味】 辛，温，无毒。[好古说]气厚于味，为阳。入足阳明、少阴经。

【主治】 主恶心腹痛，蛊毒疰忤鬼气，宿食不消，天行疫瘴，膀胱肾间冷气攻冲背膂，妇人血气，小儿腹中诸虫。止一切气，除一切冷，霍乱，反胃吐食泻痢，痈疖疥疠，并解冷热。治猫、犬百病，并可磨服。理元气。治脚气疝气，气厥头痛，肿胀喘急。止小便频数及白浊。

【发明】[宗奭说]乌药性和，来气少，走泄多，并不刚猛。与沉香同磨做汤点服，治

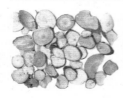

根〔主治〕主恶心腹痛，蛊毒疰忤鬼气，宿食不消，天行疫瘴，膀胱肾间冷气攻冲背膂，妇人血气，小儿腹中诸虫。

胸腹冷气甚佳。

【附方】 1.俯仰不利，风水毒肿，吐泻转筋，中恶心腹痛，鬼气疰忤，天行瘴疫，妇人血气痛。用天台乌药一百两，沉香五十两，人参三两，甘草四两，研末。每服半钱，空心姜盐汤点服。

必栗香 【释名】 又称花木香、詹香。

【集解】[藏器说]必栗香生于高山之中。叶如老椿，捣置上流，鱼悉暴腮而死。木为书轴，白鱼不损书。

【气味】 辛，温，无毒。

【主治】 断一切恶气，煮汁服用。烧为香，杀虫、鱼。

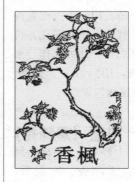

枫香脂 【释名】亦称白胶香。[时珍说]枫树枝弱善摇，故从风。俗呼香枫。《金光明经》认为其香为须萨折罗婆香。

【集解】[恭说]枫香脂，大山中皆有。[颂说]今南方及关陕颇多。树高大，似白杨。叶圆而作歧，有三角而香。二月开白色花。并连着大如鸭卵的实。八、九月熟时，晒干可烧。《南方草木状》载，枫实在扎真才有，至霜有神，难得之物。脂为白胶者，五月研为坎，十一月采，《说文解字》中说，枫木，厚叶弱枝善摇。宫殿中种植很多，至霜后叶丹可爱，故称枫宸。[保升说]《轩辕本纪》载，黄帝杀蚩尤于黎山之丘，掷其械于大荒之中，化为枫木之林。《尔雅》注：其脂入地，经千年变成琥珀。[时珍说]枫木枝干修耸，大者

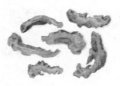

根〔主治〕瘾疹风痒浮肿，煮水沐浴。治齿痛、一切痈疽疮疥、金疮吐衄咯血。活血生肌，止痛解毒。烧过后揩牙，永无牙疾。

数围。木质坚硬，有赤有白，白者细腻。其实球状，有柔刺。

【气味】 辛、苦，平，无毒。

【主治】 瘾疹风痒浮肿，煮水沐浴。止齿痛、一切痈疽疮疖，金疮吐衄咯血。活血生肌，止痛解毒。烧过后揩牙，永无牙疾。

【附方】 1. 吐血、鼻血。用白胶香、蛤粉，等分研末，姜汁调服。2. 吐血、咯血。白胶香、铜青各一钱，研末，放入干柿内，纸包煨熟服下。又方：用炙黄的白胶香一两、新棉一两，烧灰成末，每服一钱，米汤送服。3. 便痈脓血。用白胶香一两，研末，加麝香、轻粉少许，掺敷患处。4. 瘰疬软疖。用白胶香一两，化开，以蓖麻子六十四粒研末，加入后搅匀，成膏，贴患处。5. 疮不收口。用白胶香、轻粉各二钱，猪油调涂。6. 恶疮。白胶香、松香各一两，加麻油、黄蜡各二钱半，一起溶化，再放入冷水中充分调匀，贴患处。此方叫作"水沉金丝膏"。7. 小儿疥癣。用白胶香、黄檗、轻粉，等分研末，加羊骨髓调匀敷涂。

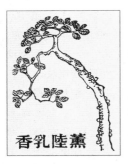

香乳陆薰

乳香（薰陆香）

【释名】 亦称马尾香、天泽香、摩勒香、多伽罗香。[宗奭说]薰陆即乳香，因其垂滴如乳头而得名。

【集解】 [时珍说]乳香今人多以枫香掺杂，灼烧即可辨。南疆皆有。《宋史》中说乳香有十三种。《香录》载，乳香又名薰陆香，出自大食国南，树类松，以斧斫树，脂溢于外，结而成香，聚而成块。上品为拣香，圆大如乳头，剔透，俗呼滴乳。

【修治】 [颂说]乳性至黏难碾。以缯袋盛装挂于窗隙，久后取研。[时珍说]有人说乳香入丸药，加少量酒研泥，以水飞过，晒干用。

【气味】 微温，无毒。

【主治】 风水毒肿，去恶气伏尸、瘾疹

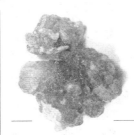

乳香〔主治〕风水毒肿，去恶气伏尸、瘾疹痒毒。乳香同功。治耳聋，中风口噤不语、妇人血气，止大肠泄泻。

痒毒。乳香同功。治耳聋，中风口噤不语，妇人血气，止大肠泄泻，疗诸疮，令内消，理风冷。下气益精，补腰膝，治肾气，止霍乱，冲恶中邪气，心腹痛疰气，煎膏，止痛长肉。治痈疽诸毒，托里护心，活血定痛伸筋，治妇人产难折伤。

【发明】 [时珍说]乳香香窜，能入心经，活血定痛，故为治疗痈疽疮疡、心腹痛要药。《素问》说，诸痛痒疮疡皆属心火。产科诸方多用，也是取其活血之功。

【附方】 1. 口目歪斜。乳香烧烟熏患处，以顺其血脉。2. 急慢惊风。用乳香半两、甘遂半两，共研末。每服半钱，乳香汤送服。3. 小儿内钓、腹痛。乳香、没药、木香等分，水煎服。4. 心气痛。乳香三两、茶叶四两，共研末，加冬季鹿血和成如弹子大的丸子。每服一丸，温醋化下。5. 呃逆不止。用乳香同硫黄烧烟频嗅。6. 梦遗。用拇指大的乳香一块，卧时细嚼，含至三更时咽下。三五次见效。7. 血淋。取夹石的乳香研末，米汤送服一钱。8. 难产催生。乳香五钱，研末，加母猪血和成如梧桐子大的丸子。酒冲服五丸。又方：乳香、朱砂，等分研末，加麝香少许，酒送服一钱。9. 风虫牙痛。用乳香细嚼咽汁。又方：用乳香、川椒各一钱，共研细，化蜡和成丸，塞病齿孔中。又方：用乳香、巴豆，等分研细，化蜡和成丸子，塞孔中。10. 漏疮脓血。用白乳香二钱、牡蛎粉一钱，共研末，加米糕做成丸子，塞孔中。11. 阴茎肿痛。用乳香、葱白等分，捣烂敷涂。12. 野火丹毒。乳香研末，羊脂调涂。

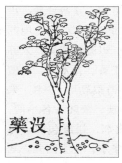

没 (mò) 药

【释名】 也称末药。[时珍说]没、末都是梵言。

【集解】 [志说]没药出自波斯国。其块大小不定，黑色，似安息香。[颂说]今南方诸省市都有。木之根株皆如橄榄，叶青而密。年岁久了则有脂液滴在地下，凝结成块，或大或小，类似安息香。

【气味】 苦，平，无毒。

【主治】 破血止痛，疗金疮、杖疮，诸恶疮痔漏，卒下血，目中翳晕痛肤赤。破癥宿血，瘀血损伤，消肿痛。心胆虚，肝血不足。堕胎及产后心腹血气痛，并入丸散服。散血消肿，定痛生肌。

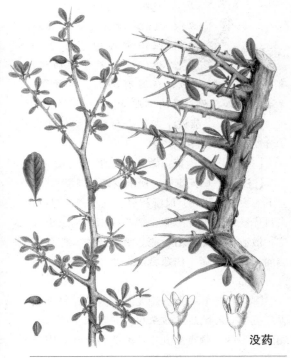

没药

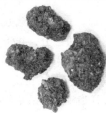

[主治]破血止痛，疗金疮、杖疮，诸恶疮痔漏，卒下血，目中翳晕痛肤赤。破癥瘕宿血，瘀血损伤，消肿痛。心胆虚，肝血不足。

【发明】 [权说]凡金刃所伤，打损跌坠，筋骨疼痛，心腹血瘀，并宜研烂热酒调服。推陈至新，能再生好血。[宗奭说]没药可通滞血。血滞则气壅瘀，气壅瘀则经络满急，经络满急故痛且肿。[时珍说]乳香活血，没药散血，皆能止痛消肿生肌。故二药常常兼用。

【附方】 1. 关节疼痛。用没药末半两、酥炙并研末的虎胫骨三两，和匀，每服二钱，温酒调服。2. 筋骨损伤。炒黄的米粉四两，加入没药、乳香末各半两，酒调成膏，摊贴痛处。3. 刀伤。乳香、没药各一钱，以水半碗、酒半碗，温化服下。4. 妇女血晕。没药末一钱，酒送服。5. 产后恶血。没药、血竭末各一钱，水半碗、温酒半碗，煎开后送服。过一阵再服一次，恶血自下。

安息香

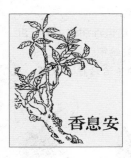

安息香

【释名】 [时珍说]此香辟恶，安息诸邪，故得名。有人说，安息是国名。《梵书》称为拙贝罗香。

【集解】 [恭说]安息香出自西戎。状如松脂，黄黑色，块状。新者柔韧。[禹锡说]段成式《酉阳杂俎》载，安息香树出自波斯国，称为辟邪树。长二三丈，皮色黄黑。叶有四角，经寒不凋。二月开黄色花，花心微碧。不结实。刻其树皮，胶如饴，名安息香，六、七月坚凝时即可取。烧，通神明，辟众恶。

【气味】 辛、苦，平，无毒。

【主治】 心腹恶气，鬼疰。邪气魍魉，鬼胎血邪。辟蛊毒，霍乱风痛，男子遗精，暖肾气，妇人血噤，并产后血运。妇人夜梦鬼交，同臭黄合做成丸，烧熏丹穴，永断。

【附方】 1. 突然心痛，或时发时止。安息香研末，开水送服半钱。2. 小儿肚痛。用安息香酒蒸成膏，再用沉香、木香、丁香、藿香、八角茴香各三钱，香附子、缩砂仁、炙甘草各五钱，共研末，以膏和炼蜜调各药做成如芡子大的丸子。每服一丸，紫苏汤化下。此方叫作"安息香丸"。3. **关节风痛**。精猪肉四两，切片，裹安息香二两，另以瓶装一层灰。药放灰上，在大火上烧出烟，即将瓶口对准痛处熏治，勿令烟散走。

苏合香 【释名】[时珍说] 此香出自苏合国，因此得名。

【集解】[恭说] 来自西域及昆仑。紫赤色，与紫檀相似，坚实，极香。[颂说] 广州虽然也有苏合香，但与苏木类似，无甚香气。药中只用气味极浓烈者。[时珍说] 苏合香出于安南、三佛齐诸国。树生膏，可为药，以气味浓烈而无渣滓者为上。沈括《梦溪笔谈》载，苏合香赤色如坚木，又有苏合油如明胶，人多用它。

【气味】甘，温，无毒。

【主治】辟恶，主温疟蛊毒痫痓，消三虫，除邪。久服，通神明，轻身延年。

【附方】1. **苏合香丸**（治结核，霍乱，鬼

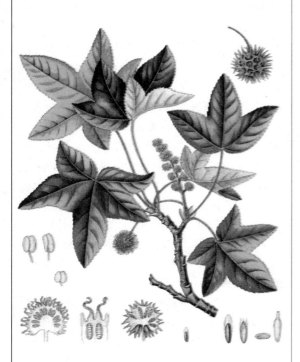

苏合香

魅瘴疟，赤白暴痢，瘀血月闭，痃癖疔肿，小儿惊痫客忤，大人中风，中气，心痛）。用苏合油一两，安息香末二两，以酒熬成膏，入苏合油内。白术、香附子、丁香、青木香、白檀香、沉香、麝香、荜茇、诃梨勒煨，去核，朱砂、乌犀牛角各二两，龙脑、薰陆香各一两，研末，以香膏加炼蜜和成剂，蜡纸包收。每服旋丸梧桐子大，早取井华水，化服四丸。老人、小孩各一丸。2. **水气浮肿**。苏合香、白粉、水银等分，捣匀，以蜜制成如小豆大的丸，每服二丸，白水送服。

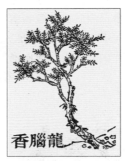

龙脑香 【释名】亦称龙脑、羯婆罗香。膏名婆律香。

【集解】[时珍说] 龙脑香，南疆皆有。叶廷珪《香录》载，其为深山穷谷中千年老杉树。枝干不曾损动者，有香。土人解作板，板缝有脑出，劈开取。大者成片如花瓣，清者名脑油。

【修治】[恭说] 龙脑香与糯米炭、相思子合贮，则不耗。

【气味】辛、苦，微寒，无毒。

【主治】妇人难产，研末少许，新汲水服，立下。去心腹邪气，风湿积聚。主耳聋，明目，去目赤肤翳、内外障眼，镇心秘精，治三虫五痔。散心盛有热，治骨痛。治大肠脱。疗喉痹脑痛，鼻息齿痛，伤寒舌出，小儿痘陷。通诸窍，散郁火。

【附方】1. **目翳**。用龙脑末一两，每天点眼三五次。2. **风热上攻头目**。龙脑末半两、南硼砂末一两，频点鼻孔中。3. **头脑疼痛**。用龙脑香一钱，卷于纸中做成捻子，烧烟熏鼻，吐出痰涎即可。4. **风热喉痹**。用灯心一钱、黄檗五分，并烧存性，煅白矾七分、龙脑香三分，共研末。每服一二分，吹入喉中患处，效果佳。5. **中风牙闭**。用龙脑香、天南星等分，每服二三分，擦牙二三十遍，口即可开。6. **牙齿疼痛**。用龙脑

香、朱砂各少许擦牙，即止。**7. 内外痔疮。**用龙脑香一二分，加葱汁化匀涂擦。

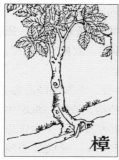

樟脑

【释名】亦称韶脑。

【集解】［时珍说］樟脑出自韶州、漳州。状似龙脑，白色如雪，即樟树脂膏。

【气味】辛，热，无毒。

【主治】通关窍，利滞气，治中恶邪气，霍乱心腹痛，寒湿脚气，疥癣风瘙，龋齿，杀虫辟蠹。放鞋中，去脚气。

【发明】［时珍说］樟脑纯阳，与焰消同性，水中生火，其焰益炽。今丹炉及烟火家多用。辛热香窜，禀龙火之气，去湿杀虫，此其所长。

【附方】1. **牙齿虫痛。**樟脑、朱砂等分擦牙，有奇效。又一方：用樟脑、黄丹、肥皂去皮核等分研匀，加蜜做成丸子，塞病齿孔中。2. **小儿秃疮。**用樟脑一钱、花椒二钱、芝麻二两，共研末，涂擦患处。3. **脚气肿痛。**用樟脑二两、乌头三两，共研末，加醋做成如弹子大

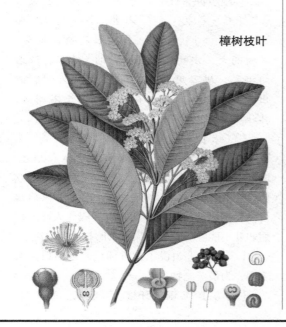

樟树枝叶

的丸子。每次取一丸，放足心下踏住，再用微火烘脚，脚上盖覆加暖，汗出如涎，即见效。

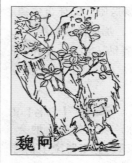

阿魏（wēi）

【释名】亦称阿虞、熏渠、哈昔泥。［时珍说］夷人自称为阿，此物极臭，为阿所畏惧之意。

【集解】［颂说］今唯广州有，说是木膏液滴酿结成。段成式《酉阳杂俎》载，阿魏木，生于波斯国及伽阇那国（即北天竺）。木长有八九尺，皮色青黄。三月生叶，似耳。无花实。断其枝，汁出如饴，久乃坚凝，名阿魏。［时珍说］阿魏有草、木二种。云出火州及沙鹿、海牙国者，草高尺余，根株独立，枝叶如盖，臭气逼人，生取其汁熬成膏，名阿魏。出于三佛齐及暹罗国者，树不高，土人把竹筒插于树内，脂满其中，冬月破筒取出。有人说其脂最毒，人不敢近。每到采时，把羊系于树下，在远处射筒。脂之毒着羊，若羊毙，即为阿魏。

【气味】辛，平，无毒。

【主治】杀诸小虫，去臭气，破癥积，下恶气。治风邪鬼疰，心腹中冷。辟瘟治疟，主霍乱心腹痛，肾气瘟瘴，御一切蕈、菜毒。解自死牛、羊、马肉诸毒。消肉积。

【附方】1. **疝气疼痛**（败精恶血，结在阴囊，并非一般的偏坠）。用阿魏二两，裹在醋和荞麦面做成的饼中，火上煨熟。另用大槟榔二枚，钻孔，乳香填满，也裹在荞面中煨熟。再用硇砂末一钱，赤芍药一两，并研末糊成如梧桐子大的丸子。每服三十丸，饭前酒送服。2. **脾积结块。**用鸡蛋五个、阿魏五分、黄蜡一两，同煎化，分十次空心水送服。诸物不忌，腹痛无妨。十日后大便下血即止。3. **腹内一般痞块。**用阿魏五钱、五灵脂炒令烟尽五钱，共研末，调黄雄狗胆汁和成如黍米大的丸子。每服三十丸，空心唾液送服。忌羊肉、醋、面。

4.疟疾寒热。用如豆大的阿魏、胭脂各一块，研匀，调蒜膏敷虎口上。又方：用阿魏、丹砂各一两，共研末，加米糊和成如皂荚子大的丸子。每服一丸，空心参汤送服。5.牙齿虫痛。用阿魏、臭黄，等分研末，加糊做成如绿豆大的丸子。每取一丸，棉裹纳入齿痛一侧的耳中，效果佳。

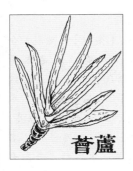

芦荟

【释名】又称芦荟、奴会、讷会、象胆。[藏器说]俗呼为象胆，以其味苦如胆也。

【集解】[珣说]芦荟生于波斯国。状似黑锡，乃树脂也。[颂说]今

惟广州有。其木生于山野中，滴脂泪而成。采之不拘时月。

【气味】 苦，寒，无毒。

【主治】 热风烦闷，胸膈间热气，明目镇心，小儿癫痫惊风，疗五疳，杀三虫及痔病疮瘘，解巴豆毒。主小儿诸疳热。吹鼻，杀脑疳，除鼻痒。研末，治湿癣出黄汁。

【发明】[时珍说]芦荟，乃厥阴经药也。其功专于杀虫清热。以上诸病，皆热与虫所生故也。[颂说]刘禹锡传信方云：予少年曾患癣，初在颈项间，后延至左耳，遂成湿疮浸淫。用斑蝥、狗胆、桃根诸药，徒令蜇蠚，其疮转盛。偶于楚州，卖药人教用芦荟一两，炙甘草半两，研末，先以温浆水洗癣，拭净敷之，立干便瘥。

【附方】 小儿脾疳。芦荟、使君子等分，研末。海米饮服一二钱。

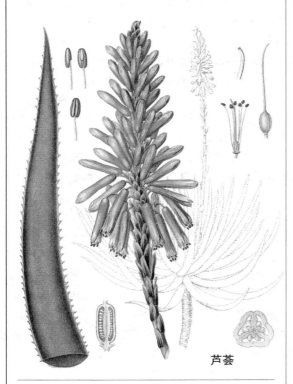

芦荟

胡桐泪

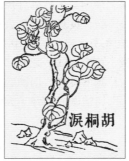

【释名】 又称胡桐碱、胡桐律。

【集解】 [恭说]胡桐泪，出肃州以西平泽及山谷中。形似黄矾而坚实。有夹烂木者，说是胡桐树脂沦入土石碱卤地者。其树高大，皮叶似白杨、青桐、桑辈，故名胡桐木，堪器用。[时珍说]木泪乃树脂流出者，其状如膏油。石泪乃脂入土石间者，其状成块，以其得卤斥之气，故入药最好。

【气味】 咸、苦，大寒，无毒。

【主治】 大毒热，心腹烦满，水和服之，取吐。牛马急黄黑汗，水研二三两灌之，立瘥。主风虫牙齿痛，杀火毒、面毒。风疳䘌齿，骨槽风劳。能软一切物。多服令人吐。瘰病非此不能除。咽喉热痛，水磨扫之，取涎。

【发明】 [颂说]古方稀用。今治口齿家多用，为最要之物。

【附方】 1.湿热牙疼。喜吸风。胡桐泪，

[主治]热风烦闷、胸膈间热气，明目镇心，治小儿癫痫惊风，疗五疳，杀三虫及痔病疮瘘，解巴豆毒。主小儿诸疳热。吹鼻，杀脑疳，除鼻痒。研末，治湿癣出黄汁。

入麝香掺之。2.**牙疼出血**。胡桐泪半两研末，夜夜贴之。或入麝香少许。3.**牙疳宣露**。脓血臭气者。胡桐泪一两，枸杞根一升。每用五钱，煎水热漱。又方：胡桐泪、莩芧等分，研掺。

木之二 乔木类

小檗、檗木、厚朴、杜仲、椿樗、漆、梓、桐、梧桐、油桐、楝、槐、荚蒾、秦皮、合欢、皂荚、无患子、无食子、诃黎勒、榉、柳、白杨、乌木、榆、芜黄、苏方木、棕榈、乌桕木、桦木、巴豆、大风子、橹木、猪腰子、石瓜、相思子

小檗（bò）【释名】亦称子檗、山石榴。[时珍说]与金樱子、杜鹃花并名山石榴，但非同一物。

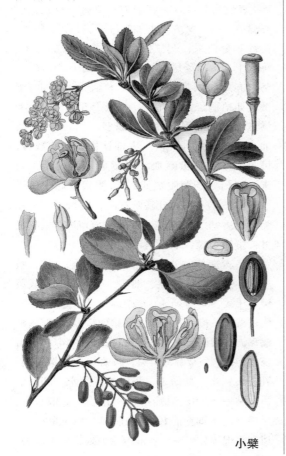

小檗

【集解】[弘景说]子檗树小，状如石榴，皮黄而苦。又有一种多刺，皮黄。主治口疮。[藏器说]凡是檗木皆皮黄。小檗如石榴，皮黄，子赤似枸杞子，两头尖。人锉枝以染黄。[时珍说]皮外白里黄，形如檗皮而薄小。

【气味】苦，大寒，无毒。

【主治】主口疮，杀诸虫，平心腹中热气。治血崩。

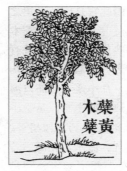

檗木【释名】亦称黄檗。根名檀桓。

【集解】[恭说]黄檗也叫山石榴，子似妇贞，皮白不黄，亦名小檗，所在都有。[禹锡说]《蜀本图经》载，黄檗高数丈。叶似吴茱萸，也像紫椿，经冬不凋。皮外白，里深黄色。根结块，如松下茯苓。今所在有，本出房、商、合等州的山谷中。皮紧，厚二三分，鲜黄为上。二月和五月采皮，晒干。

【修治】[敩说]檗皮，用生蜜水浸半日，漉出晒干，用蜜涂，文武火炙，令蜜尽即止。每五两，用蜜三两。[元素说]二制治上焦，单制治中焦。不制治下焦。[时珍说]黄檗性寒而沉，生用则降实火，熟用则不伤胃。酒制则治上，盐制则治下，蜜制则治中。

【气味】苦，寒，无毒。[元素说]性寒味苦，气味俱厚，沉而降，为阴。又说，苦厚微辛，阴中之阳。人足少阴经，为足太阳引经药。[好古说]黄芩、栀子入肺，黄连入心，黄檗则入肾，燥湿所归，各从其类。

【主治】五脏肠胃中结热，黄疸肠痔，止泄痢，女子漏下赤白，阴伤蚀疮。疗惊气在皮间，肌肤热赤起，目热赤痛，口疮。久服通神。主治热疮疱起，虫疮血痢，止消渴，除蛀虫。主男子阴痿，及敷茎上疮，治下血如鸡鸭肝片。安心除劳，治骨蒸，洗肝明目，治口干心热，

杀疳虫，治蛔心痛，鼻衄，肠风下血，急热肿痛。泻膀胱相火，补肾水不足，坚肾壮骨髓，疗下焦虚，诸痿瘫痪，利下窍，除热。泻伏火，治冲脉气逆，不渴而小便不通，诸疮痛不可忍。得知母，滋阴降火；得苍术，除湿清热，为治痿要药；得细辛，泻膀胱，治口舌生疮。

【发明】［元素说］黄檗之功效有六：泻膀胱龙火；利小便结；除下焦湿肿；痢疾见血；脐中痛；补肾不足，壮骨髓。凡肾水膀胱不足，诸痿厥脚膝无力，可于黄芪汤中加用，使两足膝中气力涌出，痿即去。因此它是瘫痪必用之药。蜜炒研末，可治口疮。［杲说］黄檗、苍术是治痿要药。凡去下焦湿热作肿及痛，膀胱有火邪，并小便不利及黄涩者，用酒洗黄檗、知母为君，茯苓、泽泻为佐。凡小便不通而口渴者，邪热在气分，肺中伏热不能生水，是绝小便之源。如用气味俱薄、淡渗之药，像猪苓、泽泻之类，泻肺火而清肺气，滋水之化源。若邪热在下焦血分，不渴而小便不通者，则是《素问》所谓无阴则阳无以生、无阳则阴无以化。膀胱为州都之官，藏津液，气化则能出。法当用气味俱厚、阴中之阴药治疗，黄檗、知母即可。［震亨说］黄檗走至阴，有泻火补阴之功，非阴中之火，不可用。火有两种，君火即人火、心火，可以湿伏、可以水灭、可以直折，黄连之类可以制伏；相火即是天火，龙雷之火、阴火，不能以水湿主制，应当因其性而制，唯黄檗之类可以降伏。［时珍说］古书说知母佐黄檗，滋阴降火，有金水相生之义。黄檗无知母，则如水母无虾。因为黄檗能制膀胱、命门阴中之火，知母能清肺金，滋润肾水之源。因为气为阳，血为阴。邪火煎熬，则阴血渐涸，故阴虚火动之病必须用它。但是必须是少壮气盛能食者，用它比较合适。若中气不足而邪火炽甚者，久服则有寒中之变。那些近来虚损以及纵欲求嗣之人，用补阴药，往往以此二味为君，日日服用。结果，降气太过，脾胃受伤，真阳暗损，精气不暖，致生他病。

【附方】1.男女诸虚（如小便淋漓、遗精白浊等症）。用去皮、切细的黄檗二斤、熟糯米一升，九浸九晒，再蒸过晒干，研末，加酒煮面糊做成如梧桐子大的丸子。每服一百丸，温酒送服。2.痔漏下血。用川黄檗皮刮净一斤，分四份：三份分别用酒、醋各浸七天，洗、晒后焙干；另一份生炒成黑色。四份共研末，加炼蜜做成如梧桐子大的丸子。每服五十丸，空心温酒送服。久服可以除根。此方叫作"檗皮丸"。3.赤白浊。用黄檗皮刮净一斤，分作四份，分别在酒、蜜、人乳、淘糯米水中浸透，炙干，共研末，加米饭做成如梧桐子大的丸子。每服五十丸，空心温酒送服。此方叫作"百补丸"。4.下血数升。用黄檗一两，去皮，以鸡蛋白涂，炙为末，加水调成如绿豆大的丸子。每服七丸，温水送服。此方叫作"金虎丸"。5.小儿热泻。用黄檗削皮，焙干研末，加米汤和成如粟米大的丸子。每服一二十丸，米汤送服。6.赤白浊及梦泄精滑。用黄檗炒、真蛤粉各一斤，共研末，每服一百丸，空心温酒送服。又方：再加知母炒、牡蛎粉煅、山药炒等分研末，调糊做成如梧桐子大的丸子。每八十丸，盐汤送服。7.积热梦遗（心神恍惚，膈中有热）。用黄檗末一两、龙脑一钱，加炼蜜做成如梧桐子大的丸子。每服十五丸，麦门冬汤送服。8.消渴，食多，尿多。用黄檗一斤，加水一升，煮开几次，渴即饮用。如此数日，可见效。9.热极呕血。用黄檗蜜涂炙干，研末，麦门冬汤调服二钱。10.眼目昏暗。每天清晨含黄檗一片，吐唾液洗眼，坚持不停，保无目疾。11.口舌生疮。将黄檗放口内含嚼。又方：蜜渍黄檗，取汁含嚼，吐涎。又方：蜜炙黄檗、青黛各一分，研末，加生龙脑少许，敷患处。又一方：黄檗、细辛，等分研末；或黄檗、干姜，等分研末，敷患处。12.鼻中生疮。用黄檗、槟榔，共研末，调猪油涂擦。13.唇疮痛痒。黄檗研末，调蔷薇根汁涂擦。14.鬓毛毒疮（生头中，初时如葡萄，极痛）。用黄檗一两，乳香二钱半，共研末，另以槐花煎水，调末成饼，贴疮上。15.乳痈初起。用黄檗末和鸡蛋白涂擦，药干即换。16.痈疽肿毒。用黄檗皮炒、川乌头炮等分研末，唾液调涂患处，留出疮头，频频以淘米水润湿。**17. 男子阴疮。** 用黄檗、黄芩等份，煎汤洗患处，洗后用黄檗、黄连研末敷擦即可。**18. 臁疮。** 用黄檗末一两、轻粉三钱，调猪胆汁涂擦。**19. 冻疮裂痛。** 用乳汁调黄檗末涂擦。

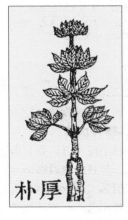

厚朴（pò）

【释名】 亦称烈朴、赤朴、厚皮、重皮。树名榛，子名逐折。[时珍说] 木质朴而皮厚，味辛烈而色紫，故有厚朴、烈、赤等名。

【集解】 [颂说] 今洛阳、陕西、江淮、湖南、蜀川山谷中皆有，以梓州、龙州者为上。木高三四丈，径一二尺。春生叶，如槲叶，四季不凋。红花，青实。皮极鳞皱而厚，紫色多润者佳，薄而白者劣。[时珍说] 朴树肤白肉紫，五、六月开细花，结实似冬青籽，生青熟赤，有核。七、八月采，味甘美。

皮 【修治】 [敩说] 紫色味辛者为上，刮去粗皮。入丸散，每一斤用酥四两炙熟用。若入汤饮，用自然姜汁八两炙尽为止。[大明说] 去粗皮，用姜汁炙，或浸炒用。

【气味】 苦，温，无毒。[元素说] 性温，味苦、辛。气味俱厚，体重浊而微降，为阴中阳。[之才说] 干姜为使。恶泽泻、硝石、寒水石。忌豆。

【主治】 中风伤寒，头痛寒热惊悸，气血痹，死肌，去三虫。温中益气，消痰下气。治霍乱及腹痛胀满，胃中冷逆，胸中呕不止。泄痢淋露，除惊，去留热心烦满，厚肠胃。健脾，治反胃，霍乱转筋、冷热气。下膀胱及五脏一切气，止妇人产前产后腹脏不安，杀肠中虫，明耳目，调关节。治积年冷气，腹内雷鸣虚吼，宿食不消。去结水，破宿血，化水谷，止吐酸水，大温胃气，治冷痛，主病人虚而尿白。主肺气胀满，膨而喘咳。

【发明】 [宗奭说] 厚朴，平胃散中用，最调中，至今此药盛行，既能温脾胃，又能走冷气，为世所必需。[元素说] 厚朴之功用有三：平胃，去腹胀，孕妇忌。虽除腹胀，若虚弱之人，当斟酌使用，恐误脱人元气。惟寒胀大热药中兼用，为散郁结之神药。[好古说]《本草》说厚朴治中风伤寒头痛，温中益气，消痰下气，厚肠胃，去腹满，是泄气？还是益气？如果与枳实、大黄同时用，则能泄实满，即所谓消痰下气。若与橘皮、苍术同用，则能除湿满，即所谓温中益气。与解利药同时用，则治伤寒头痛；与泄痢药同时用，则厚肠胃。因为其性味苦温，用苦则泄，用温则补。故成无己说，厚朴之苦，以泄腹满。

【附方】 1. **脾胃虚损。** 用厚朴去皮，锉片，生姜连皮，切片二斤，在五升水中同煮干，去姜，焙厚朴，再以干姜四两、甘草二两，同厚朴一起，在五升水中煮干，去甘草，焙姜、厚朴为末加枣肉、生姜同煮熟，去姜，把枣肉、药末捣匀做成如梧桐子大的丸子。每服五十丸，米汤送服。方中再加熟附子亦可。此方叫作"厚朴煎丸"。2. **咳痰呕逆，饮食不下。** 用厚朴一两、姜汁炙黄，研末，每服二匙，米汤调服。3. **腹痛胀满。** 用制厚朴半斤，甘草、大黄各三两，枣十枚，大枳实五枚，桂二两，生姜五两，加水一斗，煎成四升，温服八合。一天服三次，呕吐者再加半夏五合。此汤叫作"厚朴七物汤"。4. **气胀心闷，饮食不下，久患不愈。** 用厚朴以姜汁炙焦后研末。每服二匙，陈米汤调服，一天服三次。5. **霍乱腹痛。** 用炙过的厚朴四两、桂心二两、枳实五枚、生姜二两，加水六升，煎取二升，分三次服下。此方叫作"厚朴汤"。6. **久痢。** 用厚朴三两、黄连三两，加水三升，煎成一升，空心细服。7. **大肠干结。** 用厚朴生研、猪脏煮熟捣烂和成如梧桐

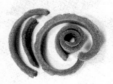

皮 [主治] 中风伤寒，头痛寒热惊悸，气血痹。温中益气，消痰下气。治霍乱及腹痛胀满，胃中冷逆，胸中呕不止。

子大的丸子。每服三十丸，姜水送服。8.**尿浑浊**。用厚朴姜汁炙一两、白茯苓一钱，加水、酒各一碗，煎成一碗，温服。9.**月经不通**。把炙过的三两厚朴切细，加水三升，煎成一升，分两次空心服下。三四剂之后，即见特效。

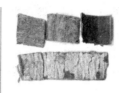

生杜仲〔主治〕治腰膝痛，益精气，壮筋骨，强意志。除阴部痒湿，小便淋沥不尽。

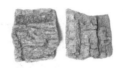

炒杜仲〔主治〕治腰膝痛，益精气，壮筋骨，强意志。除阴部痒湿，小便淋漓不尽。

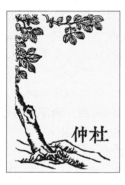

杜仲

【释名】又称思仲、思仙、木绵。

【集解】[颂说]出于商州、成州、峡州附近的大山中。树高数丈，叶似辛夷，它的皮折断后，有白丝相连。刚长出的嫩芽可食。

皮【气味】辛，平，无毒。

【主治】治腰膝痛，益精气，壮筋骨，强意志。除阴部痒湿，小便淋沥不尽。久服轻身延年。

【附方】1.**肾虚腰痛**。杜仲去皮，炙黄，取一大斤，分作十剂。每夜用一剂，在一升水中浸至五更，煎至三分之二，去渣留汁，放入羊肾三四片，煮开几次，加上椒盐做羹，空心一次服下。2.**风冷伤肾，腰背虚痛**。杜仲一斤，切细，炒过，放酒二升中浸十日。每日服三合。又方：将杜仲研末，每日清晨以温酒送服二钱。3.**病后虚汗及自流汗**。用杜仲、牡蛎，等分研末，卧时用水送服五小匙。4.**产后诸疾及胎体不安**。将杜仲去皮，瓦上焙干，捣末，煮枣肉调末做成如弹子大的丸。每服一丸，糯米汤送服。一天服二次。

椿樗

（chūn chū）

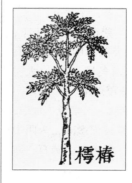

【释名】香者名椿，臭者名樗。山樗为栲。

【集解】[颂说]椿樗二木，南北皆有。形状枝干大致相似，但椿木厚实而叶香可以吃，樗木虚松而有臭味，但做饭的人也能熬去其气味后使用，其木材无成材之用。《尔雅》里说：栲，山樗。似樗，也类似漆树。陆玑《诗疏》载，山樗与田樗无差异，只是叶子窄些而已。吴人采它当茶饮用。[时珍说]椿、樗、栲是一种树木的三个品种。椿树皮细腻而质厚并呈红色，嫩叶香可以吃；樗树皮粗质虚而呈白色，其叶很臭，只有在收成不好时才有人采来吃。生长在山中的樗就是栲树，树木也很虚软，有时搞雕版的人也用它作为原材料。

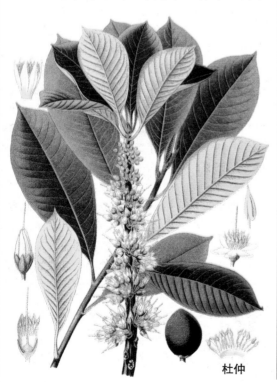

杜仲

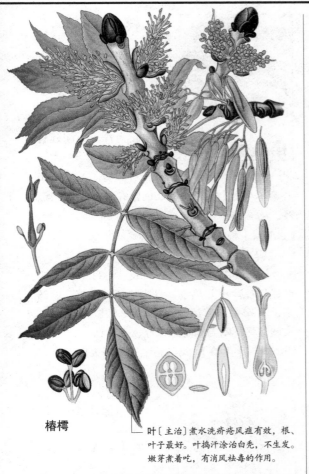

椿樗

叶〔主治〕煮水洗疥疮风疽有效，根、叶子最好。叶捣汁涂治白秃，不生发。嫩芽煮着吃，有消风祛毒的作用。

根〔主治〕可除口鼻疳虫，肠道寄生虫，缓解精神紧张，治慢性腹泻便血。

然而如果用指甲抓，它就像腐朽了的木材，不能作为栋梁之材。椿叶，现在的人在二三月时摘取其嫩芽制成酸菜，香甘可口，只是略带葱味，但又不像葱那样臭浊。

叶【气味】苦，温，有小毒。［诜说］椿芽吃多了动风，熏十二经脉、五脏六腑，使人神经错乱，血气微弱。如果经常和肉、热面一起吃就会产生腹胀。

【主治】煮水洗疥疮风疽有效，樗树根、叶最好。白秃，不生发的患者，可取椿、桃、楸叶心捣成汁经常涂抹头发。嫩芽煮着吃，有

消风祛毒的作用。

白皮、根皮【气味】苦，温，无毒。

【主治】治慢性消化不良用樗根特别好。可除口鼻疳虫，肠道寄生虫，缓解精神紧张，治慢性腹泻便血。得地榆，止疳痢。还可治妇女非经期大出血，血性白带，产后血不止。蜜炙后治肠道出血不止，腹泻，小便少及梦遗滑精，去肺胃里陈积的痰。

【附方】1.小儿疳痢。将椿白皮晒干，取二两研末，另以粟米淘净，研成浓汁，和末做成如梧桐子大的丸子。十岁小儿可服三四丸，米汤送服。其他年龄的小儿酌量加减。2.休息痢疾（日夜泄痢，腥臭不可近，脐腹疼痛）。用椿根白皮、诃黎勒各半两，丁香三十个，共研末，加醋，糊做成如梧桐子大的丸子。每服五十丸，米汤送服。又方：用椿根白皮，水漂三日，去黄皮，焙干研末。每一两，加木香二钱，以粳米饭调药成丸。每服一钱二分，空心米汤送服。3.秋痢兼腰痛。取樗根一大两，捣碎，筛过，以好面调作小团，加水煮熟。每日空心服十枚。4.赤白痢。用香椿洗过，刮取皮，晒干研末，水送服一钱，立效。5.长年下血。用樗根三钱，加水一碗煎至七成，再加半碗酒服下，或做丸服亦可。6.女人白带。用椿根白皮、滑石，等分研末，加粥做成如梧桐子大的丸子。每服一百丸，空心开水送服。又方：椿根白皮一两半，干姜炒黑、白芍药炒黑、黄檗炒黑各二钱，共研末，加粥做成如梧桐子大的丸子。每服一百丸，空心开水送服。7.男子白浊。治方同上。

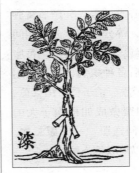

漆【释名】亦称黍。［时珍说］许慎《说文解字》说，漆本作桼，木汁可以染物，其字像水滴而下之形。

【集解】［保升说］漆树高二三丈，皮白，叶似椿，花似槐，子似牛李子，木心黄。六、七月刻取滋汁。金州者为上。漆

性急，取时需荏油解破，故淳者难得。[颂说]今蜀、汉、金、峡、襄、歙州都有。以竹筒钉入木中，取汁。[时珍说]漆树人多栽种，春分前移栽易成，有利。树身如柿，叶似椿。六月取汁漆物，黄泽如金，即《唐书》所谓黄漆。入药当用黑漆。

【气味】 辛，温，无毒。[弘景说]生漆毒烈，人以鸡蛋和服去虫，但自啮肠胃。[大明说]毒发，饮铁浆并黄栌汁、甘豆汤，吃蟹，可解。

【主治】 绝伤，补中，安五脏、续筋骨，填髓脑，五缓六急，风寒湿痹。生漆：去长虫。久服，轻身延年。干漆：疗咳嗽，消瘀血痞结腰痛，女子疝瘕，利小肠，除蛔虫。杀三虫，主女人经脉不通。治传尸劳，除风。削年深坚结之积滞，破日久凝结之瘀血。

【附方】 1. 小儿虫病。用干漆捣碎，烧烟尽、白芜荑，等分研末，每服二分至一钱，米汤送服。2. 妇女血气痛。用湿漆一两，熬一顿饭时间，加干漆末一两，调成如梧桐子大的丸子。每服三四丸，温酒送服。怕漆人不可服。3. 男子疝气或小肠气痛。治方同上。此方叫作"二圣丸"。4. 妇女经闭或腹内肿瘕。用干漆一两打碎，炒烟尽、牛膝末一两、生地黄汁一升，共在慢火上熬浓，做成如梧桐子大的丸子。每服一丸，渐增至三五丸，酒或汤送服。又方：用当归四钱、干漆三钱炒烟尽，共研末，加炼蜜做成如梧桐子大的丸子。每服十五丸，空心温酒送服。又方：干漆一斤烧研、生地黄二十斤，两药合煎做成如梧桐子大的丸子。每服三丸，空心酒送服。5. 产后青肿疼痛。用干漆、大麦芽，等分研末，分别相间铺入瓦罐中，封紧，煅红，冷后再研散。每服一二钱，热酒送服。产后各种疾病，都可以用此方。6. 五劳七伤。用干漆、柏子仁、山茱萸、酸枣仁，等分研末，加蜜做成如梧桐子大的丸子。每服二七丸，温酒送服。一天服二次。7. 喉痹。用干漆烧烟，以筒吸烟入喉。

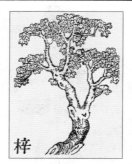

梓 【释名】亦称木王。[时珍说]梓或作杍，其义未详。陆佃说，梓为百木之长，故称木王。木莫良于梓，故书称佳篇为梓材，礼称名匠为梓人，朝廷称名棺为梓宫。

【集解】[弘景说]梓有三种，入药应用朴素不腐者。[颂说]今近道皆有，宫、寺、园、亭、人家多有种植。木似桐而叶稍小，花紫。[大明说]梓有数种，唯楸梓才入药佳。

梓白皮 【气味】 苦，寒，无毒。

【主治】 热毒，去三虫。治目中疾，主吐逆胃反。小儿热疮、身头热烦，蚀疮，煎汤浴，并捣敷。煎汤洗小儿壮疾，主一切疮疥，皮肤瘙痒。治温病复感寒邪，煮汁饮。

叶 【主治】 捣敷猪疮。手脚火烂疮。

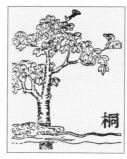

桐 【释名】亦称白桐、黄桐、泡桐、椅桐、荣桐。

【集解】[颂说]桐处处都有。陆玑《草木疏》说，白桐宜制琴瑟。今江南人用来制油者，即冈桐，子大于梧桐子。江南有紫桐，花似百合，实可糖煮以啖。岭南有刺桐，花色深红。[时珍说]桐有四种，以无子者为青桐、冈桐，有子者为梧桐、白桐。贾思勰《齐民要术》载，有实而皮青者为梧桐，华而不实者为白桐。白桐冬结似实者，是明年之华房，不是实。冈桐即油桐，子大有油。经考证，白桐就是泡桐。叶大径尺，最易生长。皮色粗白，木轻虚，不生虫蛀，制作器物、屋柱都很好。二月开白色花如牵牛。结实大如巨枣，长寸余，壳内有子片，轻虚如榆荚、葵实之状，老则壳裂，随风飘扬。花紫色者名冈桐。荏桐即是油桐。青桐即梧桐之无实者。

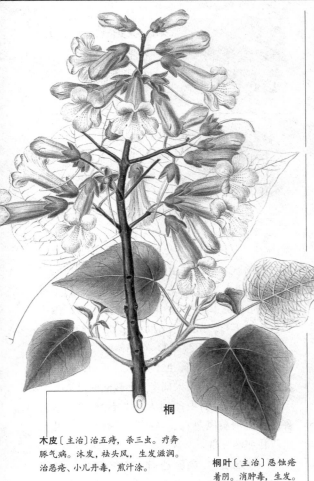

桐

木皮〔主治〕治五痔，杀三虫。疗奔豚气病。沐发，祛头风，生发滋润。治恶疮、小儿丹毒，煎汁涂。

桐叶〔主治〕恶蚀疮着阴。消肿毒，生发。

桐叶 【气味】 苦，寒，无毒。

【主治】 恶蚀疮着阴。消肿毒，生发。

木皮 【主治】 治五痔，杀三虫。疗奔豚气病。沐发，去头风，生发滋润。治恶疮、小儿丹毒，煎汁涂。

【附方】 1. **手足浮肿**。桐叶煮汁浸泡，同时饮少许汁。汁中加小豆效果更好。2. **痈疽发背**（大如盘，臭腐不可近）。将桐叶在醋中蒸过贴患处。退热止痛。逐渐生肉收口，有特效。3. **头发脱落**。用桐叶一把、麻子仁三升，加淘米水煮开五六次，去渣，每日洗头部，则头发渐长。4. **跌打损伤**。桐树皮去青留白醋炒，捣烂敷涂。5. **眼睛发花**，眼前似有禽虫飞走。桐花、酸枣仁、玄明粉、羌活各一两，共研末，每服二钱，水煎，连渣服下。一天服三次。

梧桐 【集解】

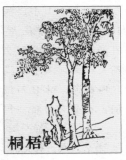

梧桐

［弘景说］梧桐皮白，叶似青桐，而果子肥大可以吃。［颂说］《遁甲书》载，观梧桐可知日月正闰。它生有十二叶，一边各六叶。从下数一叶为一月，至上共十二月，有闰十三叶的，多余的小叶生在哪里，就是闰几月。所以说：如果梧桐不生叶，天下就会改变。［宗奭说］梧桐四月开小花，嫩黄色，犹如枣花。枝头长出丝，落到地上后成为油，沾在衣服上就成了污渍。五、六月结果，人们摘来可炒着吃，味道像菱和芡，这就是《月令》里的"清明桐始华"。［时珍说］梧桐处处都有，树似桐而皮总是青色，其木无节笔直生长，纹理细而木质紧密，叶似桐而光滑有尖。梧桐的花蕊细，坠下如百霉。它的荚长三寸左右，由五片合成，长老后就裂开像箕一样，种子长在荚上面，多的五六颗，少的两三颗。种子的大小如胡椒，皮有皱纹。罗愿《尔雅翼》载，梧桐多阴，青皮而木质白，似青桐而种子多。其树容易生长，乌鸦衔的种子落到地上以后就能发芽生长。但是在晚春长出的叶子，早秋即凋落。《诗》说，梧桐多向阳生长。《齐民要术》载，生长在山石之间的梧桐树，做成乐器音色更加响亮。

木白皮 【主治】 烧存性，研末和乳汁，涂须发变黄赤色，可治肠痔。

叶 【主治】 治发背，将叶烤焦研末，用蜜调敷，干即换。

子 【气味】 甘，平，无毒。

【主治】 捣汁涂于头部，拔去白发根，必然生出黑发来。和鸡蛋烧存性，研成末掺，治小儿口疮。

油桐 【释名】亦

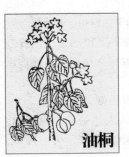

油桐

称虎子桐、荏桐、罂子桐。

【集解】［藏器说］油桐生于山中，树似梧桐。［时珍说］冈桐即白桐中之紫花者。油桐枝、干、花、叶与冈桐相似但小，树生长也较迟，花微红。果实大而圆，实中有二子或四子，大如大风子。肉白色，味甘而催人吐。也有人称为紫花桐。人多有种植，榨油，以制家具或造船。

桐子油 【气味】 甘、微辛、寒，有大毒。

【主治】 疥癣虫疮肿毒。敷恶疮，宣水肿。涂汤火疮，吐风痰喉痹，诸疾。以子研末，吹喉中取吐。

【附方】 1.**痈肿初起**。用桐油点灯，放入竹筒内，烟熏患处，出黄水即消。2.**血风臁疮**。用胡粉煅过，研细，调桐油做成膏，摊纸上贴患处。3.**脚肚癞疮**。用桐油、人乳，等分敷擦，数次即愈。4.**酒齄赤鼻**。用桐油调黄丹、雄黄涂擦。5.**冻疮裂痛**。用桐油一碗、发一绺，熬化。收瓶中，以温水洗患处令软，然后擦药。

楝 (liàn)

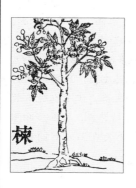

【释名】 亦称苦楝。实名金铃子。［时珍说］楝叶可以练物，故谓之楝。子似小铃，熟则黄色，因此得名。

【集解】 ［别录说］楝生于荆山山谷。［恭说］有雌雄两种：雄者无子，根赤有毒，服之使人吐；雌者有子，根白有微毒。入药当用雌者。［颂说］楝实以蜀川地为最佳。木高丈余，叶密如槐而长。三、四月开红紫色花，芬香满庭。实如弹丸，生青熟黄，十二月采。根采无时。［时珍说］楝生长很快，三五年即可做椽。子圆枣，以川中为佳。

实 【修治】 ［敩说］采得晒干，酒拌令透，皮蒸软，刮去皮，取肉去核。凡使肉不使核，使核不使肉。

【气味】 苦，寒，有小毒。

【主治】 温疾伤寒，大热烦狂，除三虫，疥疡，利小便水道。主中大热狂，失心躁闷，

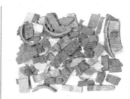

根、木皮〔主治〕蛔虫，利大肠。苦酒和，涂疥癣甚佳。治游风热毒，风疹恶疮疥癞，小儿壮热，并煎汤浸洗。

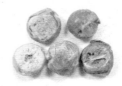

实〔主治〕温疾伤寒，大热烦狂，除三虫，疥痛，利小便水道。主中大热狂，失心躁闷。止上下部腹痛。泻膀胱。治诸疝虫痔。

做汤浴，不入汤使。入心及小肠，止上下部腹痛，泻膀胱。治诸疝虫痔。

【发明】 ［元素说］热厥暴痛，非此不能除。［时珍说］楝实导小肠、膀胱之热，因引心包相火下行，故为治心腹痛、疝气要药。

根、木皮 【气味】 苦，微寒，微毒。［大明说］雄者根赤有毒，吐泻杀人，不可误服。雌者人服食，每一两可入糯米五十粒同煎，杀毒。

【主治】 蛔虫，利大肠。苦酒和，涂疥癣甚佳。治游风热毒、风疹恶疮疥癞、小儿壮热，并煎汤浸洗。

【附方】 1.**热厥心痛（或发或止，身热足寒，长期不愈）**。先灸太溪、昆仑两穴，引热下行，然后内服"金铃散"。用金铃子、玄胡索各一两，共研末，每服三钱，温酒调服。2.**小儿冷疝，气痛、阴囊浮肿**。用金铃子去核五钱、吴茱萸二钱半，共研末，加酒、糊做成如黍米大的丸子。每服二三十丸，盐汤送服。3.**疝气肿痛，阴囊偏坠**。用楝子肉五两，分五份：一份用补骨脂二钱炒黄，一份用小茴香三钱、食盐半钱同炒，一份用莱菔籽一钱同炒，一份用牵牛籽三钱同炒，一份去头足的斑蝥七枚同炒。炒后，分别拣去食盐、莱菔、牵牛、斑蝥，只留补骨脂、茴香，与楝子同研末，加酒、面糊做成如梧桐子大的丸子。每服五十丸，空心酒送服。又方：用楝子经酒润过，取肉一斤，分四份：一份用小麦一合、斑蝥四十九个同炒熟，去斑蝥；一份用小麦

一合、巴豆四十九枚同炒熟，去豆；一份用小
麦一合、巴戟肉一两同炒熟，去戟；一份用小
茴香一合、食盐一两同炒熟，去盐。再加酒炒
过的补骨脂一两、广木香（不见火）一两，一
起研末，酒煮面糊做成如梧桐子大的丸子。每
服五十丸，空腹盐汤送服。一天服三次。又
方：用楝子四十九个，分七份：一份用小茴香
五钱同炒，一份同补骨脂二钱半同炒，一份用
黑牵牛二钱半同炒，一份用食盐二钱同炒，一
份用萝卜子二钱半同炒，一份用巴豆十四个同
炒，一份用去头足的斑蝥十四个同炒。炒后，
分别拣去萝卜子、巴豆、斑蝥三味，另加入青
木香五钱，南木香、官桂各二钱半，各药共研
末，酒煮面糊成如梧桐子大的丸子。每服三十
丸，饭前盐汤送服。一天服三次。**4. 脏毒下血。**
将苦楝子炒黄并研末，加蜜做成如梧桐子大的
丸子。每服十至二十丸，米汤送服。**5. 腹中有
虫。**将楝实在苦酒中浸一夜，棉裹好，塞入肛
门内。一天换两次。**6. 小便如膏，排出困难。**
用苦楝子、茴香等分，炒研末。每服一钱，温
酒送服。**7. 小儿疳疾。**用苦楝子、川芎，等分
研末，加猪胆汁调成丸子，米汤送服。**8. 消渴
有虫。**用苦楝根白皮一把，切细，焙干，加麝
香少许，添水两碗，煎至一碗，空心服下。打
下虫后，其渴自止。**9. 小儿蛔虫。**将楝木皮削
去苍皮，加水煮汁，随小儿年龄适量饮用。又
方：将楝木皮研末，米汤送服二钱。又方：用
苦楝皮二两、白芜黄半两，共研末，每取一二
钱，水煎服。**10. 小儿诸疮**（恶疮、秃疮、蠼
螋疮、浸淫疮等）。将楝树皮或枝烧灰敷疮上。
如是干疮，则用猪油调灰涂擦。**11. 蜈蚣或蜂
蜇伤。**根白皮和楝树枝叶捣汁擦。

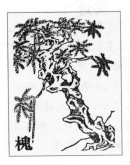

槐【释名】［时
珍说］按《周礼》外朝
之法，面三槐，是三公
之位。槐者，同怀。以
此怀念来人之意。

【集解】［颂说］处
处都有，四、五月开黄

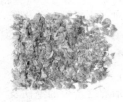

槐花〔主治〕各种痔疮、心痛目赤、
腹泻、便血，驱腹脏虫及皮肤
风热。

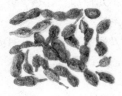

槐角〔主治〕一切风、筋脉抽掣
以及牙关紧闭，或者四肢不收和
周身皮肤异常像有虫爬行。

花，六、七月结果，可在七月七日采摘嫩果
捣汁煎，十月份采摘老果做药用。［时珍说］
槐树在季春五日时长得很像兔子的眼睛，十
日时像鼠的耳朵，十五天后就开始有槐树的
样子了，三十天后叶子已长成形。初生的嫩
叶可以炸熟，用水淘洗后食用，也可以作为
饮料代茶，或者采槐子种在畦田中，采摘苗
来吃也很好。其花未开时，形状如米粒，炒
过又经水煎后呈黄色，味道很美。槐结的果
实成荚，荚中的黑子如连珠状。

槐实【气味】苦，寒，无毒。

【主治】主五脏邪热，止涎唾，补绝伤，
火疮，妇人乳瘕，子藏急痛。久服明目益气，
头发不白，延年益寿。治五种痔疮及瘘，在七
月七日摘取槐实，捣成汁用铜器装，每日煎制
成米粒大小的丸，放入肛门中，每天换三次药
即可愈。还能堕胎及催生。

【发明】［颂说］摘取嫩槐角做汤代替茶，
主治头风，明目补脑。扁鹊明目使发不落法：十
月上巳日，取槐子去皮后，放入新瓮中，密封
十四日。第一天服一枚，以后每日加一枚，至
十日后，又从第一枚开始服用，周而复始，人便
可在夜里读书，延年益气。［时珍说］《太清草木
方》载，槐是虚星的精华，十月上巳日采子服
用，可祛百病，长寿通神。《梁书》说，庾肩吾
经常服用槐果子，已七十几岁了，发鬓仍然是黑
的，眼睛能看小字，这是槐子产生的养生效果。

槐花【气味】苦，平，无毒。

【主治】炒熟后研成末服用可治各种痔

疮，心痛目赤，腹泻、便血，驱腹脏虫及皮肤风热。另外，炒香后经常咀嚼，治疗失音以及咽喉肿痛。还可治吐血、鼻出血、血崩。

叶【气味】苦，平，无毒。

【主治】采嫩芽吃，治邪气产生的绝伤及瘾疹，牙齿诸风。煎汤治小儿惊痫、壮热、疥癣及疔肿。

枝【主治】洗疮肿及阴囊下湿疹。八月折断大枝，等到长出嫩蘖，煮汁酿酒，治疗大风痿痹很有效。

【发明】〔颂说〕刘禹锡在《传信方》中，把硖州王及郎中的槐汤灸痔法记载得十分详细。先用槐枝煎的浓汤洗痔，再以艾灸七壮，直到有知觉为止。传说王及素有痔疾，上任西川安抚使判官时，骑骡子进入骆谷，突然痔疾发作，形状似胡瓜，热气如火，到了驿站便摔倒在地，身体僵硬。邮吏使用这个方法灸到三五壮时，王及忽然觉得有一道热气进入肠中，继而大泻，先是血后是粪便，疼痛难忍，但泻后"胡瓜"便消失了，于是骑上骡子继续赶路。

木皮、根白皮【主治】治中风及皮肤恶疮，浴男子阴疝肿大，浸洗五痔、恶疮和妇人阴部痒痛。煮汁漱口可治口腔溃疡。

槐角【主治】治一切风、筋脉抽掣以及牙关紧闭，或者四肢不收和周身皮肤异常像有虫爬行。

【附方】〔槐实〕1.**肠风泻血**。用槐角去梗，炒一两，地榆、当归酒焙、防风、黄芩、枳壳麸炒各半两，共研末，加酒、糊做成如梧桐子大的丸子。每服五十丸，米汤送服。此方叫作"槐角丸"。2.**大肠脱肛**。用槐角、槐花等份，炒末，蘸羊血炙熟吃（将猪肾去皮蘸末炙熟吃亦可），以酒送服。3.**内痔、外痔**。用槐角半两，捣成汁，晒稠，取地胆为末，同煎成如梧桐子大的丸。每服十丸，水送下。地胆末可用苦参末代替。4.**目热昏暗**。用槐角、黄连去须各二两，共研末，加蜜做成如梧桐子大的丸子。每服二十丸，浆水送服。每天两次。5.**大热心闷**。用槐角烧为末，酒送服一匙。

〔槐叶〕1.**肠风痔疾**。用槐叶一斤，蒸熟晒干，研末，煎饮代茶。久服可明目。2.**鼻气窒塞**。水煮槐叶，五升煮成三升，加入葱、豉调和，煎饮。

〔槐枝〕1.**风热牙痛**。将槐枝烧，烙痛处。2.**血崩、白带**。将槐枝烧灰，每服一匙，饭前酒送服。一天服两次。3.**阴疮湿痒**。将槐枝煎水热洗。

〔槐花〕1.**鼻血不止**。用槐花、乌贼骨等分，半生半炒，研末，吹入鼻内。2.**吐血不止**。将槐花烧存性，加麝香少许，研匀，糯米汤送服三钱。3.**咯血、唾血**。将槐花炒过、研细，每服三钱，糯米汤送服。服药后须静卧一二小时。4.**尿血**。将槐花炒、郁金煨各一两，共研末。每服二钱，淡豉汤送下。5.**便血**。将槐花、荆芥穗，等分研末，酒送服一匙。又方：用槐花、枳壳等分，炒存性，研末，水送服二钱。6.**妇女漏血**。用槐花烧存性，研末。每服二三钱，饭前温酒送服。7.**中风失音**。炒槐花，三更后仰卧嚼咽。8.**痈疽发背**（凡中热毒，头晕眼花，口干舌苦，心惊背热，四肢麻木，觉有红晕在背部）。用槐花一堆，炒成褐色，泡好酒一碗中，趁热饮酒，汗出即愈，如未退，再炒一服。9.**疔疮肿毒**。用槐花（微炒），核桃仁二两，放入酒一碗中煎开多次后热服。疮未成者二三服，疮已成者一二服，即可见效。10.**白带不止**。用槐花炒、牡蛎煅，等分研末。每服三钱，酒送服。

〔木皮、根白皮〕1.**中风身直，眼能转动**。将槐皮（黄白者）切细，加酒或水六升，煮成二升，分次服。2.**风虫牙痛**。将槐树白皮一把，切细，加酪一升煮过，去渣，放少许盐，含漱。

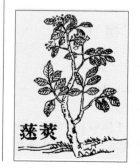

莍莍

荚蒾 (jiá mí)

【释名】又称羿先。

【集解】〔恭说〕荚叶似木槿及榆，作小树，其子两两相对，而色赤味甘。陆玑诗疏云：檀、榆之类也。所在山谷有之。〔藏器说〕生

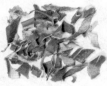

秦皮〔主治〕风寒湿痹洗寒气，除热，目中青翳白膜。疗男子少精，妇人带下，小儿痫，身热。

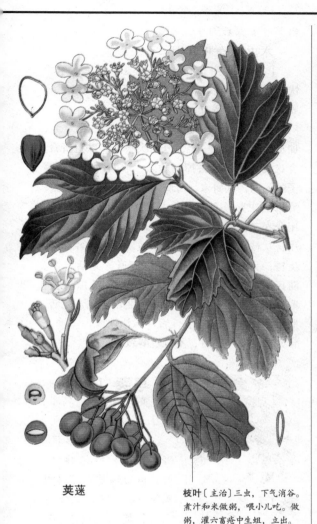

荚蒾

枝叶〔主治〕三虫，下气消谷。煮汁和米做粥，喂小儿吃。做粥，灌六畜疮中生蛆，立出。

北土山林中。皮堪为索。

枝叶　【气味】　甘、苦，平，无毒。

【主治】　三虫，下气消谷。煮汁和米做粥，喂小儿吃。做粥，灌六畜疮中生蛆，立出。

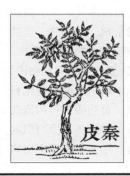

秦皮　【释名】又称石檀、盆桂、苦树、苦枥等。

【集解】［颂说］今陕西州郡及河阳亦有秦皮。其木大都似檀，枝干皆青绿色。叶如匙头许大而不光。并无花

实，根似槐根。俗称白桪木。

皮　【气味】　苦，微寒，无毒。

【主治】　风寒湿痹洗洗寒气，除热，目中青翳白膜。久服，头不白，轻身。疗男子少精，妇人带下，小儿癫痫，身热。可做洗目汤。久服，皮肤光泽，肥大有子。明目，去目中久热，两目赤肿疼痛，风泪不止。做汤，浴小儿身热。煎水澄清，洗赤目极效。主热痢下重，下焦虚。同叶煮汤洗蛇咬，并研末敷之。

【发明】　［时珍说］秦皮，色青气寒，味苦性涩，乃是厥阴肝、少阳胆经的药。故治眼病、惊痫，取其平木也。治下痢、崩带，取其收涩也。又能治男子少精，益精有子，皆取其涩而补也。故老子说：天道贵涩。此药乃服食及惊痫崩痢所宜，而人只知其治目一节，几于废弃，良为可惋。

【附方】　1. **赤眼生翳**。秦皮一两，水一升半，煮七合，澄清。日日温洗。一方加滑石、黄连等分。2. **眼暴肿痛**。秦皮、黄连各一两，苦竹叶半升，水二升半，煮取八合，食后温服。3. **赤眼睛疮**。秦皮一两，清水一升，白碗中浸，春夏一食顷以上，看碧色出，即以箸头缠绵，仰卧点令满眼，微痛勿畏，良久沥去热汁。日点十度以上，不过两日瘥也。4. **血痢连年**。秦皮、鼠尾草、蔷薇根等分，以水煎取汁，铜器重釜煎成，丸如梧桐子大。每服五六丸，日二服。稍增，以知为度。亦可煎饮。5. **天蛇毒疮**。似癞非癞。天蛇，乃草间花蜘蛛也。人被其蜇，为露水所濡，乃成此疾。以秦皮煮汁一斗，饮之即瘥。

合欢　【释名】亦称合昏、夜合、青裳、萌葛、乌赖树。［颂说］

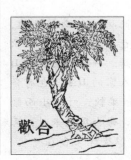

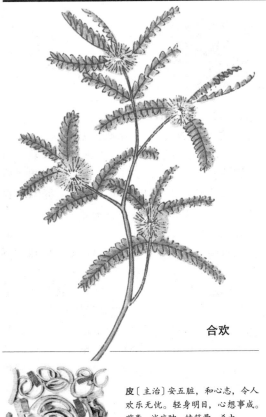

合欢

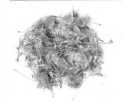

皮〔主治〕安五脏，和心志，令人欢乐无忧。轻身明目，心想事成。煎膏，消痈肿，续筋骨，杀虫。

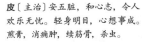

花〔主治〕安五脏，和心志，令人欢乐无忧。轻身明目，心想事成。煎膏，消痈肿，续筋骨，杀虫。活血，消肿止痛。

崔豹在《古今注》里说，想帮助别人摆脱烦恼和怨忿，就把合欢送给他，种植在庭院中，可以使他心情愉快。故嵇康《养生论》载，合欢蠲忿，萱草忘忧。

【集解】[恭说] 此树叶似皂荚及槐，很小。五月开花呈红白色，上面有丝茸。秋天结果成荚，种子极细薄。一般都生长在山谷之中，现在西京富贵人家的山池里也有种植。[颂说] 合欢的枝很柔软，叶细小而繁密，枝相互交织在一起，每当风吹来时，又自行解开，互不牵缀，但夜晚又合在一起。

嫩芽叶煮熟后淘净，可食。

木皮 【气味】甘，平，无毒。

【主治】主安五脏，和心志，令人欢乐无忧，轻身明目，心想事成。煎膏，消痈肿，续筋骨，杀虫。活血，消肿止痛。

【附方】1.肺痈唾浊。取合欢皮一掌大，加水三升，煮至一半，分两次服。2.跌打折骨。合欢皮，把粗皮去掉，炒黑，取四两，与芥菜子炒一两，共研末，每服二钱，睡前温酒送服，另以药末敷伤处，能助接骨。3.小儿撮口风。用合欢花枝煮成浓汁，滑洗口腔。4.中风挛缩。用合欢枝、柏枝、槐枝、桑枝、石榴枝各五两，生锉；另取糯米五升、黑豆五升、羌活二两、防风五钱、细曲七升半。先以水五斗煎五枝，取二斗五升浸米、豆蒸熟，加曲与防风、羌活，照常法酿。密封二十日后，压汁饮服，每饮五合，常有酒气即可，不宜过醉致吐。

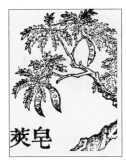

荚皂

皂荚 【释名】亦称皂荚、鸡栖子、乌犀、悬刀。

【集解】[时珍说] 树木高大，叶像槐叶，刚长出的嫩芽，可以用来作为蔬菜吃，最佳。

皂荚 【气味】辛、咸，温，有小毒。

【主治】通关节，利九窍，散淤积疮块，止腹痛。治疗风痹引起的活动不便和肌肉坏死，风头泪出，不思饮食；还可去痰杀虫，杀精，堕胎。另外把它浸泡在酒中，再煎成膏涂在帛上，能敷贴一切肿痛。在潮湿久雨时，和苍术一起烧烟，〔可以辟瘟疫和邪湿气。若单独烧烟，可以熏久痢脱肛。搜肝风，泻肝气。通肺及大肠气。治咽喉痹塞，痰气喘咳，风疬癣疥。

【发明】[时珍说] 庞安时《伤寒总病论》讲，元祐五年，自春到秋，蕲、黄两地都流行急性咽喉肿痛，十死八九，黄州潘昌言用黑龙膏方救活了几十人。这种方可治各种原因引起的咽喉肿痛，具体方法是：用大皂荚四十挺切

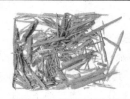

皂荚刺〔主治〕通关节，利九窍，散淤积疮块，止腹痛。治疗风痹引起的活动不便和肌肉坏死，风头泪出，不思饮食。治咽喉痹塞，痰气喘咳，风疠癣疥。

开，加水三斗，浸泡一夜后煎至一斗半，再放入人参末半两和甘草末一两，煎至五升，去渣，倒入无灰酒一升，釜煤二匕，煎至如饧，然后装入瓶中封好，埋在地下一夜。每次温酒化下一匙，或者扫入喉内，以取尽恶涎为宜。随后含甘草片。孙用和《家传秘宝方》也载，凡是有人突然中风，昏昏如醉，形体不收，口角流涎，如不及时治疗，病情会加重。此症风涎潮于上，胸痹气不通，宜用救急稀涎散救治。用肥厚没被虫咬的皂荚四挺，去黑皮，加白矾一两，制成末。每次用半钱，病重的一钱，温水调和后灌服。

子 【气味】 辛，温，无毒。

【主治】 炒后，舂去赤皮，用水泡软，再煮熟，糖渍而吃，可疏导五脏热气。嚼食，可治痰膈吐酸，还有活血润肠的作用。

【附方】〔皂荚〕 1.**中风口噤**（涎潮涌上）。用皂荚一挺，去皮，以猪油涂，炙成黄色，研末，每服一钱，温酒调服。体壮者可服二钱，以吐出风涎为度。2.**中风口歪**。用皂荚五两，去皮，研末，加陈年老醋调匀，左涂右侧，右涂左侧。药干再涂。3.**中暑不省**。用皂荚一两（烧存性）、甘草一两（微炒为末），以温水调一钱灌下。4.**喉痹封口**。将皂荚生研末，取少许点患处，同时以醋调药厚涂项下。不久，病处裂破出血即愈。5.**咽喉肿痛**。用皂荚一挺，去皮，米醋浸，炙七次，勿令过焦，研末。每次少许放入咽，吐涎则痛止，病渐愈。6.**风邪疾**。用皂荚烧存性四两，苍耳根、茎、叶晒干四两，密陀僧一两，共研末，做成如梧桐子大的丸子，以朱砂为衣。每服三四十丸，枣汤送服。一天服两次，病稍减，只服二十丸。此方叫作"抵住丸"。7.**咳逆上气、睡浊、不能睡卧**。用皂荚炙，去皮、子研末，加蜜做成如梧桐子大的丸子。每服一丸，枣膏汤送服。白天服三次，夜间服一次。8.**痰喘咳嗽**。用长皂荚三条去皮、子，一荚中装半夏十粒，一荚中装巴豆十粒，一荚中装杏仁十粒。用姜汁制杏仁，麻油制巴豆，蜜制半夏。再一起火炙至黄色，研末。每次用一字，放在手心，于睡前以姜汁调服。有特效。9.**牙病喘息，喉中有声**。将肥皂荚两挺，酥炙取肉，研末，加蜜做成如豆大的丸子。每服一丸，以微泻为度，不泻再服。一天服一次。10.**腹部肿痛**。将皂荚去皮、子炙黄研末，加酒一斗，煮开以后饮服。一天服三次。11.**二便不通**。皂荚烧过，研末，稀饭送服三钱，立通。又方：将皂荚炙过，去皮、子，研末，加酒、面糊成丸子。每服五十丸，酒送服。又方：用皂荚烧出烟，放在桶内，人坐桶上受烟熏。12.**黄肿气喘**。用皂荚无蛀，去皮、子，醋涂，炙焦研末，取一钱，加巴豆去油、膜七枚，以淡醋研，好墨和成如麻子大的丸子。每服三丸，饭后陈橘皮汤送服。一天服三次，隔一日增药一丸，以愈为度。13.**身面突肿**。将皂荚去皮炙黄，锉取三升，放酒一斗中浸透后煮沸。每服一升，一天服三次。14.**脚气肿中痛**。将皂荚、赤小豆，共研末，酒醋调匀贴患处。15.**突然头痛**。用皂荚研末，吹入鼻中，令打喷嚏。16.**风热牙痛**。用皂荚一挺，去子，装满盐，再加少许白矾，黄泥封固，火煅后研末，每日擦牙。17.**风虫牙痛**。将皂荚研末涂齿上，有涎即吐去。18.**肠风下血**。用长皂荚五挺，去皮、子，酥炙三次，研末，精羊肉十两，细切，捣烂，和皂荚末做成如梧桐子大的丸子。每服二十丸，温水送服。19.**脱肛**。用无蛀的皂荚五挺，捶碎，加水揉取汁浸患处，自收上。收后以热水烫腰肚上下，令皂荚气行，则不再脱肛。另外还需用皂荚去皮，酥炙为末，加枣肉和成丸子，米汤送服三十丸。20.**肾囊偏痛**。用皂荚连皮研末，调水敷涂痛处。21.**肛门肿痛**。用皂荚炒焦、水粉炒，等分研末，热醋调匀，摊贴患处，频频以水潮润。又方：用皂荚七片，煨黄，去皮，出火毒后研末。每服五钱，空心温酒送服。22.**妇女催乳**。将皂荚去皮，蜜炙，研细，酒送服一钱。23.**疔肿恶疮**。用皂荚去皮，酥炙焦，研末，加麝香少许，调匀后涂患处，几天后疮根拔出。**24. 小儿头疮。**将皂荚烧黑为末，剥去疮痂敷涂。几次即愈。**25. 足上风疮**（甚痒）。皂荚炙热后烙患处。**26. 大风诸癞。**用长皂荚二十条，炙过，去皮、子，以酒煎稠，滤过。冷后，加入雪糕做成如梧桐子大的丸子。每服五十丸，酒送服。**27. 肾风阴痒。**用稻草烧皂荚，烟熏十多次，痒即止。

〔子〕 1. **腰脚风痛，不能履地。**用皂荚子一千二百个，洗净，以酥少许熬香，研末，加蜜做成如梧桐子大的丸子。每服三十丸，空心以蒺藜子、酸仁汤送服。2. **大肠虚秘，时泻时秘。**治方同上，服至百丸，以通为度。3. **下痢不止。**将皂荚子瓦焙为末，加米糊和成如梧桐子大的丸子。每服四五十丸，陈茶送服。4. **肠风下血。**用皂荚子、槐实各一两，加粘谷糠炒香，去糠，研末，每服一钱，陈粟为汤送服。此方叫作"神效散"。5. **里急后重。**用无蛀的皂荚籽（米糠炒过），加枳壳炒过，等分研末，以饭和末做成如梧桐子大的丸子。每服三十丸，热汤送服。6. **小儿流涎，脾热有痰。**用皂荚子仁半两、半夏姜汤泡七次一钱二分，共研末，加姜汁调成如麻子大的丸子。每服五丸，温水送服。7. **妇女难产。**吞皂荚子二枚。8. **风虫牙痛。**将皂荚子研末，棉裹弹子大两颗，醋煮热，交替熨患处。每日可熨三五次。

〔皂荚刺〕 1. **小便淋闭。**用皂荚刺烧存性、补骨脂，等分研末，酒送服适量。2. **肠风下血。**用皂荚刺灰二两、胡桃仁、破故纸炒、槐花炒各一两，共研末。每服二钱，米汤送服。3. **伤风下痢**（风伤久不愈，下痢脓血一天数十次）。用皂荚刺、枳实麸炒、槐花生用各半两，共研末，加炼蜜做成如梧桐子大的丸子。每服三十丸，米汤送服。每天服二次。4. **胎衣不下。**将皂荚棘烧成灰，研末，酒送服三钱。5. **乳痈。**将皂荚刺烧存性一两、蚌粉一钱，共研末，每服一钱，温酒送服。6. **疮肿无头。**将皂荚刺烧成灰，研末，酒送服三钱，另嚼葵子三五粒，患处如针刺即见效。7. **大风疠疮。**用黄檗末、皂荚刺灰各三钱，研匀，空心酒服。

服药后，吃粥两三天及补气药数剂。如四肢浮肿，用针刺出水再服，忌一切鱼肉和引风之物。8. **背疮不溃。**用皂荚刺麦麸炒黄一两、绵黄芪焙一两、甘草半两，共研末。每服一钱，以酒一碗，乳香一块，煎七分，去渣趁热下。

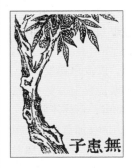

无患子 【释名】

又称木患子、肥珠子、油珠子、菩提子、鬼见愁。

【集解】［时珍说］生长在深山中。树很高大，枝和叶都似椿树枝、椿树，但其叶对生。五、六月开白花，结大如弹丸的果实，形似银杏及苦楝子，生青熟黄，老时有皱纹，黄时肥如油炸的形状，味辛且硬。它的蒂下有两个小籽，相互连接托着果实。果实中有一颗非常坚硬的核，呈黑色，似肥皂荚的核，而且正圆如珠。壳中有仁似榛子仁，可以炒着吃。崔豹《古今注》载，世人相传用此木制成的器具可以驱鬼神，道家的禳解方中也用到它。又可取出子来做念珠，故有无患、鬼愁、菩提等名。现在的人多在十月采摘果实，煮熟后去核，捣和麦面或豆面，作为洗澡去污垢的药物，与肥皂相似。《山海经》载，如今武当山所出产的一种果子也叫鬼见愁，实际上是树荚的子，其形正如刀豆子而呈褐色，但却不是无患子。

子中仁 【气味】 辛，平，无毒。

【主治】 煨来吃，可辟恶气，去口臭。

子皮 【气味】 微苦，平，有小毒。

【主治】 咽喉肿痹，研后纳入喉中，立开。

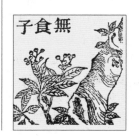

无食子 【释名】

又称没石子、麻荼泽。

【集解】［恭说］生长在西域的沙漠之地，树像柽，波斯人把它当果子吃。［禹锡说］

段成式《酉阳杂俎》载，无食子出自波斯国，称为摩泽树，高六七丈，树围八九尺，叶似桃树叶但略长。三月开白花，花的中心微红。子呈圆形如弹丸，生青熟黄。其树一年长无食子，一年长拔屡子，果如手指大小，长三寸，子仁如果黄可食。[时珍说]《一统志》载，无食子，出产于大食国各地。树像樟，果实似中国茅栗。

子 【气味】 苦，温，无毒。

【主治】 能益血生精，和气安神，乌须发，可治肠虚冷引起的腹泻，赤白痢，肠滑。还可治阴疮阴汗。

【附方】 1. **血痢不止**。没石子一两为末，饭丸小豆大。每食前米饮下五十丸。2. **小儿久痢**。没石子二个，熬黄研末，做馄饨食之。宫气方。产后下痢没石子一个，烧存性，研末，冷即酒服，热即用饮下，日二。3. **牙齿疼痛**。棉裹无食子末一钱咬之，涎出吐去。4. **口鼻急疳**。没石子末，吹下部，即瘥。5. **大小口疮**。没石子炮三分，甘草一分，研末掺之。月内小儿生者，少许置乳上吮之，入口即啼，不过三次。6. **足指甲肉刺**。无食子三枚，肥皂荚一挺，烧存性，为末。醋和敷之，立刻见效。

诃黎勒
(hē lí lè)

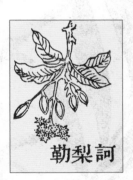

勒梨诃

【释名】 也叫诃子。

【集解】[颂说]生长在岭南一带，广州最多。花呈白色。果子的形状似橄榄，呈青黄色，果皮连着肉，七月、八月成熟，以六棱的为最好。《岭南异物志》载，广州法性寺有四五十株。子很小而味不涩的诃黎勒都有六个棱。每年州里的贡品，只用这个寺庙里的诃黎勒。寺里有口古井，树根蘸水，水味不咸。每当果子成熟时，如有贵客来到，院僧就用它煎汤来筵请客人。方法是：用新摘的诃黎勒五枚，甘草一寸，切破，汲井水同煎，颜色如新茶。现在这个寺被称为乾明古寺，尚在，还存有六七株旧树。南海一带仍留有用此汤招待贵客的习俗。诃黎勒未成熟时随风飘落在地上的称为随风子，晒干后收起来，以小的为最好，当地人认为它特别珍贵。

【气味】 苦，温，无毒。

【主治】 治冷气，下食。破胸膈气滞，通利津液，化痰下气，消食开胃，调中，除烦。治心腹胀满，霍乱，呕吐，五膈气等病症。疗肺气不足所致的气喘以及胎动欲生，胀闷气喘，妇女非经期阴道流血，流产。长期服用还可使头发由白变黑。治痰嗽咽喉不利，含二三枚效果特别好。

【发明】[时珍说]嵇含《草木状》载，用此果制成饮料经常饮用，可使白发变黑。[慎微说]《广异记》里说，高仙芝在大食国得到了诃黎勒，长三寸，将其擦抹于肚下，便觉腹中疼痛，随后腹泻十几次，怀疑是诃黎勒在作怪。后来大食国长老告诉他，人带上此物，一切病皆可消除，腹泻排出的是体内恶物。仙芝于是把它看作珍宝，后来被诛杀，诃黎勒也就遗失了。

叶 【主治】 治气滞，消食化痰，止渴及泄痢，煎来饮服，功用同诃黎勒。[时珍说]唐代包佶写有诗歌《病中谢李吏部赠诃黎勒叶》。

核 【主治】 磨白蜜注入目中，去风赤涩痛。

【附方】 1. **下气消食**。用诃子一枚，研末，另以水一升，在瓦器中煎开几次后下药，再煎开几次，加少许盐饮服。又方：夜含诃子一个，天明时嚼咽。又方：用诃子三枚，包湿纸中煨熟。去核细嚼，牛乳送服。2. **久咳**。用生诃子一枚，含口内咽汁。咳止后，口味很差，不想吃东西，可煎槟榔汤一碗，立即开胃。3. **呕逆不食**。用诃子皮二两，炒过，研末，加糊做成如梧桐子大的丸子，每服二十丸，空腹开水送服。4. **小儿风疾闭，语音不畅，气促喘闷足动摇**。用诃子半生半炮，去核、大腹皮等分，水煎服。此方叫作"二圣散"。5. **气痢水泻**。用诃子十枚，面裹煨熟，去核，研末，一次服完，稀饭送服。方中也有加入木香的。又方：用诃子、陈橘皮、厚朴各三两，捣碎，筛过，加蜜做成如梧桐子大的丸子，每服二三十丸，开水送服。6.**赤白下痢**。用诃子十二个，六个生用，六个煨熟，去核焙干，研末。赤痢用生甘草汤下，白痢用炙甘草汤下。不止，再服。7.**男子下疳**。用大诃子烧灰，加入麝香少许，先以淘米水洗患处再擦药，或以甘草、荆芥、黄檗、马鞭草、葱白煎汤洗亦可。

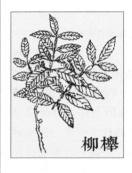

榉 (jǔ) 【释名】

也叫榉柳、鬼柳。

【集解】[恭说]山中处处有，多长在溪水旁边。叶似樗而狭长，大的高五六丈，有二三个人合抱那么粗，果实如榆钱的形状。乡下人采其叶做甜茶。

叶 【气味】 苦，冷，无毒。

【主治】 做为饮料能凉心肺。用盐捣烂后贴可治火丹及肿烂恶疮。

木皮 【气味】 苦，大寒，无毒。

【主治】 夏天煎饮可去燥热。可治时行头痛，热结在肠胃。有安胎、止妊妇腹痛的作用。还有疗水气和断痢的功能。

【附方】 1.**通身水肿**。用榉树皮煮汁每日饮服。2.**毒气攻腹，手足肿痛**。用榉树皮和槲树皮煮汁。煎至饴糖状，另以桦皮煮浓汁调匀饮服。3.**双目发红**。用榉皮（去粗皮，切）二两，古钱七个，同放入一升半水中，煎取七合，去渣，趁热洗眼。

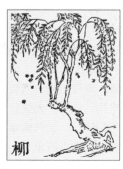

柳 【释名】也叫

小杨、杨柳。

【集解】[颂说]现在处处都有，俗称杨柳，其种类不止一种。蒲柳就是水杨，枝条刚劲有韧性，可以做箭杆，多

长在河北。杞柳则长在水边，叶粗而白，木质纹理微赤，可以做车轱辘。现在的人取其细小的枝条，用火烤软，弯曲制成箱篚。[时珍说]将杨柳纵横倒顺而插都能生长。初春生柔荑，随后开黄蕊花，到春末叶长成后，花中便结细小的黑子。花蕊落下时产生的絮如白绒，随风而飞，沾到衣服上能生虫，飞入池沼中就化为浮萍。古代人在春天常取榆木和柳枝。陶朱公说，种千株柳树，可供给足够的柴炭，其嫩芽可以做汤代茶饮。

柳华 【释名】 也叫柳絮。
【气味】 苦，寒，无毒。

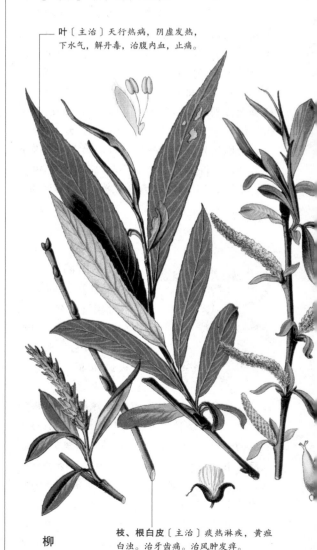

叶〔主治〕天行热病，阴虚发热，下水气，解丹毒，治腹内血，止痛。

枝、根白皮〔主治〕痰热淋疾，黄疸白浊。治牙齿痛。治风肿发痒。

柳

【主治】 止血，治风湿性关节炎及四肢挛急活动不利、膝关节疼痛、风水黄疸及金疮恶疮。

叶 【气味】 苦，寒，无毒。

【主治】 治天行热病，阴虚发热，下水气，解丹毒，治腹内血，止痛。煎水洗可治漆疮及恶疥疮。煎膏可续接筋骨，长肉止痛。另外，服用它还能治金石发大热毒，除汤火气入腹及疔疮。

枝、根白皮 【主治】 治痰热淋疾、黄疸白浊。煮酒后用来漱口还治牙齿痛，做浴汤可治风肿发痒。

【附方】〔柳华〕 1.吐血咯血。将柳絮焙过，研末，米汤送服一钱。2.刀伤血出。用柳絮包敷即可痊愈。3.大风疠疮。用杨花四两，捣成饼，贴壁上，干后取下，泡淘米水中一时，取出焙干，研末，取二两，加白花蛇、乌蛇各一条（去头尾，酒浸用肉），全蝎、蜈蚣、蟾蜍、雄黄各五钱，苦参、天麻各一两，共研末，水煎麻黄取汁，与各药同熬，做成如梧桐子大的丸子，朱砂为衣。每服五十丸，温酒送服。一天服三次，以愈为度。

〔柳叶〕 1.小便白浊。用清明柳叶煎汤代茶，以愈为度。2.小儿丹毒。用柳叶一斤，加水一斗，煮取汁三升，洗患处。一天洗七八次为宜。3.眉毛脱落。用垂柳阴干，研末，放在铁器中加姜汁调匀，每夜涂抹眉部。4.无名恶疮。用柳叶或皮，水煮汁。加少许盐洗患处。5.漆疮。用柳叶煎水洗。

〔枝、根白皮〕 1.黄疸初起。用柳枝煮浓汁半升，一次服下。2.脾胃虚弱，食欲不振，病似反胃噎膈。取新柳枝一大把，熬汤，煮小米做饭。加酒、面做饭滚成珠子，晒干，装袋中悬挂通风处。用时烧滚水随意下米，待米浮起看无硬心则为熟。一次吃完。稍久，面和米就会分散开，这样制成的米，叫作"络索米"。3.走注气痛（身上忽有一处如被人打痛，痛处游走不定，有时觉痛和极冷）。用白酒煮杨柳白皮，趁热熨痛处。4.风毒肿痛。治方同上。5.项下瘿气。用柳根（水边露出者）三十斤，加水一斛。煮取一升，泡糯米三斗，照常法酿酒，

每日饮服适量。6.齿龈肿痛。用垂柳枝、白杨皮、槐白皮、桑白皮等分，煎水，热含冷吐。又方：用柳枝、桑枝、槐枝，煎水熬膏，加姜汁、细辛、川芎末，调匀擦牙。7.风虫牙痛。用杨柳白皮一小块含嚼，取汁渍齿根，几次即可痊愈。又方：用柳枝一握，锉碎，加少许盐，浆水煎含，甚效。8.耳痛有脓。把柳根切细，捣烂，封贴痛处，药干即换。9.漏疮肿痛。用柳根伸出的红须每日煎水洗。10.乳痈初起。将柳根皮捣烂，包布中，火上烤热熨患处。布冷即换。11.反花恶疮（肉翻出如饭粒，根深脓溃）。用柳枝叶三斤，加水五升煎汁二升，再熬成糖稀状。每天涂擦三次。12.背起丹毒。用柳木灰加水调涂。13.汤火灼疮。用柳皮烧灰涂擦。亦可用根白皮煎猪油涂擦。14.痔疮如瓜，肿痛如火燎。用柳枝煎浓汤洗后，艾灸三五壮，大泻脓血即可愈。

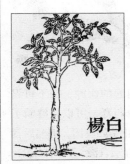

白杨 【释名】也叫独摇。

【集解】〔宗奭说〕陕西很多地方都有生长，某些地方居民修的房顶，多数是用的这种树木。只要土地适宜，它的根不论季节和零整，入土就能存活，所以容易种植。风刚吹到，叶的响声便像大雨声。如果风微小时，其叶子稀少的地方，就往往会独自摇动，因其蒂长而叶重宽大，显得虚张声势。〔时珍说〕白杨树高大。叶像梨树叶而肥大有尖，叶面青色而有光泽，叶背白，有锯齿。木质细白，性坚直，用来做梁拱始终不会弯曲，与榙杨是一个种类的两个品种，治病的功效大致相仿。嫩叶也可以用来救饥荒，老叶可以作为制酒的曲料。

木皮 【气味】 苦，寒，无毒。

【主治】 用酒浸泡后服用，可治毒风脚气肿，四肢活动不便以及痰癖等症。掺杂五木制成汤水，浸泡被损伤的地方。和酒一起煎服，

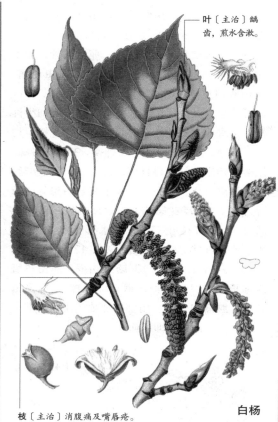

叶〔主治〕蛀齿，煎水含漱。

枝〔主治〕消腹痛及嘴唇疮。

白杨

古代的人常采集核仁做成细羹吃，如今已没有这种吃法了，只把老的果实做成酱来吃。《尔雅》载，榆的种类有几十种，叶子都很像，只是树皮以及树木的纹理不同。刺榆有针刺如柘，其叶如榆，煮成蔬菜羹胜过白榆。荒年时有农民取这种皮来磨成粉，把它当粮食吃，对人体无害。[宗奭说]榆皮，是初春先长的荚。嫩时收贮来可作为羹食。古时候人们缺少食物时，多用它来充饥。[时珍说]榆嫩叶经炸、浸、淘过后可以吃。三月采摘榆钱可做成羹，也可以收藏到冬天用来酿酒，煮了晒干可以做成酱，就是榆仁酱。

白皮【气味】甘，平，滑利，无毒。

【主治】治大小便不通，利水道，除邪气。长期服用，断谷，轻身不饥，效果特别好。可疗肠胃邪热气，消肿，又治小儿头疮。通经脉。捣汁，可敷癣疮。滑胎，利五淋，治咳喘、失眠。生皮捣烂，和三年醋渣，敷急性红肿炎症或乳肿，每天换六七次，有效。

叶【主治】嫩时做羹或炸着吃均可。主消水肿，利小便，下石淋，压丹石。煎汁，洗酒渣鼻。与酸枣仁等份混合后用蜜糖制成丸，每天服用，可治胆热虚劳失眠。

荚仁【气味】微辛，平，无毒。

【主治】做成细羹吃可使人多睡，有催眠作用。和牛肉一起做成羹食，主治妇女白带增多。

子酱【主治】似芜荑，有助肺、下气、助消化的功能。还能增进食欲，主治食欲不振、胸痛、腹痛、腹胀，除各种寄生虫。

【附方】1.**痢喘不止**。将榆白皮阴干，焙干研末，每天清晨和晚上用末二钱、水五合，煎成胶状服下。2.**虚劳白浊**。用榆白皮二升，加水二斗，煮成五升，分五次服下。3.**小便时觉得气胀而排尿困难**。用榆枝、石燕子煎水，每日饮服。4.**五淋涩痛**。将榆白皮阴干、焙研，每取二钱，加水五合，煎如胶，一天服两次。5.**口渴多尿**。用榆皮二斤，去黑皮，加水一斗，煮成二升。每服三合，一天服三次。6.**身体突然浮肿**。将榆皮捣末，同米煮粥吃，以小

去风痹瘀血、跌打损伤引起的血肿，痛不可忍以及皮肤风痒肿。煎制成药膏，可以接续断了的筋骨。煎汤每天喝，可止孕妇腹泻。煎醋后含漱可止牙痛。煎成浆水加盐后含漱，可治口疮。

枝【主治】主消腹痛及嘴唇疮。

叶【主治】治蛀齿，煎水含漱。

乌木【释名】也叫乌文木。

【集解】[时珍说]出于海南、云南、南番。叶似棕榈，木漆黑，体重坚致，可制箸及器物。《南方草物状》说，文木树高七八丈，色正黑，如水牛角。

【气味】甘、咸，平，无毒。

【主治】解毒，主霍乱吐利，取屑研末，温酒服。

榆【释名】也叫零榆。

【集解】[颂说]处处都有。三月生荚，

便能畅为效。**7. 早产后流血不止**。用榆白皮、焙了的当归各半两，加生姜水煎服。**8. 头、身长疮**。将榆白皮研末，调油涂擦。**9. 火伤成疮**。嚼榆白皮敷涂。**10. 背疽**。用榆根白皮，切细，清水洗净，捣烂，调香油敷擦，留出疮头透气。药干则以苦茶润湿，若药已不黏，需另换新药。**11. 胆热虚劳不眠**。用榆叶、酸枣仁等分，加蜜做成丸子，每日服适量。**12. 酒齄鼻**。榆叶煎汁常洗。

芜荑（wú yí）

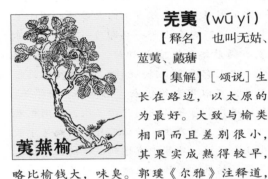

莢蕪榆

【**释名**】 也叫无姑、蒩荑、蔱蘠

【**集解**】［颂说］生长在路边，以太原的为最好。大致与榆类相同而且差别很小，其果实成熟得较早，略比榆钱大，味臭。郭璞《尔雅》注释道，

无姑，即是姑榆。生于山中，叶圆而厚，剥取皮合叶渍，味辛香，这就是指的芜荑，可采摘果实阴干后备用。现在的人又多取来制成粉末，作为一种调料，陈年的最佳。人们收藏很多，用盐渍后，最宜作为食品。［时珍说］芜荑有大小两种：小的是榆荚，揉开取仁，酝酿做酱，味极辛，但人们习惯将它同其他物质掺和，不可不择去杂物。

【**气味**】 辛，平，无毒。

【**主治**】 治五脏中邪气，散皮肤骨节中运行的毒，化食，除寄生虫。主积冷气，腹部结块胀痛。经常吃这种果子，治各种痔疮，杀中恶虫毒，增强抵抗力。治肠风痔瘘，恶疮疥癣，妇人子宫风虚，小孩疳泻冷痢，加诃子、豆蔻效果会更好；和猪油可捣涂热疮；和蜜能治湿癣；和沙牛酪或马酪，可治一切疮。

【**附方**】 **1. 脾胃有虫，食即痛，面黄无色**。用芜荑仁二两，和面炒成黄色，研末。每服二匙，米汤送服。**2. 杀体内寄生虫**。用生芜荑、生槟榔各四两，研末，加蒸饼做成如梧桐子大的丸子。每服二十丸，开水送服。**3. 脾胃气泄**。用芜荑五两，捣末，加饭做成如梧桐子大的丸子。每日饭前空心服三十丸，久服可安神保健。**4. 婴孩惊风后失声**。用芜荑、神曲、麦蘗、黄连各一钱，分别炒过，共研末，加猪胆汁调糊做成如黍米大的丸子。每服十丸，木通汤送服。**5. 虫牙作痛**。将芜荑仁放蛀齿孔中，很有效。

苏方木【**释名**】

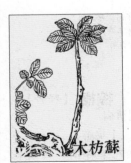

木枋蘇

又称苏木。［时珍说］海岛有苏方国，其地产此木，故名。

【**集解**】［恭说］苏方木自南海、昆仑来，而交州、爱州亦有之。树似庵罗，叶若榆叶而无涩，抽条长丈许，花黄，子青熟黑。其木，人用以染绛色。［时珍说］按嵇含《南方草木状》说：苏方树类槐，黄花黑子。煎汁忌铁器，则色黯。暹罗国人当柴用。

芜荑

【气味】甘、咸，平，无毒。

【主治】破血。产后血胀闷欲死者，水煮五两，取浓汁服。妇人血气心腹痛，月经不调，排脓止痛，消痈肿扑损瘀血，女人失音血噤，赤白痢。虚劳血癖气壅滞，产后恶露不尽，心腹绞痛及经络不通，男女中风，口噤不语。并宜细研乳头香末方寸匕，以酒煎苏方木，调服。霍乱呕逆，水煎服。破疮疡死血，产后败血。

【附方】1. **产后血运**。苏方木三两，水五升，煎至二升，分服。2. **产后气喘，面黑欲死**。用苏木二两，水两碗，煮一碗，加人参末一两服。随时加减，有神效。3. **破伤风病**。苏方木为散三钱，酒服立效。此方名"独圣散"。4. **脚气肿痛**。苏方木、鹭鸶藤等分，细锉，加淀粉少许，水二斗，煎一斗五升，先熏后洗。5. **偏坠肿痛**。苏方木二两，好酒一壶煮熟，频饮立好。

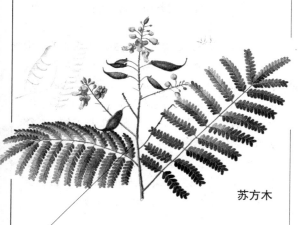

苏方木

苏方木〔主治〕破血。产后血胀闷欲死。妇人血气心腹痛，月经不调，排脓止痛，消痈肿扑损瘀血，女人失音血噤，赤白痢。

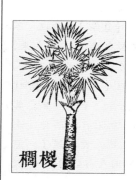

栟榈

棕榈 【释名】也叫栟榈。

【集解】[颂说]多出产于岭南、西川地区，现在江南一带也有。高一二丈，无枝条，叶大而圆，犹如车轮，萃于树梢。根部有皮重叠而裹，每皮一匝为一节，一般二旬采一次，皮又向上长。六七月开黄白花，八九月结果，果实作房如鱼子，呈黑色。九十月采树皮。[藏器曰]可做成绳子，放入水里千年不烂。以前有人挖坟得到一根绳索，已经生了根。岭南还有桄榔、槟榔、椰子、冬叶、虎散、多罗等树木，叶都跟棕榈相似。[时珍说]棕榈以川、广最多，现在江南也有种植，但很难生长。刚长出的叶如白及叶，二三尺高，树梢有很多大如扇的叶子，向上耸立，四面散开。树干笔直无旁枝，每向上长一层即为一节。树干赤黑布满筋络，适宜做钟杵，也可做其他器物。皮上有丝毛，错纵如织，剥取皮则缕缕解开，可以用来编织衣、帽、褥、椅等等，用途很广。每年必须剥皮两三次，否则树就会死，或者不再生长了。三月于树端茎中长出几个花苞，花苞中有排列成行的细子，这是花结的果，形状如鱼腹子，叫作棕鱼，也叫棕笋。逐渐长出的花苞会形成呈黄白色的花穗。结实累累，大如豆，生黄熟黑，非常坚硬。有人说：在南方这种树有两种，一种有皮丝，可制绳子；一种小而无丝，只有叶子可做扫帚。它的子叫棕鱼，都认为有毒，不可以吃，而广、蜀的人蜜煮醋浸后用来供佛，寄往远方，苏东坡也写过吃棕笋的诗，是关于怎样消毒的。

笋及子花 【气味】苦、涩，平，无毒。

【主治】治涩肠，止泻痢、肠风和白带过多，还可养血。

皮 【主治】止鼻出血、吐血，破腹部结块，治肠风、赤白痢、白带过多，烧存性用。主治金疮疥癣，亦可生肌止血。

【附方】1. **鼻血不止**。用棕榈烧灰，吹入流血的鼻孔内。2. **血崩不止**。用棕榈皮烧存性，空腹淡酒送服三钱。3. **下血不止**。用棕榈皮半斤、栝楼一个，烧成灰。每服二钱，米汤调服。4. **泄痢**。将棕榈皮烧存性，研末，水送服一汤匙。5. **小便不通**。将棕榈皮烧存性，水、酒送服二钱即可。

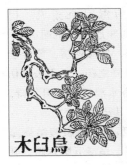

乌桕 (jiù) 木

【释名】［时珍说］乌桕，因乌鸦喜食其子，因此得名。陆龟蒙诗"行歌每依鸦臼影，挑频时见鼠姑心"中"鸦臼"一作"鸦桕"，也指乌桕。鼠姑即牡丹。

【集解】［恭说］生于山南平原湿地。高数仞，叶似梨、杏。五月开黄白色细花。子黑色。［藏器说］叶可染皂。子可榨油，燃灯极明。［宗奭说］叶如小杏叶，微薄而绿色稍淡。子八、九月熟，生青熟黑，分三瓣。［时珍说］南方平泽很多。今江西人种植，采子蒸煮，取脂浇烛出售。子上皮脂胜于仁。

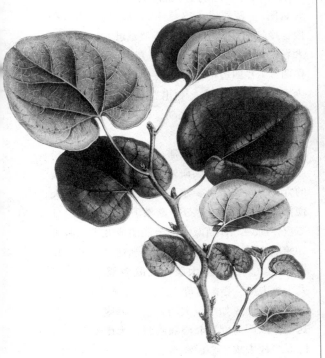

乌桕木

根白皮 【气味】苦，微温，有毒。［大明说］性凉，慢火炙干黄后可用。【主治】暴水，癥块痛结积聚。治头风，通大小便。解蛇毒。

桕油 【气味】甘，凉，无毒。【主治】涂头，白发变黑。服一合，令人下利，去阴下水气。炒子做汤亦可。可涂一切肿毒疮疥。

【附方】1. **小便不通**。乌桕根皮，煎汤饮服。2. **大便不通**。用乌桕根一寸，劈破，煎水半碗服下立通。但不宜多吃。3. **大小便均不通**。用乌桕根白皮，干后研末。先以芒硝二两煎汤服，取吐，再以热水送服乌桕根皮末二钱。4. **水气虚肿，小便涩**。用乌桕皮、槟榔、木通各二两，共研末。每服二钱，米汤送服。5. **脚气湿痒成疮**。用乌桕根白皮研末敷涂。过一会有涎出，即见效。6. **婴儿胎毒满头**。将水边乌桕根晒干，研末，加雄黄末少许，调生油涂擦。7. **盐哮痰喘**。将乌桕叶捣取自然汁，取一至二碗，下泻去毒即愈。未泻再服。冬季无叶可用根代替。

桦木 【释名】

［时珍说］画工以皮烧烟熏纸，作古画字，省作桦字。

【集解】［藏器说］桦木像山桃，皮可为烛。［时珍说］桦木生于辽东及临洮、河州、西北等地。木色黄，有红色小斑点，能收肥

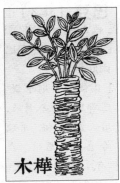

木桦

腻。皮厚而轻虚软柔，皮匠家用来衬靴里、制刀靶之类，谓之暖皮。胡人尤其看重。以皮卷蜡，可做烛点。

木皮 【气味】苦，平，无毒。

【主治】诸黄疸，浓煮汁饮。煮汁冷饮，主伤寒时行热毒疮，甚佳。即今豌豆疮。烧灰合他药，治肺风毒。治乳痈。

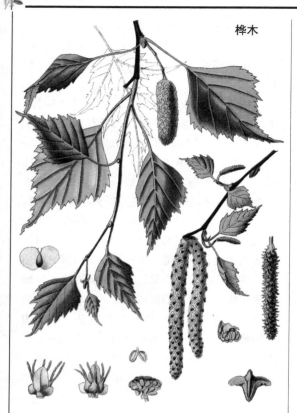

桦木

【气味】 辛，温，有毒。[元素说]巴豆属阴，性熟味苦，气薄味厚，体重而沉降。[时珍说]巴豆气热味辛，生猛熟缓，能吐能下，能止能行，是可升可降之药。它不去膜伤胃，不去心作呕，以沉香水浸后则能升能降，与大黄同用泻人反缓，因其药性相畏之故。

【主治】 伤寒温疟寒热，破癥瘕结聚坚积，留饮痰癖，大腹水胀，荡涤五脏六腑，开通闭塞，利水谷道，去恶肉，除鬼毒蛊疰邪物，杀虫鱼。疗女子月闭，不利丈夫，除斑蝥蛇虺毒。可炼食，益血脉，令人色好，变化与鬼神通。治十种水肿，痿痹，落胎。通宣一切病，泄壅滞，除风补劳，健脾开胃，消痰破血，排脓消肿毒，治恶疮息肉及疥癞疔肿。主喉痹牙痛，通利关窍。

【发明】 [元素说]巴豆乃斩关夺门之将，不可轻用。世以巴豆热药治酒病膈气，以其辛热能开肠胃郁结也。但郁结开而亡血液，损其真阴。[藏器说]巴豆主癥癖疰气，痞满积聚，冷气血块，宿食不消，痰饮吐水。取青黑大者，每日空腹服一枚，去壳但勿令白膜破，作两片（并四边不得有损缺）吞，以饮压令下。少顷腹内则热如火，利出恶物。[时珍说]巴豆峻用则有戡乱劫病之功，微用则有抚缓调中之妙。

【附方】 1. 一切积滞。用巴豆一两、蛤粉二两、黄檗三两，共研末，调水做成如绿豆大的丸子。每服五丸，水送服。2. 宿食不化，大便闭塞。用巴豆仁一升，清酒五升，同煮三日三夜，研烂，合酒微火煎至能团成丸子，做成如豌豆大的丸子。每服一丸，水送下。想呕吐者服二丸。3. 水蛊大腹，皮肤色黑。用巴豆九十枚去皮、心，熬黄、杏仁六十枚去皮、尖，熬黄，共捣成如小豆大的丸子。每服一丸，水送下，以泻为度。4. 心痛腹胀，大便不通。用巴豆二枚去皮、心后熬黄、杏仁二枚，棉包捶碎，以热水一合，捻取白汁取下。5. 食疟、积疟。用巴豆去皮、心二钱，皂荚去皮、子六钱，捣烂和成如绿豆大的丸子。每服一丸，冷汤送服。6. 积滞泄痢，腹痛里急。用杏仁去皮、

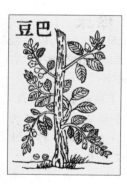

巴豆 【释名】也叫巴菽、刚子、老阳子。[时珍说]出于巴豆，因此得名。

【集解】[别录说]生于巴郡川谷。八月采，阴干用，去心、皮。[颂说]今嘉州、眉州、戎州都有。树高一二丈。叶如樱桃而厚大，初生，后渐黄赤，至十二月叶渐凋，二月复生，四月旧叶落尽，新叶生齐，花微黄色，发成穗。五六月结实作房，生青，八月熟而黄。一房有三瓣，一瓣一子，共三子，子有壳。

【修治】[弘景说]巴豆最能有助于泻痢，新者尤佳，用之去心、皮，熬令黄黑，捣如膏，乃和丸散。[时珍说]巴豆有用仁者，用壳者，用油者，有生用者，麸炒者，醋煮者，烧存性者，有研烂以纸包压去油者。

尖、巴豆（去皮、心）各四十九个，同烧存性，研成泥，溶蜡和成如绿豆大的丸子。每服二三丸，煎大黄汤送服。隔日一服。**7. 气痢赤白。**用巴豆一两，去皮心，炒过，研末，加熟猪肝和成如绿豆大的丸子。空心米汤送服三四丸。**8. 泻血不止。**去皮巴豆一个，放入事先开了小孔的鸡蛋中，纸包好，煨熟。去豆吃蛋，病即止。体虚的病人分作两次服。甚效。**9. 夏月水泻不止。**用巴豆一粒，针头烧存性，化蜡和成一丸，水送服。**10. 小儿吐泻。**用巴豆一粒烧存性，化蜡豆大一块，滴水中，一起捣匀做成如黍米大的丸子。每服五至七丸，莲子灯心汤送服。**11. 干霍乱病**（心腹胀痛，吐泻不出）。用巴豆一枚，去皮心，热水研服，能吐泻好见效。**12. 寒痰气喘。**用青橘皮一片，包巴豆一粒，麻线捆好，烧存性，研末，加姜汁和酒一杯，慢慢饮服。有特效。**13. 舌上出血。**用巴豆一枚、乱发一团（如鸡蛋大），烧存性，研末，酒冲服。**14. 中风口歪。**用巴豆七枚，去皮，研烂，左歪涂右手心，右歪涂左手心，再以热水一杯放在涂药的手上，不久，口即复原。**15. 小儿口疮，不能吃乳。**用巴豆一粒，连油研烂，加黄丹少许，剃去小儿囟门头发，把药敷贴好，待四边起小水泡，即用温水洗去，再用菖蒲汤洗，便不会长成疮。**16. 疥疮搔痒。**用巴豆十粒，炮黄，去皮、心，研末，加酥和腻粉少许，把疮抓破擦上。注意本剂不得近目及肾囊。如必须在这些部位擦药，须先用黄丹涂过。**17. 一切恶疮。**将巴豆三十粒，麻油煎黑，去豆，以油调硫黄、轻粉末，频涂疮处。**18. 痈疽恶肉。**将巴豆仁炒焦，研成膏药点痛处，能解毒；涂瘀肉上，腐处自消。方中加少许乳香亦可，此方叫作"乌金膏"。**19. 疣痣黑子。**用巴豆一钱石灰炒过，砒一钱、炒过的糯米五分，共研末，点患处。

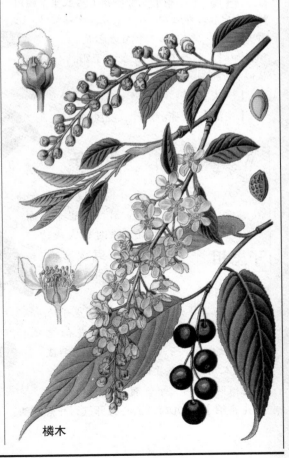

大风子 【释名】

［时珍说］能治大风疾，因此得名。

【集解】［时珍说］大风子，今海南诸国皆有。实状如椰子而圆。其中有核数十枚，大如雷丸子。中有仁白色，久则黄而油，不堪入药。

【气味】 辛，热，有毒。

【主治】 风癣疥癞，杨梅诸疮，攻毒杀虫。

【发明】 ［时珍说］大风油治疮，有杀虫劫毒之功，不可多服。用之外涂，功不可没。

【附方】 1. **大风疮裂。**将大风子烧存性，和麻油、轻粉研匀涂疮上。另外还用大风子壳煎汤洗浴。此方亦可治杨梅恶疮。2. **大风诸癞。**用大风子油一两、苦参末三两，加少量酒，和糊做成如梧桐子大的丸子。每服五十丸，空心温酒送服。同时用苦参汤洗浴。3. **手背皴裂。**用大风子捣烂涂擦。

檶（lìn）**木** 【释名】又称櫄木。

【集解】［藏器说］檶木是江南深山中的

檶木

大树。树有数种，取叶厚大白花者入药，自余灰入染家用。

木灰 【气味】 甘，温，小毒。

【主治】 卒心腹藏痿，坚满疹癣。淋汁八升，酿米一斗，待酒熟，每温饮半合，渐增至一二盏，即愈。

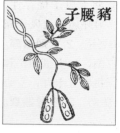

猪腰子 【集解】

［时珍说］生于柳州，蔓生结荚，内子大若猪肾，状酷似，长三四寸，色紫，肉坚。

【气味】 甘、微辛，无毒。

【主治】 一切疮毒。研细，酒服一二钱，并涂。

石瓜 【集解】［时珍说］石瓜生于四川峨眉山中及芒部地方。树干高直，树端挺叶，肥滑如冬青，状似桑。开浅黄色花。结实如缀，长而不圆，壳裂则子见，状似瓜，坚硬如石，煮液黄色。

【气味】 苦，平，微毒。

【主治】 心痛。煎汁，洗风痹。

相思子

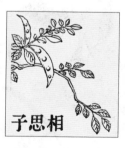

【释名】 也叫红豆。［时珍说］《古今诗话》载，相思子圆而红。古时有人戍边而亡，其妻思念他，在此树下哭死，因此得名。

【集解】 ［时珍说］ 相思子生于岭南。高丈余，白色。叶似槐，花似皂荚，荚似扁豆。子如小豆，半截红半截黑，被人用来镶嵌首饰。

【气味】 苦，平，有小毒，吐人。

【主治】 通九窍，去心腹邪气，止热闷头痛，风痰瘴疟，杀腹脏及皮肤内一切虫，去蛊毒。取二七枚研服，即当吐出。

【附方】 1. **瘴疟寒热**。相思子十四枚，水研服，取吐。2. **解中蛊毒**。用未钻相思子十四枚，杵末。温水半盏，和服。欲吐抑之勿吐，少顷当大吐。轻者服七枚。有奇效。

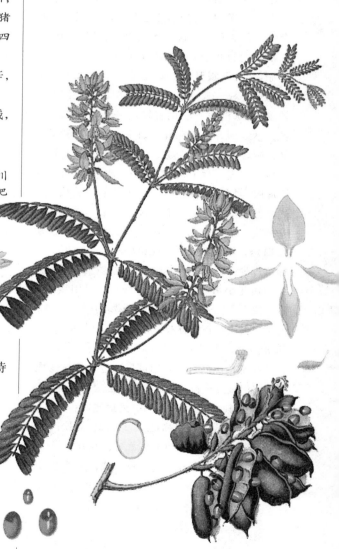

相思子

木之三 灌木类

桑、奴柘、柘、楮、枳、枸橘、栀子、酸枣、白棘、胡颓子、蕤核、金樱子、山茱萸、郁李、鼠李、女贞、卫矛、冬青、山矾、梫木、南烛、五加、枸杞（地骨皮）、杨栌、石南、牡荆、蔓荆、栾荆、紫荆、木槿、扶桑、木芙蓉、山茶、蜡梅、黄杨木、伏牛花、密蒙花、木绵、柞木、卖子木、木天蓼、接骨木、楤木、木麻、大空

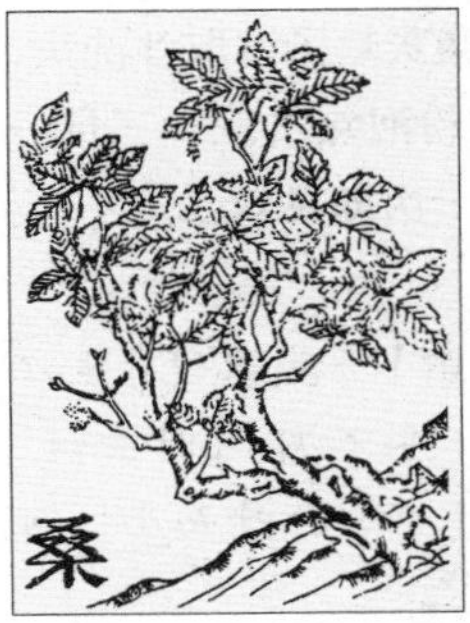

桑【释名】子名葚。［时珍说］桑字象形。

【集解】［时珍说］桑有好多种：白桑，叶大似掌而厚；鸡桑，叶和花较薄；子桑，先长椹而后生叶；山桑，叶尖而长。用种子栽种的，不如压条分栽的。桑若产生黄衣，称作金桑，是树木将要干枯的表现。

桑根白皮【气味】甘，寒，无毒。

【主治】治伤中，五劳六极，消瘦，脉细弱，可补虚益气，去肺中水气，唾血热渴，水肿腹满腹胀，利水道，敷金疮。治肺气喘满，虚劳客热和头痛，内补不足。煮汁饮利五脏。加入散用，下一切风气水气。调中下气，化痰止渴，开胃下食，杀肠道寄生虫，止霍乱吐泻。研汁可治小儿天吊惊痫及敷鹅口疮，效果佳。

皮中自汁【主治】治小儿口疮白，拭擦干净后涂上即愈。另外涂金刃所伤燥痛，一会儿血止，用白皮裹伤口更好。涂蛇、蜈蚣、蜘蛛蜇伤有效。取树枝烧汤，治大风疮疥，生眉、发。

桑葚【主治】单独吃可消渴，利五脏关节，通血气。晒干制成末，做成蜜丸每天服，使人不感到饥饿，还可以镇魂安神，令人聪明，头发不白，延年益寿。捣汁饮可解酒毒。酿成酒服，利水气消肿。

【发明】［时珍说］桑葚有乌、白两种。

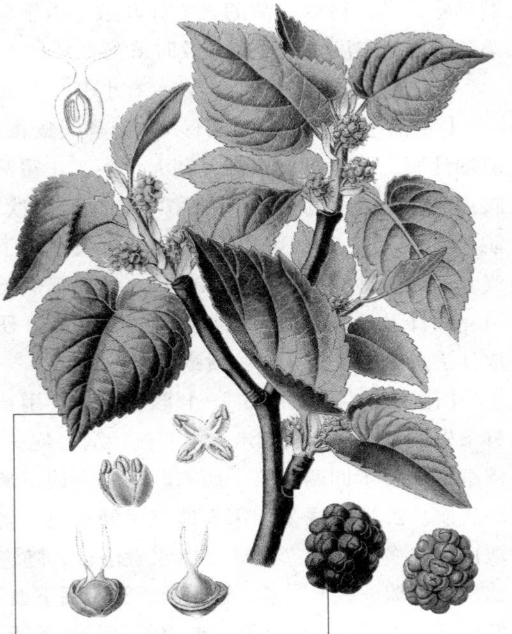

叶〔主治〕寒热出汗。汁能解蜈蚣毒。除脚气水肿，利大小肠，止霍乱腹痛吐下。治金疮以及小儿口腔溃疡。

桑葚〔主治〕利五脏关节，通血气。解酒毒。利水气消肿。

桑

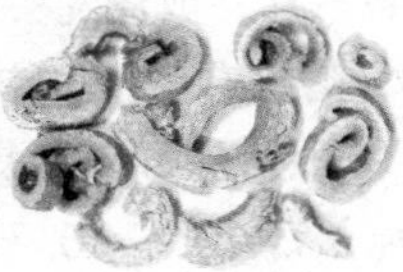

桑白皮〔主治〕伤中五劳六极，消瘦，脉细弱，可补虚益气，去肺中水气，唾血热渴等。

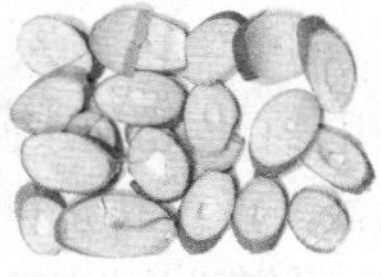

枝〔主治〕寒热出汗。汁能解蜈蚣毒。除脚气水肿，利大小肠，止霍乱腹痛吐下。治金疮以及小儿口腔溃疡。

杨氏《产乳》载，不能给孩子吃桑葚，使小儿心寒。陆玑《诗疏》里说，鸠吃桑葚，过多会醉伤。《四民月令》里说，四月适宜饮桑葚酒，能解百种风热。其做法是：桑葚汁三斗，重汤煮到一斗半，放入白蜜二合，酥油一两，生姜一合适当煮后，用瓶装起来。每次服一合，和酒一起饮。也可以用桑汁熬烧酒收藏起来，经过几年后，其味道和药力会更好。史载魏武帝的军队缺乏食物，得到干桑葚以充饥。金末大灾荒时，人

们都吃桑葚，得以存活的人不计其数。由于湿桑葚可以救灾度荒，平时应及时采摘收藏。

叶 【气味】 苦、甘，寒，有小毒。

【主治】 主除寒热出汗。汁能解蜈蚣毒。煎浓汁服，可除脚气水肿，利大小肠，止霍乱腹痛吐下，也可以用干叶来煮。炙热后煎饮，能代茶止渴。煎饮可以利五脏，通关节，下气。而嫩叶煎酒服，能治一切风。蒸熟捣烂治风痛出汗及扑损瘀血。揉烂可涂蛇虫咬伤。研成汁治金疮以及小儿口腔溃疡。

【附方】〔桑根白皮〕 1. 咳嗽吐血。用新鲜桑根白皮一斤，浸淘米水中三夜，刮去黄皮，锉细，加糯米四两，焙干研末。每服一钱，米汤送服。2. 消渴尿多。用入地三尺的桑根，剥取白皮，炙至黄黑，锉碎，以水煮浓汁，随意饮，亦可加一点米同煮，忌用盐。3. 产后下血。桑白皮，炙过，煮水饮服。4. 月经后带红不断。锯桑根取屑一撮，酒冲服。一天服三次。5. 跌伤。用桑根白皮五斤，研末，取一升，煎成膏，敷伤处，痛即止。6. 刀伤成疮。用新桑白皮烧灰，与马粪调匀涂疮上，换药数次即愈。7. 发枯不润。用桑根白皮、柏叶各一斤，煎汁洗头，有奇效。8. 小儿流涎（脾热，胸膈有痰）。用新桑根白皮捣取自然汁饮服。9. 小儿丹毒。用桑根白皮煮汁洗浴，或研末，调羊膏涂擦。10. 石痈（坚硬，不作脓）。用桑白皮阴干为末，溶胶和酒调涂，以痈软为度。

〔桑葚〕 1. 水肿胀满。用桑心皮切细，加水二斗，煮至一斗，放入桑葚，再煮取五升，和糯米饭五升酿酒饮服。此方叫作"桑葚酒"。2. 结核。用黑熟的桑葚二斗，取汁，熬成膏。每服一匙。白汤调服。一日服三次，此方叫作"文武膏"。

〔桑叶〕 1. 青盲洗法。取青桑叶焙干研细，煎汁趁热洗目，坚持必见效。有患此病二十年者，照此洗浴，双目复明。2. 风眼多泪。取冬季不落的桑叶，每日煎汤温洗。3. 眼红涩痛。桑叶研末，卷入纸中烧烟熏鼻，有效。4. 头发不长。用桑叶、麻叶煮淘米水洗头。七次后，发即长。5. 吐血不止。用晚桑叶焙干，研末，

凉茶送服三钱，血止后，宜服补肝、肺的药物。6. 肺毒风疮。将好桑叶洗净。蒸熟一宿，晒干，研末，水调服二钱。7. 痈口不收。用经霜黄桑叶，研末敷涂。8. 汤火伤疮。将经霜桑叶烧存性，研末，油调敷涂。数日可愈。9. 手足麻木，不知痛痒。用霜降后桑叶煎汤频洗即可。

〔桑柴灰〕 1. 目赤肿痛。用桑灰一两、黄连半两，共研末。每用一钱，泡汤澄清后洗眼。2. 身面水肿，坐卧不得。用桑枝烧灰淋汁煮赤小豆，每饥时即食豆，不喝豆汤。3. 白癜风。用桑柴灰二斗，蒸于甑内，取锅中热汤洗患处。几次即可愈。4. 头风白屑。用桑灰淋汁洗头即可。5. 麻风。用桑柴灰热汤淋取汁洗头，再用大豆磨浆洗，用绿豆粉泡熟水洗。三日一洗头，一日一洗脸，不过十次即见效。

奴柘 (zhè)

【集解】〔藏器说〕生江南山野。似柘，节有刺，冬不凋。〔时珍说〕此树似柘而小，有刺。叶亦如柞叶而小，可饲蚕。

刺 【气味】 苦，小温，无毒。

【主治】 老妇血瘕，男子疝癖闷痞。取刺和三棱草、马鞭草煎如稠糖。病在心，饭后服；在脐，空心服。当下恶物。

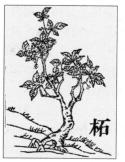

柘

【集解】〔时珍说〕处处山上有。喜丛生。干疏而直。叶丰而厚，团而有尖。叶饲蚕，取丝做琴瑟，清响胜常。

木白皮 东行根白皮

【气味】 甘，温，无毒。

【主治】 妇人崩中血结，疟疾，煮汁酿酒服，主治风虚耳聋，补劳损虚羸，腰肾冷，梦与人交泄精者。

【附方】 1. 洗目令明。柘木煎汤，按日温洗，自寅时起至亥时止。2. 小儿鹅口、重舌。柘根锉五斤，水五升，煮二升，去滓，煎取五合，频涂即可。

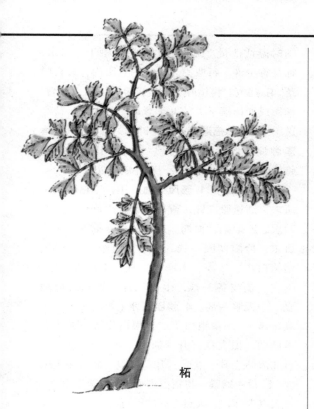

栝

叶有柄杈，开碎花，结的果实如杨梅，半熟时用水洗去子，蜜煎成果吃。两种树都容易生长，叶上多涩毛。南方人剥皮捣煮造纸，也可缉练为布，柔软而易朽烂。裴渊《广州记》载，南方取谷皮熟捶后织成粗布，再用来制毡，很温暖。其木腐后生出的菌耳，味道很好。

楮实 【气味】 甘，寒，无毒。

【主治】 治阴痿水肿，益气生肌明目。常服使人耐饥饿，轻身不老。还有壮筋骨、助阳气、补虚劳、健腰膝、益颜色的功能。

【发明】 ［颂说］仙方中只服其果实。果实正红时，收子阴干筛末，用水服二钱匕，经常服有益身体。《抱朴子》里说：服用赤色的楮木果实，老人可变成少年，令人目明耳聪。道士梁须七十高龄，服用后身体更加强壮，到一百四十岁时还能行走如飞胜于马。

叶 【气味】 甘，凉，无毒。

【主治】 治小儿身热，不长肌肉。可做浴汤。又主恶疮，生肉，治刺风引起的全身发痒。治鼻出血数升而不止，捣汁三升，再三服用，稍后即止。叶嫩的时候可食，去四肢风痹，腹泻便血。炒研和面做馄饨，主水痢，利小便，去风湿肿胀白浊，治疝气和癣疮。

树白皮 【主治】 逐水利小便，治水肿气满、咽喉肿痛。煮汁酿酒饮，治水肿入腹，短气咳嗽。做成散末服，治下血血崩。

皮间白汁 【主治】 治癣，敷蛇、虫、蜂、蝎、犬咬伤。此外，它还叫五金胶漆，能合朱砂成团，现在的人用来粘贴金箔。古代粘贴经书的方法是：用楮树汁和飞面调成糊来粘纸，永远不会脱落，胜过胶漆。

【附方】 ［楮实］1. **水气蛊胀**。用楮实一斗、水二斗，熬成膏；另以茯苓三两、白丁香一两半，共研末，将膏和末调成如梧桐子大的丸子。从少到多，服到小便清利、腹胀减轻为度，后服"治中汤"续治。忌食甘苦峻补药物及发物，此方叫作"楮实子丸"。2. **肝热生翳**。将楮实子研细，饭后以蜜汤送服一钱。一天服两次。3. **喉痹喉风**。采楮实阴干，每取一个研

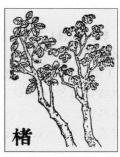

楮 (chǔ) 【集解】
［别录说］原长在少室山，今处处都有。八九月可采摘果实。［恭说］楮有两种，一种皮有斑花纹，称为斑谷，现在人们用皮来做帽子；一种皮白无花纹，枝叶大而类似。叶子像葡萄叶，呈瓣状而有子的为最好。楮初夏长出大如弹丸的果实，呈青绿色，到六、七月逐渐变为深红色后就成熟了。八九月采摘，用水浸泡后去皮、瓤，取出中间的子。段成式《酉阳杂俎》载，谷田久废必生构。叶有瓣的为楮，没有瓣的是构。陆氏《诗疏》载，江南人绩其皮可织布。捣烂后可造纸，几丈长，光泽很好。还可将它的嫩芽当咸菜吃。现在楮纸用得最多，而楮布则不多看见了。［时珍说］楮、谷同种，不必分别，只分雌雄即可。雄的皮有斑纹而叶没有柄杈，三月开花长穗，如柳花状，不结果，其花可采来吃；雌的皮白而

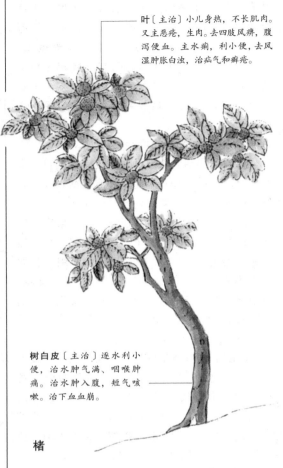

叶〔主治〕小儿身热，不长肌肉。又主恶疮，生肉。去四肢风痹，腹泻便血。主水痢，利小便，去风湿肿胀白浊，治疝气和癣疮。

树白皮〔主治〕逐水利小便，治水肿气满、咽喉肿痛。治水肿入腹，短气咳嗽。治下血血崩。

楮

末，水送服。病重者可服两个。4.**目昏难视。**用楮实、荆芥穗各五百枚，共研末，加炼蜜做成如弹子大的丸子。每嚼服一丸，饭后服，薄荷汤送服，一天服三次。

〔楮叶〕 1.**老少瘴痢，日夜百余次。**用干楮叶三两，熬后捣末。每服一匙，乌梅汤送服。一天服两次。2.**脱肛。**将楮叶阴干研末，每服二钱，米汤调服。3.**小便白浊。**将楮叶研末，加蒸饼做成如梧桐子大的丸子。每服三十丸，开水送下。4.**全身水肿。**用楮枝叶熬叶成膏，每服一匙，空心服。一天服三次。5.**虚肥面肿**（但脚不肿）。用楮叶八两，加水一斗，煮至六升，去渣，用汁煮米粥，常食勿绝。6.**中风不语。**用楮枝叶锉细，酒煮沫出。随时饮服适量。7.**吐血、鼻血。**用楮叶捣汁一二升，

随时温饮适量。8.**目翳。**用楮叶晒干，研末，加麝香少许。每取黍米大一团点眼内，翳自脱落。9.**疝气。**将楮叶、雄黄，等分研末，加酒、糊做成如梧桐子大的丸子。每服五十丸，盐酒送服。10.**癣疮湿痒。**将楮叶捣烂敷涂。11.**痔瘘肿痛。**将楮叶半斤捣烂敷涂。12.**蛇咬伤。**将楮叶、麻叶一起捣烂，取汁渍伤处。

〔树白皮〕 1.**肠风下血。**用秋季楮皮阴干研末，酒送服三钱，或加入麝香少许。一天服两次。2.**血痢、血崩。**用楮树皮、荆芥，等分研末，冷醋调服一钱。血崩，煎服。3.**浮肿。**用楮白皮、猪苓、木通各二钱，桑白皮三钱，陈皮、橘皮各一钱，生姜三片，加水二盅煎服。一天服一剂。4.**膀胱石水**（四肢瘦削，小腹胀满）。用楮根白皮、桑根白皮各三升，白术四两、黑大豆五升，加水一斗，煮成四升，再加清酒二升，煮成三升。每服一匙，一天两次。5.**目中翳膜。**将楮白皮晒干，烧灰，研末。每次点少许，一天点三五次即可。

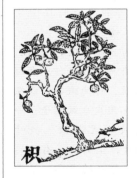

枳（zhǐ）【释名】子名枳实、枳壳。

【集解】〔志说〕原长在商州川谷。〔颂说〕现在洛西、江湖州郡等地皆有，以商州的为最好。树木像橘但稍小，高五七尺。叶如橙，多刺。春天开白花，秋天长成果实，在九十月采摘的为枳壳。现在的人用汤泡去苦味后，蜜渍糖拌，当作果品。

枳实 【气味】苦，寒，无毒。〔元素说〕性寒味苦，气厚味薄，浮而升（微降），阴中之阳。

【主治】大风在皮肤中，如麻豆苦痒，除寒热结，长肌肉，利五脏，止痢，益气轻身。除胸胁痰癖，逐停水，破结实，心下急痞痛逆气，胁风痛，安胃气，消胀满，止溏泄，明目。解伤寒结胸，主上气喘咳，肾内伤冷，阴痿而有气。消食，散败血，破积坚，去胃中湿热。

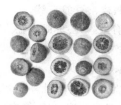

果〔主治〕除寒热结，长肌肉，利五脏，止痢，益气轻身。除胸胁痰癖，逐停水，破结实，心下急痞痛逆气，胁风痛，安胃气，消胀满，明目。

枳壳 【气味】 苦、酸，微寒，无毒。

【主治】 风痒麻痹，通利关节，劳气咳嗽，背膊闷倦，散留结胸膈痰滞，逐水，消胀满大肠风，安胃，止风痛。遍身风疹，肌中如麻豆恶痒，肠风痔疾，心腹结气，两胁胀虚。健脾开胃，调五脏，下气，止呕逆，消痰，治反胃霍乱泻痢，消食，破癥结痃癖五膈气及肺气水肿，利大小肠，除风明目。

【附方】〔枳实〕 1. **卒胸痹痛**。枳实捣末。汤服方寸匕，每日三次、夜一次。2. **产后腹痛**。枳实麸炒、芍药酒炒各二钱，水一盏煎服。亦可研末服。3. **奔豚气痛**。枳实炙后研末。饮下方寸匕，日三次、夜一次。4. **妇人阴肿、坚痛**。枳实半斤碎炒，绵裹熨。5. **大便不通**。枳实、皂荚等分，研末，制饭丸，米汤送服。6. **肠风下血**。枳实半斤麸炒，黄芪半斤，研末。米饮非时服二钱匕。7. **小儿头疮**。枳实烧成灰，猪脂调涂。

〔枳壳〕 1. **伤寒呃噫**。枳壳半两，木香一钱，研末。每白汤服一钱。2. **老幼腹胀，血气凝滞**。用此宽肠顺气，叫四炒丸。商州枳壳（厚而绿背者，去穰）四两，分四份，一份与苍术一两同炒，一份与萝卜子一两同炒，一份与干漆一两同炒，一份与茴香一两同炒黄。去四味，只取枳壳研末。以四味煎汁煮面糊和成如梧桐子大的丸子。饭后米饮下五十丸。3. **消积顺气**。枳壳三斤去穰，每个入巴豆仁一个，合定扎煮，慢火水煮一日。汤减再加热汤，勿用冷水。待时足汁尽，去巴豆，切片晒干研末，醋煮面糊做成如梧桐子大的丸子。每服三四十丸。4. **顺气止痢**。枳壳炒二两四钱，甘草六钱，研末。每沸汤服二钱。5. **肠风下血**。用枳壳烧黑存性五钱，羊胫炭为末三钱，和令匀，五更空心米饮服。6. **痔疮肿痛**。用枳壳煨熟熨之，七枚立定。又一：枳壳末入瓶中，水煎百沸，先熏后洗。7. **怀胎腹痛**。枳壳三两麸炒，黄芩一两，研粗末。每月旺钱，水一盏半，煎一盏服。若胀满身重，可加白术一两。8. **小儿惊风**。枳壳去穰，麸炒、淡豆豉等分，研末。每服一字，甚者半钱，急惊薄荷自然汁下，慢惊荆芥汤入酒三五点下，日三服。9. **牙齿疼痛**。枳壳浸酒含漱。10. **风疹作痒**。枳壳三两，麸炒研末。每服二钱，水一盏，煎六分，去滓温服。11. **利气明目**。枳壳麸炒一两为末，点汤代茶饮。

枸橘 【释名】也叫臭橘。

【集解】 [时珍说] 枸橘处处都有。树、叶与橘相同，但干多刺。三月开白花，青蕊不香。果实大如弹

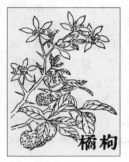

橘枸

丸，形如枳实而壳薄，不香。人家多收种为藩篱，或收小实，伪充枳实及青橘皮出售。

叶 【气味】 辛，温，无毒。

【主治】 下痢脓血后重，治喉瘘，消肿导毒。

橘核 【主治】 肠风下血不止。与樗根白皮等分炒研，每服一钱，皂荚子煎汤调服。

树皮 【主治】 中风强直，不得屈伸。细切一升，酒二升，浸一宿。每日温服半升即可。

栀子 【释名】也叫木丹、越桃、鲜支、卮子。[时珍说]卮，酒器也。卮子像它，因此得名。

【集解】 [颂说] 今南方及西蜀州郡都有。木高七八尺。叶似李而厚硬，又似樗蒲子。

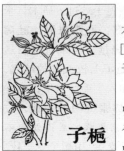

子栀

二三月开白花，皆六出，芬香异常。夏秋结

茎、叶〔主治〕五内邪气，胃中热气，面赤酒疱齄鼻，白癞赤癞疮疡。治目赤热痛，胸心大小肠大热，心中烦闷。去热毒风，除时疾病，解五种黄病，利五淋，通小便，解消渴，明目，主中恶，杀毒。

实如诃子，生青熟黄，中仁深红。〔时珍说〕卮子叶如兔耳，厚而深绿，春荣秋瘁。入夏开大如酒杯的花，白瓣黄蕊。随即结实。皮薄，子细，有须，霜后收。蜀中有红卮子，花烂红色，实染物呈赭红色。

【气味】苦，寒，无毒。〔元素说〕气薄而味厚，轻清上行，气浮而味降，为阳中之阴。

【主治】五内邪气，胃中热气，面赤酒疱齄鼻，白癞赤癞疮疡。治目赤热痛，胸心大小肠大热，心中烦闷。去热毒风，除五种黄病，利五淋，通小便，解消渴，明目，主中恶，杀毒。主喑哑，紫癜风。治心烦不眠，脐下血滞而小便不利。泻三焦火，清胃脘血，治热厥心痛，解热郁，行结气。治吐血鼻血，血痢下血血淋，损伤瘀血及伤寒劳复，热厥头痛，疝气，汤火伤。

【附方】1. 流鼻血。用山栀子烧灰吹入鼻中。有效。2，小便不通。用栀子仁十四个、独头蒜一个、盐少许，捣烂贴脐上及阴囊处，一会即通。3. 血淋涩痛。用生栀子末、滑石等分，葱汤送服。4. 下泻鲜血。将栀子仁烧灰，水送服一匙。5. 热毒血痢。用栀子十四枚，去皮，捣末，加蜜做成如梧桐子大的丸子。每服三丸，一天服三次，疗效显著。亦可用水煎服。6. 临产下痢。将栀子烧过。研末，空心热酒送服。7. 热水肿疾。用栀子炒过，研末，米汤送服三钱。8. 霍乱转筋，心腹胀满，吐泻不得。用栀子十几枚，烧过，研末，熟酒送服。9. 胃脘火痛。用大栀子七枚或九枚炒焦，加水一碗，煎至七成，加入生姜汁饮下，痛立止。如此病复发，还要加服玄明粉一钱，方能止痛。10. 热病食复（指热病之后因饮食不慎或房事不慎而使旧病复发）。用栀子三十枚，加水三升，煎取一升服下。以出微汗为好。

11. 小儿狂躁。用栀子仁七枚、豆豉五钱，加水一碗，煎至七成服下，有效。12. 赤眼肠秘。用山栀子七个，钻孔煨熟，加水一升，煎至半升，去渣，放入大黄三钱，温服即可。13. 风痰头痛。用栀子末和蜜浓敷舌上，得吐即止。14. 火焰丹毒。用栀子捣烂和水涂擦。15. 眉中练癣。将栀子烧过，研末，调油敷涂。16. 伤折肿痛。将栀子、白面同捣烂，敷涂痛处，甚效。

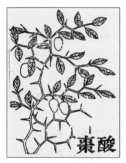

枣酸

酸枣【释名】也叫山枣。

【集解】〔藏器说〕嵩阳子说，现在的酸枣县就是从属于滑台的城镇。树高几丈，直径一二尺，木理极细。木质坚硬而且重，可以制成车轴及匙、箸等。树皮细而且硬，纹如蛇鳞。其枣圆小而味酸，其核微圆，色赤如丹。枣肉酸滑好吃，山里人常拿它当果品。

【气味】酸，平，无毒。

【主治】治心腹寒热、邪结气聚、四肢酸痛湿痹。久服安五脏，轻身延年。可治烦心不得眠、脐上下痛、血转久泄、虚汗烦渴等症。补中益肝，壮筋骨，助阴气，能使人肥健。

【附方】1. 胆风沉睡（胆风毒气，虚实不调，昏沉多睡）。生酸枣仁一两、蜡茶二两，以生姜汁涂，炙微焦，为散。每取二钱，加水七分煎至六分，温服。2. 胆虚不眠。用酸枣仁一两，炒香，捣散。每服二钱，竹叶汤调服。又方：再加人参一两、辰砂半两、乳香二钱半，调炼蜜做成丸子服。3. 振悸不眠。用酸枣仁二升，茯苓、白术、人参、甘草各二两，生姜六两，加水八升，煮成三分，分次服。此方叫作"酸枣仁汤"。4. 虚烦不眠。用酸枣仁二升，干姜、茯苓、芎藭各二两，甘草一两，先以水一斗煮枣仁，得汁七升，再放入其余各药同煮，得汁三升，分次服下。此方也叫"酸枣仁汤"。5. 骨蒸不眠。用酸枣仁一两，加水二碗研绞取汁，下粳米二合煮粥食。

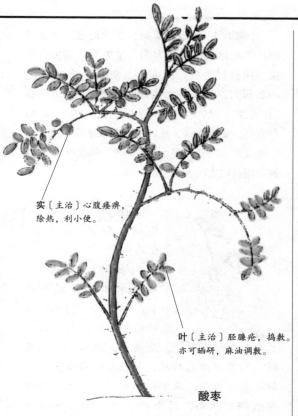

实〔主治〕心腹痿痹，除热，利小便。

叶〔主治〕胫臁疮，捣敷。亦可晒研，麻油调敷。

酸枣

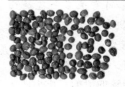

酸枣仁〔主治〕心腹寒热、邪结气聚、四肢酸痛湿痹。久服安五脏，轻身延年。可治烦心不得眠、脐上下痛、血转久泄、虚汗烦渴等症。补中益肝，壮筋骨，助阴气，能使人肥健。

白棘 (jí) 【释名】

也叫棘刺、棘针、赤龙爪。花名刺原、马胸。〔时珍说〕独生而高者为枣，列生而低者为棘。

【集解】〔恭说〕棘有赤、白两种。白棘茎白如粉，子、叶与赤棘同。刺当以白者为佳。刺有钩、直两种：直者宜入补益，钩者宜疗疮肿。

白棘【气味】辛，寒，无毒。

【主治】心腹痛，痈肿溃脓，止痛。决刺结，疗丈夫虚损，阳痿精自出，补肾气，益精髓。

实【主治】心腹痿痹，除热，利小便。

叶【主治】胫臁疮，捣敷。亦可晒研，

以麻油调敷。

【附方】1. **小便尿血**。用白棘三升，加水五升，煮取二升，分三次服。2. **肾脏虚冷，腹胁刺痛**。用焙过的白棘一合、槟榔二钱半，加水一碗，煎至五分，再加好酒半碗，煮开几次后，分两次服。3. **睫毛倒生**。用白棘一百二十个、地龙二条、木贼一百二十节、木鳖子仁两个，共炒研末，摘去倒毛，每日以药末吸入鼻内三五次。4. **龋齿腐朽**。用白棘二百枚（朽落地者），加水三升，煮成一升，含漱，或烧棘涂病齿，再敷雄黄末。5. **小儿口噤，惊风不乳**。用白棘烧研末，水送服一钱。6. **小儿丹肿**。用水煮白棘根汁洗擦。7. **痈疽痔漏**。治方同上。

胡颓子 【释名】

也叫蒲颓子、卢都子、雀儿酥、半含春、黄婆奶。

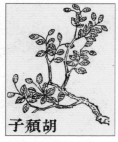

子颓胡

【集解】〔时珍说〕树高六七尺，其枝叶柔软如蔓。其叶微似棠梨，狭长而有尖，正面呈青色，背面是白色，都有如星细点，老了就星起如麸，经冬亦不凋。春天前开的花朵如丁香，蒂极细，倒垂着，正月开白花。结的果实又小又长，如山茱萸，但有八棱，软而不硬。核内白绵如丝，中有小核仁，小儿可拿它当果子吃。

子【气味】酸，平，无毒。

【主治】止腹泻。

根【气味】煎成汤洒在恶疮上面。若有吐血不止，煎水来喝。若有喉痹或痛塞，煎酒灌下，都有效。

叶【主治】治肺虚短气，喘咳剧烈的，取叶焙后研末，米汤送服二钱。

【附方】1. **水痢**。用胡颓子（即成熟果实）煎水服。2. **疮疥**。胡颓子根煎汤洗。3. **吐血**。胡颓子根煎水服。4. **喉痹痛塞**。胡颓子根煎酒灌服。5. **气喘咳嗽**。胡颓子叶焙过，研末，米汤送服二钱。

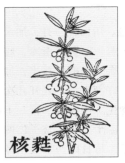

蕤（ruí）核

【集解】［弘景说］现出产于彭城，大小如乌豆，外形圆而稍扁，有纹理形状似胡桃核。［保升说］今出于雍州，树木生长，叶细似枸杞且狭长，开白色花，子附生在茎上，紫红色，大如五味子，茎上有很多细刺。五六月成熟，紫红色的果子可食。

仁 【气味】 甘，温，无毒。

【主治】 治心腹邪热结气，明目，亦治目赤，痛伤泪出，目肿眦烂。久服轻身益气，不感到饥饿，强体魄，明耳目，破痰积胸中不易咳出。

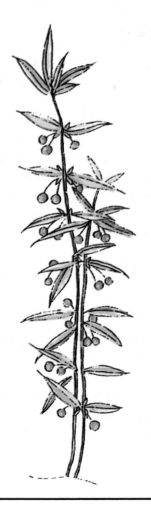

蕤核

【附方】 1.眼目昏暗，痒痛隐涩，赤肿羞明，不能远视，迎风有泪，多见黑花等多种眼疾。用蕤仁去皮，压去油二两、脑子二钱半，一起研匀，加生蜜六钱，收存点眼。此方叫作"春雪膏"。又方：用蕤仁去油三钱，甘草、防风各六钱，黄连五钱，先以三味煎取浓汁，次下蕤仁做成膏，每日点眼。此方叫作"百点膏"。2.目翳。用蕤仁去油五分、盐一分。

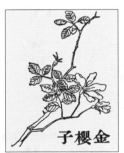

金樱子 【释名】

也叫刺梨子、山石榴、山鸡头子。

【集解】［颂说］现在南中州郡等地有生长，以江西、剑南、岭外的为最好。丛生在郊荒地中，类似蔷薇，有刺。四月开白色的花，夏秋季结果实，也有刺。呈黄赤色，状似小石榴，十一月、十二月采摘。江南、蜀中的人熬或煎，制成酒服。［时珍说］此树山林间有很多，花最白腻，其果实大如指头，状如石榴但略长。其核细碎而且有白毛，如营实的核而味涩。

子 【气味】 酸、涩，平，无毒。

【主治】 治因脾虚导致的泄痢。止小便次数多，固涩精气，久服可耐寒轻身。

【发明】 ［颂说］洪州、昌州，都煮其子做煎，寄赠给别人。服用的人用煎的鸡头实粉制成丹丸服，名说水陆丹，益气补真很好。［时珍说］无故而服用它，或只是为了获取快意就不可服用。若精气不固的人服用它，则无可非议。

花 【主治】 治各种腹泻，驱肠虫。和铁粉混合捣末，有染须发的作用。

叶 【主治】 治痈肿，嫩叶研烂，加少量盐涂于患处，留出一头泄气的孔。另可止金疮出血，五月五日采叶后，同桑叶、苎叶等分，阴干后研末敷，血止伤口愈合，又称"军中一捻金"。

【附方】 1.活血强身。霜后摘取金樱子果实，去刺、核，以水淘洗后再捣烂，放入大锅

叶〔主治〕痈肿。可止金疮出血，五月五日采叶后，同桑叶、苎叶等分，阴干后研末敷，血止伤口愈合，又称"军中一捻金"。

花〔主治〕各种腹泻，驱肠虫。和铁物混合捣末，有染须发的作用。

粒，注入水二升煎至五合，空心服，不久即可泻虫。

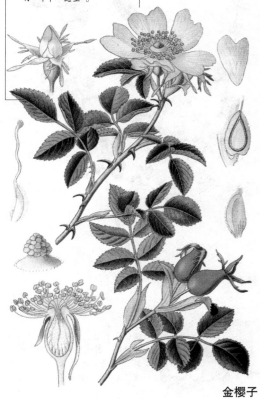

金樱子

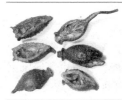

金樱子〔主治〕因脾虚导致的泄痢。止小便次数多，固涩精气，久服可耐寒轻身。

水中熬煎。不得绝火。煎至水减半时，过滤，继续熬煎成膏。每服一匙，用暖酒一碗调下。2. **补血益精**。用金樱子去刺及子，焙过四两、缩砂二两，共研末，加炼蜜和成如梧桐子大的丸子。每服五十丸，空心温酒送服。3. **久痢不止**。用罂粟壳醋炒、金樱子等分研末，加蜜做成如芡子大的丸子。每服五至七丸，陈皮煎汤化下。4. **痈肿**。用金樱子嫩叶捣极烂，加盐少许涂肿处，留出疮头透气。5. **驱寸白虫**（即绦虫）。用金樱子根二两，锉细，加糯米三十

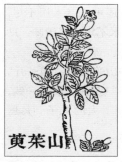

山茱萸【释名】也叫蜀酸枣、肉枣、鸡足、鼠矢。

【集解】［弘景说］出自近道诸山中大树。子初熟未干，赤色，如胡颓子，能食；既干，皮薄，当合核用。［颂说］今海州、兖州亦有。木高丈余，叶似榆，开白色花。

实【气味】酸，平，无毒。

【主治】心下邪气寒热，温中，逐寒湿痹，去三虫。久服可轻身。肠胃风邪，寒热疝

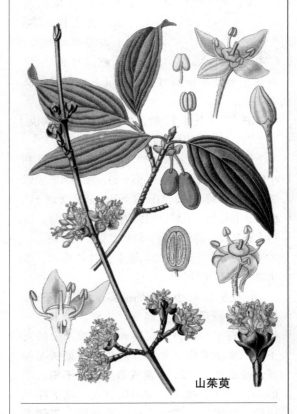

山茱萸

实〔主治〕心下邪气寒热，温中，逐寒湿痹，去三虫。久服可轻身。

瘕，头风风气去来，鼻塞目黄，耳聋面疱，下气出汗，强阴益精，安五脏，通九窍，止小便利。久服，明目强力。治脑骨痛，疗耳鸣，补肾气，兴阳道，添精髓。还可止老人尿不尽，治面上疮，能发汗，止月水不定。暖腰膝，助水脏，除一切风，逐一切气，破癥结。

【附方】1. 草还丹。山茱萸酒浸肉一斤，破故纸酒浸焙干半斤、当归四两、麝香一钱，同研末，炼蜜做成如梧桐子大的丸子。每服八十一丸，睡前盐酒送服。

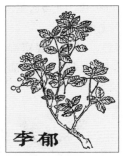

郁李
【释名】也叫车下李、爵李、雀梅、常棣。

【集解】［别录说］生于高山川谷及丘陵上，五六月采根。［弘景说］山野到处都有。子熟赤色，可食。［宗奭说］郁李子红熟可食，微涩，可蜜煎，陕西甚多。

核仁 【气味】 酸，平，无毒。［元素说］辛、苦，阴中之阳，乃脾经气分药。

【主治】 主大腹水肿，面目四肢浮肿，利小便水道。肠中结气，关格不通。通泄五脏膀胱急痛，宣腰胯冷脓，消宿食下气。破癖气，下四肢水。酒服四十九粒，可泻结气。破血润燥。专治大肠气滞，燥涩不通。研和龙脑，点赤眼。

【发明】［时珍说］郁李仁甘苦而润，性主降，能下气利水。

【附方】 1. **小儿惊热痰实，大小便不通。**用大黄酒浸后炒过、郁李仁去皮，研末各一钱，滑石末一两，一起捣和成如黍米大的丸子。二岁小儿服三丸，其他儿童根据情况加减，开水送服。2. 肿满气急，**睡卧不得。**用郁李仁一合，捣末，和面做饼吃，吃下即可通便，气泄出后自愈。3. 心腹胀满，**二便不通，气急喘息，**脚气浮肿。郁李仁十二分，捣烂，水磨取汁，薏苡三合，捣如粟大。一同煮粥吃。4.**皮肤血汗。**用郁李仁去皮，研细一钱，

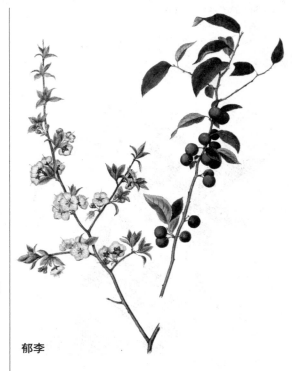

郁李

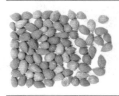

核仁〔主治〕大腹水肿，面目四肢浮肿，利小便水道。肠中结气，关格不通。通泄五脏膀胱急痛，宣腰胯冷脓，消宿食下气。

鹅梨捣汁调服即可。

根 【气味】 酸，凉，无毒。

【主治】 牙龈痛，龋齿。去白虫。治风虫牙痛，浓煎含漱。治小儿身热，做汤浴之。

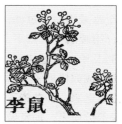

鼠李
【释名】又名楮李、鼠梓、山李子、牛李、皂李等。

【集解】［别录说］鼠李生于田野之中，采无时。［时珍说］生于道路边。其果实附在枝如穗。人采其嫩者，取汁刷染绿色。

子 【气味】 苦，凉，微毒。

【主治】 寒热瘰疬疮。水肿腹胀满。下血

及碎肉，除疝瘕积冷，九蒸酒渍，服三合，日再服。又捣敷牛马六畜疮中生虫。痘疮黑陷及疥癣有虫。

【发明】［时珍说］牛李治痘疮黑陷及出不快，或触秽气黑陷。古昔无知之者，惟钱乙小儿直诀必胜膏用之。说牛李子即鼠李子，九月后采黑熟者，入砂盆擂烂，生绢捩汁，用银、石器熬成膏，瓷瓶收贮，常令透风。每服一皂子大，煎桃胶汤化下。如人行二十里，再进一服，其疮自然红活。入麝香少许尤妙。如无生者，以干者为末，水熬成膏。

【附方】 1.诸疮寒热毒痹，及六畜虫疮。鼠李生捣敷之。2.牙齿肿痛。牛李煮汁，空腹饮一盏，仍频含漱。

皮 【气味】 苦，微寒，无毒。

皮［主治］身皮热毒。风痹。诸疮寒热。

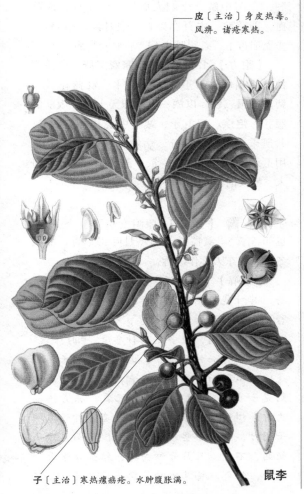

子［主治］寒热瘰疬疮。水肿腹胀满。

鼠李

【主治】 身皮热毒。风痹。诸疮寒热。口疮龋齿，及疳虫蚀人脊骨者，煮浓汁灌之，神良。

【发明】 ［颂说］刘禹锡传信方：治大人口中疳疮、发背，万不失一。用山李子根一名牛李子、蔷薇根野外者，各细切五升，水五大斗，煎半日，汁浓，即于银、铜器中盛之，重汤煎至一二升，待稠，瓷瓶收贮。每少少含咽，必瘥。忌酱、醋、油腻、热面及肉。如发背，以帛涂贴之，神效。

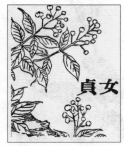

贞女

女贞 【释名】也叫贞木、冬青、蜡树。［时珍说］此木凌冬青翠，有贞守之操，因此得名。

【集解】［弘景说］诸处皆有。叶茂盛，凌冬不凋，皮青肉白，与秦皮为表里。树以冬生可爱，仙方亦服食。［时珍说］女贞、冬青、枸骨，三树也。女贞即今俗呼蜡树者，冬青即今俗呼冻青树者，枸骨即今俗呼猫儿刺者。东人因女贞茂盛，亦呼冬青，与冬青同名异物，盖一类二种。二种皆因子自生，最易长。其叶厚且柔长，绿色，面青背淡。女贞叶长者四五寸，子黑色；冻青叶微团，子红色，为异。其花皆繁，子并累累满树，木肌皆白腻。

实 【气味】 苦，平，无毒。

【主治】 补中，安五脏，养精神，除百病。久服使人肥健轻身不老。强阴，健腰膝，明目。

叶 【气味】 微苦，平，无毒。

【主治】 除风散血，消肿定痛，还可治头目昏痛。诸恶疮肿，胕疮溃烂久者，以水趁热贴，频换，米醋煮亦可。口舌生疮，舌肿胀出，捣汁含浸吐涎。

【附方】 1.补肾滋阴。取女贞子，去梗叶，浸酒中一日夜，擦去皮，晒干，研末，待旱莲草出时，采数石，捣汁熬浓，和末做成如梧桐子大的丸子。每夜服百丸，酒送下。十多

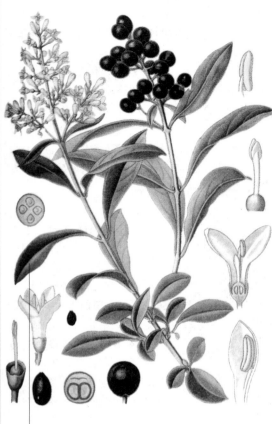

叶〔主治〕除风散血，消肿定痛，还可治头目昏痛。诸恶疮肿，毒疮溃烂久。口舌生疮，舌肿胀出。

女贞

实〔主治〕补中，安五脏，养精神，除百病。强阴，健腰膝，明目。

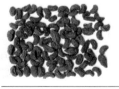

女贞子〔主治〕补中，安五脏，养精神，除百病。久服使人肥健轻身不老。强阴，健腰膝，明目。

天之后，体力增加，不再起夜。2. **风热赤眼**。用女贞子不限量，捣汁熬膏，净瓶收存，埋地中七日后取出，点眼。3. **口舌生疮，舌肿胀出**。取女贞叶捣汁含浸吐涎。4. **一切眼疾**。将女贞叶捣烂，加朴硝调匀贴于眼部。

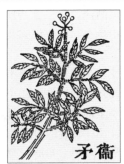

矛衛

卫矛【释名】也称鬼箭、神箭。[时珍说]干有直羽，如箭羽、矛刃自卫之状。因此得名。

【集解】[别录说]生于霍山山谷。八月采，阴干。[普说]叶如桃，箭如羽，正月、二月、七月采，阴干。[时珍说]鬼箭生山石间，小株成丛。春生嫩条，条上四面有羽似箭羽。青叶似野茶，对生，味酸涩。三四月开黄绿色碎花。结实大如冬青子。

【气味】甘，寒，无毒。

【主治】女子崩中下血，腹满汗出，除邪，杀鬼毒蛊痒。中恶腹痛，杀白虫，消皮肤风毒肿，令阴中解。疗妇人血气，效果佳。破陈血，能落胎，主百邪鬼魅。通月经，破癥结，止血崩带下，杀腹脏虫及产后血咬腹痛。

【附方】1. **产后败血，脐腹坚胀，恶露不快**。用当归炒、卫矛去中心木、红蓝花各一两。每服三钱，以酒一大碗煎至七成，饭前温服。2. **疟疾**。用卫矛、鲮鲤甲烧灰各二钱半，共研末。每取二三分，病发时入鼻中。又方：用卫矛末一分、砒霜一钱、五灵脂一两，共研末。病发时冷水冲服一钱。

冬青【释名】原附女贞下，今分出。也叫冻青。[藏器说]因冬月叶仍翠青，故名冬青。江东人称作冻青。

【集解】[藏器说]木质白，有纹理像齿笏，其叶能染制红色。李邕说，冬青出自五台山，如椿子，红似郁李，味微酸而性热。与此有点不同，应当是两种冬青。[时珍说]冻青，即另一种女贞子，山中常有生长。但是以叶微团而子红的为冻青，叶长而子黑的则是女贞子。《救荒本草》记载，冻青树高丈许，树似枸骨子树而且极茂盛。叶子像栌子树叶，但要小些，也似椿叶微窄而且顶头颇圆，不尖。五月开细白花，结如豆子大小的子，红色。将其嫩叶炸熟，用水浸去除苦

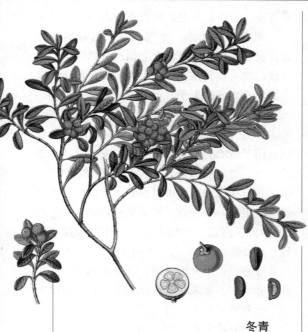

冬青

叶〔主治〕烧成灰加入面膏中，可祛瘢痕，有奇效。

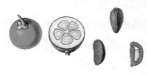

子、木皮〔主治〕浸酒后吃可祛风虚，补益肌肤。

味，淘洗后，用五味调料调和可食。

冬青子、木皮 【气味】甘、苦，凉，无毒。

【主治】浸酒后吃可去风虚，补益肌肤。

叶 【主治】烧成灰加入面膏中，可祛瘢痕，有奇效。

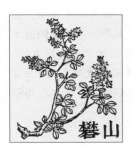

礬山

山礬 【释名】又名芸香、椗花、柘花、玚花、春桂、七里香。［时珍说］此物山野丛生甚多，而花繁香馥，故名。

【集解】［时珍说］生于江、淮、湖、蜀野中，大者株高丈许。其叶似栀子，叶生不

对节，光泽坚强，略有齿，凌冬不凋。三月开花繁白，黄蕊甚芬香。结子大如椒，青黑色，熟则黄色，可食。其叶味涩，人取以染黄及收豆腐，或杂入茗中。秋间叶上微白如粉污，辟蠹殊验。许慎说：芸，似首蓿。

叶 【气味】酸，涩、微甘，无毒。

【主治】久痢，止渴，杀蚤、蠹。用三十片，同老姜三片，水蒸热，洗烂弦风眼。

梫(qǐn)木 【集解】［藏器说］木生江东林禾言箦间。树如石榴，叶细，高丈余。四月开花，白如雪。［时珍说］与此木今无识者，其状颇近山礬，恐古今称谓不同，姑附其后。

【气味】苦，平，无毒。

【主治】破产后血，煮汁服之。其叶煎汁洗疮癣，捣研封蛇伤。

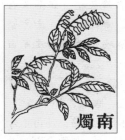

烛南

南烛 【释名】也叫男续、南天烛、南烛草木、染菽、猴菽草、草木之王、惟那木、牛筋、乌饭草、墨饭草、杨桐。

【集解】［藏器说］长在高山上，经冬不凋。［颂说］高三五尺，叶子似苦楝叶但略小。冬天长出穗状的红果子。人家多种植在庭院中，俗称南天烛。任何时候都可采枝叶使用。其子如茱萸，九月成熟，酸美可口。叶不相对，似茗但既厚又圆。［时珍说］南烛，吴楚山中颇多。叶似山礬，光滑而味酸涩，三月开花，结的果实呈簇状如朴树果子，生时青色，九月成熟时则呈紫色，内有细子，其味酸甜，小儿喜食。《古今诗话》里说，临水生长的南烛叶特别茂盛，寒冷时可采其叶食，渍水染饭，色青而有光泽，能资助阳气。

枝、叶 【气味】苦，平，无毒。

【主治】止泄提神，强筋益气力，久服轻身延年，令人不饥，可使白发变黑，消除老态。

子 【气味】酸、甘，平，无毒。

【主治】 有强筋骨，益气力，固精养颜的功能。

五加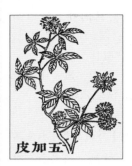

【释名】亦称五佳、五花、文章草、木骨、白刺、追风使、金盐、豺漆、豺节。

【集解】[弘景说]靠近道路的地方都有生长。[颂说]春天生苗，茎、叶皆绿色，丛生。红色的茎似藤蔓，高三五尺，上有黑刺。生五枚叶子成簇状的为最好，而以四叶和三叶的最多，是次等。每一叶下生有一刺。三四月开白花，结青色果子，到六月逐渐变成黑色。根像荆根，皮呈黄黑色，肉呈白色，骨质硬。[时珍说]五加皮，春天于旧枝上抽条，山人采来当蔬菜吃，正如长在北方沙地上的枸杞一样，都是木类，南方坚地的如同草类。唐时只取峡州的五加皮充当贡品。

根皮 【气味】 辛，温，无毒。

【主治】 治心腹疝气，腹痛，补中益气，治行走不稳或小儿三岁还不能走路；还可治疗疽疮阴蚀，男子阴部潮湿不适，小便余沥，女人阴痒及腰脊疼痛及两脚疼。补中益精，壮筋骨，增强意志。久服使人轻身耐老，驱逐体内各种恶风及恶血，四肢不遂，风邪伤人，软脚肾腰，主治多年瘀血积在皮肌，痹湿内不足及明目下气。治中风骨节挛急，补五劳七伤。酿酒饮也治风痹，四肢挛急。制成粉末浸酒饮可治眼部疾病。

【发明】[弘景说]煮根茎酿酒饮对人有益。道家用它制灰煮石，与地榆都有秘法。[慎微说]张子声、杨建始、王叔牙、于世彦等，都因服此酒而房室不绝，长寿达三百岁，亦可作为散代汤茶。王君说：五加皮是五车星的精灵。水有五湖，人有五德，位有五方，物有五车。故青精入茎，则有东方之液；白气入节，则有西方之津；赤气入华，则有南方之光；玄精入根，则有北方之饴；黄烟入皮，则有戊己之灵。五神主导着生命，互相依存。服了能使人成仙的果子，可返老还童。[时珍说]五加皮治风湿痿痹，壮筋骨，其功效非常深。仙人所述显有情理，虽然言辞多溢，亦常理也。用于造酒的方法：将五加根皮洗干净，去骨、茎、叶，也可以用水煎汁，和曲酿米酒。酿成后常常饮用。也可以煮酒饮。如加远志可使功效更好。又一方：加木瓜煮酒服。谈野翁《试验方》里说，神仙煮酒法，用五加皮、地榆(刮去粗皮)各一斤，袋子装好，放入二斗无灰好酒中，用大坛封闭，放于大锅中。用文武火煮，坛上放米一合，以米熟为宜。取出火毒，把渣晒干制丸。每天早晨用药酒送服五十丸，睡前再服。能去风、壮筋骨、顺气化痰、添补精髓。浸酒，每天饮几杯，各种浸酒的药，唯有五加皮与酒相合，最有益，并且味道鲜美。叶当蔬菜吃，可祛皮肤风湿症。

【附方】 1. 风湿痿痹。用五加皮、地榆刮去粗皮各一斤，装袋内，放入好酒二斗中，以坛封固，安大锅内水煮，坛上放米一合，米熟把坛取出。等火毒出过，取药渣晒干，做成丸，每日清晨服五十丸，药酒送服，睡前再服一次。此方能祛风湿、壮筋骨、顺气化痰、添精补髓，功效甚佳。2. **虚劳不足**。用五加皮、枸杞根白皮各一斗，加水一石五斗，煮成七斗。其中，以四斗浸曲一斗，以三斗拌饭，按常法酿酒，熟后常取饮服。3. **脚气肿湿，骨节、皮肤疼痛**。将五加皮四两，浸酒中，远志去心四两，亦浸酒中。几日后，取药晒干研末，加酒、糊做成如梧桐子大的丸子。每次服四五十丸，空心温酒送服。此方叫作"五加皮丸"。4. **小儿行迟**(三岁小儿还不会走路)。用五加皮五钱，牛膝、木瓜各二钱半，共研末。每服五分，米汤加几滴酒调服。

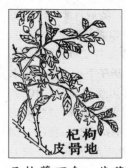

枸杞（地骨皮）

【释名】亦称枸棘、天精、苦杞、甜菜、地骨、地节、地仙、却老、羊乳、仙人杖、西王母杖。

【集解】[颂说] 现在处处都有生长，春天生苗叶，如石榴叶，而且软薄可食。其茎干高三五尺，丛生状。六七月开小花，红紫色，随后便结红色的果实，形状微长似枣核。其根名地骨。[时珍说] 古代产于常山的枸杞、地骨为上品，其他丘陵崖岸的皆可用。后世以陕西的为最好，而且又以甘州产的为绝品。其子圆如樱桃，晒干后果小而核少，干时红润甘美，其味如葡萄，可以当果品吃，与其他地方不同。《种树书》里说，收子及掘出根来种在肥沃的土壤中，等苗长出，剪来作为蔬菜吃很好。

【气味】苦，寒，无毒。

【主治】主五脏内邪气，热中消渴，风痹及风湿症。久服可坚筋骨，轻身不老，耐寒暑。另可下胸胁气，治客热头痛，补内伤大劳嘘吸，滋阴，通大小肠。补精气各种不足，养颜色，肌肤变白，明目安神，使人长寿。

苗 【气味】苦，寒。

【主治】除烦益志，补五劳七伤。壮心气。去皮肤骨关节风，消除热毒，散疮肿。和羊肉一起做羹吃，有益身体，除风明目。代茶饮，可止渴消热烦，壮阳解毒。但与乳酪相恶。汁注入目中，去上焦心肺客热。

地骨皮 【气味】苦，寒。

【主治】细锉，拌面煮熟，可去肾风，益精气。去骨热消渴。解骨蒸肌热消渴，风湿痹，坚筋骨，凉血。治在表无定之风邪，泻肾火，降肺中伏火，去胞中火，退热，补正气。治上膈吐血。煎汤漱口，可止齿血，治骨槽风。治金疮神验。

枸杞子 【气味】苦，寒。

【主治】有壮筋骨，耐老，除风，去虚劳，补精气的作用。治心病嗌干心痛，渴而引饮，肾病消中。又能滋肾润肺。其子榨油点灯，可明目。

【发明】[弘景说] 俗语说，离家千里，勿食枸杞。这说的是枸杞子补益精气，强盛阴道的道理。[颂说] 茎叶及子，服了后可轻身益气。淮南《枕中记》载有西河女子服用枸杞的方法是：正月上寅采根，二月上卯服用；三月上辰采茎，四月上巳服用；五月上午采叶，六月上未服用；七月上申采花，八月上酉服用；九月上戌采子，十月上亥服用；十一月上子采根，十二月上丑服用。还有用花、实、根、

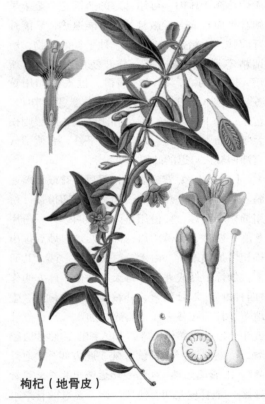

枸杞（地骨皮）

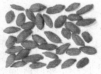

枸杞子 [主治] 壮筋骨，耐老，除风，去虚劳，补精气。治心病嗌干心痛，渴而引饮，肾病消中，又能滋肾润肺。

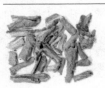

地骨皮 [主治] 细锉，拌面煮熟，可去肾风，益精气。去骨热消渴。解骨蒸肌热消渴，风湿痹，坚筋骨，凉血。

茎、叶同煎，或者单独榨汁煎成膏服用的，其功效都相同。[时珍说] 刘禹锡《枸杞井》诗说："僧房药树依寒井，井有清泉药有灵。翠黛叶生笼石甃，殷红子熟照铜瓶。枝繁本是仙人杖，根老能成瑞犬形。上品功能甘露味，还知一勺可延龄。"枸杞的滋益作用，不单是子，根也不仅仅只有退热的功用。由于根、苗、子的气味稍有差别，它们主治的病也有所区别。其苗是天精，苦甘而凉，上焦心肺客热的病症适宜用它；根是地骨，甘淡而性寒，下焦肝肾虚热的病症适用它。这都是治三焦病症的药，所谓热淫于体内，可用甘寒的药泻它。至于子则甘平而且润，性滋且补，不能退热，只能补肾润肺，生精益气。属于一种平补的药物，所谓精不足，用味来补。分开使用，就各有所用，兼而用之，则一举两得。世人只知用黄芩、黄连，苦寒以治上焦之火；黄檗、知母，苦寒以治下焦阴火。称为补阴降火，久服则伤元气，而不知枸杞、地骨甘寒平补，有使精气充沛而邪火自退的妙用，可惜啊！

【附方】 1. **肾经虚损，眼目昏花或云翳遮睛**。将枸杞子一斤，好酒润透。分四份：一份用蜀椒一两炒，一份用小茴香一两炒，一份用芝麻一两炒，一份用川楝肉一两炒。炒后拣出枸杞，加熟地黄、白术、白茯苓各一两，共研末，加炼蜜做成丸子，每天服适量。此方叫作"四神丸"。2. **壮筋骨，补精髓**。用枸杞根、生地黄、甘菊花各一斤，捣碎，加水一石，煮汁五斗，以汁炊糯米五斗，加入细曲，照常法酿酒，待熟澄清，每日饮三碗。此方叫作"地骨酒"。3. **骨蒸烦热**（包括一切虚劳烦热及大病后烦热）。地骨皮二两、防风一两，炙过的甘草半两，和匀。每取五钱，加生姜五片，水煎服。此方叫作"地仙散"。4. **肾虚腰痛**。将枸杞根、杜仲、萆薢各一斤，好酒三斗浸泡，密封土罐中然后放锅内煮一天，常取饮服。5. **赤眼肿痛**。地骨皮三斤，加水三斗，煮成三升，去渣，加盐一两，再煮成二升，频用洗眼和点眼。6. **小便出血**。新地骨皮洗净，捣取自然汁。无汁则加水煎汁。每服一碗，加一点酒，饭前温服。

7. **风虫牙痛**。枸杞根白皮，醋煎含漱。8. **口舌糜烂**（膀胱移热于小肠，口舌生疮，心胃热，水谷不下）。用柴胡、地骨皮各三钱，水煎服。此方叫作"地骨皮汤"。9. **男子下疳**。先以浆水洗过，再擦地骨皮末，即可生肌止痛。10. **妇女阴肿或生疮**。用枸杞根煎水频洗。11. **痈疽恶疮，脓血不止**。地骨皮不拘多少，洗净，刮粗皮，取出细穰。以地骨皮煎汤洗，令脓血尽，以穰敷贴患处，即见效。12. **足趾鸡眼，作痛作疮**。地骨皮和红花研细敷涂。13. **目涩有翳**。用枸杞叶二两，车前叶一两，捣汁，以桑叶裹，悬阴地一夜。取汁点眼，不过三五次，即见效。14. **五劳七伤，房事衰弱**。枸杞叶半斤，切细，加粳米二合，豉汁适量，一起煮粥。每日食用，有效。

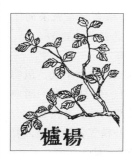

櫨楊

杨栌 【集解】

[恭说] 杨栌又名空疏，处处有，生于篱垣间。子为芙。

叶 【气味】 苦，寒，有毒。

【主治】 疽瘘恶疮，水煮汁洗，立瘥。

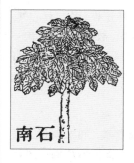

石南

石南 【释名】

亦称风药。

【集解】[颂说]南北皆有生长。长在石上，树很高。江湖地方出产的叶如枇杷叶，上有小刺，凌冬不落，春天开白色的花，呈簇状，秋天结细红的果实。关陇间出产的，叶似荇草，呈青黄色，背面有紫色斑点，雨水多时就合并生长，可长到二三寸。根横细，呈紫色，无花及果实，叶很密。南北的人多移植到亭院间，荫翳可爱，不透日气。《魏王花木志》里说：南方有一种石南树是野生的。二月开花，连着果实，果实如燕覆子，八月熟。人们采其核，和鱼一起做羹味道特别鲜美。

叶 【气味】 辛、苦，平，有毒。

【主治】 主养肾气，内伤阴衰，利筋骨和皮肤毛发。疗脚弱五脏邪气，除热。女子不可经常服，令其思念男子。还能添肾气，治四肢无力及心烦闷疼，杀虫并驱逐各种风邪。泡酒饮可治头风。

【发明】［时珍说］毛文锡《茶谱》说：湘人四月采杨桐草，捣汁泡米，做饭吃，必定采石南芽当茶饮，能去风，暑天特别适宜；杨桐即南烛。

【附方】 1. 鼠瘘不合。用石南、生地黄、茯苓、黄连、雌黄等分研末，每天敷患处两次。 2. 小儿通睛（小儿误跌或头脑受伤，致使瞳仁不正，观东则见西，观西则见东）。用石南一两、藜芦三分、瓜丁五至七个，共研末。每次吹少许入鼻，一天三次。内服牛黄平肝的药物，此方叫作"石南散"。

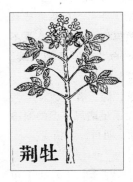

牡 荆 【释名】

也叫黄荆、小荆、楚。

［弘景说］既是牡荆，不应有子。小荆应是牡荆。牡荆子大于蔓荆子，而反呼小荆，可能是树形的缘故。

【集解】［颂说］牡荆，今眉州、蜀州及附近州郡皆有，俗名黄荆。枝茎坚劲，作树不作蔓。叶如蓖麻，更疏瘦。花红作穗。实细而黄，似麻子大。有人说就是小荆。牡荆体蔓汁实，烟火不入其中，主治心风第一。［保升说］蔓荆蔓生，牡荆树生。［时珍说］牡荆处处山野皆有，山人采它为薪。年久不砍，树长大如碗。木心方，枝对生，一枝五叶或七叶。叶如榆叶，长而尖，有锯齿。五月间开红紫色花，成穗。子大如胡荽子，有白膜皮裹。

实 【气味】 苦，温，无毒。

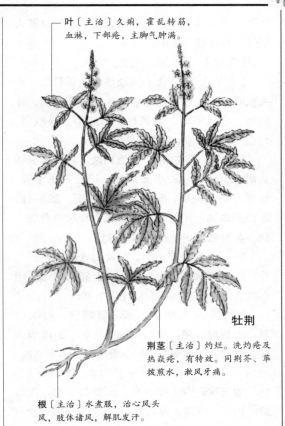

叶〔主治〕久痢，霍乱转筋，血淋，下部疮，主脚气肿满。

牡荆

荆茎〔主治〕灼烂。洗灼疮及热焱疮，有特效。同荆芥、荜拨煎水，漱风牙痛。

根〔主治〕水煮服，治心风头风，肢体诸风，解肌发汗。

【主治】 除骨间寒热，通利胃气，止咳逆，下气。得柏实、青葙、术，疗风。炒焦研末，饮服，治心痛及妇人白带。用半升炒熟，加酒一盏，煎一沸，热服，治小肠疝气效果甚佳。浸酒饮，治耳聋。

叶 【气味】 苦，寒，无毒。

【主治】 久痢，霍乱转筋，血淋，下部疮，主脚气肿满。

根 【气味】 甘、苦，平，无毒。

【主治】 水煮服，治心风头风，肢体诸风，解肌发汗。

【发明】［时珍说］牡荆苦能降，辛温能散；降则化痰，散则祛风，故宜风痰之病。

荆茎 【主治】 灼烂。洗灼疮及热疮，有特效。同荆芥、荜拨煎水，漱风牙痛。

荆沥 【修治】［时珍说］取法：用新采荆茎，截尺五长，架于两砖上，中间烧火炙，两头以器承取，热服，或入药中。又法：截三四寸长，束入瓶中，仍以一瓶合住固，外以糠火煨烧，其汁沥入瓶中。

【气味】甘，平，无毒。

【主治】饮，去心闷烦热，头晕目眩，心头欲吐，卒失音，小儿心热惊痫，止消渴，除痰唾，令人不睡。除风热，通经络，导痰涎，行血气，解热痢。

【附方】〔实〕1. **痰湿白浊**。将牡荆子炒焦研末，饮服。2. **小肠疝气**。用牡荆子半升，炒熟，加酒一碗，煎开，趁热饮服。效果佳。3. **湿痰白浊**。用牡荆子炒研末，每次酒送服三钱。4. **耳聋**。用牡荆子泡酒常饮。

〔叶〕1. **九窍出血**。荆叶捣汁，酒调服二合。2. **小便尿血**。治方同上。3. **腰脚风湿**。用荆叶煮水，熏蒸病人，以汗出为度。

〔荆沥〕1. **中风口噤**。服荆沥，每次一升。2. **头风头痛**。每日取荆沥饮服。3. **喉痹疮肿**。取荆沥细细咽服。4. **心虚惊悸**，形容枯瘦。用荆沥二升，火上煎至一升六合，分四次服，白天服三次，晚上服一次。5. **赤白下痢**。久不愈。用荆沥饮服，每日五合。

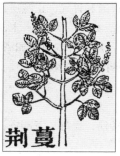

蔓荆【释名】[恭说]蔓荆苗蔓生，因此得名。

【集解】[恭说]蔓荆生于水滨。苗茎蔓延长丈余。春因旧枝而生小叶，五月叶成，如杏叶。六月有红白色花，黄蕊。九月有实，黑斑，大如梧桐子而虚轻。

【气味】苦，微寒，无毒。

【主治】利九窍，去白虫。久服可轻身耐老。风头痛，脑鸣，目泪出，益气。令人光泽脂致。治贼风，凉诸经血，止目睛内痛。

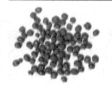

蔓荆〔主治〕利九窍，去白虫。久服可轻身耐老。风头痛，脑鸣，目泪出，益气。令人光泽脂致。治贼风，凉诸经血，止目睛内痛。

【发明】[恭说]小荆即牡荆子，其功与蔓荆同。[时珍说]蔓荆气清味辛，体轻而浮，上行而散。故所主者，皆头面风虚之证。

【附方】1. **令发变黑**。蔓荆子、熊脂等分，以醋调涂。2. **头风作痛**。蔓荆子一升研末，绢袋盛，浸一斗酒中七日。温饮三合，每日三次。3. **乳痛初起**。蔓荆子炒，研末。酒服方寸匕，渣敷。

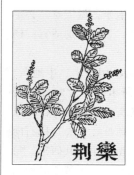

荆蘽

栾荆【释名】又称顽荆。

【集解】[恭说]栾荆茎、叶都似石南，干亦反卷，经冬不死，叶上有细黑点者，真也。今雍州所用者是。而洛州乃用石荆当作栾荆，其实是不一样的。民间的方中都有用到，而本草中不做记载，亦无别名。但有栾华，功用又别，非此物的花。[颂说]栾荆今生东海及淄州、汾州。所生者皆枝茎白，叶小圆而青色，颇似榆叶而长，冬夏不凋。六月开花，花有紫、白二种。子似大麻。四月采苗叶，八月采子。

子【气味】辛、苦，温，有小毒。

【主治】大风，头面手足诸风，湿痹寒冷疼痛。四肢不遂，通血脉，明目，益精光。

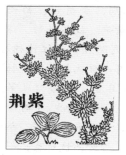

荆紫

紫荆【释名】也称紫珠。皮名肉红、内消。[时珍说]木似黄荆而色紫，因此得名。皮色红而消肿，故称肉红。

【集解】[颂说]紫荆处处都有。人多种于庭院间。木似黄荆，叶小无桠，花深紫可爱。[藏器说]即田氏之荆也。至秋子熟，正紫，圆如小珠，名紫珠。江东林泽间甚多。

木、皮【气味】苦，平，无毒。

【主治】 破宿血，下五淋，浓煮汁服。可通小肠。解诸毒物，痈疽喉痹，飞尸蛊毒，肿下瘘，蛇、虫、蚕、狂犬毒，并煮汁服。亦以汁洗疮肿，除血长肤。活血行气，消肿解毒，可治妇人血气疼痛，经水凝涩。

【发明】 ［时珍说］紫荆气寒味苦，色紫性降，入手、足厥阴血分。寒胜热，苦走骨，紫入营。故能活血消肿，利小便而能解毒。杨清叟仙传方有冲和膏，以紫荆为君，也因此意。其方治一切痈疽发背流注诸肿毒，冷热不明。紫荆皮炒三两，独活去节，炒三两，赤芍药炒二两，生白术一两，木蜡炒一两，研末。用葱汤调，热敷。疮不热者，酒调。甚痛，加乳香。筋不伸者，亦加乳香。大抵痈疽流注，皆因气血凝滞而成。遇温则散，遇凉则凝。此方温平。紫荆皮为木之精，可破血消肿。独活为土之精，可止风动血，引拔骨中毒，去痹湿气。

【附方】 1.**痈疽发背，肿毒流注**。用紫荆皮炒三两、独活去节、炒三两、赤芍药炒二两、生白术一两、木蜡炒一两，共研末，用葱汤调后热敷并涂患处，疮不甚热者，用酒调敷；痛得厉害或筋不能伸，药中加乳香即可。 2.**鹤膝风挛**。用紫荆皮三钱，老酒煎服，每日两次。 3.**痔疮肿痛**。用紫荆皮五钱，水煎，饭前饮。 4.**产后诸淋**。用紫荆皮五钱，半酒半水煎，温服。

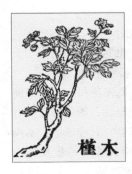
槿木

木槿 【释名】也叫椴、櫬、日及、朝开暮落花、藩篱草、花奴、玉蒸。［时珍说］木槿朝开暮落，故名日及。

【集解】 ［宗奭说］木槿花如小葵，淡红色，五叶成一花，朝开暮收。湖南北人家多种植为篱障。花与枝两用。［时珍说］槿，小木。可种可插，木似李。叶末尖而有桠齿。花小而艳。白色或粉红色。有单叶、千叶之分。五月始开。结实轻虚，大如指头，秋深自裂，子如

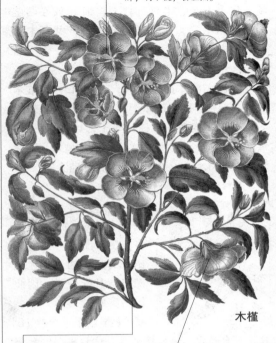

花〔主治〕肠风泻血，赤白痢，并焙入药。做汤代茶饮，治风。消疮肿，利小便，去湿热。

木槿

皮、根〔主治〕止肠风泻血，痢后热渴。治赤白带下，肿痛疥癣，洗目令明，润燥活血。

子〔主治〕偏正头风，烧烟熏患处。又治黄水脓疮，烧存性，猪骨髓调涂。

榆荚、泡桐、马兜铃之仁。种之易生。嫩叶可食，可代茶饮。

皮、根 【气味】 甘，平，滑，无毒。

【主治】 止肠风泻血，痢后热渴，作饮服，令人得睡，并炒用。治赤白带下、肿痛疥癣，洗目令明，润燥活血。

【发明】 ［时珍说］木槿皮及花，滑如葵花，故能润燥。色如紫荆，故能活血。

花 【气味】 同皮。

【主治】 肠风泻血，赤白痢，并焙入药。做汤代茶饮，治风。消疮肿，利小便，去湿热。

子 【气味】 同皮。

【主治】 偏正头风，烧烟熏患处。又治黄水脓疮，烧存性，猪骨髓调涂。

【附方】 1.**赤白带下**。槿根皮二两，切细，用白酒一碗半，煎至一碗，空心服。 2.**头**

面钱癣。用槿树皮研末，醋调匀，隔水煮成膏敷涂患处。3. **牛皮风癣**。用川槿皮一两、大风子仁十五个、半夏五钱（锉细），放在两碗水中浸露七宿，取出加轻粉少许，共研末涂癣。4. **痔疮肿痛**。用藩篱草根煎汤，先熏后洗。5. **大肠脱肛**。用木槿皮或叶煎汤，先熏洗，再以白矾、五倍子调敷。6. **下痢噤口**。用红木槿花，去蒂，阴干研末，煎面饼两个，蘸末吃下。7. **风痰拥逆**。木槿花晒干，焙过，研末。每服一二匙，空心开水送服。白花最好。8. **黄水脓疮**。将木槿子烧存性，调猪骨髓涂擦。

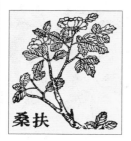

扶桑【释名】也叫佛桑、朱槿、赤槿、日及。[时珍说]东海日出处有扶桑树。花光艳照日，其叶似桑，因此得名。

【集解】[时珍说]扶桑产自南方，为木槿别种。枝柯柔弱，叶深绿，微涩如桑。花有红、黄、白三种颜色，红者尤贵，称作朱槿。嵇含《草木状》载，朱槿一名赤槿，一名日及，出于高凉郡。花、茎、叶皆如桑。叶光而厚。木高四五尺，枝叶婆娑。花深红色，五出，大如蜀葵，重敷柔泽。有一条蕊，长于花叶，上缀金屑，日光闪烁，疑若焰生。一丛之上，一日开花数百朵，朝开暮落。自二月始至中冬乃歇。插枝即可活。

叶、花【气味】甘，平，无毒。

【主治】痈疽腮肿，取叶或花同白芙蓉叶、牛蒡叶、白蜜研膏敷，即散。

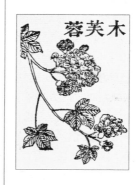

木芙蓉【释名】亦称地芙蓉、木莲、华木、拒霜。[时珍说]花艳如荷花，故有芙蓉、木莲之名。八九月初开，故名拒霜。《相如赋》谓之华木。苏东坡诗云：唤作拒霜犹未称，看来却是最宜霜。

【集解】[时珍说]木芙蓉处处皆有，插条即生，为小木。干丛生如荆，高者丈余。叶大如桐，有五尖及七尖之分，冬凋夏茂。仲秋始开花，花如牡丹、芍药，有红、白、黄、千叶多种，耐寒而不落。不结子实。山人取皮制索。川、广有添色拒霜花，初开白色，次日稍红，再过一日则深红，先后变幻多种色。霜时采花，霜后采叶，阴干可入药。

叶、花【气味】微辛，平，无毒。

【主治】清肺凉血，散热解毒，治一切大小痈疽肿毒恶疮，可消肿排脓止痛。

【发明】[时珍说]芙蓉花和叶，气平而不寒不热，味微辛而性滑涎黏，治痈肿，殊有神效。其方治一切痈疽发背，乳痈恶疮，不拘已成未成，已穿未穿。用芙蓉叶或根皮，或花，或生研，或干研末，以蜜调涂于肿处四周，中间留头，干则频换。或加生赤小豆末，尤妙。

【附方】1. **赤眼肿痛**。木芙蓉叶研末，水调匀贴太阳穴。叫作"清凉膏"。2. **月经不止**。

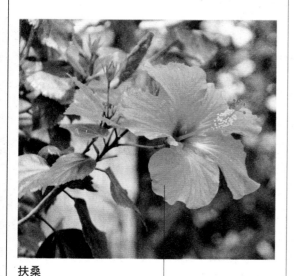

扶桑

叶、花〔主治〕痈疽腮肿，取叶或花同白芙蓉叶、牛蒡叶、白蜜研膏敷，即散。

用木芙蓉花、莲蓬壳，等分研末，每次米汤送服二钱。3. 偏坠作痛。用木芙蓉叶、黄檗各三钱，共研末，以木鳖子仁一个，磨醋调涂阴囊，其痛自止。4. 痈疽肿毒。木芙蓉叶研末、苍耳烧存性，研末等分，蜜水调匀涂患处四围。5. 头上癞疮。木芙蓉根皮研末，香油调涂。涂前以松毛、柳枝煎汤，洗净患处。6. 汤火灼疮。木芙蓉花研末，调油敷涂。有奇效。7. 一切疮肿。用木芙蓉叶、菊花叶一起煎水，频熏洗。

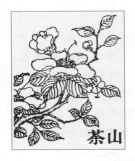

山茶 【释名】

[时珍说] 其叶似茗，亦可饮用，故得茶名。

【集解】[时珍说] 产自南方，树生，高者丈许，枝干交加，叶似茶叶而厚硬有棱，中间宽而阔，两头尖，正面呈绿色而背面呈淡绿色，深冬时开红瓣黄蕊的花。周定王《救荒本草》说，山茶嫩叶炸熟，水淘洗后可吃，也可以蒸熟后晒干作为饮料。

花 【主治】 治吐血、腹泻、鼻血、便血。汤火伤疮，研末，麻油调涂。

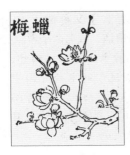

蜡梅 【释名】

亦称黄梅花。[时珍说] 此物本非梅类，因其与梅同时，香又接近，色似蜜蜡，因此得名。

【集解】[时珍说] 蜡梅小树，丛枝尖叶。

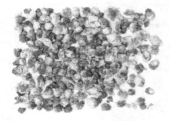

梅花〔主治〕解暑生津。

凡三种：以子种出不经嫁接者，腊月开香淡小花，名狗蝇梅；经嫁接而花疏，开叶含口者，名磬口梅；花香浓而密，色深黄如紫檀者，名檀香梅，最佳。结实如垂铃，尖长寸余，子在其中。树皮浸水磨墨，有光彩。

花 【气味】 辛，温，无毒。

【主治】 解暑生津。

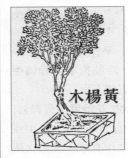

黄杨木 【集解】

[时珍说] 黄杨生于诸多山野中，人家多有栽种。枝叶攒簇上耸，叶似初生槐芽而青厚，不花不实，四时不凋。性难长，俗说岁长一寸，遇闰则退。木坚硬滑腻，制作梳子、刻印章最好。段成式《酉阳杂俎》说，世重黄杨，因其无火。

叶 【气味】 苦，平，无毒。

【主治】 妇人难产，入达生散中用。主暑月生疖，捣烂涂即可。

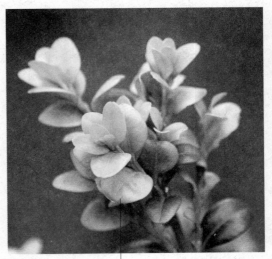

黄杨木

叶〔主治〕妇人难产，入达生散中用。主暑月生疖，捣烂涂即可。

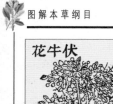

伏牛花 【释名】

亦称隔虎刺花。

【集解】[颂说]伏牛花出于蜀地，所在皆有，多生于川泽之中。叶青细，似黄檗叶但不光滑。茎赤有刺。开淡黄色花，做穗，似杏花略小。三月采，阴干。又睦州所生虎刺，云凌冬不凋，彼人无时采根、叶，可治风肿疾。

花 【气味】 苦、甘，平，无毒。

【主治】 久风湿痹，四肢拘挛，骨肉疼痛。做汤，治风眩头痛，五痔下血。

【发明】[时珍说]伏牛花治风湿最有名，而用者颇少。杨子建《护命方》，有"伏牛花散"，治男女一切头风，发作有时，甚则大腑热秘。用伏牛花、川芎劳、山茵陈、桑寄生、白牵牛、白僵蚕、蝎梢各二钱，荆芥穗四钱，研末。每服二钱，水煎一沸，连渣服。

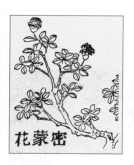

密蒙花 【释名】

亦称水锦花。[时珍说]花繁密蒙茸如簇锦，故名。

【集解】[颂说]密蒙花，蜀中州郡皆有。树高丈余。叶似冬青叶而厚，背白有细毛，又似橘叶。花微紫色。二三月采花，曝干用。[宗奭说]叶经冬不凋，也不似冬青，柔而不光洁，不深绿。花细碎，数十房成一朵，冬生春开。

【气味】 甘，平、微寒，无毒。

【主治】 青盲肤翳，赤涩多眵泪，消目中赤脉，小儿麸豆及疳气攻眼。羞明怕日。入肝

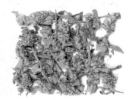

密蒙花 [主治] 青盲肤翳，赤涩多眵泪，消目中赤脉，小儿麸豆及疳气攻眼。羞明怕日。入肝经气、血分，润肝燥。

经气、血分，润肝燥。

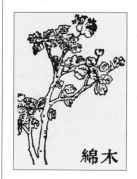

木绵 【释名】

亦称古贝、古终。[时珍说]木绵有两种：似木者名古贝，似草者名古终。梵书谓之睒婆，亦称迦罗婆劫。

【集解】[时珍说]木棉有草、木两种。交广木棉，树大如抱。枝似桐。叶大如胡桃叶。入秋开红花，如山茶花，黄蕊，花片极厚，为房甚繁。结实大如拳，实中有白棉，棉中有子，今人谓之斑枝花，误为攀枝花。江南、淮北所种木棉，四月下种，茎弱如蔓，高者四五尺，叶有三尖如枫叶，入秋开黄色花，如葵花而小，也有红紫者，结实大如桃，中有白棉，棉中有子，大如梧桐子，也有紫绵者，谓之棉花。

白绵及布 【气味】 甘，温，无毒。

【主治】 血崩金疮，烧灰用。

子油 【修治】 用两瓶合烧取沥。

【气味】 辛，热，微毒。

【主治】 主恶疮疥癣。燃灯，损目。

柞（zuǒ）木 【释名】

又称凿子木。[时珍说]此木坚韧，可为凿柄，故名凿子木。

【集解】[藏器说]柞木生南方，细叶，今之做梳者是也。[时珍说]此木处处山中皆有，高者丈余。叶小而有细齿，光滑而韧。其木及叶丫皆有针刺，经冬不凋。五月开碎白花，不结子。其木心理皆白色。

木皮 【气味】 苦，平，无毒。

【主治】 黄疸病，烧末，水服方寸匕，每日三服。治鼠瘘难产，催生利窍。

叶 【主治】 肿毒痈疽。

【附方】〔木皮〕1. 鼠瘘。柞木皮五升，水一斗，煮汁二升服，当有宿肉出而愈。2. 妇人难产。催生柞木饮：不拘横生倒产，胎死腹中，用此皆有效。用大柞木枝一尺，洗净，大

甘草五寸，并寸折。以新汲水三升半，同入新沙瓶内，以纸三重紧封，文武火煎至一升半。待腰腹重痛，欲坐草时，温饮一小盏，便可下。如渴，又饮一盏，至三四盏，下重便生，更无诸苦。

〔叶〕**诸般痈肿发背**。用干柞木叶、干荷叶中心蒂、干萱草根、甘草节、地榆各四两，细锉。每用半两，水二碗，煎一碗，早晚各一服。已成者其脓血自渐干涸，未成者其毒自消。

卖子木 【释名】又称买子木。

【集解】[恭说]卖子木出自岭南、邛州山谷中。其叶似柿。[颂说]木高五七尺，径寸许。春生嫩枝条，叶尖，长一二寸，俱青绿色，枝梢淡紫色。四五月开碎花，百十枝围攒作大朵，焦红色。子如椒目，在花瓣中黑而光洁。五月采其枝叶用。

【气味】甘、微咸，平，无毒。

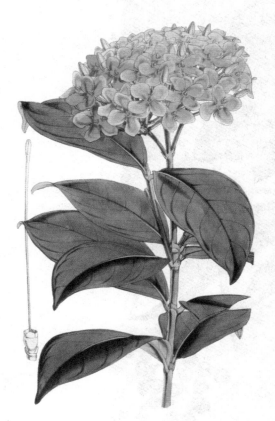

卖子木

【主治】折伤血内滞，续绝补骨髓，止痛安胎。

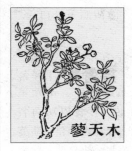
蓼天木

木天蓼（liǎo）

【释名】[时珍说]其树高而味辛如蓼，故名。

【集解】[恭说]木天蓼所在皆有，生山谷中。今安州、申州用作藤蔓，叶似柘，花白，子如枣许，无定形。中瓤似茄子，味辛。[藏器说]木蓼，树高如冬青，不凋。又有小天蓼，生天目山、四明山，树如栀子，冬月不凋，野兽食之。是有三天蓼，俱能逐风，而小者为胜。[颂说]木天蓼今出信阳。木高二三丈。三四月开花似柘花。五月采子，子做球形似茼麻，子可藏作果食。[时珍说]其子可为烛，其芽可食。因此陆玑说：木蓼为烛，明如胡麻。薛田咏蜀诗有"地丁叶嫩和岚采，天蓼芽新人粉煎"之句。

枝叶 【气味】辛，温，有小毒。

【主治】癥结积聚，风劳虚冷，细切酿酒饮。

小天蓼 【气味】甘，温，无毒。

【主治】一切风虚羸冷，手足疼痹，无论老幼轻重，浸酒及煮汁服之。十许日，觉皮肤间风出如虫行。

子 【气味】苦、辛，微热，无毒。

【主治】贼风口面喎斜，冷痃癖气块，女子虚劳。

根 【主治】风虫牙痛，捣丸塞之，连易四五次，除根。勿咽汁。

【附方】1.**天蓼酒治风**。木天蓼一斤，去皮细锉，以生绢盛，入好酒三斗浸之，春夏七日，秋冬十四日。空心服，午后、晚上各温一盏饮。若常服，只饮一次。老幼临时加减。2.**气痢不止**。寒食一百五日，采木蓼曝干。用时为末，粥饮服一钱。3.**大风白癞**。天蓼刮去粗皮锉四两，水一斗，煎汁一升，煮糯米做粥，空心食。病在上吐出，在中汗出，在下泄出。避风。又方：天蓼三斤，天麻一斤半，生锉，以水三斗五升，煎一斗，去渣，石器慢煎如饧。每服半匙，荆芥、薄荷酒下，白天二次，夜一次，一月见效。

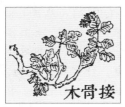

接骨木 【释名】

又名续骨木、木蒴藋。[颂说]接骨以功而名。花、叶都类蒴藋、陆英、水芹辈，故又名木蒴藋。

【集解】[恭说]所在皆有之。叶如陆英，花亦相似。树高一二丈许，木体轻虚无心。斫枝扦之便生，人家亦种之。

【气味】 甘、苦，平，无毒。

【主治】 折伤，续筋骨，除风痹龋齿，可作浴汤。根皮：主痰饮，下水肿及痰疟，煮汁服。当利下及吐出。不可多服。打伤瘀血及产妇恶血，一切血不行或不止，并煮汁服。

【附方】 1. 折伤筋骨。接骨木半两，乳香半钱，芍药、当归、芎劳、自然铜各一两，为末。化黄蜡四两，投药搅匀，做如芡子大的丸子。若止伤损，酒化一丸。若碎折筋骨，先用此贴，乃服。2. 产后血运，五心烦热，气力欲绝及寒热不禁。以接骨木破如筭子一握，用水一升，煎取半升，分服。或小便频数，恶血不止，服之即愈。

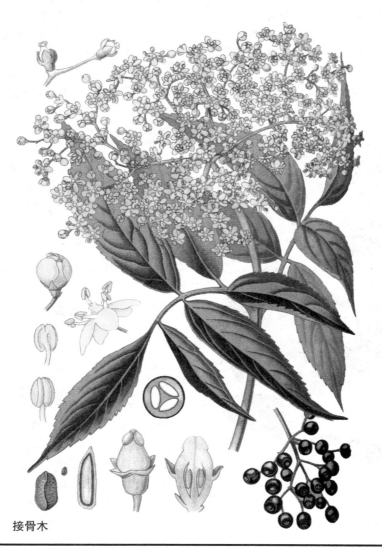

接骨木

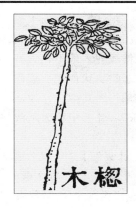

樧（sōng）木

【集解】［藏器说］生江南山谷。高丈余，直上无枝，茎上有刺。山人折取头茹食，谓之吻头。［时珍说］今山中亦有之。树顶丛生叶，山人采食。谓之鹊不踏，以其多刺而无枝故也。

白皮【气味】辛，平，有小毒。

【主治】水癖，煮汁服一盏，当下水。如病已困，取根捣碎，坐之取气，水自下。又能烂人牙齿，有虫者取片许内孔中，当自烂落。

木麻

【集解】［藏器说］生于江南山谷林泽之中。叶似胡麻相对，山人取来酿酒饮。

【气味】甘，温，无毒。

【主治】老血，妇人月闭，风气羸瘦癥瘕。久服，令人有子。

大空

【集解】［恭说］大空生襄州，所在山谷中亦有之。抽条高六七尺。叶似楮，小圆厚。根皮赤色。［时珍说］小树大叶，似桐叶而不尖，深绿而皱。根皮虚软，山人采，杀虫极妙。捣叶筛蔬圃中，杀虫。

根皮【气味】苦，平，有小毒。

【主治】杀三虫。研末和油涂发，虮虱皆死。

木之四 寓木类

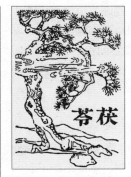

茯苓

【释名】亦称伏灵、伏菟、松腴、不死面。抱根者名伏神。

【集解】［别录说］生长在泰山山谷中及松树下。二月、八月采摘，阴干备用。［弘景说］现出产于郁州。大的如三四升的器具，皮黑且有细皱纹，肉坚而白，形似鸟兽龟鳖的为好。内虚泛红色的不好。茯苓能防腐及虫蛀，埋地下三十年，颜色及纹理不变。［禹锡说］《淮南子》里说，千年的松树，下面有茯苓，上面有菟丝。《典术》里说，松脂埋入地下千年变为茯苓，见松树呈红色的就有。《广志》中说，茯神是松汁形成的，好于茯苓。有的说茯苓贯穿着松树根。［时珍说］下有茯苓，则上有灵气如丝的东西，山里人常见到它，现在有的人认为是菟丝，其实不是。茯苓有大如斗的，有坚如石的，绝好，轻虚的不好，大概是年限短不坚硬的原因。《茯苓赞》说："皓苓下居，彤丝上荟。中状鸡凫，其容龟蔡。神侔少司，保延幼艾。终志不移，柔红可佩。"观此彤丝，即是菟丝。

【气味】甘，平，无毒。

【主治】治胸胁逆气，忧恚惊邪，心下结痛，寒热烦满咳逆，口焦舌干，利小便。经常服用可安魂养神，使人不饥延年，止消渴嗜睡，治腹水、胸水及水肿病症，还有开胸腑，调脏气，去肾邪，长阴益气，保神气的功能。可开胃止呕逆，善安心神。主治慢性肺部疾病及痰多不易咳出，心腹胀满，小儿惊痫，女人

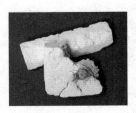

茯苓〔主治〕胸胁逆气，忧恚惊邪，心下结痛，寒热烦满咳逆，口焦舌干，利小便。治腹水、胸水及水肿病症。主治慢性肺部疾病及痰多不易咳出，心腹胀满，小儿惊痫，女人热淋，肾积水。

热淋。补五劳七伤，开心益志，治健忘，暖腰膝并安胎。止烦渴，通利小便，除湿益燥，有和中益气的功能，可利腰脐间血，逐水缓脾，生津导气，平火止泄，去虚热，开腠理，泻膀胱，益脾胃。治肾积水。

茯神 【气味】 甘，平，无毒。

【主治】 主风邪造成的眩晕及虚证。有开心益智，补劳乏，安魂魄，养精神，止惊悸健忘的功能。治心下急痛胀满，体虚小肠不利的患者。

【附方】 1. **心神不定，恍惚健忘**。用茯神二两去皮、沉香半两，共研末，加炼蜜做成如小豆大的丸子。每服三十丸，饭后人参汤送服。2。**虚滑遗精**。用白茯苓二两、缩砂仁一两，共研末，加盐二钱，将瘦羊肉切薄片蘸药炙熟吃，酒送服。3. **浊遗带下**（男子元阳虚损，精气不固，小便下浊，余沥常流，梦寐多惊，频频遗泄。妇人白带）。用白茯苓去皮四两，挖空一处，填入猪苓四钱半，煮开多次，取出晒干，去掉猪苓，研末，化黄蜡调成如弹子大的丸子。每嚼服一丸，空心唾液送服。以尿清为度，忌米醋。此方叫作"威喜丸"。4. **小便频多**。用白茯苓去皮、干山药去皮，在白矾水中渍过，焙干，等分研末。每服二钱，米汤送服。5. **小便淋沥不禁**。用白茯苓、赤茯苓，等分研末，不揉洗去筋，控干，以酒煮地黄汁捣成膏调成如弹子大的丸子。每嚼一丸，空心盐酒送服。6. **滑痢不止**。用白茯苓一两、木香煨半两，共研末，每服二钱，紫苏木瓜汤送服。7. **妊娠水肿，小便不利，恶寒**。用赤茯苓去皮、葵子各半两，共研末。每服二钱，水送服。8. **突然耳聋**。用黄蜡不拘多少，和茯苓末细嚼。茶汤送服。9. **痔漏**。用赤、白茯苓去皮、没药各二两，破故纸四两，在石臼中捣成一块，酒浸数日后取出，放入木笼蒸熟，晒干研末，加糊做成如梧桐子大的丸子。每服二十丸，酒送服。10. **水肿尿涩**。用茯苓皮、椒目，等分煎汤，每日饮服。见效为止。

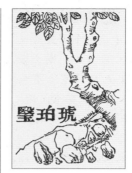

琥珀

琥珀 【释名】亦称江珠。［时珍说］虎死后精魄埋入地下化为石头，此物状似虎，故称虎珀。因其像玉，故从"玉"。梵书中称为阿湿摩揭婆。

【集解】［珣说］琥珀是海松木中的津液，初若桃胶，后方凝结。［保升说］枫脂埋入地里，千年后变成琥珀，不只是松脂变的，大概木脂埋入地下千年都会变化，但不及枫、松脂能够经年累月。

【气味】 甘，平，无毒。

【主治】 安五脏，定魂魄。散瘀血，治泌尿结石及小便不利。安心神，明目除内障，止心痛癫邪，疗体内毒物，破结瘕。治产后血枕痛。有止血生肌，促进外伤金疮愈合，清肺通利小肠的作用。

【发明】［藏器说］和大黄、鳖甲做成散，用酒服下一方寸匕，下恶血，治妇人腹内血，尽即止。宋高祖时，宁州贡上琥珀枕，捣碎后赐予军士，涂金疮。

【附方】 1. **镇心明目，止血生肌**。用琥珀一两、鳖甲一两、京三棱一两、延胡索半两、没药半两、大黄五分，一起熬捣为散。每服二匙，空心酒送服。一天服两次。此方叫作"琥珀散"。2. **癥瘕气块，产后血晕**。治方同上。3. **初生婴儿惊痫**。用琥珀、防风各一钱，朱砂半钱，共研末，以猪乳调二三分滴入口中。又方：用琥珀、朱砂各少许，全蝎一枚，共研末，以麦门冬汤调二三分送服。4. **小便淋沥**。用琥珀末二钱、麝香少许，开水或萱草煎汤送服。年老和体虚的人可用人参汤送服。亦可加蜜调末做成丸子，用赤茯苓汤送服。5. **小便尿血**。用琥珀为末，灯心汤每送服二钱。6. **坠跌瘀血**。刮取琥珀屑，用酒送服一匙，或加蒲黄亦可。一天服四五次。

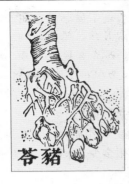

猪苓 【释名】亦称豕橐、地乌桃。

【集解】[别录说] 猪苓生于衡山山谷，以及济阴、冤句等地。二月、八月采，阴干。[弘景说] 是枫树苓，皮黑色，肉白，如松之余气结出茯苓之义。他木亦有，枫木为多。

【气味】甘，平，无毒。

【主治】解毒蛊疰不祥，利水道。久服，轻身耐老。解伤寒瘟疫大热，发汗，主肿胀满腹急痛。治渴除湿，除心中懊丧。泻膀胱，开腠理，治淋肿脚气，白浊带下。妊娠子淋胎肿，小便不利。

【附方】1.伤寒口渴。茯苓、猪苓、泽泻、滑石、阿胶各一两，以水四升，煮至二升。每服七合，一日三服。2.通身水肿。猪苓五两，研末。开水服方寸匕，一日三服。

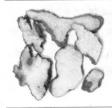

[主治] 解毒蛊疰不祥，利水道。解伤寒瘟疫大热，主肿胀满腹急痛。治渴除湿，除心中懊丧。泻膀胱。开腠理，治淋肿脚气，白浊带下。妊娠子淋胎肿，小便不利。

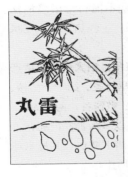

雷丸 【释名】又名雷实、雷矢、竹苓。[时珍说] 此物生土中，无苗叶而杀虫逐邪，犹雷之丸也。竹之余气所结，故说竹苓。

【集解】[别录说] 雷丸生石城山谷及汉中土中。八月采根，曝干。[弘景说] 今出建平、宜都间。累累相连如丸。[恭说] 雷丸，竹之苓也。无有苗蔓，皆零，无相连者。今出房州、金州。[时珍说] 雷丸大小如栗，状如猪苓而圆，

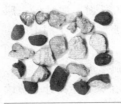

雷丸 [主治] 杀三虫，逐毒气胃中热。利丈夫，不利女子。做摩膏，除小儿百病，逐邪气恶风汗出，除皮中热结积蛊毒，久服会令人阴痿。逐风，主癫痫狂走。

皮黑肉白，甚坚实。

【气味】苦，寒，有小毒。

【主治】杀三虫，逐毒气胃中热。利丈夫，不利女子。做摩膏，除小儿百病，逐邪气恶风汗出，除皮中热结积蛊毒，久服会令人阴痿。逐风，主癫痫狂走。

【附方】1.小儿出汗有热。雷丸四两，粉半斤，为末扑之。2.下寸自虫。雷丸，水浸去皮，切焙研末。五更初，食炙肉少许，以稀粥饮服一钱匕。需上半月服，虫乃下。

桑上寄生

【释名】亦称寄屑、寓木、宛童、茑。[时珍说] 此物寄他木而生，如鸟立于上，故名寄生、寓木、茑木。俗称寄生草。

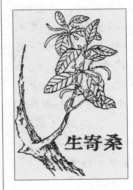

【集解】[别录说] 桑上寄生生于弘农河谷桑树上。三月三日采茎叶，阴干。[弘景说] 寄生于松上、杨上、枫上皆有，形状差不多，但根津所因处不同，则各随树名。叶圆青赤，厚泽易折。旁自生枝节。冬夏生，四月花白，五月实赤，大如小豆。处处都有，以出于彭城者为佳。[恭说] 多生于枫、槲、榉柳、水杨等树上。叶无阴阳，如细柳叶而厚脆。茎粗短。子黄色，大如小枣。惟虢州桑上者，子汁甚黏，核大如小豆，九月始熟，黄色。[时珍说] 寄生高者二三尺。叶圆而微尖，厚而柔，面青而有光泽，背淡紫，有茸毛。

【修治】[敩说] 采得，铜刀将根、枝、茎、叶细锉，阴干。

【气味】苦，平，无毒。

【主治】 腰痛，小儿背强，痈肿，充肌肤，坚发齿，长须眉，安胎。去女子崩中内伤不足，产后余疾，下乳汁，主金疮，去痹。助筋骨，益血脉。主怀妊漏血不止，令胎牢固。

【附方】 1.膈气。用生桑寄生捣汁一碗饮服。2.胎动腹痛。用桑寄生一两半、阿胶炒半两、艾叶半两，加水一碗半，煎至一碗，去渣温服。去艾叶亦可。3.毒痢脓血。脉搏弱。用桑寄生二两、防风、川芎各二钱半、炙甘草三铢，共研末。加水一碗，煎至八成。连渣服下。4.下血后虚、腰膝无力。桑寄生为末。每服一钱，开水冲下。

松萝
【释名】 亦称女萝、松上寄生。

【集解】 ［别录说］松萝生于熊耳山谷的松树上。五月采，阴干。［时珍说］女萝，即菟丝。陶弘景认为，茑是桑上寄生，松萝则是松上寄生。陆佃《埤雅》说，茑是松、柏上寄生，女萝则是松上浮蔓。又说，在木为女萝，在草为菟丝。郑樵《通志》说，寄生有两种：大说茑，小说女萝。故《古乐府》说："南山幂幂菟丝花，北陵青青女萝树。由来花叶同一根，今日枝条分两处。"《唐乐府》说："兔丝故无情，随风任颠倒。谁使女萝枝，而来强萦抱。两草犹一心，人心不如草。"据此诸说，女萝为松上蔓。

【气味】 苦、甘，平，无毒。

【主治】 嗔怒邪气，止虚汗头风，女子阴寒肿痛。疗痰热温疟，可为吐汤，利水道。治寒热，吐胸中客痰涎，除头疮、项上瘤瘿，令人得眠。

【发明】 ［时珍说］松萝能平肝邪，去寒热。同瓜蒂诸药则能吐痰。葛洪《肘后方》载，治胸中有痰，头痛不欲食，气壮者，松萝、杜蘅各三两，瓜蒂三十枚，酒一升二合渍再宿。晨饮一合，取吐。不吐，晚再服一合。

枫柳
【集解】 ［恭说］枫柳出原州。叶似槐，茎赤根黄。子六月熟，绿色而细。剥取茎皮用。［时珍说］苏恭言枫柳有毒，出原州。陈藏器驳之，以为枫柳皮即今枫树皮，性涩能止水痢。

皮 【气味】 辛，大热，有毒。

【主治】 风，龋齿痛。积年痛风不可忍，久治无效者。细锉焙，不限多少，入脑、麝浸酒常服，以醉为度。

桃寄生 【气味】 苦，辛，无毒。
【主治】 小儿中蛊毒，腹内坚痛，面目青黄，淋露骨立。取二两为末，如茶点服，每天四五服。

柳寄生 【气味】 苦，平，无毒。
【主治】 膈气刺痛，捣汁服一杯。

占斯 【释名】 又名炭皮、良无极。

【集解】 ［别录说］占斯生太山山谷。采无时。［弘景说］李当之说：是樟树上寄生，树大衔枝在肌肉。今人皆以胡桃皮为之，非是真也。按桐君采药录载：生上洛。是木皮，状如厚朴，色似桂白，其理一纵一横。今市人皆削，乃似厚朴，而无正纵横理。

【气味】 苦，温，无毒。

【主治】 邪气湿痹，寒热疽疮，除水坚积血症，月闭无子。小儿躄不能行，诸恶疮痈肿，止腹痛，令女人有子。主脾热，洗手足水烂伤。解狼毒。

【附方】 发背肠痈疽痔，妇人乳痈，诸产瘕瘕。木占斯、甘草炙、厚朴炙、细辛、栝楼、防风、干姜、人参、桔梗、败酱各一两，为散。酒服方寸匕，昼七夜四，以多为善。内痈在上者，当吐脓血；在下者，当下脓血。其疮未坏及长服者，去败酱。一方加桂心。

木之五 苞木类

竹、仙人杖

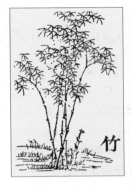

竹

竹 【释名】［时珍说］竹字象形。

【集解】［弘景说］竹类很多，入药用淡、苦竹等。一种薄壳者名甘竹，叶最胜。又有实中竹、篁竹者，则以笋为佳，于药无用。

［时珍说］竹在江河之南很多，故说，九河鲜有，五岭实繁。大抵都是土中苞笋，各以时而出，旬日落箨而成竹。茎有节，节有枝；枝有节，节有叶。一簇必三叶，一节必两枝。根下之枝，一为雄，二为雌，雌者可生笋。鞭喜行东南，六十年开一次花，花结实，其竹则枯。肉薄，可做屋柱。严州越王竹高止尺余。辰州龙孙竹则细如针，高不盈尺。其叶或细或大。凤尾竹叶细三分，龙公竹叶似芭蕉，百叶竹一枝百叶。其性或柔或劲，或滑或涩。劲者可以为戈刀箭矢，谓之矛竹、箭竹、筋竹、石麻。柔者可为绳索，谓之弓竹、苦竹、把发。其色有青有黄，有乌有紫，有赤有白。有斑者驳纹点染，紫者

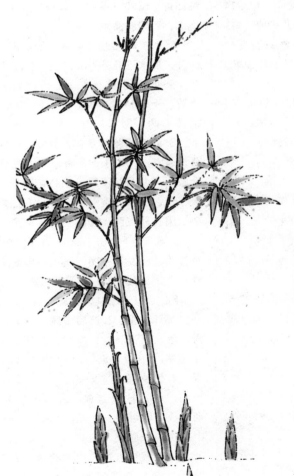

竹

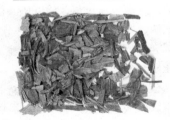

淡竹叶〔主治〕胸中痰热，咳逆上气，吐血，热毒风。消痰，治热狂烦闷，中风失语，壮热头痛头风，止惊悸，瘟疫迷闷，孕妇头旋倒地，小儿惊痫。

黯色黝然，乌者黑而害母，赤者厚且直，白者薄且曲，黄者如金，青者似玉。别种有棘竹，芒棘森然，大者围二尺，可御盗贼。棕竹一名实竹，其叶似棕，可为柱杖。慈竹一名义竹，丛生不散，人栽来玩。

淡竹叶 【气味】 辛，平、大寒，无毒。

【主治】 主胸中痰热，咳逆上气，吐血，热毒风。止消渴，压丹石毒。消痰，治热狂烦闷，中风失语，壮热头痛头风，止惊悸，瘟疫迷闷，孕妇头旋倒地，小儿惊痫。喉痹，鬼疰恶气，烦热，杀小虫。凉心经，益元气，除热缓脾。煎浓汁，漱齿中出血，洗可治脱肛不收。

苦竹叶 【气味】 苦，冷，无毒。

【主治】 口疮目痛，明目利九窍。治不眠，止消渴，解酒毒，除烦热，发汗，疗中风喑哑。杀虫。烧末，和猪胆，涂小儿头疮疥癣。

淡竹根 【主治】 除烦热，解丹石发热渴，煮汁服。消痰去风热，惊悸，小儿惊痫。同叶煎汤，治妇人子宫下脱。

苦竹根 【主治】 下心肺五脏热毒气。锉一斤，水五升，煮汁至一升，分三次服。

甘竹根 【主治】 煮汁服可安胎，止产后烦热。

淡竹茹 【气味】 甘，微寒，无毒。

【主治】 呕逆，温气寒热，吐血崩中，溢筋。止肺痿唾血鼻衄，治五痔。伤寒劳复，小儿热痫，妇人胎动。

苦竹茹 【主治】 下热壅。水煎竹服，可止尿血。

淡竹沥 【修治】 ［时珍说］生截长五六寸，以瓶盛，倒悬，下用器具承接，周围以炭

火烘烤，其油沥于器中。

【气味】 甘，大寒，无毒。

【主治】 暴中风风痹，胸中大热，止烦闷，消渴，劳复。中风失语，养血清痰，风痰虚痰在胸膈，使人癫狂，痰在经络四肢及皮里膜外，非此不达不行。

苦竹沥 【主治】 口疮目痛，明目，利九窍。亦可治牙疼。

【附方】〔竹叶〕 1. **上气发热**（急热之后饮冷水所引起）。用竹叶三斤、橘皮三两，加水一斗，煮至五升，细细饮服。三天服一剂。2. **时行发黄**。用竹叶五升（切细）、小麦七升、石膏三两，加水一斗半，煮至七升，细细饮服。服尽一剂即可愈。3. **牙齿出血**。用淡竹叶煎浓汁含漱。4. **脱肛不收**。用淡竹叶煎浓汁热洗即可。5. **小儿头疮、耳疮、疥癣**。将苦竹叶烧末，调猪胆涂擦。

〔竹茹〕 1. **伤寒劳复，卵肿股痛**。用竹茹一升，加水三升，煮沸几次后服汁即可。

2. **妇女劳复**（病初愈因过劳复发，热气冲胸，手足抽搐，状如中风）。用淡竹茹半斤、栝楼二两，加水二升，煎至一升，分两次服下。3. **妇女损胎**（孕八九月时，或跌伤，或惊伤，心痛）。用竹茹五两，加酒一升，煎至五合服下。4. **月经不尽**。用竹茹微炙，研末。每服三钱，加水一碗煎服。5. **小儿热痛，口噤体热**。用竹茹三两、加醋三升，煎至一升。每服一合。6. **跌打内伤**（血在胸背，胁中刺痛）。用竹茹、乱发各一团，炭火炙煎研末，加酒一升，煮开三次服下。三服即可愈。

〔竹沥〕 1. **中风口噤**。用竹沥、姜汁等分，每日饮服。2. **产后中风、口噤、身直、面青，手足反张**。以竹沥饮一二升，即愈。3. **小儿伤寒**。用淡竹沥、葛根汁各六合，慢慢饮服。4. **妇女胎动**（妊娠为房事所动，困绝）。竹沥一升，饮服立愈。5. **消渴尿多**。频饮竹沥，数日即可愈。6. **咳嗽肺痿**（咳逆短气、胸中有声、吐脓痰，有臭味）。取淡竹沥一合服下。一天服三五次，以愈为度。7. **产后虚汗**。取淡竹沥三合，温服。过一会儿再服一次。

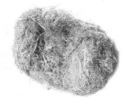

竹茹〔主治〕呕逆，温气寒热，吐血崩中，溢筋。止肺痿唾血鼻衄，治五痔。伤寒劳复，小儿热痫，妇人胎动。

8.**目眦痛，眼不得开**。用苦竹沥五合、黄连二分，棉裹浸一宿，频点眼，令热泪出。9.**突然牙痛**。用苦竹烧一头，另一头出汗，取汁涂痛处即止。

竹黄 【释名】 又称竹膏。

【气味】 甘，寒，无毒。

【主治】 小儿惊风，去诸风热，镇心明目，疗金疮，滋养五脏。治中风痰壅卒失音不语及药毒发热。

【附方】 **小儿惊热**。天竹黄二钱，雄黄、牵牛末各一钱，研匀，面糊丸粟米大。每服三五丸薄荷汤下。

仙人杖 【集解】［藏器说］此是笋欲成竹时立死者，色黑如漆，五六月收之。苦竹、桂竹多生此。

【气味】 咸，平，无毒。

【主治】 哕气呕逆，小儿吐乳，大人吐食反胃，辟痁，井水煮服之。小儿惊痫及夜啼，置身伴睡良。又烧为末，水服方寸匕，主痔病。煮汁服，下鱼骨鲠。

第十三卷 虫部

虫之一 卵生类上

蜜蜂、蜂蜜、蜜蜡、土蜂、大黄蜂、露蜂房、虫白蜡、五倍子、螳螂、雀瓮、蚕、原蚕、石蚕、九香虫、雪蚕

[李时珍说] 虫乃生物中之微小者，种类繁多，故字从三虫会意。《考工记》说，外骨、内骨、却行、仄行、连行、纡行，以项鸣、喙鸣、旁鸣、翼鸣、腹鸣、胸鸣者，皆为虫类。其物虽微，不可与麟、凤、龟、龙为伍，但有羽、毛、鳞、介、倮之形体，有胎、卵、风、湿、化生之差异，蠢笨与轻巧的运动含有灵异，各有性情特征。记其功用，察其毒害，让圣人辨析。

蜜蜂 【释名】 也叫蠟蜂。
【集解】[颂说] 各地皆有。[时珍说] 蜜蜂有三种：在林木或土穴中作房的，是野蜂；被人们用器具养的，是家蜂。体小而微黄，蜜皆味浓甘美；在山岩高峻处作房的，叫石蜜。这种蜂黑如牛虻，其蜜味酸色红。三种蜂群都有各自的蜂王。蜂王比其他蜂都大，颜色为青苍色。皆一日两衙，应潮上下。雄蜂尾部都尖锐，雌蜂尾部都有歧，相交则黄退，嗅花蕊用触须代替鼻子，采花蜜则用尾部吸取。王元之《蜂记》说，蜂王所在的地方，众蜂不敢螫。如果众蜂失去了蜂王，则会众溃而死。它们酿蜜如脾，称为蜜脾。取蜜不能多取，取多则蜂饥而不能繁衍；也不能取少，取少则蜂变懒惰不再酿蜜。蜜蜂子，生长在蜜脾中，如蚕蛹呈白色，岭南人取头足未成形的，用油炒熟食。

蜂子 【气味】 甘，平、微寒，无毒。
【主治】 主除蛊毒，补虚弱伤中。久服可使人光泽容美，长生不老，轻身益气。治心腹漏，面目枯黄。主丹毒风疹，腹内留热，利大小便涩，除浮血，下乳汁。

【附方】 须眉脱落，皮肉烂疮。用蜜蜂子、胡蜂子、黄蜂子并炒各一分，乌蛇、白花蛇并酒浸，去皮、骨，炙干、全蝎去土、炒、白僵蚕炒各一两，地龙去土，炒半两，蝎虎全、炒、赤足蜈蚣全，炒各十五枚，丹砂一两，醋熬雄黄一分，龙脑半钱，研末。每次服一钱匕，温蜜汤调服，每天三五次。

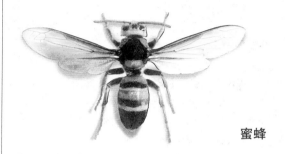

蜜蜂

蜂蜜 【释名】 亦称蜂糖。生于岩石者名石蜜、岩蜜。
【集解】[别录说] 多生长在武都山谷、河源山谷及许多山石间，白色如膏的为上品。[弘景说] 石蜜即崖蜜。在高山崖石间长青色，有点酸味，吃了令人心烦。蜂是黑色，似虻。木蜜是在树枝上，青白色。土蜜则是在土中，青白色，味酸是家养的，树上挂的，白色，味道浓厚。现今晋安檀崖上的土蜜，据说最好。产于东阳，临海，江南西部等处的多是木蜜。出于潜、怀安许多县的崖蜜多。也有树木和家养的。许多蜜都有杂质，煎煮要亲自看才放心。凡是蜜蜂做蜜，需要采集许多花粉，方能酿出，呈饴状。[藏器说] 寻常的蜜，有树上做的，土中做的。北方地燥，多数在土中；南方地湿，多数在树上。各地因本地情况而异。崖蜜出自另一种蜂，正如陶所说的出自南方崖岭间，蜂窝在崖上，土窟中。人不容易取，只能用长竿刺蜜出来，用东西接，多的时候有三四石，味酸，色绿，入药胜过普通的蜜。张华《博物志》说，南方诸山幽僻处，出蜜蜡。蜜蜡都在绝崖石壁，

不攀缘就得不到，只有到山顶用篮悬下来，才能取到。蜂走后蜡留在石上，有成群结队的灵雀来吃。到春天，蜂回来了一切依旧，叫作蜜塞，这就是石蜜。[颂说]食蜜也有两种：一种在山林树上作房，一种在人家的窠槛中作房，这两种蜜味道都很浓厚。近来宣州有黄连蜜，黄色，味稍苦，主目热；雍、洛间有梨花蜜，白如凝脂；亳州太清宫有桧花蜜，淡红色；柘城县还有何首乌蜜，颜色红。因为蜂蜜采各种花粉，所以温凉性随花的不同而异。[宗奭说]山蜜多在石中木上，有的经过一两年时间，气味醇厚。家蜂蜜一年取两次，气味不足，因此不好，并且时间长了还容易变酸。[时珍说]陈藏器所说的灵雀是小鸟，还叫蜜母，黑色。正月就到岩石间寻找安家处，蜂群也一起来。

【修治】[时珍说]炼制沙蜜，每斤加水四两，放在银或石器中，用桑柴火慢慢炼，撇去浮沫，到滴水成珠不散即可，这叫作水火炼法。还有一种是用器皿盛好，放入汤中，煮一天，至滴水不散即可，这样不伤火。

【气味】甘，平，无毒。[颖说]蜜的气味以花为主，冬、夏的最好，秋天次之，春天的很容易变酸。闽、广蜜很热，因为南方雪霜少，许多花性热，四川的蜜性温，西部的蜜性凉。[刘完素说]蜜是由蜂制出的，蜂寒而蜜温，性质不同。[时珍说]蜂蜜生凉热温，不冷不燥，得中和之气，故十二脏腑之病，没有不适宜的。但吃多了会生湿热，小儿更不宜吃。王充《论衡》说，蜂虿禀太阳火气而生，毒在后面，蜜是蜂酿的液，吃多了有毒，但炼过之后就没有毒了。[宗奭说]蜜虽无毒，吃多了也生风。朱丹溪说蜜喜入脾。[朱震亨说]西北天高气燥，所以人吃了会有好处，东南潮湿多食则伤脾。[思邈说]七月不要吃生蜜，使人暴下霍乱。青、赤、酸的，吃了心烦。也不能与生葱、莴苣同吃，会腹泻。食蜜饱后，不能吃咸鱼，令人暴死。

【主治】治心腹邪气，惊风癫痫，安五脏诸不足。可益气补中，止痛解毒，除众病，和百药；久服能强志气、轻身、不饥不老、延年益寿。养脾气，除心烦，助消化，止痢疾、肌中疼痛、口疮，明耳目。治牙龈炎、唇口疮、目肤赤障，杀虫。亦可治心痛及赤白痢，水化蜜浆，顿服一碗即止，也可用姜汁同蜜各一合，和水送服。常服可使面色红润。治心腹血刺痛及赤白痢，同生地黄汁各一匙服，即愈。和营卫，润脏腑，通三焦，调脾胃。

【发明】[弘景说]道家用石蜜来做丸饵，是必需之药。仙方也单服食，说能长生不老。[时珍说]蜂采集无毒的花粉，酿以大便成蜜，所谓臭腐生神奇。蜂蜜入药后的功能有五种：清热、补中、解毒、润燥、止痛。生的性凉，所以能清热；熟的性温，所以能补中；甜而性平，所以能解毒；柔而濡泽，所以能润燥；缓能去急，所以能止心腹、肌肉、疮疡之痛；和可以致中，所以能调和百药，与甘草有同样的功能。张仲景的治阳明结燥、大便不通、蜜煎导法，可谓是千古奇方。[诜说]凡觉有热，四肢不和，就服蜜浆一碗，效果佳。又点目中红肿，以家养白蜜为最好，木蜜次之，崖蜜更次。与姜汁熬炼，治癞效果尤佳。

【附方】1.**大便不通**。用蜜二合，微火煎至饴糖状，趁热做成长一寸的挺，一端尖细。待冷却变硬后塞入肛门，不久即可通便。2.**产后口渴**。用炼蜜不限量，熟水调服即可。3.**痘疹作痒**。用蜂蜜不限量，好酒调服。4.**五色丹毒**。用蜂蜜调干姜末，敷涂。5.**口中生疮**。蜂蜜浸大青叶含咽。6.**龟头生疮**。用蜂蜜煎甘草涂擦。7.**肛门生疮**（肛门主肺，肺热则肛门肿缩生疮）。用蜂蜜一斤，猪胆汁一枚，微火煎浓，做成挺子，塞肛门内，令通即愈。8.**热油烫烧**。用蜂蜜涂擦。9.**疔肿恶毒**。用生蜜与隔年葱研膏。把疔刺破涂上，半小时后，以热醋洗去。10.**大风癞疮**。用生姜二斤，捣取汁，拌入蜂蜜一斤，微火煎浓，收存。每日清晨服如枣大一丸，温酒送下，一天服三次，忌生冷醋滑等物。11.**脸上斑点**。用蜂蜜调茯苓末敷擦。12.**目生珠管**。用生蜜涂目。仰卧半日洗去。每天一次。

蜜蜡 【释名】［弘景说］生于蜜中，故名蜜蜡。

【集解】［弘景说］蜂先以此为蜜跶，煎蜜可得。初时极香软。人更煮炼，或少加醋酒便黄赤，以烛色为好。今医家皆用白蜡，取削出来，于夏天暴晒百日许，自然变白。

【气味】甘，微温，无毒。

【主治】蜜蜡：主下痢脓血，补中益气，使人不饥、耐老。［权说］和松脂、杏仁、枣肉、茯苓等分合成，食后服五十丸，不饥。［颂说］古人荒年多食蜡度饥，若同大枣同嚼，易烂。白蜡：疗久泄澼后重见白脓，补绝伤，利小儿。久服则轻身不饥。孕妇胎动，下血不绝，欲死。以鸡蛋大，煎三五沸，投好酒半升服。

【发明】［时珍说］蜜成于蜡，而万物中至味，没有甘于蜜者，没有淡于蜡者。为什么非得厚此薄彼呢？蜜属阴，气味俱厚，故养脾；蜡属阳，气味俱薄，故养胃。厚者味甘，性缓质柔，故润脏腑；薄者味淡，性啬质坚，故止泄痢。张仲景治痢用"调气饮"，千金方治痢有"胶蜡汤"，其效甚捷，都据此理。华佗治老少下痢，食入即吐，用白蜡方寸匕，鸡蛋黄一个，石蜜、发灰、苦酒、黄连末、各半鸡蛋壳。先煎蜜、蜡、苦酒、鸡蛋四味，调匀，再加黄连、发灰，熬至可制成丸时为止。二日服尽，有奇效。

【附方】1. **赤白痢**（腹痛难忍，里急后重）。用黄蜡、阿胶各三钱，同熔化，加黄连末五钱，搅匀，分三次热服。效果甚佳。此方叫作"仲景调气饮"。2. **热痢及妇女产后下痢**。用蜡二棋子大小、阿胶和黄檗各二钱、当归二钱半、黄连三钱、陈米半升，先用水三升，煮米至一升，去米入药，煎至一杯，温服。有神效。此方叫作"千金胶蜡汤"。3. **肺虚咳嗽**（体倦肌瘦，发热减食）。用黄蜡熔滤使净，浆水煮过八两、化作一百二十丸，以蛤粉四两为衣。每服一丸，加胡桃半个细嚼，温水送服。服药后静卧一段时间，闭口不语。一天两次。此方叫作"立效丸"。4. **肝虚雀目**。黄蜡不限量，熔汁，加蛤粉适量调匀。每次用刀子切下二钱，夹进破开的二两猪肝中，麻绳捆定后煮熟。乘热熏眼。待水转温，取肝吃下。每日两次，直至病愈。效果极佳。5. **脚上冻疮**。浓煎黄蜡涂擦。6. **汤火伤疮，红肿成脓**。麻油四两、当归一两，煎焦去渣，加黄蜡一两搅化，冷却后摊布上贴好，极效。7. **呃逆不止**。用黄蜡烧烟熏二三次即止。8. **各种疮毒**。黄蜡一两、香油二两、黄丹半两，同化开，收存瓶中，备用。

土蜂 【释名】又称蜚零、马蜂。

【集解】［藏器说］多穴居作房，赤黑色，最大的土蜂能螫死人，亦能酿蜜，蜂子大而且很白。［颂说］土蜂子，江东的人喜食。又有一种很像土蜂的木蜂，人们也吃它的蜂子。大概是蜂类同科的缘故，它们的性质和功效都差不多。

蜂 【主治】烧末，用油调和，敷在蜘蛛咬成疮的患处，效果佳。

蜂子 【气味】甘，平，有毒。

【主治】主痈肿。利大小便，治妇人带下病。用酒浸泡后敷面部，有美容之功效。

房 【主治】主痈肿不消。方法是：研末，用醋调和涂患处，干后换掉，不能口服。治疗肿疮毒。

【附方】**疗肿疮毒**。土蜂房一个，蛇蜕一条，用黄泥固济，煅成性，研末。每服一钱，空腹用酒冲服。轻者一服见效，重者二服即可痊愈。

大黄蜂 【释名】黑色者称胡蜂、壶蜂、玄瓠蜂。

【集解】［颂说］在人家屋上及林木间做房。黄色，比蜜蜂大得多，在山林间结房，大的如巨钟，房有数百层。当地人采取时，用草衣遮蔽身体以防被螫，再用烟火熏散蜂母，才敢攀缘崖木断其房蒂。一房蜂儿有五六斗至一石左右。拣形状如蚕蛹莹白的，用盐炒爆干，寄到京城和洛阳。那里的人认为这是仙家的物品。

蜂子 【气味】甘，凉，有小毒。

【主治】 主心腹胀满痛，干呕，轻身益气。还能治雀斑和面疱。

露蜂房

【释名】 也叫蜂肠、百穿、紫金沙。

【集解】 [弘景说]此蜂房多在树腹及地中。药用的露蜂房，是指人家屋间及树枝间包裹者。[恭说]此房悬在树上得风露。蜂是黄黑色的，长寸许，螫马、牛及人，可致死。

【修治】 [敩说]先以鸦豆枕等同拌蒸，从巳时蒸至未时，出鸦豆枕，晒干用。[大明说]入药一起炙用。

【气味】 苦，平，有毒。[之才说]与丹参、黄芩、芍药、干姜、牡蛎相恶。

【主治】 寒热邪气，癫疾，肠痔。火熬良。疗毒、毒肿。合乱发、蛇皮烧灰，以酒日服二方寸匕，治恶疽、附骨痈，根在脏腑，历节肿出，疗肿恶脉诸毒皆瘥，上气赤白痢，遗尿失禁。烧灰酒服，主阴痿。水煮，洗狐尿刺疮。煎水，洗热病后毒气冲目。煎水漱牙齿，可止风虫疼痛。又洗乳痈、蜂叮、恶疮。

【发明】 [时珍说]露蜂房是阳明药。外科、齿科及他病所用，皆取其以毒攻毒，兼具杀虫之功。

【附方】 1. 小儿卒痫。大蜂房一枚，加水三升煮成浓汁洗浴。一天洗三四次。2. 手足风痹。用露蜂房大者一个，小者三四个亦可，烧成灰，加独蒜一碗，百草霜一钱半，一起捣烂敷痛。忌生冷荤腥。3. 风虫牙痛。露蜂房煎醋热漱。又方：蜂房一枚，孔内以盐填实，烧

后研末，擦患处，过一会儿以盐汤漱去。或取一块咬齿间。又方：露蜂房一个、乳香三块，煎水含漱。又方：露蜂房同蝎研末，擦患处。4. 喉痹肿痛。用露蜂房灰、白姜蚕等分研末。乳香汤每送服半钱。5. 舌上出血，窍如针孔。有紫金沙（即露蜂房顶上实处）一两、贝母四钱、芦荟三钱，共研末，加蜜和成如雷丸大的丸子。每服一丸，加水一小碗，煎至五成，温服。如吐血，则用温酒调服。6. 吐血、鼻血。治方同上。7. 崩中漏下。用蜂房末三指撮，温酒调服，效果极佳。8. 小儿下痢，赤白痢。蜂房烧末，水送服五分。9. 小儿咳嗽。蜂房二两，洗净烧研。每服一二分，米汤送服。10. 二便不通。用蜂房烧末，酒送服二三钱。一天服两次。11. 阴痿。用蜂房烧末，新汲井水送服二钱。12. 绦虫、蛔虫病。用蜂房烧存性。酒送服一匙。13. 乳石热毒（痈闷，头痛口干，小便浑浊，赤少）。用蜂房煮汁五合服下。乳石末从小便中排出。极效。14. 头上疮癣。将蜂房研末，调猪油涂擦。15. 妇女妒乳（乳痛，汁不出，内结成肿，即为妒乳）。将蜂房烧灰，研末。每服二钱，以水一小碗，煎至六成，去渣，温服。16. 蜂螫肿痛。将蜂房研末，调猪油敷涂，亦可用蜂房煎水洗痛处。

虫白蜡

【集解】 [时珍说]唐宋以前，浇烛、入药所用白蜡，皆蜜蜡也。此虫白蜡，则自元以来，人始知之，今则为日用物矣。四川、湖广、滇南、闽岭、吴越东南诸郡皆有之，以川、滇、衡、永产者为胜。蜡树枝叶状类冬青，四时不凋。五月开白花成丛，结实累累，大如蔓荆子，生青熟紫。冬青树子，则红色也。其虫大如虮虱，芒种后则延缘树枝，食汁吐涎，粘于嫩茎，化为白脂，乃结成蜡，状如凝霜。处暑后则剥取，谓之蜡渣。若过白露，即粘住难刮矣。其渣炼化滤净，或甑中蒸化，沥下器中，待凝成块，即为蜡也。其虫嫩时白色作蜡，及老则赤黑色，乃结苞于树枝。初若黍米大，入春渐长，大如鸡头子，紫赤色，累累抱枝，宛若树之结实也。盖虫将遗卵作房，正如雀瓮、

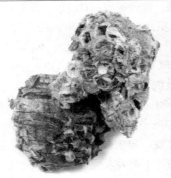

露蜂房[主治]寒热邪气、癫疾、肠痔。疗毒、毒肿。治恶疽、附骨痈，疗肿恶脉诸毒皆瘥，上气赤白痢，遗尿失禁。主阴痿。洗乳痈、蜂叮、恶疮。

露蜂房

螵蛸之类耳。俗呼为蜡种，亦说蜡子。

【气味】 甘，温，无毒。

【主治】 生肌止血定痛，补虚续筋接骨。入丸散服，杀瘵虫。

【发明】 ［震亨说］白蜡属金，禀受收敛坚强之气，为外科要药。与合欢皮同入长肌肉膏中，用之神效。［时珍说］蜡树叶亦治疮肿，故白蜡为外科要药，正如桑螵蛸与桑木之气相通也。

【附方】 **头上秃疮**。蜡烛频涂，勿令日晒，久则自然生发。

五倍子 【释名】

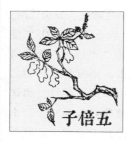

亦称文蛤、百虫仓。法酿过名百药煎。

【集解】 ［志说］五倍子处处有。子色青，大者如拳，内多虫。［颂说］以蜀中者为最佳。生于肤木叶上，七月结实，无花。木青黄色。实青，至熟而黄。九月采子，曝干，染家具用。［时珍说］五倍子，宋《开宝本草》收入草部，《嘉祐本草》则移入木部，虽知生于肤木之上，而不知其为虫所造。肤木即盐肤子木。此木生于丛林处，五六月有小虫如蚁，食其汁，老则遗种，结小球于叶间。初起极小，渐渐长大而硬，大如拳或小如菱，形状圆长不等。初时青绿，久则细黄，缀于枝叶间，很像结的果实。壳坚脆，中空虚，有细虫。山人于霜降前采取，蒸杀出售。否则虫必穿坏，壳薄且腐坏。

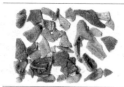

五倍子〔主治〕收顽痰，解热毒，能除痰饮咳嗽，生津止渴，解酒毒热毒，治喉痹下血血痢诸病。

【发明】 ［震亨说］五倍子属金与水，嚼之善收顽痰，解热毒，佐以他药更好。黄昏咳嗽，是因为火气浮入肺中，不宜用凉药，宜用五倍、五味收敛而降。［时珍说］盐肤子及木叶，皆酸咸寒凉，能除痰饮咳嗽，生津止渴，

解酒毒热毒，治喉痹下血血痢诸病。五倍子是虫食其津液结成，故所主治与盐肤子相同。味酸咸，能敛肺止血化痰，止渴收汗；气寒，能散热毒疮肿；性收，能除泄痢湿烂。

【附方】 1.**虚劳遗浊**。"玉锁丹"：治肾经虚损，心气不足，思虑太过，真阳不固，溺有余沥，小便白浊如膏，梦中频遗，骨节拘痛，盗汗虚烦，食减乏力。此方性温不热，极有神效。用五倍子一斤，白茯苓四两，龙骨二两，研末，水糊成如梧桐子大的丸。每服七十丸，饭前用盐汤送服，一日三服。2.**寐中盗汗**。五倍子末、荞麦面等分，水和做饼，煨熟。夜卧待饥时，干吃二三个，勿饮茶水，有奇效。3.**自汗盗汗**。常出为自汗，睡中出为盗汗。用五倍子研末，津调填脐中，一夜即止。4.**心疼腹痛**。五倍子生研末。每服一钱，铁杓内炒，起烟黑色者为度。将好酒一盏倾入杓内，服之立止。5.**消渴饮水**。五倍子研末，水服方寸匕，一日三服。6.**小儿呕吐**。用五倍子两个一生一熟，甘草一握湿纸裹，煨过同研末。每服半钱，米泔调服。7.**小儿夜啼**。五倍子末，津调，填于脐骨。8.**暑月水泄**。五倍子末，做成饭丸如黄豆大。每服二十丸，荷叶煎水调服，即时见效。9.**热泻下痢**。五倍子一两，枯矾五钱，研末。糊成如梧桐子大的丸子。每服五十丸，米汤送服。10.**泄痢不止**。五倍子一两，半生半烧，研末，糊做成如梧桐子大的丸子。每服三十丸，红痢烧酒送服，白痢水酒送服，水泄米汤送服。11.**滑痢不止**。将五倍子醋炒七次，研末。米汤送服。12.**脾泄久痢**。五倍子炒半斤，仓米炒一升，白丁香、细辛、木香各三钱，花椒五钱，研末。每服一钱，蜜汤送服，日二服。忌生冷、鱼肉。13.**赤痢不止**。文蛤炒研末，用水浸乌梅肉和成梧桐子大的丸子。每服七十丸，乌梅汤送服。14.**肠风下血**。五倍子、白矾各半两，研末，顺流水做成如梧桐子大的丸子。每服七丸，米饮下。忌酒。15.**脏毒下血**。五倍子不拘多少研末，大鲫鱼一只，去肠胃鳞腮，填药令满，入瓶内煅存性，研末。每服一钱，温酒送服。16.**粪后下血**。不拘大人、小儿。五倍子末，

艾汤送服一钱。**17. 肠风脏毒，下血不止**。五倍子半生半烧，研末，陈米饭和成如梧桐子大的丸子。每服二十丸，饭前粥饮送服，日三服。**18. 风眼赤烂**。用五倍子煅存性，研末。入飞过黄丹少许，敷。日三次，甚佳。**19. 耳疮肿痛**。五倍子末，冷水调涂，湿则干掺。**20. 鼻出衄血**。五倍子末吹。再以末同新绵灰等分，米饮送服二钱。**21. 牙缝出血，不止者**。五倍子烧存性，研末，敷之即可止。**22. 牙龈肿痛**。五倍子一两，瓦焙研末。每以半钱敷痛处，片时吐去涎。内服祛风热药。**23. 口舌生疮**。赴筵散：用五倍子、密陀僧等份，研末，浆水漱过，干贴。又一：用五倍子一两，滑石、黄檗（蜜炙）各半两，研末。漱净掺之，便可饮食。**24. 下部疳疮**。用五倍子、枯矾等分研末，擦。又一：用五倍子、花椒去子，炒各一钱，细辛焙三分研末。先以葱汤洗净，擦。一二日可生肉。**25. 阴囊湿疮，出水不瘥**。用五倍子、腊茶各五钱，轻粉少许，研末。先以葱椒汤洗过，香油调擦，以瘥为度。**26. 鱼口疮毒**。初起，未成脓者，用南五倍子炒黄研末，入百草霜等分，以腊醋调，涂患处。一日一夜即消。**27. 诸疮**。五倍子、黄檗等分，研末，敷。

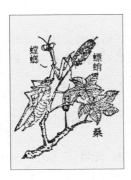

螳螂 【释名】

亦称刀螂、拒斧、不过。子房名螵蛸、蜱蛸、致神、野狐鼻涕。[时珍说]螳螂两臂如斧，当辙不避，故得"当郎"之名。俗称刀螂，拒斧，又称不过。

【集解】[弘景说]螳螂俗呼石螂，逢树便产，以桑上者为最好，因为兼得桑皮之津气。

【修治】[别录说]桑螵蛸生于桑枝上，即螳螂子。二三月采，蒸过或火炙用。

螳螂【主治】小儿急惊风搐搦。生者能食疣目。

桑螵蛸【气味】咸、甘，平，无毒。

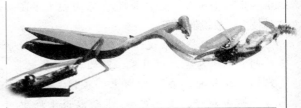

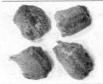

桑螵蛸〔主治〕伤中疝瘕阴痿，益精生子，女子血闭腰痛，通五淋，利小便。

【主治】伤中疝瘕阴痿，益精生子，女子血闭腰痛，通五淋，利小便。疗男子虚损，五脏气微，梦寐失精遗溺。久服可益气养神。炮熟空心食，止小便利。

【发明】[宗奭说]男女虚损，肾衰阴痿，梦中失精遗溺，不可缺少。邻家一男子，小便日数十次。如稠米泔，心神恍惚，瘦弱食减。让他服用"桑螵蛸散"，未终一剂，病愈。其药可安神，定心志，治健忘，补心气，止小便数。用桑螵蛸、远志、龙骨、菖蒲、人参、茯神、当归、龟甲醋炙各一两，研末。卧时，人参汤调服二钱。

【附方】 **1. 遗精白浊，盗汗虚劳**。用桑螵蛸炙、白龙骨，等分研末。每服二钱，空心盐汤送服。**2. 小便不通**。用桑螵蛸炙黄三十枚、黄芩二两，水煎，分两次服。**3. 妊娠遗尿不禁**。用桑螵蛸十二枚，研末，分两次米汤送服。**4. 咽喉肿塞**。用桑上螳螂窠一两，烧灰。马尾勃半两，研匀，加蜜做成如梧桐子大的丸子。每服三五丸，煎犀角汤送服。

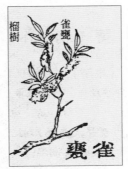

雀瓮 【释名】

[藏器说]毛虫做茧，形如瓮，故名雀瓮。俗呼雀瘫，声相近也。[保升说]雀好食其瓮中子，故俗呼雀儿饭瓮。[时珍说]俗呼毛虫，又名杨㿉子，因有螫毒也。此

虫多生石榴树上，故名天浆。［宗奭说］多在棘枝上，故说棘刚子。

【集解】［别录说］雀瓮出汉中。生树枝间，蛄蟖房也。八月采，蒸之。［弘景说］蛄蟖，蚝虫也。在石榴树上。其背毛螫人。生卵形如鸡子，大如巴豆。［藏器说］蚝虫好在果树上，大小如蚕，身面背上有五色斑毛，有毒能刺螫人。欲老者，口中吐白汁，凝聚渐硬，正如雀卵。其虫以瓮为茧，在中成蛹，如蚕之在茧也。夏月羽化作蛾，放子于叶间如蚕子。［时珍说］蛄蟖处处树上皆有，牡丹上尤多。入药唯取榴棘上、房内有蛹者，正如螵蛸取桑上者。

【气味】甘，平，无毒。

【主治】寒热结气，蛊毒鬼疰，小儿惊痫。［颂说］今医家治小儿慢惊。用天浆子有虫者、白僵蚕、干蝎三物各三枚，微炒捣末。煎麻黄汤，调服一字，日三服。［藏器说］雀瓮打破取汁，与小儿饮，令无疾。小儿病撮口者，渐渐口撮不得饮乳。但先赘口傍见血，以瓮研汁涂之。

【附方】1. **撮口噤风。** 用棘科上雀儿饭瓮子未开口者，取内物和乳汁研，灌之。又方：棘刚子五枚，赤足蜈蚣一条，烧存性，研匀，和饭做麻子大的丸子。每服三五丸，乳汁下。2. **小儿脐风。** 白龙膏用天浆子有虫者一枚，真僵蚕炒一枚，轻粉少许，研匀。以薄荷自然汁调，灌之。3. **急慢惊风。** 将天浆子房去皮生用三枚，干蝎生用七枚，朱砂一钱，研匀，和饭做如粟大的丸子。每服二丸，荆芥汤送下。4. **小儿痫疾。** 棘枝上雀瓮，研，其间虫也，取汁灌之。

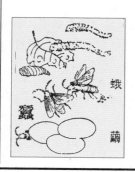

蚕

【释名】自死者为白僵蚕。

【集解】［时珍说］蚕即孕丝虫。种类很多，有大、小、白、乌、斑色的差异。蚕属阳性，喜干燥，不喜潮湿，食

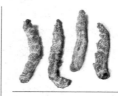

僵蚕 ［主治］主小儿惊痫夜啼，去三虫，灭黑䵟，令人面色好。治男子阴痒病、女子崩中赤白、产后余痛。

叶卵不饮，三眠三起，二十七天就衰老了。蚕吐丝成茧，茧里面是蛹，蛹化为蛾，蛾产卵，卵再变化成蚕；也有胎生的，与母同老，是神虫。凡是用蚕类做药，一定要选用食桑叶的蚕。

白僵蚕 【气味】咸、辛，平，无毒。

【修治】［颂说］所有养蚕的地方皆有。不拘早晚，但以白色而条直、食桑叶的为最好。用时去丝棉及子，炒过。［宗奭说］蚕有两番，只是头番僵蚕最好，大而无蛆。［敩说］先用糯米泔浸泡一日，等蚕桑涎流出，如蜗涎浮水上，漉出，微火焙干，用布拭净黄肉、毛，并黑口甲了，捣筛成粉末，即可入药。

【主治】主小儿惊痫夜啼，去三虫，灭黑䵟，令人面色好。治男子阴痒病、女子崩中赤白、产后余痛。研末，封疔肿，拔根极效。治口噤发汗，以七枚研末，酒服，治中风失音，并一切风疮。焙研，以姜汁调灌，治中风，喉痹。散风痰结核，头风，风虫齿痛，皮肤风疮，丹毒作痒。

蚕蛹 【主治】炒食，治风及劳瘦。研末饮服，能治小儿疳瘦，长肌退热，除蛔虫。煎汁饮服，可止消渴。

茧卤汁 即茧中蛹汁。

【主治】主百虫入肉。用汤淋浴小儿，可去疥疮、杀虫。

蚕茧 【气味】甘，温，无毒。

【主治】烧灰酒服，治痈肿无头，次日即破。又疗诸疳疮及下血、血淋、血崩。煮汁饮服，止消渴反胃，除蛔虫。

蚕蜕 【气味】甘，平，无毒。

【主治】主血风病，益妇人。

蚕连 【主治】治吐血、鼻出血、肠风泻血、崩中带下、赤白痢。还治妇人难产及吹乳疼痛。

【附方】 1. **小儿惊风**。白僵蚕、蝎梢等分，天雄尖、附子尖各一钱，微炮研末。每服三分或半钱，以姜汤调灌。效果极佳。2. **风痰喘嗽，夜不能卧**。用白僵蚕炒过，研细、好茶末各一两，共研末。每服五钱，睡前开水泡服。3. **喉风喉痹**。用白僵蚕炒、白矾半生半烧，等分研末。每服一钱，自然姜汁调灌，吐出顽痰，即见效。小儿服，则加少许薄荷、生姜同调。又方：白僵蚕炒半两、生甘草一钱，共研末，姜汁调服，涎出立愈。又方：白僵蚕二十一枚、乳香一分，共捣研末。每取一钱烧烟，熏入喉中，涎出即愈。4. **偏正头风，夹头风，两太阳穴痛**。白僵蚕研末，葱茶调服一匙。又方：白僵蚕、高良姜等分研末。每服一钱，睡前茶送服。一天服两次。5. **突然头痛**。白僵蚕研末，每服二钱，熟水送服。6. **风虫牙痛**。用白僵蚕炒、蚕蜕纸烧，等分研末擦痛处，过一会用盐汤漱口。7. **疟疾不止**。白僵蚕直者一个切作七段，棉裹为丸，朱砂为衣。一次服，桃李枝七寸，煎汤送服。8. **脸上黑斑**。用白僵蚕末，水调涂擦。9. **瘾疹风疮**。白僵蚕焙过，研末，酒送服一钱。10. **野火丹毒**（从背上、两胁发起）。用白僵蚕十四枚和慎火草捣涂。11. **小儿口疮，口中通白**。白僵蚕炒黄，拭去黄肉、毛，研末，调蜜敷涂。12. **小儿鳞体**（皮肤如蛇皮鳞甲之状，亦称胎垢、蛇体）。用白僵蚕，去嘴，研末，煎汤洗浴。13. **项上瘰疬**。白僵蚕研末，每服五分，水送下。一天服三次。14. **崩中下血**。用白僵蚕、衣中白鱼，等分研末，水冲服。一天服两次。15. **大小便血，淋沥疼痛**。用茧黄、蚕蜕纸，并烧存性，晚蚕沙、白僵蚕，并炒，等分研末，加麝香少许。每服二钱，米汤送服。一天服三次。16. **吐血不止**。用蚕蜕纸烧存性，调蜜做成如芡实大的丸子，放口中含化咽津。

原蚕 【释名】〔弘景说〕原蚕是重养者，俗呼为魏蚕。〔时珍说〕按郑玄注《周礼》所说：原，再也。谓再养者。

【集解】〔颂说〕原蚕东南州郡多养之。此是重养者，俗呼为晚蚕。北人不甚养之。

周礼禁原蚕。〔弘景说〕僵蚕为末，涂马齿，即不能食草。以桑叶拭去，乃还食。此见蚕即马类也。

雄原蚕蛾【气味】咸，温，有小毒。

【主治】 益精气，强阴道，交接不倦，亦止精。壮阳事，止泄精、尿血，暖水脏，治暴风、金疮、冻疮、汤火疮，灭瘢痕。

【发明】〔时珍说〕蚕蛾性淫，出茧即媾，至于枯槁乃已，故强阴益精用之。

原蚕沙〔时珍说〕蚕沙用晒干，淘净再晒，可久收不坏。

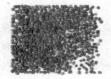

原蚕沙〔主治〕肠鸣，热中消渴，风痹瘾疹。祛风缓，诸节不随，皮肤顽痹，腹内宿冷，冷血瘀血，腰脚冷疼。治消渴癥结及妇人血崩，头风、风赤眼，祛风除湿。

【气味】 甘、辛，温，无毒。

【主治】 肠鸣，热中消渴，风痹瘾疹。祛风缓，诸节不随，皮肤顽痹，腹内宿冷，冷血瘀血，腰脚冷疼。熨偏风，筋骨瘫痪，手足不随，腰脚软，皮肤顽痹。治消渴癥结及妇人血崩，头风、风赤眼，去风除湿。

【发明】〔宗奭说〕蚕屎饲牛，可以代谷。用三升醇酒，拌蚕沙五斗，甑蒸，于暖室中，铺油单上。令患风冷气痹及近感瘫风人，就以患处一边卧沙上，厚盖取汗。若虚人须防太热昏闷，令露头面。若未痊愈，间日再作。〔时珍说〕蚕属火，其性燥，燥能胜风去湿，故蚕沙主疗风湿之病。有人病风痹，用此熨法得效。按陈氏经验方一抹膏：治烂弦风眼。以真麻油浸蚕沙二三宿，研细，以篦子涂患处。不问新旧，隔宿即愈。同桑柴灰淋汁，煮鳖肉做丸，治腹中癥结。

【附方】 1. **丈夫阴痿**。未连蚕蛾二升，去头、翅、足，炒为末，炼蜜做梧桐子大的丸子。每夜服一丸，可御十室。2. **遗精白浊**。晚蚕蛾焙干，去翅足，为末，和饭做如绿豆大的丸子。每服四十九，淡盐汤送服。3. **血淋疼痛**。晚蚕蛾为末，热酒服二钱。4. **小儿口疮及风疳**

疮。宫气方用晚蚕蛾为末，贴之，妙。5. **止血生肌。**用晚蚕蛾炒为末，敷之即止，甚效。6. **竹刺入肉。**取晚蚕蛾生投竹筒中，令自干死，为末。取少许，津和涂之。7. **蛇虺咬伤。**生蚕蛾研，敷之。8. **玉枕生疮。**用原蚕蛾炒、石韦等分，为末。干贴取瘥。9. **半身不遂。**蚕沙二硕，以二袋盛之，蒸熟，更互熨患处。仍以羊肚，粳米煮粥，日食一枚，十日即止。10. **风瘙瘾疹。**用蚕沙一升，水五斗，煮取一斗二升，去滓，洗浴。避风。11. **头风白屑。**蚕沙烧灰淋汁洗之。12. **消渴饮水。**晚蚕沙，焙干为末。每用冷水下二钱，不过数服。13. **妇人血崩。**蚕沙为末，酒服三五钱。14. **月经久闭。**蚕沙四两，砂锅炒半黄色，入无灰酒一壶，煮沸，澄去沙。每温服一盏，即通。15. **跌扑伤损。**蚕沙四两炒黄，绿豆粉四两炒黄，枯矾二两四钱，为末，醋调敷，绢包缚定。换三四次即愈。

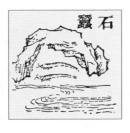

石蚕 【释名】亦

称沙虱、石蠹虫、石下新妇。

【集解】[宗奭说]附生在水中的石头上，吐丝作茧如钗股，长约一寸，用来隐蔽自己。它的颜色如泥，蚕在其中。

【气味】 咸，寒，有毒。

【主治】 主五种癃症，破石淋，堕胎。它的肉能行气破结，通利水道，除热。

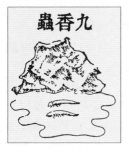

九香虫 【释名】

又名黑兜虫。

【集解】[时珍说]产于贵州永宁卫赤水河中。大如小指头，状如水龟，身青黑色，至冬伏于石下，土人多取之，以充人事。

至惊蛰后即飞出，不可用矣。

【气味】 咸，温，无毒。

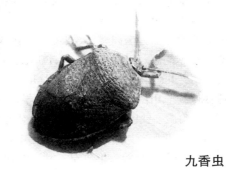

九香虫

【主治】 膈脘滞气，脾肾亏损，壮元阳。

【发明】[时珍说]用九香虫一两，半生焙，车前子微炒、陈橘皮各四钱，白术焙五钱，杜仲酥炙八钱。上为末，炼蜜丸如梧桐子大。每服一钱五分，以盐白汤或盐酒服，早晚各一服。可治上述诸症。

雪蚕 【释名】 又称雪蛆。

【集解】[时珍说]雪蚕生长在阴山以及峨眉的北坡，两山的积雪常年不化，雪蚕就生长在里面。雪蚕大如瓠，味极甘美。王子年《拾遗记》载，员峤的山上有冰蚕，色黑，身长六七寸，有鳞角。因霜雪覆盖便吐丝作茧，长一尺，色彩多样。遇水不湿，遇火不烧。尧在位时，人们将它进献给尧，其质地轻暖柔滑。

【气味】 甘，寒，无毒。

【主治】 主治内热渴疾，解毒。

虫之二 卵生类下

蝴蝶、蜻蜓、樗鸡、斑蝥、芫青、蜘蛛、壁钱、蝎、水蛭、蚁

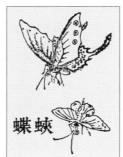

蝴蝶 【释名】又

叫蛱蝶。

【集解】[时珍说]《岭南异物志》载，有人行船于南海，看见

蛱蝶大的如蒲帆，小的如蒲扇，称肉得八十斤，味极肥美。

【主治】 小儿脱肛。将它阴干研末，用唾液调半钱，涂于手心，直至病愈。

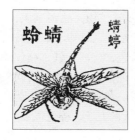

蜻蜓

【释名】 亦称蜻虹、负劳、诸乘、纱羊。

【集解】 [宗奭说] 此物生于水中，所以大多都在水上飞行。[时珍说] 蜻蜓头大露目，短颈长腰单尾，翼薄如纱，食蚊虻，饮露水。水蛆化蜻蜓，蜻蜓交于水上，附物散卵，再变生为水蛆。蜻蜓有五六种，只有青色大眼者或雄者可入药。

【气味】 微寒，无毒。

【主治】 强阴，止精。亦可壮阳，暖肾。

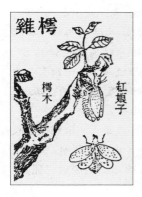

樗 (chū) 鸡

【释名】 也叫红娘子、灰花蛾。[时珍说] 其鸣叫有一定的时间，故冠以鸡名。

【集解】 [别录说] 生于河内川谷樗树上。七月采，曝干。[宗奭说] 形如蚕蛾，但腹大，头足微黑，翅两重，外灰内深红，五色皆具。[时珍说] 樗即臭椿。此物初生，头方而扁，尖喙向下，六足重翼，黑色。稍长即能飞，外翼灰黄有斑点，内翅五色相间。居树上，布置成行。秋深生子在樗皮上。

【修治】 [时珍说] 凡使去翅、足，以糯米或用面炒黄色，去米，面用。

【气味】 苦，平，有小毒，不可近目。

【主治】 心腹邪气，阴痿，益精强志，生子好色，补中轻身。腰痛下气，强阴多精。能通血闭，行瘀血。散目中结翳，辟邪气，治犬伤。

【附方】 1.子宫虚寒，月经不调。用樗鸡六十枚，皂荚、莘荑、大黄各一两，巴豆一百二十枚，共研末，加枣肉做成如弹子大的丸子。棉裹塞阴道内，三日取出。每日以鸡蛋三枚、胡椒末二分，同炒吃，酒送服。久则子宫变暖。2.瘰疬结核。用樗鸡十四枚，乳香、砒霜各一钱，硇砂一钱半，黄丹五分，共研末，加糯米粥和药做饼，贴患处。一月病愈。

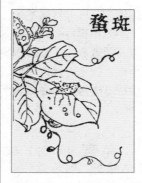

斑蝥 (máo)

【释名】 亦称斑猫、龙尾、龙蚝、斑蚝。[时珍说] 斑言其色，蝥刺言其毒。亦作斑蝥，讹为斑猫。

【集解】 [别录说] 斑猫生于河东川谷中。八月取，阴干。[弘景说] 此种一生五变，主疗皆相似。二、三月在芫花上，称为芫青；四、五月在王不留行草上，称为王不留行虫；六、七月在葛花上，称为葛上亭长；八、九月在豆花上，称为斑蝥；九、十月复还地蛰，称为地胆。斑蝥大如巴豆，甲上有黄黑斑点；芫青，青黑色；亭长，身黑头赤。[时珍说]《太平御览》引《神农本草经》说，春食芫花为芫青，夏食葛花为亭长，秋食豆花为斑蝥，冬入地中为地胆。

【气味】 辛，寒，有毒。[时珍说] 斑猫、芫青、亭长、地胆之毒，茶、靛汁、黄连、黑豆、葱，皆能解。

【主治】 寒热，鼠瘘，恶疮疽，蚀死肌，破石癃。血积，伤人肌。治疥癣，堕胎。治瘰疬，疗淋疾，敷恶疮瘘烂。治疝瘕，解疗毒、沙虱毒、轻粉毒。

【发明】 [宗奭说] 妊娠者不可服。治淋方多用，极苦人，需斟酌。[时珍说] 斑蝥，人捉它时，尾后恶气射出，臭不可闻。故入药也专主走下窍，直至精溺之处，蚀下败物，痛不可当。

【附方】 1.**瘰疬不消**。斑蝥一个，去翅足，以粟一升，去粟，加薄荷四两，共研末，以乌鸡蛋调末做成如绿豆大的丸子，空心用茶送服三丸；加至五丸后，每日减服一丸；减至一丸后，每日服五丸，以消为度。又方：用斑蝥一枚。去翅足，微炙，空腹时节以浆水或蜜水一碗送服。病重者服至七枚可愈。2.**痈疽拔脓**（痈疽不破，或破而肿硬无脓）。斑蝥研末，加蒜捣如膏药，调水贴患处。不久脓即出。3.**疔肿拔根**。斑蝥一枚捻破，在疮上划成米字形开口后，将斑蝥封住，不久出根。4.**积年癣疮**。斑蝥半两，微炒研末，调蜜敷涂。5.**疣痔黑子**。斑蝥三个、砒霜少许、糯米五钱，同炒黄，去米，加蒜一个，捣烂点疣痔。6.**妊娠胎死**。用斑蝥一枚，烧过，研末，水送服，即下。

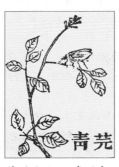

青芫

芫青 【释名】又名青娘子。[时珍说]居芫花上而色青，故名芫青。世俗讳之，呼为青娘子，以配红娘子也。

【集解】 [别录说]三月取，曝干。[弘景说]二、三月在芫花上，花时取之，青黑色。[颂说]处处有之。形似斑蝥，但色纯青绿，背上一道黄文，尖喙。三、四月芫花发时乃生，多就芫花上采之，曝干。

【气味】 辛，微温，有毒。[时珍说]芫青之功同斑蝥，而毒尤猛，盖芫花有毒故也。

芫青

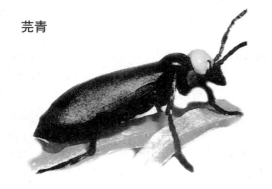

畏、恶同斑蝥。

【主治】 蛊毒、风疰、鬼疰，堕胎。治鼠瘘。主疝气，利小水，消瘰疬，下痰结，治耳聋目翳，荆犬伤毒。余功同斑蝥。

【附方】 1.**偏坠疼痛**。青娘子、红娘子各十枚，白面拌炒黄色，去前二物，熟汤调服，立效。2.**目中顽翳**。用青娘子、红娘子、斑蝥各两个，去头足，面炒黄色，蓬砂一钱，蕤仁去油五个，为末。每点少许，日五六次，仍同春雪膏点之。3.**塞耳治聋**。芫青、巴豆仁、蓖麻仁各一枚，研，做枣核大的丸子，棉包塞之。

蜘蛛 【释名】 也称蚰蝛。[时珍说]王安石《字说》载，设一面之网，物触而后诛之。故名蜘蛛。

【集解】[弘景说]蜘蛛有数十种，今入药唯用悬网如鱼罾者。[宗奭说]蜘蛛种类多，都有毒。今人多用人家檐角、篱头、陋巷之间，空中结圆网，大腹深灰色者。[时珍说]蜘蛛布网，其丝右绕。种类很多，大小颜色不一，《尔雅》只分蜘蛛、草、土及蟏蛸四种。蜘蛛啮人甚毒，多见于典籍。刘禹锡《传信方》载，判官张延赏被斑蜘蛛咬颈上，一宿有二赤脉绕项下至心前，头面肿如数斗，几乎不救。

【气味】 微寒，有小毒。

【主治】 蜈蚣、蜂、蛊螫人，取蜘蛛置咬处，吸其毒。主蛇毒疟，止呕逆霍乱。取汁，涂蛇伤。烧啖，治小儿腹疳。主脱肛、狐臭。斑者，治疟疾疔肿。

【发明】[颂说]张仲景治阴狐疝气，偏有大小，时时上下者，"蜘蛛散"为主。炒焦的蜘蛛十四枚，桂半两，为散。每服八分一匕，一日两次。或以蜜丸亦通。[恭说]蜘蛛能制蛇，故能治蛇毒。

【附方】 1.**婴儿口噤，不能吮乳**。用蜘蛛一枚，去足，炙焦，研末，加猪乳一合，和匀，分三次慢慢灌服。有奇效。2.**泄痢脱肛**。大蜘蛛一个，瓠叶两重，包扎定，烧存性，加黄丹少许，共研末。先以白矾、葱、椒煎汤洗，揩干后，再以药末摊布上，把脱肠轻轻托上收进。**3.颏下结核。**用大蜘蛛不拘多少，好酒泡过，研烂，去渣，睡前饮服。有效。**4.瘰疬结核。**用大蜘蛛五枚，晒干，去足，研细，调油涂擦。一天两次。**5.疗肿拔根。**蜘蛛捣烂，和醋。先把疗肿四围挑出血令根稍露，然后敷药。干了即换，经一日夜，根即拔出。**6.虫、蛇、蜈蚣等咬伤。**用蜘蛛研汁敷涂。**7.一切恶疮。**用蜘蛛晒干，研末，加轻粉、麻油涂擦。**8.吐血。**用蜘蛛网炒黄，研末，酒送服。

壁钱

【释名】亦称壁镜。[时珍说]以窠形命名。

【集解】[藏器说]壁钱虫像蜘蛛，作白幕如钱，贴于墙壁间，北方人称为壁茧。[时珍说]大如蜘蛛，形扁斑色，八足而长，按时蜕壳，膜色光白如茧。有人说其虫有毒，咬人致死。唯以桑柴灰煎取汁，调白矾末敷。

【气味】无毒。

【主治】鼻衄及金疮出血不止，捺取虫汁，注鼻中及点疮上。治大人、小儿急疳，牙蚀腐臭，以壁虫烧研贴。又主喉痹。

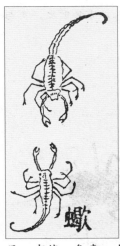

蝎

【释名】亦称主簿虫、杜伯、虿尾虫。[时珍说]《唐史》载，剑南本无蝎，有主簿将至，遂称为主簿虫。许慎说，蝎即虿尾虫。长尾为虿，短尾为蝎。葛洪说，蝎前为螫，后为虿。古语说，蜂、虿垂芒，其毒在尾。

【集解】[时珍说]蝎似水龟，八足而长尾，有节，色青。今捕者多以盐泥食。入药需去足焙用。

【气味】甘、辛，平，有毒。

【主治】诸风瘾疹及中风半身不遂，口眼歪斜，语涩，手足抽掣。小儿惊痫风搐，大人疟疾，耳聋疝气，诸风疮，女人带下阴脱。

【发明】[宗奭说]大人、小儿通用，惊风不可缺。[颂说]古今治中风抽掣、小儿惊搐方多用它。[时珍说]蝎产自东方，色青属木，足厥阴经药，故治厥阴诸病。诸风掉眩搐掣，疟疾寒热，耳聋不闻，皆属厥阴风木。

【附方】**1.小儿脐风**（初生儿断脐后伤风湿，唇青、口撮、吐白沫，不吸乳）。用全蝎二十一个，酒炙研末，加麝香少许，每服二三分，用金银煎汤调服。**2.慢脾惊风**（小儿久病或吐泻后生惊，转成慢脾）。用蝎梢一两，研末，酒调匀，填入一枚挖空的石榴中，盖好，用文火粘搅熬成膏。取出放冷，每服二三分，金、银、薄荷汤调服。又方：用全蝎、白术、麻黄去节，等分研末。二岁以下小儿，每服二三分；三岁以上小儿，每服半钱，薄荷汤送服。**3.天钓惊风，翻眼向上。**用于蝎全者一个，瓦炒好，朱砂约三粒绿豆大。共研末，加饭做成如绿豆大的丸子。另以朱砂少许，同酒化服一丸，立愈。**4.风淫湿痹**（手足不举，筋节挛疼）。用全蝎七个，瓦炒，加麝香三分，研匀。空心以酒三碗调服。**5.肾气冷痛**，肾脏虚冷，冷气攻脐腹，两胁疼痛。用干蝎七钱半，焙干研末，以酒及童便各三升，煎如稠膏，做成如梧桐子大的丸子。每服二十丸，酒送服。**6.小肠疝气。**用小全蝎焙干研末，每发时服一钱，加麝香一二分，温酒调服。过一会儿再服一次，有奇效。**7.肾虚耳聋。**用小蝎四十九个、生姜如蝎大四十九片，同炒至姜干，研末，温酒送服。至一二更时，再服一次，醉不妨。次日耳中如闻笙簧声，即见效。**8.脓耳疼痛。**用蝎梢七枚，去毒，焙干，加麝香半钱，研末，挑少许入耳中。日夜三四次，以愈为度。**9.偏正头风。**用全蝎二十一个、地龙六条、土狗三个、五倍子五钱，共研末，酒调匀，摊贴太阳穴上。**10.风牙疼痛。**用全蝎三个、蜂房二钱，炒，研细，擦痛处。**11.肠风下血。**用干蝎炒、白矾烧各二两，共研末。米汤每送服半钱。**12.诸痔发痒。**用全蝎不拘多少，烧烟熏痒处，即见效。**13.诸疮毒肿。**用全蝎七枚，栀子七个，以麻油煎黑，去渣，加黄蜡化成膏，敷涂患处。

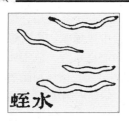

水蛭（zhì）

【释名】 亦称至掌。大者名马蜞、马蛭、马蟥、马鳖。[宗奭说]江浙人称大者为马鳖，腹黄者为马蟥。

【集解】[别录说]水蛭生于雷泽池泽中。五、六月采，曝干。[弘景说]处处河池有。有多种，以水中马蜞得啮人、腹中有血者，干者为佳。其余不堪用。[保升说]惟采水中小者药用。还有石蛭生于石上，泥蛭生于泥中。

【气味】 咸、苦，平，有毒。[别录说]微寒。畏石灰、食盐。

【主治】 逐恶血瘀血月闭，破血癥积聚，无子，通利水道。堕胎。治女子月闭，欲成血劳。主赤白游疹，痈肿毒肿。对折伤坠扑畜血有功。

【发明】[成无己说]咸走血，苦胜血。水蛭咸苦，以除畜血，是肝经血分药，故能通肝经聚血。

【附方】 1. 产后血运（血结于胸中，或偏于少腹，或连于胁肋）。用水蛭炒、虻虫去翅足炒，没药、麝香各一钱，共研末，以四物汤调服。2. 跌打损伤（瘀血凝滞，心腹胀痛，大小便不通）。用红蛭石头炒黄半两，大黄、牵牛头末各二两，共研末。每服二钱，热酒调服。当排出恶血，以尽为度。此方叫作"夺命散"。

3. 坠跌内伤。用水蛭、麝香各一两，锉碎，烧出烟，研末。酒服一钱，当有积血排下。4. 赤白毒肿。水蛭十余枚令咂病处，取皮皱肉白为效。冬月无蛭，地中掘取，养暖水中，令活动。将患者痛处的皮肤擦干净，然后用竹筒装水蛭合上，不久，水蛭吸满人血自脱，如需多吸，另换新蛭。

蚁

【释名】又称玄驹、蚍蜉。[时珍说]蚁有君臣之义，故字从义。亦作螘。大者为蚍蜉，亦说马蚁。赤者名垤，飞者名螱。扬雄方言云：齐鲁之间谓之蚼蚁，梁益之间谓之玄蚼，幽燕谓之蚁蛘。

【集解】[时珍说]蚁处处有之。有大、小、黑、白、黄、赤数种，穴居卵生。其居有等，其行有队。能知雨候，春出冬蛰。壅土成封，说蚁封以及蚁垤、蚁蝼、蚁冢，状其如封、垤、蝼、冢也。其卵名蚳，古人食之，故内则、周官馈食之豆有蚳醢也。今惟南夷食之。刘恂《岭表录异》说：交广溪峒间酋长，多取蚁卵，淘净为酱，味似肉酱，非尊贵不可得也。又说：岭南多蚁，其窠如薄絮囊。连带枝叶，彼人以布袋贮之，卖与养柑子者，以辟蠹虫。

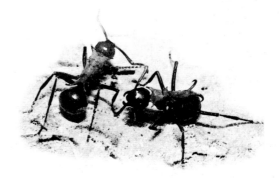

蚁 [主治] 疗肿疽毒。

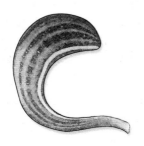

水蛭 [主治] 逐恶血瘀血月闭，破血癥积聚，无子，通利水道。堕胎。治女子月闭，欲成血劳。主赤白游疹，痈肿毒肿。对折伤坠扑蓄血有功。

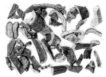

虫之三 化生类

蛴螬、蚱蝉、蝉蜕、蝉花、蜣螂、天牛、蝼蛄、萤火、地鳖、蜚蠊、蜚虻

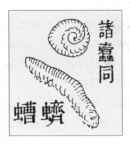

诸蠹同 蟧蛴

蛴螬（qí cáo）

【释名】又称地蚕、应条。[时珍说]蛴螬，方言作蠀螬，象其蠹物之声，或谓是齐人曹氏之子所化，盖谬说也。

【集解】[别录说]蛴螬生河内平泽及人家积粪草中。取无时，反行者良。[弘景说]大者如足大趾，以背滚行，乃快于脚。[时珍说]其状如蚕而大，身短节促，足长有毛。生树根及粪土中者，外黄内黑；生旧茅屋上者，外白内黯。皆湿热之气熏蒸而化，宋齐丘所谓"燥湿相育，不母而生"就是指这个。

【气味】咸，微温，有毒。[别录说]微寒。[之才说]蜚蠊为之使，恶附子。

【主治】恶血血瘀，痹气破折，血在胁下坚满痛，月闭，目中淫肤、青翳、白膜。疗吐血在胸腹不去，破骨踒折血结，金疮内塞，产后中寒，下乳汁。取汁滴目，去翳障。主血止痛。汁主赤白游疹，疹擦破涂之。取汁点喉痹，得下即开。主唇紧口疮，丹疹，破伤风疮，竹木入肉。

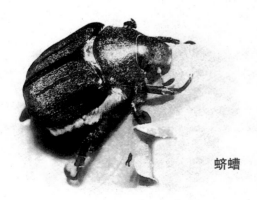

蛴螬

【发明】[弘景说]同猪蹄做羹食，甚下乳汁。[时珍说]许叔微《普济本事方》治筋急养血，地黄丸中用之。取其治血瘀痹之功。

【附方】1.小儿脐疮。蛴螬研末敷之。不过数次即愈。2.小儿唇紧。蛴螬研末，猪脂和，敷之。3.赤白口疮。蛴螬研汁，频擦取效。4.丹毒浸淫。以蛴螬捣烂涂之。5.痈疽痔漏。蛴螬研末敷之。6.竹木入肉。蛴螬捣涂之，立出。

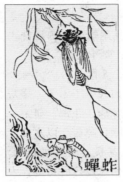

蝉蚱

蚱蝉

【释名】也叫蜩、齐女。[时珍说]蝉者，变化相禅。蚱，像蝉声。蜩，像其音调。崔豹《古今注》说，齐王后怨王而死，化为蝉，故蝉名齐女。

【集解】[弘景说]蚱蝉，即哑蝉，雌蝉。不能鸣。形大而黑，五月便鸣。俗云：五月不鸣，婴儿多灾。[宗奭说]蚱蝉，夏月身与声俱大，始终一般声。趁昏夜，出于土中，爬至高处，折背壳而出。日出则畏人，亦畏阳光炙干其壳，不能蜕。[时珍说]蝉，诸蜩之总名。自蛴螬变为蝉，三十日而死。方首广额，两翼六足，以胁而鸣，吸风饮露，溺而无粪便。夏月始鸣，大而色黑者为蚱蝉。

【气味】咸、甘，寒，无毒。

【主治】小儿惊痫夜啼，癫病寒热，惊悸，妇人乳难，胞衣不出，能堕胎。小儿痫绝不能言。杀疳虫，去壮热，治肠中幽幽作声。

【发明】[时珍说]蝉主产难、下胞衣，是取其能退蜕之义。

【附方】1.百日发惊。用蚱蝉去翅、足，

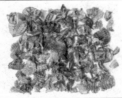

蚱蝉 [主治]小儿惊痫夜啼，癫病寒热，惊悸，妇人乳难，胞衣不出。小儿痫绝不能言。杀疳虫，去壮热，治肠中幽幽作声。

炙过三分、赤芍药三分、黄芩二分，加水二碗，煎至一碗，温服。2. **破伤风病，角弓反张。**用秋蝉一个、地肤子炒八分、麝香少许，共研末，酒送服二钱。3. **头风疼痛。**用蚱蝉两个，生研，加乳香、朱砂各半分，做成如小豆大的丸子，每用一丸，随头所在的一侧纳入鼻中，以出黄水为度。

蝉蜕 (chán tuì)

【释名】亦称蝉壳、枯蝉、金牛儿。

【修治】[时珍说]凡用蜕壳，沸汤洗去泥土、翅、足，浆水煮过，晒干备用。

【气味】咸、甘，寒，无毒。

【主治】小儿惊痫，妇人生子不下。烧灰水服，治久痢。小儿壮热惊痫，止渴。研末一钱，井华水服，治哑病。除目障翳。以水煎汁服，治小儿疮疹出不快，甚良。治头风眩晕，皮肤风热，痘疹作痒，破伤风及疔肿毒疮，大人失音，小儿嗓风天吊，惊哭夜啼，阴肿。

【发明】[时珍说]蝉乃土木余气所化，饮风吸露，其气清虚。故其主疗，皆一切风热之症。古人用身，后人用蜕。大抵治脏腑经络，当用蝉身；治皮肤疮疡风热，当用蝉蜕，各从其类。

【附方】1. **小儿夜啼。**用蝉蜕四十九个，去前截，研末，分四次服，钩藤汤调服。2. **小儿天吊**（头目仰视，痰塞内热）。将蝉蜕在浆水中煮一天，晒干，研末。每服二三分，冷水调服。3. **小儿初生、口噤不乳。**用蝉蜕十四枚、全蝎去毒十四枚，共研末，加轻粉末少许，乳汁调匀灌服。4. **破伤风病**（发热）。用蝉蜕炒过，研末，酒送服一钱，极效。又方：用蜕研末，加葱涎调匀，涂破处，流出恶水。此方叫作"追风散"。5. **痘后目翳。**蝉蜕研末，每服一钱，羊肝煎汤送服。一天服二次。6. **聤耳出脓。**用蝉蜕半两烧存性、麝香半钱炒，共研末，棉裹塞耳中，追出恶物。7. **胃热吐食。**用蝉蜕五十个去泥、滑石一两，共研末，每服二钱，水一碗，加蜜调服，此方叫作"清膈散"。8. **疔疮毒肿。**用蝉蜕炒研末，蜜水调服一钱，另以

唾液调末，涂擦患处。

蝉花

【释名】又称冠蝉、胡蝉、蟪蛄。[时珍说]古俗谓之胡蝉，江南谓之蟪，蜀人谓之蝉花。

【集解】[慎微说]蝉花所在有之。生苦竹林者良。花出头上，七月采。[颂说]出蜀中。其蝉头上有一角，如花冠状，谓之蝉花。[宗奭说]乃是蝉在壳中不出而化为花，自顶中出也。[时珍说]蝉花，即冠蝉也。《礼记》所谓"蜩则冠而蝉有緌"者即指此。

【气味】甘，寒，无毒。

【主治】小儿天吊，惊痫瘛疭，夜啼心悸。功同蝉蜕，又止疟。

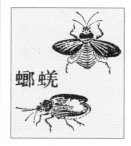
�蝉蜕

蜣螂 (qiāng láng)

【释名】亦称推丸、推车客、黑牛儿、铁甲将军、夜游将军。[弘景说]庄子云：蜣螂之智，在于转丸。喜入粪土中取屎丸而推，故名推丸。

【集解】[宗奭说]蜣螂有大、小两种，大者为胡蜣螂，身黑而光，腹翼下有小黄，子附母而飞，昼伏夜出，见灯光即来，宜入药用；小者身黑而暗，昼飞夜伏。狐喜食。小者不堪用。[时珍说]蜣螂以土包粪，转而成丸，雄曳雌推，置坎中，以土覆盖后离

蜣螂

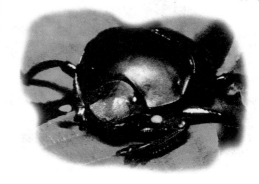

去。数日后，有小蜣螂出，于其中孵卵。

【气味】咸，寒，有毒。

【主治】小儿惊痫，腹胀寒热，大人癫疾狂易。手足端寒，肢满贲豚。捣丸塞下部，引痔虫出。治小儿疳蚀。能堕胎，治痓疰。和干姜敷恶疮，出箭头。烧研末，和醋敷蜂瘘。去大肠风热。治大小便不通，脱肛，下痢赤白，一切痔瘘疔肿，附骨疽疮，疬疡风，灸疮出血不止，鼻中息肉，小儿重舌。

【发明】[时珍说]蜣螂是手足阳明、足厥阴之药，故所主皆三经之病。古方治小儿惊痫，蜣螂为第一药。

【附方】1.小儿惊风（不拘急、慢均适用）。蜣螂一枚捣烂，加水一小碗，于百沸汤中烫热，去渣后饮服。2.小儿疳疾。用土裹蜣螂煨熟。吃下。3.赤白下痢（包括噤口痢及泄泻）。蜣螂烧研末。每用半钱或一钱，烧酒调服，小儿用黄酒调服。此方叫作"黑牛散"。4.大肠脱肛。用蜣螂烧存性，研末，加冰片研匀，敷肛上托入，即愈。5.大小便不通。用夏天收集阴干的蜣螂一个，放净砖上，四面以灰火烘干，当腰切断。大便不通，用上截；小便不通，用下截；二便不通，用全部。研末，水送服。6.小便血淋。蜣螂研末，水冲服。7.痔漏出水。阴干蜣螂一个，加冰片少许，研细末，搓纸捻蘸末塞入孔内，渐渐生肉，药自退出，即愈。又方：蜣螂焙干，研末，先以矾汤洗过，再加药末敷贴。8.疔肿恶疮。生蜣螂一个，在蜜汤中浸死，瓦上焙焦研末。先用针烧过，把疮肿挑破，然后用醋调药末敷涂。9.无名恶疮。用死蜣螂捣汁敷涂。

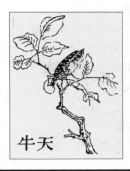

天牛　【释名】也称天水牛、八角儿。一角者名独角仙。[时珍说]此虫有黑角如八字，似水牛角，因此得名。

【集解】[藏器说]蝎一名蠹，在朽木中，食木心，穿如锥刀，口

牛天

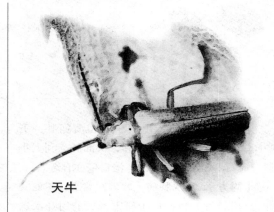

天牛

黑，身长足短，节慢无毛，至春雨后化为天牛，两角状如水牛（亦有一角者），色黑，背有白点，上下缘木，飞不远。[时珍说]天牛处处都有。大如蝉，黑甲光如漆，甲上有黄白点，有翅能飞。目前有两黑角很长，前向如水牛角，能动。喙黑而扁，如钳甚利。六足在腹，为诸树蠹虫所化。夏月有，出则降雨。

【气味】有毒。

【主治】疟疾寒热，小儿急惊风，去痣靥。

【附方】疔肿恶毒。"透骨膏"：用八角儿（杨柳上者，阴干去壳）四个（如冬天没有，用窠替代），蟾酥半钱，巴豆仁一个，粉霜、雄黄、麝香少许。先将八角儿研如泥，入熔化黄蜡少许，同以上药末和做膏子，密收。每以针刺疮头破出血，用榆条送膏子（麦粒大）入疮中。疮回即止。忌冷水。

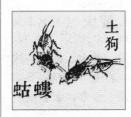

土狗

蝼蛄

蝼蛄（lóu gū）

【释名】也称天蝼、蝼蝈、仙姑、石鼠、梧鼠、土狗。[时珍说]蝼，臭也。此虫气臭，故名蝼。

【集解】[时珍说]蝼蛄穴土而居，有短翅四足。雄者善鸣而飞，雌者腹大羽小，不善飞。吸风食土，喜就灯光。入药用雄。

【气味】咸，寒，无毒。

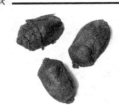

蝼蛄〔主治〕产难，出肉中刺，溃痈肿，下哽噎，解毒，除恶疮。水肿，头面肿。利大小便，通石淋，治瘰疬骨鲠。治口疮。

【主治】 产难，出肉中刺，溃痈肿，下哽噎，解毒，除恶疮。水肿，头面肿。利大小便，通石淋，治瘰疬骨鲠。治口疮亦有奇效。

【附方】 1. **水肿病**（肿满，喘急，不能安卧）。用蝼蛄五枚，焙干研末，饭前用开水送服一钱，以小便通畅为效，加甘遂末一钱、商陆汁一匙，忌盐百日。又方：小便不通者，用蝼蛄下截焙研，水送服半钱，立通。又方：用蝼蛄一个、葡萄心七个，捣烂，露一夜，晒干，共研末，酒送服。又方：夏季收集蝼蛄阴干，分头、腹、尾，焙过收存。治上身水肿，用头末七个；治身体中部水肿，用腹末七个；治下身水肿，用尾末七个，饭前酒送服。2. **大腹水肿**。用蝼蛄炙熟，每天吃十个。又一方：用大戟、芫花、甘遂、大黄各三钱，共研末。以蝼蛄七个，加捣烂的葱，在新瓦上焙干，去翅、足，每个剪作左右两半。退左侧水肿时，即以虫的左侧七片焙研加上述的药末二钱，黎明时，用淡竹叶、天门冬煎汤调服。三天后，照此法服虫的右侧七片。3. **石淋肿痛**。用蝼蛄七个、盐二两，在新瓦上焙干，研末。每服一匙，温酒送服。4. **牙齿疼痛**。蝼蛄一个，裹旧糟中，湿纸包好煨焦，去糟，研末敷患处。

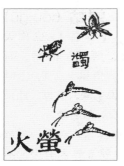

萤火 【释名】又名夜光、熠耀、夜照、景天、救火、据火、挟火、宵烛、丹鸟。[宗奭说] 萤常在大暑前后飞出，是得大火之气而化，故明照如此。

【集解】 [别录说] 萤火生阶地池泽。七月七日取，阴干。[弘景说] 此是腐草及烂竹根所化。初时如蛹，腹

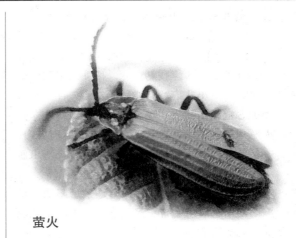

萤火

下已有光，数日变而能飞。方术家捕置酒中令死，乃干之。[时珍说] 萤有三种：一种小而宵飞，腹下光明，乃茅根所化也，《吕氏月令》所谓"腐草化为萤"者是也；一种长如蛆蠋，尾后有光，无翼不飞，乃竹根所化也，一名蠲，俗名萤蛆，《明堂月令》所谓"腐草化为蠲"者是也；一种水萤，居水中，唐李子卿《水萤赋》所谓"彼何为而化草，此何为而居泉"是也。入药用飞萤。

【气味】 辛，微温，无毒。

【主治】 明目。疗青盲。小儿火疮伤，热气蛊毒鬼疰，通神精。

【附方】 1. **黑发**。七月七日夜，取萤火虫二七枚，捻发自黑也。2. **明目**。用萤火二七枚，纳大鲤鱼胆中，阴干百日为末。每点少许，极妙。

地鳖 【释名】 又名土鳖、地蜱虫、簸箕虫、过街。[弘景说] 形扁如鳖，故名土鳖。[宗奭说] 今人呼为簸箕虫，亦象形也。

【集解】 [别录说] 生河东川泽及沙中，人家墙壁下土中湿处。十月采，曝干。[弘景说] 形扁如鳖，有甲不能飞，小有臭气。[恭说] 此物好生鼠壤土中及屋壁下。状似鼠妇，而大者寸余，形小似鳖，无甲而有鳞。

【气味】 咸，寒，有毒。

【主治】 心腹寒热，血积癥瘕，破坚，下

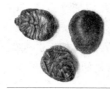

地鳖〔主治〕心腹寒热，血积癥瘕，破坚，下血闭。月水不通，破留血积聚。通乳脉，用一枚，擂水半合，滤服。行产后血积，折伤瘀血，治重舌木舌口疮，小儿腹痛夜啼。

血闭。月水不通，破留血积聚。通乳脉，用一枚，擂水半合，滤服。行产后血积，折伤瘀血，治重舌木舌口疮，小儿腹痛夜啼。

【发明】［颂说］张仲景治杂病方及久病积结，有土鳖丸，又有大鳖甲丸，及妇人药并用之，以其有破坚下血之功也。

【附方】1.治产妇腹痛有干血。用土鳖二十枚，去足，桃仁二十枚，大黄二两，为末，炼蜜杵和，分为四丸。每以一丸，酒一升，煮取二合，温服，当下血也。2.木舌肿强塞口，不治杀人。土鳖炙五枚，食盐半两，为末。水二盏，煎十沸，时时热含吐涎。3.重舌塞痛。地鳖虫和生薄荷研汁，帛包捻舌下肿处。4.腹痛夜啼。土鳖炙、芍药、芎各二钱，为末。每用一字，乳汁调下。5.折伤接骨。将土鳖焙存性，为末。每服二三钱，接骨神效。又方：土鳖六钱，隔纸砂锅内焙干，自然铜二两，用火煅，醋淬七次，为末。每服二钱，温酒调下，神效。又方：用土鳖阴干一个，临时旋研入药。乳香、没药、龙骨、自然铜火煅醋淬各等分，麝香少许为末。每服三分，入土鳖末，以酒调下。

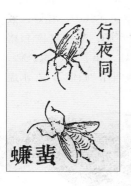

蜚蠊 (lián)

【释名】又称滑虫、石姜、负盘、茶婆虫、香娘子。

【集解】［别录说］生长在晋阳的山泽和房间中。形似蚕蛾，腹部红色。［弘景说］蜚蠊的形状像蠦虫，但体轻能飞。本来生长在草丛中，八、九月天冷后，大多数蜚蠊便躲藏在人家里。［时珍说］

蜚蠊

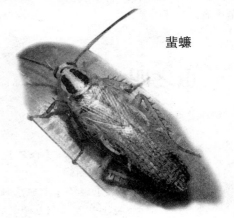

如今人们家中的墙壁间、灶下有很多石姜，甚至成百上千。形似蚕蛾，腹背俱赤，两翅能飞，喜欢灯火，发出的气味很臭，屎更臭。罗愿说，这种动物喜欢在清晨吃稻花，太阳一出即飞走。

【气味】咸，寒，无毒。

【主治】治瘀血结块、寒热，还能治咽喉肿胀，通利血脉。治内寒、无生育力，可下气。

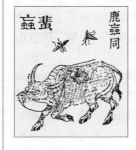

蜚虻 (méng)

【释名】又称虻虫。

【集解】［别录说］蜚虻生于江夏川谷。五月取。腹有血者良。［弘景说］此即方家所用虻虫，啖牛马血者。伺其腹满，掩取干之。

【修治】入丸散，去翅足，炒熟用。

【气味】苦，微寒，有毒。

【主治】逐瘀血，破血积，坚痞癥瘕，寒热，通利血脉及九窍。女子月水不通，积聚，除贼血在胸腹五脏者，及喉痹结塞。破癥结，消积脓，堕胎。

【附方】1.蛇螫血出，九窍皆有者。取虻虫初食牛马血腹满者三七枚，烧研汤服。2.病笃去胎。虻虫十枚炙，捣为末。酒服，胎即下。3.扑坠瘀血。虻虫二十枚，牡丹皮一两，为末。酒服方寸匕，血化为水也。若久宿血在骨节中者，二味等分。

虫之四 湿生类

蟾蜍、蛙、蜈蚣、蚯蚓、蜗牛

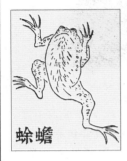

蛤蟾

蟾蜍 【释名】

又名癞蛤蟆。

【集解】［别录说］原生长在江湖池泽之中。［颂说］现在处处都有。蟾蜍多在潮湿的地方，形体大，背上有层层叠叠像痱子的东西，行动迟缓，不能跳跃，也不能鸣叫；蛤蟆多生活在水中，体态小，皮肤上多黑斑点，善跳跃，行动敏捷。二者属同一类，但功用稍有差别。

【气味】 辛，凉，微毒。

【主治】 治外阴溃烂、恶疽疮，疯狗咬伤。能合玉石。烧灰敷疮，效果甚佳。治温病发斑危急，去掉蟾蜍肠生捣食一二只，立愈。杀疳虫，治鼠瘘和小儿劳瘦疳疾，面黄，破腹内结块。

【附方】 1. **腹中冷癖**（逆害饮食，两胁痞满，按之鸣转）。用大蟾蜍一个，去皮、肠，切成小块，加芒硝（体强者一升，中等者七合，体弱者五合），以水七升，煮至四升，一次服下，以泻为度。2. **小儿疳积**（疳积腹大，黄瘦骨立，头生疮结）。用立秋后大蟾蜍，去首、足、肠，涂上清油，在瓦上炙熟吃，有积秽排出。连吃五六个，一月之后，形容改变，疗效明显。3. **五疳八痢**（面黄肌瘦，好食泥土，不思乳食）。用大干蟾蜍一个（烧存性）、皂荚（去皮、弦）一钱（烧存性）、蛤粉（水飞）三钱、麝香一钱，共研末，糊成如粟米大的丸子。每服三四十丸，空心米汤送服。一天服两次，此方叫作"五疳保童丸"。4. **走马牙疳，侵蚀口鼻**。用干蟾蜍裹黄泥中煅过，取二钱半，加黄连二钱半、青黛一钱、麝香少

许，共研末，敷患处。5. **小儿口疮、褥疮**。用夏季蟾蜍炙过，研末，敷患处。6. **一切湿疮**。用蟾蜍烧灰，调猪油涂擦。7. **肿毒初起**。大蟾蜍一个剁碎，和炒石灰一起，研如泥，敷涂。频换药。8. **破伤风病**。用蟾蜍二两半（切剁如泥），加花椒一两，同酒炒熟，再加酒二两半，温服。通身出汗，见效。9. **折伤接骨**。大蟾蜍生研如泥，敷涂伤处，外用竹片包好捆稳。

蛙 【释名】又称长股、青鸡、田鸡、坐鱼、蛤鱼。［时珍说］肉味像鸡，生性喜坐，故有诸名。

【集解】［颂说］蛙处处都有，像蛤蟆，脊部呈青绿色，嘴尖腹细，俗称青蛙；也有脊部长黄路纹的，叫金线蛙。四月其肉味最好，五月后渐老，可采制入药。浙江、福建和四川人将它作为佳肴。［时珍说］《考工记》说，农夫以蛙声来预测收成的好与坏。

【气味】 甘，寒，无毒。［时珍说］按《三元延寿书》载，蛙骨热，食后可致小便苦淋。妊娠的妇人食蛙，会令胎儿夭折。多食幼蛙令人尿闭，脐下酸痛，甚至死亡。捣车前草汁饮服可解。［吴瑞说］正月生长的黄蛤不能食。

【主治】 治小儿热毒，肌肤生疮，脐伤气虚。还能止痛，解虚劳发热，利水消肿。尤其对产妇有补益作用。捣汁服，治蛤蟆瘟病。南方人吃蛙，认为能补虚损，尤益产妇。

【附方】 1. **水肿**。用活蛙三个，每个口内放一枚铜钱，钱上涂黄连少许；另取猪肚一个，以茶油洗净后，将蛙包在其中，扎好，煮一宿取出，去掉蛙的皮、肠，只吃蛙肉和猪肚，酒送服。忌食酸、咸、鱼、面、鸡、鹅、羊肉，宜吃猪、鸭。此方叫作"蛤馔"。2. **水蛊**

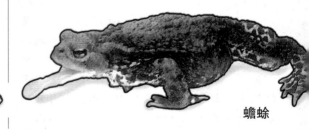

蟾蜍

腹大（动有水声，皮肤变黑）。用干青蛙两个，以油炒干；干蝼蛄七枚，炒过；苦葫芦半两，炒过，共研末。每服二钱，空心温酒送服。三服即可愈。3. **毒痢禁口**。用青蛙一个，连肠肚捣碎，瓦上烘热，加麝香五分，做饼贴脐上，气通后即能进食。4. **诸痔疼痛**。用青蛙一个，烧存性，研末，加米糕做如梧桐子大的丸子。每空腹时，先吃饭二匙，再服药十五丸，枳壳汤送服。5. **瘟疮如眼**（上高下深，颗颗累垂如瞥眼，顶上露出舌状物，毒孔透里）。用生蛙皮烧存性，研末，蜜水调匀敷患处。

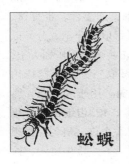

蜈蚣

蜈蚣

【释名】也叫蒺藜、天龙。

【集解】［别录说］蜈蚣生大吴川谷及江南。头、足俱赤者良。［弘景说］今赤足者，多出自京口、长山、高丽山、茅山，得于腐烂积草处，勿伤，曝干。黄足者不堪用。蜈蚣啮人，以桑汁、白盐涂，即愈。［时珍说］西南到处有。春出冬蛰，节节有足，双须歧尾。性畏蜘蛛，若蜘蛛以溺射，即断烂。段成式《酉阳杂俎》载，绥定县蜈蚣，大者能用气吸蛇及蜥蜴，相去三四尺，骨肉自消。沈怀远《南越志》载，南方晋安有山出大蜈蚣，长丈余，能吃掉牛。山人点火把捕获，以皮蒙鼓，曝肉为脯，味美于牛肉。

【气味】辛，温，有毒。

【主治】啖诸蛇、虫、鱼毒，杀鬼物老精温疟，杀三虫。疗心腹寒热积聚，堕胎，去恶血。小儿惊痫风搐，脐风口噤，丹毒秃疮瘰疬，便毒痔漏，蛇瘕蛇瘴蛇伤。

【发明】［时珍说］诸物中，行疾者，惟风与蛇。蜈蚣能制蛇，故亦能截风，所以它是厥阴经药。故所主诸症，多属厥阴。

【附方】1. **小儿撮口**（舌上有疮，如粟米大）。生蜈蚣捣汁敷涂。2. **小儿急惊**。用蜈蚣一条去足，炙研末，丹砂、轻粉，等分研匀，加乳汁做成如绿豆大的丸子。按病者年龄。每

岁服一丸，乳汁送服。3. **天吊惊风**（目久不下，眼见白睛，角弓反张，不能出声）。用大蜈蚣一条，去头足，酥炙，以竹刀劈为左右两半，研末，各半加麝香五分。用时，以左半药末吹入左鼻，以右半药末吹入右鼻，只吹少许即可，不可过多。若眼末下，可再吹入少量，服下即止。4. **破伤中风**。用蜈蚣研末擦牙，吐出涎沫即愈。又一方：蜈蚣头、乌头尖、附子底、蝎梢，等分研末。每用一分至三分，热酒灌服。另以药末敷患处，出汗即愈。5. **口眼歪斜，口内麻木**。用蜈蚣三条，一条蜜炙，一条酒浸，一条纸裹火煨，均去头足；天南星一个，切作四片，一蜜炙，一酒浸，一纸裹火煨，一生用；半夏、白芷各五钱。各药一起研末，加麝香少许。每服一钱，热水调服。一天服一次。6. **蝮蛇螫伤**。用蜈蚣研末敷涂。7. **天蛇头疮**（生手指头上）。用蜈蚣一条，烧烟熏一二次即愈。或将蜈蚣研末，调猪胆汁敷涂。8. **丹毒瘤肿**。用蜈蚣一条、白矾如皂荚子大一块、雷丸一个、百部二钱，共研末，调醋敷涂。9. **瘰疬溃疮**。用茶和蜈蚣二味，炙至香熟。捣筛为末，先用甘草汤洗净患处，再将药末敷上。10. **小儿秃疮**。大蜈蚣一条、盐一分，放油内浸七天，取油涂擦，即效。11. **痔疮疼痛**。用赤足蜈蚣焙干研末，加龙脑少许，调好敷涂。又方：用蜈蚣三四条，浸入煮开一二次的香油中，再加入五倍子末二三钱，瓶封收存。在痔痛不可忍时，取油点涂，痛即止。12. **腹大如箕**。用蜈蚣三五条，酒炙过，研末。每服一钱，分为两份，分别装入两个开孔的鸡蛋内，搅匀，封好，煮熟吃。一天一次，连进三服可愈。13. **脚肚转筋**。用蜈蚣烧末，调猪油涂擦。

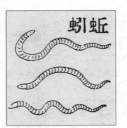

蚯蚓

蚯蚓

【释名】亦称坚蚕、地龙子、寒蚓、附蚓、土龙、歌女。［时珍说］因爬行时，先向后伸，埭起一丘再向前行，因此得名。

【集解】［时珍说］

现在的平原、水泽地、山地中皆有。夏天始出，冬月蛰伏。雨前先出，天晴则夜鸣。有人说它盘伏的结果可化为百合。它与蚱蟒同穴才有雌雄。故郭璞赞说，蚯蚓乃土中精灵，无心的虫类，同蚱蟒交合时，很难分开，就是这个道理。现小儿阴肿，多以为是此物所吹。经验方说：蚯蚓咬人，形如大风，须眉都要脱落，只有用石灰水浸敷，效果最好。

白颈蚯蚓【气味】 咸，寒，无毒。

【主治】 主蛇瘕，去三虫伏尸，杀长虫。将它化为水，治疗伤寒、大腹黄疸、温病、大热狂言，饮汁水皆愈。将它炒成屑，可去蛔虫。将它去泥，用盐化成水，主天行诸热，小儿热病癫痫，涂丹毒，敷漆疮。将它与葱化成汁，治疗耳聋。治中风、喉痹。干的炒研末，主蛇伤毒。治脚风、疟疾。能解蜘蛛毒。

【发明】〔时珍说〕蚯蚓在物属土德，在景象属轸水。上食泥土，下饮黄泉，所以性寒而下行。性寒故能解各种热疾，下行故能通利小便，治疗足疾而通经络。

【附方】 1. **伤寒热结**。用大蚯蚓半斤，去泥，以人尿煮汁饮服。或以生蚯蚓绞汁饮服亦可。2. **诸疟烦热**。用生蚯蚓四条，洗净，研如泥，加生姜汁、薄荷汁各少许，蜜一匙，水调服。3. **小便不通**。蚯蚓捣烂，浸水中，滤取浓汁半碗服下，立通。4. **老人尿闭**。用蚯蚓、茴香等分，捣汁饮服。即可愈。5. **小儿急惊**。用生蚯蚓一条研烂，加五福化毒丹一丸，同研。以薄荷汤少许化下。此方叫作"五福丸"。6. **小儿慢惊**。用乳香半钱、胡粉一钱，研匀，加活蚯蚓捏去土，捣烂，和药做成如麻子大的丸子。每服七至十五丸，葱白煎汤送下。此方叫作"乳香丸"。7. **小儿阴囊肿大**。用蚯蚓连土为末，调唾液敷涂。8. **手足肿痛欲断**。用蚯蚓三升、加水五升，绞汁二升半，服下。9. **风热头痛**。用蚯蚓炒过，研细，加姜汁、半夏饼、赤茯苓，各药等分研末。每取三分至五分，以生姜荆芥汤送服。10. **偏正头痛**。用蚯蚓去土，焙干、乳香等分研末。每取三分作纸捻烧出烟，以鼻嗅。11. **风赤眼痛**。用蚯蚓十条，炙研末，每服三钱，茶送服。12. **齿缝出血**。用蚯蚓末、枯矾各一钱，麝香少许，研匀，擦患处。13. **木舌肿满**。蚯蚓一条，盐化出水，涂舌上。肿满渐消。14. **咽喉肿痛，不能下食**。将蚯蚓十四条捣烂，涂喉外，另以一条加盐化水，加蜜少许内服。15. **鼻中息肉**。用蚯蚓炒一分、皂荚一挺，共研末，调蜜涂患处，清水滴尽即愈。16. **聤耳出脓**。用生蚯蚓、釜上墨、生猪油，等分研匀，加葱汁做成挺子，棉裹塞耳内。17. **耳中耵聍，干结不出**。用蚯蚓包在葱叶中，取化出来的水滴耳令满。数次之后，就可以把干结物挑出。18. **瘰疬溃烂**。先用荆芥根下段煎汤温洗，在疮破紫黑处，针刺去血，再洗三四次，然后用黎明时收集的蚯蚓一把，放炭火上烧红研末。每一匙加乳香、没药、轻粉各半钱，穿山甲九片，炙研末，调油敷涂患处。有奇效。19. **阳证脱肛**。用荆芥、生姜煎汤洗患处后，即取蚯蚓（去土）一两、朴硝二钱研末，调油敷涂。20. **对口毒疮，已出脓者**。用韭地蚯蚓捣烂，凉水调匀敷涂。每天换三四次药。

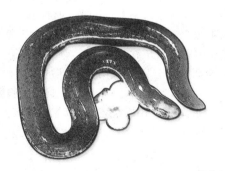

蚯蚓

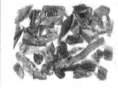

蚯蚓〔主治〕伤寒、大腹黄疸、温病、大热狂言。可去蛔虫。主天行诸热，小儿热病癫痫，涂丹毒，敷漆疮。治疗耳聋。治中风、喉痹。主蛇伤毒。治脚风、疟疾。能解蜘蛛毒。

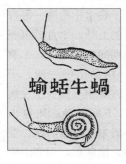

蝓蛞牛蜗

蜗牛 【释名】亦

称蠡牛、山蜗、蜗螺。

【集解】[弘景说]生在山林或人家的周围。头形像蛞蝓，但有甲壳。[保升说]状似小螺，颜色是白的。头有四个黑角，走动时头伸出，受惊时则头尾一起缩进甲壳中。[颂说]凡用蜗牛，以体形圆而大的为佳。[时珍说]蜗牛身上有唾涎，能制约蜈蚣、蝎子。夏天热时会自悬在叶下，往上升，直到唾涎没了自己死亡。

【气味】咸，寒，有小毒。

【主治】主跌打损伤，脱肛，筋急和惊痫。生研饮汁，止消渴。治各种肿毒痔漏、蜈蚣、蝎毒，研烂涂敷。

蜗壳 【主治】主一切疳疾，面上赤疮，久利脱肛。

【附方】1.**小便不通**。蜗牛捣烂贴脐下，以手摩擦。加麝香少许尤佳。2.**大肠脱肛**。用蜗牛一两烧灰，调猪油敷涂，立缩。又方：用干蜗牛一百个，炒研。每取一钱，以飞过赤汁的磁石末五钱，加水一碗，煎成半碗，调药服下。3.**痔疮肿痛**。用蜗牛浸油涂擦，或烧过研末敷涂。又方：用蜗牛一个，加麝香少许，装碗中，次日取碗中液汁涂擦。4.**背疮初起**。用活蜗牛二百个、加水一碗，封瓶中一夜，取涎水调蛤粉敷疮上。每天十几次，热痛渐止，疮亦渐愈。5.**瘰疬未溃**。用连壳蜗牛七个、丁香七粒，一起烧过，研末，敷贴患处。6.**瘰疬已溃**。用蜗牛烧研，加轻粉少许，调猪脊髓涂擦。7.**喉风肿塞**。用蜗牛棉裹，水浸，放口中含咽，不久即通。8.**耳腮痄肿及喉下诸肿**。用蜗牛同面研末敷涂。9.**脸上毒疮**。用蜗牛一二个，加酱少许，共捣烂摊纸上，贴患处。纸上留一小孔透气，有奇效。10.**赤白翳膜**。用生蜗牛一个，加丹砂末，在火上炙沸，以棉球蘸汁涂眼中。一天两次。11.**鼻血不止**。用蜗牛一个焙干，乌贼骨半钱，共研末，吹鼻内。

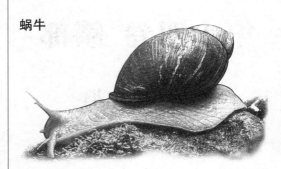

蜗牛

12.**撮口脐风**。用去壳蜗牛五个，研汁涂口，有效即止。又方：用蜗牛十个，去壳研烂，加莳萝末半分，研匀涂擦，有效即止。13.**滴耳聋闭**。用蜗牛一两，石胆、钟乳粉各二钱半，共研末，装盒中，火煅过，加龙脑少许。每以酒调药二三分滴耳中，即愈。14.**虫牙作痛**。用蜗牛壳三十个烧过，研末，每日擦痛处。

第十四卷 鳞部

鳞之一 龙类

穿山甲、蜥蜴、壁虎、蛤蚧

[时珍说]鳞虫有水、陆两类，类虽然不同，却同有鳞甲。龙蛇是灵物，鱼是水属，种族虽然有差别，但变化相通：鳞属都是卵生，而蝮蛇是胎产；水族都不瞑，而河鲀目眨。蓝蛇的尾，能解其头毒；鲨鱼的皮，还能消鲙积。如果不是知道的人，难道还能察觉到它的利与弊吗？

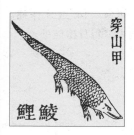

穿山甲 鲮鲤

穿山甲【释名】

亦称龙鲤、鲮鲤、石鲮鱼。[时珍说]形状像鲤，穴陵而居，故说鲮鲤，俗称穿山甲。

【集解】[弘景说]形似鼍而短小，又似鲤而有四足，黑色，能陆生亦能水生。[时珍说]鲮鲤形如鼍而小，背如鲤而阔，首如鼠而无牙，腹无鳞而有毛，长舌尖喙，尾与身等长。

甲【气味】咸，微寒，有毒。

【主治】五邪，惊啼悲伤，烧灰，酒服方寸匕。疗蚁瘘。小儿惊邪，妇人鬼魅悲泣，疥癣痔漏。疗疮癫及诸蛀疾。烧灰敷恶疮。又治山岚瘴疟。除痰疟寒热，风痹强直疼痛。可通经脉，下乳汁，消痈肿，排脓血，通窍杀虫。

【发明】[时珍说]穿山甲入厥阴、阳明经。古方少用，近世为风疟、疮科、通经、下乳之要药。因为此物穴山而居，寓水而食，出阴入阳，能窜经络，达于病灶。

【附方】1.中风瘫痪，手足不举。用穿山甲，左瘫用右甲，右瘫用左甲炮熟、大川乌头炮熟、如棋子大的红海蛤各二两，共研末。每用半两，同葱白捣汁，和成径约半寸的厚饼，随病贴脚心，捆好，静坐于热水中泡脚，等身麻汗出，急去药，手足渐能上举。半月后再照此做一次，可除根。治疗期间应注意饮食，避风，保养身体。2.热疟。用穿山甲一两、干枣十个，同烧存性，研末，每服二钱，于发病之日黎明时，水送服。3.下痢里急。用穿山甲、蛤粉等分，同炒过，研末。每服一钱，空心温酒送服。4.肠痔气痔，出脓血。用穿山甲（烧存性）一两、肉豆蔻三枚，共研末。每服二钱，米汤送服。5.妇女阴癫、硬如卵块。取穿山甲五钱，以沙炒焦黄，研末。每服二钱，酒送服。6.乳汁不通、乳痈。用穿山甲炮过，研末，每服一匙，酒送服。一天服两次。外以油梳梳乳，即通。此方叫作"涌泉散"。7.肿毒初起。将穿山甲插入谷芒热灰中，炮焦研末，取二两，加麝香少许。每服二钱半，温酒送服。8.便毒便痈。用穿山甲半两、猪苓二钱，均经醋炙过，研末，酒送服二钱，外用穿山甲末，和麻油、轻粉涂患处。9.瘰疬溃烂。用穿山甲二十一片，烧过，研末敷涂。又方：用穿山甲土炒、斑蝥、熟艾，等分研末，敷患处。10.耳鸣耳聋（突然耳聋，肾虚，耳内如有风水钟鼓声）。用穿山甲一大片，以蛤粉炒赤。加蝎梢七个、麝香少许，共研末，另以麻油化蜡，调末做成梃子。棉裹塞耳内。11.火眼赤痛。将穿山甲一片研末，铺白纸上卷成捻子，烧烟熏眼。

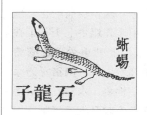

子龙石 蜥蜴

蜥蜴【释名】

亦称山龙子、石蜴、石龙子、猪婆蛇、守宫、泉龙。

【集解】[弘景说]蜥蜴有四类：形大纯黄者为蛇医母，也叫蛇舅母，不入药用；似蛇医而形小尾长，见人不动者为龙子；形小而有五色，尾青碧可爱者为蜥蜴，并不螫人；一种缘篱壁，形小色黑者，为蝘蜓，有人说螫人必死，但未闻有人中毒致死。[时珍说]大抵是水、旱两种，有山石、草泽、屋

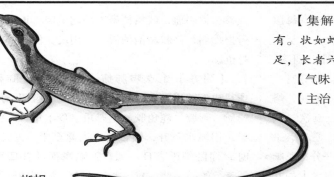

蜥蜴

壁三类之异。蜥蜴生于山石间，与石龙、山龙之名相合，自与草泽之蛇师、屋壁之蛆蜒不同。生于山石间者为石龙，即蜥蜴，俗称猪婆蛇；像蛇有四足，头扁尾长，形细，长七八寸，大者一二尺，有细鳞金碧色；五色全者为雄，入药尤佳。生于草泽间者说蛇医，又称蛇师、蛇舅母、水蜥蜴、蝾螈，俗称猪婆蛇；蛇有伤，则衔草以敷，又能入水与鱼合，故得诸名；状同石龙而头大尾短，形粗，色青黄，也有白斑者，不入药用。生屋壁间者说守宫；似蛇医而短小，灰褐色，不螫人。

【气味】 咸，寒，有小毒。

【主治】 主五癃邪结气，通利水道，破石淋下血。消水饮阴癀，滑窍破血。

【附方】 1. 小儿阴癀。蜥蜴一枚，烧成灰，酒送服。2. 诸瘘不愈。用蜥蜴炙三个、地胆炒三十枚、斑蝥炒四十个。共研末，加蜜做成如小豆大的丸子。每服二丸，开水送服。3. 药物流产。用蜥蜴肝、蛇蜕皮等分，苦酒均匀，擦孕妇脐上及左右，令温暖，能使生胎产下。

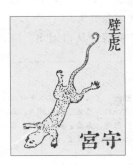

壁虎【释名】
亦称壁宫、蝎虎。[弘景说]守宫喜攀缘篱壁间。以朱砂饲养，满三斤杀，干末涂女人身，有交接事即脱。状如赤痣，故名守宫。

【集解】[时珍说]守宫，人家墙壁皆有。状如蛇医，灰黑色，扁首长颈，细鳞四足，长者六七寸。

【气味】 咸，寒，有小毒。

【主治】 中风瘫痪，手足不举，或历节风痛，惊痫，小儿疳痢，血积成痞，疬风瘰疬，疔蝎螫。

【附方】 1. 久年惊痫。守宫一个，剪去四足，连血研烂，加珍珠、麝香、龙脑香各一字，研匀，以薄荷汤调服。先令病人吐或下痰涎，然后服药，效果更好。2. 小儿撮口。朱砂末装小瓶中，捕守宫一个关瓶内吃砂末，一个多月后，守宫显红色，取出阴干研末。每服三四分，薄荷汤送服。3. 瘫痪疼痛。用守宫一个炙黄，陈皮五分，罂粟壳一钱，甘草、乳香、没药各二钱半，共研末。每取三钱，水煎服。4. 关节风痛。用守宫三个生研、蛴螬三个纸包煨研、蚯蚓五条生研、草乌头三枚生研、木香五钱、乳香末二钱半、麝香一钱、龙脑五分。上药合研成膏，加酒糊捣成如梧桐子大的丸子。每日服三十丸，乳香酒空心服，直至病愈。此方叫作"壁虎丸"。5. 破伤中风（筋急口噤，身如角弓反张）。用守宫炙干，去足七个、天南星酒浸三日，晒干一两、轻粉半钱，共研末，以薄面糊调成如绿豆大的丸子。每取七丸，以酒送下，不久汗出。再服一次，出汗一次即愈。也可在本方中加白附子一两，蜜调成丸。此方叫作"守宫丸"。6. 疬风成癞。用守宫一个焙干、大蚕沙五升，水淘过，炒干，共研末，拌

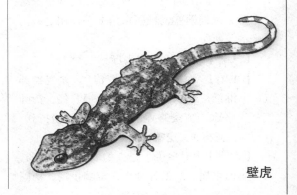

壁虎

小麦面四升，拌成条子，晒干，研末。每服一二合，柏叶汤送服，一天服三次，直至病愈。7.瘰疬初起。用守宫一个，焙干，研末，每日取半分，酒送服。8.血积成块。用守宫一个，包在鸭蛋大的一团白面中，研烂做饼，烙熟吃下，当有血块排出。如法治三五次，病愈。9.小儿疳疾。用守宫一个，微炙，蜗牛壳、兰香根、靛花、雄黄、麝香各一分，龙脑半分，共研末，加米醋煮糊做成如黍米大的丸子。每服十丸，芝麻汤送服，一天服两次，直至病愈。10.反胃膈气。用守宫七个砂锅炒焦，木香、人参、朱砂各一钱半、乳香一钱，共研末，加蜜做成如梧桐子大的丸子。每服七丸，木香汤送下，早晚各服一次。11.痈疮疼痛。用守宫焙干，研末，调油敷涂。

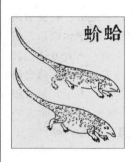

蛤蚧（gé jiè）

【释名】也称蛤蟹、仙蟾。

【集解】[志说]蛤蚧生于岭南山谷及城墙或大树间。形如大守宫，身长四五寸，尾与身等。最惜其尾，见人取之，多自啮断其尾而去。药力在尾，尾不全者不效。[时珍说]按《段公路北户录》中说：其头部如蟾蜍，背部呈绿色，上有黄斑点，如古锦纹，长尺许，尾短，其声最大，多居木窍间，亦守宫、蜥蜴之类也。

【修治】[敩说]其毒在眼。须去眼及甲上、尾上、腹上肉毛，以酒浸透，隔两重纸缓焙令干，以瓷器盛，悬屋东角上一夜用之，力可十倍，勿伤尾也。

【气味】咸，平，有小毒。

【主治】治久咳嗽，肺劳传尸，杀鬼物邪气，下淋沥，通水道。下石淋，通月经，治肺气，疗咯血。肺痿咯血，咳嗽上气，治折伤。补肺气，益精血，定喘止嗽，疗肺痈消渴。

【发明】[时珍说]过去的人说补可去弱，人参羊肉之属。蛤蚧补肺气，定喘止渴，功同

人参；益阴血，咸精扶羸，功同羊肉。近世治劳损痿弱，许叔微治消渴，皆用之，俱添其滋补也。

【附方】1.久嗽肺痈，久嗽不愈，肺积虚热成痈咳出脓血，喉中气塞，胸膈噎痛。用蛤蚧、阿胶、鹿角胶、生犀角、羚羊角各二钱半，用河水三升，银石器内火熬至半升滤汁。时时仰卧细呷。日一服。2.喘嗽面浮并四肢浮者。蛤蚧一雌一雄，头尾全者，法酒和蜜涂之，炙熟，紫团人参似人形者，半两为末，化蜡四两，和做六饼。每煮糯米薄粥一盏，投入一饼搅化，细细热呷之。

鳞之二 蛇类

蛇蜕、蚦蛇、鳞蛇、白花蛇、乌蛇、水蛇、黄颔蛇、蝮蛇

蛇蜕 【释名】亦称蛇皮、弓皮、蛇壳、龙退、龙子衣、龙子皮、蛇符、蛇筋。

【修治】[敩说]勿用青、黄、苍色者，只用白色如银者。先于地下掘坑，深一尺二寸，安放蜕于中，一宿取出，醋浸炙干用。

【气味】咸、甘，平，无毒。

【主治】小儿百二十种惊痫蛇痫，癫疾，弄舌摇头，寒热肠痔，蛊毒。大人五邪，言语僻越，止呕逆，明目。烧之能疗诸恶疮。主喉痹，百鬼魅。炙用辟恶，止小儿惊悸客忤。煎汁敷疬疡，白癜风。止疟。烧末服可治妇人吹奶，大人喉风，退目翳，消木舌。敷小儿重舌重腭，唇紧解颅，面疮月蚀，天泡疮，大人疔肿，漏疮肿毒。煮汤，洗诸恶虫伤。

【发明】[宗奭说]蛇蜕，从口退出，眼

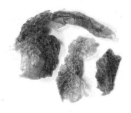

蛇蜕〔主治〕小儿百二十种惊痫蛇痫，癫疾，弄舌摇头，寒热肠痔，蛊毒。大人五邪，言语僻越，止呕逆，明目。

睛亦退。今眼药及去翳膜多用，即取此义。[时珍说] 入药有四义：一能辟恶，取其变化之性灵，可治邪僻、鬼魅、蛊疟诸疾；二能去风，取其属巽之性窜，可治惊痫、喉舌诸疾；三能杀虫，故能治恶疮、痔漏、疥癣诸疾，用其毒；四有蜕义，故能治翳膜、胎产、皮肤诸疾。

【附方】 1. 喉痹肿痛。用蛇蜕烧研末，乳汁送服一钱。2. 缠喉风疾，呼吸困难。用蛇蜕炙、当归，等分研末。温酒送服一钱，得吐即可。3. 小儿重舌。用蛇蜕研末，调醋敷涂。4. 小儿口紧（不能开合、不能饮食）。蛇蜕烧灰敷口内（先将口洗净）。5. 小儿头面生疮。将蛇蜕烧灰，调猪油敷涂。6. 小儿吐血。蛇蜕烧灰，乳汁调服半钱。7. 目生翳膜。蛇蜕一条，洗净，晒干剪细，和白面做成饼，炙成焦黑色，研末。每服一钱，饭后温水送服，一天服两次。8. 小便不通。用全蛇蜕一条，烧存性，研末，温酒送服。9. 石痈无脓，坚硬如石。将蛇蜕贴上，过夜即变软易治。10. 肿毒无头。将蛇蜕烧灰，调猪油涂擦。11. 恶疮似癞，年久不愈。用全蛇蜕一条烧灰，调猪油擦疮。另烧蛇蜕一条，温酒送服。12. 白癜风。将蛇蜕烧灰，调醋涂擦。

蚺（rán）蛇

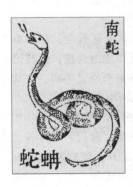

【释名】 亦称南蛇、埋头蛇。

【集解】[恭说] 状似鳢，头像鼍，尾巴呈圆柱形，身上无鳞，生命力强。人们捕到后切肉做脍，视为珍味。[时珍说] 刘恂《岭表录异》载，大的蚺蛇长可达五六丈，围长有四五尺；小的也可达三四丈。身上有斑纹，如旧的丝织品。常在春夏的山林中伺机捕食野鹿，赢瘦的蛇将鹿消化后才变得很肥壮。有的说它一年才吃一只鹿。《海槎录》载，蚺蛇吞食野鹿及山马时，总是先从后脚开始，喷出毒气，则角自然脱落。当地人捕蚺蛇时，先用葛藤塞入蛇洞中，使蛇麻木，然后挖开洞穴捕捉，肉极腴美，皮还可制鼓及装饰刀剑乐器。范成大《虞衡志》说，村寨的兵丁捕蛇时，头上插满花，蛇就会盯着花不动，于是乘机靠近断其头，待它翻腾时猛力一掷即死，然后抬回食用。

胆 【集解】[颂说]《岭表录异》载，雷州有一户养蛇为生的人家，每年五月五日取出蛇胆后，晒干，作为土特产进献给官员。他们将蛇盘曲在垫着软草的篮中，取胆时将它放在地上，用棍棒抽打十几下，翻转蛇腹，按定，剖开腹部约一分寸，然后取其肝胆。它的胆如鸭蛋大，取完胆后，将肝重新放入蛇腹用线缝合，再抬出去放生。有人说：被取过胆的蛇，以后被捕捉时，就露出腹部被剖过的创面，以表明没有胆了。也有人说取胆后的蛇只能活三年。

【气味】 甘、苦，寒，有小毒。

【主治】 主眼睛肿痛、心腹隐痛，下部暗疮。治小儿八种癫痫、疳疾。将胆水灌入小儿鼻中，可去脑热，治疳疮；灌下部，治小儿疳痢；和入麝香，可敷齿疳宣露。还能治大风，明目去翳膜。

【发明】[慎微说] 顾含的养嫂双目失明，需用蚺蛇胆医治，但顾含无从得到。有一个书童送一只小盒给他，顾含一看竟是蚺蛇胆。书童则化作青鸟飞走了。顾含拿蛇胆给养嫂治病，养嫂的眼睛便复明了。

肉 【气味】 甘，温，有小毒。

【主治】 治流行病，喉中有毒，吞吐不出。除疳疮及瘟疫瘴气，手足风痛。可杀三虫，除死肌、皮肤风毒、病风、疥癣、恶疮。

【发明】[时珍说] 柳宗元《捕蛇者说》载，永州的郊野产异蛇，质地黑而有白花纹，草木触后尽死，人不能抵御，然而一旦得到此蛇，将它风干作为药饵，可治大风、瘘疠，去死肌，杀三虫。

【附方】 1. 小儿疳痢（赢瘦喜睡，坐则闭目，饮食无味）。用如豆大的蚺蛇胆两片，煮通草汁研化，随意饮服。2. 痔疮肿痛。蚺蛇胆研细，调香油涂擦，立效。**3.诸种瘫痪，痉挛骨痛，疠风疥癣等。**用蚺蛇肉一斤、羌活一两、糯米二斗，加曲酿酒，每随量温饮数杯。忌风和房事。**4.狂犬咬伤。**将蛇肉研末，水送服五分，一天服三次。若无蚺蛇，可用他蛇代。

鳞 蛇 【集解】

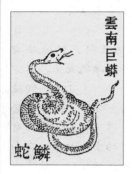

云南巨蟒
蛇鳞

[时珍说]《方舆胜览》载，鳞蛇生长在安南、云南的边远地带，是巨蟒。长丈余，有四只脚，鳞有黄、黑两种颜色，能食麋鹿。春、冬两季生活在山中，夏、秋则生活在水中，伤人。当地人将其捕捉而食，取胆治病。

【气味】苦，寒，有小毒。

【主治】解药毒，治恶疮及牙齿疼痛。

白花蛇

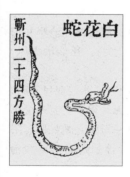

白花蛇
蕲州二十四方胜

【释名】又称蕲蛇。

【集解】[志说]原生长在南方和四川各山。[颂说]现蕲州及邓州都产。身上的花纹呈方形，胜似白花。喜欢咬人的脚。贵州人一旦脚被蕲蛇咬了，立即将脚锯掉，接上木脚。此蛇进入屋中发出烂瓜的气味，必须迅速将它驱逐。[时珍说]湖北、四川都有花蛇，现在只以蕲州的有名。而蕲州的也不多了，市井贩卖的及官府捕捉的都来自江南兴国州等地的山中。这种蛇龙头虎口，黑质白花，胁部有二十四个方形纹，腹部还有念珠斑，有四根长牙，尾巴上有一串长一二分的指甲，肠形如连着的珠子。蕲蛇常在石南藤上吃花叶，人们便趁机捕获。先撒一把沙土，蛇就盘曲不动。再用叉来捉，然后将蛇用绳子挂起来，剖开腹部取出内脏，蛇却反尾洗涤其腹部，大概是

想保护伤口吧。接着用竹片撑开，捆好，烘干。生长在蕲州的蛇即使干枯了，眼睛仍像活的一样，其他地方的就不这样。故《尔雅翼》载，蛇一死眼睛便闭，惟有出自蕲州的白花蛇死不瞑目，目开如生。生长在舒、蕲边界的死后则一只眼开，一只眼闭，所以人们就据此来辨认和检验。

【修治】[颂说]蕲蛇的头尾各一尺，有剧毒，不能食，只能取蛇的中段，用酒浸过，去皮、骨，烤过后收藏才不会生蛀虫。它的骨刺必须抛得远远的，因为它的毒与活蛇的毒相等。[时珍说]黔蛇又长又大，所以头尾可各去一尺。蕲蛇则只需去头尾各三寸。也有单用头尾的。一条大蛇，只可得净肉四两。留久了会生蛀虫，但将肉密封贮，即使十年也不会变坏。《圣济总录》中说，凡用白花蛇，春秋二季用酒浸三夜，夏天浸一夜，冬天则浸五夜，然后取出用炭火焙干，如此三次后再用瓶装好，埋在地下一夜，消除火气，除去皮、骨，肉用。

【气味】甘、咸，温，有毒。

【主治】治中风及肢体麻木不仁、筋脉拘急、口眼歪斜、半身不遂、骨节疼痛、脚软而不能久立。瘙痒及疥癣。又能治肺风鼻塞、瘾疹、身上白癜风、疬疡斑点、破伤风、小儿风热及急慢惊风抽搐。

【发明】[时珍说]风善行数变，蛇亦善行数蜕，又食石南藤，所以能透骨搜风，截惊定搐，为治风痹惊搐、癫癣恶疮之要药。取其内走脏腑，外彻皮肤，无所不至。

【附方】**1.风瘫、疠风、疥癣。**用白花蛇肉四两酒炙，天麻七钱半，薄荷、荆芥各二钱半，共研末，加好酒二升、蜜四两，熬成膏。每服一碗，酒送服，一天服三次，服后需在暖处出汗，十日后见效。此方叫作"驱风膏"。除本方外，还有"世传白花蛇酒""瑞竹白花蛇酒""濒湖白花蛇酒"等，可治各种风疾。**2.疠风，手脚麻木，眉毛脱落，皮肤瘙痒及一切风病。**用白花蛇、乌梢蛇、土蝮蛇各一条，酒泡过，取肉晒干，加苦参头末四两，共研末，再加皂荚一斤切小，酒浸，去酒，一起

在水中揉出浓汁，熬膏调成如梧桐子大的丸子。每服七十丸，吸圣散煎汤送服。一天服三次，服后吃点稀饭压住。三日一浴，取汗，避风。此方叫作"三蛇愈风丹"。**3.九漏瘰疬，面胁痒痛难忍，憎寒发热。**白花蛇在酒中泡过后取肉二两，炒干；生犀角一两二钱五分，研细；黑牵牛五钱，半生半炒；青皮五钱，各药共研末，每取二钱，加轻粉五分，黎明时以糯米汤调服。泻下恶物即可。十日一服，可绝病根。忌发物，此方叫作"三因白花蛇散"。**4.痘疮黑陷。**用白花蛇连骨炙。勿令炙焦，取三钱，加大丁香七枚，共研末。每服五分，水和淡酒送服，有特效。不久，身上发热。疮出红活。此方叫作"托痘花蛇散"。

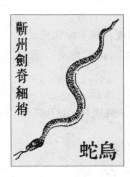

乌蛇 【释名】

又称乌梢蛇、黑花蛇。

【集解】［志说］生长在商洛山上。背部有三条棱线，色黑如漆。性情温和，不乱咬。江东有黑梢蛇，能缠物至死，也是一类的。［颂说］蕲州、黄州的山中有此蛇，它不吞食有生命的东西，亦不伤人。喜欢在芦苇丛中呼吸南风和花香。平常很难捉到，只是偶尔在芦枝上能捕获。它的身体乌黑发亮，头部圆，尾巴

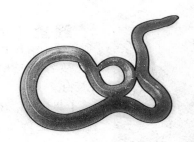

乌蛇

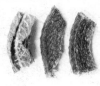

肉〔主治〕顽痹诸风、皮肤不仁、风瘾瘙痒、疥癣、皮肤生癞、眉须脱落。功效与白花蛇相同，而性善无毒。

尖，眼有赤光，即使死了眼睛也同生前一样。体重七钱至一两的为上品，十两至一镒的为中等，粗大的药效大减。做假药的人将别的蛇熏黑亦可乱真，只是蛇眼没有光泽而已。［宗奭说］乌蛇的脊背很高，人称剑脊乌梢，它的尾巴细长，能穿一百文小铜钱的为佳。［时珍说］乌蛇有两种，一种剑脊细尾的为上品；一种长、大、无剑脊且尾巴较粗的是风梢蛇，它还能治疗风邪，但药力不及。

肉 【气味】 甘，平，无毒。

【主治】 治顽痹诸风、皮肤不仁、风瘾瘙痒、疥癣、皮肤生癞、眉髭脱落。功效与白花蛇相同，而性善无毒。

膏 【主治】 治耳聋，用棉花裹豆粒大的膏塞进耳朵，有神效。

胆 【主治】 治木舌胀塞、大风疠疾。

皮 【主治】 治风毒气、唇紧唇疮、胆生翳。

卵 【主治】 治大风癞疾。

【附方】 **1.大麻风。**将乌蛇三条蒸熟，取肉焙干，研末，加蒸饼做成如米粒大的丸子。以此喂乌鸡，待食尽即杀鸡烹熟。取鸡肉焙干，研末。每服一钱，酒送服。或加蒸饼制丸服亦可。吃过三五只乌鸡即愈。又方：捕大乌蛇一条，打死，待烂后，加水两碗浸泡七天，去掉皮、骨，倒入糙米一升浸泡一天。取米晒干，喂白鸡一只（令鸡先饿一日）。等到羽毛脱落即杀鸡煮食，适量饮酒，鸡吃完后再用热水一盆，洗浴大半天，其病自愈。**2.紫白癜风。**用乌蛇肉酒炙六两，枳壳麸炒、天麻、羌活、牛膝各二两，熟地黄四两、白蒺藜炒、桂心、五加皮、防风各二两，各锉成细片，装袋中，用两斗酒浸泡，密封七天。每次温服一小盏。忌鸡、鹅、鱼肉及发物。**3.婴儿撮口，不能吸乳。**用乌蛇（酒浸过，去皮、骨，炙干）半两、麝香一分，共研末。每用半分，以荆芥汤灌下。**4.破伤中风**（项强，身直）。用白花蛇、乌蛇，各取后端二寸，酒洗润，刮出肉，加全蝎蛸一条，共炙研末。每服三钱，温酒调服。此方叫作"定命散"。**5.木舌胀塞。**用蛇胆一枚，焙干，研末，敷舌上。有涎即去。

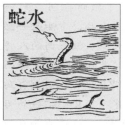

水蛇【释名】

又称公蛎蛇。

【集解】[时珍说]生活在水中，处处都有。体大如鳝，黄黑色，有花纹，咬人但毒性不大。

肉 【气味】 甘、咸，寒，无毒。

【主治】 治消渴、烦热、毒痢。

皮 【主治】 烧灰用油调，治小儿骨疳脓血不止。

【附方】 1. 消渴烦热。用活水蛇一条，削去皮，炙黄研末，蜗牛五十个，水浸五日，取涎汁加蛇肉末、天花粉末一起煎稠，再加麝香一分，和粟饭做成如绿豆大的丸子。每服十丸，姜汤送服。2. 小儿骨疮。用《海上方》的治法："小儿骨痛不堪言，出血流脓实可怜。寻取水蛇皮一个，烧灰油抹敷疮边。"3. 手指天蛇毒疮。水蛇一条，截去头尾，取中间如手指长一段，刮去骨肉，以蛇皮包手指上，几天后即愈。

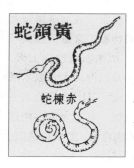

黄颔（hàn）蛇

【释名】俗称黄喉蛇。

【集解】[时珍说]多生活在人们的房室里，以吞食老鼠和小鸡为生。身上的花纹黑黄相间，喉咙下呈黄色，大的近丈长。毒性不大，乞丐多喂养它来玩耍，死后即食之。

肉 【气味】 甘，温，有小毒。

【主治】 治风癫顽癣恶疮。需酿酒服用，也可做羹。

蛇头 【主治】 烧灰，治久疟，将其研末入丸散中。

蝮（fù）蛇【释名】 又称反鼻蛇。

【集解】[弘景说]黄黑色如土，有白斑，黄颔尖口的，毒最烈。[藏器说]众蛇之中只有它是胎生的，着足断足，着手断

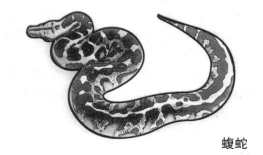

蝮蛇

手，一会儿全身即开始糜烂。七、八月毒盛时，啮树以泄其毒，树一会儿即死；又吐涎沫在草木上，着人成疮身肿，称为蛇漢疮，极不易治。

肉 【气味】 甘，温，有毒。

【主治】 酿酒可治癞疾诸瘘、心腹痛，且可下气结。

胆 【气味】 苦，微寒，有毒。

【主治】 治疗各种漏疮，研末涂抹患处。

皮 【主治】 烧成灰可治疗疔肿、恶疮、骨疽。

蜕 【主治】 主身痒、疥癣。

骨 【主治】 主赤痢。烧成灰，饮用三钱。

鳞之三 鱼类

鲤鱼、鲢鱼、鳙鱼、鳟鱼、草鱼、鲻鱼、白鱼、石首鱼、鲥鱼、鲫鱼、鲂鱼、鲈鱼、鳜鱼、鲨鱼

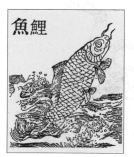

鲤鱼【释名】

[时珍说]鳞有十字纹理，故名鲤。死后鳞不反白。

【集解】[颂说]鲤鱼处处都有。有从头至尾的胁鳞一道，无论鱼大小皆有三十六鳞，每鳞上有小黑点。诸鱼中唯此鱼最佳，是食物中之上等品。[弘景说]鲤鱼是最佳的鱼种之一，形态可爱，变化颇多，

甚至可以超越江湖，所以仙人琴高常乘它远行。但山涧水中的鲤鱼不可食。

肉　【气味】　甘，平，无毒。［宗奭说］鲤为至阴之物，有三十六鳞，阴极则阳复，故《素问》《脉诀》均述热则生风，食鲤鱼过多时能动风热。已患风热症的患者食后贻害无穷。［时珍说］按丹溪朱氏所言，诸鱼在水，一刻不停地游动，故皆能动风动火，不单指鲤鱼。［诜说］鲤鱼脊上两筋及黑血有毒，山涧溪水中的鲤鱼脑中有毒，不可食。凡烧烤鲤鱼，不可让烟入眼，否则损伤视力。流行病后，痢疾腹泻后，皆不可食，服天门冬、朱砂者不可食。不能与狗肉及葵菜同食。

【主治】　煮食，可治咳逆上气、口渴、黄疸，通利小便。消除下肢水肿及胎气不安。温补，去冷气、胸闷腹胀、上腹积聚不适等症。烧研末，能发汗，治咳嗽气喘，催乳汁和消肿。用米饮调服，治严重腹泻。

胆　【气味】　苦，寒，无毒。

【主治】　主目热红痛等症，还可治青光眼，有明目的作用。久服可使人强悍健壮，益志气。点眼可除红肿疼痛，视物不清。滴耳，治聋病。

脑髓　【主治】　治各种抽搐症状。煮粥食可治突然耳聋。和胆等分，点眼，可治青光眼。

血　【主治】　小儿红肿疮毒，涂于患处立即见效。

肠　【主治】　小儿皮肤生疮。同醋捣烂，棉布裹后塞入耳内。治疗痔瘘时，切断鱼肠烤熟，棉布裹后贴于患处。

骨　【主治】　女性白带多、带血、阴部疮疖。又治鱼鲠不出。

皮　【主治】　治瘾疹。烧研灰，用水服，治鱼鲠六七日不出。

鳞　【主治】　烧研成灰后以酒服，治产妇滞血腹痛。亦治吐血，崩中漏下和痔疮脱出。

【附方】　1. **水肿**。用大鲤鱼一尾，加醋三升煮干吃下，一天一次。又方：用大鲤鱼一尾，赤小豆一升，加水二斗煮汁，一次服完，下泻即愈。2. **胎动不安**。用鲤鱼一尾治净，阿胶炒一两，糯米二合，水二升，加葱姜、橘皮、盐各少许，煮汤喝下，五或七天见效。3. **乳汁不通**。用鲤鱼一尾，烧后研末，每服一钱，酒调服。4. **咳嗽气喘**。用鲤鱼一尾，去鳞，纸裹炮熟，去刺研末，同糯米煮粥空心服。5. **一切肿毒，无论已溃未溃**。将鲤鱼烧灰，调醋涂擦，直至病愈。6. **小儿咽肿、痹痛**。用鲤鱼胆二十个，和灶底土调匀涂咽外，立即见效。7. **睛上生晕**。用体长一尺二寸鲤鱼的胆，滴汁在铜器上，阴干后，竹刀刮下。取少许点眼。8. **赤眼肿痛**。用鲤鱼胆十个，轻粉一钱，和匀，收存瓶中，每日点眼。又方：用鲤鱼胆五个、黄连末半两，和匀，加蜂蜜少许，收瓶中，放在饭上蒸熟。每天取药涂眼五或七次。9. **女人阴痿**。用鲤鱼胆雄鸡肝各一个，共研末，加鱼卵做成如小豆大的丸子。每服一丸。

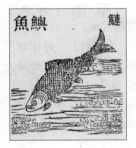

鲢鱼　【集解】

［时珍说］处处都有。形态像鳙鱼，鱼头小而形体扁，有细小的鱼鳞和肥大的肚腹。

【气味】　甘，温，无毒。

【主治】　温中益气，多食会令人中焦生热。

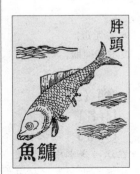

鳙（yōng）鱼

【释名】　也称鳏鱼。

【集解】［藏器说］眼睛旁有一种骨头，叫作"乙"，食鳙鱼时去除乙骨。［时珍说］鳙鱼在江河湖泊中都有，状似鲢鱼，黑色，它的头最大，有重四五十斤的，味道没有鲢鱼好。鲢鱼的肚好吃，而鳙鱼的头味美。有的人把鲢鱼与鳙鱼看成一种鱼，这是错误的，两种鱼的头大小不同，颜色黑白也不同。

【气味】 甘，温，无毒。［藏器说］只可食用，无他用。

【主治】 温补脾胃，强身，消除赘疣。

鳟（zūn）鱼

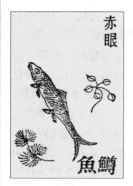

【释名】 亦称赤眼鱼。

【集解】［时珍说］到处都有。形小，身圆而长，有一条红色的脉纵贯全骨止于鱼目，鱼鳞细小，青底赤纹。好食螺、蚌，不易捕获。

【气味】 甘，温，无毒。

【主治】 温补脾胃。多食容易引起风热和疥癣。

草鱼

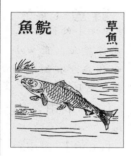

【释名】 又称鲩鱼。

【集解】［时珍说］体长而身圆，肉松厚，形似青鱼，有青、白两种颜色。白色鲩鱼味道比较好，商人多销售它。

【气味】 甘，温，无毒。

【主治】 温暖中焦的脾胃。不能多食，否则容易引发多种疮疡。

胆汁 【气味】 苦，寒，无毒。

【主治】 喉痹飞尸，暖水和搅服。

鲻（zī）鱼

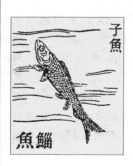

【释名】又称子鱼。

【集解】［志说］生长在江河浅水中，体圆而头扁。有爱食泥的习性。［时珍说］鲻鱼生在东海，略似鲻鱼，比鲻鱼更长，鳞有点点黑斑。鱼子满腹，还有黄脂，味道很鲜美，水獭

喜欢吃。东南沿海的人们把它视为佳品，腌制后留到冬天吃。

【气味】 甘，平，无毒。

【主治】 有开胃、通利五脏的作用，可令人肥健。与任何药物共用皆无妨。

白鱼 【集解】

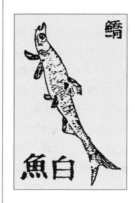

［刘翰说］生长在江河湖泊中。外观呈白色，喜昂头，体形大者长达六七尺。［时珍说］白鱼形窄肚扁。鱼鳞细，头尾俱向上，肉中有细刺。夏至后皆浮于水面，捕鱼者常趁此时机大量捕获，所以人们称为时里白。用鲜鱼做汤味道特别好。腌腊糟藏，味道更佳。

【气味】 甘，平，无毒。［诜说］宜用新鲜的白鱼和豉一起煮汤，虽可免于发病，但也不可多食。隔夜的鱼最好不要吃，吃了会使人腹部冷痛。腌或糟藏皆可食。［瑞说］多食生痰。与枣同食，患腰痛。

【主治】 开胃下气，去水气，令人肥健。助脾气，调整五脏，通十二经络。可治肝气不足，补肝明目，助血脉。患疮疖的人食后，可促使其成熟，加快脓液排出。

石首鱼 【释名】

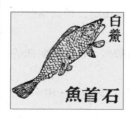

又称石头鱼、江鱼、黄花鱼，干者名鲞鱼。

【集解】［志说］此鱼出水能叫，夜间可发光，头中有像棋子的石头，故得此名。有一种野鸭头中亦有石头，人们传说那是石首鱼进化来的。［时珍说］石首鱼生长在东海，形似白鱼，扁平而骨脆，鳞细呈金黄色。如果离开水的时间长了，金色就会消失。鱼头部有莹洁如玉的白石两枚，玲珑尖峭，有的像人工雕琢

的，到秋后就化生为有冠的野鸭。鱼腹中的白鳔可作为胶用，用来粘接器皿杂物，牢固如漆，因此被广泛运用。《临海异物志》载，小的石首鱼叫口目䲙水，稍大一点的叫春来。田九成《游览志》载，每年四月自海洋来，绵延数里，鱼来时的声音犹如雷鸣。渔民用竹筒探到水下，听到它们的声音后就下网捕捞。向鱼的身上泼些淡水，它们就浑身无力了；第一次来的鱼味道最好，第二三次来的鱼就慢慢变小，味道也没有以前鲜美了。鱼捕上来以后，在船内装满坚冰，将鱼冷冻。不然鱼容易腐败，不能运到远方。

【气味】甘，平，无毒。

【主治】和莼菜一起做汤，能开胃益气。

【附方】1.**开胃益气**。用石首鱼与莼菜做汤吃。2.**胃有积食**。将石鲞鱼炙熟吃。3.**蜈蚣咬伤**。用白鲞皮贴伤处。

鲥（shí）鱼

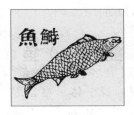

【释名】[宁源说]这种鱼只在初夏才出现，其他时间不出现，故得名"鲥鱼"。

【出产】[时珍说]鲥鱼最早出产在江东，现在江中都有，而以江东为最多。所以应天府用来作为贡品进献给皇上。每年四月，海中的鱼逆流沿江而上，捕鱼的人都把它视为珍品。唯四川人称之为瘟鱼，因畏惧而不敢食。

【集解】[时珍说]鲥鱼形体扁平秀丽，似鲂鱼但略长，体白如银，肉中有很多像毛一样的细刺，它的卵非常细腻。所以何景明称鲥鱼银鳞细骨，彭渊材恨其味美但刺多。大的有四五尺长，鱼腹下有三角形的硬鳞，坚如铠甲。它的脂肪就藏在鳞甲中，自己非常爱惜。鲥鱼性喜浮游，渔民用丝网沉在水中数寸即可捕获。一旦它的鳞片挂在网上，它就不再动了。捞出水后很快死亡，而且极易腐败。袁达《禽虫述》中说，鲥鱼挂网即不动，是因为它珍惜它的鳞甲。鲥鱼不宜烹煮，只有用笋、苋、

芹、荻这类植物，将鲥鱼不去鳞一起蒸熟食用，其味才鲜美。也可以用酒糟藏。鲥鱼的鳞和其他鱼的不同，用石灰水浸泡，晒干后就会一层层叠起来，用来做女人的饰物，非常好看。

【气味】甘，平，无毒。

【主治】补虚劳，治疗小儿慢性营养不良和顽症，不宜多食。蒸出的鱼油用瓶装后埋于土中，过一段时间取出涂于火烧伤的皮肤上，效果尤佳。

鲫鱼 【释名】

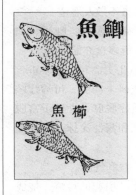

又叫鲋鱼。

【集解】[保升说]所有池塘水泽地域都有。形似小鲤鱼，形体黑胖，肚腹大而脊隆起。大的重三四斤。[时珍说]喜欢藏在柔软的淤泥中，不食杂物，所以能补胃。冬天肉厚且鱼子多，味道鲜美。郦道元《水经注》中说，蕲州、广齐、青林湖中的鲫鱼大的有二尺长，味道极肥美，可祛寒亦能避暑。东方朔《神异经》载，南方湖中多产鲫鱼，长有几尺，食之能避暑，祛风寒。《吕氏春秋》载，鱼中味道鲜美的，有洞庭湖的鲋鱼。由此可以断定，鲫鱼是鱼中之上品，自古以来就是这样。

肉 【气味】甘，温，无毒。[鼎说]不宜与蒜同食，会致体内热盛。与砂糖同食则易得肠虫病，引起消化不良。与芥菜同食易引起水肿症。与猪肝、鸡肉、雉肉、鹿肉、猴肉同食，易生痈疽。与麦门冬同食，对人体有害。

【主治】与五味煮食，作用是温中下气，补虚羸，止下痢肠痔。和莼菜一起做汤饮用，治疗脾胃虚弱、饮食不下，调理中焦，补益五脏。和葵白煎汤，治疗丹石发热。生捣，涂恶核肿毒不散及恶疮。同赤小豆捣烂外敷，治疗丹毒。烧成灰和着酱汁涂抹，治疗诸疮久不收敛。用猪油煎鱼灰服用，治疗肠烂急性化脓性

炎症。和小豆煮汁服，可消水肿。烤鱼滴出的油涂抹妇人阴部及诸疮处，可杀虫止痒。剖开鱼腹后塞入白矾，烧烤研末冲服，治疗肠风血痢。用硫黄酿后，五倍子煅烧，研末用酒冲服，治疗便血。酿茗叶煨服，治疗消渴。酿胡蒜煨好后研末冲服，治疗膈气。酿盐花烧研成粉，掺入齿缝，止牙痛。和当归一起焙干，研磨成粉，可用来止牙出血和乌胡须。和酒、盐一起焙干成粉，可治疗急疸。和附子一起烤焦后加油混合，擦可治头部脓疮和斑秃。生的捣烂后，涂敷，治疗恶核肿毒不散及恶疮。

【发明】［震亨说］诸鱼属火，唯鲫鱼属土，有调补胃肠的功效。但多食亦能动火。

头 【主治】 治疗小儿头疮和口疮、重舌和眼睛视物不清。烧成灰研末冲服，可治疗咳嗽及下痢。用酒送服，治疗脱肛及女子子宫脱垂，也可用油调擦。烧灰和酱汁涂抹，治疗面部黄水疮。

子 【主治】 调中，益肝气。

骨 【主治】 治疗虫咬引起的烂疮，烧成灰敷于患处。

胆汁 【主治】 涂于各种恶疮上，杀虫止痛。点于喉中，治疗骨鲠，竹刺不出。

脑 【主治】 治疗耳聋。将其放在竹筒中蒸后，滴入耳中。

【附方】 1. **脾胃虚冷。**鲫鱼半斤切碎，放入煮开的豉汁中，加胡椒、荜萝、干姜、橘皮末，空腹吃下。此方叫作"鹘突羹"。2. **突患水肿。**用鲫鱼三尾，去肠留鳞。以商陆、赤小豆等分，填满鱼腹，扎定，加水三升久煮，去鱼，吃豆饮汁。两天吃一次，不过三次小便即通，病愈。3. **消渴饮水。**用鲫鱼一尾，去肠留鳞，以茶叶填满，湿纸包好，煨熟吃下。吃过数尾即可痊愈。4. **肠风下血。**用活鲫鱼一大尾，去肠留鳞，以五倍子末填满，包泥中，烧存性，研末。每服一钱，酒送服，或加饭做成丸子，一天服三次。5. **肠痔滴血。**常用鲫鱼做汤吃。6. **反胃吐食。**用大鲫鱼一尾，去肠留鳞，以绿矾末填满，包泥中，烧存性，研末。每服一钱，米汤送服。一天服两次。7. **膈气吐食。**

用大鲫鱼一尾，去肠留鳞，用大蒜片填满，纸包，泥封，晒至半干，炭火煨熟。取鱼肉和平胃散末一两，共捣做成如梧桐子大的丸子。每服三十丸，米汤送服。8. **小肠疝气。**每次取鲫鱼一尾，加茴香煮食，久食自愈。9. **妊娠感寒。**大鲫鱼一尾烧成灰，酒送服一匙。无汗，腹中缓痛者，醋送服。10. **妇人血崩。**用长五寸的鲫鱼一尾，去肠，以血竭、乳香填满，绵包好，烧存性，研末。每服三钱，热酒调服。11. **小儿丹毒。**用鲫鱼肉切五合、赤小豆末二合，一起捣匀，调水敷患处。12. **小儿头疮**（昼开出脓，夜即复合）。用四寸长的鲫鱼一尾，去肠，去皮的大附子一个研细填入鱼腹，炙焦，研细，敷疮上，然后捣蒜封住。13. **诸疮肿毒。**用一斤重的鲫鱼，去肠，以柏叶填满，纸裹，泥包，煅存性，加轻粉二钱，共研末，调麻油涂擦。14. **骨疽脓出。**用鲫鱼一尾，去肠，以盐填满，扎定，加水一碗，煮至干焦。研末，调猪油涂擦，如有微痛，不必顾虑。

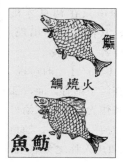

鳊烧火

魚鲂

鲂（fāng）鱼

【释名】 又称鳊鱼。［时珍说］体形略显方形，其身体扁平，因此得名。

【集解】［时珍说］各处皆有出产，尤以汉河最多。头小颈短，脊背隆起，腹部宽阔，鳞细，色青白，腹内有脂肪，味道肥美。鲂鱼生性喜居于水流动的地方。《诗经》曾说，要吃鱼，一定要吃河里的鲂鱼。还有俗语说"伊洛鲤鲂，美如牛羊"。又有一种火烧鳊，头和尾都像鲂鱼，只是脊骨更为隆起，上有赤红色的鳍一直与尾相连，就像蝙蝠的翼，黑底红纹，颜色就像被烟熏了一样，所以叫"火烧鳊"。大的有二三十斤。

【气味】 甘，温，无毒。

【主治】 调理胃气，滋利五脏。和白芥子同食能助肺气，胃中之风，消食。助脾气，增强食欲。做汤吃对人有益，其功用与鲫鱼相同。患小儿营养障碍与痢疾的人不宜食用。

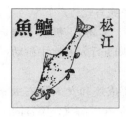

鲈鱼 【释名】又称四鳃鱼。

【集解】［时珍说］江浙一带多见，尤以浙江为最多。每年四五月出现，身长不过数寸，形似鳜鱼，色白，有黑点，口大鳞细，有四个鳃。杨诚斋诗云："鲈出鲈乡芦叶前，垂虹亭下不论钱。买来玉尺如何短，铸出银梭直是圆。白质黑章三四点，细鳞巨口一双鲜。春风已有真风味，想得秋风更迥然。"《南郡记》载，吴人将鲈鱼进献给隋炀帝，隋炀帝称赞它是金粉玉肉，实乃东南美味！当年张翰因为想念家乡鲈鱼的美味，弃官回乡，所以诗中曾有"鲈鱼正美不归去，空戴南冠学楚囚"的句子。

【气味】 甘，平，有小毒。［禹锡说］多食会诱发腹胀和腹疮肿，忌与乳酪同食。李鹏飞说：鱼肝不能用，否则使人面皮剥脱。

【主治】 补五脏，益筋骨，调和肠胃，治疗水气。腌制或晒干会更好，能补益肝肾，安胎。

鳜鱼 【释名】 又称石桂鱼、水豚。

【集解】［时珍说］生长在江湖中。形体扁平，肚腹宽阔，口大鳞细，首和尾短，难以屈曲。体表有黑色的斑彩，颜色鲜明的是雄性，稍微黑一些的是雌性，鱼背上有鳍刺。鱼的皮比较厚，肉紧凑，肉中没有细刺。食性杂，亦食小鱼。夏天藏在石缝中，冬天藏在淤泥里。鳜鱼小的才好吃，长到三五斤就不好吃了。李鹏飞《延寿书》说，鳜鱼背上有十二根大刺，和十二月相对应。若食用时被鲠住对人的伤害很大，只有用橄榄核磨水吞咽才可消除，可能这就是鱼惧怕橄榄的原因。

【气味】 甘，平，无毒。

【主治】 治疗腹内恶血，杀肠道寄生虫，益气力，健身强体，补虚劳，另可益胃固脾，治疗肠风泻血。

【发明】［时珍说］张杲《医说》中说，越州有一位姓邵的女子，十八岁时就已经患瘵病多年，偶尔喝了鳜鱼汤病就好了。这正与其能补虚劳、益脾胃的说法吻合，看来仙人刘凭、隐士张志和都嗜食此鱼也不是没有道理的。

【附方】 骨鲠竹木刺入咽喉。用在腊月收获阴干的鳜鱼胆研末冲服。每次用皂荚子大小的鱼胆粉煎后用酒趁热含咽。能吐则鲠随涎沫流出，不吐再服，以吐出为限度。酒因各人的酒量而定，没有不出来的。鲤鱼、鲩鱼、鲫鱼的胆都可以这样使用。

鲨鱼 【释名】 又叫吹沙、沙沟鱼。

【集解】［时珍说］生在南方溪涧中，大的有四五寸长，其头尾一般大小。头像鳟鱼头，体圆似鳝鱼，肉厚唇重，有细鳞。外观颜色黄白，身上有黑斑，背部有硬刺，尾部不分开。生活在沙沟中，游时吹沙，哑食细沙。很小时腹内即有子，味美。俗称呵浪鱼。

【气味】 甘，平，无毒。

【主治】 暖中益气。

鳞之四 无鳞鱼

鳢鱼、鳗鲡鱼、鳝鱼、泥鳅、鲟鱼、鲠鱼、河鲀、比目鱼、乌贼鱼、虾、海虾、海马、鲮鲤、鱼生、鱼鲊、鱼脂、鱼鳔、鱼鳞、鱼子

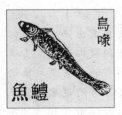

鳢（lǐ）鱼

【释名】 又称蠡鱼、黑鳢、乌鳢、玄鳢、文鱼。［时珍说］头有七颗星，夜间朝向北斗，是自然界的规律，故称为鳢鱼。

【集解】［弘景说］北方处处都有。［时珍说］体长而圆，头尾相等，鳞细色黑，有斑点花纹，极像蝮蛇，有舌、齿及肚，背腹有刺连续

至尾部，尾部无分叉。形状可憎且有腥味，属于低劣的食品。南北方皆有人喜欢它并视为珍品。道家称之为水中怪物，迷信的人们忌讳它。

肉　【气味】　甘，寒，无毒。有疮者勿食，否则易留下白色的疤痕。[宗奭说]不能多食，否则会引发顽固性疾病。

【主治】　能治疗各种痔及湿癣、面目浮肿，通利大小便。利气，还可治疗妊娠、有水气。制成羹，给有风气、脚气的患者食用，效果更佳。

肠、肝　【主治】　治疗疮中生虫。肠用五味调料炙香研末，贴于痔瘘及蛀疮处，以诱虫出完为度。

胆　【主治】　绝大多数鱼胆味苦，只有此胆甜而可吃。治疗喉痹将死的患者，点入少许即愈，病重的用水调后灌服。

【附方】　1.**水肿**。用鳢鱼一斤重者煮汁，和冬瓜、葱白做汤吃。2.**下一切气**。用大鳢鱼一尾，破腹填入胡椒末半两和蒜瓣三颗。缝合后，同小豆一升煮熟，再放入萝卜三五颗、葱一把（都切碎），煮熟，空腹吃饱，并喝汤汁。到夜晚即有恶气排出。隔五天再服药一次。3.**肠痔下血**。鳢鱼切成细片，拌蒜泥吃。忌食冷、毒物。4.**一切风疮**（包括顽癣疥癞）。用鳢鱼一尾，去肠肚，填入苍耳叶；另以苍耳放在锅底，上面放少量的水，慢火煨熟，去掉皮骨淡食，勿加盐酱，疗效显著。

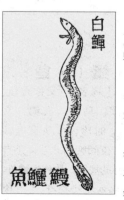

鳗鲡（mán lí）鱼　

【释名】又称白鳝、蛇鱼。

【集解】[颂说]处处都有出产。其体似鳝鱼但腹部较大，青黄色，有的说它属蛟蜃的种类，有的说黑鱼背上有与鳗鲡十分相似的花纹。善于进攻江岸，人们都很惧怕它。[时珍说]鳗鲡形态像蛇，背后部生有一直延续至尾部的肉刺，没有鳞甲，有舌头，肚腹白。大的数尺长，油脂极多。背部有黄脉的称为金丝鳗鲡，这种鱼喜欢穿行于深穴中，它不像蛟蜃那样攻击江岸。有人认为是鲇鱼所产，有人认为是鳗与蛇的产子。

肉　【气味】　甘，平，有毒。[机说]鳗鲡鱼中小的可食，体重有四五斤及在水中游动时扬头的不能食。

【主治】　治疗各种痔疮瘘和女人阴疮虫痒，暖腰膝，壮阳，还能治疗湿脚气，腰肾间湿风痹，用五味煮食，补益力极强。患各种疮瘘病疡风的人，应常食。小儿营养不良及肠虫引起的腹痛，妇人带下，一切风瘙都可用它来治疗，一切草石药毒等都可用它来解除。

【发明】[颂说]此鱼虽然有毒，但是用五味调料煎煮则能补益五脏及治疗肺结核。[时珍说]据传有人得了肺结核，相互传染死了很多人，于是有人将患者装入棺木扔到江中，希望切断疾病的传染源。棺木漂流到金山，有个渔民将棺材拉过去打开一看，发现里面是一个女人，还活着，于是将她带回家中，每天给她吃鳗鲡鱼，病竟然奇迹般地好了，后来那个女人就嫁给了渔民。[张鼎说]将它烧掉，产生的烟可以把蚊熏化成水，用来熏毡子和屋舍及竹木器具，可断绝蛀虫。把其骨头放入衣箱书柜内，可使衣物书籍免受虫蛀。

膏　【主治】　治疗各种疮瘘及耳中有虫引起的疼痛。晒干后微烤，取黄油外涂，可治疗白癜风，颜色马上变浅，五至七次即可痊愈。

【附方】　1.**结核等慢性消耗性疾病**。用鳗鲡鱼二斤处理干净，酒二盏，煮熟，加入陈醋后食用。2.**白癜风生于头面，逐渐扩大**。用刀刮去创面表皮，使之有燥痛感，然后取脂涂擦患部，不超过三次即可痊愈。

鳝鱼　

【释名】　又称黄鳝。

【集解】[保升说]生长在河边的洞穴里。像鳗鲡但形体细长，亦像蛇但没有鳞，肤色有青、黄两种。[时珍说]鱼体黄底黑纹，体表多涎沫，大的有二三尺长，夏季出来，冬天则藏于洞中。有一种鳝鱼叫蛇鳝，它是由蛇衍变来的，有毒，害人。南方有些人喜欢饲养鳝鱼，往往在一缸水中养数百条。夜间用灯照它们，由蛇变成的项下有白点，全身都浮在水面上，就将它扔掉。如果将大蒜投入缸中，鳝鱼则会跳跃不止，这是物性相制的原因。

肉 【气味】 甘，大温，无毒。

【主治】 补中益血，治疗口中唾液过多。补虚损。妇人产后恶露淋漓、血气不调、消瘦均可食用。还可止血，除腹中冷气肠鸣及湿痹气，驱除十二经的风邪。患有风恶气、体虚出汗、食肉后消化不良的人，可食用。另外治各种痔、瘘、疮疡。

血 【主治】 用以治疗疥癣及痔瘘。治口眼歪斜，用少量麝香调匀，左歪涂右，右歪涂左，正后洗去即可。治耳痛及鼻衄，分别滴数滴入耳、鼻。

头 【气味】 甘，平，无毒。

【主治】 烧成灰后研末服用，止痢疾，治疗消渴症，除内脏冷气，及消化不良、食物积滞。同蛇头、地龙头一起烧成灰后酒服，治小肠痈。将它烧成灰研末包好塞耳，能治疗虫类入耳。

皮 【主治】 烧成灰后空腹以温酒送服，可治疗妇人乳房红肿疼痛。

【附方】 1. 内痔出血。煮食鳝鱼可以治愈。2. 湿风恶气。用鳝鱼做汤，空腹饱食，食后暖卧使汗出，有效。3. 口眼歪斜。用鳝鱼血加麝香少许，左歪涂右侧，右歪涂左侧，正后将鳝血洗去。

泥鳅 【释名】 亦称鳛鱼。

【集解】 [时珍说]海鳅生于海里，江鳅生活在江中，两者都很大。只有泥鳅生活在湖池中，且形体最小，只有三四寸长。体圆身短，无鳞，颜色青黑，浑身沾满了自身的黏液，因而滑腻难以握住。可与别的鱼交配，性喜埋于泥中，所以《庄子》称，鳛与鱼游。生长在沙中的纹理较为淡浅，南方人剔除它的脊骨，做肉羹吃，味道极好。《物类相感志》说，用灯芯煮鳅鱼，味道比一般煮法更好。

【气味】 甘，平，无毒。

【主治】 暖中益气，醒酒，解除消渴症。同米粉一起煮食，可调补中焦脾胃，治疗痔疮。

【附方】 1. 消渴饮水。用泥鳅十条，阴干，去头尾，烧灰，加干荷叶等分，共研末。每服二钱，水调下。一天服三次，此方叫作"沃焦散"。2. 阳痿。煮食泥鳅可治。

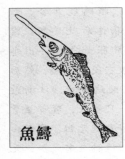
魚鱘

鲟鱼 【释名】 又称碧鱼。

【集解】 [藏器说]生长于江中。背像龙，一二丈长。[时珍说]鲟鱼生长在江淮、黄河、辽海深水处。到春天才出来浮于水面，见日就会眼花。颜色青碧，腹下色白。它的鼻子与躯干等长，口在颔骨下面，只进食不饮水。颊下有呈梅花状青斑纹，尾部有分叉。[罗愿说]鲟鱼头大尾小，它的鳔可制成胶。

肉 【气味】 甘，平，无毒。

【主治】 补虚益气，强身，煮汁饮用可治疗出血症。

子 【主治】 味美，去除肠里寄生虫。

鮧（yí）鱼 【释名】 又称鲇鱼。

【集解】 [时珍说]身上没有鳞甲，头大，额扁口腹大，尾像鳢鱼尾，有齿，有胃，有须。生活在流水中的呈青白色，生活在静水中的呈青黄色。大的鲇鱼可达三四十斤，都是大口大腹。凡是食用鲇、鮠等鱼，都要先割下鱼翅倒挂，让它的涎自行流完，这样鱼身才不会黏滑。

肉 【气味】 甘，温，无毒。

【主治】 治疗百病。做成肉羹食用，补益人体。能治水肿，通利小便。治口眼歪斜，用活鲇切去尾尖，朝吻贴上即正。与葱煮后食用，治五痔出血及肛痛。

涎 【主治】 治疗各种消渴症。和黄连末制成丸，每服五至七丸，每日三次，用乌梅汤送服。

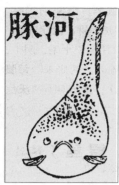

河鲀 【释名】又

称嗔鱼、吹肚鱼、气包鱼。

【集解】[志说] 江、淮、河海里都适宜其生长。[藏器说] 肚腹白，背部有红印，眼睛能开合。触及物体后就发怒，腹部膨胀如气球浮出水面，所以人们用东西撩拨它使它发怒，然后再捕捉它。[时珍说] 河鲀这种鱼，江浙最多，形如蝌蚪，大的有一尺多长，背部呈青白色，有黄色条纹。无鳞无鳃无胆，腹部白但无光泽。南方人认为，这种鱼若无鳞，无鳃，无胆，能发音，眼睛有睫毛的是有毒的鱼。严有翼《艺苑雌黄》中说，河鲀是水产品中的奇味食物，人们都认为它有毒。我在驻守丹阳宣城时，见到当地人每家都吃河鲀，只是加入菘菜、蒌蒿、荻芽一同煮着吃，未见中毒者。

【气味】甘，温，大毒。[宗奭说] 河鲀味虽美，如做法不当食后会使人中毒。[藏器说] 生长在海中的有大毒，江中的弱些。煮时不要靠着锅，应将它悬挂起来煮，以防中毒。[时珍说] 煮时忌煤灰落入其中。河鲀与荆芥、桔梗、甘草、附子、菊花、乌头物性相反。和荻笋、蒌蒿、秃草相宜。畏橄榄、甘蔗、芦根、粪汁。陶九成《辍耕录》载，凡食河鲀，一日内不能服汤药，尤其是荆芥、乌头、附子这类药。曾有人因此而丧命。

【主治】补虚，去湿气，利腰脚，去痔疮，杀虫。

肝、子 【气味】有大毒。[藏器说] 入口烂舌，入腹烂肚，无药可解。只有橄榄木、鱼荈木、芦根煮汁方能解。[时珍说] 江浙人说其血有毒，其脂可使舌麻木，鱼子则使人腹胀，鱼目令人眼花，有"油麻子胀眼睛花"的说法。但江阴人用盐糟制其子食用，就是所谓的"舍命吃河鲀"。

【主治】同蜈蚣一起烧后研末，用香油调和涂抹，可用来治疗疥癣虫疮。

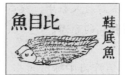

比目鱼 【释名】

又叫鞋底鱼。

【集解】[时珍说] 生长于海中。形如牛脾和女人鞋底。有呈紫白色的细鳞，两片合在一起才能行走，其结合部位半边平整而且无鳞，口靠近颌下。

【气味】甘，平，无毒。

【主治】能补虚益气，多吃动气。

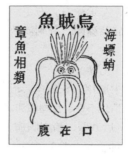

乌贼鱼 【释名】

亦称墨鱼、缆鱼。骨名海螵蛸。[颂说] 爱吃乌鸟，每天浮于海面，乌鸟见到它认为它已经死了，于是啄它的肉吃，却反被乌贼鱼捕获吃掉，因此得名。

【集解】[颂说] 乌贼鱼，靠近海的州郡都可见到。状如皮袋，嘴巴在腹部下面，八只脚都长在嘴边。它的背上有一根骨头，有三四分厚，形似一叶小舟。还有两根带状长须，如遇风浪，乌贼鱼即用须黏附在石头或其他物体上，以防被冲走。它的血液和胆汁如墨汁一样，可以用来写字，但一年后字迹会消退，只剩下一张空白的纸。[时珍说] 乌贼无鳞有须，皮黑而肉白，大的像蒲扇。炸熟后和姜、醋一块食用，清脆可口。背部的骨头名叫海螵蛸，白色，两头尖，脆如通草，有一层纹理，指甲可以将它刮成粉末，人们也可以将它雕刻成装饰品。据海边的居民称，这种鱼是秦王东游时将一种算袋弃于水中变成的。所以体形很像算袋，墨汁尚在腹中。

肉 【气味】酸，平，无毒。

【主治】益气，增志，通月经。能动风气，不可长期食用。

骨 亦称海螵蛸。

【气味】 咸，微温，无毒。

【主治】 治疗女子赤白漏下、不孕、闭经、阴痒肿痛、寒热往来、惊气入腹、腹痛绕脐、男子睾丸肿痛，杀虫以及妇人下腹包块，大人、小儿腹泻。经常服用可补益精血，治疗女子血枯病以及肝伤咯血、尿血、便血、阴道流血疟疾和结核病。研末外敷，治疗小儿疳疮、痘疹臭烂、水火烫伤及外伤出血。烧存性，和鸡蛋黄一同研末外涂，治疗小儿鹅口疮。同蒲黄末外涂治疗舌体肿胀及出血。同槐花末一起吹入鼻中可止鼻衄出血。同银朱一起吹入鼻，治疗喉痹。同白矾末一起吹入鼻，则可以治疗蜂蝎螫咬疼痛。同麝香吹耳，治疗中耳炎及耳聋。

血 【主治】 耳聋。

腹中墨 【主治】 胸部刺痛，醋磨服之。

【附方】 1.赤白目翳（患伤寒之后热毒攻眼所致）。用乌贼骨一两，去皮，研末，加龙脑少许点眼。一天三次。又一方：用乌贼骨、五灵脂等份，把熟猪肝切成片，蘸药末吃。一天吃两次。2.夜盲。用乌贼骨半斤，研末，化黄蜡三两，调末捏成铜钱大的饼子。每次取一饼，夹入切开的两片猪肝中，扎定，加淘米水半碗煮熟吃下。3.疳眼流泪。用乌贼骨、牡蛎，等分研末，加糊做成如皂荚子大的丸子。每次用一丸同猪肝一具，以淘米水煮熟吃。4.耳底出脓。用乌贼骨半钱、麝香二分，共研末，吹入耳中。5.小儿脐疮。用乌贼骨、胭脂研末，油调敷擦。6.疔疮恶肿。先刺出血，用乌贼骨研末敷上，疔即出头。7.小儿痰駒。用多年的乌贼骨研末，米汤送服一钱。8.小便血淋。用乌贼骨末一钱，生地黄汁调服。又方：乌贼骨、生地黄、赤茯苓等分研末，每服一次，柏叶、车前汤送服。9.突然吐血。取乌贼骨末，米汤送服二钱。10.跌破出血。将乌贼骨研末敷上。11.阴囊湿痒。用乌贼骨、蒲黄研末扑敷。

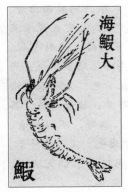

海鰕大
鰕

虾 【释名】鰕音近霞，俗作虾，因它入汤即红如霞之故。

【集解】 [时珍说]生活在江湖中的，大而色白；生活在溪池中的，小且色青。都有胡须钩鼻，背弓呈节状，尾部有硬鳞，脚多且善于跳跃。虾的肠部属脑，其子在腹外。根据虾的好坏分为米虾和糠虾；根据虾的颜色分为青虾和白虾；根据虾的产地分为泥虾和海虾。岭南有一种天虾，是由像蚂蚁大小的虫在秋后坠入水中转化而来的。江阴有一种银钩虾，色白如银。味道都很鲜美。凡将虾蒸好晒干后去壳，称为虾米，用姜、醋拌好食用，味道很好。

【气味】 甘，温，有小毒。[诜说]生于水田及沟渠中的虾有毒，制成腌品危害更大。[藏器说]和热饭盛于密器中腌制吃，能将人毒死。[弘景说]无须或腹下通黑的、煮后变为白色的，皆不可食。

【主治】 治疗小儿赤白游肿，将虾捣碎后敷贴患处。做汤可治疗包块，托痘疮，下乳汁。煮成汁可治风痰，捣成膏敷虫疽有效。

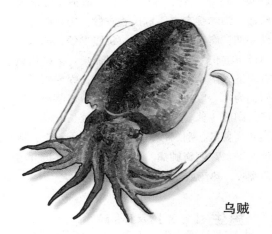

乌贼

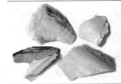

海螵蛸（乌贼鯛）[主治]女子赤白漏下、不孕、闭经、阴痒肿痛、寒热往来、惊气入腹、腹痛绕脐、男子睾丸肿痛，杀虫以及妇人下腹包块，大人、小儿腹泻，杀虫。

海虾【释名】亦称红虾。

【集解】[时珍说] 海中大红虾长二尺多。其头可做茶杯，胡须可做簪。

【气味】 甘，平，有小毒。

【主治】 治疗蛔虫、传染病、口腔黏膜糜烂、龋齿、头疮和疥癣病症，有止痒作用。

海马【释名】

亦称水马。

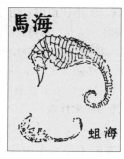

【集解】[藏器说] 海马出自南海。形如马，长五六寸，虾类也。鼻《南州异物志》云：大小如守宫，其色黄褐。妇人难产割裂而出者，手持此虫，即如羊之易产也。[宗奭说] 其首如马，其身如虾，其背伛偻，有竹节纹，长二三寸。[时珍说]《圣济总录》中说：海马，雌的呈黄色，雄的呈青色。又徐表《南方异物志》中说：海中有鱼，状如马头，其喙垂下，或黄或黑。海人捕得，不以啖食，曝干熇之，以备产患。即此也。又《抱朴子》说：水马合赤斑蜘蛛，同冯夷水仙丸服之，可居水中。今水仙丸无所考矣。

【气味】 甘，温，平，无毒。

【主治】 妇人难产，带之于身，甚验。临时烧末饮服，并手握之，即易产。主产难及血气痛。暖水脏，壮阳道，消瘕块，治疗疮肿毒。

【发明】[时珍说] 海马雌雄成对，其性温暖，有交感之义，故难产及阳虚房中方术多用之，如蛤蚧、郎君子之功也。虾亦壮阳，性应与其相同。

【附方】 1.海马汤，治远年虚实积聚癥块。用海马雌雄各一枚，木香一两，大黄炒、白牵牛炒各二两，巴豆四十九粒，青皮二两，童子小便浸软，包巴豆扎定，入小便内再浸七日，取出麸炒黄色，去豆不用，取皮同众药为末。每服二钱，水一盏，煎三五沸，临卧温服。2.海马拔毒散，治疗疮发背恶疮有奇效。用海马炙黄一对，穿山甲黄土炒，朱砂、水银

各一钱，雄黄三钱，龙脑、麝香各少许为末，入水银研不见星。每以少许点之，一日一点，毒自出也。

鱁鮧（zhú yí）【释名】 又称鳔，作胶名鳔胶。

鳔【气味】 甘，平，无毒。

【主治】 竹木入肉，经久不出者。取自敷疮上四边，肉烂即出。藏器。止折伤血出不止。烧灰，敷阴疮、瘘疮、月蚀疮。

【附方】 折伤出血（不透膜者）以海味中咸白鳔，大片色白有红丝者，成片铺在伤处，以帛缚之，血即止。

鳔胶【气味】 甘、咸，平，无毒。

【主治】 烧存性，治妇人产难，产后风搐，破伤风痉，止呕血，散瘀血，消肿毒。伏砒砂。

【附方】 1.妇人难产。鱼胶五寸，烧存性为末，温酒服。2.产后搐搦，强直者，不可便作风中，乃风入子脏，与破伤风同。用鳔胶一两，以螺粉炒焦，去粉为末。分三服，煎蝉蜕汤下。3.血晕。鳔胶烧存性，酒和童子小便调服三五钱。4.经血逆行。鱼胶切炒，新绵烧灰。每服二钱，米饮调下，即愈。5.破伤风搐，口噤强直者。危氏香胶散：用鱼胶烧存性一两，麝香少许，为末。每服二钱，苏木煎酒调下。仍煮一钱封疮口。保命集：治破伤风有表证未解者。用江鳔半两炒焦，蜈蚣一对炙研，为末。以防风、羌活、独活、川芎等分煎汤，调服一钱。6.呕血不止。鳔胶长八寸，广二寸，炙黄，刮二钱，以甘蔗节三十五个，取汁调下。7.便毒肿痛。已大而软者，直指方用鱼鳔胶，热汤或醋煮软，趁热研烂贴之。

鱼生【释名】 又称鱼鲙。

【气味】 甘，温，无毒。

【主治】 温补，去冷气湿痹，除膀胱水，腹内伏梁气块，冷痃结癖疝气，喉中气结，心下酸水，开胃口，利大小肠，补腰脚，起阳道。宜脚气风气人，治上气喘咳。鲫鲙：主久

痢肠澼痔疾，大人小儿丹毒风眩。

【发明】［汪颖说］鱼鲙辛辣，有劫病之功。我在苍梧见一妇人病后吞酸，诸药无效。偶食鱼鲙，其疾遂愈。

鱼鲊（zhǎ）

【释名】［时珍说］按刘熙释名说：鲊，酝也。以盐糁酝酿而成也。诸鱼皆可为之。大者说鲊，小者说鲞。又一说：南人说鲞，北人说鲊。

【气味】甘、咸，平，无毒。

【主治】癣疮，和柳叶捣碎炙热敷之。取酸臭者，连糁和屋上尘，敷虫疮及马瘑疮。治聤耳痔瘘，诸疮有虫，疗白驳、代指病，主下痢脓血。

【附方】1. 白驳风。以荷叶裹鲊令臭，拭热，频频擦之，取效乃止。2. 代指痛。先刺去脓血，炙鲊皮裹之。

鱼脂

【释名】亦称鱼油。

【气味】甘，温，有小毒。

【主治】癥疾，用和石灰泥船鱼脂腥臭者二斤，安铜器内，燃火炷令暖，隔纸熨癥上，昼夜勿熄火。又涂牛狗疥，立愈。［时珍说］南番用鱼油和石灰舣船。亦用江豚油。

鱼魫（shěn）

【释名】［时珍说］诸鱼脑骨叫作魫、丁。鱼尾叫作魝，音抹，或叫作丙。鱼肠叫作䱙、乙。鱼骨叫作鲠䰇、刺。鱼脬叫作鳔、白。鱼翅叫作鳍、鬣。鱼子叫作鰽、鱽。

【主治】能消毒，解蛊毒。做器盛饮食，遇蛊辄裂破也。

鱼鳞

【释名】［时珍说］鳞就是粦。鱼产于水中，故鳞似粦；鸟产于林，故羽似叶；兽产于山，故毛似草。鱼在水里游，鸟在天上飞，恐乱鳞、羽也。

【主治】食鱼中毒，烦乱或成癥积，烧灰水服二钱。［时珍说］。诸鱼鳞烧灰，主鱼骨鲠。

鱼子

【释名】也叫鰽、鱽。

【集解】［孟诜说］凡鱼生子，皆粘在草上及土中。冬月寒水过后，也不会腐坏。到五月三伏日，雨中，便化为鱼。［时珍说］凡是鱼都在冬天孕子，至春末夏初则于湍水草际生子。有牡鱼随之，洒白盖其子。数日即化出，谓之鱼苗，最易长大。

【主治】目中障翳。

【发明】［时珍说］鱼子古方未见用。只有《圣济总录》中治目决明散中用到它，也不知是什么鱼之子。大概是青鱼、鲤、鲫之类。

【附方】决明散，治一切远年障翳，胬肉，赤肿疼痛。用鱼子，活水中生下者半两，以硫黄水温温洗净，石决明、草决明、青葙子、谷精草、枸杞子、黄连、炙甘草、枳实麸炒、牡蛎粉、蛇蜕烧灰、白芷、龙骨、黄檗各一两，白附子炮、白蒺藜炒、黄芩炒、羌活各半两，虎睛一只切作七片，文武火炙干，每一料用一片，上通为末。每服三钱，五更时茶服，午、夜再服。赤白翳膜，七日减去。胬肉赤肿痛不可忍者，三五日见效。忌猪、鱼、酒、面、辛辣、色欲。凡遇恼怒酒色风热即疼者，是活眼，尚可医治；如不疼，是死眼，不必医也。

第十五卷 介部

介之一 龟鳖类

水龟、秦龟、玳瑁、鳖、纳鳖、鼋、蟹、鲎鱼

[时珍说]介虫有很多，而龟为其长。龟是介虫中之灵长者。介物是圣世供馔之从不废者，更何况还可充为药品。

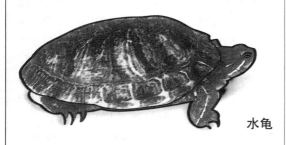

水龟

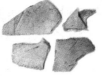

炙龟板[主治]补阴。治阴血不足，活血化瘀，止血痢，续筋骨，治劳累过度、四肢无力。又可治腰腿酸痛，补益心肾，益大肠，止久痢久泄。主难产，消痈肿。

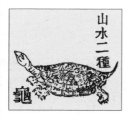

山水二種

龟

水龟【释名】也称玄衣督邮。

【集解】[时珍说]龟的形态像离卦，它的精神内涵在坎卦。龟背隆起有花纹与苍穹对应，龟板平坦与大地相合。负阴抱阳，头像蛇头，颈似龙颈，其骨甲包绕里面的筋肉，肠与头部有络属关系，因而能通运任脉。肩宽腰粗，属于卵生动物，喜欢蜷缩，用耳朵

呼吸。雄龟与雌龟通过尾巴交配。春夏之际苏醒出洞，秋冬之际再回到原先的洞休养，所以灵慧而且长寿。《南越志》载，神龟甲壳大且呈金黄色，背上的甲壳两侧边缘如锯齿，爪子十分锋利，能爬树抓蝉吃。《抱朴子》载，千年的灵龟各种颜色都有，像宝玉一样。其大小变化莫测，或爬游在莲叶上，或隐藏在蓍草丛中。张世南《质龟论》载，龟一老则成神，活八百岁以后，其体积反而只有铜钱大。夏天它在荷叶间游动，冬天则藏伏于藕节里。吐出黑气如煤烟在荷心，黑白分明。人如果见此气，千万不要惊动它，只消潜入水中，口含油管呼吸，龟便不能遁形了。有人说，龟听到铁器的响声就会躲藏起来，被蚊虫叮咬则死，用老桑树煮则容易烂熟。

龟甲【释名】也称神屋、败龟版、败将、漏天机。

【集解】[时珍说]龟有龟王、龟相、龟将之分，主要是通过其腹部、背部的纹理来分辨。背部中间有直纹的龟叫千里。龟头的第一条横纹两边有斜纹，其他地方都近似于千里的，即龟王。其他龟没有这些特征。听说占卜时，帝王用龟王，文臣用龟相，武将用龟将，各依等级。此说与《逸礼》所载相合：天子一尺二寸，诸侯八寸，大夫六寸，士庶四寸。

【气味】甘，平，有毒。

【主治】治漏下赤白、腹内包块、疟疾、外阴溃烂、痔疮、湿痹、四肢萎缩。经常服用可以轻身不饥，还可压惊解烦，治胸腹痛、不能久立、骨中寒热、伤寒劳役或肌体寒热欲死，用甲做汤饮服，效果佳。烧灰，治小儿头疮搔痒、女子阴疮。下甲：补阴。治阴血不足，活血化瘀，止血痢，续筋骨，治劳累过度、四肢无力。又可治腰腿酸痛，补益心肾，益大肠，止久痢久泄。主难产，消痈肿。

肉【气味】甘、酸，温，无毒。

【主治】用它酿酒可治中风，四肢拘挛，用水煮后食用，疗风湿痹痛、身肿、骨折、筋骨疼痛、日久寒嗽。还可以止泻血及血痢。

血【气味】咸，寒，无毒。

【主治】 涂脱肛。治跌打损伤，和酒饮用。

胆 【气味】 苦，寒，无毒。

【主治】 治痘疹后眼睛浮肿，闭经。取汁点，良。

【附方】［龟甲］ 1. **阴虚血弱**。用龟下甲炙酒、熟地黄九蒸九晒各六两、黄檗盐水浸炒、知母酒炒各四两，在石器内研末，加猪脊髓做成如梧桐子大的丸子。每服百丸，空心温酒送服。2. **疟疾不止**。用龟甲烧存性，研末。每服一匙，酒送服。3. **难产催生**。用龟甲烧存性，研末，酒送服一匙。4. **肿毒初起**。用龟甲一枚，烧过，研末，酒送服四钱。5. **小儿头疮**。用龟甲烧灰敷涂。6. **口、耳生疮**。治方同上。7. **臁疮朽臭**。生龟一个，取壳，醋炙黄，煅存性，出火气后，加入轻粉、麝香。先用葱汤洗净患处，再擦药。

【肉】 1. **热气湿痹，腹内积热**。用龟肉同五味煮食，微泄即可。2. **筋骨疼痛**。用乌龟一个，分为四脚，每用一脚，加天花粉、枸杞子各一钱二分，雄黄五分，麝香五分，槐花三钱，水一碗，煎服。3. **多年咳嗽不愈**。生龟三个，照平常吃龟方法洗净，去肠，以水五升，煮至三升，浸曲，酿秫米四升，常取饮服。4. **下痢及泻血**。用乌龟肉拌砂糖，和椒，炙煮吃下。5. **虚劳咯血**。用葱、椒、酱油煮龟吃即可。6. **年久痔漏**。乌龟两三个，煮取肉，加葱、酱、茴香，常吃，忌食糟、醋等热物。

秦龟

【释名】 亦称山龟。

【集解】［保升说］今江南、岭南处处皆有。［时珍说］秦龟是山中很平常的龟。其中大且能占卜者为灵龟。

甲 【气味】 苦，温，无毒。

【主治】 除风湿性关节炎、顽风冷痹、关节气壅、妇人白带含血，破气消积癥，强心。

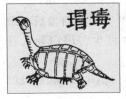

玳瑁
(dài mào)

【释名】 又称瑇瑁。

【集解】［藏器说］

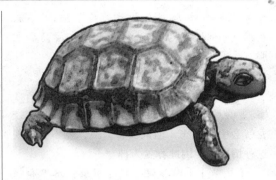

秦龟

生于岭南海畔山水间，大如扇，似龟，甲中有文。［时珍说］范成大《虞衡志》载，玳瑁生于海洋深处，状似龟，但壳稍长，背上有甲十三片，黑白斑纹，相错而成。裙边有花，缺如锯齿。

甲 【气味】 甘，寒，无毒。

【主治】 解百药毒。破癥结，消痈毒，止惊痫。疗心风，解烦热，行气血，通利大小肠。磨汁服可解蛊毒。亦可解痘毒，镇心神，急惊客忤，伤寒热结狂言。

肉 【气味】 甘，平，无毒。

【主治】 诸风毒，逐邪热，去胸膈风痰，行气血，镇心神，通利大小肠，通妇人经脉。

血 【主治】 解诸药毒。

【附方】 1. **预解痘毒**。用生玳瑁、生犀角各磨汁一合，和匀，取半合温服，一天服三次。在痘疮流行时用，病未发则内消，病已发则减轻。2. **痘疮黑陷**（乃心热血凝所致）。用生玳瑁、生犀角，同磨汁一合，加少许猪心血，紫草汤五匙，和匀温服。3. **迎风目泪**（乃

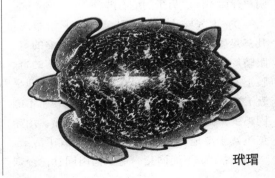

玳瑁

心肾虚热所致）。用生玳瑁、羚羊角各一两，石燕子一双，共研末，每服一钱，薄荷汤送服，一天服一次。

鳖【释名】又称团鱼、神守、河伯从事。［时珍说］池中的鱼如果特别多，那么蛟龙就会引鱼而飞，但只要有鳖在，就不会出现这种情况了，因此称鳖为神守。

【集解】［时珍说］鳖即甲鱼，水里和陆地上都能生活，脊背隆起与龟相类似，甲壳的边缘有肉裙。所以，龟的肉在甲壳内；鳖的甲则在肉里。鳖没有耳朵，全凭眼睛。鳖只有雌的，它与蛇或鼋交配。鳖在水中时，水面上有鳖吐出的津液，叫鳖津。人们根据它的津液来捕捉它。现有呼鳖的人，作声抚掌，望津而取，百无一失。《管子》载，干涸的水中的鳖精叫蚨，呼唤它就能捕捉到。它们都属同一类。《类从》载，扬子鳄一叫，鳖就伏着不动，这是物性相制的原因。还惧怕蚊子，活鳖被蚊子叮咬后即死。煮鳖时投入蚊子则烂，而鳖甲又可用来熏蚊子。

鳖甲【气味】咸，平，无毒。

【主治】治胸腹包块、积滞寒热，去痞块息肉、温疟、腹内积气结块及腰痛、小儿胁下肿胀。隔夜食，可治脐腹或胁肋硬块、冷腹胀气、虚劳羸瘦、除骨热、骨节间劳热、结滞壅塞、下气、妇人漏下杂质。治下瘀血，去血气，除结石恶血，堕胎，消疮肿肠痈及跌损瘀血。能滋阴补气，去复发性疟疾、阴毒腹痛、治积劳成病、饮食不当、旧病复发、斑痘烦闷气喘、小儿惊痫、妇人难产、经脉不通、产后阴户开而不闭、男子阴疮石淋。

肉【气味】甘，平，无毒。［藏器说］凡三足鳖、赤足鳖、独眼鳖、头足不缩的鳖、眼睛周围凹陷的鳖、腹下有王字或卜字的鳖、腹上有蛇纹（即蛇化）的鳖、山上的鳖（即旱鳖）都有毒，能杀人，不可食。［弘景说］不能同鸡蛋、苋菜食。以前曾有人锉伤了鳖，用赤苋包置于湿地，经过十天后，都变成了活鳖。［思邈说］鳖不能同猪、兔、鸭肉同食，否则

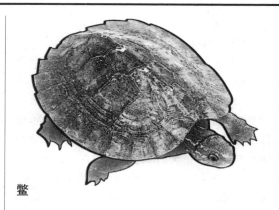

鳖

炙鳖甲［主治］胸腹包块、积滞寒热，去痞块息肉、温疟、腹内积气结块及腰痛、小儿胁下肿胀。

伤人；也不可同芥子食，否则生恶疮。孕妇也不能吃，否则会令胎儿颈缩。［时珍说］《三元参赞书》载，鳖性冷，吃了能发水病。有冷劳气、腹部包块的人不宜食。《生生编》则载：鳖性热。戴原礼认为，鳖的阳气积聚在甲壳上，久食令人背上长疮，似乎与鳖性冷之说相反。大概是鳖的性原本不热，人们吃它时，放入的椒、姜等热物太多，而丧失了其本性。鳖生性畏葱及桑灰。凡吃鳖的人，宜取沙河中的小鳖，去血，用桑灰汤煮熟，然后去掉骨甲换水再煮，再放入葱、酱做羹膳食，才好。它的胆味辣，破后放入汤中可代替椒而辟腥气。李九华说，鳖肉主聚，鳖甲主散。吃鳖时，锉少许甲放入汤中同煮，能稍微平缓。另外，用薄荷煮鳖能害人。

【主治】主补中益气。能治热气及风湿性关节炎，腹内积热，和五味煮食，微有腹泻。妇人漏下杂质、形体消瘦、腹内积气结块及腰痛者，宜常食。还可去血热，补阴虚。做肉羹食可治久痢，长胡须。做成丸服，治虚劳、脚气。

脂【主治】除白发。拔掉白发后，取脂涂孔，即不生。如欲再生，用白狗乳汁涂即可。

头【主治】烧灰，治小儿多种疾病及妇

人子宫脱垂，产后阴户不闭，发高烧及胸腹痛。

卵【主治】用盐腌藏后煨食，能止小儿下痢。

【附方】[鳖甲] 1. **老疟劳疟**。鳖甲醋炙、研末，每服一匙，酒送服。隔夜一服，清早一服，病发时一服，加雄黄少许效果更佳。2. **奔豚气痛，上冲心腹**。鳖甲醋炙三两、京三棱煨二两、捣末，桃仁去皮尖四两，汤浸研汁三升，煎至二升，加末不停地搅，煎良久，下醋一升，煎如糖浆，以瓶收存，每服半匙，空腹酒送服。3. **血瘕癥癖**（按：即肿瘤之类的病）。用鳖甲、琥珀、大黄，等分研末，酒送服二钱。不久恶血即排下。又方：用鳖甲以醋炙黄，研末，每服一匙，牛乳一合调下，每天早晨服一次。4. **妇女漏下**。用鳖甲醋炙研末，清酒送服一匙，一天服两次。又方：用干姜、鳖甲、诃黎勒皮，等分研末，加糊做成丸子。每次空腹服三十丸，一天服两次。5. **妇女难产**。将鳖甲烧存性，研末。酒送服一匙，即可产下。6. **小儿痫疾**。用鳖甲炙过，研末，每服一钱，乳汁送服。一天服两次。亦可加蜜做成丸子。7. **突然腰痛，不可俯仰**。用鳖甲炙过，研末，每服一匙，酒送服，一天服两次。8. **沙石淋痛**。将鳖甲醋炙过，研末，每服一匙，酒送服，一天服三次，石出即愈。9. **阴虚梦泄**。将鳖甲烧过，研末。每用一字，和酒半碗、葱白七寸同煎，去葱，下午饮服。10. **吐血不止**。用鳖甲、蛤粉各一两同炒至色黄，加熟地黄一两半晒干，共研末，每服二钱，饭后茶送服。11. **痈疽不敛**。将鳖甲烧存性研末，擦敷患处。

[肉] 1. **疟癖气块**。以蚕沙一斗、桑柴灰一斗，水淋五次取汁，煮鳖一个如泥，去骨，再煮成膏，捣成如梧桐子大的丸子，每服十丸，一天服三次。2. **寒湿脚气，痛不可忍**。用鳖两个，加水二斗，煮成一斗，去鳖取汁，再加苍耳、苍术、寻风藤各半斤，煎至七升，去渣，趁热熏患处。待药水转温，再将患处浸洗。3. **肺结核**。用鳖一个，柴胡、前胡、贝母、知母、杏仁各五钱，同煮熟，去骨、甲、裙，煮汁和

成如梧桐子大的丸子。每次三十丸，空腹以黄芪汤送服。一天服两次。此方叫作"团鱼丸"。

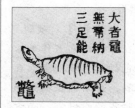

纳鳖【集解】
[颂说] 鳖之无裙，而头足不缩者，名说纳，亦作鲥。

肉【气味】有毒。
[颂说] 食之令人昏塞。以黄芪、吴蓝煎汤服之，立解。

甲【气味】有小毒。
【主治】女子闭经。

鼋（yuán）【释名】[时珍说] 一种大鳖。甲虫中只有鼋体形最大，故字从元。

【集解】[颂说] 生长在南方的江湖中。大的周长有一二丈。南方人捕食它。它的肉有五种颜色，以白色居多。生命力极强，将它的肉剔净，口还能咬物不放。能捕捉鸟鸢。它的卵呈圆形，大如鸡、鸭蛋，每次产一二百枚。将其卵煮熟食用，蛋清不会凝固。[时珍说] 鼋的形似鳖但比鳖大，背色青黄，头大颈部色黄，肠与头贯通。它以鳖为雌，卵生，所以说"鼋鸣鳖应"。《淮南子》载，烧鼋脂可以引诱鳖出现，这是气类相感应的缘故。张鼎说，用它的脂来磨铁器，能使铁器光滑明亮，防止生锈。

甲【气味】甘，平，无毒。
【主治】炙黄后用酒浸，能治慢性淋巴结核、恶疮痔瘘、风顽疹瘙。痒及五脏邪气。解百虫毒，去百药毒，续筋骨。治妇人血热。

肉【气味】甘，平，微毒。
【主治】除湿气、邪气及多种虫疰。有补益作用。

脂【主治】风癣及恶疮。

胆【气味】苦，寒，有毒。
【主治】咽喉肿痛，用生姜、薄荷汁化服用少许，取吐即愈。

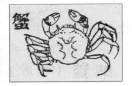

蟹 【释名】又称螃蟹、郭索、横行介士、无肠公子。雌名博带。

【集解】[颂说]江河湖泽到处都有。现在人们把它当作美味佳肴。甲壳宽大且多黄色的称为蝤，生长在南海中，它的前脚很锋利，夹断捕获物如割草一样。身扁体大，后脚宽的叫蟹蜌，南方人称它为拨棹子，后脚像棹。体形最小无毛的叫蟛蜞。每年春末，人们用盐、酒、葱、椒腌好后再拿到市场上去卖。[时珍说]蟹是横行的甲虫，外刚内柔，像离卦，骨眼蜩腹，脑袋像"矩"，足像"鱼"，它有两只前爪，八只脚，都十分锋利，其外壳坚硬刚脆，上面有十二星点。雄蟹脐长，雌蟹脐圆。腹中的蟹黄随季节而盈亏。蟹性躁，引声喷沫，至死才止。生长在流水中的，色黄而带腥味；生长在死水中的，色黑红而有香气。霜前的蟹有毒，霜后即将冬蛰的味美。蟛蜞比蟛骨大，且生长在池塘田角，故有毒，食后可令人呕吐。形态像蟛蜞而生长在沙穴中，见人便躲的是沙狗，不能食。像蟛蜞而生长在海中，随潮而出穴窥视的是望潮，可以食。两只前脚极小如石的是蚌江，不能食。生长在溪涧石穴中，体积小而甲壳坚硬、呈赤色的是石蟹，山里人爱食。另外，海中有红蟹，体积大而颜色红。还有一种能飞的飞蟹。善苑国有百足之蟹。海中有大蟹如铜钱，而腹下又有小蟹如榆荚的是蟹奴。寄生在蚌腹的是蛎奴，又叫寄居蟹。皆不可食。腹中有虫如小木鳖子而色白的蟹，不能吃，否则容易引发各种风症。[宗奭说]在八、九月蟹出穴望水时，一见其出水便捡拾，夜晚则可以持火照明捕捉，这时的蟹丰满肥厚。

【修治】[时珍说]凡将蟹生烹，盐藏糟收，酒浸或酱汁浸，均为佳品。但久放容易枯槁沙蚀，见灯光也易枯槁，遇椒则容易腐烂。得白芷则蟹黄不散，同葱及五味子煮食则颜色不变。

蟹 【气味】咸，寒，有小毒。

【主治】治胸中邪气、热结作痛、口眼歪斜、面部浮肿。还能养精益气，解漆毒。产后腹痛血不下的，同酒食。筋伤骨折的，生捣后炒烂贴于患处。小儿囟门不合，将蟹的前脚同白及末捣后涂用，直到合为止。能治疟疾、黄疸。将汁滴入耳中，治耳聋，且能解药物及鳝鱼的毒。

蟹蜌（yōu móu）【气味】咸，寒，无毒。

【主治】能解热。煮食，治小儿腹部肿块。

蟛蜞（péng qí）【气味】咸，冷，有毒。

【主治】取其脂膏，可治湿癣疽疮。

石蟹 【主治】将它捣烂后擦疽疮，立愈。

蟹爪 【主治】主破胞堕胎，下死胎，辟邪气。

壳 【主治】烧存性，蜜调，可涂冻疮及蜂咬伤。酒送服可治疗妇女产后腹痛，非经期阴道流血。能消积。

盐蟹汁 【主治】含一满口，慢慢咽下，可治咽喉肿痛。

【发明】[慎微说]蟹只能寄生在蛇、鳝的洞穴中。所以吃鳝中毒的人，吃蟹即解，这是物性相畏的道理。沈括《梦溪笔谈》载，关中无蟹，当地人觉得它的形状很奇怪，便收干的来辟疟疾。[时珍说]各种蟹的性都冷，也没什么毒，做菜肴极佳。爱吃蟹的人每顿吃十余只，而且荤膻相杂，饮食过量而伤肠胃，导

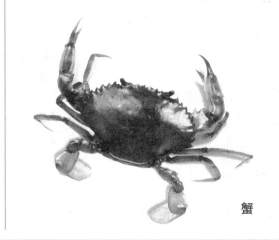

蟹

致腹泻呕吐，这也是必然的，却将过错归咎于蟹，蟹又有什么错呢？《夷坚志》载，襄阳有一盗贼，被生漆涂两眼后，看不见东西。有一个农村老头看见了，便让人找来石蟹，捣碎滤汁点眼，则生漆随汁流出而疮口愈合。

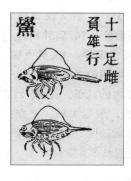

鲎（hōu）鱼

【集解】［藏器说］生长于南海。不论大小总是雄雌相随。雌的没有眼睛，只有和雄的在一起才能生存。雄的一死，雌的也随即死去。［时珍说］鲎鱼形似惠文帽或熨斗，宽一尺有余。其甲壳晶莹滑利，色青黑，背如鳖，平坦且中间稍凸起，眼睛长在背上，嘴巴在腹下，头像蜣螂。它有十二只脚，像蟹一样长在腹部的两侧，长者五六寸。其尾巴有一二尺长，上有三条棕色的隆起带。背上有七八寸高像角一样的骨头，像石珊瑚。每次过海，都是背靠背，乘风而游。它的血是绿色的。腹内有像黍米一样的子，可用来做醢酱。尾部有如粟米的珠。爬行时，雌的常背着雄，失去雌的，雄的就不能动了。所以渔人只要能捉到雌的，就一定能得到雄的。雄的小而雌的大。将它们放入水中，雄浮雌沉。因此，东南沿海的人在举办婚礼之时常常用它。鲎鱼喜欢藏伏在沙土上，亦能飞跃。它的皮壳很坚硬，可用来做帽子，也可以屈折成杓，放入香中助香气，但烧它的脂会招来老鼠。它生性畏蚊，被蚊虫叮咬后即死。又惧怕光线，被光线一射也会死，可它常常出来晒太阳，竟也安然无恙。南方人用它的肉做酱。小的鲎鱼有毒，不能吃。

肉【气味】辛、咸，平，有微毒。

【主治】治痔疮，且能杀虫。

尾【主治】烧焦研末，治便血、白带过多、产后痢。

胆【主治】治大风癞疾，杀虫。

壳【主治】治积年咳嗽。

介之二 蚌蛤

牡蛎、蚌、马刀、蚬、珍珠、石决明、海蛤、文蛤、蛤蜊、魁蛤、紫贝、淡菜、海螺、田螺、蜗螺

牡蛎【释名】

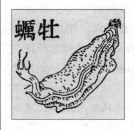

又称牡蛤、蛎蛤、古贲。［时珍说］它属于蛤蚌类动物。有胎生和卵生两种。只有雄的没有雌的，绝无仅有，故得此名。之所以叫蛎，是说它粗大。

【集解】［颂说］如今海边都有，尤以东海、南海为多，都附着在石头上。像房子一样相连，称为蛎房。刚生长时只有拳头大，逐渐向四面生长，直到一两丈长，漫布于岩石之上，形状像山，俗称蚝山。它身体有二房，每个房内有一块肉，大房似马蹄，小房像人的手指头。每次涨潮房门都打开，若有小虫进入，则合上房门，以此充饥。渔民得到它后，凿开它的小房，并用烈火烧，挑出房中的肉当食品吃，味道鲜美而且益人，所以把它当作很珍贵的海味。

肉【气味】甘，温，无毒。

【主治】煮食，可治虚损，且能调中，解丹毒及妇人血气。拌以姜、醋生吃，可治丹毒，酒后烦热，止渴。炙食还能美容。

壳【气味】咸，平、微寒，无毒。

【主治】治伤寒、寒热、温疟、风疟，消惊恚怒气，除急性或慢性淋巴结核、女子白带含血。长期服用能壮筋骨，辟邪，延年益寿。除去留在骨节和营卫之间的结热、虚热、心中烦满疼痛气结。能止汗止渴，除瘀血，治泄精，充实大小肠，止大小便频繁。还可治咽喉肿痛、咳嗽胸胁下结块发热。做成粉擦身可止大人、小孩盗汗。治阴虚盗汗还可与麻黄根、

蛇床子、干姜为粉。能补肾安神去烦热，治男子虚劳、小儿惊痫。还可化痰软坚，清热除湿，治疝瘕积块，甲状腺肿大。

【附方】 1. **心脾气痛，有痰。**将牡蛎煅成粉，酒送服二钱。2. **疟疾寒热。**用牡蛎粉、杜仲等分研末，加蜜做成如梧桐子大的丸子。每服五十丸，温水送服。3. **气虚盗汗。**用牡蛎粉、杜仲等分研末。每服一匙，酒送服。4. **产后盗汗。**用牡蛎粉、麦麸炒黄等分。每服一钱，猪肉汤调服。5. **消渴饮水。**用黄泥封固牡蛎，煅赤，研末。每服一钱，活鲫鱼煎汤调服。6. **百合变渴**（由伤寒转成百合病，如寒无寒，如热无热，欲卧不卧，欲行不行，欲食不食，口苦，小便赤，一般服药则有吐泻，变成渴疾，久治不愈）。用牡蛎熬二两、栝楼根二两，共研末。每服一匙，米汤调服。一天服三次。7. **病后常流鼻血。**用牡蛎十分、石膏五分，共研末。每服一匙，酒送服。亦可加蜜做成丸子，一天三次。8. **小便淋闭**（服治血药无效者）。用牡蛎粉、黄檗炒等分研末。每服一钱，小茴香汤送服。9. **小便数多。**用牡蛎五两烧灰，加小便三升，煎至二升，分三次服，效果佳。10. **梦遗便溏。**用牡蛎粉，加醋、糊做成如梧

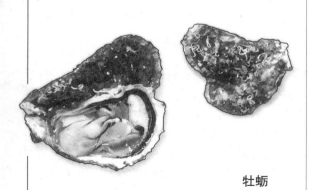

牡蛎

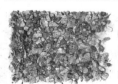

煅牡蛎

〔主治〕伤寒寒热、温疟、风疟，消惊恚怒气，除急性或慢性淋巴结核、女子白带含血。化痰软坚，清热除湿，治疝瘕积块，治甲状腺肿大。

桐子大的丸子。每服三十丸，米汤送服。一天服两次。11. **阴囊水肿。**用牡蛎煅粉二两、干姜炮一两，共研末，冷水调糊敷上。不久，囊热如火。药干即换，至小便通畅即可。12. **月经不止。**用牡蛎煅过研细。加米醋揉成团，再煅再研，加米醋调艾叶末熬膏，做成如梧桐子大的丸子。每服四五十丸，醋艾汤送服。13. **刀伤出血。**用牡蛎粉敷涂。14. **痈肿初起。**用牡蛎粉末调水涂擦，药干即换。15. **男女瘰疬。**用牡蛎煅过，研末。取四两，加玄参末三两，和面糊做成如梧桐子大的丸子，每服三十丸，酒送服。一天服三次，服尽去根。又方：瘰疬不知已破未破，用牡蛎四两，甘草一两研末。每服一钱，饭后茶汤调服，其效极验。

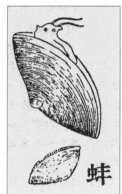

蚌

蚌（bàng）

【集解】〔时珍说〕蚌的品种有很多。如今江河湖泊到处都有。其中尤以洞庭湖和江汉平原居多。大的蚌长约七寸，形似牡蛎；小的像石决明。肉可供食用。壳可制成粉末。当地人印成锭出售，称为蚌粉，古人称为蜃灰，用来装饰墙壁和封墓穴，就像今天用的石灰。

肉 【气味】甘、咸，冷，无毒。

【主治】 能除热止渴，解酒毒，清肝热，明目除湿。能治妇女劳损下血、白带过多、痔瘘，解丹石毒。放入黄连末取汁，点眼，可治耳眼红肿、视物不明。

蚌粉 【气味】 咸，寒，无毒。

【主治】 能治各种疳瘘，止痢及呕吐呃逆。

【附方】 1. **痰饮咳嗽。**将蛤粉在新瓦上炒红，加青黛少许，每服二钱，淡齑水，滴入麻油数点调服。2. **反胃吐食。**蚌粉二钱，和生姜汁一碗捣匀，米醋调服。3. **痰疽赤肿。**用蚌粉调醋涂擦，药干即换。4. **雀目、夜盲。**用蚌粉三钱，研末，水飞过，放入一片切开的猪肝

中，固定。以第二道淘米水煮至七分熟。另取蚌粉蘸食，以汁送下，一天一次。5.**脚指甲湿烂**。用蚌粉干擦。效果极佳。

马刀 【释名】

亦称马蛤、齐蛤、单姥。

【集解】[韩保升说]原生长于江河湖泊中，是细长的小蚌。长三四寸，宽五六分，形如刀。[颂说]现今到处都有，泥沙中也较多见，渔人捕而做食。

肉【气味】甘，冷，无毒。

【主治】主明目除热，止渴，解酒毒，治疗妇人劳损下血，功用大抵与蚌相同。

壳【气味】辛，微寒，有毒。

【主治】主妇人非经期阴道流血、寒热，破石淋，杀禽兽、贼鼠。除五脏间郁热，止烦满，补中，可去四肢冰冷通利关节，能祛痰，消甲状腺肿大，治痔疬瘿瘤。

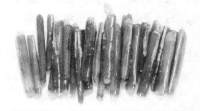

马刀

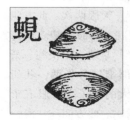

蚬（xiǎn）

【释名】又称扁螺。

【集解】[藏器说]到处都有。色黑，体小如蚌。能预测风雨的到来，能飞动。[时珍说]现在苏州东北的阳城盛产蚬。

肉【气味】甘、咸，冷，无毒。

【主治】能治流行病，开胃。解丹石毒及疗疮，除湿气，通乳汁，糟腌煮食都很好。将生肉浸过取汁，可洗疗疮。能除暴热，明目，通利小便，下热气脚气湿毒，解酒毒，目黄。浸汁服，能治消渴。

壳【气味】咸，温，无毒。

【主治】止痢，治阴疮及遗精泄精、反胃。烧灰服，治反胃吐食，能化痰止呕，除心胸痰水。治吞酸心胸及暴嗽。烧灰，可涂一切湿疮。

珍珠 【释名】又称真珠、蚌珠。

【集解】[李殉说]出自南海，产自石决明。[时珍说]《南越志》载，珠有九品：以五分至一寸八九分者为大品，光彩好；一边小平似覆釜者，名挡珠；次则走珠、滑珠等品。它的母珠小而不孕，称为珠胎。中秋没有月亮，蚌就没有珠胎。左思说"蚌蛤珠胎，与月亏全"，就是指这个。

【气味】咸、甘，寒，无毒。

【主治】主镇心。点目，去翳膜。涂面，让人皮肤光泽颜色好。涂手足，去皮肤逆胪。棉裹塞耳，主治耳聋。磨翳坠痰。除面，止泄。和知母，可疗烦热消渴。主难产，下死胎衣。

【附方】1.**安神**。用如豆大一团珍珠末。蜂蜜调服。一天服三次。2.**妇女难产**。用珍珠末一两，酒送服。3.**胞衣不下**。用珍珠一两，研末，苦酒送服。4.**子死腹中**。用珍珠末二两，酒送服，即下。5.**痘疮疗毒**。用豌豆四至九粒烧存性、头发灰三分、珍珠十四粒炒研末，一起和油胭脂同捣成膏。先将疮疗挑破，挤去恶血。取膏少许点上，疮变红活。此方叫作"四圣丹"。6.**肝虚目暗**。用珍珠末一两、白蜜二合、鲤鱼胆二枚，和匀，煎过，滤汁频点眼。亦可治青盲眼。7.**目生顽翳**。用珍珠一两、地

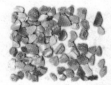

珍珠母[主治]主镇心。去翳膜。主治耳聋。止泄。疗烦热消渴。主难产，下死胎胞衣。

榆二两，加水二大碗煎干。取珍珠放醋中浸五日，热水淘去醋气，研细末。每取少许点眼，以愈为度。8.**小儿中风**（手足拘挛）。用珍珠末（水飞过）一两，石膏末一钱，和匀，每取一钱，加水七分煎至四分，温服。一天服三次。

石决明 【释名】

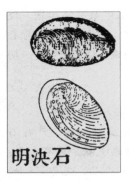

明决石

又叫九孔螺。壳名千里光。

【集解】［颂说］两广及山东海边皆有。大的像手，小的如食指或中指。［颂说］可以浸水洗眼，其中七孔和九孔的疗效最好，十孔的较差。渔人食其肉。［宗奭说］登州、莱州海边盛产。人们采石决明肉或将干的石决明以充苞苴。［时珍说］石决明形如小蚌而略扁，表皮很粗，有杂乱的细孔，内部光滑，背侧有一行整齐的小孔，就像人为的一样。生长在石崖顶上，渔人泅水过去，只要趁其不备就能很容易取到，否则它会紧紧粘在石崖上，难以剥脱。江浙人把槽决明、酒蛤蜊当作美食。

肉 【气味】 咸、平，无毒。

【主治】 治目生翳障、青盲。长期服用能益精轻身。除肝肺风热，骨蒸劳极。通各种淋症。

壳 【主治】 功效与肉相同。

【附方】 1.**畏光**。石决明、黄菊花、甘草各一钱，水煎，冷后服。2.**痘后目翳**。用石决明（火煅过，研末），加谷精草等分，共研细，可烤猪肝蘸吃。3.**肝虚目翳**（气虚、血虚、肝虚，眼睛充血，夜如鸡啄，生出浮翳）。用石决明（烧成灰）、木贼（焙），等分研末。每取

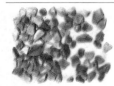
石明壳〔主治〕目生翳障、青盲。长期服用能益精轻身。除肝肺风热，骨蒸劳极。通各种淋症。

二钱，与姜、枣同用水煎，连渣服下。每天服两次。4.**青盲雀目**。用石决明一两，烧存性，加苍术三两，去皮，共研末。每取三钱，放入切开的猪肝中，扎定，加水煎熟，趁热熏目，待转温后，食肝饮汁。5.**小便淋症**。用石决明去粗皮，研末，水飞过。每服二钱，熟水送服。一天服两次。如淋中有软硬物，即加朽木末五分。

海蛤 【释名】

［时珍说］海中诸蛤的总称。

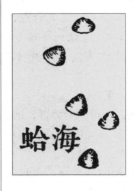

蛤海

【集解】［别录说］海蛤生于东海。［时珍说］海蛤可从海边沙泥中得到。黄白色，或黄赤相杂。不是一类，而是诸蛤之壳，为海水磨砺，日久光莹，都不是原来的质地。

【气味】 苦、咸，平，无毒。

【主治】 主咳逆上气，喘息烦满，胸痛寒热。疗阴痿。主十二水满急痛，利膀胱大小肠。主治水气浮肿，项下肿瘤。可疗呕逆，胸胁胀急，腰痛五痔，妇人崩漏带下。止消渴，润五脏，治服丹石人有疮。清热利湿，消积聚，除血痢，伤寒反汗抽搐，中风瘫痪。

【附方】 1.**水肿肿满**。用海蛤、杏仁、汉防己、枣肉各二两，葶苈六两共研末，做成如梧桐子大的丸子。每服十丸，以有水排出为度。2.**水肿发热，小便不能通**。用海蛤、桑白皮、木通、猪苓、泽泻、滑石、黄葵子各一钱，灯芯三分，水煎服。一天服两次。此方叫作"海蛤汤"。3.**腹水肿胀，四肢枯瘦**。用海蛤煅成粉、防己各七钱半，葶苈、赤茯苓、桑白皮各一两，陈橘皮、郁李仁各半两，共研末，加蜜做成如梧桐子大的丸子。每服五十丸，米汤送服。一天服两次。此方叫作"海蛤丸"。4.**血痢内热**。用海蛤粉二钱，蜜水调服。一天服两次。5.**伤寒搐搦**（汗出不止，手足抽

筋、中风瘫痪）。用海蛤、川乌头各一两，穿山甲二两共研末，滴酒做成如弹子大的丸子。捏扁，放足心下，外以葱白包住，扎好，在热水中浸脚，浸至膝部最好。水冷需换热水，以遍身出汗为度。每隔三天，照此方做一次。6. **鼻血不止**。用海蛤粉一两，筛七次，槐花半两炒焦，一起研匀，水调服一钱。

文蛤

【释名】亦称花蛤。

【集解】［时珍说］沈括《梦溪笔谈》载，文蛤即现在吴人所吃的花蛤。生长在莱州海中。它的形状一头大一头小，壳上有花斑。

【气味】咸，平，无毒。

【主治】治痔疮及身体溃烂生疮，胃气冲逆及胸胀，腰胁疼痛，淋巴结核，便血及妇女非经期阴道出血。还能止烦渴，通利小便，化痰软坚，治口鼻中糜烂。

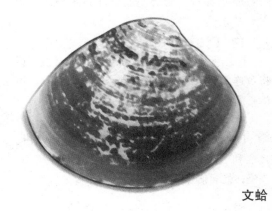

文蛤

蛤壳粉〔主治〕痔疮及身体溃烂生疮，胃气冲逆及胸胀，腰胁疼痛，淋巴结核，便血及妇女非经期阴道出血。还能止烦渴，通利小便，化痰软坚，治口鼻中糜烂。

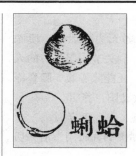

蛤蜊

【释名】［时珍说］蛤类中之利于人者，因此得名。

【集解】［机说］生长于东南沿海。壳色白，嘴唇紫色，长约二三寸。福建、浙江人用它的肉充海味，也用酱、醋、糟藏后贩运到各地，奉为佳品。

肉 【气味】咸，冷，无毒。

【主治】主滋润五脏，止消渴，能开胃。治寒热引起的结胀，妇人瘀血，宜煮食。又能醒酒。

蛤蜊粉【气味】咸，寒，无毒。

【主治】主热痰、湿痰、老痰、顽痰、疝气、小便白浊、白带过多，定喘嗽，止呕吐，消浮肿，利小便，止遗精，化积块，解结气，消瘿核，散肿毒。还能治妇女血症。用油调匀可涂汤火伤。同香附末、姜汁调服，还可止心痛。

【附方】1. **气虚水肿**。将大蒜十个捣成泥，加蛤蜊粉调成如梧桐子大的丸子。每服二十丸，饭前开水送服。积水由小便排出，即愈。2. **白浊遗精**。用蛤蜊粉煅一斤、黄檗新瓦炒过一斤，共研末，白水做成如梧桐子大的丸子。每用一百丸，空心温酒送服，一天服两次。3. **雀目、夜盲**。用蛤粉炒黄，研末，加油蜡化和做成如皂荚子大的丸子，放入猪腰子中，扎定，蒸吃。一天一次。

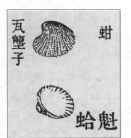

魁（kuí）蛤

【释名】又称魁陆、蚶、瓦屋子、瓦垄子。

【集解】［时珍说］形状像小蛤而圆厚。《临海异物志》载，大的蚶直径有四寸，背上的沟纹像瓦垄，肉味极佳，现在浙江东部近海处有种植，称为蚶田。可用糟腌贮藏后贩运到各地，是海中的珍品。

肉 【气味】 甘，平，无毒。

【主治】 主肢体软弱无力、泄痢、便脓血。可润五脏，止消渴，利关节。服丹石的人宜食，可免生疮肿热毒。还能除心腹、腰脊冷风，健胃。亦可温中消食壮阳，养颜。

壳 【气味】 甘、咸，平，无毒。

【主治】 烧过后用醋浸制丸服用，治一切血气、冷气、腹内包块。

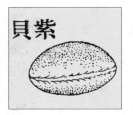

紫贝 【释名】又称文贝。

【集解】[恭说]生长于东、南海中。形似贝子但稍大，约二三寸，质地洁白如玉且有紫色斑点。南方人采集后将它拿去贩卖。[时珍说]陆玑《诗疏》载，紫贝质地洁白如玉，紫色的斑纹排列有序。大的直径可达一尺八寸。交趾紫贝、九真紫贝可以做杯盘。

【气味】 咸，平，无毒。

【主治】 主明目，去热毒。可以治小儿癍疹入目，眼睛生翳。

【附方】 小儿癍疹入目。紫贝一个，生研成细末，再取羊肝一具，用快刀剖开，将紫贝末放在里面，扎好，同淘米水煮熟，装在瓶里露一夜，然后空腹嚼食。

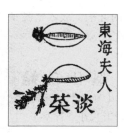

淡菜 【释名】又称壳菜、东海夫人。

【集解】[藏器说]生长在东南海中。像珍珠母，一头小，中间衔着少许毛。味道甘美，南方人喜食。[诜说]外形虽然不美观，但对人有益。若将它烧后吃，则味道苦，对人也不利。如果先将它同少许米煮熟后去毛，再放入萝卜或紫苏、冬瓜同煮，尤佳。

【气味】 甘，温，无毒。[日华说]不能多食，否则令人头昏眼涨，肠结。[藏器说]多食，发丹石，脱发。

【主治】 主治虚劳、精血衰少、吐血久痢、肠鸣腰痛、疝瘕积聚、妇人白带过多、产后身体虚弱及瘀血、腹中冷痛。还能治腹部结块，润毛发。可烧食令饱。煮熟食用，能补五脏，壮阳，消食，治脚气，除腹中冷气。也可烧沸其汁而食，能消瘿气。

海螺 【释名】 亦称流螺、假猪螺。

【集解】[颂说]生长于南海。现在两广及福建沿海都有。大如拳头，色青黄，长四五寸。它是螺类中肉最肥厚、味最好的，南方人爱吃。它的屑叫甲香。《南州异物志》载：大的甲香像茶瓯，壳的周围有刺，将它和别的香料放在一起烧则香味更浓，单独烧则有臭味。又有珠螺，莹洁如珍珠。鹦鹉螺，形似鹦鹉，头可做杯子。梭尾螺，形似梭子。[时珍说]螺属蚌类。大的如斗，生长在南海的潮水中。香螺屑和甲香相似，老钿螺光彩可饰镜背。红螺色微红，青螺色青如翡翠，蓼螺味辛如蓼。鹦鹉螺头如鸟，它的肉常常离壳出外寻食，寄居虫便乘机进入壳内，当螺肉回缩时，则寄居虫出壳。当螺肉被鱼吃掉后，它的壳便会浮出水面，人们当杯子用。

肉 【气味】 甘，冷，无毒。

【主治】 多年眼痛。将生螺肉取汁洗，或将黄连末放入眼内，取其汁点。合菜煮食，可治心痛。

甲香 【气味】 咸，平，无毒。

【主治】 主心腹胀痛，气急，止痢下淋。且能和气清神。治疗肠风痔瘘、瘘疮、疥癣、头疮，蛇、蝎、蜂螫。

田螺 【集解】[弘景说]生长在水田里及湖泊岸边。圆形，大的如梨、橘，小的如桃、李。[时珍说]螺属于蚌类。它的壳上有圆形的纹理。它的肉随着月亮的圆缺而变肥，变瘦，月亮从空中消失，螺即沉于水底。《说卦》载，螺、蚌、龟、鳖、蟹属离卦，内柔而外刚。

【气味】 甘，大寒，无毒。

【主治】 治眼睛红肿疼痛，解渴。煮汁还能清热醒酒。将珍珠、黄连末放入汁中，隔一会儿取汁点目，可止目痛。煮食，通利大小便。除腹中结热、小腹拘急、眼胞黄、脚气向上冲心、小便短赤、手足浮肿。利湿热，治黄疸，压丹石毒。将它的生肉浸汁饮，能止消渴。捣肉，可敷热疮。捣烂贴脐，能退热，止痢疾，饮食不进，下水肿淋闭。煮水，可擦痔疮狐臭。

【附方】 1. **消渴饮水**（日夜不止，小便频数）。用田螺五升，在水一斗中浸一夜，渴即取此水饮用。每日水及田螺均换一次。用田螺煮食饮汁亦可。2. **肝热目赤**。用大田螺七个，洗净，在水中养去泥秽。换水一升，再次浸洗，取出放碗中加少许盐。从壳内吸自然汁点眼。3. **酒醉不醒**。水中螺、蚌加葱、豉，煮食饮汁，即解。4. **小便不通**，**腹胀如鼓**。用田螺一个、盐半匙，生捣，敷脐下一寸三分，即可。5. **噤口痢疾**。用大田螺两个，捣烂，加麝香三分做饼，烘热贴脐间半日，待热气下行即思饮食。6. **脱肛**（脱出三五寸）。用大田螺二三个，在井水中养三四天，去泥，以黄连粉填入壳内。先做浓茶洗净肛门，然后用鸡翎蘸壳内水汁涂在脱肠上，随后以软布慢慢将肠头托入。7. **反胃呕噎**。将田螺洗净，养水中去泥，取出晒至半干，做成如梧桐子大的丸子。每服三十丸，藿香汤送服。用田螺烂壳研服亦可。8. **水气浮肿**。用大田螺、大蒜、车前子等分。捣成膏，摊贴脐上，水排出，肿即消。9. **痔漏疼痛**。田螺一个，放入龙脑一分，取汁水擦患处。擦前用冬瓜汤洗净痔漏。又方：用田螺一枚，针刺破后，加入白矾末，埋藏一夜后取出，以螺内汁水涂患处，痛立止。10. **腋下狐臭**。用活田螺一个，塞入巴豆仁一粒，待壳内有水汁流出，即以汁擦患处。照此方坚持，狐臭可以断根。11. **瘰疬溃破**。将田螺连肉烧存性，调香油涂擦。12. **疔疮恶肿**。用田螺一个，塞入冰片，取汁水点疮即可。

蜗螺 【释名】 又名螺蛳。

【集解】 ［时珍说］各处湖泊小溪都有，尤以湖北为最多。大如指头，壳比田螺厚，只喜欢泥水。春天，人们采来放在锅里蒸，它的肉便自出，可酒烹或糟煮而食。清明过后，它的肉中有虫，即不能食。［藏器说］它的生命力很强，如误将它与泥沙一起敷于墙上，仍可再活几年。

肉 【气味】 甘，寒，无毒。

【主治】 明目利尿。止渴，醒酒解热，通利大小便。消黄疸水肿。治反胃、痢疾、脱肛、痔疮出血。

壳 【主治】 治痰饮及胃脘痛、反胃膈气、痰嗽及鼻窦炎、脱肛、痔疮及水火烫伤。

【附方】 1. **黄疸**、**酒疸**。小螺蛳养去泥土。每天煮食饮汁。2. **黄疸吐血**（病后，身、面皆黄，吐血很多，诸药不效）。用螺蛳十个，水漂去泥，捣烂，露一夜，黎明时，取汁水服二三次。血止即可。3. **五淋白浊**。用螺蛳一碗，连壳炒热，加白酒三碗，煮至一碗，挑螺肉吃，即以所煮酒送下。数次即可。4. **小儿脱肛**。用螺蛳二三升，铺在桶内，令小儿坐上，不久即可痊愈。5. **痘疹目翳**。常吃水煮螺蛳，有效。6. **突然咳嗽**。将螺蛳壳捣末，每服一匙，酒送服。7. **湿痰心痛**。将白螺蛳壳洗净，烧存性，研末，酒送服一匙，立止。8. **膈气疼痛**。将陈白螺蛳烧过，研细，每服一钱，酒送服有奇效。9. **龟头生疮**。用年久螺蛳烧灰敷涂。10. **汤火伤疮**。将多年干白螺蛳壳煅过，研末，调油敷擦。11. **瘰疬已破**。将土墙上白螺蛳壳研末，每日敷患处。12. **痘疮不收**。将螺蛳壳洗净，煅过，研末，敷疮上。13. **小儿哮疾**。用南墙上年久螺蛳研末，下午加水调好，晚饭时吞服。

第十六卷 禽部

禽之一 水禽类

鹤、鹳、鸧鸡、鹈鹕、鹅鹕、鹅、雁、天鹅（鹄）、鸨、鸭（鹜）、野鸭（凫）、鸥、鸳鸯、鸂、鸀鹕

[时珍说] 两只足有羽毛的叫禽。师旷《禽经》说，羽类有三百六十种，它们的羽毛与四季协调，颜色与五方相合。山禽在岩上栖息，原鸟在地里做巢。林鸟在清晨歌唱，水鸟在夜晚鸣叫。山禽喙短而尾长，水禽喙长而尾短。天产作阳，羽类则是阳中之阳，对人身大抵都养阳。

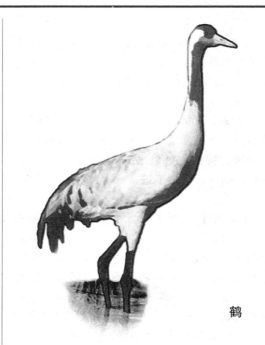

鹤

鹤 【释名】亦称仙禽、胎禽。

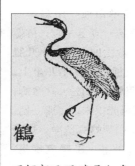

鹤

【集解】[禹锡说] 羽毛有黄、白、黑等色，其中以白毛的入药为最好。[时珍说] 鹤比鹳大，长约三尺，高亦三尺多，喙长约四寸。头顶颊部及眼睛是红色，脚部色青，颈部修长，膝粗指细，躯干部羽毛呈白色，而翅膀和尾部有的羽毛是黑色，有的是灰色，它常常半夜鸣叫，声音直冲云霄。雄性在上风鸣叫，雌性即在下风鸣叫，通过声音寻找配偶并授精。它能吞食毒蛇，粪能化作石头。《相鹤经》说，鹤属于阳鸟，在阴中游动、生活，它生活在沙滩河流，不在林间栖息。两年后脱落子毛成年，再过七年长羽毛；又过七年才能搏击长空；再过七年会和着节拍跳舞；再过七年会鸣叫；又过一个七年则羽毛脱落，长出雪白或漆黑的毛。一百六十年时，雌雄相视而授精；经过一千六百年胎形才形成。它只饮不吃。俞琰说，龟鹤能通运任脉，所以才长寿。用鹤的

骨头做笛子吹，声音特别清远。

【气味】 咸，平，无毒。

【主治】 益气补虚，去风益肺。

脑 【主治】 和天雄、葱实同服，可以明目。

卵 【气味】 甘、咸，平，无毒。

【主治】 可预防小儿痘疹。用法：每天给小儿煮食一枚。

骨 【主治】 炙过，加入补药中。

鹳（guàn）

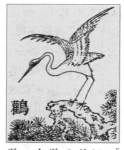

鹳

【释名】 亦称皂君、负釜、黑尻。

【集解】[弘景说] 鹳有两种：像鹤而且在树上筑巢的是白鹳，色黑项部屈曲的是乌鹳。白鹳品种好。[宗奭说] 鹳形如鹤，但头部不红，顶部无乌带，不喜欢鸣叫，喜欢在楼殿上筑巢。[时珍说] 鹳像鹤但顶部不红，颈长嘴赤，色灰白，翅膀和尾巴都是黑色的。它喜欢在高树上筑巢。起飞时直冲云霄，仰天号鸣定会下雨。鹳生三子，鹳就是其中一个，鹳为阳鸟，故有"巽（即鹳）极

成震（震即为鹤），阴变阳"之说。

骨 【气味】 甘，大寒，无毒。

【主治】 治疗痰迷心窍、传染病及心腹疼痛。

脚骨、嘴 【主治】 喉痹、传染病及毒蛇咬伤，可熬汤喝，也可烧成灰饮服。

卵 【主治】 预防痘疹。

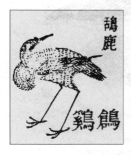

鸧鹿
鶬鶊

鸧 (qiāng) 鸡

【释名】 又称鸧鸹、麋鸹、鸧鹿、麦鸡。

【集解】［时珍说］生长在水田湖泽中，如鹤一般大小，色青白，也有灰色的，颈长腿高，常结群飞行。它的皮毛可做大衣。

【气味】 甘，温，无毒。

【主治】 杀虫，解蛊毒。

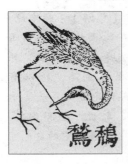

鵒鶄

鹈鹙 (tū qiū)

【释名】 又称扶老、鹙鸗。

【集解】［时珍说］秃鹙鸗，水鸟中的大鸟。出自南方有大湖泊处。其状如鹤而大，青苍色，张翼达五六尺，举头高六七尺，长颈赤目，头项皆无毛。其顶皮方二寸许，红色如鹤顶。其喙深黄色而扁直，长尺余。其嗉下亦有胡袋，如鹈鹕状。其足爪如鸡，黑色。性极贪恶，能与人斗，好啖鱼、蛇及鸟雏。诗中说有鹙在梁，说的就是这个。自元入我朝，常赋犹有鹙鸗之供献。

肉 【气味】 咸，微寒，无毒。

【主治】 中虫、鱼毒。补中益气，甚益人，炙食尤美。做脯馐食，强气力，令人走及奔马。时珍。

髓 【气味】 甘，温，无毒。

【主治】 补精髓。

喙 【主治】 鱼骨鲠。

毛 【主治】 解水虫毒。

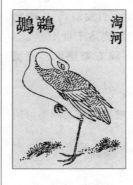

鹕鶆
淘河

鹈鹕 (tí hú)

【释名】 又名逃河、淘鹅。

【集解】［禹锡说］颐下有袋，可容物二升，收缩自如，袋内可盛水养鱼。［时珍说］鹈鹕到处都有，它是一种水鸟。像鹅但鹈比它大很多，色灰如苍鹅，嘴长一尺多，直且大，口中红，嘴下有皮袋状结构。喜欢群体飞行，能捕食小鱼。当地人吃它的肉，用它的油脂入药，取它的翅骨做筒，用于吹药入喉、鼻，极其方便。

脂油 【气味】 咸，温、滑，无毒。

【主治】 外涂治疗痈肿，内服治疗风痹，通经络，治耳聋。

嘴 【气味】 咸，平，无毒。

【主治】 慢性腹泻。

舌 【主治】 疗疮肿毒。

毛皮 【主治】 反胃吐食。火烧研成末，每次温酒送服二钱。

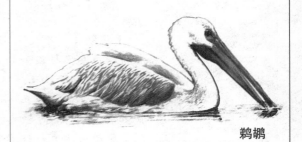

鹈鹕

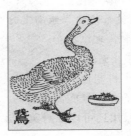

鶆

鹅 【释名】 又称家雁、舒雁。

【集解】［时珍说］江淮以南的地方，人们都饲养它。它有黑、白两种颜色，眼绿嘴黄脚红。夜晚随更声鸣叫。它能吃蛇和蚯蚓，所以养鹅能避免毒蛇侵害。

肉 【气味】 甘，平，无毒。［诜说］鹅肉性冷，吃多了使人患病，引发旧病，［李鹏飞说］嫩鹅肉有毒，老鹅的肉适于食用。

【主治】 滋润五脏，除五脏热邪，煮汤服用，治疗消渴症。

白鹅膏 （即尾部的肉）。

【主治】 外涂治手足皲裂。塞入耳中可治耳聋。

血 【气味】 咸，平，微毒。

【主治】 解金属和药毒。

胆 【气味】 苦，寒，无毒。

【主治】 热毒及痔疮初起。

卵 【气味】 甘，温，无毒。

【主治】 补中益气。过食易引发旧病。

涎 【主治】 麦芒刺喉和骨鲠。

毛 【主治】 解毒，治小儿惊风，烧灰研末后酒送服，可治疗饮食不下。

掌上黄皮 【主治】 烧过研末，擦脚可治疗脚指甲缝湿烂流水。焙好研末，外用治疗冻疮。

【附方】 **饮食不下**。将白鹅尾毛烧成灰，每次用米汤送服一钱。

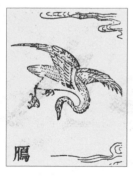

雁 【释名】又名鸿。

【集解】［恭说］雁为阳性鸟，与燕子往来相反，冬天南飞，夏天飞往北方，并且在北方繁殖。［时珍说］雁的生活有四种规律，即信、礼、节、智，但有一愚，即容易被人诱捕。雁南飞时肉少不能食，北飞时肉肥，可以捕食。

肉 【气味】 甘，平，无毒。

【主治】 中风麻痹，长期食用，能补气，强筋骨，利脏腑，解丹石毒，且能促进眉毛、胡须生长，和豆黄制丸服用还可以强身美容。

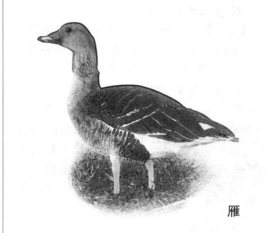

雁

治疗痈肿、耳聋以及热结胸痹呕吐。

骨 【主治】 烧灰和淘米水洗头，可以生发。

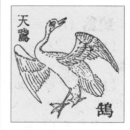

天鹅（鹄）

【集解】［时珍说］天鹅比雁大，羽毛白而有光泽，飞得很高，并且很会走路。所以有"鹄不浴而白，一举千里"之说。也有黄鹄、丹鹄，生活在湖、海、江、河中。它的皮毛可做衣服等，称为天鹅绒。

肉 【气味】 甘，平，无毒。

【主治】 腌炙后食用，可增气力，利五脏。

油 【主治】 外用治疗痈肿，小儿疳耳。

绒毛 【主治】 刀杖打伤，贴上去即愈。

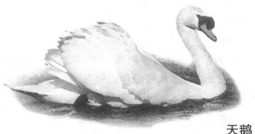

天鹅

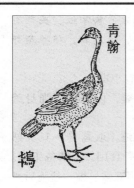

鸨（bǎo）

【释名】 又称独豹。

【集解】［时珍说］一种水鸟，形似雁且有斑纹，脚无后趾。肉粗味美，鸨只有雌性没有雄性，与其他鸟交配繁殖。

肉 【气味】 甘，平，无毒。

【主治】 补虚，除风痹。

脂 【主治】 长毛发，润泽肌肤，消痈肿。

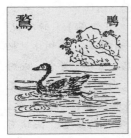

鸭（鹜）

【释名】 亦称舒凫、家凫。

【集解】［时珍说］雄性头呈绿色，翅膀上有纹理，雌性则是黄斑色，但也有纯黑色和纯白色的。雄鸭不会鸣叫，雌鸭则会叫。重阳节过后，鸭子肉肥味美。清明后产卵则肉少。小鸭可由母鸭孵出，也可用牛粪孵出。

脑 【主治】 外用，治疗冻疮。

头 【主治】 煮服，治疗水肿、小便不利。

肉 【气味】 甘，冷，微毒。［诜说］白鸭的肉最好；黑鸭的肉有毒，易损伤中焦致中焦虚寒，生脚气等。便血的人不可食用。

【主治】 补虚，除热，调和脏腑，通利水道，治小儿抽风，解丹毒，止热痢，生肌敛

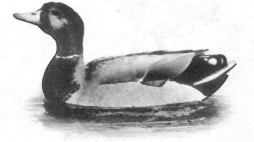

鸭

疮。和葱、豆豉同煮，可除心中烦热。

头 【主治】 煮服，治疗水肿、小便不利。

脑 【主治】 外用，治疗冻疮。

血 【气味】 咸，冷，无毒。

【主治】 解药物、金属和蛇毒。

胆 【气味】 苦、辛，寒，无毒。

【主治】 治疗外痔。

肫衣 【主治】 治疗诸骨鲠喉。将它烧后研末，用水送服一钱，取它有消食导滞之功。

卵 【气味】 甘、咸，性微寒，无毒。［诜说］多食易损伤阳气，令人气短。小孩多食导致下肢乏力。［弘景说］不可和鳖肉、李子一同食用。

【主治】 除心腹及胸膈热邪。

【附方】 久虚发热，吐痰咯血。用黑嘴白鸭一只，取血。加温酒饮适量。将鸭去毛，破腹去肠，拭净，放入大枣肉二升，参苓平胃散末一升，扎定，半装砂锅中用炭火慢煨。取陈酒一瓶，分三次倒锅中。待酒干后，食鸭及枣，常吃，病渐愈。此方叫作"白凤膏"。

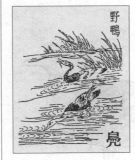

野鸭（凫）

【释名】 又称野鹜、沉凫。

【集解】［时珍说］生长在江淮以南的江河湖泊中。常常几百只结群飞行，它们飞行时发出的声音如起风下雨，它们糟蹋庄稼。陆玑《诗疏》载，野鸭比鸭小，羽毛青白夹杂，背部有纹理，嘴短尾长，脚小掌红，体形肥胖耐寒冷。海中有一种野鸭，头上长冠，相传为石首鱼化生的。这种鸭宜冬天捕来食用。

肉 【气味】 甘，凉，无毒。

【主治】 补中益气，平胃消食，杀虫。清热解毒，消水肿。不宜与胡桃、木耳、豆豉同食。

血 【主治】 杀虫解毒，催吐。

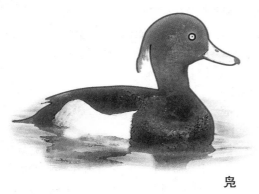

凫

纹理，头红翅黑，尾巴黑，脚掌红，头部有很长的白毛可垂到尾部，休息时，雄雌颈部相互接触。

【气味】 咸，平，有小毒。

【主治】 主痔瘘疥癣，内服可以强身美容，增强性欲。

【附方】 1.**治疗痔疮**。取鸳鸯一只炙熟切细，用五味、醋调好后食用。2.**痔疮下血**。取鸳鸯一只洗净切片，用五味、椒、盐腌后烤熟，空腹食用。

鸥 【释名】也叫鹥、水鸮。

【集解】［时珍说］生活在海边的称海鸥，生活在江边的称江鸥。还有一种鸥，它随海潮的涨落而来去，人们称作"信鸥"。它们的形色像白鸽或小白鸡，长脚长嘴，成群飞翔，三月产卵。

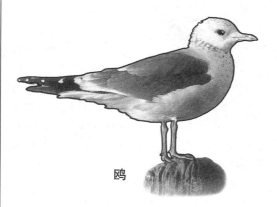

鸥

鸳鸯 【释名】又称黄鸭、匹鸟。

【集解】［时珍说］生活在南方的湖泊小溪中，栖于土穴中，休息时藏于洞中，如水鸭大小，杏黄色，有

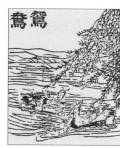

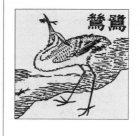

鹭 【释名】又称鹭鸶、丝禽、雪客、春锄、白鸟。

【集解】［时珍说］一种水鸟，在树林里栖息，去水中觅食，成群飞行时排列有序，毛白如雪，高一尺多，颈部细长，脚呈青色，脚趾分开，尾巴很短，嘴长约三寸。头顶有十几根长毛，可用来做诱饵捕鱼。

肉 【气味】 咸，平，无毒。

【主治】 益脾补气，健身。

头 【主治】 将鹭肉和尾巴一起烧灰研末后外敷，可治疗破伤风，角弓反张。

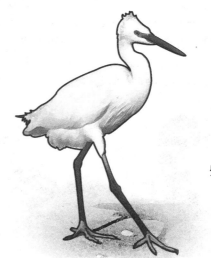

鹭

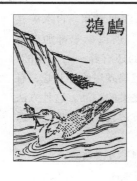

鸬鹚【释名】

又叫水老鸦。

【集解】［时珍说］有水的地方都有。毛色如乌鸦，喙长微弯曲，擅长沉入水中捕鱼，白天停在河堤上，夜间在树中栖息。粪有毒，可以使树木腐烂，南方渔民往往养上数十只用来捕鱼。杜甫"家家养乌鬼，顿顿食黄鱼"说的就是这种情况。

肉【气味】酸、咸，冷，微毒。

【主治】治疗大腹鼓胀，利尿。

头【气味】微寒。

【主治】治疗哽噎，烧研酒服。

骨【主治】烧灰水服，可治疗鱼鲠。

喙【主治】治疗噎病，发病时衔上便好。

嗉【主治】治疗鱼鲠。

翅羽【主治】烧灰，水送服半钱，可治疗鱼鲠。

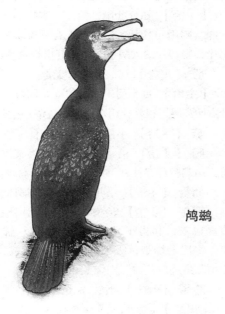

鸬鹚

禽之二　原禽类

鸡、雉、鹧鸪、秧鸡、鹌、鸽、雀、蒿雀、巧妇鸟、燕、蝙蝠（伏翼）

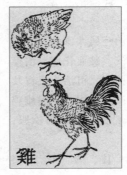

鸡【释名】亦称烛夜。

【集解】［时珍说］鸡的种类有很多，各地所产的鸡，大小形色常常不相同，朝鲜有一种长尾鸡，尾巴长三四尺。辽阳还有食鸡和角鸡，肉味比其他的鸡更肥美。江浙有一种长鸣鸡，白天晚上叫个不停。南海有一种叫石鸡的，潮水一起就啼叫。楚中有一种鸡叫伧鸡，身高约三四尺。江南则有一种矮鸡，脚才长二寸左右。鸡属巽卦，在星应昴。它没有肾和小肠。如果一家人的鸡子都无故地集体鸣叫，称为荒鸡，这是不祥之兆。如果黄昏时有一只鸡鸣叫，叫盗啼，说明这户人家将吉星高照。南方人用鸡蛋画墨，煮熟后看蛋黄的情况来判断凶吉。

丹雄鸡肉【气味】甘，微温，无毒。

【主治】治妇人崩中漏下。能杀恶毒，避邪。且能温中补血，治疗疮疡溃烂、久不收口，还能补肺。

【发明】［时珍说］鸡虽然属木，交配后的丹雄鸡得离火阳明之象，白雄鸡得庚金太白之象，所以宜于辟恶邪；乌雄鸡属木，乌雌鸡属水，所以孕妇和产妇都适宜食用；黄雌鸡属土，所以适宜养脾胃；而乌骨鸡又得水木的清气，所以虚热的人宜食。

白雄鸡肉【气味】酸，微温，无毒。

【主治】主下气消积，治疗狂躁，安五脏，调中祛邪，止消渴，利小便，治丹毒。

乌雄鸡肉【气味】甘，微温，无毒。

【主治】补中止痛，补虚，安胎。治疗肚

痛、风湿麻痹、虚弱羸瘦、骨折痈疽等。生的
捣细，涂肉中刺入竹木。

【发明】［时珍说］李鹏飞讲，黄鸡宜于
老人，乌鸡宜于产妇，可以暖血。马益卿说，
孕妇适宜吃公鸡肉，以取阳精之金来供给胎
儿。此即胎教"宜见虎豹"之意。

黑雌鸡肉【气味】甘、酸，温、平，
无毒。

【主治】做羹食，能治疗风寒湿痹、五缓
六急，安胎定志，辟除邪气，破血化瘀。治疗
痈疽、补血及产后虚弱，益气。可治疗反胃及
腹痛、骨折、乳痈。孕妇产后，用一只黑雌鸡
加五味炒香，再加酒二升，密封一夜后饮服，
可使人长得肥白。

黄雌鸡肉【气味】甘、酸、咸，平，
无毒。

【主治】治疗饮食伤中，消渴，小便频
数、肠澼泄痢，补水气。治五脏虚损、肢体乏
力，且能填精补髓，助阳。用光粉、诸石末和
饭喂鸡，这样的鸡煮食更补人。治产后虚羸，
煮汤煎服，效果很好。

乌骨鸡【气味】甘，平，无毒。

【主治】补虚强身，治疗消渴、心腹疼痛
以及妇女崩中带下，一切虚损病，以及大人小
孩患下痢噤口，都取乌骨鸡煮汤饮汁，也可以
捣丸服。

【发明】［时珍说］乌骨鸡有白毛的、黑
毛的、斑毛的，也有骨和肉都乌的和肉白骨乌
的，只要鸡舌是乌的，这种鸡便骨肉都乌，入
药用甚佳。鸡属木，而骨反乌的，即巽变坎，
是感受了水木的精气之故，所以宜于患肝肾血
等病的人食用。男患者用母鸡，女患者用公
鸡。妇人用药中有乌鸡丸，可治妇科百病，这
种药丸的制作，都是将鸡煮烂后和药，或同研
细的鸡骨一起和到药中。

反毛鸡【主治】治疗反胃。将一只鸡煮
烂，去骨，加入人参、当归、食盐各半两，再
煮，然后将它吃完。

泰和老鸡【气味】甘、辛，热，无毒。

【主治】主内托小儿痘疮。

【发明】［时珍说］江西泰和、吉水等县
的人都说老鸡能发痘疮，所以家家都加以畜
养，短的养五六年，长的还有养一二十年的。
待发痘疮时，加五味将老鸡煮烂给小儿吃，有
的还加了胡椒和桂、附之类的物品。这种方法
因风水的不同，有的地方适宜，有的地方不适
宜，不可以一味地用。

鸡冠血【气味】咸，平，无毒。

【主治】乌鸡的鸡冠血，可治疗乳汁不
通，又可用于眼睛见风流泪以及天行赤眼。红
鸡的鸡冠血可治白癜风，祛除经络间风热，涂
面颊治口眼歪斜。内服可用于缢死欲绝、小儿
急惊风，解蜈蚣、蜘蛛毒。

鸡血【气味】咸，平，无毒。

【主治】治疗骨折及肢体痿弱不用、腹
痛、乳汁不下。服之热血，可治疗小儿便血及
惊风，解丹毒及虫毒，安神定志。治白癜风、
疬疡风，取公鸡翅下的血涂擦。

脂肪【气味】甘，寒，无毒。
【主治】耳聋，头发脱落。

脑【主治】小儿惊痫。烧成灰后用酒送
服，治妇人难产。

肝【气味】甘、苦，温，无毒。［时珍说］
肝有微毒。"吃鸡去肝"，是认为肝对人不利。

【主治】补肾壮阳，治疗心腹疼痛，安胎
止漏，则用一具肝，切碎和五合酒服。治妇人
阴痒，则切片纳入阴道。还治肝虚视物昏花。

胆【气味】苦，微寒，无毒。

【主治】目不明，生肌敛疮。用灯芯蘸胆
汁点胎赤眼，很好，用水化后擦痔疮，亦有效。

嗉【主治】小便失禁以及噎食不消。

肠【主治】治疗遗尿、小便失禁以及遗
精，用鸡肠烧存性，每次服三指长，酒送下。

肋骨【主治】小儿多食易饥，形体消瘦。

尾毛【主治】治肉中有刺，用尾毛十四
枚烧成灰，和男子乳封上，当自出。解蜀椒
毒，将尾毛烧烟，吸入，并且用水调灰口服。
治小儿痘疮后化脓，则烧灰和水敷擦。

鸡蛋【气味】甘，平，无毒。

【集解】［鼎说］多食会使人腹鸣、动风

气。和葱、蒜同吃，使人乏气；同韭子食，成风痛；同鳖肉吃，损人；同兔肉吃，使人泄痢。妊妇将鸡蛋和鲤鱼同吃，生疮；同糯米同吃，令小儿生虫。[时珍说] 小儿患痘疹，应忌吃鸡蛋，也不要闻煎食的气味，否则会生翳膜。《太平御览》说，正旦吞乌鸡蛋一枚，可以炼形。

【主治】 祛热镇心安神，安胎止惊，止痢。用醋煮食，可治赤白久痢和妇女产后虚痢。用光粉同蛋炒干，止痔痢和妇人阴疮。和豆淋酒服，治风邪引起的麻痹。用醋浸泡直到蛋坏，可敷疣。和蜡烛食，治耳鸣、耳聋。和蜡煎，止小儿发热。也可用一合白蜜，和三颗蛋搅服，立愈。

蛋清 【气味】 甘，微寒，无毒。

【主治】 治疗眼睛红肿疼痛，除胸中郁热，止咳喘，治疗难产，美容及小儿下泄，皆生吃。用醋浸泡一夜，可治黄疸，祛烦热。产后血闭不下，则取一枚鸡蛋的蛋清，加一半醋搅匀后服食。与赤小豆末调和，涂一切热毒、丹毒肿、肋痛，有奇效。冬月新生的蛋，取蛋清用酒浸密封七日后取出，每夜擦脸，可除面上黑块与疮疔，有美容作用。

蛋黄 【气味】 甘，温，无毒。

【主治】 用醋煮后，治疗妇人产后身体虚弱下痢，小儿气虚发热。和常山末制丸，用竹叶汤送服，治疗久疟。煎吃，可祛烦热，炼后治呕逆。炒后取油，和粉，可以敷头疮。突然干呕，生吞数枚卵黄，效果佳。小便不通者也生吞，数次即可见效。

【附方】〔白雄鸡肉〕 1. **精神狂乱**。用白雄鸡一只，煮以五味，和做羹粥食。又方：用白雄鸡一只，常法洗治，加入珍珠四两、薤白四两，再加水三升，煮至二升，食鸡饮汁。2. **突然心痛**。用白雄鸡一只，治洗干净，加水三升，煮成二升，去鸡，煎至六合，加苦酒六合、珍珠一钱，再煎至六合，投入麝香约两颗豆大的量。一次服完。3. **赤白痢下**。用白雄鸡一只做汤及馄饨吃，空腹食。4. **突然咳嗽**。白雄鸡一只，加苦酒一斗，煮至三升，分三次

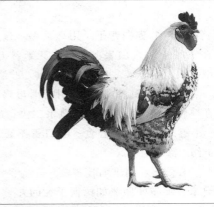

鸡

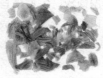

鸡内金〔主治〕小便失禁以及噎食不消。

服，并淡食鸡。5. **水气浮肿**。用小豆一升、白雄鸡一只（治洗干净），加水三斗，煮熟吃下，将汤喝完。

〔乌雄鸡肉〕 1. **反胃吐食**。用乌雄鸡一只，如常法治净，鸡腹内放入胡荽子半斤，烹食。吃过两只，即见效。2. **肾虚耳聋**。用乌雄鸡一只，治净，加酒三升煮熟，趁热吃。三五只即见效。

〔黑雌鸡肉〕 1. **中风舌强，不能言语，目睛不转**。用乌雌鸡一只，治净，加酒五升，煮至二升，去渣，分三次服，同时吃葱姜粥，吃后需暖卧发汗。2. **虚损积劳**（身体久虚或大病后出现盗汗、气喘、心悸、胃弱、多卧少起等病象）。用乌雌鸡一只，治净，以生地黄一斤切细、饴糖一斤，放入鸡腹内，扎定，装铜器中，用甑蒸熟，食鸡饮汁，勿用盐。一月照此法吃一次，效果显著。

〔黄雌鸡肉〕 1. **水癖水肿**。用黄雌鸡一只，治净，和赤小豆一升，同煮汁饮。白天饮两次，夜间饮一次。2. **流行性发黄病**。用黄雌鸡一只，治净，煮熟吃下，并尽量饮汁，吃两只即愈。鸡汤中放盐少许，豉亦可。3. **脾虚滑痢**。用黄雌鸡一只，炙过，以盐、醋涂上，煮熟，空腹食。4. **脾胃弱乏，人萎黄瘦**。用黄雌鸡肉五两、白面七两，做馄饨，下五味煮熟，

空腹食。每天一次。

〔乌骨鸡〕1. **赤白带下**。用乌骨鸡一只，治净，在鸡腹中装入白果、莲肉、江米各五钱，胡椒一钱，均研末，煮熟，空心食。2. **遗精白浊**。治方同上。3. **脾虚滑泄**。用乌骨母鸡，治净，在鸡腹内装入豆蔻一两、草果二枚（烧存性），扎定，煮熟，空心食。4. **口歪不正，疮癣、虫伤**。涂鸡冠血。

〔肝〕1. **阳痿**。用雄鸡肝三具，菟丝子一升，共研末，加雀卵做成如梧桐子大的丸子。每服一百丸，酒送服，一天服两次。2. **肝虚目暗**。用乌鸡肝一具，切细，以豉和米煮鸡肝成粥吃。3. **睡中遗尿**。用乌雄鸡肝、桂心等分，捣烂做成如小豆大的丸子。每服一丸，米汤送下。一天服三次。

〔鸡蛋〕1. **伤寒发狂，热极烦躁**。生吞鸡蛋一枚，有效。2. **身体发黄**。用鸡蛋一枚，连壳烧成灰。研细，加醋一合，温服。服三次即有特效。3. **身面肿满**。用鸡蛋黄白相和，涂擦肿处，干了再涂。4. **产后血多**。用乌鸡蛋三枚，醋半升、酒二升，搅匀，煮至二升，分四次服。5. **妇女白带**。用酒及艾叶煮鸡蛋。每天取食。6. **身体发热**。用鸡蛋三枚、白蜜一合，和匀服食，不拘大人或小孩皆有效。

〔鸡蛋白〕1. **赤白痢**。用生鸡蛋一个，取蛋白摊纸上，晒干，折出四层，包乌梅十个，烧存性，冷却后研末，加水银粉少许。大人分两次服，小孩分三次服，空心井华水送服。如只微泻，即不需再服药。2. **蛔虫攻心，口吐清水**。将鸡蛋白和漆调匀放舌下，虫即出。3. **汤火烧灼**。将鸡蛋白和酒调匀，勤洗痛处。

〔鸡蛋黄〕1. **赤白下痢**。用鸡蛋一个，留黄去白，加胡粉满壳，烧存性，酒送服一匙。2. **小儿痫疾**。用鸡蛋黄和乳汁搅服。3. **小儿头疮**。取熟鸡蛋黄，炒令油出，调麻油、轻粉涂擦。4. **消灭瘢痕**。用鸡蛋五枚或七枚煮熟。取黄炒黑，一天涂三次，直至消除瘢痕。

〔鸡蛋壳〕1. **小便不通**。用蛋壳、海蛤、滑石等分研末，每服半钱，米汤送服。一天服三次。2. **头疮白秃**。用鸡蛋壳七个，炒过，研末，调油敷涂。3. **头上软疖**。用孵出小鸡后的蛋壳，烧存性，研末，加轻粉少许，清油调敷。4. **阴茎生疮**。将鸡蛋壳炒过，研末，调油敷涂。5. **肾囊痛疮**。用孵出小鸡后的蛋壳、黄连、轻粉等分研末，用炼过的香油调匀敷涂。

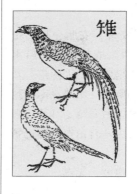

雉（zhì）

【释名】又称野鸡。

【集解】〔时珍说〕全国都产，大小如鸡，毛色五彩斑斓。雄性色彩艳丽，尾巴长；雌性色彩较暗，尾巴较短。它们喜欢斗架，卵是褐色的。雌鸡要产卵时，避开雄鸡，否则雄鸡就会吃掉刚产下的卵。

肉【气味】酸，微寒，无毒。〔日华说〕秋冬季节捕食对人体有益，春夏捕到后食用无益。

【主治】补中益气，止泄痢，除蚁瘘。

【附方】1. **脾虚下痢，日夜不止**。野鸡一只，治净，加橘皮、葱、椒等五味，做馄饨，空心吃。2. **消渴饮水，小便频数**。野鸡一只，加五味煮汤喝，食肉亦可。3. **心腹胀满**。野鸡一只、茴香炒、马芹子炒、川椒炒、陈皮、生姜等分，用醋和做馅包馄饨吃。吃鸡的这一天，早上服喜禾散，辰时服此方，午时服导气枳壳丸。

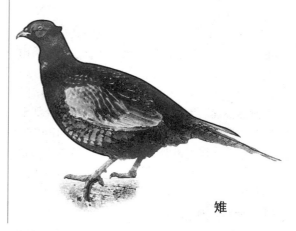

雉

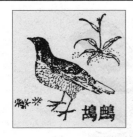

鹧鸪 (zhē gū)

【释名】又称越雉。

【集解】[志说]生长在江南，形似母鸡。[颂称]江西、福建、两广、四川都有。[时珍说]鹧鸪害怕露霜，早晨和晚上很少出来，夜间休息时常用草和树叶覆盖身体。所以往往两只相对鸣叫，民间说它的鸣叫是："行不得哥也。"喜洁净，肉白且脆，味胜于野鸡。

肉【气味】甘，温，无毒。

【主治】能解野葛、菌子及金属之毒，辟瘟，补五脏，强心增智。不能和竹笋同食，否则会引起小腹胀满。

【发明】[时珍说]《南唐书》载，丞相冯延巳，常常患头痛，太医吴延绍说，是山鸡、鹧鸪吃多了的缘故，现在它的毒性发作了。服用甘草汤后头痛就消失了。鹧鸪喜欢吃乌头、半夏苗，所以用它们来解鹧鸪的毒。

脂膏【主治】外涂可治冻伤，使患处不至于龟裂。

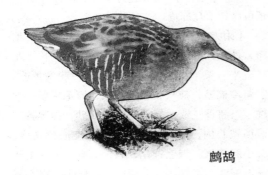

鹧鸪

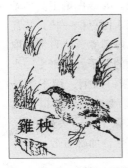

秧鸡【集解】

[时珍说]大小如小鸡，颊部为白色，嘴狭长，尾巴短，多生活在水田边和水泽边，夏至后每每整夜鸣叫，秋天来了就停止。

【气味】味甘，温，无毒。

【主治】治疗蚁瘘。

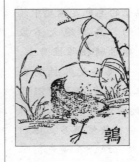

鹑 (chún)

【释名】[时珍说]鹑性淳，窜伏浅草，随遇而安，庄子所谓"圣人鹑居"指的就是它。

【集解】[时珍说]鹑分雌雄，常生活在田野里，晚上它们便聚在一起飞翔，白天潜伏在草丛中。人们用声音来引诱它们、捕捉它们。将它们养起来，让它们斗架。《交州记》称，南海有黄鱼，九月变鹑，用盐炒食则味道更美。

【气味】甘，平，无毒。

【主治】补五脏，补中益气，强筋健骨，耐寒暑，消除热结。和赤小豆、生姜一同煮食可治疗小儿疳积及下痢，天亮时食用有效。酥煎后食用，令人下焦肥健。和菌子同食可致痔疮。与猪肝同食会使人生雀斑。

【发明】[时珍说]董炳《集验方》载，魏秀才的妻子患一种病，腹大如鼓，四肢枯瘦如柴，不能卧床休息，只能披衣而坐，几天不能进食。突然患者想吃鹑肉，吃肉后病情加剧，大汗淋漓，口不能言，想解大便，被人搀扶着去厕所，小便突然解出如鹅脂般的白色液体，如此多次方解尽，患者病情即好转。这种疾病可能是因为中焦湿热积累所致。鹑肉能解热结，治疗小儿疳积。

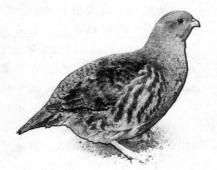

鹑

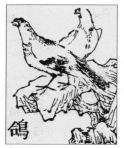

鸽 【释名】又称

鹁鸽、飞奴。

【集解】［宗奭说］鸽子的毛色是禽类中最多的。鸟类绝大多数是雄性骑在雌性身上，只有鸽类是雌性骑在雄性的身上，所以鸽类的交配最为频繁。［时珍说］许多人家都饲养鸽子，也有野鸽。品种虽然很多，但羽毛颜色无外乎青、白、黑、绿、花等色，眼睛有大有小，它也与鸠为配偶。

肉 【气味】 咸，平，无毒。

【主治】 解药毒。疗疮疥，食后立愈。调精益气。炒熟后酒服，治恶疮疥癣、白癜风等。

血 【主治】 解药物及虫蛇毒。

卵 【主治】 治疮疡、疱疹。

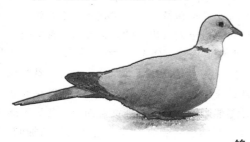

鸽

雀 【释名】亦称

瓦雀、宾雀，俗呼老而斑者为麻雀。

【集解】［时珍说］处处都有。羽毛呈褐色且有斑点，下颌、嘴巴都是黑色，头形像独蒜，眼似大椒，尾巴长约二寸，脚爪黄白色，喜爱跳跃，不会走。它的眼睛晚上不能看见东西，产的卵上有斑点。体小的名叫黄雀，八九月成群结队地在田间飞行，此时最肥壮。肉可以烤吃，

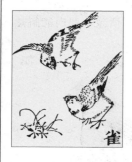

雀

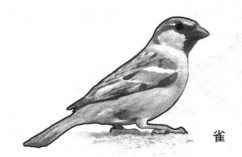

雀

做下酒菜甚美。《临海异物志》称，南海有一种鱼叫黄雀，它常在六月变成黄雀，十月则入海变成鱼。如果是家雀则不会变化。

肉 【气味】 甘，温，无毒。

【主治】 冬天食用，可以壮阳，令人有子，益气，暖腰膝，缩小便。固崩止带，益精髓，滋养五脏六腑。

卵 【气味】 酸，温，无毒。

【主治】 五月捕雀食用，能生精壮阳，通利小便，消除腹内包块。和天雄、菟丝子末和做成丸，空腹酒服五丸，治男子阳痿不举、女子带下、便溺不利，并可以除疝瘕。

肝 【主治】 治疗肾阳虚衰。

脑 【主治】 用布包好塞耳，治疗耳聋。还可涂抹治疗冻疮。

【附方】 1.老人脏腑虚弱。雀儿五只，治净，炒熟，加酒一合同煮。过一段时间再加水二碗半、粟米一合、葱白三根，一起煮粥吃。2.肾冷偏坠，疝气。生雀三只，燎毛去肠，勿洗，以茴香三钱、胡椒一钱，缩砂、桂肉各二钱填雀腹内，湿纸裹好，煨熟，空心酒送服。3.小肠疝气。带毛雀儿一只，去肠，填入金丝矾末五钱，缝好。火上煨成炭，研末，空心酒送服。年久者服两次可愈。4.赤白痢下。冬季麻雀，去皮毛及肠肚，填入巴豆仁一枚，装瓦瓶中，煨存性，研末。以好酒煮黄蜡百沸，取蜡和药末调成如梧桐子大的丸子。每服一二十丸，红痢，用甘草汤送服；白痢，用干姜汤送服。5.内外目障（目昏生翳，远看似有黑花，内障则不见物）。麻雀十个，去翅、足、嘴，连肠、胃、骨、肉研烂，加磁石煅，醋淬

七次、水飞、神曲炒、青盐、肉苁蓉酒浸、炙过各一两，菟丝子酒浸三日，晒干三两，共研末，加酒二升及少量炼蜜，一起做成如梧桐子大的丸子。每服二十丸，温酒送服。一天服两次。6. **男子阳痿、女子带下、便溺不利**。用雀卵和天雄、菟丝子末做丸，空心酒送服五粒。

蒿（hāo）雀

【集解】［藏器说］形似雀，青黑色，生活在蒿草间，塞外更多。味道优于其他鸟雀。

肉 【气味】甘，温，无毒。

【主治】补精髓，壮阳。

巧妇鸟

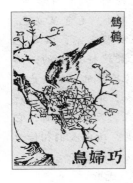

【释名】又称鹪鹩、桃虫、蒙鸠、女匠、黄脰雀。

【集解】［藏器说］巧妇鸟小于雀，在林薮间为窠。窠如小袋。［时珍说］鹪鹩处处有之。生于蒿木之间，居藩篱之上，状似黄雀而小，灰色有斑，声如吹嘘，喙如利锥。取茅苇毛毳而窠，大如鸡卵，而系之以麻发，至为精密。悬于树上，或一房、二房。所以说巢林不过一枝，每食不过数粒。小人畜驯，教其做戏也。

肉 【气味】甘，温，无毒。

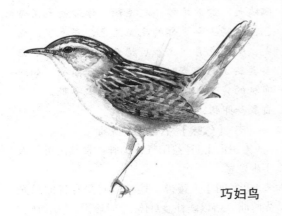

巧妇鸟

【主治】炙食甚美，令人聪明。

窠 【主治】烧烟熏手，令妇人巧蚕。治膈气噎疾。以一枚烧灰酒服，或一服三钱，效果显著。

燕

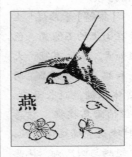

【释名】又叫乙鸟、玄鸟、鸷鸟、游波、天女。

【集解】［弘景说］燕有两种：胸部紫色，形体轻小的叫越燕；身上有黑斑且声音大的则是胡燕。胡燕做的巢很大，可容纳一匹绢。据说它在谁家筑窝，谁家就会大富大贵。如果它筑的窝开口向北，尾巴微曲，毛色白，那它就有几百岁了。《仙经》称之为"肉芝"。吃它的肉可以

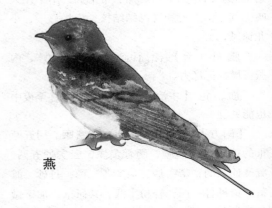

燕

延年益寿。［时珍说］燕子如雀大，身长，口小而尖，颔大，翅膀薄且尾有分叉。春天飞走。来时在屋檐下筑巢，飞走后在南方的洞穴中藏身。鹰鹯吃燕子即死，燕能制服海东青鹘，能兴波祈雨，所以还有游波之称。

肉 【气味】酸，平，有毒。［弘景说］肉不能吃，能损伤人体正气。燕子到水面上飞，会被蛟龙吞食。［时珍说］《淮南子》言燕入水会变成蜃蛤，所以高诱注言，蛟龙喜欢吃燕，人吃了燕后不能下水，此说未予以考证。但燕肉既然有毒，自然不必去食用。

【主治】治疗痔疮。

卵黄 【主治】 水肿暴起。每次吞服十粒。

蝙蝠（伏翼）

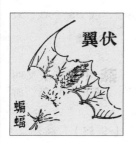

伏翼

蝙蝠

【释名】又称天鼠、仙鼠、夜燕。

【集解】［恭说］生长在山上的石隙里。色白如雪，头上有冠。大小和鸠、鹊差不多。阴干研末服用，可以使人身体强健，延长寿命。［宗奭说］白天也能飞，但怕鸷鸟捕捉。它善于调气，所以能长寿。［时珍说］蝙蝠像老鼠，灰黑色，有很薄的肉翅，翅膀与四只脚、尾巴相连。夏天出来，冬天则藏于洞中。白天休息，晚上出来觅食，喜食蚊蚁，自己能生育。

肉 【气味】 咸，平，无毒。

【主治】 明目，通利小便。长期服用可欢畅情志。治疗妇女产后痛、带下病、不孕及久咳上气，治久疟和淋巴结核、疮疡痔瘘、小儿惊风。

脑 【主治】 涂面可治女子面部疱疹，内服可增强记忆力。

血、胆 【主治】 滴眼能明目，甚至夜中也能见物。

【附方】 1. 上焦发热，白昼贪眠。用五两重的蝙蝠一个连肠、肠骨炙燥，云实炒五两、威灵仙三两，牵牛炒、苋实各二两，丹砂、雌黄、铅丹各一两，轻粉半两，共研末，加蜜做成如绿豆大的丸子。每服七丸，木通汤送服。此方叫作"仙乳丸"。2. 久咳上气，多年服药无效。将蝙蝠除去翅、足，烧焦，研末，米汤送服。3. 久疟不止。用蝙蝠一个炙、蛇蜕一条烧、蜘蛛一枚去足、研如膏、鳖甲一枚醋炙、麝香半两，共研末，加炼蜜做成如麻子大的丸子。每服五丸，温酒送服。此方叫作"伏翼丸"。4. 小儿惊痫。用入蛰蝙蝠一个，在蝙蝠腹中放入成块朱砂三钱，煅存性，待冷后研末，分四次空心服下。如儿龄很小，则分五次服，都用开水送服。5. 多年瘰疬。用蝙蝠一个、猫头一个，都撒上黑豆，烧到至骨化，研末，敷患

处。如疮已干，则调油敷涂。内服连翘汤。

禽之三 林禽类

斑鸠、莺、啄木鸟、乌鸦、喜鹊、山鹊、杜鹃

斑鸠

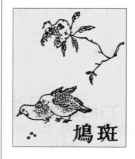

鸠斑

【释名】亦称斑佳、锦鸠、鹁鸠、祝鸠。

【集解】［禹锡说］处处都有。［时珍说］体形小，毛色呈灰色。斑鸠长大后，其毛色有梨花样斑点的，不会鸣叫，只有项下斑点像珍珠的，能发出很大的声音。它们性情温和，不善于做巢，产的卵往往会从巢中掉下来。天要下雨时，它会发出"鹁果果"的声音，所以人们相传为鸠唤雨。

肉 【气味】 甘，平，无毒。

【主治】 明目，多食益气，助阴阳。久病虚损的人食斑鸠肉有补益的作用。

血 【主治】 趁热饮下，解虫毒。

莺

【释名】又称黄鸟、离黄、鸎黄、仓庚、青鸟、黄伯劳。

【集解】［时珍说］这种鸟处处都有，比鹨鸰大，常常雄雌一起飞翔。体部的毛呈黄色，翅膀上和尾部的毛呈黑色，眉毛黑，嘴尖，脚部色青。立春后就开始鸣叫，在小麦黄葚熟了的季节叫得最欢，声音圆滑，如织布机的声音。冬天则藏于田塘中冬眠，用泥自裹如卵状，至春天才出来。

肉 【气味】 甘，温，无毒。

【主治】 补益阳气，助脾。食其肉可使人不生妒忌。

【发明】［颖说］这种鸟感受春日的阳光先鸣叫，所以能补益身体。［时珍说］《山海经》

载，食黄鸟肉可使人不生妒忌，杨爨《止妒论》说，梁武帝的郗后常常妒忌别人，有的说用仓庚来医治，于是皇上下令试一试，果然有效。

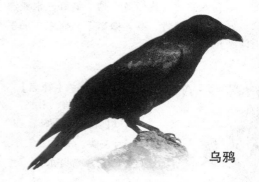
乌鸦

啄木鸟

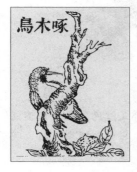

【集解】［禹锡说］啄木鸟有大有小，雌性的毛为褐色，雄性的毛上面有斑点。它啄木食虫，嘴锋利如锥，有几寸长，其舌头比嘴长。它的爪也很坚硬，用嘴啄得虫后，用舌头钩出来吃掉。［时珍说］啄木鸟小的像雀，大的像乌鸦，面部粉若桃花，嘴、脚都是青色。《博物志》称，它能用嘴写字，让树中的虫自动出来，现在两广、四川、福建有人收它的符字，用来定惊敛疮。啄木鸟头上有红毛，山野之人称之为火老鸦，认为它可以吞食火灾。王元之有诗说，"淮南啄木大如鸦，顶似仙鹤堆丹砂"，指的就是啄木鸟。

肉【气味】甘、酸，平，无毒。

【主治】治疗痔疮、牙病及龋齿。

血【主治】热饮可以美容。

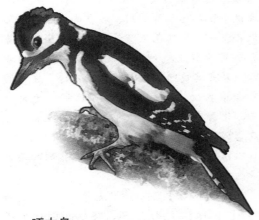
啄木鸟

乌鸦【释名】

又称鸦乌、老雅、楚乌、大觜乌。

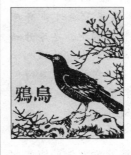

【集解】［时珍说］嘴大喜鸣叫，会躲避绳套并且性情凶猛。古有《鸦经》用乌鸦来占卜吉凶。只是北方人喜欢乌鸦不喜欢喜鹊，南方人则喜欢喜鹊而不喜欢乌鸦。师旷认为，乌鸦项部有白毛的为不祥之物。

肉【气味】酸、涩，平，无毒。

【主治】内伤咳嗽，体虚发潮热以及小儿惊痫，五劳七伤。咯血。

心【主治】烤熟食用可治疗咳嗽。

胆【主治】外感眼病。

【附方】1.五劳七伤。乌鸦一只，于其腹中装入栝楼瓢一枚和白矾少许，扎紧煮熟，分四次服。2.暗风病疾。用冬季捕得的乌鸦一只，盐泥封固，煅过，冷后取出，研末，加朱砂末半两，和匀。每服一钱，酒送服，一天服三次，不过十天即可治愈。又方：用乌鸦一只，瓶封火煅，加胡桃七枚、苍耳心子七枚，共研末，每服一钱，空心热酒送服。3.经脉不通，积血不散。用乌鸦去皮毛，炙三分，当归焙、好墨各三分，延胡索炒、蒲黄炒、水蛭以糯米炒过各半两，芜青糯米炒过一分，共研末。每三钱，酒送服。4.虚劳瘵疾。绞死乌鸦一只，去毛、肠，填入人参片、花椒各五钱，缝好，水煮熟食。另将汤中鸦骨、参、椒焙干，研末。加枣肉做成丸子服。

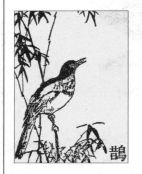

鹊

喜鹊

【释名】亦称飞驳鸟、鹊、干鹊。

【集解】［时珍说］属于乌类。如乌鸦大小，尾巴长。嘴尖爪黑，背有绿毛，腹部毛色白，尾巴上的毛色黑白相间，它们上下飞舞，善鸣叫，通过声音感受来受孕，通过对视来代替拥抱，冬季开始筑巢，巢口向太乙，背面向太岁。能预测来年的风有多少，如果风多，它就将巢筑得低些。相传每年七月七日，喜鹊飞上天空到银河聚集，头尾相连，架成一座天桥，以便牛郎、织女相会。每到这天晚上，人们见不到一只喜鹊。第二天，喜鹊的头、尾部的毛却很松乱，这就是证明。

肉 【气味】甘，寒，无毒。

【主治】治疗石淋，消除热结。将鹊烧成灰，将石投入灰中，灰散的则是雄鹊的肉，它能治疗消渴，祛风，通利大小便，并除四肢烦热，胸膈痰结。

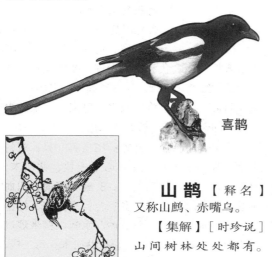

喜鹊

鹊山

山鹊

【释名】又称山鹇、赤嘴乌。

【集解】［时珍说］山间树林处处都有。形似鹊的鸟，羽毛黑

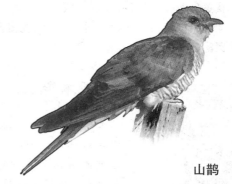

山鹊

色且有斑点，嘴及脚都是红色，尾长但不能飞远，能捕食鸡、雀。它白天叫则天晴，晚上叫则下雨。

肉 【气味】甘，温，无毒。

【主治】解各种果实之毒。

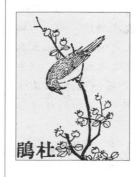

鹃杜

杜鹃

【释名】又称子规、杜宇、催归、怨鸟、周燕、阳雀。

【集解】［藏器说］杜鹃初次啼叫时，先听到声音的人会有别离；模仿它声音的人会吐血，上厕所时闻到其叫声亦不吉利。模仿狗的叫声可驱赶它。《异苑》说，有一个人在山上行走，见到一群杜鹃在鸣叫，便模仿它们的声音，马上便呕血而死。有人说这种鸟啼叫到出血为止，所以有呕血之事。［时珍说］杜鹃生长在四川，现在南方也有，形似雀、鹧，但其色黑嘴红，头顶有小冠。暮春通宵达旦地鸣叫，每次鸣叫总是朝向北方，夏天其鸣叫声更甚，昼夜不停，发出的声音极哀切。古人有诗说："杜宇曾为蜀帝王，化禽飞去旧城荒。年年来叫桃花月，为向春风诉国亡。"种田的人靠它来安排农事。杜鹃以虫为主食，不会做巢，依靠别的鸟巢来生子，冬月躲藏起来。

肉 【气味】甘，平，无毒。

【主治】治疗疮疡，将杜鹃肉切细烤热外敷。

禽之四 山禽类

孔雀、鸵鸟、鹰、雕、鹘、鸱、猫头鹰（鸱鸺）、鸮、鸩

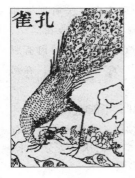

雀孔

孔雀 【释名】
亦称越鸟。

【集解】[时珍说]孔雀生长在交趾、雷州、罗州等地的高山乔木中。高三四尺，颈部细，背部隆起，头部有三根约一寸长的毛，常常几十只聚在一起飞翔，早晨鸣叫声此起彼伏。雌性尾巴短且没有灿烂的羽毛，存活三年以内的雄孔雀尾巴短，等到它活五年后，尾巴可长到二三尺长。夏天脱毛，春天后再长新的羽毛，从背部至尾部，雄性的羽毛上有圆形的图案，图案有五色，每两个图案之间相互串绕如铜钱一样。雄性很喜欢自己的尾巴，因此寻找住处时必须考虑到有地方容纳它的尾巴。下雨淋湿其尾巴后就不能飞高了，人们乘机捕捉它，或者躲在它经过的地方扯断它的尾巴。人们捕捉到小的就喂养它，发现孔雀蛋就用鸡将其孵化，用猪肠和生菜来喂养它。听到人们唱歌跳舞，它就跟着起舞。孔雀性善妒，见到穿彩服者一定会啄他。

肉 【气味】 咸，凉，微毒。

【主治】 解药物及虫蛇毒。

血 【主治】 生血饮用，可解虫毒。

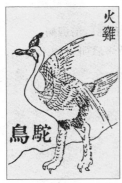

火雞

鳥駝

鸵鸟 【释名】又
称驼蹄鸡、食火鸡、骨托禽。[时珍说]其状如驼。

【集解】[藏器说]高宗永徽年间，吐火罗进献它。它高六七尺，常常扇动着翅膀行走，每天可行三百里路，以铜、铁等为食。[时珍说]这种鸟能吃别的鸟所不能吃的食物。形体比鹤大，有三四尺长，颈、足像鹤，嘴尖冠红且软，毛色如青羊，脚有两指，爪甲锋利，能伤人致死，也能吞食火炭。

【气味】 甘，无毒。

【主治】 软坚消积。

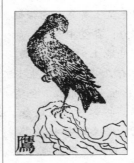

鷹

鹰 【释名】也称
角鹰、鹅鸼。

【集解】[时珍说]生长在东北及北方，北方人更喜欢饲养它，有雄、雌之分。雌性的鹰体积较大，雄性较小。羽毛上有斑点，或者白如雪花，或者黑如点漆；大的花纹如锦纹，细小的斑点如丝织品。它身重如金，爪如钢铁，非常锋利。它的毛常常脱落，再生出来的毛颜色往往不同。将窝建在洞穴中的喜欢睡觉，将窝建在树上的喜欢站立。双膝长的行动迟缓，翅膀短的却急速飞动。

肉 【主治】 精神错乱。

嘴、爪 【主治】 烧灰用酒送服，可治疗痔疮及精神错乱。

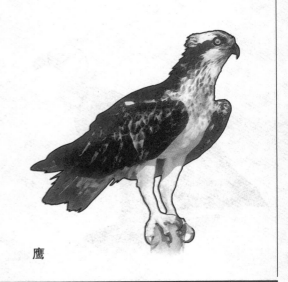

鹰

晴【主治】和乳汁研末调滴眼，可以明目。

骨【主治】烧灰，酒送服，每次服用二钱，可以接骨疗伤。

雕【释名】又称鹫。

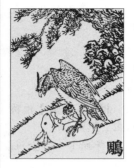

鹏

【集解】[时珍说]像鹰一样，体形比鹰大，尾巴长，翅膀短，羽毛呈土黄色。它强健有力，在空中盘旋，能看见地上的任何东西。它有几个品种：生长在北方，色黑的称皂雕；生长在东北，色青的称青雕；生长在西部，头部黄，眼睛红，羽毛颜色多样的称羌鹫。雕类能捕捉鸿鹄、獐、鹿、猪、犬。还有一种叫虎鹰，能与虎捕斗。鹰、雕虽然凶猛，但畏惧燕子，它翅膀上的羽毛可做箭羽。刘郁《西使记》中讲，皂雕产三卵的，中间有一卵化生为犬，毛短色灰，与犬无异，背部和尾巴上有几根羽毛。跟随母亲的影子活动，见到的东西没有捕捉不到的，称为鹰背狗。

肉【主治】同鹰肉。

骨【主治】烧灰用酒送服，每服两钱，治疗骨折筋伤。

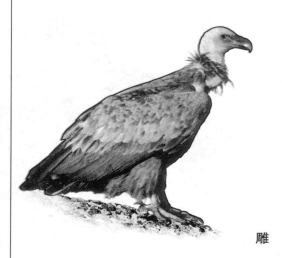

雕

鹗（è）【释名】

又称鱼鹰、雕鸡、雎鸠、王雎、沸波、下窟乌。

【集解】[时珍说]属于雕类。体形像鹰，呈土黄色，眼眶深陷，喜欢寻戏。雄雌之间和鹰不同，交合时雌雄一同飞翔，平时则雌雄分开，会在水面上飞翔捕鱼，生活在江边，有人还称它为食鱼鹰，也吃蛇。它的肉有腥味，不能食。《诗经》中的"关关雎鸠，在河之洲"指的就是它。

肉【气味】腥臭味，不能吃。

骨【主治】接骨续筋。取骨一块，烧存性，以古铜钱一个煅红醋淬七次，等分研末，每用酒送服一钱，不可多服。

嘴【主治】烧存性研末，一半用酒送服，一半外涂，治疗毒蛇咬伤。

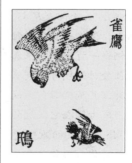

鸱

鸱（chī）

【释名】又称雀鹰、鸢、隼、鹞。

【集解】[时珍说]体形似鹰但比鹰小，尾巴如船上的舵一样，特别擅长于高空飞行，以鸡、雀为主食。鸱类有几种，如鸢、雕、鹞等，鹞生三子：鸱、笼脱、晨风。《月令》称，二月鹰变成鸠，七月鸠化为鹰。隼鹞虽然凶猛，但很讲义气。所以说，鹰不去伏，隼不去胎。鹞握鸠以保暖，至天亮就放开。

肉【主治】消肉食积滞，治癫痫。

骨【主治】将其微烤后研末吹入鼻中，治疗鼻出血不止。

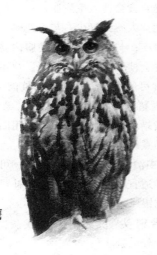

猫头鹰

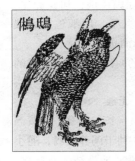

猫头鹰（鸱鸺）

【释名】 亦称鸱鸺、角鸱、怪鸱、老兔、毂辘鹰、夜食鹰。

【集解】［藏器说］它是一种怪鸟，体形像鸱，头上有角，晚上出来觅食，白天藏于洞中。它有很大的破坏性，入城城空，入室室空。它待在一处时对人无害，如果听到它的鸣叫像笑声，必须立即离开。北方有一种叫训狐的，与之相似。训狐发出的声音像在叫自己的名字，两只眼睛同猫一样，体形比鸱鸺大，当它发出笑声时，就会有人死去。［时珍说］有两种：鸱鸺色黑黄有斑，头似猫，有两耳，它发出的声音像老人说话，刚开始发出的声音像在叫人，后来发出的声音像在笑，它所到的地方都将不吉利。《庄子》载，鸱鸺夜间能观察秋毫，白天却看不见高山大川。另一种是鸺鹠，大如鸱鸺，毛色如鹠，头目如猫，它鸣叫也意味着死人了。

肉 【主治】 用油炸熟食用，可以治疗疟疾。

鸮（xiāo）

【释名】 又称枭鸱、土枭、山鸮、鸡鸮、训狐、流离。

【集解】［时珍说］山林中处处都有。幼时长得好看，长大后就不好看了。形似母鸡，身上有斑纹，头像鸱鸺，目如猫眼。喜欢吃桑葚，不分白天黑夜地飞行鸣叫，与乌、鹊没什么不同。桂林人家家捕饲，让它捉老鼠。

肉 【气味】 甘，温，无毒。

【主治】 烤好后研末服用，可治疗鼠瘘风痫及饮食不下。

鸩（zhèn）

【释名】 又称同力鸟。

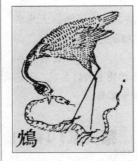

【集解】［时珍说］《尔雅翼》载，鸩的体形像鹰但比鹰大，羽毛呈紫黑色，红嘴黑眼睛，颈部长七八寸。雄鸟叫运日，雌鸟叫阴谐，运日叫则天晴，阴谐叫则下雨。它以蛇和橡实为食，还能判断树上或石洞中是否有蛇，一旦有蛇，立即就能让树倒石崩，使蛇出来，蛇一旦被咬住，就会被腐蚀。它的屎拉在石头上，石头也会变黄烂掉，它饮过水的沟渠，别的动物再来饮水都会被毒死，只有犀角才能解它的毒。杨廉夫《铁厓集》讲，鸩在蕲州的黄梅山中。形似训狐，发出的声音像打腰鼓。它将巢筑在大树之顶，巢下数十步内草木不能生长。

毛 【气味】 有大毒。对人体有极强的腐蚀性。

第十七卷 兽部

兽之一 畜类

猪（豕）、狗、羊、黄羊、牛、马、驴、骡、驼、酥、阿胶、牛黄、六畜心、诸肉有毒、解诸肉毒

［时珍说］兽，四足而有毛，产于地。豢养者称为畜，《素问》中"五畜为益"即是。周朝厨师供六畜（鸡、犬、猪、马、牛、羊）、六兽（麋、鹿、狼、麇、兔、野猪），辨其死生鲜陈。大凡祭祀、招待宾客，都要提供相应的牲畜和野兽。山獭之异，狗宝之功，物性差异太大，人在选择和使用时应谨慎，不仅仅只是记得它们的名字。于是集诸兽之可供膳食、药物者为兽类。

猪（豕）【释名】

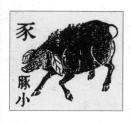

亦称豚、豩。

【集解】［颂说］大凡猪都骨细、少筋、多油，大的有百多斤重。猪食物单一，食量少，易于畜养、生息。［时珍说］天下畜养的猪，各不相同：生在青兖、徐淮的耳大；生在燕冀的皮厚；生在梁雍的四肢短；生在辽东的头毛很白；生在豫州的味道不好；生在江南的耳小，叫江猪；生在岭南的皮毛纯白而且很肥。猪四个月左右出生，在畜牲中与五行中的水相对应，在八卦中与坎卦对应，在禽兽中相应于室星。

猪肉【气味】 苦，寒，有小毒。［时珍说］北方的猪味薄，煮后汤汁清淡；南方的猪味厚，煮后汤汁浓稠，毒性尤其大。凡是白猪、花猪、豭猪、牝猪、病猪、黄膘猪、米猪，都不能吃。黄膘猪煮后汤汁发黄，米猪肉中则有虫卵。《说文》载，猪在星下进食则会生长息米。猪肉与生姜同食可使人面黑发风；

与荞麦合食会使人毛发脱落，患风病；与葵菜合食则让人感到气少；与百花菜、吴茱萸合食会发痔疾；与胡荽合食会使腹内脐溃烂；与牛肉合食会使人生虫；与羊肝、鸡蛋、鲫鱼、豆黄合食可使人滞气；与龟、鳖肉合食会伤人。凡是煮猪肉时，加入皂荚子、桑白皮、高良姜、黄蜡就不会使人发风气。用旧篱篱烧火煮则容易煮熟。

【主治】 主狂病经久不愈，可压丹石，解热毒，适宜肥热人食用。还可补肾气虚竭，可治疗水银风。

腊猪头【主治】 烧成灰，治鱼脐疮，效果十分灵验。

项肉（俗称槽头肉）。【主治】 酒积引起的面黄、腹胀等症。用项肉一两，切碎如泥，与甘遂末一钱调和做成丸子，用纸包裹后煨香，用酒服食。当利于出酒布袋。

脂膏 油炼后凝结的叫作脂肪，未凝结的叫膏油。

【气味】 甘，微寒，无毒。

【主治】 可解地胆、亭长、野葛、硫黄等毒，也可解各种肝的毒。利于调养胃肠，通小便，治五疸水肿，生毛发。破冷结，散瘀血，养血脉，散风邪热，润肺。可杀虫，治皮肤病，涂在顽恶的疮上，可以治疗痈疽，滋养皮肤。若做手膏涂手，可使皮肤不皲裂。产后胎盘不下，用酒多服效果好。

脑【气味】 甘，寒，有毒。［时珍说］《礼记》说，吃猪脑时应去掉脑髓。孙思邈《食忌》说，食猪脑髓有损男子阳道，临房时不能行事，酒后尤其不能食。

【主治】 养治风眩脑鸣，涂在纸上贴冻疮痈肿，待纸干时则已治愈。治疗手足皲裂出血的方法是，用酒化开后洗，并涂患处。

髓【气味】 甘，寒，无毒。

【主治】 扑损、恶疮，涂小儿，可治头颅疮、脐肿、眉疮。服用可益脑髓，补虚劳。

血【气味】 咸，平，无毒。［时珍说］服用地黄、何首乌等补药的人应忌食，据说能损阳。与黄豆同食则会滞气。

【主治】 生血可以治疗贲豚暴气、海外瘴气、中风绝伤等疾患，还可治头痛眩运和淋沥病症。下身突然出血不止，用清酒合猪血炒食，可止。

【发明】 [时珍说] 陈自明说，妇人嘈杂，血液泪汗都会变成痰，因此也叫血嘈，经常炒猪血吃就会痊愈，大概是取以血导血归原的含义。

心血 【主治】 调朱砂末后服食，治小儿惊风、癫疾，又可治暴死和痘疮粉刺。

心 【气味】 甘、咸，平，无毒。

【主治】 治惊邪忧愤、虚悸气逆，妇人产后中风和血气惊恐。补养血亏、虚劣。

肝 【气味】 苦，温，无毒。

【主治】 治小儿惊痫，可补肝明目，治疗肝虚引起的浮肿。

脾 【气味】 涩，平，无毒。[思邈说] 六畜的脾，人一生都不要吃。

【主治】 治脾胃虚热，方法是：同陈橘红、人参、生姜、葱白、陈米煮羹食。

肺 【气味】 甘，微寒，无毒。

【主治】 主补肺，疗肺虚咳嗽，方法是取猪肺一具，用竹刀切成碎片，再用麻油炒熟，同粥一起吃。又可治肺虚嗽血，方法是：煮熟后，蘸薏苡仁末吃。

肾 【释名】 俗称腰子。

【气味】 咸，冷，无毒。[日华说] 猪腰虽然补肾，但如果经常吃则会令人少子。[诜说] 久食伤肾。[颂说] 冬月不可吃，吃则损人真气，还会令人发虚胖。

【主治】 主理肾气，通利膀胱。补膀胱等脏腑，暖腰膝，治耳聋。还可补虚壮气，消积滞，治食生冷食物引起的腹泻，止糖尿病和尿崩症引起的消渴，治分娩期虚汗，严重腹泻。

【发明】 [时珍说] 肾脏有虚热的人，宜于食猪肾。如果是肾气虚寒的人，不宜吃。现在的人不了解其中的差异，往往吃猪肾加以补养，因此不可不慎。

胰 【释名】 即肾脂。两肾之间似脂非脂、似肉非肉之物，与人对应则是命门，三焦发源处。

【气味】 甘，平，微毒。

【主治】 去垢除腻，染练宜用。脾虚的人忌食。猪胰可以治慢性肺病引起的咳嗽，方法是同枣肉浸酒后服食。胰还可以治疹癣羸瘦，疗肺气干胀喘急，润养五脏，可去皴疱斑痣，解昆虫、地胆、亭长等的毒。治冷痢引起的虚弱和肺病咳嗽，脓血不止，方法是用薄竹筒盛装，然后放在糖火中煨熟，抹于食物上吃。胰还可通畅乳汁。

肚 【气味】 甘，微温，无毒。

【主治】 补中益气，止渴，断严重腹泻引起的虚弱。还可补虚损，杀寄生虫。如酿黄糯米蒸捣成丸，则可治劳气和小儿蛔虫引起的营养不良。又主肺痿后血脉不行，还可补羸助气，四季都宜食用。可消除腹内积块，治疗恶疮。

肠 【气味】 甘，微寒，无毒。

【主治】 治虚渴所致的小便频数，补肾、膀胱和肠道功能虚竭，止小便。患大、小肠风热的人宜食。可润肠治燥，调血痢脏毒。

脬（pāo） 【气味】 甘、咸，寒，无毒。

【主治】 治梦中遗尿，疝气坠痛，阴囊湿痒，阴茎生疮。

胆 【气味】 苦，寒，无毒。

【主治】 治伤寒热渴，肺痿病、消渴、小儿五痔并杀虫，还可用来敷小儿头疮。治便秘，通小便，敷恶疮，杀疳虫，治眼红视物不清，可明目清心，凉肝脾。加在热水中洗发，可去油腻并使头发有光泽。

舌 【主治】 健脾补不足，使人食欲增强，方法是和五味调料煮汤食。

猪卵 【释名】 猪的外肾。

【气味】 甘，温，无毒。

【主治】 治小儿惊痫癫疾，除寒热。可祛阴茎中痛。治阴阳易病，小腹急痛。

蹄 【气味】 甘、咸，小寒，无毒。

【主治】 煮汤服，可下乳汁，解百药毒性，滑肌肤，去寒热。煮羹吃可通乳脉，脱痈疽，压丹石。煮成清汤用于洗痈疽、渍热毒，可消毒气，去烂肉，效果甚佳。

尾 【主治】 将腊月的猪尾烧灰，水调服，治咽喉肿痛、闭塞。和猪脂涂赤秃发落，有奇效。

【附方】〔猪肉〕 1. **小儿刮肠痢疾**（噤口闭目）。用精猪肉一两，切片，炙香。以腻粉末半钱铺上令食，若闻香味，即可食。2. **上气咳嗽**。将猪肉切成短条，猪油煎熟吃下。3. **破伤风肿**。取新鲜的猪肉，趁热割小片贴患处。连换三片即可消肿。4. **打伤青肿**。炙猪肉贴上。

〔猪油〕 1. **赤白带**。炼猪油三合、酒五合，煎开，一次服。2. **大小便不通**。用猪油、姜汁各二升，微火上煎成二升，加酒五合同煎，分次服。3. **上气咳嗽**。用猪油四两，煮开多次，切小，和酱醋食。4. **手足皲破**。将猪脂化热酒中擦洗。5. **口疮塞咽**。用猪油、白蜜各一斤，黄连末一两，合煎取汁，熬浓。每服如枣大的一团，一天服五次。

〔猪肝〕 1. **休息痢疾**。用阉猪肝一具，切成片，杏仁炒一两，同放入锅内，加童便二升，文火煎干，取食。一天服一次。2. **浮肿胀满**。用猪肝一具，洗净切小，加葱、豉、姜、椒，炙食或煮汤。3. **水肿尿涩**。取猪肝三块、绿豆四撮、陈仓米一合，同水煮粥吃，毒即可从小便排出。4. **肝热目赤**。用猪肝一具，切薄，水洗净，调五味食。5. **打击青肿**。炙猪肝贴痛处。

〔猪肾〕 1. **肾虚遗精**。用猪肾一枚，切开去膜，填入附子末一钱，湿纸裹好，煨熟，空心吃并饮酒一杯。不过三五服，即见效。2. **肾虚阴痿**。用阉猪肾一对，切片，同枸杞叶半斤，加豉汁一碗，椒、盐适量，一起煮汤。3. **肾虚腰痛**。用猪肾一个，切片，以椒、盐淹去腥水，加杜仲末三钱，包在荷叶中煨食，酒送服。4. **老人耳聋**。猪肾一对，去膜，切小，以粳米二合、葱白二根、薤白七根、人参二分、防风一分，同煮粥食。5. **突患肿满**。将猪肾破开，填入甘遂末一钱，纸裹好，煨熟吃下。以小便通畅为度，否则再服。6. **突然咳嗽**。用猪肾二枚、干姜三两，加水七升，煮成二升，饮服取汗。7. **久泄不止**。取猪肾一个，破开，加骨碎补末，煨熟吃下。效果极佳。8. **赤白痢，腰痛**。用猪肾

二枚，研烂，加入陈皮、椒、酱做馄饨，空心吃下。9. **赤白带**。常用猪肾炙食。10. **崩中漏下**。治方同上。11. **产后虚汗、发热、肢体疼痛**（此病亦名蓐劳）。猪肾一对，切小，水三升，粳米半合，加椒、盐、葱白煮粥食。

〔猪胰〕 1. **肺气咳嗽**。用猪胰一具，苦酒煮食，不过二服即可见效。2. **拨去眼翳**。猪胰子五钱、蕤仁五分、青盐一钱，共捣为泥。每取少许点眼。3. **赤白癜风**。猪胰一具，酒浸一时，饭上蒸熟吃下。不过十具即可见效。

〔猪脬〕 1. **梦中遗尿**。将猪脬洗净，炙过吃下。2. **产后遗尿**。猪脬、猪肚各一个，以糯米半升放入脬内，然后将脬放入肚内，加五味煮食即可。3. **疝气坠痛**。用猪脬一个，洗净，放入小茴香、大茴香、补骨脂、川楝子等分，将脬填满，再加青盐一块，扎定。酒煮熟，吃脬留药。药再焙过，捣丸服。4. **阴茎生疮**。猪脬一个，尿去一半留一半，在煅红的砖上焙干，研末，加入黄丹一钱，调匀敷疮上。三五次即可痊愈。敷药前，患处用葱椒汤洗净。

〔胆〕 1. **时泻时止**。久而不愈。用黄连末、黄檗末各一两，以猪胆煮熟，和末做成如绿豆大的丸子。每取适量，米汤送服。此方叫作"二圣丸"。2. **赤白下痢**。腊月收集猪胆百个，都装入黑豆，加麝香少许，阴干，每取五七粒，研末。红痢，甘草汤调服；白痢，生姜汤调服。3. **小便不通**。猪胆一个，热酒和服。4. **消渴无度**。用雄猪胆五个、天花粉一两，同煎，调成如芡子大的丸子。每取二丸，含化咽下。一天两次。5. **疔疮恶肿**。将猪胆风干，和生葱捣烂，敷患处。6. **目翳目盲**。取猪胆一个用文火煎稠，调成如黍米大的丸子。每拿一粒放眼中，有效。7. **目赤肿痛**。猪胆一枚，和盐碌五分点眼。8. **烫火伤疮**。用猪胆调黄檗末涂擦即可。

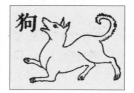

狗 【释名】又称犬、地羊。

【集解】〔时珍说〕狗的品类有很多，但就

其功用可以分为三类：田犬长嘴，善于狩猎；吠犬短嘴，善于看守；食犬体肥，用来食用。本草中所用皆食犬。犬受孕三个月后出生，在畜居五行的木位，在八卦居艮位，在禽与娄星相对应。豺见到狗会下跪，虎吃狗会醉，狗食番木鳖则会死，这是因为物性相制的原因。以禽乳兽，古所未闻。又有老木之精，形状如黑狗但没有尾巴，名叫彭侯，可以烹食。

肉 【集解】［时珍说］黄犬为上品，黑犬、白犬次之。

【气味】 咸、酸，温，无毒。

【主治】 安五脏，补绝伤，轻身益气。宜养肾、补胃气、壮阳、暖腰膝、益气力。可补五劳七伤，益养阳事，补血脉，增加肠胃运化能力和肾、膀胱的功能，填补精髓。方法是，和五味烹煮，空腹食。凡是吃犬肉，不可去血，去血则力少不益人。

血 【气味】 咸，温，无毒。

【主治】 用白狗血，可治癫疾发作；乌狗血可治横生难产，血上抢心，方法是与酒同服。补安五脏。饮热血，可治虚劳吐血，又可解射罔毒。点眼睛，可治痘疮入目。

【发明】［时珍说］术家用狗禳辟一切邪鬼妖术。《史记》载，秦朝时杀狗，滴血四门以防灾祸。杀白犬将血涂于门上，可以禳辟不祥，自古以来就是这样。另外，琅琊地方有个女子，病疮痒而不痛。华佗杀黄狗，使其头向痒处触合。不久，一蛇开始在皮中动，钩出后就痊愈了。心血，可主治心痹心痛，方法是，取心血与蜀椒粉相和，做成如梧桐子大的丸子，每次服五丸，每日服五次。

乳汁 【主治】 十年不愈的青光眼。方法是，取白犬生小犬后（小犬目未开时）的乳，不断点眼，待小犬睁眼时即愈。另外，赤秃发落者，用犬乳汁经常涂擦，效果甚妙。

脑 【主治】 头风痹、鼻中息肉、阴疮。

心 【主治】 除忧恚气，除邪，治风痹所致的鼻出血及阴部疮。也可治狂犬咬伤。

肾 【气味】 平，微毒。

【主治】 治妇人产后肾劳如患疟疾。妇人体热，可用猪肾；体冷，可用犬肾。

肝 【主治】 同心、肾一道捣烂，涂狂犬咬伤。治脚气攻心，方法是：生切，用姜、醋拌后食，取泄。

胆 【气味】 苦，平，有小毒。

【主治】 主明目，敷涂痂疡恶疮，疗鼻道阻塞和鼻中息肉。治鼻出血和耳病，止消渴，杀虫除积，能破血。凡是血气痛和有伤损的人，可用热酒服半个，则瘀血尽下。治刀箭疮，可去肠中脓水。如与通草、桂和丸服，则能令人隐形。

皮 【主治】 治腰痛，用烤热的黄狗皮裹腰，经常用即可痊愈。烧成灰，可治各种风病。

骨 【气味】 甘，平，无毒。

【主治】 烧成灰，主生肌。可治各种疮瘘和妒乳痈肿。补虚，治小儿受到外界惊吓引起的惊痫。煎汁，同米煮成粥，可以补妇人，令其有子。用米汤每日一服，可治休息久痢。用猪脂调，可敷鼻疮。

【附方】〔肉〕 1. **大补元气**。黄狗一条，取肉煮熟，捣烂如泥，连汁拌糯米三斗，加曲，照常法酿成酒，每日清晨空心饮适量。此酒叫作"戊戌酒"。2. **诸虚不足，骨蒸潮热**。黄童子狗一只，去皮毛肠肚，连同外肾于砂锅内用酒醋八分，水二升，地骨皮一斤，前胡、黄芪、肉苁蓉各四两，同煮一日，去药后再煮一夜，去骨，再煮肉如泥。滤入当归末四两，莲肉、苍术末各一斤，厚朴、橘皮末十两，甘草末八两。一起捣至极烂，做成如梧桐子大的丸子。每服五十至七十丸，空心盐酒送服。此方叫作"戊戌丸"。3. **脾胃虚冷，腹满刺痛**。用肥狗肉半斤以米和盐、豉煮粥，常吃。4. **浮肿尿涩**。用肥狗肉五斤，热蒸，空心食。

〔狗胆〕 1. **眼赤涩痒**。用狗胆汁点眼。2. **肝虚目暗**。白狗胆一具、萤火虫十四枚，阴干研末，点眼。3. **聤耳出脓**。狗胆一具、枯矾一钱，调匀，棉裹塞耳内。三四次后即愈。4. **反胃吐食**。用五灵脂末、黄狗胆汁调成如龙眼大的丸子。每服一丸，好酒半碗化服。不过三服即可见效。**5. 痞块疳积。**用五灵脂炒至烟尽、真阿魏去砂，研细等分，以黄雄狗胆汁调成如黍米大的丸子。每空心时以口津咽服三十丸。忌食羊肉、醋、面。

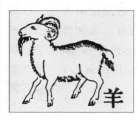

羊

【释名】 也称羖。

【集解】［诜说］河西生长的最佳，河东的也不错。如果驱赶到南方，则筋力自然会劳损，就不能补益人。现在南方的羊多食野草、毒草，所以江浙的羊少味而易使人发病。南方的人食用后，却不感到忧虑。只有淮南州郡偶有佳者，可与北方的羊相比。北方的羊到南方一二年后，补益的功效降低，更何况土生土长的南方羊。这都是水土的原因。［宗奭说］羊出产在陕西、河东的尤为狠健，毛最长而且很厚，入药最佳。如果用于饮食，则不如北方无角的白大羊。再则，同、华两地之间有一种小羊，供馔食，其味在各种羊之上。［时珍说］生长在江南的叫吴羊，头和身等长，毛短；生于秦晋的叫夏羊，头小身大，毛长。当地人在它两岁时则剪其毛，做成毡物，所以又叫它绵羊；广南英州有一种乳羊，日常吃仙茅，很肥，几乎不存在血肉之分，食用它很补。无论哪儿出产的羊，都四个月出生。羊的双目无神，其肠薄而回曲，在畜属五行中的火，所以宜于繁殖而且性热。在八卦中居于兑卦，所以其性格外柔内刚，厌恶潮湿而喜干燥，食钩吻则肥，食仙茅则多脂肪，食仙灵脾则淫，食踯躅则死。这是物性的宜忌。羊的皮很薄，南方的番人用来写字，吴地的人则画彩后用来做灯笼。

肉【气味】 苦、甘，大热，无毒。［时珍说］患热病、天行病和疟疾后食用，必定会发热致危。孕妇食用了会使子女多热。白羊黑头、黑羊白头、独角羊都有毒，食了会生痈。

《礼》说，煮羊肉时加杏仁或瓦片则易糜，加胡桃则不腻。中羊毒后，喝甘草汤便可解毒。若用铜器煮羊，食后则会使男子损阳，女子暴下，物性相异就会如此，不可不知。

【主治】 主暖中，治乳余疾及头脑大风出汗、虚劳寒冷，补中益气，镇静止惊。止痛，益养产妇。可治风眩引起的头晕和消瘦、男人五劳七伤、小儿惊痫，还可开胃健力。

【发明】［宗奭说］仲景治疗寒疝，服食羊肉汤，没有不见效的。一个妇人冬月生产，寒入子宫，腹下疼痛不可按，这就是寒疝。医生要投治当归汤。我说，改下羊肉汤即愈。［李杲说］羊肉是有形之物，能补益有形的肌肉之气，所以说补可以去弱，是人参、羊肉的属性。人参补气，羊肉补形，凡是味与羊肉相同的，都补血虚，大概是取其阳生则阴长之义。［时珍说］按《开河记》载：隋朝大总管麻叔谋疾风逆，不能坐，隋炀帝命太医巢元方看视，巢说是风入腠理，病在胸膈之间，需用嫩肥羊蒸熟，掺药食用即愈。大总管如其言，未用完一剂病就痊愈了。自此以后，每次杀羊羔，都取羔肉同杏酪、五味食用，每天几枚。由此可以看出，羊肉补虚的功效是可以证明的。

头、蹄【气味】 甘，平，无毒。

【主治】 治风眩瘦疾，小儿惊痫，脑热头晕。安心止惊，缓中、止汗、补胃，可治男子五劳引起的阴虚、潮热、盗汗。热病后宜于食用，患冷病的人不宜多食。还可疗肾虚精竭。

皮【主治】 一切风和脚中虚风，补虚劳，则去毛做汤或做肉羹食用。取湿皮卧伏后，可治打伤青肿；干皮烧后服用，可治蛊毒导致的下血。

脂【气味】 甘，热，无毒。

【主治】 生脂：使人长脂肪；可治下痢脱肛，去风毒和产后腹中绞痛。治鬼疰，还可去游风和面上黑斑。熟脂：主贼风痿痹飞尸，辟瘟气，止劳痢，润肌肤，杀虫治疮癣。加入膏药中，力可透入肌肉经络，除风热毒气。

血【气味】 咸，平，无毒。

【主治】 治女人血虚中风和产后血闷欲绝，热饮一升马上就会活转。可治产后血攻及下胎衣，还可治突然受惊所致的七窍出血，可解莽草毒和胡蔓草毒，还可解一切丹石毒。

【发明】［时珍说］《外台》记载，凡是服丹石的人，应忌食羊血十年，若食了，仅一次就会前功尽弃。服水银、轻粉、砒霜、硫黄、乳石、钟乳、云母石中毒的患者，饮用一杯即解。另外，服用地黄、何首乌等诸补药的人，也应忌食。《岭表录异》说它能解胡蔓草毒。羊血解毒的功用如此，确实不可不知。

乳 【气味】 甘，温，无毒。

【主治】 补寒冷虚乏。润心肺，治消渴等引起的糖尿病、尿崩症，疗虚劳，益精气，补肺和肾气，调小肠气。同羊脂一起做羹，可补肾虚和男女中风。利大肠，治小儿惊痫。含在口中则可治口疮。治心突然疼痛，可以温热后服食。另外，如果蜘蜒入耳，灌耳即使其化成水。大人干呕、反胃，小儿干哕、舌肿，可时时温饮。可解蜘蛛咬毒。［颂说］ 刘禹锡《传信方》说，有人被蜘蛛咬，腹大如妊妇，遍身生丝，其家因此将他弃于街市，四处乞食。有个僧人教其啖羊乳，服了几次病就好了。

髓 【气味】 甘，温，无毒。

【主治】 主伤中，阴阳气不足，利血脉，益经气，方法是用酒送服。还可祛风热、止毒。经常服食不会损人。和酒服用，可补血。主女子血虚风闷。润肺气，养皮肤，并可去除瘢痕。

心 【气味】 甘，温，无毒。

【主治】 可止忧恚引起的膈气。补心。有孔的损人。

肺 【气味】 甘，温，无毒。

【主治】 主补肺，止咳嗽。伤中，补不足，去风邪。治渴，止小便频数，方法是与小豆叶一同煮食。通肺气，利小便，行水解毒。

肾 【气味】 甘，温，无毒。

【主治】 主补肾气虚弱，益精髓。补肾虚引起的耳聋阴弱，壮阳益胃，止小便频数，治虚损盗汗。和脂一起做羹食，疗劳痢甚效。加蒜、薤食一升，疗腹内积块、胀痛。治肾虚消渴。

肝 【气味】 苦，寒，无毒。［弘景说］与猪肉、梅子、小豆合食，伤人心。［思邈说］

与生椒合食，伤人五脏，对小儿更甚。与苦笋合食会致青盲病。孕妇食了会令子多病厄。

【主治】 主补肝，治肝风虚热。治眼睛红、痛和热病后失明，用羊肝七枚，生食，有神效。切成片用水浸贴，可解蛊毒。

【发明】［汪机说］《三元延寿书》说，凡是治疗眼病，用青羊肝最好。有人都八十多岁了，瞳子瞭然，还可在夜里读很小的字。自言并未服用什么药，只是自小便不吃畜兽的肝罢了，按《神农本草经》羊肝明目的说法，他的说法则是值得怀疑的。大概羊肝明目是羊肝的本性，其他肝则不这样。凡是畜兽临杀之时，忿气都聚积于肝，肝的血不利于目也是有道理的。

胆 【气味】 甘，寒，无毒。

【主治】 主青盲，明目，点赤障、白翳、风泪眼，解蛊毒。疗疳湿时行热塘疮，和醋服用，效果好。还可治各种疮，还能生人的血脉。同蜜一道蒸九次后，点赤风眼，有效。

胃 即羊脙腔。【气味】 甘，温，无毒。

【主治】 主反胃，止虚汗，治虚弱，小便频数，方法是做羹食用，三五次即可痊愈。

脬 【主治】 主下虚遗尿，将水盛入脬中，炙熟，空腹食用，四五次即愈。

胰 【主治】 主润肺，治各种疮疡。加到面脂中可祛斑痣，使肌肤光泽明润，去除疤痕。

舌 【主治】 主补中益气。《正要》说用羊舌二枚，羊皮二具，羊肾四枚，蘑菰、糟姜做羹，食用肉汤。

羖羊角 【气味】 咸，温，无毒。

【主治】 主青盲，明目，止惊悸寒泄。久服，可安心益气轻身。杀疥虫。可疗百节中结气、风头痛和蛊毒吐血，妇人产后余痛。其灰可治漏下，退热，御山障溪毒。

头骨 公羊的最好。

【气味】 甘，平，无毒。

【主治】 主风眩瘦疾，小儿惊痫。

脊骨 【气味】 甘，热，无毒。

【主治】 主虚劳寒中羸瘦。补肾虚，通督脉，治腰痛和下痢。

尾骨 【主治】 益肾明目，补下焦虚冷。

胫骨 【气味】甘，温，无毒。

【主治】主虚冷劳、脾弱、肾虚者精液白浊，除湿热，健腰脚，固牙齿，还可治误吞铜铁。

须 【主治】主小儿口疮，蠷螋引起的尿疮，烧成灰后和油敷涂即可。

【附方】〔肉〕 1. **寒劳虚弱，产后心腹痛**。用肥羊肉一斤，加水一斗，煮至八升，放入当归五两、黄芪八两、生姜六两，再煮至二升，分四次服下。一方减去黄芪。一方增加芍药。2. **崩中垂死**。用肥羊肉三斤，加水二斗，煮成一斗三升，再加生地黄一升，干姜、当归各三两，煮至三升。分四次服。3. **壮阳益肾**。用白羊肉半斤，生切，加蒜、薤吃下。三天一次。4. **骨蒸久冷**。用羊肉一斤、山药一斤，各煮烂，研如泥，下米煮粥食。5. **壮胃健脾**。用羊肉三斤，切小，加粱米二升同煮。下五味做粥吃。6. **身面浮肿**。用商陆一升，水二斗，煮至一斗，去渣，加入切细的羊肉一斤，煮熟，下葱、豉、五味调和吃下。7. **损伤青肿**。用新羊肉切片贴上。8. **妇女无乳**。用羊肉六两、獐肉八两、鼠肉五两，同煮汤食。

〔羊脂〕 1. **下痢腹痛**。用羊脂、阿胶、蜡各二两，黍米二升，煮粥吃。2. **汗出不止**。用温酒频化牛羊脂服下。3. **虚劳口干**。如鸡蛋大一块羊脂、酒半升、枣七枚，一起泡七天后取食，立愈。又一方：羊脂如鸡蛋大一块，放半斤醋中一宿，绞汁含口中。4. **产后虚弱**。用羊脂二斤、生地黄汁一斗、姜汁五升、白蜜三升，合煎如饴。每温酒送服一杯。一天服三次。5. **发背初起**。将羊脂、猪脂切片，冷水泡过，贴患处，热则调换。

〔羊血〕 1. **鼻血不止**。刺羊血热饮即愈。2. **产后血崩**（或下血不止，身冷欲绝）。将新羊血一碗饮服。两三次后即可见效。3. **大便下血**。用羊血煮熟拌醋吃，效果极佳。4. **胎死不出**（或胞衣不下）。刺羊血热饮一小碗，效果甚佳。

〔羊肾〕 1. **下焦虚冷**（脚膝无力，阳痿）。羊肾一枚煮熟，和米粉六两，炼成乳粉，空腹服。2. **肾虚精竭**。羊肾一双，切细，放豉汁中，加五味煮粥食。

〔羊肝〕 1. **目赤热痛**。青羊肝一具，切小，洗净，和五味食。2. **翳膜羞明**。青羊肝一具，切小，和黄连四两，做成如梧桐子大的丸子。饭后稍久，以清茶送下七十丸。一天服三次，忌铁器、猪肉、冷水。

〔羊胆〕 1. **病后失明**。用羊胆点眼。2. **大便秘塞**。将羊胆汁灌入直肠即可。

〔羊胃〕 **久病虚弱，四肢烦热，不能饮食**。羊胃一具，白术一升，切小，加水二斗，煮至九升，分九次服完。一天服三次，不过三剂即可见效。

〔羊角〕 1. **气逆烦满**。将羊角烧研，水送服一匙。2. **吐血喘咳**。用羊角（炙焦）二枚、桂末二两，共研末，糯米汤每送服一小匙。一天服三次。

〔脊骨〕 1. **肾虚腰痛**。羊脊骨一具，捶碎，同蒜、薤煮食，并稍稍饮酒。2. **小便膏淋**。羊脊骨烧研，榆白皮煎汤送服二钱。

〔胫骨〕 1. **湿热牙疼**。羊胫骨灰二钱，白芷、当归、牙皂、青盐各一钱，共研末，擦患处。2. **筋骨挛痛**。和羊胫骨泡酒饮服。

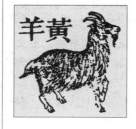

黄羊 【释名】亦称茧耳羊。

【集解】〔时珍说〕黄羊产自关西、西番和桂林等地，一共有四种。黄羊的外形与羊相同，但四肢短小且肋骨很细，腹下夹带着黄色的毛，角像公羊，性喜伏卧于沙地。生于沙漠，能跑善卧，独居而尾黑的叫黑尾黄羊；生在野草丛中成群结队达数十头的叫黄羊；生在临洮等地个头很大而尾巴像獐尾、鹿尾的名叫洮羊。黄羊的皮都可以做被褥，出产于南方桂林的则毛色深褐，脊毛斑白，与鹿相近。

肉 【气味】甘，温，无毒。

【主治】补中益气，治劳伤虚寒。

髓 【主治】补益功同羊髓。

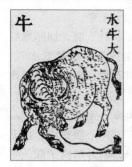

牛 【集解】[时珍说]水牛体大，青苍色，腹大头尖，形状像猪，角像战矛，能与虎搏斗，还有白色的。牙齿有下牙而没有上牙，观察牙齿的情况可以知道它的年龄，两颗牙齿的三岁，四颗牙齿的四岁。另外，六颗牙齿的五岁，六岁以后的，每年脊骨增加一节。牛的瞳孔竖长而不是横的。叫声为"哞"，颈项下的垂肉叫胡，腹中未消化的草叫圣斋。牛在畜居五行的土位，在八卦中居坤位，土性缓和，所以牛的性格温顺。《造化权舆》说，乾阳为马，坤阴为牛，所以马蹄是圆形，牛蹄是圻状。马生病后则卧地，是因为阴气太盛；牛生病后则站立，是因为阳气太盛。马站起来的时候是先起前足，卧地时是先卧后足，是顺从阳性；牛站起来时是先起后足，卧时则先卧前足，是顺从阴性之故。

黄牛肉 【气味】甘，温，无毒。[日华说]黄牛肉有微毒，食用后会诱发药物的毒性，会加重病情，所以对病人来说吃黄牛肉不如吃水牛肉好。[诜说]黄牛肉会引发旧病，黑牛肉尤其不可吃。牛是耕耘稼穑的资产，不可多杀。如是自死的，血脉已绝，骨髓已竭，亦不可食。[时珍说]张仲景说吃了蛇的牛，毛发白，而且后半身的毛很顺。人乳可解其毒。《内则》说，牛夜晚鸣叫则瘛，臭不可食。病死的有大毒，食后会使人生疔疮而暴亡。《食经》说，牛自死而头白的，人食用后会死。生疔疮的牛食后会发痒。黄牛肉和猪肉、黍米酒一起食用，都会生寸白虫。与韭、薤合食，会使人生热病。与生姜合食会损坏牙齿。煮牛

肉时加入杏仁、芦叶则易熟烂。

【主治】主安中益气，养脾胃。对腰脚有补益作用，可以止消渴和唾涎。

【发明】[时珍说]牛肉能补气，与黄芪的功效相同。观丹溪朱氏《倒仓法论》而触类引申，牛能补土是可以理解的。现在天下的日用之物，虽然法规很严，却不能禁止，也是其肉甘美而对身体有补益，皮角有用之故。朱震亨《倒仓法论》说，肠胃是积聚谷气的地方，所以把它叫作"仓"。"倒"意为推陈出新。胃属土，接受谷物后不能自行运化。七情五味，有伤中宫，又停痰积血，互相纠缠，则发为痈瘀，发生劳病和蛊胀，以致生百病，而中宫懑和，自然不是丸散所能去的。此方出自西域异人。方法是：用黄肥的公牛肉二十斤，加长流水煮至极烂，去渣取液，然后熬成琥珀色收存。每次饮一盏，寒冬时应热温后饮用。饮后，如果病在上焦，则会使人呕吐；如果病在下焦，则会使人下痢，在中焦则使人又吐又泻。睡两天后，便吃淡粥，再养半个月即可精神强健，沉疴尽去。但此后五年内必须忌食牛肉。[王纶说]牛肉本来是补脾胃的食物，并不是吐泻的药，特饮既满而溢。这是借补为泻，故去病而胃得到了补益，并不是什么奇法。但病不在肠胃的就难于施用。

水牛肉 【气味】甘，平，无毒。

【主治】消渴止吐，安中益气，养脾胃。补虚壮健，强筋骨，消水肿，除湿气。吃水牛肉的宜忌与黄牛相同。

头、蹄 【气味】凉。

【主治】肾、膀胱炎症。

鼻 【主治】主消渴。同石燕煮汤喝可治妇人无乳，做羹食用，不过两日乳汁即增多，气壮的人尤其有效。疗口眼歪斜，不管是干是湿，只要用火烤热，熨擦于患处，即会逐渐恢复。

皮 【主治】治水肿，小便涩少，方法是将皮蒸熟，切细，加豆豉汁食用。熬胶最好。

乳 【气味】甘，微寒，无毒。

【主治】主补虚羸，止渴。养心肺，解热毒，润皮肤。冷补，下热气。和蒜煎沸后食

角 [主治]时气寒热头痛，热毒风和壮热。治扁桃体炎肿塞欲死，小儿饮乳不快就像喉痹的。治淋症破瘀血。

饮，去冷气所致的胸腹胀痛。患热风的人宜食。老人煮食有益。加姜、葱可止小儿吐乳，补劳。治反胃热哕，补益劳损，润大肠，治气痢，除黄疸，老人煮粥食十分适宜。

【发明】［震亨说］反胃噎膈，大便燥结，宜取牛、羊的乳汁来不断地咽饮，同时服食四物汤为上策。不可用人乳，人乳有饮食之毒，七情之火。［时珍说］用乳煎荜芨对治疗痢疾有效，原因是一寒一热能调和阴阳。《独异志》说，唐太宗苦于气痢，众医都无效，下诏访问。金吾长张宝藏曾患此疾，即奏说煎荜芨之方，太宗服后即愈。于是宣张为下宰臣与五品官。魏征为难他，过了一个多月仍不拟用。太宗气痢复发，复进服，又平，因问左右：进方的有功，却没有见到授官，是什么原因呢？魏征惧怕地说：没有通知文武二吏。太宗愤怒地说：治得宰相，不妨授三品，我难道不及你吗？即命授以三品文官，加封鸿胪寺卿。其方为：用牛乳半斤，荜芨三钱，一起煎至只剩一半，空腹顿服。

血 【气味】 咸，平，无毒。

【主治】 主解毒利肠，治金疮折伤垂死，又下水蛭。煮后拌醋吃可治血痢便血。

脂 【气味】 甘，温，微毒。

【主治】 治各种疮疥癣所致的白秃，也可以加到面脂中。多食则使人发旧病、老疮。

髓 【气味】 甘，温，微毒。

【主治】 补中，填骨髓，久服增寿。安五脏，平三焦，续绝伤，益气力，止泄痢，去消渴，均以清酒暖服。平胃气，通十二经脉。治瘦病，用黑牛髓、地黄汁、白蜜各等分，煎服。可润肺补肾，悦泽肌肤，调理折擦损痛，效果佳。

心 【主治】 治虚忘，可补心。

脾 【主治】 主补脾。腊月淡煮，每日服一次，可治痔瘘。与朴硝做肉干食，消癖块。

肺 【主治】 主补肺。

肝 【主治】 主补肝明目。治疟疾和痢疾，则用醋煮后食用。

肾 【主治】 主补肾气，益精。治风湿麻木。

胃 【气味】 甘，温，无毒。

【主治】 主消渴风眩，补五脏，加醋煮后食用。补中益气，解毒养脾胃。治热气水气，治痢，解酒毒、药毒、丹石毒，发热，同肝作生，加姜、醋食用。

胆 【气味】 苦，大寒，无毒。

【主治】 可制成丸药。除心腹热渴，止下痢和口干焦躁，益目养精，腊月酿槐子服，明目，治疳湿症效果颇佳。酿黑豆，一百日后取出，每夜吞一粒，可镇肝明目。酿南星末，阴干服，可治惊风，有神效。除黄杀虫，治痈肿。

角 【气味】 苦，寒，无毒。

【主治】 经过烧烤，可治时气寒热头痛。煎汤，可治热毒风和壮热。治扁桃体炎肿塞欲死，可把角烧成灰后用酒冲服，每次一钱。小儿饮乳不快就像喉痹的，取角灰涂擦在乳头上，咽下即愈。还可治淋症破瘀血。

骨 【气味】 甘，温，无毒。

【主治】 烧灰后可治吐血鼻洪，崩中带下，肠风泻血，火泻，治邪疟。烧成灰与猪脂调和后涂疳疮，有效。

蹄甲 【主治】 治妇人经血过多，漏下赤白。烧灰后用水冲服，可治牛痫。研成细末后贴于脐上，可止小儿夜啼。

【附方】〔牛乳〕 1. **风热毒气**。煎牛乳一升、生牛乳一升，和匀，空心服。一天服三次。2.**下虚消渴**（心脾有热，下焦虚冷，小便多）。常喝牛乳或羊乳，每饮三四合。

〔牛脑〕 1. **吐血咯血，五劳七伤**。水牛脑一具，涂纸上阴干，杏仁（煮去皮）、胡桃仁、白蜜各一斤，香油四两，同熬干研末。每服二匙，空心烧酒送服。2.**偏正头痛**。用白芷、川芎各三钱，研成细末，以黄牛脑粘末，加酒煮熟，趁热吃下。酒醉无妨，甚效。3.**脾积痞病**。黄牛脑一具，去皮筋，捣烂；另用皮硝末一斤，蒸饼六个，晒干，研细，与牛脑和匀，加糊做成如梧桐子大的丸子。每服三十丸，空心好酒送服。一天服三次，服至百日即见效。此方叫作"牛脑丸"。4.**气积成块**。牛脑一具去皮筋、雄鸡肫一个连里黄皮，一起放酒中浸过宿，捣烂，加入木香、沉香、砂仁各三两，皮硝一碗，共捣匀，在铜锅中以文武火烘干研末。再加轻粉三钱调匀。每服二钱，空心烧酒送服。一天服三次。

〔角胎〕 1. **大肠冷痢**。用牛角胎烧灰，每服二钱，水送服。一天服二次。2. **大便下血**。用黄牛角胎一具，烧后研末，同豉煮汁。每服二钱，一天服三次。3. **赤白带**。将牛角胎烧至烟断。附子以盐水浸七次去皮，等分研末。每服二匙，空心酒送服。

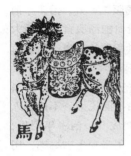

马 【集解】［时珍说］马以大同府出产的为最好。大抵马以西北的最为强壮，东南的劣弱不及。马相应于季月，因此当怀孕十二月而生。马的年龄根据牙齿的情况进行识别。马在畜属火，在时辰中属午时，在卦属乾，在五行属金。食杜衡者善于奔跑，食稻草者足重。

肉 【集解】以白公马的为最好。

【气味】 辛、苦，冷，有毒。［日华说］只堪煮，余食难消化。浸以清水，挤出的水无血后才可以煮食。否则，毒不能出会使人患疔肿。或者用冷水煮，不可盖上锅盖。［萧炳说］患痢疾和生疔疮的人忌食，否则会加剧症状。孕妇吃了会令子过期而不分娩，乳母吃了令子消瘦。［诜说］同仓米、苍耳一起吃，必得恶病，十有九死。同姜一起吃，生气嗽。同猪肉一起吃，会致腹泻。吃马肉后毒发心闷，饮清酒能解，饮浊酒则加重。［弘景说］秦穆公说，吃骏马肉不饮酒，必会死人。［时珍说］食马肉中毒后，饮芦菔汁、吃杏仁都可解毒。

【主治】 治伤中，除热下气，长筋骨，强腰脊，壮健强志，轻身不饥。做肉干，可治寒热痿痹。煮汤洗头，对疮引起的白秃有效。

鬐（qí）膏 即颈项上的膏脂。

【气味】 甘，平，有小毒。

【主治】 能生发。治手足皴裂粗糙。加入脂泽可用以治疗偏风所致的口眼歪斜。

乳 【气味】 甘，冷，无毒。

【主治】 可止渴，治热。做成酪后则性温，饮食后会消肉，减肥。

心 【主治】 可治善忘。

肺 【主治】 可治寒热，小儿阴茎萎缩。

肝 【气味】 有大毒。［弘景说］人吃了马肝和马鞍下的肉会死。［时珍说］汉武帝曾说，食肉不要食马肝。文成王食马肝而死。韦庄也说，食马应留肝，由此可知肝的毒性很大。

骨 【气味】 有毒。

【主治】 烧灰后和醋，敷小儿头疮和身上的疮。可止邪疟。烧灰后和油，敷小儿耳疮、头疮、阴疮、体表感染化脓灼痛。敷涂在乳头上让小儿饮吞，能止夜啼。

头骨 【气味】 甘，微寒，有小毒。

【主治】 治喜眠，令人不睡。方法：烧成灰后用水冲服，每次一方寸匕，每日白天三次，晚上一次，做枕头效果也很好。亦可治牙痛。另外还可烧灰敷头疮、耳疮。治疗马汗气入疮后痛肿，可烧灰敷涂，白汗出则愈。

胫骨 【气味】 甘，寒，无毒。

【主治】 煅存性，降阴火，中气不足的人可用来代替黄芩和黄连。

悬蹄 【气味】 甘，平，无毒。

【主治】 治小儿不吃乳，辟恶气鬼毒，蛊疰不详。止鼻出血，龋齿。赤马的悬蹄治赤崩，白马的悬蹄治白崩。主癫痫，齿痛。疗肠痛，散瘀血，治白带过多，杀虫。另外，烧成灰后加少许盐，治走马疳蚀，效果很好。赤马的悬蹄还可辟瘟疟。

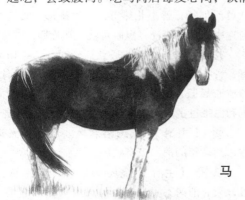

马

皮 【主治】 妇人临产，赤马皮能催生。治小儿赤秃，将赤马皮、白马蹄烧成灰，和腊猪的脂调膏后敷擦，效果佳。

鬃毛 【气味】 有毒。

【主治】 治小儿惊痫，女子崩中赤白。烧灰服用可止血，可用于涂擦恶疮。

尾 【主治】 治女人白带过多，小儿受惊吓引起的惊痫。

血 【气味】 有大毒。［诜说］凡是生马的血进入人体中，一二日便会肿起，伤及心后就会死。

【附方】

〔肉〕 豌豆疮毒。马肉煮清汁，洗患处。

〔肝〕 月水不通。心腹滞闷，四肢疼痛。将赤马肝两片炙研，饭前热酒调服一钱，通即止。

〔头骨〕 1.胆虚不眠。马头骨灰、乳香各一两，酸枣仁炒二两，研末。温酒每送服二钱。2.胆热多眠。马头骨灰、铁粉各一两，朱砂半两，龙脑半分，研末，炼梧桐子大的蜜丸。每服三十丸，竹叶汤送服。

〔悬蹄〕 肠炎症腹痛。马蹄灰和鸡蛋清涂擦，使毒气拔出。

〔汗〕 黥刺雕青。涂白马汗，再用汗调水蛭末涂擦。

〔齿〕 赤根疔疮。马牙齿烧存性，捣细研末，腊猪脂调和后敷擦，根即出。

驴

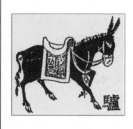

【释名】［时珍说］驴，即胪也。马力在膊，驴力在胪。

【集解】［时珍说］驴颊长而额宽，耳似长矛，夜晚鸣叫的次数与更次相应，善于驮负货物。有褐、黑、白等色。女真、辽东等地出产野驴，似驴但其皮斑驳，尾巴和鬃毛都很长，骨骼大，食其功效与驴相同。西土出产的山驴有像羚羊一样的角。东海的岛上出产海驴，入水不死。还有海马、海牛、海猪、海獭等物，其皮皆可为人使用。

肉 【气味】 甘，凉，无毒。［吴瑞说］引食驴肉，同时饮荆芥茶，会死人。与凫茈同食则令人拘挛抽搐。病死的驴有毒。

【主治】 解心烦，止风狂。酿酒可治一切风。治忧愁不乐，能安心气。同五味煮食，或以汤做粥食，补血益气，治多年劳损。可煮汤后空腹饮，疗痔引虫。野驴肉功效与此相同。

【发明】［宗奭说］食驴肉后动风，脂肥的尤甚，屡试屡验。过去的人认为能止一切风狂，是没有凭据的。

头肉 【主治】 煮汤服二三升，治多年消渴，没有不痊愈的。用渍曲酿酒服食，可治大风动摇不休，也可洗头风所致的风屑。同姜齑煮汤每天服，能治疗黄疸。

脂 【主治】 可敷治恶疮、疥、癣和风肿。调酒后服三升，能治不能说话、不认识人的狂癫病。与乌梅一起调成丸，治多年疟疾，未发时服三十丸。另外，生脂和生椒捣熟，用棉布裹来塞耳，可治多年聋疾。和酒等分服用，可治咳嗽。和盐可涂治身体手足的风肿。

髓 【气味】 甘，温，无毒。

【主治】 耳聋。

血 【气味】 咸，凉，无毒。

【主治】 主利大小肠，润燥结，下热气。

肉乳 【气味】 甘，凉，无毒。

【主治】 主小儿热急黄等，但服得太多会使人腹泻。疗大热，止消渴，小儿高热引起的惊邪赤痢，小儿惊痫。突然心痛而连至腰脐者，可热服三升。蜘蛛咬疮，用器具盛来浸泡。蚰蜒和飞虫入耳，滴之即化成水。频频热饮可治郁气，解小儿热毒，不生痘疹。浸泡在黄连中，然后取汁，点眼可治风热赤眼。

皮 【主治】 煎成胶状后食服，治一切风毒、骨节疼痛、呻吟不止。和酒一起服食尤佳。煎成胶后服，主鼻出血、吐血、肠风引起的血痢和白带过多。用生皮覆盖疟疾病人，疗效佳。

骨 【主治】 煮汤浴麻风。母驴骨煮汤服，治多年的消渴极有效。

头骨 【主治】 烧灰调油，涂小儿头颅内缝分裂、前囟不闭。

悬蹄 【主治】 烧灰敷痈疽可散脓水。和油敷小儿颅囟不闭，以闭合为度。

【附方】 1.风入头脑，头晕目眩。乌驴头一个，与豆豉汁煮后食用。即止。2.小儿口噤，不啼不哭。驴乳、猪乳各一升，煎至一升后分五次服，大效。3.中风口眼斜。将乌驴皮拔掉毛，制干净后蒸熟，加豆豉汁，和五味煮食，即愈。此方亦可治骨节疼痛。4.多年耳聋。严重者用三两次，初起者用一次便可。将驴前脚胫骨打破，在太阳下沥出髓，用瓷器收存。每次用都以棉球点少许入耳内，侧卧待药行。其髓不可多用。以白色者为上品，黄色者不用。又方：乌驴脂少许，鲫鱼胆一个，生油半两，和匀，纳入葱管中七日，再取滴耳中。5.牛皮癣。生驴皮一片，用朴硝腌过，烧灰，油调后涂擦。又叫一扫光。

骡 【集解】[时珍说]骡比驴大，比马强健，它的力量表现在腰部。它的盆骨不能开合，所以不能产子。

肉 【气味】 辛、苦，温，有小毒。[宁源说]骡的品性顽劣，肉不益人，孕妇吃了会难产。[时珍说]过去赵简子有一匹白骡，他十分喜爱。他的臣下阳城的胥渠患病，医生说，能找到白骡的肝就能得救，找不到即死。简子听到后说，杀畜生而救人，不是很仁义吗？便杀骡取肝给胥渠。胥渠病愈。但没有记载胥渠得的是什么病。

蹄 【主治】 难产。方法是烧灰，加少许麝香，每次用酒冲服一钱。

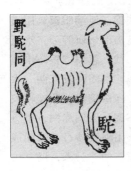

野驼同

驼

驼 【释名】又称橐驼、骆驼。

【集解】[马志说]有野生和家生两种，但都生长在塞北、河西一带。[颂说]野骆驼现在只有西北的番界可见，家骆驼是上述地方的人家蓄养的。[时珍说]驼的形状像马，头像羊，长颈项，垂耳，脚有三节，背上有两个突出的肉峰，并成鞍形，有苍、褐、黄、紫等各种色。其性耐寒，故夏至褪毛避暑。它的粪烧后冒的烟就像狼烟一样直冲云霄。它能负重千斤，每天可行走二三百里，又能感知泉源水脉和风候。凡是在流沙中迷路的人，不知道从什么地方找到水，跟随驼足踏的地方即可找到。沙漠的夏季多热风，旅行者遇到即死，风来临前，驼必定会聚在一起鸣叫，并将口鼻埋入沙中。它卧倒时腹部不会着地，屈足后腹下能透光的叫明驼，最能远行。于阗还有风脚驼，跑得很快，每天可行千里之遥。吐蕃还有独峰的骆驼。《西域传》说，大月氏出产一种封驼，脊背上只有一峰隆起如封土样，所以俗称封牛。岭南徐闻县和海康都有出产。

脂 【气味】 甘，温，无毒。[宗奭说]家驼的峰、蹄最好，人皆煮熟后吃。

【主治】 治顽痹风瘙、恶疮毒肿、肌肉僵死、筋皮挛缩、腕部筋骨损伤，用火烤热后摩擦患部，让热气透肉而入。和米粉做煎饼吃可疗痔。治一切风疾、皮肤麻痹和恶疮肿漏烂，都可调药后敷擦。治虚劳风，有冷积的则用烧酒调服。

肉 【气味】 甘，温，无毒。

【主治】 治诸风，下气，壮筋骨，润肌肤，主治恶疮。

乳 【气味】 甘，冷，无毒。

【主治】 主补中益气，壮筋骨，使人不饥饿。

酥 【释名】 又称酥油。

【集解】[弘景说]酥出自外国，也有从益州带来的。本是牛、羊乳所做。[时珍说]酥乃酪的浮面所作成，现在的人多以白羊脂掺杂在其中，不可不辨。按《臞仙神隐》中说的做法为：以乳入锅煮二三沸，倒入盆内冷定，待面结皮，取皮再煎，油出去渣，放入锅内，即成酥油。另一种方法：以桶盛牛乳，以木安板，捣半日，候沫出，撇取煎，去焦皮，即成酥也。凡入药，以微火熔化滤净用之良。

牦牛、白羊酥 【气味】甘，微寒，无毒。

【主治】补五脏，利大小肠，治口疮。除胸中客热，益心肺。除心热肺痿，止渴止嗽，止吐血，润毛发。益虚劳，润脏腑，泽肌肤，和血脉，止急痛。治诸疮。温酒化服，良。

犛（máo）牛酥 【气味】甘，平，无毒。

【主治】去诸风湿痹，除热，利大便，去宿食。合诸膏，摩风肿跗跌血瘀。

【发明】[时珍说]酥本乳液，润燥调营，与血同功。按《生生编》中所说：酥能除腹内尘垢，又追毒气发出毛孔间也。

【附方】1.**蜂螫**。用酥涂之，妙。2.**虫咬**。以酥和盐涂之。3.**眯目**。以酥少许，随左右纳鼻中。垂头少顷，令流入目中，物与泪同出也。

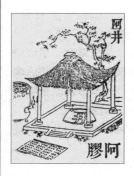

阿胶 【释名】
又称傅致胶。

【集解】[别录说]阿胶出于东平郡东阿县，煮牛皮作之。[弘景说]今东都也能作。用皮有老少，胶有清浊。熬时需用一片鹿角即成胶，不尔不成也。胶有三种：清而薄者，画家用；清而厚者名覆盆胶，入药用；浊而黑者不能入药，但可胶物尔。[时珍说]凡造各种胶，自十月至三月间，用犍牛、水牛、驴皮者为上，猪、马、骡、驼皮者次之，其旧皮、鞋、履等物为下。俱取生皮，水浸四五日，洗刮极净，熬煮，时时搅之，添水。至烂，滤汁再熬成胶，倾盆内待凝，接近盆底的叫作垄胶，煎胶水以咸苦者为妙。大抵古方所用多是牛皮，后世乃贵驴皮。若伪者皆杂以马皮、旧革、鞍、靴之类，其气浊臭，不堪入药。当以黄透如琥珀色，或光黑如黳漆者为真。真者不做皮臭，夏天也不会湿软。

【修治】[敩说]凡用，先以猪脂浸一夜，取出，柳木火上炙燥研用。[时珍说]今方法或炒成珠，或以面炒，或以酥炙，或以蛤粉炒，或以草灰炒，或酒化成膏，或水化膏，当各从本方。

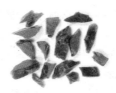
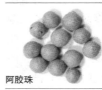

阿胶〔主治〕心腹内崩。如疟状，腰腹痛，四肢酸痛，女子下血，安胎。久服，轻身益气。丈夫小腹痛，虚劳羸瘦，阴气不足，脚酸不能久立，养肝气。坚筋骨，益气止痛。疗吐血衄血，血淋尿血，肠风下痢。女人血痛血枯，经血不调，无子，崩中带下，胎前产后诸疾。男女一切风病，骨节疼痛，水气浮肿，虚劳咳嗽喘急，肺痿唾脓血，及痈疽肿毒。和血滋阴，除风润燥，化痰清肺，利小便，调大肠，圣药也。

阿胶珠

【气味】甘，平，无毒。

【主治】心腹内崩。如疟状，腰腹痛，四肢酸痛，女子下血，安胎。久服，轻身益气。丈夫小腹痛，虚劳羸瘦，阴气不足，脚酸不能久立，养肝气。坚筋骨，益气止痛。疗吐血衄血，血淋尿血，肠风下痢。女人血痛血枯，经血不调，无子，崩中带下，胎前产后诸疾。男女一切风病，骨节疼痛，水气浮肿，虚劳咳嗽喘急，肺痿唾脓血，及痈疽肿毒。和血滋阴，除风润燥，化痰清肺，利小便，调大肠，圣药也。

【发明】[藏器说]诸胶皆主风、止泄、补虚，而驴皮主风为最。[时珍说]阿胶大要只是补血与液，故能清肺益阴而治诸证。按陈自明所说：补血用牛皮胶，祛风用驴皮胶。成无己说：阴不足者用来补味，阿胶之甘用来补阴血。

【附方】1.**瘫缓偏风，治瘫缓风及诸风，手脚不遂，腰脚无力**。驴皮胶微炙熟。先煮葱豉粥一升，别贮。又以水一升，煮香豉二合，去渣入胶，更煮七沸，胶烊如饧，顿服之乃暖，吃葱豉粥。如此三四剂即止。若冷吃粥，令人呕逆。2.**肺风喘促，涎潮眼窜**。用透明阿胶切炒，以紫苏、乌梅肉焙研等分，水煎服。老人虚秘。阿胶炒二钱，葱白三根，水煎化，入蜜二匙，温服。胞转淋闭阿胶三两，水二升，煮七合，温服。3.**赤白痢疾**。黄连阿胶丸：治肠胃气虚，冷热不调，下痢赤白，里急后重，腹痛，小便不利。用阿胶炒过，水化成膏一两，黄连三两，茯苓二两，为末，捣丸梧桐子大。每服五十丸，粟米汤下，一日三次。4.**吐血不止**。用炒阿胶二两，蒲黄六合，生地黄三升，水五升，煮三升，分服。经验：治大人、小儿吐血。炒阿胶、炒蛤粉各一两，辰砂少许，为末。藕节捣汁，入蜜调服。肺损呕血并开胃。用阿胶炒三钱，木香一钱，糯米一合半，为末。每服一钱，百沸汤点服，一日一次。**5. 月经不调**。阿胶一钱，蛤粉炒成珠，研末，热酒服即安。另一方：入辰砂末半钱。妊娠尿血。阿胶炒黄为末，食前粥饮下二钱。**6. 妊娠下血不止**。阿胶三两炙为末，酒一升半煎化，一服即愈。又方：用阿胶末二两，生地黄半斤捣汁，入清酒二升，分三服。**7. 妊娠胎动**。用阿胶炙研二两，香豉一升，葱一升，水三升，煮取一升，入胶化服。产宝胶艾汤：用阿胶炒、熟艾叶二两，葱白一升，水四升，煮一升，分服。产后虚弱炒阿胶、炒枳壳各一两，滑石二钱半，研为末，蜜丸如梧桐子大。每服五十丸，温水下。未通，再服。**8. 多年咳嗽**。阿胶炒、人参各二两，研为末。每用三钱，豉汤一盏，葱白少许，煎服，日三次。

牛黄 【释名】

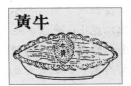

又称丑宝。

【集解】［别录说］牛黄生于陇西及晋地，从牛胆中得之，即阴干百日使燥，无令见日月光。［普说］牛死后则黄入胆中，如鸡蛋黄。［弘景说］今人多从胆中得到牛黄。一个牛黄大如鸡蛋黄，相重叠。药中最贵的，莫过于此。一个牛黄重二三两，好的价值五六千至一万。大多出自梁州、益州。［恭说］牛黄今出自莱州、密州、淄州、青州、嶲州、戎州。牛有黄者，必多吼唤，喝迫而得者，谓之生黄，最佳。黄有三种：散黄粒如麻豆；漫黄若鸡卵中黄糊，在肝胆间；圆黄为块，形有大小，并在肝胆中。多生于榛特牛，其未闻有黄也。［颂说］今出自登、莱州。他处或许也有，不甚佳。凡牛有黄者，身上夜有光，眼如血色，时复鸣吼，恐惧人。又好照水，入以盆水承之，伺其吐出，乃喝迫，即堕下水中，取得阴干百日。一个牛黄如鸡子黄大，重叠可揭折，轻虚而气香者

佳。然而有很多都是假的，将牛黄抹一点在手指甲上，透过指甲为黄色的是真的牛黄。

【修治】［敩说］凡用，单捣细研如尘，绢裹定，以黄嫩牛皮裹，悬井中一宿，去水三四尺，明早取之。

【气味】 苦，平，有小毒。

【主治】 惊痫寒热，热盛狂痉。疗小儿百病，诸痫热，口不开，大人狂癫，又堕胎。久服，轻身增年，令人不忘。主中风失音口噤，妇人血噤惊悸，天行时疾，健忘虚乏。安魂定魄，卒中恶，小儿夜啼。益肝胆，定精神，除热，止惊痫，辟恶气，除百病。清心化热，利痰凉惊。治紫色瘟疮，发狂谵语者可用。

【发明】［李杲说］牛黄入肝，治筋病。凡中风入脏者，必用牛、雄、脑、麝之剂，入骨髓，透肌肤，以引风出。若风中腑及血脉者用之，恐引风邪流入于骨髓，如油入面，莫之能出也。【时珍说】牛的黄，是牛的一种病。所以说有黄的牛，多病而易死。诸兽皆有黄，人之病黄者亦然。因其病在心及肝胆之间，凝结成黄，故还能治心及肝胆之病。正如人之淋石，复能治淋也。

【附方】 **1. 初生三日去惊邪，辟恶气**。以牛黄一豆许，以赤蜜如酸枣许，研匀，棉蘸令儿吮之，一日令尽。**2. 七日口噤**。牛黄为末，以淡竹沥化一字，灌之。更以猪乳滴之。初生胎热或身体黄者。以真牛黄一个豆大，入蜜调膏，乳汁化开，时时滴入口中。形色不实者，勿多服。**3. 小儿热惊**。牛黄一个（杏仁大）竹沥、姜汁各一合，和匀与服。**4. 惊痫嚼舌，迷闷仰目**。牛黄一豆许研，和蜜水灌之。**5. 小儿惊候，小儿积热毛焦，睡中狂语，欲发惊者**。牛黄六分，朱砂五钱，同研。以犀角磨汁，调服一钱。**6. 腹痛夜啼**。牛黄一豆许，乳汁化服。**7. 痘疮黑陷**。牛黄二粒，朱砂一分，研末。蜜浸胭脂，取汁调搽，一日涂一次。

六畜心 【集解】［时珍说］古方多用

六畜心治心病，从其类也。而又有杀时惊气入心、怒气入肝、诸心损心、诸肝损肝之说，与

之相反。

【主治】心昏多忘，心虚作痛，惊悸恐惑。

【附方】1.健忘，心孔昏塞，多忘喜误。取牛、马、猪、鸡、羊、犬心，干之为末。向日酒服方寸匕，日三服，闻一知十。2.蛔虫心痛。用六畜心，生切作四窍，纵横割路，纳朱砂或雄黄于中，吞之，虫死即愈。

诸肉有毒

牛独肝、黑牛白头、牛马生疔死、羊独角、黑羊白头、猪羊心肝有孔、马生角、白羊黑头、马鞍下黑肉、马肝、白马黑头、六畜自死首北向、马无夜眼、白马青蹄、六畜自死口不闭、糊犬肉、犬有悬蹄、六畜疫病疮疥死、鹿白臆、鹿纹如豹、诸畜带龙形、兽歧尾、诸兽赤足、诸畜肉中有米星、兽并头、禽兽肝青、诸兽中毒箭死、脯沾屋漏米瓮中肉脯、六畜肉热血不断、祭肉自动、诸肉经宿未煮、六畜五脏着草自动、脯曝不燥、生肉不敛水、六畜肉得咸酢不变色、肉煮不熟煮熟不敛水、六畜肉坠地不沾尘、肉落水浮、肉汁器盛闭气、六畜肉与犬，犬不食者、乳酪煎脍。

以上并不可食，杀人病人，令人生痈肿疔毒。

诸心损心、诸脑损阳滑精、六畜脾一生不可食、诸肝损肝、诸血损血败阳、经夏臭脯、痿人阴、成水病、鱼馁肉败、诸脂燃灯损目本生命肉、令人神魂不安、春不食肝、夏不食心、秋不食肺、冬不食肾、四季不食脾。

解诸肉毒

六畜干屎末、伏龙肝末、黄檗末、赤小豆烧末、东壁土末、白扁豆，并水服。饮人乳汁，头垢一钱，水服。起死人，豆豉汁服。

马肉毒。芦根汁，甘草汁，嚼杏仁，饮美酒。

马肝毒。猪骨灰，狗屎灰，牡鼠屎，人头垢，豆豉，并水服。

牛马生疔。泽兰根捣水，猪牙灰，水服，生菖蒲捣酒，甘菊根捣水，甘草煎汤服，取汁。

牛肉毒。猪脂化汤饮，甘草汤，猪牙灰，水服。

独肝牛毒。人乳服之。

狗肉毒。杏仁研水服。

羊肉毒。甘草煎水服。

猪肉毒。杏仁研汁，猪屎绞汁，韭菜汁，朴硝煎汁，猪骨灰调水，大黄汤。

药箭肉毒。大豆煎汁，盐汤。

诸肉过伤。本畜骨灰水服，生韭汁，芫荽煎汁。

食肉不消。还饮本汁即消，食本兽脑亦消。

兽之二 兽类

狮、虎、豹、象、犀、野猪、豪猪、熊、羚羊、山羊、鹿、麋、麂、獐、麝、猫、狸、狐、豺、狼、兔、水獭、腽肭兽

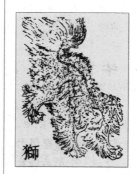

狮 【释名】又称狻猊。

【集解】[时珍说]生长在西域各国。形似虎但比虎小，色黄。也像金色的猱狗，但狮子头大而尾长。还有青色的狮。狮铜头铁额，钩爪锯牙，弭耳昂鼻，目光如电，吼声如雷。有很长的髭须，公狮尾巴上的茸毛很多，每天能跑五百里，乃毛虫之王。它发怒时的威风表现在齿部，欢喜时威风则留在尾部。当它吼时百兽都会躲避起来，马会吓出血尿。食虎吞貔，裂犀分象。啖咬各种禽兽时，只需用气一吹，它们就会毛、羽纷落。它的乳汁加到牛、羊的乳汁中，都会使其化成水。这是物理相畏的原因。但是，《唐史》记载：唐高宗时，伽毗耶国所献的天铁兽，能擒杀狮子和大象。狮虽猛悍，还是有制服它的动物。西域畜养狮子，都在出生七日内眼未睁开时加以训练，如果稍微长大一点就难以驯养了。

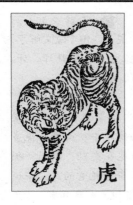

虎

【释名】又称大虫、李耳。[时珍说]虎，像其声也。李耳原本是"狸儿"。

【集解】[时珍说]山兽之王。山林延绵不绝的地方皆有虎。形如猫，大如牛，黄底黑纹，锯牙钩爪，胡须坚硬而尖，舌有手掌那么大，生倒刺，颈项短，吼叫时鼻道有阻塞感。夜晚看物时一只眼睛放光，一只眼睛辨物。声吼如雷，风也相随而生，百兽都会恐惧。立秋后虎才开始吼啸，仲冬时虎开始交配。月晕时也会交合。不再交合后，怀孕七个月而生。知道冲破之法，能击地观奇偶而扑食。虎噬物的顺序随月旬上下而从首或尾开始，搏杀食物，三次扑跃不中则会放弃捕杀。虎闻到羊角烧出的烟味就会逃走，是因为厌恶它的臭味。虎能杀害人、兽，而蜩和鼠却能制服它。

虎骨【气味】辛，热，无毒。

【主治】治邪恶气，杀鬼疰毒，止惊悸。治恶疮和颈淋巴结核破损后，久不收口。头骨效果最佳。又可治屈伸不得，走动疼痛。治尸疰腹痛，伤寒温气，温疟，还可去犬、蛇咬毒。沾朱砂画符可治疗邪气。煮汁浸浴能去骨节风毒肿。和醋浸泡膝部可止脚痛肿，治胫骨痛效果尤佳。还可追风镇痛健骨，止久痢脱肛，兽骨鲠咽。

肉【气味】酸，平，无毒。[时珍说]虎肉有土气，味不佳，加盐吃稍好一些。

【主治】主恶心欲呕，益气力，止吐唾液，吃了还可以治定期发作的寒战、高热、出汗的疟疾。可辟三十六种精魅。

血【主治】主壮神强志。[时珍说]《抱朴子》说，三月三日杀取虎血、鸭血各等分和匀，用像胡麻子一样的初生草，取草的子实合用，可改变人的形貌。

肚【主治】反胃吐食。取生肚勿洗，存滓秽，放在新瓦上固煅存性，加平胃散末一两和匀，每次用白开水冲服三钱即见效。

肾【主治】淋巴结核病。

胆【主治】小儿惊痫，腹泻消瘦，神惊不安，可研水服用。

睛【主治】治癫疾疟病，小儿热疾，惊悸狂啼，小儿受惊吓后面色发青、口吐涎沫、喘息、抽搐、疳气，还可定心安神，明目去白内障。凡用于眼睛，都必须用酒浸泡后炙干方可用。

鼻【主治】治癫疾，小儿因惊恐引起的四肢抽搐、昏倒。

牙【主治】治男子阴疮和脓水清稀难以收敛的疮疡。杀劳虫，治狂犬咬伤而致的狂犬病，刮成细末，用酒冲服一方寸匕。

皮【主治】治疟疾。辟邪魅。在虎豹皮上睡卧，令人神惊。它的毛溃入疮口，有大毒。

须【主治】治牙痛。

【附方】[虎骨] **1.臂胫疼痛。**用虎胫骨二两（捣碎炙黄）、羚羊角屑一两、新芍药二两切细，以上皆用酒泡七日秋冬时加倍。每日空腹饮一杯。**2.腰脚不灵，挛急冷痛。**虎胫骨五六寸，刮去肉膜，涂酥，炙黄捣细，装袋中，以酒一斗浸泡，在火上微温七日后，随量饮用。又方：用虎腰脊骨一具，前两脚全骨一具，一起在石上捶碎，文火煅出油，即投酒中密封，春夏封一周，秋冬封三周。取出，每天随量饮用三次。患病十年以上者，不过三剂，七年以下者，一剂即可痊愈。**3.关节疼痛。**虎胫骨酒炙三两、没药七两，共研末。温酒每送服二钱，一天服三次。又方：用虎头骨一具，涂酥，炙黄，捶碎，装袋中，以酒二斗浸泡五宿，随量饮服。**4.筋骨急痛。**用虎骨和通草煮汁，空腹服半升，服后稍卧，汗出为效。切忌热服，损害牙齿。小儿不宜服，以免影响牙齿发育。**5.痔漏脱肛。**虎胫骨两节，以蜜二两炙赤，捣末，加蒸饼做成如梧桐子大的丸子。每日清晨以温酒送服二十丸。**6.汤火伤。**虎骨炙焦，研末敷涂。**7.臁胫烂疮。**用齑汁揩洗患处后，刮虎骨末敷涂。

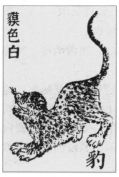

貘色白

豹

豹 【释名】亦称程、失刺孙。

【集解】[时珍说] 辽东和西南等地的山中时常出没。形似虎，稍小，白面团头，自己很爱惜毛彩。其花纹像钱纹的叫金钱豹，宜用皮做裘衣。花纹如艾叶的叫艾叶豹，皮毛比前者稍次。西域还有金线豹，花纹像金线。海中还有海豹，与天上的箕星相对。《广志》说，狐死在土丘之首，豹死在山之首，是它们不忘本的表现。豹胎有致美效用，乃兽中八种珍品之一。

肉 【气味】酸，平，无毒。

【主治】主安五脏，补绝伤。壮筋骨，强志气，辟鬼邪，耐寒暑和严重的高山深林瘴毒。冬天吃了能养人，使人威健勇猛。

【发明】[诜说] 豹肉使人志性粗豪，一吃即会有这样的感觉，但消化了就会安定下来。久食亦然。

脂 【主治】 和在生发膏中，朝涂暮生。亦可加到面脂中。

鼻 【主治】 狐魅。同狐鼻加水煮服。

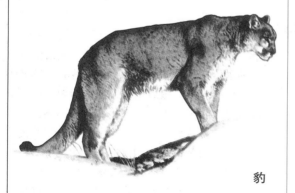

豹

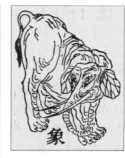

象

象 【释名】[时珍说] 许慎《说文解字》说，象字，象其耳、牙、鼻、足之形。

【集解】[颂说]《尔雅》载，南方有梁山的犀牛、大象。现多出现在交趾、潮州、循州。那里的人捕到象都争着吃它的肉，并说肥的可以用来烧火。[藏器说] 大象具有十二生肖所代表的动物的肉，各有分段，只有象鼻肉是它自己的肉，烤来吃、煮烂吃味道更美。[时珍说] 象出没在交、广、云南及西域各国。多成群结队。有灰、白二色，形体庞大，面目丑陋。大的身高丈余。眼睛像猪。四脚如柱子，无指甲而有爪甲。行走时先移动左脚，卧下时用臂着地。它的头不能俯地，颈不能旋转，耳朵下垂。它的鼻子大如它的脚臂，可下垂至地，鼻端很深，可以开闭。鼻中有小肉爪，能拾食针芥。吃物饮水都从鼻卷入口，一身的力量也都在鼻上。所以象伤了鼻即死。耳朵后有穴位，薄如鼓皮，刺之亦死。口内有食齿，上下嘴唇边露出两颗牙夹住鼻，雄象牙长六七尺，雌象牙长尺多罢了。雄雌象在水中交配，以胸相贴，与许多兽不同。它的生育期从五岁开始，六十岁骨头才长满。其性别要很久才能识别。喜爱吃草、豆、甘蔗和酒，而怕烟火、狮子、巴蛇。南方人杀野象，多设置机穽来陷它，或者在道路上埋象鞋，以此索住它的脚。捕活象则用雌象为媒而诱获之。饲养它但不过于亲热它，久了便会渐渐懂得人的语言。人们像奴仆般牧养它，用钩牵制它，左右前后无不从命。它的皮可以做成甲，切成条穿物。[甄权说] 西域人器重象牙，用来装饰床座。中国显贵用它制作上朝拿着的手杖。因而玉杯、象牙筷子，古代人就很崇尚。象闻到雷声则牙花暴出，顾忌不前而担心覆没。古语说，犀牛因望月纹而生角，象因闻雷声而长牙。象将每次换掉的牙都深埋于地，又频频顾盼，当地人用木制象牙隐藏以偷换象牙。

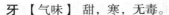

牙 【气味】 甜，寒，无毒。

【主治】 治疗铁屑及杂物入肉。刮牙屑和水敷在伤口上，铁屑、杂物立出。治疗痫病，刮象牙屑炒黄，研末饮服。各种物刺在喉中，用象牙磨水饮服，诸物可取出。旧的象牙梳屑更佳。治疗风痫惊悸，阴虚发热（肺结核病人常见的热型）及各种疮。也适宜用生犀入药。

肉 【气味】 甘、淡，平，无毒。

【主治】 烧灰，和油涂擦秃疮。多吃会让人发胖。

【发明】 [时珍说]象肉肥脆，有点类似猪肉，味淡而滑，所以利于开通七窍。煮汤汁服，可治小便不通。烧灰饮服，治小便多。

胆 【气味】 苦，寒，微毒。

【主治】 主明目和治疗小儿疳积。治疮肿，用水化后涂在伤口上。还可治口臭，用棉裹少许贴于齿根，第二天早晨漱去，数次即愈。

睛 【主治】 治疗目疾，和人乳滴于眼中。

皮 【主治】 治梅毒引起的硬下疳而不下沉，烧灰和油敷涂。又治金疮久不愈。

骨 【主治】 主解毒。胸前的小横骨，烧灰和酒服，让人能浮于水面。

【附方】 1.小便不通。象牙生煎服。2.小便过多。象牙烧灰饮服。3.骨刺入肉。象牙刮末，和水煮过的白梅肉调匀涂患处，能使骨刺变软。4.下疳。象皮烧灰和油敷涂。5.疮口不合。治方同上。

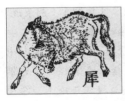

犀 【释名】亦称兕。[时珍说]犀字，篆文象形。

【集解】 [别录说]出自永昌山谷和益州，即现在的滇南一带。[弘景说]犀有两个角，以额上长角的为胜。又有通天犀，角上有一白缕，直上顶端，夜露不能沾湿，入药很神验。有人说此物是水犀，角中出水。《汉书》所谓骇鸡犀者，放置米饲养鸡，都惊骇不敢啄食，放置屋上则乌鸟不敢聚集。[恭说]雌犀纹理细腻，斑白分明，服用为上乘，入药不如雄犀。《抱朴子》说，水犀刻为鱼，衔它入水，水会自然分开三尺。[颂说]犀像水牛，猪头、大腹、矮脚。脚像大象，有三只蹄。黑色，舌上有刺，喜食荆棘，皮上每个毛孔生三根毛。那里的人猎取犀，先在山路中置许多如猪羊栈的朽木，犀牛前脚直，常常依木休息，烂木忽然折断，犀仆倒久不能站立，即被格杀。每一头犀一年褪一次角，必自己埋于山中，海边的人制作木角隐藏偷换犀角，再三不离此处。若直接取角，它就会藏于别处，就寻觅不到了。《异物志》说，山东海水中有牛，喜欢听丝竹音乐声。那里的人动用乐器，牛出水来听音乐，就能捕获它。有鼻角、顶角，以鼻角为上等。[时珍说]犀牛出于西番、南番、滇南和交州等地。有山犀、水犀、兕犀三种。又有毛犀似之。山犀居住在山林，人们常常猎得。水犀出入于水中，最难捕获，并且有两角，鼻角长而额角短。水犀皮有珠甲，山犀没有。兕犀即犀中的雌性，只有一角在顶部，纹理细腻，斑白分明，不能入药。原来牯角纹理粗，而雌犀纹理细。洪武初年，九真曾上贡兕角。犀角纹理如鱼子形，称粟纹，纹中有眼，称粟眼。黑中有黄花的是正透，黄中有黑花的是倒透，花中有花的则是重透，都叫通犀，是上品。花中有如椒豆斑状的为次等，乌犀纯黑无花的为下品。夜间对着天看有光的，称为夜明犀，所以能通神灵而使水分开，飞禽走兽见到它都惊骇。《山海经》载，有白犀，白色。《开元遗事》载，有辟寒犀，色如金子。交趾国所贡，冬月天亦暖气袭人。《白孔六帖》记，有辟暑犀，唐文宗得到它，夏日可清暑气。《岭表录异》中记：有辟尘犀，用作簪子、梳子和带胯佩带后，尘土不近身体。《杜阳编》载，有蠲忿犀，作带蠲叫人免除愤怒。这些都是稀世之宝。

角 【气味】 苦、酸、咸，寒，无毒。

【主治】 主百毒蛊疰，解鸩羽、蛇毒，除邪，不惊梦而睡。久服可轻身。又治伤寒引起的各种烈性传染病，寒热头痛，各种毒气。让人俊健。辟中恶毒气，定心神，解高热，散风毒。治发背痈疽疮肿，化脓流水。治疗疾热如火，烦毒入心，狂言妄语。镇惊悸，镇肝明目，安五脏，补虚劳，退热消痰，解山溪瘴毒。磨成汁可治吐血、鼻出血、带血及伤寒畜血、发狂乱语、斑黄闷乱、痘疮稠密、内热黑陷或者不结痂。泻肝凉心、清胃解毒。

【发明】［时珍说］《抱朴子》说，犀吃百草的毒及众木的棘刺，所以能解毒。凡血吸虫之乡的饮食，以此角搅后，有毒则产生白沫，无毒则不会。用它来煮毒药，则不再有毒。《北户录》说，凡中毒箭，用犀角刺伤口，立愈。昔日温峤过武昌牛渚矶，遇见多种怪物。峤以犀角照，则水族现形。

【附方】［犀角］1.吐血不止。用犀角、生桔梗各二两研末。酒每送服二钱。2.小儿惊痫（嚼舌，翻眼，不知人事）。用犀角磨水取浓汁服下，立效。亦可服犀角末。3.消毒解热。用生犀角尖，磨水取浓汁，频频饮服。4.下痢鲜血。用犀角、地榆、生地黄各一两，共研末，加蜜炼成如弹子大的丸子。每取一丸，加水一升，煎至五合，去渣，温服。5.服药过量。犀角烧成末，用水冲服一方寸匕。

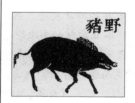

野猪 【集解】

［时珍说］山林处处皆有。陕西、洛间更多。野猪形体很像家猪，但腹小脚长，毛褐色，牙长出口外似象牙，有的重达二三百斤。它能与虎搏斗，常结队而走。猎人只敢射猎最后的。如果射中前面的野猪则跑散并伤人。又能掠松脂，滚泥沙涂遍全身以抵御箭矢。野猪最能破坏禾苗，也吃蛇虺。它的肉像马肉，是红色的，其味胜过家猪，母的肉味更美。《淮南子》载，野猪好穴居，洞穴连成一片，像宫室，阴天用以防雨，晴天用以遮阳。

肉 【气味】 甘，平，无毒。

【主治】 治癫痫，补养肌肤，益五脏，让人肥健，不发风虚气。烤来吃可治肠道出血。

脂 【主治】 炼净和酒，每日服三次，可以让乳妇多乳，十天后即可供三四个小儿吃，

一直无乳者也会有乳。服后可以怡人脸色，除风肿毒，治疥癣。

胆 【主治】 恶热毒气，鬼疰癫痫，小儿各种疳积，用研枣的水冲服，每日两次。

皮 【主治】 烧成灰，治颈淋巴结核破损，久不收口和恶疮。

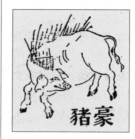

豪猪 【释名】

亦称薥猪、山猪、鸾猪。

【集解】［颂说］陕、洛、江东各地山中都有。髦中间有长而尖如箭的毛，能刺人。［时珍说］豪猪深山老林中有，多成群结队，破坏庄稼。形如猪但项上、背脊上有棘鬣，长达尺余，如筷子粗，形状则像簪子和帽刺，每根棘刺的颜色都是黑色的。发怒时直立起来，像箭一样刺人。羌人用它的皮做靴子。自体雄雌交配而孕。《倦游录》说，南海有泡鱼，大如斗，身上长棘刺，能变为豪猪。

肉 【气味】 甘，大寒，有毒。［颂说］不可多吃，会发风而使人虚瘦。

【主治】 通利大肠。

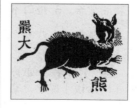

熊 【释名】［时

珍说］熊者，雄也。熊字篆文象形。

【集解】［别录说］生于雍州山谷。［弘景说］今东西各山中皆有。［颂说］形状像大猪，性情轻捷，好攀缘，上高木，见人就颠倒自投落于地上。冬伏入洞穴，春季才出洞。它的脚叫蹯，乃八珍之一，古人很珍视它，但很难煮熟。熊生性厌恶盐巴，食之即死。《搜神记》说，熊居树洞中，有东部的土人击树，叫它"子路"即出，不呼则不动。［时珍说］熊如大猪而眼睛竖起长，足似人脚而是黑色的。春夏二季膘肥时，皮厚筋驽，常爬树引气，或坠地自

取乐，俗称跌膘，即《庄子》所说的熊经鸟申。冬月蛰伏时不吃东西，饥饿则舐自己的脚掌，所以它的美味在掌。《孟子》一书引以为喻。它行走在山中，即使几千里，必有它蜷伏之地，在石崖枯木中，山中人称为熊馆。它生性厌恶脏物及伤残之物，打猎者只要把这些东西放置于洞中，熊则会合穴自死，或被棘刺伤，它出洞穴抓伤，伤骨而死。它的胆在春天靠近头，夏天在腹部，秋天则在左脚。熊、黑都属壮毅之物，属阳性，所以《书》中用来比喻没有二心的臣相，而《诗》书中则认为是男子的吉祥。黑头长脚个高，猛健多力，能拔起树木，遇人则能像人一样直立，所以被称为人熊，还有猪熊，形体如猪。马熊，形体如马，都是黑类。有人说：黑即雄性的熊。它的脂如熊白，而且肌理粗味淡，但功效都相同。

脂 【释名】 即熊白，乃背上的脂肪。色白如雪，味很美，冬天才有，夏天没有。它腹中及身上的脂肪只可煎炼入药，而不能吃。

【气味】 甘，微寒，无毒。

【主治】 主治风痹不仁，抽筋，五脏腹中积聚，寒热瘦弱，头疡白秃，皮疹。长期服用人不饥并能延年益寿，补虚损，杀寄生虫。用酒炼制后服用可使长发变黑，并能悦泽人面，治面上扁平疣及疮。

肉 【气味】 甘，平，无毒。[弘景说]有痼疾的吃了会终身不愈。[鼎说]腹中有积寒者

吃了则永远难去寒。十月不宜吃熊肉，会伤神。

【主治】 治风痹筋骨不仁，补虚羸，杀寄生虫。长期服用可强志不饥，轻身延年。

掌 【主治】 御风寒，益气力。

胆 【气味】 苦，寒，无毒。

【主治】 可治时气热盛，变成黄疸，暑月久痢，治疳，耳鼻疮，恶疮，杀寄生虫。去心中欲涩效果更好。小儿惊痫痉挛、抽风，用竹沥化赤豆后服用。退热清心，平肝明目，去眼角膜上所生障蔽视线的白膜，杀蛔虫。

脑髓 【主治】 治耳聋，疗头晕。去秃风屑，生长头发。

血 【主治】 治小儿因外界惊吓引起的面青、抽搐等症。

骨 【主治】 做汤，浴洗历节风和小儿受惊吓后引起的面青、抽搐，惊痫邪热。

羚羊 【释名】亦称九尾羊。[时珍说]王安石《字说》中记载，与鹿同类，角环向外用以防卫。羚喜独栖居，悬角于树上以防远害，实可称为机灵。所以字从鹿，从灵省文。后人改为"羚"。

【集解】[弘景说]出产于建平、宜都及西域各地的偏远山中。多长两角，只长一角的最美。角有多节，节节相绕。另有山羊，其角极长，只一边有节，节也疏大。羌夷人称为山羊，能涉峻险。还有山驴，大如鹿子，皮可做靴子，有两只角。[藏器说]山羊、山驴、羚羊三种相似，而羚羊则有神性，夜宿时会防隐患，将角挂在树上不着地，唯角中弯深锐利紧小，有挂痕者为真，其他疏慢、无痕的不是羚羊角。另外，真角放在耳边听有纯正的集集之鸣声。[颂说]现在牛、羊有诸多角，若宰它听起都有声响，不仅羚羊有角。自然死亡动物的角无声响。[宗奭说]诸角附在耳边皆集集有声，并非挂痕一说详尽。即便有伪假者，亦可察辨。[时珍说]羚羊像羊，色青毛粗，两角短小。羱羊则像吴羊，两角长大。山驴有驴之身、羚之角，惟角稍大而节疏慢。《环宇志》载，安南高石出羚羊，一

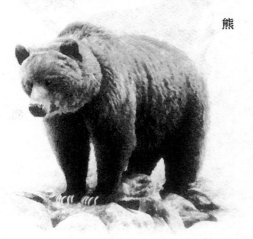

熊

角极坚，能劈开金刚石。有石出自西域，形状像紫石英，百般冶炼不化，没有任何物能击碎，唯羚羊角可扣击，如冰散一般易碎。又有用貘骨冒充佛牙，各类物皆不能去破，用羚羊角击之即碎，这就是物性相畏的原因。羚羊皮，西北人用来制作裘袄，北方的冬天寒风凛冽，不用此物不足以御寒。

角 【气味】 咸，寒，无毒。

【主治】 主明目益气起阴，治恶血如水下注泄泻。除邪气惊梦，疗伤寒时气、寒热在肌肤、湿风注毒潜伏在骨间，还可治食噎不通。强筋骨健身，起阴益气，利男子。治中风瘛疭、附骨疼痛之症。研末和蜜糖服用，可治卒热引起的烦闷和热毒引起的痢血、疝气。磨成水涂肿毒，一切热毒风攻注，中恶毒风，猝死错乱不认人，打胎后恶血冲心烦闷。烧末和酒服用，可治小儿惊痫狂悸。平肝舒筋定风，安魂散血，下气，辟恶，解毒。治子痫瘛疭。

肉 【气味】 甘，平，无毒。

【主治】 治恶疮。和五味炒热，放在酒中经一夜后饮服，可治筋骨僵硬强直，中风。北方人常常食用，南方人也食用，免除蛇、虫伤害。

肺 【主治】 治水肿鼓胀，通利小便。

胆 【气味】 苦，寒，无毒。

【主治】 治面上黑斑，如雀斑。

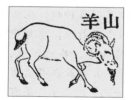

山羊 【释名】又称野羊。

【集解】 ［弘景说］产于西夏。像羚羊但角大，角下弯的能登高峻的山坡。大的如牛，好斗，常因此致死。［颂说］闽、广等地的山中有一种野羊，皮硬厚，不堪烤食，肉很肥。［时珍说］山羊有两种，一种大角盘环，肉重百多斤；一种角细。大的如驴而成群行走，角也很大，有时是堕角，暑天尘露于角上，角上长草。

肉 【气味】 甘，热，无毒。

【主治】 肥软益人。可治劳冷山岚疟痢，妇人白带过多。治疗筋骨僵硬强直，虚劳，益气。利产妇，但不利于生季节病的人。

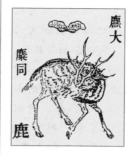

鹿 【释名】亦称斑龙。

【集解】 ［时珍说］山林处处都有。马身羊尾，头窄，脚高但跑动迅速。雄性有角，夏至则分开，大的像小马，黄底白花。雌性无角，小而无斑，毛杂有黄白色，孕六月可生产。鹿性情淫荡，一只雄的常与多只雌的交配。习性爱吃龟，能辨别好草。有吃的即相互呼唤，行走也同道。居住时则环角向外以御灾害，卧地则口朝尾巴，以利通督脉。活一千年为苍，五百岁为白，又五百岁为玄。玄鹿骨头也是黑的，做成脯食可使人长生。《埤雅》说，鹿乃仙兽，自能乐性，六十年必怀琼在角下，有紫色斑痕，行走则有口水垂，不再急跑。故说，鹿戴玉而有角斑，鱼怀珠而有鳞紫。沈括《梦溪笔谈》记载，北狄有驼鹿，极大而苍

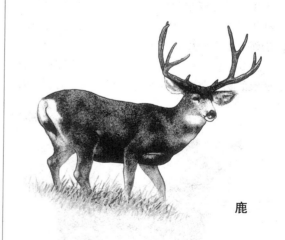

鹿

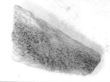

鹿角胶、鹿角霜〔主治〕伤中劳绝，腰痛瘦弱，补中益气。妇人闭经不孕，止痛安胎。治吐血便血，血崩不止，四肢疼痛，多汗，折跌伤损。男子损脏气，气弱劳损，吐血。

黄色，无斑。角大且有花纹，坚莹如玉，茸也可用。

鹿茸 ［释名］嫩角长在肉中的叫茸。

【气味】 甘，温，无毒。

【主治】 治阴道流恶血，寒热惊痫。益气强志，生齿不衰。治疗虚劳，洒洒如疟，瘦弱，四肢酸疼，腰脊痛，小便频繁，泄精尿血。能破腹中瘀血，散石淋痈肿，骨中热疽，养骨安胎下气，杀鬼精物，久服耐老。补男子腰肾虚冷，脚膝无力，遗精。可治女子月经不调，白带过多。炙干研末，空心服一方寸匕，可壮筋骨。生精补髓，养血益阳。强筋健骨，治一切虚损，耳聋目暗，眩晕虚痢。

【发明】 ［宗奭说］沈括《梦溪笔谈》载，《月令》冬至麋角分开，夏至鹿角分开，阴阳相反如此。所以麋茸利于补阴，鹿茸则利于补阳。现在的人不能分辨，认为是同一种：人从胚胎发育到二十岁，骨髓才长硬。唯麋、鹿角自生长起到长硬，不用两月即可完成，大的有二十多斤，以一昼夜时间统计，角能长几两。凡骨的生长没有比这更快的，即使草木易生长，也不及此。此骨至强，所以能补骨血，坚阳道，益精髓。头为诸阳之会，在上面集中于茸角之上，难道凡血可与此相比吗？［时珍说］鹿是山兽，属阳，情淫而在山中荡游。夏至得阴气，分开角，属阳退的现象。麋是泽兽，属阴，情淫而在泽中游，冬至得阳气而分开角，属阴退的现象。

角 【气味】 咸，温，无毒。

【主治】 治恶疮痈肿，逐邪恶气，留血在阴中。除小腹血痛，腰脊痛，折伤恶血，益气。猫鬼中恶，心腹疼痛。用水磨成汁服用，可治脱精尿血，夜梦鬼交。用醋磨成汁涂在疮疡痈肿上，去热毒。用火烤热，熨小儿重舌、鹅口疮。用蜜烤后细磨成粉和酒服用，可轻身强骨髓，补阳道绝伤。治妇人梦与鬼交，用酒服一撮，即可除去鬼精。烧灰可治女子宫腔积血不尽，用酒服方寸匕。

【发明】 ［时珍说］生用可散热、行血、消肿、辟邪。熟用则益肾、补虚、强精、活血。炼成霜、熬成膏则专门用于滋补。

鹿角胶、鹿角霜 ［修治］［时珍说］用新鹿角切成寸许一节，用淘米水浸七天让它软，再盛在长流水中浸七日，去粗皮，用东流水、桑柴火煮七日，不断加水，加醋少许，捣成霜用。它的汁加上无灰酒，熬成胶使用。

【气味】 甘，平，无毒。

【主治】 主伤中劳绝，腰痛瘦弱，补中益气。妇人闭经不孕，止痛安胎。长期服用还能轻身延年。治吐血便血，血崩不止，四肢疼痛，多汗，折跌伤损。男子损脏气，气弱劳损，吐血。妇人服用令有子，安胎去冷，治漏下赤白。烤后噙酒服用，补虚劳，长肌益髓，让人肥健，悦颜色。亦治过度疲劳引起的咳嗽，尿精尿血，疮疡肿痛。

骨 【气味】 甘，微热，无毒。

【主治】 主安胎下气，杀鬼精物，长期服用可耐老，可用酒浸泡服用。做成酒，主治内虚，补骨除风。烧成灰水服，可治小儿严重腹泻。

肉 【气味】 甘，温，无毒。

【主治】 主补中，益气力，强五脏。补虚弱干瘦，调血脉，养血养容。治产后风虚邪僻。

头肉 【气味】 平。

【主治】 治糖尿病和尿崩症引起的消渴，夜梦鬼物，煎汁服用，做胶弥善。亦可酿酒。

蹄肉 【主治】 主诸风，脚膝骨中疼痛，不能踏地，同豉汁、五味煮食。

脂 【主治】 治痈肿肌死，温中，四肢不遂，头风，通腠理。不可接近阴物。

髓 【气味】 甘，温，无毒。

【主治】 治男人女子伤中绝育，筋急痛，咳逆，用酒和，服后效果更佳。同蜜煮服能壮阳道，利于生子。同地黄汁煎膏服，可填骨髓，壮筋骨，补阴强阳，生精益髓，润燥养肌。

脑 【主治】 可加到面脂中，让人容颜悦泽。刺入肉不出，用脑敷涂，干了再敷，半天时间刺即来。

血 【主治】 主性欲冷淡，可补虚，止腰痛和鼻出血，折伤和狂犬伤。和酒服下，治慢性肺虚弱引起的吐血及妇女白带过多，各种气痛危重的，服后立即痊愈。大补虚损，益精血，解痘毒、药毒。

肾 【气味】 甘，平，无毒。

【主治】 主补肾、补中，安五脏，壮阳气，宜煮粥吃。

鹿茸 【主治】 治劳损续绝。

【附方】〔白胶〕 1. **盗汗遗精**。鹿角霜二两，生龙骨炒、牡蛎煅各一两，共研末，加酒、糊做成如梧桐子大的丸子。盐汤每送服四十丸。2. **虚损尿血**。用白胶三两，炙过，加水二升，煮取一升四合，分次服下。3. **小便不禁，上热下寒**。鹿角霜，研细末，加酒、糊做成如梧桐子大的丸子。每服三四十丸，空心温酒送服。4. **汤火灼疮**。用白胶加水浓煎，待冷后涂患处即可。

〔角〕 1. **骨虚劳极**（面肿垢黑，脊痛不能久立，血所衰败，发落齿枯，喜唾）。用鹿角二两、牛膝酒浸、焙一两半，共研末，加炼蜜做成如梧桐子大的丸子。每服五十丸，空心盐酒送服。2. **肾虚腰痛**。用鹿角屑三两，炒黄，研末。每服一匙，空心温酒送服。一天服三次。3. **妊娠腰痛**。取鹿角尖五寸长，烧赤，浸一升酒中，再烧再浸数次后，研末。每服一匙，空心酒送服。4. **妊娠下血**。用鹿角屑、当归各半两，加水三碗，煎至一碗半，一次服下。二服即可愈。5. **胎死腹中**。用鹿角屑三匙，煮葱豉汤和服，立出。6. **胞衣不下**。用鹿角屑三分研末，姜汤调服。7. **筋骨疼痛**。将鹿角烧存性，研末。酒每送服一钱。一天服两次。8. **跌打损伤，血瘀骨痛**。鹿角研末，每服一匙，酒送服。一天服三次。9. **蠼螋尿疮**。鹿角烧末，苦酒调服。10. **五色丹毒**。用鹿角烧末，调猪油敷涂。11. **发背初起**。将鹿角烧灰，调醋涂擦。12. **疖毒肿毒**。用鹿角尖磨浓汁敷涂。

〔鹿茸〕 1. **身体虚弱，头昏眼黑**。鹿茸酥炙或酒炙、鹿角胶炒成珠、鹿角霜、阳起石煅红，酒淬、肉苁蓉酒浸、酸枣仁、柏子仁、黄芪蜜炙各一两，当归、黑附子炮、地黄九蒸九焙各八钱，辰砂半钱，共研末，加酒、糊做成如

梧桐子大的丸子。每服五十丸，空心温酒送服。此方叫作"斑龙丸"。2. **阳痿，小便频数**。用嫩鹿茸一两去毛切片，加山药末一两，装绢袋内，放入酒坛七天，然后开始饮服，每服一杯。一天服三次。同时将酒中的鹿茸焙干，做丸服。此方叫作"鹿茸酒"。3. **肾虚腰痛，不能反侧**。用鹿茸炙、菟丝子各一两，茴香半两，共研末，以羊肾两对，酒泡后煮烂，捣如泥，和成如梧桐子大的丸子。每服三五十丸，温酒送服。一天服三次。4. **腰膝疼痛**。用鹿茸涂酥，炙紫，研末。每服一钱，酒送服。5. **妇女白带**。用鹿茸酒蒸，焙干二两，金毛狗脊、白蔹各一两，共研末，以艾煎醋调糯米糊和末做成如梧桐子大的丸子。每服五十丸，温酒送服，一天服两次。

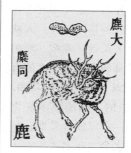

麋大
麋同
鹿

麋（mí）【释名】

[时珍说] 麋性淫迷，因此得名。

【集解】[弘景说] 海陵间最多，成百上千的结成群，雌多雄少，与鹿相反。[时珍说] 鹿喜欢山而属阳，所以夏至脱角；麋喜欢沼泽而属阴，所以冬至脱角。形状像鹿却是青黑色，大的像小牛，肉蹄，眼睛下面的两个孔洞就是夜眼。《博物志》说，南方麋成百上千为群，吃泽草，践踏之处成泥，名麋畯，人们往往在耕种时能捕获它。

脂 【气味】 辛，温，无毒。

【主治】 治痈肿恶疮，死肌，寒热，风寒湿痹，四肢拘缓不收，风头肿气。通腠理，柔皮肤。不可近阴，会令男子阳痿。治少年气盛，面生疱疮，化成脂涂在疮上。

肉 【气味】 甘，温，无毒。[诜说] 多吃让人房事无能，妊娠期吃了会让孩子眼睛生病。[弘景说] 不可与猪肉、野鸡肉同吃，否则会发痼疾。同虾及生菜、梅、李子同食，会损男子精气。

【主治】 主益气，补五脏不足。

【发明】［时珍说］陆农师讲，鹿以阳为体，其肉热；麋以阴为体，其肉寒。所以其脂会使人阳痿，肉吃多了会让人房事无能。

茸 【气味】 甘，温，无毒。

【主治】 阴虚劳损和一切血病，筋、骨、腰、膝酸痛，可滋阴益肾。

角 【修治】 煎成胶做霜，法同鹿角。

【气味】 甘，热，无毒。

【主治】 治肢体酸痛，痛处游走不定，可止血，益气力，添精益髓，暖腰膝，壮阳悦色，治抽搐，偏治男子。制作成粉常服可治男子冷气及风注筋骨疼痛。若是忽然心痛，一服立愈。用浆水磨成泥涂在面上，让人脸放光华，红白如玉般可爱。滋阴养血，功效与茸相同。

【发明】［时珍说］鹿的茸角补阳，右肾精气不足者适宜服用；麋的茸角补阴，左肾血液不足的人适宜用，这是千古不变之理。

骨 【主治】 治脏腑亏损、元气虚弱所致的多种慢性衰弱性疾病。煮成汁酿酒服用可使人肥白。

皮 【主治】 做成靴子、袜子可除脚气。

【附方】 1.补虚损，生精血，去风温，壮筋骨。鹿角削细，加真酥一两，无灰酒一升，慢火炒干，取四两；又用麋角削细，加真酥二两、米醋一升，慢火炒干，取半两；另取苍耳子酒浸一宿，焙干半斤，山药、白茯苓、黄芪蜜炙各四两，当归酒浸、焙五两，肉苁蓉酒浸、焙、远志去心、人参、沉香各二两，熟附子一两。各药均研末，加酒煮糯米糊做成如梧桐子大的丸子。每服五十丸，温酒或盐汤送服。一天服两次，此方叫作"二至丸"。2.身体衰弱（血脉枯槁，肌肤松薄，筋骨痿弱，爪枯发落，饮食不思，四肢无力，眼昏唇燥）。用麋角屑一斤酒浸一宿、大附子生、去皮脐一两半、熟地黄四两，布包好后蒸一天，取出药、麦，各焙研末。以原用的浸药酒，添清酒煮麦粉为糊，和药捣匀做成如梧桐子大的丸子。每服五十丸，饭前温酒或米汤送服，一天服三次。又方：用麋角削细、酥炒成黄色五两、熟附子末半两，加酒、糊做成丸子服下。

此方叫作"麋角丸"。

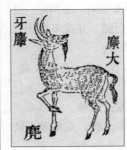

牙麂
麂大
麂

麂 (jǐ) 【释名】［时珍说］《字说》载，山中有虎，其声几几。因此得名。

【集解】［马志说］生于东南部的山谷中。［颂说］山林处处皆有，而均、房、湘、汉间尤多。属獐类。南方人往往吃它的肉，肉坚韧而不及獐味美。其皮能做成靴、袜，胜过任何皮。《山海经》说，女儿山多麂，即此。［时珍说］麂，属獐类却比獐小。它的口两边有长牙，好斗。它的皮为第一，但皮上多牙伤印。声音如击鼓钹。四方都有，深山里颇多。雄性有短角，黧色而豹脚，脚矮而有劲，善跳跃。它出没在草莽之中，只走在一条小路上。皮十分细腻，是制作靴、袜的珍品。银麂，白色。施州有一种红麂是红色的。

肉 【气味】 甘，平，无毒。

【主治】 治五痔病，火熏熟，用姜、醋送服。

皮 【主治】 制成靴子、袜子，穿着可除湿气和脚麻痹。

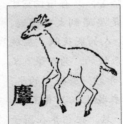

麞

獐 【释名】［时珍说］獐喜欢彩色花纹，因此得名。

【集解】［颂说］山坡沼泽的浅草之中有。［时珍说］秋冬二季居住在山上，春夏则居住在沼泽。像鹿却小些，无角，黄黑色，大的不超过二三十斤。雄獐有牙露出口外。其皮细软，胜过鹿皮，夏月毛新生整齐而皮厚，冬天毛多而皮薄。还有银獐，白色，据说王者在施行刑罚时如果平正公允，白獐就会出现。

肉 【气味】 甘，温，无毒。［选说］多吃令人口渴。太瘦的人，食后会生痼疾。不能与鸽肉同吃，腹内会积腹块。不可与梅、李、虾同吃，会使人生病。

【主治】 主补五脏，益气力，悦泽人面。

【发明】［诜说］肉与麋相同，酿酒好。道家用它的肉进贡，取名为白脯。并说不属十二辰，不是腥腻之物，无须禁忌。

髓、脑 【主治】 主益气力，悦泽人面。可制成酒，补肾。

骨 【气味】 甘，微温，无毒。

【主治】 治虚损引起的泄精，益精髓，使人颜色悦泽。酿酒，也有祛风的功用。

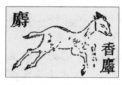

麝 【释名】亦称射父、香獐。

【集解】［别录说］出产于益州、雍州的山谷中。［弘景说］形体像獐而比它小，黑色。常吃柏树叶，亦吃蛇。它的香长在阴茎前的皮下，还有膜袋裹住。五月时获得香，往往麝香中含有蛇皮骨。现在的人用蛇蜕的皮来裹香，说会更香。麝夏天吃蛇、虫，到了寒冬则香已填满，入春后肚脐内急痛，自己就会用爪子剔出香来，拉屎尿覆盖，常在一处剔完，这样的香绝对超过杀而取得的。［颂说］其香分三等：第一生香，名遗香，是自己剔出麝的，极难获得，价值如明珠。它的香会合处，草木都不生长，即使生长也是焦黄的。其次脐香，只有捕住它才能杀取到。还有心结香，是麝遇到大兽捕逐，惊恐失心，狂跑跌死而得，人如果获取，应破心见血，流在脾上，成千血块的，为下等。又有一种水麝，它的香更是奇妙。麝脐中的水，在水中滴一滴，用来洒在衣物上，其香不绝。唐天宝年间，虞人曾献上一只，把它养在园子里，每次用针刺它的脐，再捻上真雄黄，则脐复合。这样得到的香是肉麝的几倍，最难得。［慎微说］《谈苑》载，商汝山中有很多麝，拉的屎常在一处，人以此而得。它天生爱护自己的脐，人若追赶过急即跳岩，并举爪剔裂其香，拘禁而死，死后仍拱起四足保护自己的脐，所以李商隐说，投岩麝自香。许浑说，寻麝采生香。

脐香 【气味】 辛，温，无毒。

【主治】 主辟恶气，杀鬼精物，除三虫蛊毒和温疟惊痫。长期服用可除邪，无噩梦。还可治各种凶邪鬼气，中恶，心腹暴痛，胸腹间气阻不舒，有胀满感，风毒，去面黑色，白内障，妇人难产堕胎，可通神仙。通诸窍，治鼻窒不能闻香臭。可疏通经络，透肌骨，解酒毒，消化瓜果食积，治中风、中气，痰厥，积聚癥瘕。

肉 【气味】 甘，温，无毒。

【主治】 腹内积块和腹胀痛。

【附方】 1.中风不省。用麝香二钱，研末，加清油二两，和匀灌下，自醒。2.瓜果食积，脾胀气急。麝香一钱，生桂末一两，加饭和成如绿豆大的丸子。大人服十五丸，小儿服七丸，开水送服。3.偏正头痛。麝香五分、皂荚末一钱，包在薄纸中，放头痛部位，外用布包炒盐趁热贴。盐冷即换。如此几次不再发病。4.催生易产。用麝香一钱，水研服，立下。又方：麝香一钱、盐豉一两，烧红研末，以秤锤淬过以酒送服二钱即下，此方叫作"胜金散"。5.痔疮肿毒。用麝香、当门子、盐等分涂擦。不过三次即消。6.山林瘴气。用水送服麝香三分即解。

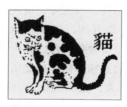

猫 【释名】又称家狸。

【集解】［时珍说］捕鼠的小兽。到处都有畜养。有黄、黑、白、花等各种颜色。身形像狸，外貌像老虎，毛柔齿利。以尾长腰短，目光如金银，上颚棱多的为最好。也有人说它的眼睛可以定时，子、午、卯、酉像一条线，寅、申、巳、亥像满月，辰、戌、丑、未像枣核。它的鼻端经常是冷的，只有夏至那天是暖的。猫天性怕冷而不怕热，能以爪画地扑食，随月旬上下而咬鼠的头尾，这与虎相同。受孕两个月后生子，一胎有三四只，也经常有自食其子的习惯。猫有病时，用乌药水灌服，效果好。世间传说薄荷可以醉猫，死猫会引竹发竹笋，也许是物类相感的原因吧。

肉 【气味】 甘、酸，温，无毒。

【主治】 治劳疰、颈淋巴结核瘘管和血吸虫病。

【发明】 ［时珍说］本草以猫、狸为一类加以注解。然而狸肉入食，猫肉则不佳，也不能归入食品，所以用它的地方不多。《易简方》说，预防血吸虫病，只要从小吃猫肉则虫就不能伤害身体。

头骨 【气味】 甘，温，无毒。

【主治】 治血吸虫病和心腹疼痛，还可杀虫，治疳疾和痘疮变黑，并且对淋巴结结核、溃烂和恶疮都有治疗作用。

脑 【主治】 主淋巴结结核溃烂。与莽草等分捣末，放入疮口中。

眼睛 【主治】 淋巴结结核。将眼睛烧成灰，用井华水冲服方寸匕，每日三次。

舌 【主治】 主淋巴结结核。将生舌晒干，然后研末敷涂。

涎 【主治】 治淋巴结结核。将患部刺破涂擦。

肝 【主治】 治劳病，杀虫。

【附方】 1.**心下鳖瘕**。用黑猫头一个，烧灰，每次以酒送服一匙。一天服三次。2.**多痰发喘**。将猫头骨烧灰，酒送服三钱即止。3.**多年瘰疬**。用猫头、蝙蝠各一个，都加上黑豆，烧存性，共研末敷患处。其疮已干，则调油涂擦。内服五香连翘汤。4.**痛疽不收**。用猫头骨一个，火煅，研末。另取鸡蛋十个煮熟，去白，以蛋黄煎出油，加少许白蜡调骨末敷涂。效果佳。

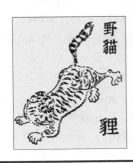

狸 【释名】又名野猫。

【集解】［颂说］处处都有，种类颇多。［宗奭说］形体很像猫。花纹有两种：一如连钱，一如虎纹。肉味与狐狸肉类似。江南有一种牛尾狸，尾巴如牛，人多把它用酒糟腌制后食用。［时珍说］据《宋史》载，安陆州贡野猫、花猫，就是此二种。有花纹如豹，而且散发出麝香气味的是香狸，即灵猫。南方有面白而尾像牛尾的是牛尾狸，也叫玉面狸，专门上树吃百果，冬天极肥，人多腌制成珍品，能醒酒。《广雅》载，玉面狸，人们豢养它，老鼠都驯服地伏着，不敢出来。登州岛上有海狸，狸头而鱼尾。

肉 【气味】 甘，平，无毒。

【主治】 治各种肺瘘，温鬼毒气，皮中如有针刺。做成肉羹，还可治痔疮和淋巴结核瘘管，食用不过三顿就会有明显效果。又能补中益气，去游风。

膏 【主治】 治小家鼠咬人成疮，用狸膏摩揉伤口，同时吃狸肉。

肝 【主治】 治原因不明的疟疾。

骨 头骨尤佳。

【气味】 甘，温，无毒。

【主治】 治毒气在皮中淫濯，有如针刺；心腹痛，游走没有固定的痛点；淋巴结核瘘管和恶疮。烧成灰酒服，治一切游风。用水送服，治吃野鸟肉中毒症及噎膈饮食不通。

【附方】 1.**淋巴结结核**。用狸头、蹄骨涂酥后，炙黄，研末，每天空腹米汤饮服一钱匕。如果是淋巴结核穿破、臭烂，可将狸骨烧成灰后敷擦。

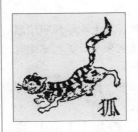

狐 【释名】［时珍说］狐，孤也。狐性疑，疑则不大合类，故其字从孤。

【集解】［颂说］江南各处皆有，但汴、洛等地最多。［恭说］形体像小黄狗，但鼻尖尾大。［颂说］性情多疑审听，善变鬼怪，捕获它的人都利用它这一特点。［时珍说］狐，南北方皆有，有黄、黑、白三种。白天在洞穴中伏着，夜间出来偷偷觅食。声音如婴儿，气味极臊烈。毛皮可做裘

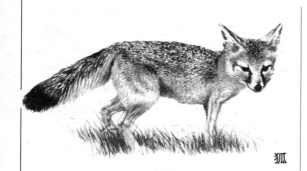

狐

制品，腋毛纯白，称为狐白。许慎说，妖兽是鬼邪所乘。有三德，色中和，前小后大。死在丘陵上。另说，狐只知上伏，却不考虑田间小路。还说，狐善于预测冰雪。有人说狐可活百岁，司礼于北斗而能变化成男、女、淫妇或骗子。还能用尾击出火花。有人说狐魅怕狗。千年老狐，只有用千年枯树照才会现真形。《山海经》说，青丘山有狐，九尾，能食人。［鼎说］狐魅，见人或叉手有礼，或恭敬不倦地拜揖，或在静处独语，或露出原形见人，有各种怪说法。

肉 【气味】 甘，温，无毒。

【主治】 煮、烤后食，补虚损及五脏邪气，患寄生虫病寒热的人，宜多吃。切成细肉生吃，暖中去风，补虚劳。

五脏、肠肚 【气味】 苦，寒，有毒。

【主治】 患寄生虫病忽寒忽热，小儿惊痫。补虚劳，用相应的脏器来补。治恶疮疥。生吃治狐魅。肝：烧成灰，治风痫病及破伤风引起的口紧四肢抽搐强直。

胆 【主治】 人暴死，马上取雄狐胆用温水研溶后灌入即活。拖延就来不及了。亦能辟邪症，解酒毒。

头 【主治】 烧可辟邪。狸头烧成灰，可敷淋巴结结核。

四足【主治】 痔漏下血。

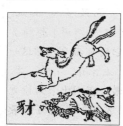

豺

豺 【释名】 亦称豺狗。

【集解】［时珍说］山中处处都有，属狼类。外形像狗但很白，前足矮后足高且是长尾，其体形细瘦而健猛，毛色黄褐而散乱，其牙长得像锥子且能噬物，成群而行时虎都害怕，又喜欢吃羊。它的气味，臊恶无比。罗愿说："世间传言狗是豺的舅舅，豺见到狗就下跪。"不过是相互制约罢了。

肉 【气味】 酸，热，有毒。［诜说］食了无益，会损伤人的精神，消耗人的脂肉，让人消瘦。

皮 【主治】 治冷痹脚软，炮制好后缠裹病处，即愈。煮汁饮，或烧成灰用酒冲服，治疗各种疳积泄痢，也可敷齿疮。另外，和酒一起灌劣牛恶马，便可驯良。治小儿夜啼，同狼屎和中骨烧成灰各等分，用水冲服少许，即安静。

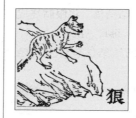

狼

狼 【释名】亦称毛狗。

【集解】［时珍说］狼属豺类，到处都有，北方尤多，人们喜欢吃它。它居住在洞穴中，体大如狗，锐头尖嘴，白颊而两肋相连，身体前高后宽，脚不很高，能吃鸡、鸭、鼠类。其色黄黑相杂，也有苍灰色的。它的声音能大能小，能假装小儿啼哭来迷惑人，在偏僻的荒野它的嗥叫尤其令人厌恶。它的肠直，所以鸣叫时后窍都会开动。把它的粪便点燃，烽烟直上而不斜，即使狂风也吹不散，所以军情紧急时烧它，援兵四集。它善于张望而且吃相凶暴，弄得遍地都是。如有被盗的人家，烧狼的筋熏，贼的脚马上就会挛缩，因此被捉住。过去有个叫段祐的人遗失了金帛，把妇婢集合在大厅里，焚狼筋熏她们，一婢脸肉跳动，审问她，正是窃物者。物性通神灵，可为怪异。狈前足短，知道所食的东西在哪里，狼后足短，背狈而走，所以称为狼狈。

肉 【气味】 咸，热，无毒。

【主治】 主补益五脏，强化肠胃，填满骨髓，腹内有积冷的人宜食此肉。

膏 【主治】 补中益气，滋润干燥，去皱美容，可涂各种恶疮。

皮 【主治】 暖人，辟邪恶气。

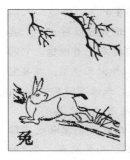

兔 【释名】亦称明视。[时珍说]这是取其眼不瞬而明之意。梵书上把兔叫舍迦。

【集解】[颂讲]兔处处都有，乃食品中之上味。[时珍说]兔大如狸而毛为褐色，形如鼠而尾短，耳大而尖。上唇缺而无脾，长胡须，前脚短。屁股有九个孔，靠脚背坐，能跳善跑。舔雄性的毛而受孕，五个月产子。脚与鹿相同。有人说兔没有雄性，而是以中秋望月而受孕，此为不经之谈。雄兔有两个卵，古乐府中有"雄兔脚扑速，雌兔眼迷离"，即指此。

肉 【气味】 辛，平，无毒。[藏器说]久吃可绝人血脉，损元气和阳事，令人萎黄。八月到十月可食，其余月份食会伤人神气。

【主治】 主补中益气，热气湿痹，止渴健脾。可凉血，解热毒，利大肠。

【发明】[时珍说]兔到冬月咬树皮，是因为已得金气而内气充实，因此味美。到春天则食麦，此时金气衰退，所以不及冬月。烤来吃能压丹石毒。腊月做成酱食，治小儿豌豆疮。又治糖尿病和尿崩症引起的消渴。

血 【气味】 咸，寒，无毒。

【主治】 主凉血活血，解胎中热毒，催生易产。

脑 【主治】 可涂冻疮，还能催生滑胎。

骨 【主治】 主热邪滞留在肠胃和糖尿病、尿解症引起的消渴，止霍乱吐泻，煮汁服。

头骨 【气味】 甘、酸，平，无毒。

【主治】 治头晕头痛和精神错乱。连着皮毛烧存性，米汤饮服方寸匕，治疗不能适应环境变化而引起的呕吐不止。用酒送服可治妇人难产及产后胎血不下。还可治妇人产后子宫脱垂，痈疽恶疮。

肝 【主治】 明目补劳，治头晕目眩。切后洗净如食羊肝法吃，治丹石毒发上冲，眼黑不见物。

皮毛 【主治】 烧成灰，酒送服方寸匕，治难产和胞衣不下，余血攻心，胀刺难受，极效。

水獭 【释名】 亦称水狗。[时珍说]其形像狗。

【集解】[颂说]江湖溪泽中多有。四脚都短，头、身和尾都狭小，毛色如旧紫帛。大的身至尾有三尺多长。吃鱼，居住在水中，也在树木上休息。置于大小瓮中，獭在内旋转如风，水皆成漩涡。西戎的人用它的皮装饰蟊服领、袖，说可以不染污垢。如风霾眯眼，拭它，马上离去。[时珍说]獭的形状像青狐而稍小，毛青黑色，在水中居住，吃鱼。能知水，乡人以占卜涝旱，像鹊巢知风向一样。古有"熊吃盐而死，獭饮酒而毙"之说。今四川、沔的渔家，往往驯畜让它捕鱼，很敏捷。

肉 【气味】 甘、咸，寒，无毒。

【主治】 煮汁饮，治疫气温病以及牛马时季流行病。腹部水气胀满，热毒风。骨蒸热劳，血脉不行，荣卫虚满及女子经络不通，血热，大小肠秘。消耗男子的阳气，不宜多食。

肝 【气味】 甘，温，无毒。

【主治】 治疗鬼疰寄生虫病，止久嗽，除鱼鲠，可烧灰用酒送服。还能治劳极，虚汗外热，四肢恶寒发热及孕产所致的劳疾。杀虫。

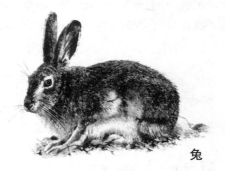

兔

【发明】［葛洪说］尸痒鬼疰，是五尸之一，又挟持各种鬼邪为害，其病变动，会有三十六种到九十九种。大概是使人恶寒发热，沉默，不知病在什么地方，而且无处不感到讨厌。经年累月，淹滞至死。死后会传染给后人，以致灭门。察觉到有这些症候，唯有用獭肝一具，阴干后捣末，用水冲服一方寸匕，三天，以好为度。

肾【主治】主益养男子。

胆【气味】苦，寒，无毒。

【主治】治眼花如飞蝇视物不明，入点药下中。

髓【主治】去疤痕。

【发明】［时珍说］《集异记》载，吴主邓夫人因酒杯伤颊，血流哀叫。太医说用白獭髓、朵玉与琥珀合后敷擦，即灭此伤痕。于是用白金购得白獭制成膏后使用，即愈。如果琥珀太多，会有红点如痣。

骨【主治】含在口中，可下鱼骨鲠。煮汤喝可治呕吐不止。

【附方】1.手足跌伤。水獭一只，肢解后置罐内。田盐泥固济，煅存性，做成末。用黄米煮粥摊在患处，掺獭末在粥上，用布裹上，痛即止，伤处也自然平复。2.鬼魅邪祟。獭肝的粉末，用水服一方寸匕，每日三次。3.大便下血。用一副獭肝，煮熟后调五味服下。4.月经不通。獭胆丸：用干獭胆一枚，干狗胆、硇砂、川椒去目，炒去汗各一分，水蛭炒黄十个，研末，做成如绿豆大的醋糊丸。每日用当归酒冲服五丸，每日服三次，见效为度。5.痔血。獭肝烧末，用水服一钱。

腽肭(wà nà)兽【释名】又称海狗。

【集解】［藏器说］生于西番突厥国，胡人称之为阿慈勃他你。形似狐而大，长尾，脐似麝香。［李珣说］《临海志》记载，出没东海于水中。形状像鹿，头像狗，长尾。每天出来即浮于水面，人们用弓箭射它，取它的外肾阴干，一百天后味道香美。［颂说］今东海边也有。旧说像狐长尾，今沧州所画的图中乃是

鱼类，即是猪头而两脚。它的脐是红紫色，上有紫斑点，全不相同。《异鱼图》记载，试它的脐，在腊月冲风处，置于盂中用水浸泡，不结冻的才是真的。［敩曰］冒充腽肭兽的有很多东西。海中有一种名叫水乌龙的兽，海边的人取它的肾，来冒充腽肭脐，这是可以辨识的。真的腽脐，为一对，由两重薄皮裹着内核；它的皮上有肉黄色的毛，一穴伸出三根茎，收集它在器物中，年年温润如新。或放在睡狗的头上，那狗会忽惊发狂似的跳起来，这是真的。［宗奭说］出自登、莱两州，形状既不像狗也不像兽，也不像鱼。但前脚像兽而尾像鱼，身上长着短密的淡青白毛，毛上有深青黑点，久了毛色就会逐渐变淡。腹肋下全是白毛。皮厚而有韧性如牛皮，边将多用它来装饰鞍鞯。它的脐治腹脐积冷，脾肾劳功效甚佳，不待别试。如狐长尾的说法，现在的人多不知晓。［时珍说］《唐书》记载，海狗出自辽西、营州及结骨国。《一统志》说，海狗脐出产于女真和三佛齐国。兽似狐，脚高如狗，跑如飞。取它的肾来渍油，叫作腽肭脐。原来似狐似鹿，是其毛色罢了。像狗的在于脚形。像鱼的是其尾形。用外肾叫脐的应连脐收取。《异物志》记载，海狗出于朝鲜，像狸，苍黑色，无前两只脚，能捕鼠。郭璞说，晋时召陵扶夷县捕获一只兽，像狗而又有豹的花纹，有角和两只脚。由此看来，海狗有水陆两种。

海狗肾又称腽肭脐。

【气味】咸，大热，无毒。

【主治】治鬼气尸痒，鬼魅狐魅，梦与鬼交，心腹痛，中恶邪气，瘀血结块，疝癖。亦可治男子精冷无子，五劳七伤，阳事不举少力。

兽之三 鼠类

鼠、鼹鼠、土拨鼠、黄鼠、刺猬

鼠【释名】亦称老鼠、首鼠、家鹿。

【集解】［时珍说］鼠似兔而小，青黑

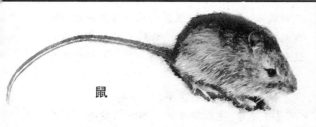

鼠

色。有四齿而无牙，长须露眼。前脚有四爪，后脚有五爪。尾纹如织布而无毛，尾长与身长相等。五脏俱全，肝有七叶，胆在肝的短叶间，大如黄豆，纯白色。紧贴着而不下垂。惠州獠民捕获刚出生闭眼未长毛的鼠，用蜜饲养，用来献给亲朋贵人，夹来食，有唧唧叫声，称之为蜜唧。《淮南子》说，鼠吃巴豆而肥壮。[段成式说]食盐而减肥，食砒霜即死。《抱朴子》说，鼠寿有三百年。善于凭人而卜，名叫仲。能知一年中的吉凶及千里之外的事。

【附录】**水鼠** 洞筑在水边岸穴里，像鼠却小，吃菱、芡、鱼、虾。

冰鼠 生在北方荒野的积冰下，皮毛很柔软，可以做成垫席，卧上可驱寒。吃了止热。

火鼠 出自西域及南海火州，那里的山有野火，春夏生，秋冬灭。鼠生在这样的山中，很大。毛可以用来织布，脏了用火烧就干净了。这样的布叫火浣布。

肉【气味】甘，热，无毒。

【主治】烧烤着吃可治小儿哺露大腹，又主治肺痨病，四肢劳瘦。祛虫。治疗四肢猛折而筋骨受伤，续筋骨，用生的捣末敷擦。煎成膏，治疮瘘。

肝【主治】治箭镞不出，则捣烂涂在伤口上。耳流脓水，每次用枣核大小的肝，乘热塞上，能引虫出。

胆【主治】眼暗。点上即可治青光眼和夜盲症。滴耳可治耳聋。

脂【主治】治疗烧伤和耳聋。

脑【主治】治针、棘、竹、木诸刺，在肉中不出，捣烂厚厚地涂在上面，刺即出。箭镝针刃在咽喉脑膈等隐匿处的，同肝一道捣烂涂在上面。还可涂小儿头颅骨缝分裂，前囟不

能闭合。用棉裹后塞耳还可治耳聋。

【附方】1.**鼠瘘溃烂**。鼠一只、乱发如鸡蛋大一团，在猪油中煎令消尽。以一半涂患处，另一半酒送服。2.**疮肿热痛**。大雄鼠一只、清油一斤，煎焦，滴水不散，滤后再煎，加炒紫黄丹五两，搅匀，滴水成珠，下黄蜡一两，熬带黑色成膏，收瓷瓶中。等出火毒后取贴患处。3.**溃痈不合**。老鼠一只，烧末敷涂。4.**破伤风**（角弓反张，牙噤胲强）。鼠一只，和尾烧灰，调猪油敷患处。5.**妇女狐瘕**（月经来时，因惊恐、悲伤或经受疾风暴雨而得病。病状是精神恍惚，月经不通，胸、胁、腰、背等处感到疼痛，小便困难，喜食欲呕，像怀孕的样子，宜早治）。用鼠一只，裹新絮中，泥封火煅，一日夜后取出，去絮，加桂心末二钱半。酒每送服一匙。不过二服即可愈。6.**汤火伤疮**。小老鼠一只，泥包烧研。调菜油涂擦。

鼹鼠【释名】又称田鼠、鼢鼠、隐鼠。

【集解】[颂说]田陇间处处都有。《月令》中说，肥而多膏。干旱年尤其害田。[藏器说]鼹鼠偷偷地穿地而走，见月光即死，在深山林木下的土堆中就可以找到它。[时珍说]隆庆辛末年间夏秋涨大水，蕲黄濒江等地鼹鼠遍野，都是梓鱼变化而成的。芦稼的根部全被吃完，那是田鼠之化，不只是《月令》一书所说的只有一种。

肉【气味】咸，寒，无毒。

【主治】烤着吃可去风，治痈疽、各种瘘蚀疮、阴蜃烂疮、疥癣痔瘘。还治风热久积，血脉不行。结成痈疽，可消炎。小儿吃了可杀蛔虫。

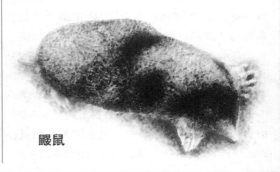

鼹鼠

膏 【主治】 主各种恶疮。

土拨鼠 【释名】 也叫答剌不花。

【集解】［藏器说］蒙古人称之为答剌不花。生长在西番的山泽间，打土洞而居。形体如獭，当地人掘而食之。《魏志》载，大秦国出产辟毒鼠，近似土拨鼠。［时珍说］皮可做成裘，很暖和，湿不能穿透它。

肉 【气味】 甘，平，无毒。

【主治】 煮来吃，味很肥美，治野鸡瘘疮。

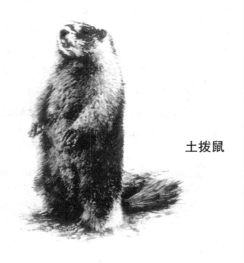

土拨鼠

黄鼠 【释名】 亦称礼鼠、拱鼠。

【集解】［时珍说］太原出产黄鼠，大同、延、绥及沙漠各地皆有。辽人尤其视为珍贵之物。形似大鼠，黄色而短脚。善跑，极肥。它所居的洞穴有土窖如床榻的形状，那是雄雌共居之处。晴暖时则出来坐在洞口，见人即交叉前脚，拱起如作揖，窜入洞内。《诗经》中说："相鼠有体，人而无礼。"所以叫礼鼠。韩文说："礼鼠作拱时直立。"秋天藏豆、粟、草木的果实用以御冬，各有小窖，分别贮藏。村民用水灌洞而捕获它。味极肥美，如豚子而且脆。皮可以做成裘领。辽、金、元时期，用羊乳饲养它，用来做皇上的膳食，视为珍品，不惜千里赠送。它最怕鼠狼，因为鼠狼能入洞衔出它来。北胡又有青鼠，皮也可用。银鼠，白色如银。《抱朴子》说，南海白鼠重几斤，毛

可制成布。《百感录》说，西北有兽类黄鼠，短嘴无眼，性情狡猾善听，听到人的脚步声马上就会逃走躲起来，很难捕得。当地人呼它为瞎撞，属黄鼠类。

肉 【气味】 甘，平，无毒。

【主治】 主润肺生津。多吃会发疮，可煎成膏贴疮。解毒止痛。

刺猬 【释名】 亦称猬、毛刺。

【集解】［弘景说］猬到处都有，见人便藏起头脚，它的毛尖利，中间空而如骨，捕它卒不可得。能跳入虎耳中，见到鹊便自己仰起腹让鹊啄，动物相互制约而如此。它的脂溶化在铁中，再加入少量水银，铁即柔软如铅锡。［时珍说］猬的头、嘴都似鼠头、鼠嘴，刺毛如豪猪毛，蜷缩则形体如芡房和栗房，攒毛外刺，尿马上放出。《炙毂子》载，刺尖分成两根的是猬，像猬而赤尾的叫暨居。

皮 【气味】 苦，平，无毒。

【主治】 五痔阴蚀，下血赤白、五色血汁不止，阴肿，痛引腰背，酒煮杀。治腹痛疝疾，烧灰酒服。治肠风下血，痔病有头，多年不愈，炙末，白饮服方寸匕。烧灰吹鼻可止鼻血。

肉 【气味】 甘，平，无毒。

【主治】 烤着吃，补下元，理胃气，增强食欲。烤黄了吃，或煮汤饮，治反胃，还能治瘘疮。

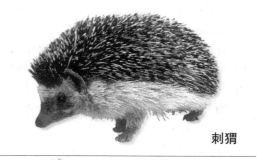

刺猬

刺猬皮 ［主治］五痔阴蚀，下血赤白、五色血汁不止，阴肿，痛引腰背。治腹痛疝疾。治肠风下血，久痔病。止鼻血。

脂 【主治】 肠风引起的泻血，可煮五金八石，伏雄黄，柔铁。溶液滴耳，治耳聋。可涂秃疮疥癣，杀虫。

【附方】 1.**痔疮下血**。用猬皮、穿山甲等分，烧存性，加肉豆蔻一半，每服一钱，空心热米汤送服。2.**肠风下血**。用猬皮一块，锅内烤焦，去皮留刺，加木贼半两炒黑，共研末。每服二钱，热酒调服。3.**五色痢疾**。猬皮烧灰，酒送服二钱。4.**大肠脱肛**。用猬皮一斤烧过，磁石煅、桂心各五钱，共研末。米汤每送服二钱。5.**鼻血不止**。用猬皮一块，烧末。取半钱，棉裹塞鼻中。6.**睫毛倒刺**。用猬刺、枣针、白芷表黛，等分研末，吸入与病眼同侧的鼻孔中，同时口含冷水。7.**反胃吐食**。用猬皮烧灰，酒送服；或煮汁服；或以五味淹猬皮，炙服。

兽之四 寓怪类

猕猴、猩猩、狒狒

猕猴 【释名】 又称沐猴、为猴、胡孙、王孙、马留、狙。[时珍说]班固《白虎通》记载，猴即是候。见人在煮饭时便伏机凭高四望，确实是善于等候机会的动物。猴爱拭面如同沐浴，所以又称它"沐"。后来人错误地说沐为"母"，又错误地说母为"猕"，愈错愈远。猴长相像土族人，所以叫胡孙。《庄子》称之为狙。养马的在厩中饲养它，能辟马病，所以又叫它马留。梵书中叫它为摩斯咤。

【集解】[慎微说]猕猴有好几种，总名叫禺属。[时珍说]猴，深山处处都有。形如人，眼如愁胡，而两颊塌陷有颊囊，是藏食物的地方。腹内没有脾以消化食物，屁股无毛而尾短。手脚如人，两耳也酷似人，能立起来走。嗝嗝的声音如咳嗽一般。孕五月生子，生子后多在山涧洗浴。性情躁动而害物，畜养的让它坐在小笼子里，鞭打一月半就被制服了。

猩猩 【释名】[时珍说]猩猩能言并知道未来，有惺惺之意，因此得名。

【集解】[时珍说]猩猩产自衰牢边境及交趾封溪的野山谷中。形状像狗和猕猴，毛如猿，白耳如猪，人面人脚，长发，头颜端正。叫声似小儿啼哭，也如狗叫。成队结群而行，当地人把酒放置在路两侧，更设草鞋于路旁，猩猩见了立即叫人祖先姓名并骂后离去。一会儿又来喝酒穿鞋，因而被擒，被养在木槛中。烹饪时选肥的，猩猩如果流泪则会被遣放。西胡取它的血染毡子等，毛不变色，刺血必捶打，只要掌握数量，一般到一斗即止。《博物志》载，日南有野女，成群结队地寻觅丈夫，它们的形状是白色的，遍体无衣襦。《齐东野语》说，猩猩生长在南丹州，黄发椎髻，裸形赤脚，俨如一老妇。群雌无雄。上下山谷如飞猱。从腰以下有皮盖至膝部。每遇男子，必去请求交合，常常被强健的男子所杀。

狒狒 【释名】 又称枭羊、野人、人熊。
【集解】[藏器说]出自西南少数民族地区。形状像人，被发现后迅速逃跑，能食人。《山海经》载，枭羊，人面，长唇黑身，有毛而脚跟上翻。见人就笑，笑时上唇会掩住眼睛。郭璞说，交广及南康郡的大山中也有狒狒。大的长一丈多，俗称山都。宋建武年间，獠人运进一公一母两头狒狒。皇上向当地人丁銮咨询。丁銮说，它的面像人，红赤色，毛似猕猴，有尾。能说人言，如鸟声。能知晓生死，又能力背千钧。脚后跟后翻而无膝，睡时必须倚靠他物。抓到人后他会先笑然后将人吃掉。猎人因此将竹筒套在自己臂上，等它笑时，抽手用锥钉它的唇在额上，等死后收取。头发极长，可做假发。血能染靴子和涂红脸颊，饮则使人看见鬼怪。皇上于是命令工匠将它画成图。[时珍说]《方舆图志》载，狒狒，西蜀及处州山中有，叫作人熊。人也吃它的掌，剥它的皮。闽中沙县幼山也有，长丈余，逢人就笑，叫为山大人。

第十八卷 人部

人之一

爪甲、溺白垽、秋石、乳汁、口津唾、人胞、初生脐带

《神农本草》中，《人部》只有脱发一种，所以把人与别物区别开来。后来的方士把骨、肉、胆、血都称为药，不仁。今于此部，也只是对无害有益的加以详述，其中残忍邪秽的则略去不提。

爪甲【释名】亦称筋退。[时珍说]指甲为筋之余，乃胆之外候。《灵枢经》说，胆与爪甲相应，指甲厚而黄色者胆厚；指甲薄而红色者胆薄；指甲硬而青色者胆急；指甲软而红色者胆缓；指甲直而白色无纹者胆直；指甲形状不正常而黑色多纹者胆结。

溺白垽（yìn）【释名】亦称人中白。
【气味】咸，平，无毒。
【主治】鼻衄，汤火灼疮。烧研，治恶疮。治肺痿，心膈热，羸瘦渴疾。降火，消瘀血，治咽喉口齿生疮疳䘌，诸窍出血，肌肤汗血。
【发明】[震亨说]人中白，能泻肝火、三焦火并膀胱火，从小便中出，盖膀胱乃此物之故道也。[时珍说]人中白，降相火，消瘀血，盖咸能润下走血故也。如今病人口舌诸疮用了它之后有效，降火也有效果。《张杲医说》中讲：张思顺用人中白散，即时血止。又有延陵镇一个当官的人曾棠鼻血如倾，白衣变红，头空空然。张润之用人中白药给他医治立刻就好。不再发作。这都是散血的验之方。
【附方】1. **治血汗鼻衄，五、七日不住。**人中白不限多少，刮在新瓦上，用火逼干，研入麝香少许，酒下。2. **治喉痹、喉痈、喉癣、双乳蛾、口疳。**人中白煅、青果核煅、鸡哺退壳煅、儿茶、冰片各等分，研吹。3. **治走马牙疳。**小便盆内白屑取下，入瓷瓶内，盐泥固济，煅红，研末，入麝香少许贴之。4. **治口舌生疮。**溺桶垽七分，枯矾三分，研匀。有涎拭去，掺数次。5. **治小儿口疳。**人中白煅、黄檗蜜炙焦为末，等分，入冰片少许，以青皮拭净，掺之。6. **治跌扑损伤闪挫，骨伤极重者。**白秋霜研极细末，每服五分，好酒调下。

秋石【释名】又称秋冰。
【气味】咸，温，无毒。
【主治】虚劳冷疾，小便遗数，漏精白浊。滋肾水，养丹田，返本还元，归根复命，安五脏，润三焦，消痰咳，退骨蒸，较坚块，明目清心，延年益寿。
【发明】[时珍说]古人取人中白、人尿来治病，有散血、注阴降火、杀虫解毒之功。王公贵人认为其不洁，编写药方的人遂以人中白设法煅炼，治成秋石。叶梦得《水云录》中称其为阴阳二炼之妙；而《琐碎录》却说秋石味咸走血，使水不能制火，久服令人成渴疾。盖此物既经煅炼，其气近温。服者多是淫欲之人，借此放肆，虚阳妄作，真水愈涸，怎么能不渴呢？况里面加入阳药，助其邪火上升。只有丹田虚冷者，服用它可以。
【附方】1. **秋石还元丹：**久服去百病，强骨髓，补精血开心益志，补暖下元，悦色进食。久则脐下常如火暖，诸般冷疾皆愈。久年冷劳虚惫者，服之亦壮盛。其法：以男子小便十石，更多尤妙。先支大锅一口于空室内，上用深瓦甄接锅口，以纸筋杵石灰泥甄缝并锅口，勿令通风。候干，下小便约锅中七八分以来，灶下用焰火煮之。若涌出，即少少添冷小便。候煎干，即人中白也。入好罐子内，如法固济，入炭炉中煅之。旋取二三两，再研如粉，煮枣瓤和，丸如绿豆大。每服五七丸，渐加至十五丸，空心温酒或盐汤下。其药常要近火，或时复养火三五日，则功效更大也。2. **秋石交感丹：**治白浊遗精。秋石一两，白茯苓五

钱，菟丝子炒五钱，为末。用百沸汤一盏，井华水一盏，煮糊丸梧桐子大。每服一百丸，盐汤下。3. **服丹发热**。有人服伏火丹药多，脑后生疮，热气冉冉而上。一道人教灸风市数十壮而愈。仍复作，又教以阴炼秋石，用大豆黄卷煎汤下，遂愈。和其阴阳也。

乳汁 【释名】 亦称奶汁、仙人酒。

[时珍说]乳是阴血所造，生于脾胃，摄于冲任。未受孕则成月经，受孕则留而养胎，产后则由红变为白色，成为乳汁。这是人体造化之妙。凡是入药，取首生男儿、无病乳妇的乳，白而稠的为最好。色黄赤、清而有腥秽味的皆不能用。用正在孕中的妇人的乳叫忌奶，小儿饮了会呕吐，成疳病，危害很大。

【气味】 甘、咸、平，无毒。

【主治】 主补五脏，令人肥白润泽。治疗眼红肿流泪，用它和浓豉汁服用，有神效。它益气，治瘦弱，润肌肤，生毛发。

【发明】 [弘景说]汉朝时，张苍年老无齿，却妻妾近百，便常服人乳，所以一百多岁仍身肥如瓠。[时珍说]人乳无定性，乳妇平和，饮食中淡，其乳必平。乳妇暴躁，饮酒食辛，其乳必热。凡是服乳汁，需热饮，如果晒干为粉，入药则更佳。

【附方】 1. **虚损劳疾**。德生丹：治虚损劳疾。无病妇女乳汁三酒杯，将瓷碟晒极热，置乳于其中，再加入少许麝香末、木香末二分，调匀服用，最后饮浓茶一杯。第二天服接命丹(用人乳三酒杯，如前晒碟盛人乳，加入胞衣末一个调制)，服后面红耳赤，如醉思睡，吃少许白稀饭调养即可。2. **虚损风疾**。接命丹：治男子女气，痰火上升，血衰。也治中风不语、偏瘫、手足疼痛、行动不便、食欲降低等病。人乳二杯，应选色白味佳者，用一杯梨汁和匀，在银石器内煮沸。每日五更时服一次，能消痰补虚、生血延寿，可治虚损风疾。3. **中风不语，舌根强硬**。用三年陈酱油五合，人乳汁五合，混匀，用生布绞汁。随时少服，过一段时间即可说话。4. **月经不通**。每天饮人乳三合。5. **失音不语**。用人乳、竹沥各二合，温服。

口津唾 【释名】 又称灵液、神水、

金浆、醴泉。[时珍说] 人舌下有四窍：两窍通心气，两窍通肾液。心气流入舌下为神水，肾液流入舌下为灵液。道家谓之金浆玉醴。溢为醴泉，聚为华池，散为津液，降为甘露，所以灌溉脏腑，润泽肢体。故修养家咽津纳气，谓之清水灌灵根。人能终日不唾，则精气常留，颜色不槁；若久唾，则损精气，成肺病，皮肤枯涸。故说远唾不如近唾，近唾不如不唾。人有病，则心肾不交，肾水不上，故津液干而真气耗也。

【气味】 甘、咸、平，无毒。

【主治】 疮肿、疥癣、齄疱，五更未语者，频涂擦之。又明目退翳，消肿解毒。

【发明】 [时珍说]唾津，乃人之精气所化。人能每天漱口擦齿，以津洗目，及常时以舌舐拇指甲，揩目，久久令人光明不昏。又能退翳，凡人有云翳，但每日令人以舌舐数次，久则真气熏及，自然毒散翳退也。

【附方】 1. **手指肿痛**。以唾和白硇砂，搜面作碗子，盛唾令满，著硇末少许，以指浸之，一日即愈。2. **手足发疣**。以白粱米粉，铁铛炒赤，研末，以众人唾和，敷厚一寸，即消。3. **腋下狐气**。用自己唾擦腋下数过，以指甲去其垢，用热水洗手数遍，如此十余日则愈。4. **毒蛇螫伤**。急以小便洗去血，随取口中唾，频频涂之。

人胞 【释名】 也称胞衣、胎衣、混

沌衣、紫河车、混元母、佛袈裟、仙人衣等。[时珍说]人胞是因为包人如衣，故名。

【修治】 [吴球说]生第一胎的为最佳，其次是健壮无病妇人的。取来后用淘米水洗净，盛于竹器内，在溪流中洗去筋膜，再用乳香酒洗过，于篾笼内烘干研末。

【气味】 甘、咸、温，无毒。

【主治】 主气血不足，妇人劳损，面皮黑，腹内诸病瘦弱。打理干净，用五味和之，给妇

人吃。治癫痫失志恍惚，能安神养血，益气补精。

【附方】 1.**妇女骨蒸劳损**。用紫河车（最好得自初生的男婴）一具，洗净，煮熟，切细，焙干，三研末，加山药二两、人参一两、白茯苓半两，共研极细，调酒、糊做成如梧桐子大的丸子。以麝香养七日后，温盐汤每送服三五十丸。此方叫作"河车丸"。2.**安神养血，益气补精**。紫河车一具，男病用女胎，女病用男胎，以得白头胎的为好，在淘米水中洗净后，新瓦焙干，研末（若加淡酒蒸熟，捣晒为末，则药力更好，又无火毒）；败龟板，酥油炙黄，取二两；黄檗去皮，盐酒浸炒，取一两半；杜仲去皮，酥炙，取一两半；牛膝去苗，酒浸后晒干，取一两二钱；肥生地黄二两半和砂仁六钱、白茯苓二两一起装袋中，酒煮七次后，去砂仁、茯苓，只把地黄捣烂为膏；天门冬（去心）、麦门冬（去心）、人参去芦各一两二钱，夏月则加五味子七钱。以上各药，除地黄外，共研末忌用铁器，然后与地黄膏、酒、糊同做成如小豆大的丸子。每服八九十丸，空心盐汤送服，冬月则用酒送服。女子服，可去龟板，加当归二两，以乳煮糊为丸。男子遗精，女子带下，可另加牡蛎粉一两。此方补阴之功极重，有夺造化之功，因此叫作"大造丸"。3.**五劳七伤，吐血虚瘦**。用初生的紫河车，洗净至清汁流出乃止。以酒煮烂，捣如泥，加白茯神末，和成如梧桐子大的丸子。米汤每送服百丸。忌用铁器煮药。4.**大小痫疾**。用初生紫河车一具，洗净后放水中浸几天（春三、夏一、秋五、冬七）取出焙干研末，加羌活、天麻、防风各半两，白僵蚕、白附子各一两，南星二两，川乌一个，全蝎二十一个，共研末，再加糊做成如梧桐子大的丸子，以朱砂为衣，好酒每送服五十丸。5.**目赤生翳**。用初生婴儿的河车晒干，焙过，研细末，每日敷眼中，直至病愈。

初生脐带 【释名】又称命蒂。

【主治】 烧末饮服，止疟。解胎毒，敷脐疮。

【附方】 1.**脐汁不干**。绵裹落下脐带，烧研一钱，入当归头末一钱，麝香一字，掺之。 2.**预解胎毒**。胎生小儿十三日，以本身煎下脐带烧灰，以乳汁调服，可免痘患。或入朱砂少许。痘风赤眼。初生小儿脐带血，趁热点之，效果明显。

索 引

图书在版编目（CIP）数据

图解本草纲目 /《图解经典》编辑部编著 . -- 长春：
吉林科学技术出版社 , 2018.10

ISBN 978-7-5578-2793-9

Ⅰ . ①图… Ⅱ . ①图… Ⅲ . ①《本草纲目》- 图解
Ⅳ . ① R281.3-64

中国版本图书馆 CIP 数据核字（2017）第 167272 号

图解本草纲目
TUJIE BENCAOGANGMU

原　　著	〔明〕李时珍	
编　　著	《图解经典》编辑部	
出 版 人	宛　霞	
责任编辑	隋云平　解春谊	
策　　划	紫图图书 ZITO®	
监　　制	黄　利　万　夏	
营销支持	曹莉丽	
幅面尺寸	170 毫米 ×240 毫米	
字　　数	1100 千字	
开　　本	16	
印　　张	42.5	
印　　数	43001—53000 册	
版　　次	2018 年 10 月第 1 版	
印　　次	2023 年 10 月第 8 次印刷	

出　　版	吉林科学技术出版社
地　　址	长春市净月区福祉大路 5788 号出版大厦 A 座
邮　　编	130118
网　　址	www.jlstp.net
印　　刷	艺堂印刷（天津）有限公司

书　　号	ISBN 978-7-5578-2793-9
定　　价	89.90 元